青岛卫生健康年鉴

Qingdao Municipal Health Yearbook 2023

青岛市卫生健康委员会 主办
青岛市卫生健康委员会医院发展中心 承编

中国海洋大学出版社
·青岛·

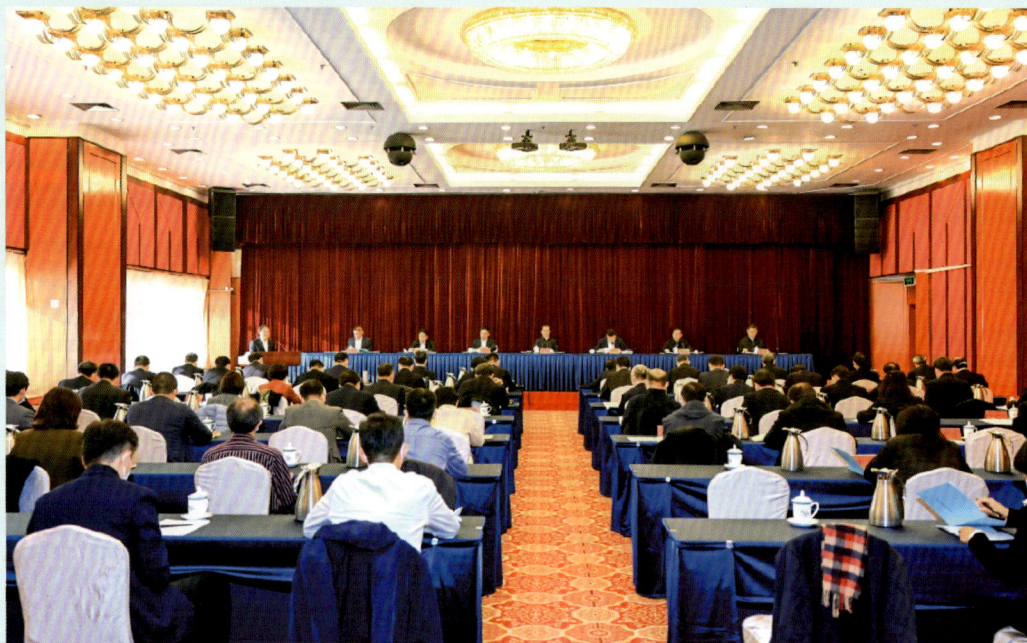

2022年12月7日，山东省委副书记、青岛市委书记陆治原（右4）、青岛市人民政府市长赵豪志（右3）、青岛市人大常委会主任王鲁明（左3）、青岛市委副书记邓云锋（左2）、山东省卫生健康委副主任张立祥（右2）、青岛市委常委、秘书长孙海生（左1）、青岛市人民政府副市长王波（右1）出席青岛市中医药大会。

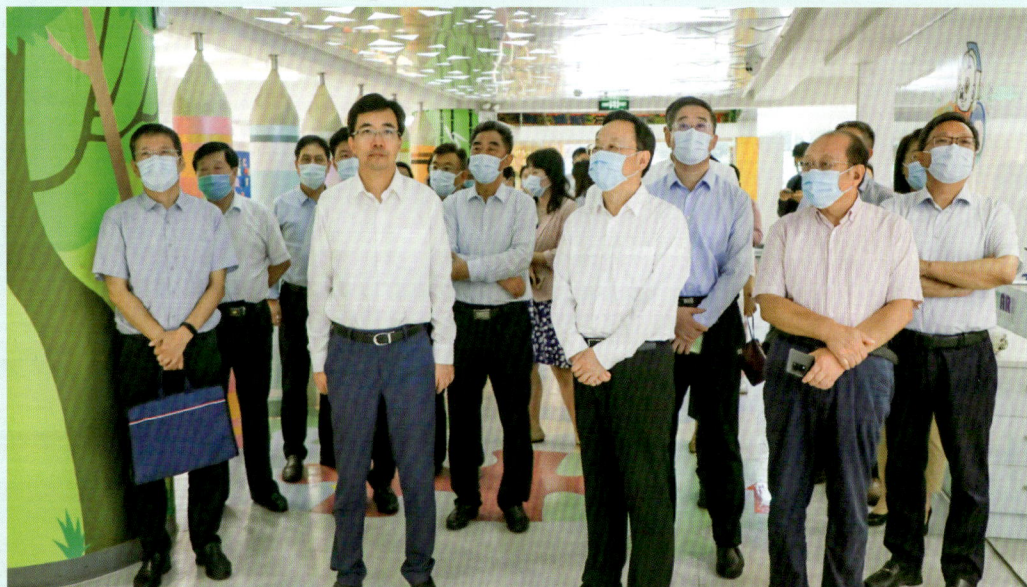

2022年8月30日，山东省政协副主席、省计生协会会长刘均刚（前排左3），中国计生协党组成员、副秘书长何翔（前排左2），山东省卫生健康委党组成员、山东省计划生育协会常务副会长（正厅级）于富军（二排右2）一行到青岛市李沧区调研计划生育协会工作。青岛市卫生健康委主任薄涛（二排右1），市计生协会常务副会长杜维平（前排左1）等陪同调研。

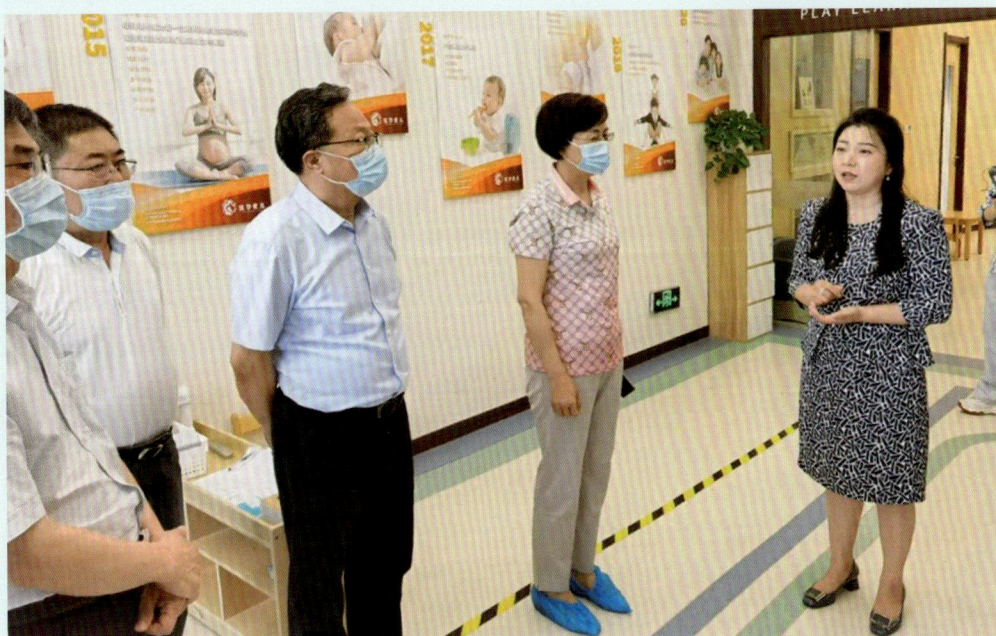

2022年6月20日，山东省卫生健康委党组书记、主任袭燕（右2）一行到青岛市城阳区调研托育服务工作。青岛市卫生健康委主任薄涛（左3）、市计生协会专职副会长董新春（左2）、城阳区人民政府副区长刘聚刚（左1）陪同调研。

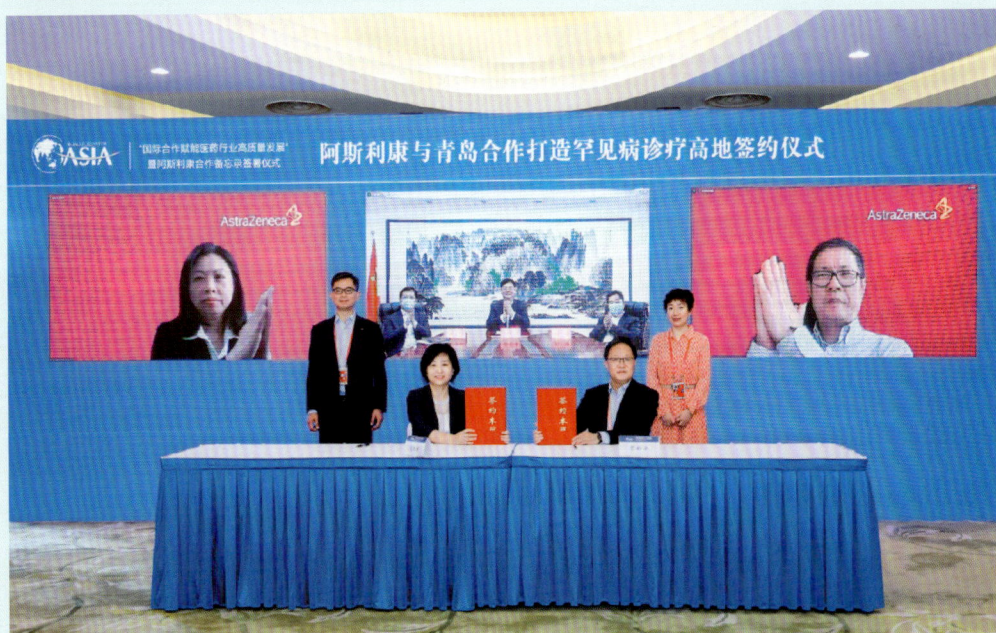

2022年4月22日，青岛市卫生健康委主任薄涛代表青岛市人民政府与阿斯利康公司签署罕见病诊疗合作备忘录，青岛市人民政府市长赵豪志、市人大常委会副主任栾新、市人民政府秘书长孙继、市卫生健康委党组书记柳忠旭共同见证签约。

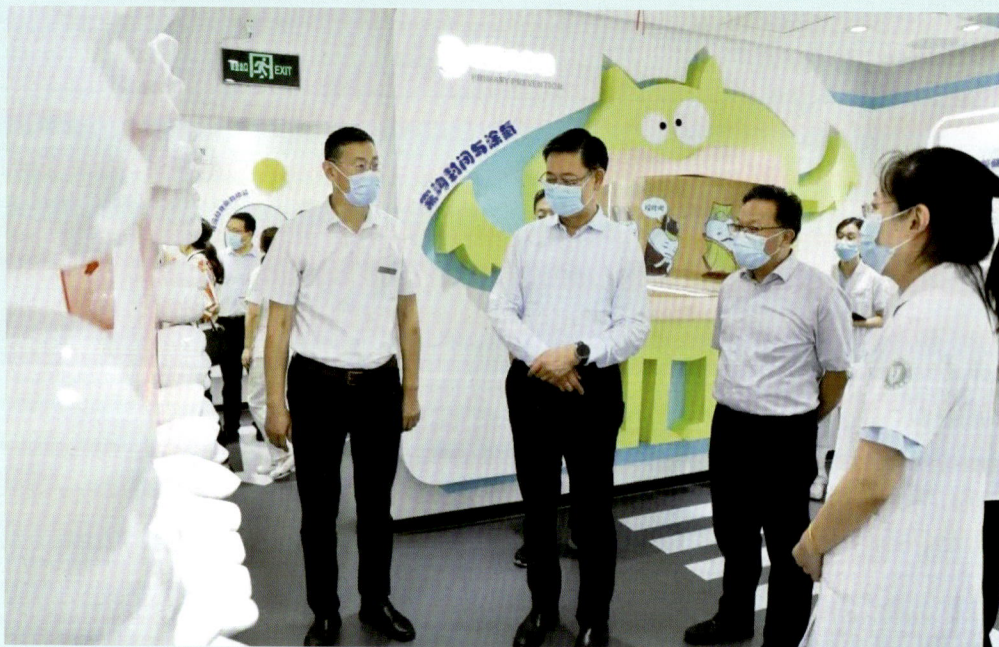

2022年8月19日，青岛市人民政府副市长王波（前排左2）到青岛市口腔医院调研。

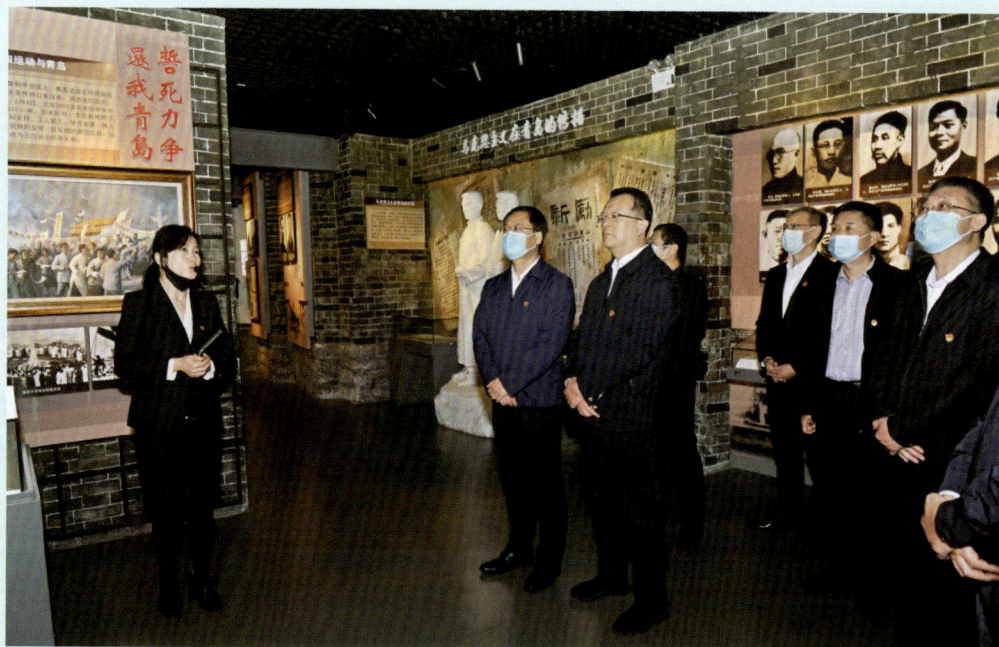

2022年10月27日，青岛市卫生健康委党组组织党员到青岛党史纪念馆开展主题党日活动。

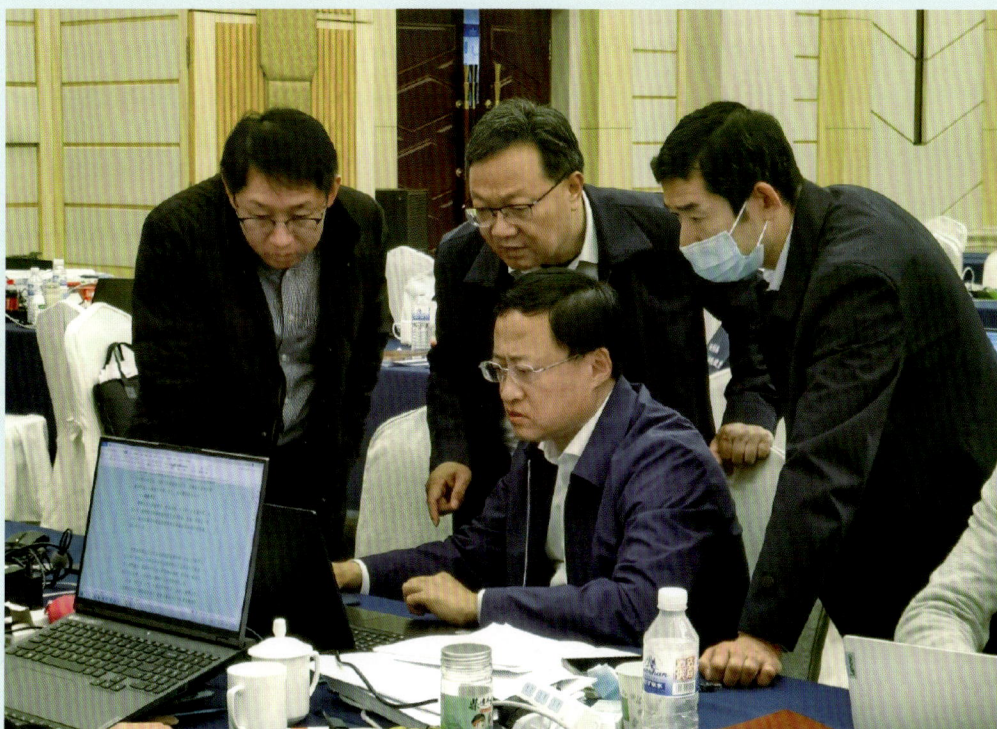

2022年12月11日，青岛市卫生健康委员会组建疫情防控工作组，在黄海饭店的青岛市疫情指挥部集中封闭办公。

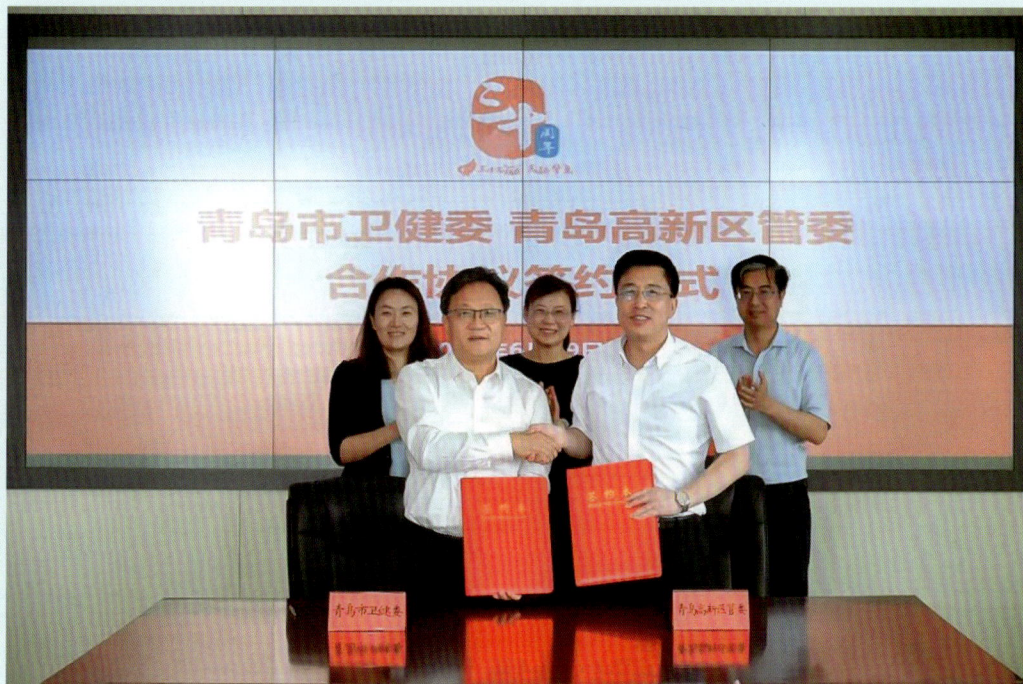

2022年6月19日，青岛市卫生健康委员会与青岛高新区管委签署合作协议。

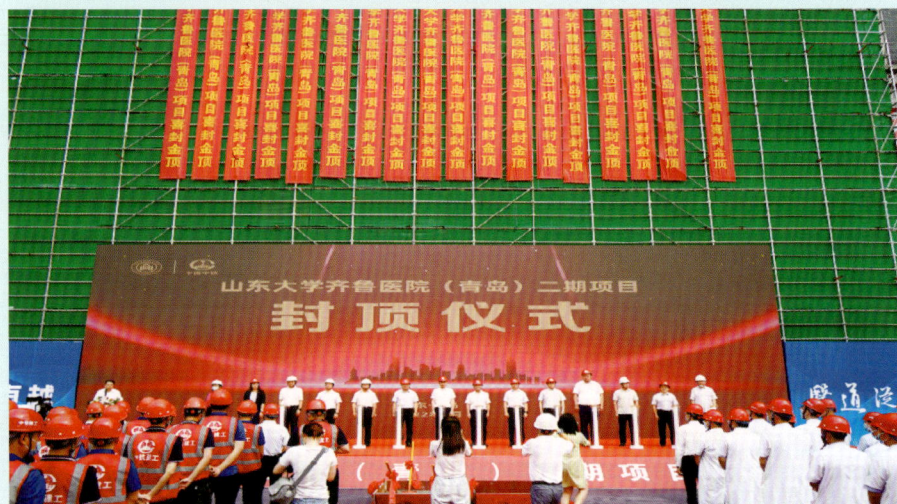

2022年10月28日，青岛市卫生健康委组织召开青岛市深化医改重点任务暨卫生重点工作推进会。

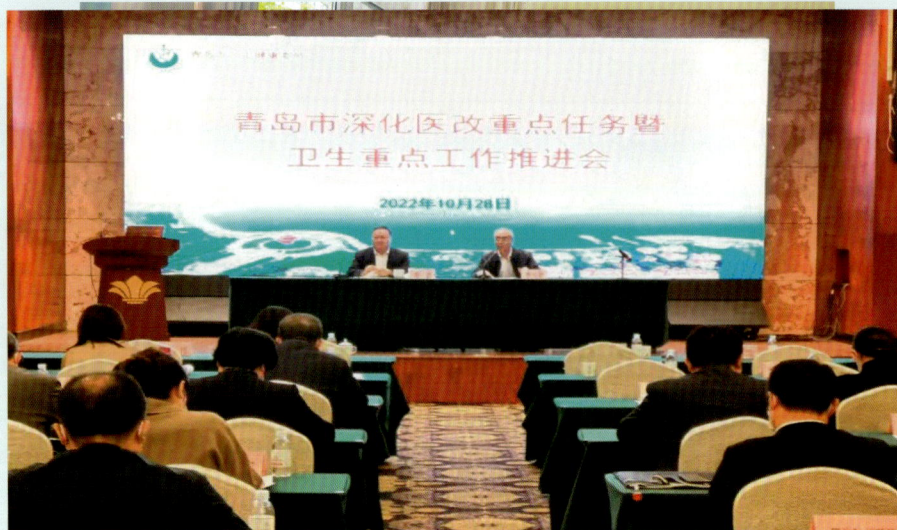

2022年7月1日，山东大学齐鲁医院(青岛)二期项目主体封顶。

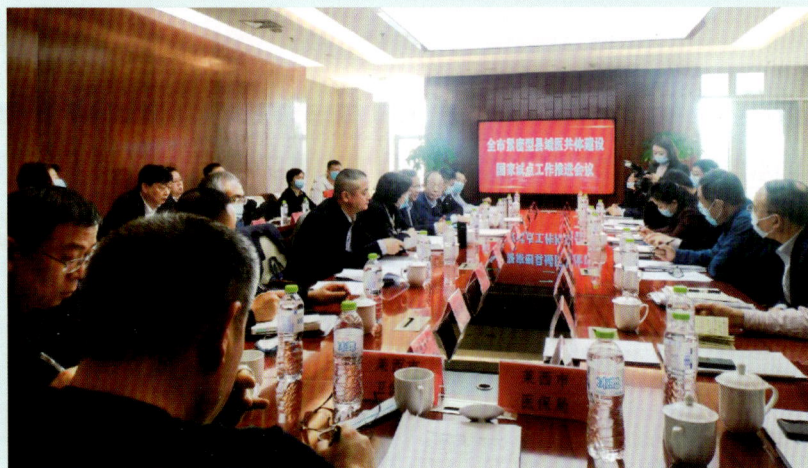

2022年1月20日，青岛市紧密型县域医共体建设国家试点工作推进会议在西海岸新区召开。

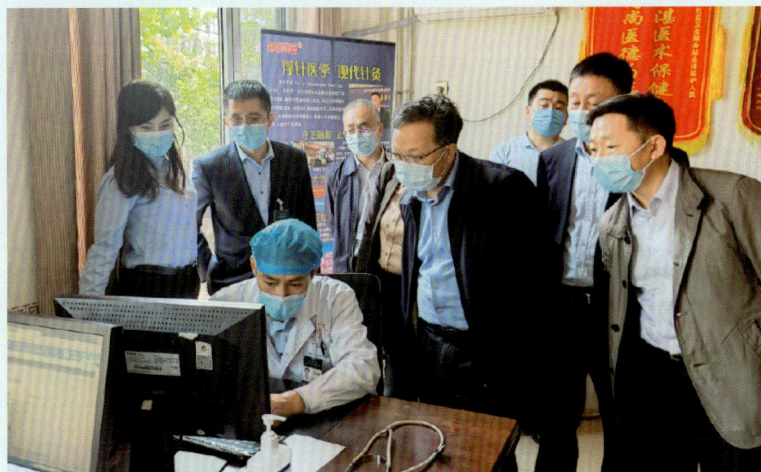

2022年5月12日，青岛市卫生健康委主任薄涛，市委"作风能力提升年"活动第一巡回督导组副组长、市政府办公厅一级调研员王云龙赴青岛西海岸新区调研医改工作。

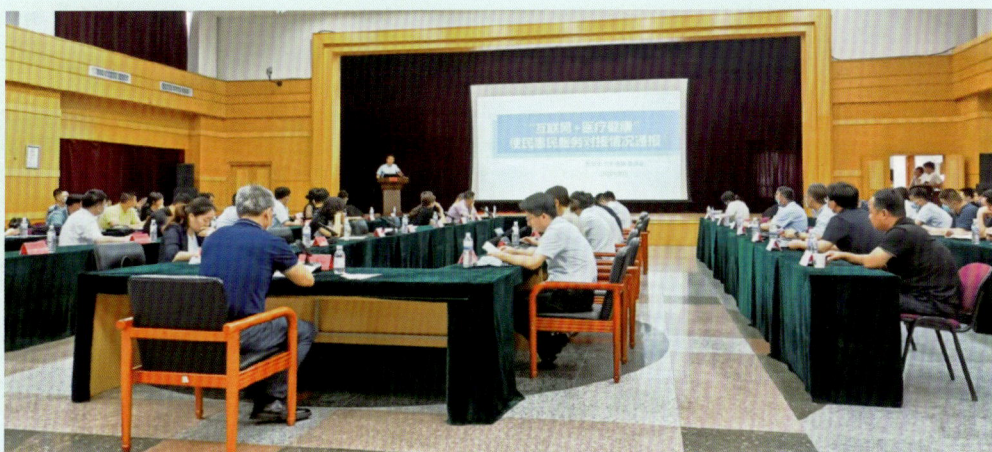

2022年年8月23日，青岛市卫生健康委召开"全市一家医院"应用场景建设推进会。

2022年5月31日，青岛市在城阳区仲村社区党群服务中心举办"健康青岛控烟行动进展交流暨2022年世界无烟日宣传网络直播活动"。

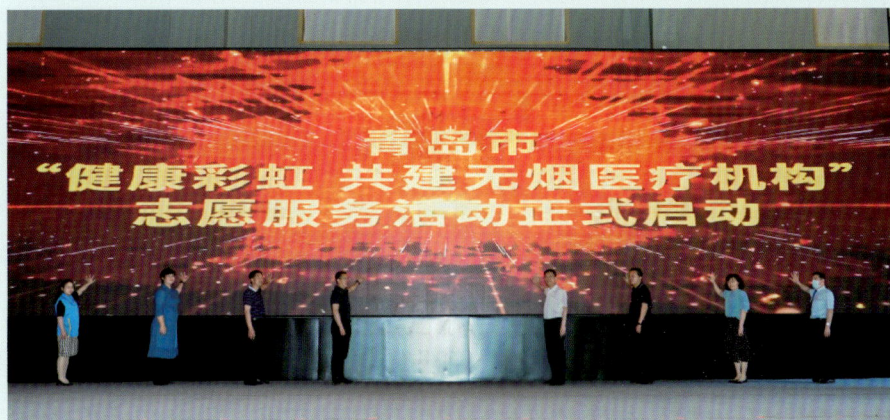

2022年7月7日，青岛市城阳区婴幼儿托育服务行业协会成立大会暨城阳街道"生命之初1000天"家庭抚育项目签约、托育点授牌仪式在城阳区小寨子社区举行。

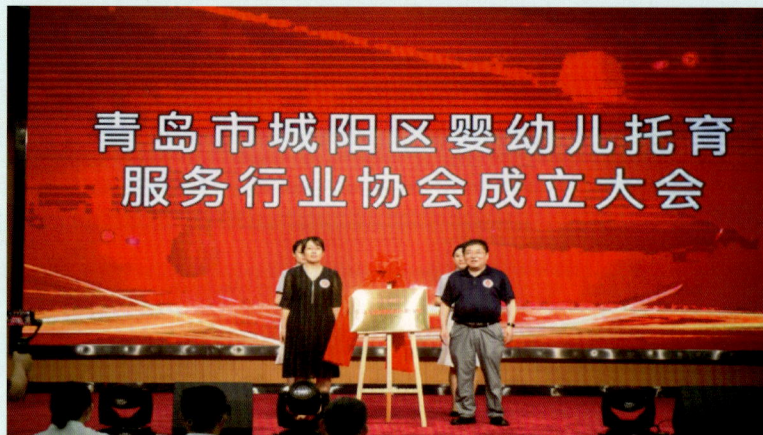

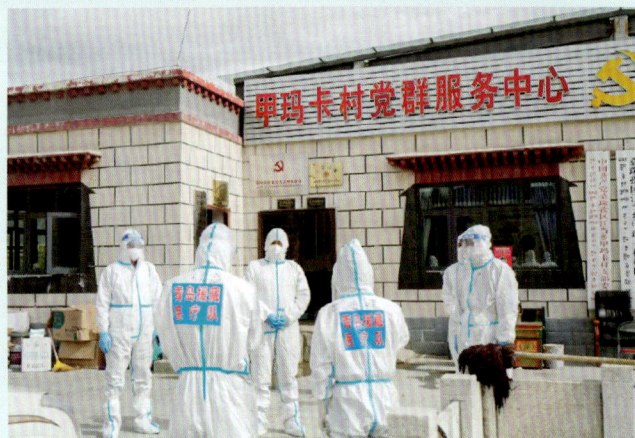

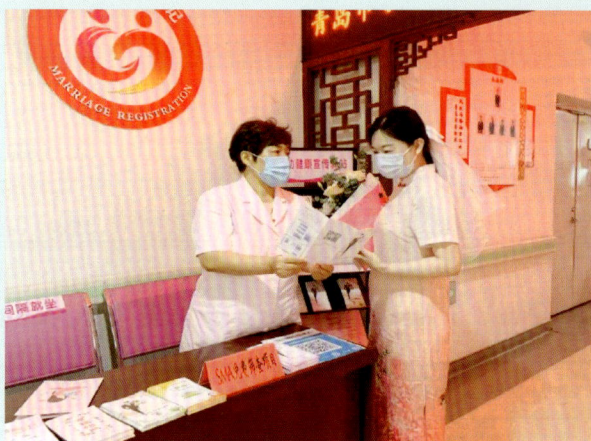

2022年9月，青岛市正式启动脊髓性肌肉萎缩症（SMA）免费筛查服务项目。全市首例新婚女性SMA免费筛查在李沧区妇幼保健计划生育服务中心完成。

2022年8月28日，青岛市援藏队伍在西藏自治区桑珠孜区江当乡甲玛卡村开展疫情防控工作。

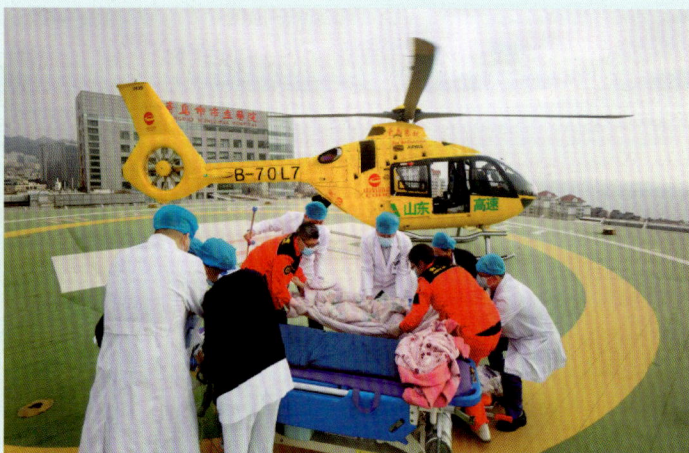

青岛市打造海陆空立体医疗救援体系。图为2022年1月17日，直升机救援转运莱西危重患者。

编 辑 说 明

一、《青岛卫生健康年鉴》创刊于 1997 年，创刊名《青岛卫生年鉴》。《青岛卫生健康年鉴》是由青岛市卫生健康委员会主办的行业性年鉴，系统地反映青岛市卫生健康行业各方面的工作情况，每年编辑出版一册，已连续出版 26 卷。本年鉴旨在逐年记述上一年度青岛市卫生健康行业的基本情况，为有关部门查询资料信息，交流情况，推动卫生健康事业的全面发展提供服务。

二、《青岛卫生健康年鉴》2023 卷共设 10 个栏目：(1)专文；(2)综述；(3)2022年青岛市卫生健康工作大事记；(4)工作进展；(5)青岛市卫生健康机构工作概况；(6)青岛市区(市)卫生健康工作概况；(7)卫生健康界人物；(8)典型经验材料与调研报告；(9)统计资料；(10)附录。

三、本年鉴根据全年卫生健康工作大事，选择刊登市卫生健康委及部分单位212 张照片，制作 54 幅宣传彩页，图文并茂地反映了青岛市卫生健康系统整体形象。

四、本年鉴采取分类编排法，为便于国内外读者查阅，编辑了索引，目录使用汉、英两种文字。

五、本年鉴由青岛市卫生健康委机关各处室、委直属单位、各区(市)卫生健康局及有关医疗卫生单位供稿，并经单位领导审查，由《青岛卫生健康年鉴》编辑部组织统编。凡涉及的卫生健康统计数字均以青岛市卫生健康委员会规划发展与信息化处统计资料为准，截止时间为 2022 年 12 月 31 日。

六、本年鉴是青岛市卫生健康委机关各处室、委直属各单位、各市区(市)卫生健康局及中央、省驻青有关医疗卫生单位领导和广大作者通力合作的结果，谨向他们表示衷心的感谢，并希望继续得到支持。疏漏、错误之处，热诚欢迎读者批评指正。

《青岛卫生健康年鉴》编辑部

2023 年 11 月

审稿人名单（按姓氏笔画排序）

于 华	于建波	于腾波	万延俊	王 伟
王万春	王永成	王旭梅	王春霞	付坚强
邢立泉	邢泉生	朱卫洁	刘秀敏	刘振胜
刘焕芳	闫泰山	江 威	池一凡	孙 宇
孙忠国	孙金芳	牟荟如	李环廷	李炯佾
张春玲	陆钧林	陈 鹏	赵建磊	胡建光
逄淑涛	姜瑞涛	徐 建	高 杨	高汝钦
郭 振	焉传祝	盛学岐	韩 华	温成泉

撰稿人名单（按姓氏笔画排序）

丁 慧	于 雪	于 越	于佳霭	王 伟
王 钦	王 琰	王艺斐	王文静	王红星
王晓鹏	王新华	方工文	孔润泽	吕伊然
刘 萍	刘红伟	许 峰	孙正锟	孙霖峰
李 君	李 姗	李艳妮	杨 志	杨金月
吴 寒	宋玉鹏	宋康康	初慧中	张 燕
张 蕾	张真真	陈 凯	陈际平	周 晓
周 骞	赵颖超	姜 晨	姜言美	徐文超
郭 娟	黄 真	崔 瑛	梁天珍	葛传军
董 霄	魏 涛			

目　录

卫生健康界人物

典型经验材料与调研报告

统计资料

附　录

索　引

CONTENTS

Special Articles

Overview

Highlights of health work in Qingdao in 2022

Work Progress

Prevention, control and treatment of COVID-19

Structural Reform

Legal System Construction

Planning Development and Information Construction

Disease Prevention and Control

Medicine Management

Primary Healthcare

Traditional Chinese Medicine (TCM) Work

General Situation of Main Work of Health Institutions in Qingdao

General Situation of Health Work in Qingdao

Figures in the Field of Health

Typical Experience Materials and Research Reports

Statistics

Appendices

Index

专　文

2022 年全市卫生健康工作要点

2022 年，全市卫生健康工作坚持以习近平新时代中国特色社会主义思想为指导，深入学习贯彻党的十九大和十九届历次全会精神，全面落实习近平总书记对山东、对青岛工作和关于卫生健康工作的重要指示要求，深入落实市委、市政府决策部署，锚定"走在前列、全面开创""三个走在前"总遵循、总定位、总航标，坚持"事争一流、唯旗是夺"，毫不放松抓好常态化疫情防控，持续深化健康青岛建设，积极构建更高水平、更加高效的卫生健康服务体系，以优异成绩迎接党的二十大胜利召开。

一、攻坚任务

（一）实施智慧医疗攻坚行动，力争卫生健康信息化建设走在前列。加快推动市、区（市）两级数字健康基础设施建设，升级市级全民健康信息平台，推进电子病历、智慧服务、智慧管理"三位一体"的智慧医院建设和医院信息标准化建设，重构线上和线下结合的就医服务流程，全面推行"出生一件事""就医付费一件事""全市一家医院"智慧医疗场景应用，"一院一策"缓解医院停车困难和周边交通拥堵，着力解决就医"难点""堵点"问题。

（二）实施医学攀峰攻坚行动，力争医学高地建设走在前列。聚焦国内一流水平，选取 3～5 个西医、中医重点学科，"一学科一方案"集中攻坚。支持北京大学人民医院青岛医院发展，建设国家创伤医学中心科创基地；对已布局建设的 2 个综合类别、4 个专科类

别和 1 个中医省级区域医疗中心进行全面提档升级，推动建设单位落实年度建设目标和任务，真正打造一批具有技术竞争力和辐射带动力的医院、团队和平台。

（三）实施强基提质攻坚行动，力争基层卫生健康服务水平提升走在前列。支持引导市、区（市）级医院打造区域性专科（专病、专技）中心，逐步发展成"区市有特色、医院有名科"的专科医疗发展布局。加快优质医疗资源有序扩容和区域均衡布局，推动山东中医药大学附属青岛医院、市妇儿医院西海岸院区、市中医医院城阳院区等项目建设。推动县级人民医院全部达到三级医院服务能力，县级"六大中心"提质增效。全市一体化村卫生室规范化建设达到 75% 以上；市内三区新增一批政府办社区卫生服务中心；为政府办社区卫生服务中心、镇街卫生院新配 87 台彩色超声设备，2700 个村卫生室配备重点人群智慧化随访设备及康复理疗设备，280 个中心村卫生室配备血液分析仪、除颤仪和心电图机等设备；在区（市）范围内全面实现基层医疗、基本公共卫生服务、家庭医生签约等信息系统之间的业务协同；建成全市超声医学影像云平台和超声医生规范化培训示范基地。筹建青岛卫生健康职业学院。

（四）实施分级诊疗攻坚行动，力争整合型医疗卫生服务体系建设走在前列。加强分级诊疗机制建设，协调市有关部门完善编制管理、财政投入、医保支付、薪酬分配等配套政策。指导各区（市）制定县域医共

体和城市医疗集团内各级公立医疗机构必须收治病种目录,建立健全双向转诊标准、流程、通道和平台。在紧密型县域医共体开展居民医保基金和基本公共卫生服务经费按服务人口打包支付试点,以高血压、糖尿病等重点疾病为突破口,为患者提供顺畅转诊和连续诊疗服务。

(五)实施能力提升攻坚行动,力争医疗服务满意度提升水平走在前列。坚持问题导向,按照"小切口、大纵深,建机制、求实效"的思路,进一步改善医疗服务。推进全市二级及以上公立医院病案首页、医学名词、疾病诊断编码、手术操作编码实现"四统一",充分利用信息化手段开展医疗质量管理与控制,不断推进检验结果互认和检查资料共享。建立公立医院高质量发展综合绩效考评体系。

(六)实施清廉建设攻坚行动,力争行业作风建设走在前列。制订推进医疗卫生领域清廉建设实施方案,以"温馨清廉医院"建设为重点,强化医德医风建设,全面落实《医疗机构工作人员廉洁从业九项准则》,在全市范围内实施医疗机构及其工作人员廉洁从业专项行动,扎实做好医疗卫生重点领域和关键环节专项整治,严肃查处医疗卫生领域腐败和不正之风,维护风清气正的良好医疗环境。

二、重点工作

(一)毫不放松抓好常态化疫情防控。坚持人物环境同防,加强疫情监测和处置,健全传染病监测预警多点汇集和分析触发机制,固化系统协作、部门协同、跨区域联动的流调溯源工作机制。稳妥有序做好本市适宜人群新冠疫苗接种服务。保持有序分级定点救治格局,完成市妇女儿童医院城阳院区改造工程,做好市级定点、后备医院收治准备。持续规范发热门诊和发热哨点诊室建设和管理,健全发热病人全周期常态化管理制度。加强院感防控,全面推广应用院感防控线上智慧监管平台。健全完善医疗卫生机构常态化疫情防控监督检查机制。持续提升全市医疗卫生机构核酸检测能力,确保检测质量和实验室生物安全。持续做好公立医疗卫生机构重点医疗物资日常储备,满足不低于一个月运转需要。积极宣传倡导戴口罩、勤洗手、常通风、不扎堆、用公筷等健康文明生活方式,做好信息发布和舆论引导。

(二)统筹推进公共卫生体系建设。加快推进公共卫生服务能力三年提升行动计划,深化疾控机构省级改革试点,推进医防融合试点、"三高共管 六病同防"市级试点,巩固提升社会心理服务体系建设"青岛

模式",推进国家艾滋病综合防治示范区建设,省级慢性病综合防控示范区实现全覆盖。加快实施16项健康青岛行动三年计划。国家卫生乡镇、省级卫生村覆盖率分别达50%、70%以上(含进入评审程序的),省级卫生乡镇实现全覆盖,平度市、莱西市加快创建国家卫生县。全市二级及以上公立医院建成健康促进医院的比例达80%以上,居民健康素养水平比去年提升2个百分点。

(三)整体提升卫生健康服务质量和水平。加快推进市公共卫生中心、市精神卫生中心、市公共卫生临床中心、市第八人民医院东院区、山东大学齐鲁医院(青岛)二期等重点项目建设,启动老城区医院基础设施提升工程。健全市、区(市)两级医疗质控工作网络,强化全员医疗安全和风险防范意识教育培训。加快智慧急救建设,完善血液物联网。加强母婴安全网格化管理,守住母婴安全底线。扎实推进职业健康保护行动,推进健康企业和"职业健康达人"争创活动。加快发展多种形式的婴幼儿照护服务,积极构建综合连续、覆盖城乡的老年健康服务体系,促进健康养老产业高质量发展。

(四)促进中医药传承创新发展。深化国家中医药综合改革试验区建设,健全中医药服务网络,提升中医药服务能力,建成1个省级中医专科(专病)诊疗中心,推动公立综合医院、传染病医院、妇幼保健院全部建立中医药科室,社区卫生服务中心、镇街卫生院全部建立国医馆,提供规范化的中医药服务。推进"互联网+中医药健康服务",优化升级《中医药特色服务电子地图》。加强中医医疗机构临床技术应用质量管理,开展中医医院等医疗机构中药饮片质量专项检查。推动中医药国际化,促进中医药产业发展。

(五)推进医药卫生体制改革。制定全市推广福建省三明市医改经验工作措施等政策文件,深化医疗、医保、医药联动改革,推进分级诊疗、公立医院绩效考核、薪酬分配、价格调整等医改重点任务落实。制定全市公立医院高质量发展实施方案,加快构建现代医院管理制度。健全药品供应保障制度。

(六)加强卫生健康发展支持和保障。全面加强卫生健康系统党的建设,不断打造信念坚定、为民服务、勤政务实、敢于担当、清正廉洁的高素质干部队伍。加大高层次和紧缺急需人才引进力度,力争引进培养医养健康领域高端人才3名、市级高层次人才20名、高级职称专家100名,招聘博士、硕士500名。深化卫生专业技术人员职称制度改革。落实法治政府

建设任务,促进医疗机构依法决策、依法管理、依法执业。完善医疗卫生行业综合监管机制,推进卫生健康监督执法机构规范化建设。深化"放管服"改革,进一步优化营商环境。抓好卫生健康系统平安建设。加强卫生健康改革发展正面宣传、专题宣传、典型宣传,巩固卫生健康系统砥砺奋进的共同思想基础。

青岛市卫生健康信用信息管理办法

青卫规〔2022〕1 号

第一章　总　则

第一条　为了规范和促进我市卫生健康信用信息管理,建立健全信用监管机制,根据《中华人民共和国基本医疗卫生与健康促进法》《山东省社会信用条例》等规定,结合实际,制定本办法。

第二条　本办法所称卫生健康信用信息,是指本市卫生健康行政部门和法律法规授权的具有管理公共事务职能组织(以下统称信息提供单位),在依法履行职责过程中产生或获取的反映医疗卫生机构、医疗卫生人员以及卫生健康监管涉及的其他自然人、法人和非法人组织(以下统称信息主体)卫生健康信用状况的客观数据和资料。

第三条　本办法适用于全市卫生健康信用信息的记录、归集、使用和监督管理。

第四条　卫生健康信用信息管理应当遵循安全合法、客观准确、及时有效、严谨审慎的原则,维护信息主体合法权益,不得泄露国家秘密、商业秘密和个人隐私,不得侵犯公共安全、公共利益。按照"谁提供、谁负责"原则,保证数据真实性、数据质量和信息安全。

第五条　推行卫生行政许可信用承诺制度,信用承诺履约情况作为事中事后监管的依据。

第六条　市卫生健康委负责全市卫生健康信用信息管理及信用信息系统的建设和运行管理;市、区(市)卫生健康行政部门负责本级卫生健康信用信息的记录、归集、共享、使用和监督管理。

第二章　记录和归集

第七条　卫生健康信用信息实行信用数据清单管理。卫生健康信用信息数据清单要素按照国家、省有关规定执行。

第八条　卫生健康信用信息包括信息主体的基础信息、良好信息和失信信息。

第九条　本办法所称基础信息,是指我市信息提供单位在行政管理和公共服务中反映信息主体基本情况的登记类信息,以及卫生健康行政管理活动中涉及信息主体的其他基本情况及具有从事特定活动资质的相关信息,下列信息作为基础信息纳入信息主体的信用记录:

(一)信息主体的统一社会信用代码和身份证号码等身份识别信息;

(二)注册登记类信息;

(三)行政许可等政务服务信息;

(四)法律、法规和规章规定应当作为基础信息予以归集的其他信息。

第十条　下列信息作为良好信息纳入信息主体的信用记录:

(一)获得区(市)级以上党委、政府表彰、奖励等信息;

(二)区(市)级以上卫生健康行政部门在信用分级分类监管评价中确定为优秀(A级)等级的信息;

(三)参与区(市)级以上党委、政府及其部门、法律法规授权组织开展的与卫生健康相关的义诊、扶贫、对口支援、抢险救灾、卫生应急、志愿服务、慈善捐赠活动等信息;

(四)参与无偿献血、无偿捐献造血干细胞、人体器官捐献等社会公益捐献活动的信息;

(五)在保护国家、公共利益或他人人身财产安全中见义勇为或实施紧急救助的信息;

(六)法律、法规、规章规定的应当作为良好信息予以归集的其他信息。

第十一条　下列信息作为失信信息纳入信息主体的信用记录:

(一)违反法律、行政法规,提供虚假材料、隐瞒真

实情况,损害社会管理秩序和公共利益的;

(二)人民法院发布的失信被执行人信息;

(三)能够反映信息主体信用状况的行政处罚、行政强制执行信息;

(四)法律、行政法规和国家规定的其他事项。

适用简易程序作出的行政处罚信息,或者违法行为轻微且主动消除、减轻违法行为危害后果的行政处罚信息,不纳入卫生健康信用信息。

第三章　信用评价和应用

第十二条　卫生健康信用评价采用量化评分制,信用等级从高到低分为A级(优秀)、B级(良好)、C级(合格)、D级(不合格)。分级评价按照国家、省卫生健康相关标准和文件执行。

第十三条　卫生健康行政部门在行政许可、建设项目、资源配置、等级评审、科研项目、考试考核、职称聘任、职务晋升、评先评优、日常监管等方面,结合实际逐步运用信用评价结果,依法采取相应的激励和约束措施。鼓励企事业单位、行业组织、群团组织等依法依规使用卫生健康信用信息。

第十四条　根据卫生健康信用等级实施分类监管,并以信用评价结果作为"双随机、一公开"抽查比例的重要依据。除按照国家和省年度"双随机"抽查任务及比例要求执行外,上级未确定监督覆盖率和抽查比例的单位,按照评定等级确定抽查比例,实施差异化监管。

第十五条　对评定为A级和B级的监管对象,在行政许可、监督检查、公共服务等方面可给予远程踏勘、降低检查频次、提供便利和优先服务等激励措施,适当降低"双随机、一公开"抽查比例。

第十六条　对评定为C级和D级的监管对象,不适用行政许可简化程序及相关便利和优先服务,并适当提高"双随机、一公开"抽查比例。评定为D级的监管对象,日常监管列为重点监管对象,依法依规不作为卫生健康领域评优评先等推荐对象。

第十七条　卫生健康行政部门依法依规将卫生健康信用信息及信用评价结果向同级政府公共信用信息平台及其他职能部门共享,推动卫生健康信用信息在政务服务和行政监管中依法依规协同应用、联合奖惩。

第四章　异议处置和信用修复

第十八条　信息主体的失信信息披露期限最长不超过5年,自失信行为终止之日起计算,期满不再继续提供查询,不再作为失信惩戒依据。自然人的卫生健康信用信息可以通过授权查询、政务共享的方式披露,不得公开公示。法律法规另有规定的从其规定。

第十九条　信息主体认为其卫生健康信用信息的内容存在错误、遗漏,或者信息采集、归集、披露、使用过程中存在侵犯其合法权益等情形的,可以向主管的卫生健康行政部门提出异议申请。

第二十条　收到异议申请的卫生健康行政部门应在3个工作日内组织核查处理并将结果反馈申请人,需要其他单位协助核查信息的,应当在7个工作日内进行核查处理并将结果反馈申请人。经核实有误的信息应及时更正或撤销。

第二十一条　符合本办法规定的行政处罚类失信信息的公示及修复,按照青岛市行政处罚信用修复相关规定执行。

第二十二条　除行政处罚之外符合本办法规定的其他类失信信息,在信息披露后符合下列条件的,信息主体可向主管的卫生健康行政部门提出书面信用信息修复申请。

(一)行政处理决定等明确的法定责任和义务履行完毕,社会不良影响基本消除;

(二)失信信息披露满3个月;

(三)自失信信息披露起至申请信用修复期间未产生新的记入信用档案的同类失信信息;

(四)信息主体公开作出信用修复承诺;

(五)法律法规规定的其他条件。

第二十三条　符合本办法第二十二条规定的,信息主体提出修复申请后,受理申请的卫生健康行政部门在10个工作日内组织对失信信息主体提交的完整材料的合法合理性、真实准确性予以核实。对于不符合信用修复条件的,不予信用修复,并书面告知理由。对符合信用修复条件的,确认信用修复,报送上级卫生健康行政部门和同级政府公共信用管理部门,同时信用修复结果告知信息主体。

第五章　监督和管理

第二十四条　市、区(市)卫生健康行政部门应当建立完善信用信息归集和使用协调沟通机制,加强日常信用信息管理和信息安全工作的督查。

第二十五条　市、区(市)卫生健康行政部门应按照信息安全有关规定,建立健全人防、技防、物防措施,确保信用信息安全,切实保障信息主体的合法权益。

第二十六条　在卫生健康信用信息管理工作中存在以不正当手段采集信息,篡改、虚构信用信息,违反信息安全有关规定公开或者泄露信用信息,未按照规定处理和答复异议信息等情形的,由卫生健康行政部门责令改正;违反法律法规及相关规定的,依法依规追究相应责任。

第二十七条　法律法规和国家、省、市对信用信息的记录、收集、使用、监督管理等另有规定的,从其规定。

第六章　附　则

第二十八条　本办法由青岛市卫生健康委员会负责解释。

第二十九条　本办法自2022年12月12日起施行,有效期至2027年12月11日。

发文机关:青岛市卫生健康委员会
　　　　　青岛市发展和改革委员会
　　　　　青岛市行政审批服务局
发文时间:2022年11月10日

综　　述

2022 年卫生健康工作综述

卫生健康事业概况

2022 年,青岛市卫生健康委坚持以习近平新时代中国特色社会主义思想为指导,紧紧围绕迎接党的二十大、学习宣传贯彻党的二十大精神,深入贯彻习近平总书记对山东、对青岛工作和关于卫生健康工作的重要指示要求,在市委、市政府的坚强领导下,坚决落实"疫情要防住、经济要稳住、发展要安全"的重大要求,坚持事争一流、唯旗是夺,扎实开展"作风能力提升年"活动,毫不放松抓好常态化疫情防控,持续深化健康青岛建设,加快优质医疗资源有序扩容和区域均衡布局,积极构建更高水平、更加高效的卫生健康服务体系,全方位、全周期维护和保障人民健康,以奋发有为的姿态推进卫生健康事业高质量发展。全市人均预期寿命达到 81.78 岁,孕产妇死亡率降至 4.57/10 万,婴儿死亡率降至 1.66‰,居民主要健康指标达到全球高收入国家平均水平,市卫生健康委获 2022 年度青岛市高质量发展综合绩效考核优秀等次和进位显著奖。

新冠肺炎疫情防控

公共卫生应急处置体系不断健全。4 月底调整优化疫情防控指挥体系,成立市新冠肺炎疫情常态化防控工作领导小组(指挥部)办公室,设 19 个工作组,实行独立集中办公,市卫生健康委 5 名班子成员、121 名业务骨干长年驻守市疫情防控指挥部,承担 6 个工作组组长单位职责。按照山东省委"5＋1"总体部署、"4＋3"常态化防控要求和"4 个 3"应急处置要求,从严从细从实抓好常态化疫情防控各项工作落实。组织全市卫生健康系统广大干部职工参与重点人员核查、隔离点管理、流调溯源、卡口查验和入境货物检测等常态化防控 52 万人次,参与本土规模性疫情处置 1.27 万人,驰援省内外疫情重点地区 1824 人。224 家医疗机构接入多点触发监测预警平台,完成率 100％。6 家定点医院储备救治床位 1.38 万张;12 家黄码医院保障孕妇分娩、血透、化疗、心脑血管疾病和急危重症患者救治;储备 470 支 1.48 万人救治梯队,防疫物资满足 3 个月运转需求。全市日最大核酸检测能力(单管)达到 116.36 万管。用 14 天稳控莱西疫情,10 天控制住即墨疫情,特别是在 11 月科学、精准防控,不搞大规模"静默",7 天控制住主城区多场所多家庭聚集和多点散发交织疫情,最大限度地减少对企业生产和市民生活的影响。作为全国 7 个试点城市之一,高质量完成防控措施优化试点研究工作,得到国家疾控局表扬。

有序转段,平稳渡峰,顺利进入新阶段。国家、省新十条措施出台后,及时将工作重心由"防感染"转移到"保健康、防重症"。强化救治能力建设,全市开设发热门诊 353 家(其中二级及以上医疗机构设置 151 家,基层医疗机构设置 202 家),发热诊室 2129 间,留观床位 1010 张,备用发热诊室 100 间,实现"应设尽设,应开尽开"。二级以上医疗机构改造扩容共设置综合重症监护床位 1190 张、可转化重症监护床位 1267 张,增配呼吸机、心电监护仪、高流量湿化氧疗系统、体外膜氧合器(ECMO)等 35 种重点救治设备 1.2 万余件;培训 1.42 万名重症医护人员、3191 名儿科医护人员、800 余名院前急救人员,动员返聘近五年退休的紧缺专业人员近 1000 人;将高风险老年人和儿童直接转诊至三级医院,降低由轻症转为重症的风险。强化重点人群分类管理,对全市 168 万 65 岁以上老年人分级分类建立台账。开展"医药双下沉",设置社区医疗点 4294 个,抽调驻点医生 3554 人,对辖区重点人群开展 24 小时"日常服务、问诊配药、转诊衔接",累计免费发放"健康包"54.3 万余份。将 6 种新冠病毒感染防治中药制剂在全市各级各类医疗机构调剂使用,并纳入"爱心包"配发。全市 4136 个村卫生室和社区卫生服务站、207 家镇街卫生院和社区卫生服务中心全部设置氧疗区、配置指夹式血氧仪,为 11.8 万 65 岁以上患有基础疾病、未接种疫苗及行动不便的人员提供健康监测服务。强化疫情监测预警,第一时间组建预警监测专班,全面做好哨点医院、学校托幼机构、养老福利机构、城乡社区人群、出入境口岸、城市污水、监狱所等的常规监测和应急监测,强化疫情分析报告,及时掌握疫情流行情况。"乙类乙管"各项措施有序实施,各项指标数据均恢复至疫情大流行前正常水平。

新冠病毒疫苗免疫屏障不断强化。全市累计设置接种单位 339 个,接种单元 1325 个,医务人员 6796 名,最大日接种能力达到 38 万剂次,接种新冠疫苗 2724.38 万剂次,覆盖 1015.2 万人,其中加强针累计接种 649.98 万人,3 岁及以上人群完成全程接种 981.63 万人,全程接种率为 97.04%。

医疗资源配置

加快卫生重点项目建设,青岛市公共卫生中心一期、青岛市第八人民医院东院区项目主体结构封顶,青岛市精神卫生中心、青岛市公共卫生临床中心、山东大学齐鲁医院(青岛)二期项目进入地上主体结构施工阶段;加快推进山东中医药大学附属青岛医院、市妇女儿童医院西海岸院区、市中医医院城阳院区建设。大力提升基层医疗卫生服务能力,青岛市、区(市)两级共投入 4900 余万元为所有政府办镇街卫生院、社区卫生服务中心配齐彩色超声设备;省级示范

标准村卫生室和新建中心村卫生室全部配备血液分析仪、除颤仪、心电图机等设备;95% 的镇街卫生院、社区卫生服务中心达到国家"优质服务基层行"基本标准。实施疫情防控救治能力提升工程,完成市"黄码医院"改造、3 家市定点医院重症床位改造、市公共卫生临床中心和急救中心洗消中心新建和改造、莱西姜山方舱医院改造、红岛方舱医院(一期、二期)等 9 个新冠肺炎救治能力提升项目建设方案及概算批复工作,总投资 18.7 亿元。推进老城区医院就医环境改造工程,包括市立医院本部院区改扩建、市立医院东院区三期、市中心医院二期、市口腔医院改造修缮等项目,计划新建面积 32 万平方米,改造面积 13.7 万平方米,新增床位 1800 张,估算总投资 40.12 亿元。与阿斯利康签订合作备忘录,推动包括气雾剂工厂建设、罕见病诊疗一体化、全病程管理等事项合作。

2022 年,青岛市有卫生健康机构 8763 家(含村卫生室),与 2021 年同比增加 189 家,增长 2.2%。其中,医院 353 家,专业公共卫生机构 80 家(妇幼保健机构 12 家,疾病预防控制机构 41 家,专科疾病防治机构 6 家,卫生监督机构 12 家,急救中心(站)7 家,采供血机构 2 家),基层医疗卫生机构 8290 家(卫生院 103 家,社区卫生服务机构 314 家,村卫生室 3906 家,门诊部、诊所、卫生所、医务室 3967 家),其他卫生机构 40 家。青岛市各级各类卫生健康机构提供总诊疗量为 8651.06 万人次,与 2021 年同比增加 2.1%;提供住院服务 157.71 万人次,与 2021 年同比减少 0.81%。

"数智卫生"健康服务

持续增强"数字抗疫"能力,推动一体化综合指挥平台公共卫生分平台建设,接入全市综合指挥平台,实现疫情态势、医疗资源、急救调度等指标分析 120 余项,提升风险识别预警、突发事件应急决策、综合救治和联防联控协同能力。深入开展"互联网＋医疗健康"便民惠民服务,打造"健康青岛"医疗服务品牌,建成"互联网＋医疗健康"便民惠民服务平台,全市接入 86 家医疗机构,二级及以上公立医院全部接入,提供门诊、住院、体检等领域 120 项智慧化便民服务,智慧赋能诊前、诊中、诊后全流程。在全市范围推动电子健康码和青岛码,实现居民就诊"一码通行、码上就医"。建成全市统一的互联网医院平台,上线 28 家医院,为居民提供首诊咨询、复诊问诊、药品配送等线上线下一体化服务。"个人健康助手"上线试运行,实现

个人健康数据自我管理。增设防疫专区,提供核酸预约、结果查询、证明下载等功能,获评"2022年青岛新型智慧城市典型案例"。

建成"就医付费一件事"便捷支付系统,居民在二级以上公立医疗机构可通过微信公众号、医生工作站、自助设备等多渠道,使用微信、预交金、银联、医保等方式便捷支付,就诊时间从平均3小时缩短为1小时;建成"出生一件事"联办系统,实现卫生健康、公安、人力资源社会保障、医保等部门数据共享和业务协同,"一键联办"出生医学证明、社会保障卡办理和户口登记、医疗保险参保登记业务,办理环节从10个简化为2个,提交材料从19份简化为4份,被评为全市"我为群众办实事"实践活动长效机制事项。

全面推行"全市一家医院"智慧医疗场景应用,升级改造全民健康信息平台,搭建"全市一家医院"基础支撑平台,构建四大类,49分项,212项数据集的采集、汇聚、清洗、分析平台,扩展面向个人健康和政务服务的数据共享。10个区(市)全民健康信息平台、254家医疗机构接入"全市一家医院"智慧医疗场景,汇聚健康医疗数据4.71亿条,青岛市市立医院等9家医院在全省首次试行检查检验结果互认共享,实现5514项次结果互认,在复旦大学《2022卫生健康公共数据开放报告》中青岛市综合等级列115个参评城市第一名。

医药卫生体制改革

青岛市作为山东省内唯一、3个副省级城市之一入选15个中央财政支持公立医院改革与高质量发展示范项目城市,获国家5亿元资金支持。制订《青岛市公立医院改革与高质量发展示范项目实施方案》,涵盖5个方面示范任务21项示范内容,推动驻青和全市公立医院高质量发展。全市二级及以上公立医院门诊、住院次均费用分别下降59.02元、344.03元;门诊、住院次均药品费用分别下降20.13元、238.99元,看病就医负担进一步减轻。加快建设6个城市医联体、18个县域医共体,分级诊疗取得积极进展,基层医疗卫生机构诊疗量占比57.06%,比上年提高3.62%。市疾病预防控制中心、西海岸新区疾病预防控制中心省级改革试点成绩分别列省内16市第一名、县级第二名。疾控体系"阶梯式"改革被评为2022年度全国"推进医改服务百姓健康"十大新举措。

公共卫生服务

强化疾控中心标准化建设,2022年,全市疾控机构累计新增87人,市疾控中心、即墨区、胶州市、莱西市疾控中心空编率小于5%,各区(市)疾控中心陆续启动新建及实验室改扩建,全市改扩建面积超10万平方米,在全省率先打造胶东经济圈区域性公共卫生检测检验中心,建成负压生物安全二级实验室(含方舱)24个。印发《关于做好市级传染病多点触发预警信息平台对接工作的通知》,纳入省级考核的224家医疗卫生机构全部接入市级传染病监测预警信息平台。推动国家致病菌识别网建设,10个区(市)全部建成国家致病菌识别网监测体系。在全省首批建立市、区(市)两级特殊健康状态儿童预防接种评估门诊体系,覆盖21家接种门诊;新增预防接种门诊18个,其中成人预防接种门诊4个,全市建立独立成人预防接种门诊66个,成人门诊数量和覆盖率均居全省第一位。印发《青岛市结核病免费治疗药品管理实施方案(试行)》,扩大免费抗结核药品覆盖面。深化国家艾滋病综合防治示范区建设,在医疗机构设立全省首批艾滋病确证实验室,全市建立3个艾滋病确证实验室、69家艾滋病筛查实验室和167家艾滋病检测点,建成覆盖全市范围的艾滋病实验室检测网络,依托8家抗病毒治疗定点医院率先在全省推广暴露前后预防处置试点工作。在全国率先开展个体碘营养监测,开展重点人群碘营养监测干预。

医疗卫生服务体系建设

印发《青岛市优质医疗卫生资源倍增三年行动计划》,确定10项行动、21条具体工作任务,加强优质医疗卫生资源要素供给。获批建设青岛市首个国家区域医疗中心,新获批2个国家临床重点专科建设项目,遴选打造10个攀峰学科、100个市临床重点专科、50个县域临床重点专科;新引育医养健康领域高端人才3名、市级高层次人才28名、高级职称专家102名,招聘博士、硕士920名;63个学科入围中国医学科学院五年学科百强榜,列计划单列市首位,获省、市科技进步奖16个。急救绿道智能体系纳入市办实事,覆盖34家医院、132个急救站,急危重症患者平均救治时间提前5分钟以上,市区急救半径平均缩小至2.1千米,基本实现3万人口配置1个急救单元的网络布局。加强基本药物配备使用,青岛市二级医院基本药物配备占比居全省首位。争取 1 亿元中央资金支持青岛大学附属医院建设综合类别省级区域医疗中心。

居家医疗服务省级改革试点

打造老年人"居家有医"新模式。印发《青岛市老年人居家医疗服务试点实施方案》,包含诊疗服务等 6 大板块、120 余项的居家医疗服务项目,合力为老年人提供集"医疗""护理""用药"于一体的智慧医疗服务,打造老年人"居家有医"的健康管理"青岛模式"。畅通互联网预约、家庭医生上门等渠道,全面对接需求,供老年人群体随心"点单",设置 24 小时医疗护理服务热线,打造老年健康综合管理平台,设置"医养服务需求调研"模块,管理老年人健康信息 11595 人,完成老年人健康状况评估 9923 人。

完善居家医疗服务新机制。在全市形成以三级医院为核心,以紧密型医联体单位为骨干,以专科护理为主要服务内容的"互联网+护理"服务圈,全市互联网在线护士 1300 余人,在线服务医疗机构 74 家,青岛市"互联网+护理"服务获评《山东省"三贴近一关爱"优质护理服务优秀案例》。联合市医保部门将长期护理保险制度与老年人居家医疗工作一体推进,创新"整合式"服务,让符合条件的参保职工和城乡参保居民居家可享受到健康管理、慢性病维持性治疗等基本照护服务。全市定点护理机构 1014 个,其中农村地区 427 个,连锁护理机构 30 个。长期护理保险制度覆盖 911 万参保职工和城乡居民,累计支付资金 35 亿元,惠及 8 万多名以老年人为主的重度失能失智人员。

丰富居家医疗服务新内涵。完善家庭医生签约服务信息系统,实现家庭医生、公共卫生、医保"三网"互联互通,家庭医生对患者自我监测等开展综合管理,实现一站式服务。全市镇街卫生院、社区卫生服务中心全部设立家庭医生工作室和健康驿站。为规范化、同质化管理老年人普遍存在的高血压、高血糖、高血脂以及冠心病、脑卒中等六种主要并发症(简称"三高共管 六病同防"),在全省率先建立三级协同、医防融合的一体化慢病管理服务新模式,以家庭医生为核心、以卫生院和社区卫生服务中心为纽带、以二级以上医疗机构相关专科为支撑,创新推行从居家到住院全过程的管理模式。纳入管理的患者达 16.85 万人,累计完成 30.93 万项年度规范检查,"三高"之家、"三高"基地、"三高"中心三级协同诊疗达 3 万人次。在管的"三高"患者的管理率、治疗率、达标率分别较基线水平提高 9.74%、37.72%、13.93%。

健康青岛行动

全方位干预健康影响因素。推进"互联网+健康科普",在全国同类城市中率先建成"健康青岛科普资源库",总浏览量超过 1772 万人次,全市居民健康素养水平达到 32.17%,比 2021 年提升 4.37 个百分点。完成 4 家国家级营养社区试点创建,打造青岛特色的健康示范体系。全市健身设施达 1 万余处,基本建成城区"8 分钟健身圈",农村基本实现健身设施全覆盖。无烟机关、无烟医疗机构、无烟学校实现全覆盖。所有精神专科医疗机构、二级以上综合性公立医疗机构开设心理(精神科)门诊,设立 23 条免费心理服务热线,累计进行心理援助 1.43 万人次;作为全国社会心理服务体系建设试点城市,全市各区(市)、镇(街道)综治中心、高校、中小学心理咨询室(辅导室)开设率达到 100%。2022 年,全市完成生活污水治理村庄 766 个,累计完成生活污水治理村庄 2754 个,位居全省前列。

全周期维护人民健康。启动新婚女性免费脊髓性肌肉萎缩症(SMA)基因筛查服务,青岛市获评第二批国家新生儿安全项目试点城市。青岛市学生全面创建"十个一"项目品牌,95% 以上的学生学会 1～2 项体育技能或艺术才能,学生体质监测合格率跃居全省第一。建成省级健康企业 21 家,接尘工龄不足 5 年劳动者新发尘肺病比例明显低于省控制指标。

全过程防控重大疾病。在二级以上公立医院开展心脑血管疾病机会性筛查,探索建立院内多专业、多渠道协作联动的心脑血管疾病干预机制。2022 年,青岛新增 110 台自动体外除颤器(AED),全市总数超过 1300 台,投放密度居全省第一。连续举办"青岛市肿瘤大会""青岛市肿瘤营养大会",牵头成立"胶东肿瘤联盟",构建区域肿瘤行业共同体。适龄儿童国家免疫规划疫苗全程接种率达到 96.49%,省级慢性病综合防控示范区覆盖率 100%、国家级示范区达到 4 个。

综合监督与食品安全监测

在山东省率先启动卫生健康信用制度体系和信用信息平台建设,印发《关于开展卫生健康信用体系建设构建以信用为基础的新型医疗卫生行业监管机制的意见(试行)》《青岛市卫生健康信用信息管理办法》,制订《青岛市卫生健康信用体系建设三年行动计划》,明确 2023—2025 年期间卫生健康信用建设目标和阶段任务,此项工作被列入山东省卫健委综合监管"揭榜挂帅"任务。在山东省率先启动省级职业卫生机构、医疗美容机构、餐饮具集中消毒服务单位和市级消毒产品生产企业、精神卫生机构 5 个领域量化分级分类管理试点监管,市南区和西海岸新区分别作为省级首批医疗美容监管和职业卫生分类分级试点区,完成 39 家医疗美容机构和 36 家职业卫生机构量化分级评定。

组织开展卫生健康监督攻坚突破年活动,制定印发"蓝盾行动"专项整治工作方案,在全市范围组织开展医疗卫生机构传染病防控、病历书写与管理、打击非法医疗美容、生活饮用水卫生安全、游泳场所卫生、职业健康权益保护 6 项"蓝盾行动",进一步规范医疗卫生行业秩序。全市完成监督检查单位 4.2 万户次,比上年同期增加 3.21%;全市查处案件 3600 余件(不含控烟案件),比上年同期增加 9.42%,全市普通程序行政处罚案件占比 74.29%,比上年同期提高 5.11%;人均办案 19 件,比上年提高 20.87%。完成国家、省、市双随机监督抽查任务 1587 件,完成率、完结率连续 2 年达到双 100%。各项重点指标圆满完成,均居全省前列。印发《2022 年全市食品安全风险监测方案》,完成样本采集 1500 余份 15 个大类,获得检测数据 1.4 万条,涵盖理化和微生物的所有检测项目。

重点人群健康服务

印发《关于深入推进老年友善医疗机构创建工作的通知》,积极推进省级安宁疗护试点市工作,发挥 5 个市级安宁疗护技术指导中心示范引领作用,全市开展安宁疗护服务的医养结合机构、社区卫生服务中心(镇街卫生院)36 家、开放床位 392 张,其中二级及以上医院开设临床关怀(安宁疗护)科或在肿瘤科等相关科室开展安宁疗护服务的机构 14 家、开放床位 179 张。青岛市"医办养""养办医"型医养结合机构 168 家,数量居全省第一。加快推进老年医学科等相关学科建设,青岛市政府办二级以上综合性医院设立老年医学科比例达 90% 以上,二级以上中医医院全部设置康复科和治未病科。印发《关于深入开展老年健康素养提升行动方案》,在 10 区(市)建立 11 个监测筛查点并结合国家老年期重点疾病预防和干预项目,实施老年失能失智筛查、干预以及健康宣教,市级和国家项目共完成失能失智筛查 6000 人。加强老年医学人才培训基地建设,在青岛大学附属医院开办国家老年医学人才培训项目。实施老年心理关爱国家项目,城阳区在全国老年心理关爱经验交流培训会议上作典型发言。加大对医养结合机构管理人员和医护人员的继续教育,举办全市培训班,并组织 680 余人参加全国全省有关业务培训。组织开展打击整治卫生健康领域养老诈骗行动以及防范非法集资、防范电信网络诈骗宣传,编印发防诈宣传册 8 万余份。推进老年友好型社区建设,新增 4 家全国老年友好型社区,李沧区在全国老年友好社区经验交流培训会议作典型发言。开展智慧助老青岛行动,10 万余人参加智慧助老宣教活动。广泛开展爱老助老活动,联合有关媒体组织 300 余支志愿者队伍,开展"爱心陪伴"关爱空巢老人志愿服务活动。

人口家庭工作

2022 年,全市户籍人口出生 5.15 万人,同比减少 0.52 万人,减少 9.21%,其中二孩出生 2.11 万人,占出生人口总数的 40.84%;三孩及以上出生 0.37 万人,占出生人口总数的 7.16%;出生人口性别比为 108.6,保持基本正常。推动将每千人托位数完成情况纳入市重点工作,全市托位总数达到 2.73 万个,较 2021 年增加 9403 个,每千人口托位数达到 2.63 个。印发《关于建立婴幼儿养育照护服务指导中心的通知》,推动市、区(市)两级婴幼儿养育照护服务指导中心建设,为各类家庭提供干预指导方案 1.49 万件,接受线上咨询 1.22 万人次,接受门诊咨询 2.24 万人次,实施各类干预训练 1.44 万人次,受益家庭 6 万余个。推动全市多家职业院校和婴幼儿托育服务机构成立全省首家托育服务产教联盟。开展全市托育服务宣传月活动,与广播电台合作栏目"托育服务进行时"大力开展托育服务宣传,举办首届全市托育服务行业职业技能大赛。

印发《关于提高计划生育家庭特别扶助制度扶助标准的通知》,独生子女死亡家庭特别扶助金标准由每人每月 850 元提高到每人每月 990 元,独生子女伤残家庭特别扶助金标准由每人每月 700 元提高到每人每月 810 元。做好人口关爱基金资金募集工作,募集金额列山东省第一。全市为 37.2 万名农村部分计划生育家庭奖励扶助对象发放扶助金 3.57 亿元;为 2.05 万名特别扶助人员发放扶助金 2.03 亿元;为 30.15 万人发放独生子女奖励费 3761.92 万元;为

1.73 万名企业退休职工发放一次性养老补助 4.47 亿元；为 2.51 万名城镇其他人员发放年老奖励 2.79 亿元；为 4.72 万人发放住院分娩补助 2433.65 万元。配备落实双岗联系人 2.08 万人，139 家医疗机构开通特殊家庭成员绿色就医通道，为 80 名符合政策的特殊家庭成员申请保障性住房。

职业健康工作

印发《青岛市"十四五"职业病防治规划》，组织全市网上信息填报线上培训，开发的信息化模块在全省范围推广使用。开展建设项目职业病防护设施"三同时"专项整治行动，调取市级备案建设、技术改造项目 66 个，印发《关于做好建设项目职业卫生"三同时"核查有关工作的通知》。推进职业健康检查个案信息数据标准化改造，信息化贯通覆盖全市所有职业健康查体机构，职业健康检查个案信息化上报完成通过国家平台数量 15 万余条。联合市总工会开展"职业健康达人"争创活动，24 人获评 2022 年省级"职业健康达人"称号，市级"职业健康达人"123 人。举办"一切为了劳动者健康"职业病防治法专题直播培训与专家互动答疑活动。市疾病预防控制中心 3 项作品获国家"第二届职业健康传播作品征集活动"二、三等奖和优秀奖。在山东省"第二届职业健康传播作品征集活动"中获一等奖等奖项 7 个，市卫生健康委获得优秀组织奖。

中医药强市建设

印发《青岛市建设中医药强市的若干措施》《青岛市中医药"十四五"发展规划》《青岛市中医药产业发展规划》，制订基层中医药服务能力、中医药文化建设、中医医保支付改革 3 个专项行动方案，在二级以上公立中医医院全面开展"五个全科化"，开展中医药适宜技术精准遴选推广工程，深化国家中医药综合改革试验区建设。在国内率先成立"中医药监督执法大队"构建中医药专职监督执法体系基础上，在市疾病预防控制中心成立"中医防病所"、构建中医药专职防病体系。加大差异性中医药政策供给，联动市医保局将 24 个住院中医优势病种实行单病种管理，对"日间病房"管理门诊中医优势病种扩大到 19 个、实施单位扩大到二级以上公立中医医院等有关医疗机构。扩大"互联网＋中医药适宜技术服务"范围，在山东省内率先推出并升级"中医药特色服务电子地图"，实现中医药特色医疗机构快捷搜索、精准查找和地图导航。

青岛中医药科学院获批山东省新型研发机构和山东省博士后创新实践基地、青岛市海洋中药研究重点实验室，中药抗病毒研究入选科技部优秀抗疫成果；青岛市中医医院获批创建省级区域中医医疗中心，入选国家中药炮制技术传承基地。投入 1900 万元支持市中医医院建设省级区域中医医疗中心和 3 个齐鲁中医药优势专科集群，山东省级唯一肺病专业专科（专病）诊疗中心通过验收。进一步夯实基层中医药服务根基，建成 169 个国医馆、61 个精品国医馆、10 个国药坊，100％的政府办社区卫生服务中心和镇街卫生院、91.2％的社区卫生服务站、村卫生室能够提供中医药服务，形成 15 分钟基层中医药服务圈；建成 4 个智慧共享中药房，其中西海岸新区建成占地 1.2 万平方米、拥有 180 台煎药机、日煎煮能力 2.6 万张处方的智慧煎药平台，实现从"人等药"到"药等人"的转变。推进山东中医药大学附属医院青岛医院、青岛市中医医院城阳院区、即墨区中医医院原址扩建、西海岸新区第二中医医院新院区、平度市中医医院新院区等重点中医院项目建设，进一步推动青岛市优质中医医疗资源倍增和均衡布局。加强传承型中医药人才培养，新增 2 个全国名老中医药专家传承工作室，新增全国老中医药专家学术经验继承工作指导老师 4 人，继承人 8 人和全国中医护理骨干人才培养对象 2 人。开展第七届三伏养生节、"中医药伴我成长"中医药文化进校园等活动，建成 1 个省级中医药文化宣传教育基地、5 个省级中医药健康文化知识角、1 个中医药博物馆、1 个国医书院；打造 2 所省级、10 所市级中医药文化进校园试点学校、4 所山东中医药大学共建中医药文化进校园学校，推出 3 个国际中医门诊建设项目，为在青国际友人提供线上＋线下的中医药服务，建设 1 个省级中医药文旅康养强县（区）、8 个"中医药特色街区"、2 个省级和 10 个市级中医药特色医养结合示范基地。

爱国卫生运动

推行全域创卫，完成平度、莱西市创建国家卫生县市省级申报工作，国家卫生镇申报率达到 100％。市爱卫办、市文明办、健康中国行动青岛推进办联合部署"文明健康　绿色环保"为主题的第 34 个爱国卫生月活动，同步启动纪念爱国卫生运动 70 周年活动，24 万人次参加健康知识有奖答题活动，并获山东省爱国卫生运动 70 周年表现突出集体。开展青岛市

2022年健康细胞建设工作,制定《2022年青岛市健康细胞建设工作方案》,全面开展健康社区、健康村、健康学校、健康促进医院、健康家庭、健康企业等健康细胞建设样板。积极组织环境卫生整治,印发《青岛市病媒生物防制工作方案的通知》,组织开展环境卫生集中整治行动,清理卫生死角3万余处,清除垃圾4万余吨,出动人员5万余人,清理病媒孳生地2万余处,规范和增设鼠屋5万余个,投放鼠药约15.4吨。针对消杀第一代蚊幼虫,对沿海礁石坑、下水道等各类水体投放灭蚊幼虫制剂5吨,喷洒蚊蝇消杀药品21吨,出动消杀人员2万多人次。全市无烟机关、无烟医院全覆盖,创新开展"健康彩虹 共建无烟医疗机构"志愿服务活动,开展多样化控烟活动,各志愿服务队伍共开展日常卫生、控烟巡查1万余次、劝阻吸烟者2万余人,出动劝烟志愿服务人员3000余人次,新增创建无烟家庭4191个。青岛市无烟机关建设案例作为全国25个优秀案例予以推广,城阳区无烟机关建设案例作为全省16个优秀案例予以推广。

2022 年机构设置及主要领导名录

（截至 2022 年 12 月）

青岛市卫生健康委员会

柳忠旭	党组书记、副主任(2022年9月21日任职)
薄　涛	主任、市中医药管理局局长
纪总纲	党组副书记、市疾控中心党委书记(2022年5月20日任职)
杜维平	党组成员、市计生协会常务副会长(正局级)
赵国磊	党组成员、副主任、市中医药管理局专职副局长
邢晓博	党组成员、副主任(2022年1月16日任职)
吕坤政	党组成员、副主任(2022年1月16日任职)
隋振华	正局级领导干部
赵宝玲	一级巡视员
董新春	二级巡视员(2022年12月20日任职)
吕富杰	副局级领导干部

委属单位

名称	主要领导姓名、职务	
青岛市卫生健康委综合监督执法局	王　伟	局长(副局级)
青岛市市立医院	于腾波	党委书记、院长
青岛中医医院(市海慈医院)	池一凡	党委书记、院长
青岛市中心(肿瘤)医院	张春玲	党委书记
	邢立泉	院长
青岛市第三人民医院	徐晟伟	党委书记
	于　华	院长

（续表）

名称	主要领导姓名、职务	
青岛市胸科医院	张春玲	党委书记、院长
青岛市第五人民医院	池一凡	党委书记、院长
青岛市第八人民医院	张红梅	党委书记
	温成泉	院长
青岛市第九人民医院	杨九龙	党委书记
	管　军	院长
青岛市胶州中心医院	邢立泉	党委副书记、副院长（主持工作）
青岛市妇女儿童医院	邢泉生	党委书记、院长
青岛市第六人民医院	刘振胜	党委书记、院长
青岛市精神卫生中心	王春霞	党委书记、院长
青岛市口腔医院	王爱莹	党委书记
	王万春	院长
青岛市疾病预防控制中心	高汝钦	党委副书记、主任（副局级）
青岛市妇幼保健计划生育服务中心	江　威	主任
青岛市急救中心	董　夏	党支部书记（正处级）
	盛学岐	主任
青岛市中心血站	闫家安	党委书记
	逄淑涛	站长
山东省青岛卫生学校	王秋环	党委书记
	姜瑞涛	校长
山东省青岛第二卫生学校	马桂莲	党委书记
	刘秀敏	校长
青岛市卫生健康委员会医院发展中心	曹明建	主任
青岛市卫生健康人才发展中心	徐　建	主任
青岛市卫生健康发展研究中心	管　勇	副主任
青岛市公立医院经济管理中心	刘焕芳	副主任
青岛市干部保健服务中心	李慧凤	主任
青岛山大齐鲁医院	苏　华	党委书记
	焉传祝	院长

青岛市市南区卫生健康局

党组书记、局长:陈　鹏
党组成员、副局长:刘　洁、杨　光、嵇翠娟

青岛市市北区卫生健康局

党组书记、局长:牟荟如
党组成员、副局长、三级调研员:鲁先华、安效忠
党组成员、副局长:于　勇
副处级领导干部:董少远
四级调研员:殷　龙、王雅郁、刘　丽

青岛市李沧区卫生健康局

党组书记、局长:王旭梅
党组成员、副局长:张红燕、刘继章

青岛市崂山区卫生健康局

党组书记、局长:万延俊
党组成员、副局长:徐晓东、蔡学民、林思夏

青岛市城阳区卫生健康局

党组书记、局长:付坚强
党组副书记:宋淑青
党组成员、副局长:韩香萍、韩通极
党组成员:刘传果、孙开旬
一级调研员:江喜范
二级调研员:陈正杰、张明福
副 局 长:于　芝
副处级领导干部:刘世友、韩德福

青岛西海岸新区卫生健康局

党组书记、局长:薛立群
副 局 长:张秀山、杨学军、徐　刚、赵玉峰

青岛市即墨区卫生健康局

党组书记、局长:陆钧林
副 局 长:梅亦工、于朝晶、王　娟、李中珂

胶州市卫生健康局

党组书记、局长:赵建磊
党组成员、副局长:卿　军
党组成员、副局长、工会主席:侯湘波

平度市卫生健康局

党组书记、局长:胡建光
党组成员、副局长:郭源圣
副　局　长:郭雅丽
党组成员、中医医院党总支书记:李成职
党组成员:姜　丽

莱西市卫生健康局

党组书记、局长:于建波
党组成员:徐鹏程
党组成员、副局长:孙明辉、徐玉华
党组成员:王磊磊
副　局　长:陈爱杰、黄海涛(挂职)

2022 年青岛市卫生健康工作大事记

1 月

1月4日,市卫生健康委党组副书记(主持党组工作)柳忠旭带队到市第六人民医院开展调研。柳忠旭先后视察院区环境、疫情防控重点部位和市公共卫生临床中心项目建设现场,与医院领导班子成员进行座谈,听取工作汇报,并对医院班子建设、发展方向、院感防控、学科建设、信息化建设、信访和安全生产等工作提出要求。

1月7日,即日起由青岛市文明办、青岛市卫生健康委共同发起的"爱心陪伴·我帮空巢老人买年货"暨走访困难空巢老人主题陪伴活动正式启动。

1月11日,全国爱卫办、省爱卫办召开倡导文明健康绿色环保生活方式活动推进暨冬春季爱国卫生工作电视电话会议。市委宣传部、市教育局、市市场监管局等市爱卫会相关成员单位及市卫生健康委相关处室27人在市级分会场参加会议。各区(市)爱卫会相关成员单位248人分别在分会场参加会议。会后,健康中国行动青岛推进办主任,市爱卫办副主任,市卫生健康委党组成员、副主任,市中医药管理局专职副局长赵国磊就青岛市贯彻落实工作进行部署。要求各单位、各区(市)要高度重视,认真贯彻落实电视电话会议精神,以"讲究卫生、清脏治乱、防制病媒"等为重点,深入开展爱国卫生运动,持续推进环境卫生整治,做好病媒生物防制,发动群众开展生产生活环境卫生大扫除等。会议还对2022年爱国卫生重点工作进行部署。

1月13日,市卫生健康委召开2021年度党组织书记抓基层党建述职评议会。会议以视频的形式召开,委机关各党支部书记在主会场、委属各单位领导班子成员和代管(含民营医疗机构)各单位党组织书记在分会场参会。会议由委党组副书记(主持党组工作)柳忠旭主持。会上,市市立医院、市中医医院(市海慈医院)、市第六人民医院、市精神卫生中心、山东省青岛第二卫生学校党委书记以及委机关宣传处党支部、中医药处党支部书记对2021年度抓基层党建工作进行述职。述职发言结束后,主会场和分会场的参会人员分别对委机关各党支部书记和委属(代管)单位党组织书记抓党建述职进行评议。述评结束后,柳忠旭进行点评并对抓好党建工作提出具体要求。

1月19日—20日,市卫生健康委党组成员、市计生协会常务副会长杜维平带领市卫生健康委重点项目建设工作专班成员前往市级卫生重点项目建设现场,对各项目建设进度、安全生产及疫情防控工作等进行督导检查。杜维平一行先后到山东大学齐鲁医院(青岛)二期、市精神卫生中心红岛院区、市公共卫生临床中心、市第八人民医院东院区、市公共卫生中心等市级卫生重点项目建设现场,深入了解各项目2021年度节点目标完成情况及遇到的问题,听取项目单位有关2022年建设计划的汇报,并结合中央、省、市有关决策部署和指示精神对重点区域、重点环节春节前安全隐患排查、农民工工资支付及施工人员健康管理等工作提出具体要求。

1月19日—21日,市卫生健康委党组成员、市计生协会常务副会长杜维平,市计生协会专职副会长董新春,市卫生健康委人口家庭发展处处长李红军等同志,先后到西海岸新区、胶州市部分计生特殊困难家庭走访慰问。

1月20日,青岛市计生协会专职副会长董新春一行到莱西市走访慰问老年人和医养结合机构。莱西市卫生健康局有关领导陪同走访。

青岛市紧密型县域医共体建设国家试点工作推进会议在西海岸新区召开。市深化医药卫生体制改革工作领导小组秘书处主任、市卫生健康委员会主任薄涛,市医疗保障局副局长刘林瑞,市财政局二级巡视员陈伟分别讲话。市卫生健康委员会副局级领导干部吕富杰主持会议。会上,青岛西海岸新区、城阳区、即墨区、胶州市、平度市、莱西市6区(市)卫生健康局主要领导就2022年落实紧密型县域医共体建设国家试点任务等工作进行简要汇报。会议强调,各级各部门要高质量全面推进青岛市紧密型县域医共体建设,要进一步理顺县域医共体管理体制和治理结构,完善县域医共体政策体系和运行机制,确保实现县域医共体建设目标要求。会议要求,各级各部门要进一步提高重视程度,增强紧迫感,强抓机遇,强化协作配合,不断完善投入保障、编制管理、人事薪酬制度改革、医保支付等配套政策,推动医共体真正形成服务、责任、利益、管理的共同体,加快国家紧密型医共体建设试点工作步伐,突出抓好医保总额付费改革落地,全力提升医共体建设成效。市卫生健康委、市财政局、市医保局相关处室负责同志,6个紧密型县域医共体国家试点区(市)卫生健康局和医保局的主要负责同志,相关区(市)卫生健康局负责医共体管理的科室负责人以及全市各县域医共体牵头医院主要负责同志参加会议。

1月24日,市卫生健康委召开党史学习教育总结会议。会议以视频的形式召开,委领导和委机关各处室负责人在主会场参会,委属各单位领导班子成员和代管(含民营医疗机构)各单位党组织书记在分会场参会。市卫生健康委党组副书记(主持党组工作)柳忠旭主持会议并讲话,市委党史学习教育第一巡回指导组组长王勇、组员王德新到会指导。

2 月

2月7日,2022年全市卫生健康工作会议暨能力作风建设动员大会在青岛市疾病预防控制中心召开。会议以习近平新时代中国特色社会主义思想为指导,深入学习贯彻党的十九届六中全会精神、习近平总书记对山东、对青岛工作的重要指示要求和关于卫生健康、疫情防控工作的重要指示批示精神,全面落实

2022年全国卫生健康工作电视电话会议、全省2022年工作动员大会、市委十二届十次全会、市委经济工作会议精神,总结2021年全市卫生健康工作,分析当前形势,部署2022年卫生健康改革发展重点任务。市卫生健康委主任薄涛作工作报告,市卫生健康委党组副书记(主持党组工作)柳忠旭主持会议。会上,部分单位及委机关处室分别作交流发言。会议采取视频形式召开,市卫生健康委领导、机关一级调研员、各处室主要负责同志、委属各单位党政主要负责同志,各区(市)卫生健康局局长,驻青有关医疗机构主要负责同志等在主会场参加会议。市卫生健康委机关、各区(市)卫生健康局、委属各单位设分会场。

2月9日,国家卫生健康委、国家中医药局决定对2021年"优质服务基层行"活动中表现突出、服务优质的机构给予通报表扬,青岛市黄岛区红石崖街道社区卫生服务中心、黄岛区灵山卫中心卫生院、李沧区李村街道社区卫生服务中心、城阳区惜福镇街道卫生院、莱西市马连庄中心卫生院受到通报表扬。

2月16日,青岛市城阳区以全国第一名的优异成绩通过国家级健康促进县(区)技术评估。国家卫生健康委办公厅印发《关于通报2021年度全国健康促进县(区)技术评估情况和典型经验的通知》通报2021年国家级健康促进县(区)技术评估结果,典型经验被全国学习借鉴。至此,青岛市2个区通过国家级健康促进县(区)技术评估,7个区(市)通过省级健康促进县(区)技术评估,全市市级健康促进区(市)实现全覆盖。

2月25日,市卫生健康委党组副书记(主持党组工作)柳忠旭带队先后到市精神卫生中心红岛院区、市公共卫生临床中心建设现场,调研项目建设相关工作。柳忠旭一行深入施工现场,实地查看各项目建设进度、施工质量、安全生产等情况,并召开项目现场座谈会,听取有关工程建设的汇报,与项目单位进行交流,详细了解项目后续施工计划及存在的困难和需求。

3 月

3月2日,市卫生健康委"作风能力提升年"活动动员大会召开。会议采取视频形式,市卫生健康委领导、委机关各处室主要负责同志在主会场参加会议,委属各单位、驻青医疗机构党政班子成员、主要业务科室负责人在分会场参加会议。市卫生健康委党组

副书记(主持党组工作)柳忠旭主持会议。会议传达学习山东省委常委、青岛市委书记陆治原在全市"作风能力提升年"活动动员大会上的讲话精神,对全委开展"作风能力提升年"活动作出安排部署。市卫生健康委党组成员、市计生协会常务副会长杜维平宣读《青岛市卫生健康委员会"作风能力提升年"活动实施方案》。柳忠旭围绕干部作风能力存在的八个方面的问题,逐项点出在卫生健康系统干部职工身上存在的具体问题表现,就开展好全委"作风能力提升年"活动提出具体要求。

3月2日—3日,为确保青岛市托育机构婴幼儿健康安全,按照市委、市政府疫情防控工作有关要求,市卫生健康委对进一步做好全市托育机构疫情防控开展专项指导督查工作,各区(市)卫生健康局部署安排督查行动。

3月15日,全市疫情防控专题视频会议召开,分析研判当前疫情形势,对做好全市疫情防控工作进行再动员、再部署。市委书记陆治原在莱西市主会场主持会议并讲话,市委副书记、市长赵豪志在城阳区分会场作出部署,市人大常委会主任王鲁明、市政协主席杨军、市委副书记邓云锋分别在主会场和市级机关分会场出席。会议指出,当前,全市疫情防控形势依然严峻复杂,稍有不慎就会前功尽弃,容不得半点马虎、半点侥幸。全市上下要坚决贯彻习近平总书记关于做好疫情防控工作的重要指示要求,认真落实党中央、国务院决策部署和省委、省政府工作要求,克服麻痹思想、厌战情绪、侥幸心理、松劲心态,咬紧牙关、再接再厉,毫不松懈从严从紧做好疫情防控工作,坚决打赢疫情防控遭遇战、阻击战、歼灭战。会议强调,要高效有序组织开展核酸检测,优化检测流程,提高检测效率,加密重点人群检测频次,切实降低病毒传播风险。要进一步提升核酸检测能力,确保满足全员"一日一检"需要。要精准精细开展流调排查,一旦发现阳性患者,迅即找到所有密接者、次密接者,切断传播链条。要加快病毒基因测序,查明感染来源。要强化隔离管控,对重点人员做到"应隔尽隔""应隔快隔",严格规范做好封控区、管控区、防范区的管控工作,减少人员流动。要坚持人民至上、生命至上,全力做好患者医疗救治。要立足于打大仗、打硬仗,强化隔离场所、医疗设施、防疫物资、生活物资等储备,进一步充实核酸检测队伍、流调队伍、医疗队伍、消杀队伍等专业力量,确保随时调得出、供得上。会议强调,要统筹疫情防控和经济社会发展,积极支持保障工

业、农业和商贸行业的生产经营,扎实抓好安全生产工作,切实维护社会大局稳定。会议采取视频形式,市级机关和各区(市)设分会场。市级领导同志,市委有关部委、市直有关党委(党组)主要负责同志等参加会议。

3月18日,青岛市总工会开展女职工建功立业"四百"创建活动,市卫生健康委员会综合监督执法局妇幼健康卫生监督执法大队获"青岛市女职工建功立业标兵岗"称号。

3月23日,青岛市卫生健康委员会在山东省卫生健康委、省总工会联合举办的"第二届职业健康传播作品征集活动"中被评为优秀组织奖,青岛市疾病预防控制中心创作的职业健康传播作品《职业病防治法宣传周视频——珍爱生命》获二等奖,《职业健康保护——我行动》《劳动者自我保护篇——从我做起》分别获三等奖和优秀奖。

3月26日—28日,国务院联防联控机制第八督查组组长,文化和旅游部党组成员、副部长杜江率第八督查组到青岛市督导检查疫情防控工作。省委常委、市委书记陆治原,副省长王心富,市委副书记、市长赵豪志,市委副书记邓云锋参加有关活动。陆治原、王心富、赵豪志、邓云锋等省市领导在府新大厦会见督查组一行。杜江介绍这次国务院联防联控机制督查,主要是深入贯彻习近平总书记重要指示精神,全面落实党中央、国务院决策部署,督促地方从严从实抓好疫情应急处置和常态化疫情防控工作,补短板、堵漏洞、强弱项,推动常态化疫情防控工作再压实、再压细,坚决守住疫情不出现规模性反弹的底线。陆治原对督查组到青岛督导检查表示欢迎,简要介绍了青岛疫情防控工作有关情况:此轮疫情发生以来,青岛市委、市政府坚决贯彻落实习近平总书记关于疫情防控工作的重要指示精神,认真落实党中央、国务院决策部署,落实国务院联防联控机制部署要求,在省委、省政府正确领导下,坚决扛起重大政治责任,迅速果断处置,抓实、抓细隔离管控、流调溯源、核酸检测、医疗救治等环节,有力、有序推进疫情防控各项工作,将把这次督查作为改进提升工作的重要机遇,全力支持督查组开展工作,对督查反馈的问题立行立改,加快补齐短板漏洞,夯实常态化疫情防控的防线,更好统筹推进疫情防控和经济社会发展。在青期间,督查组采取现场检查、抽查暗访等多种方式,深入山东港口青岛港全自动化集装箱码头、怡之航进口冷链食品集中监管专仓、青岛胶东国际机场、青岛市公共

卫生应急备用医院(定点医院)、红岛方舱医院、崂山智选酒店集中隔离点、华润社区等实地督导检查疫情防控工作。督查组对青岛疫情防控工作取得的成效表示肯定,强调青岛作为重要的口岸城市,要坚定不移贯彻"外防输入、内防反弹"总策略,坚决把常态化疫情防控各项措施落实落细,切实巩固来之不易的防控成果。副市长栾新、朱培吉,山东省港口集团总经理、党委副书记李奉利参加有关活动。

3 月 31 日,市爱卫办、市文明办、健康中国行动青岛推进办联合印发文件,部署开展第 34 个爱国卫生月活动。活动主题是"文明健康 绿色环保"。

4 月

4 月 8 日,市卫生健康委召开 2022 年全市中医药工作视频会议,总结 2021 年中医药工作进展,交流中医药工作经验,部署 2022 年中医药重点工作任务。市卫生健康委主任、市中医药管理局局长薄涛出席会议并讲话。市卫生健康委党组成员、副主任,市中医药管理局副局长赵国磊主持会议。各区(市)、西海岸新区卫生健康局主要负责同志、分管负责同志、中医药行政管理科室负责同志,市、区(市)两级中医医院、综合(专科)医院有关负责同志及有关医疗卫生单位负责同志等 270 余人在视频分会场参加会议。崂山区卫生健康局、市中医医院、市卫生健康委综合监督执法局、西海岸新区中医医院、西海岸新区第二中医医院作典型发言交流。

4 月 8 日,青岛市两个家庭入选全国"健康家庭"典型案例名单。

4 月 12 日,市卫生健康委召开党组(扩大)会议,专题传达学习市第十三次党代会、市委十三届一次全体会议精神,研究贯彻落实意见。委党组副书记(主持党组工作)柳忠旭主持会议。市卫生健康委领导班子成员、委机关各处室主要负责同志参加会议,市纪委监委派驻第十八纪检监察组有关负责同志列席会议。

4 月 13 日,青岛市召开"全市一家医院"基础支撑平台数据标准及检查检验互认共享推进会。推进会由市卫生健康委主办,邀请市医保局医疗保险事业中心主任、青岛大学附属医院和青岛市市立医院专家出席,市卫生健康委、市医保局相关处室负责同志参会。

4 月 14 日,青岛市医学会 2022 年度学会工作会

议召开。会议以视频方式召开,报告 2021 年工作情况,交流经验,部署 2022 年工作。市卫生健康委副局级领导干部吕富杰、市卫生健康委科教合作处处长李兵、市科协学会部部长刘红英出席大会并讲话。

4 月 15 日,市卫生健康委组织召开全市生物安全工作协调机制联络员会议。市科技局、农业农村局等 13 家成员单位参加会议。会议传达市委国安委第三次全体会议精神和《中共青岛市委国家安全委员会2022 年工作要点》中的生物安全工作要求,通报协调机制成立以来运行情况,梳理明晰协调机制成员单位的主要职责,安排部署协调机制下一步工作。

市爱卫办、健康中国行动青岛推进办在市卫生健康委会议室联合召开全市爱卫办(推进办)主任工作视频会议。市卫生健康委各相关处室负责人在主会场参会,各区(市)爱卫办(推进办)以及市卫生健康委综合监督执法局、市疾控中心相关负责同志和相关科室负责人在各自分会场参会。有关单位分别就病媒生物防制、控烟、健康青岛建设、爱国卫生等工作进行典型交流发言。市卫生健康委党组成员、副主任,市中医药管理局专职副局长,市爱卫办副主任、健康中国行动青岛推进办主任赵国磊在会上讲话。会上对组织开展第 34 个爱国卫生月、爱国卫生运动 70 周年主题活动以及做好春季灭蚊灭鼠、控烟、健康青岛建设等工作进行部署。

市卫生健康委党组成员、副主任邢晓博带队到李沧区开展"四进四问"专题调研。邢晓博一行到虎山路街道社区卫生服务中心(民营基层卫生机构)、沧口街道社区卫生服务中心(政府办基层卫生机构)就属地疫情防控、预检分诊、发热门诊、场所码应用、黄码医院建设、核酸检测能力情况,落实基层医疗卫生服务能力提升三年行动计划,优质服务基层行活动、发热哨点诊室建设情况,基本公共卫生服务工作落实情况,重点依托区域全民健康信息平台,在区(市)范围内全面实现基层医疗、基本公共卫生服务、家庭医生签约等信息系统间业务协同情况开展体验式实地调研,并与有关人员进行座谈。

4 月 18 日,市卫生健康委启动健康教育"六进"系列活动,首场健康教育进企业活动走进青岛出版集团,青岛中医医院(市海慈医院)治未病科医师现场给予专业讲解和指导。

市卫生健康委员会综合监督执法局启动全市消毒产品标签(铭牌)说明书专项监督检查。

4 月 19 日,市卫生健康委举办"卫生健康讲堂"

2022 年第二期培训班,培训班邀请中国海洋大学王金鹏副教授对《中华人民共和国生物安全法》进行解读。培训采用线上与线下相结合的形式,委领导、委机关各处室主要负责人在主会场参加培训,委属单位生物安全分管领导和相关科室负责人在分会场进行学习。市卫生健康委副局级领导干部吕富杰要求卫生健康系统党员干部要提高政治站位,加强协调配合,形成工作合力,立足疫情防控,紧抓实验室生物安全,加强宣传引导,营造维护生物安全良好氛围,切实担负起维护全市生物安全的重担。

4 月 20 日,青岛市召开最新发布会,对《青岛市基本公共服务标准(2022 版)》进行解读。会上,市卫生健康委对保障市民健康方面的基本公共卫生服务项目进行相关介绍。

市卫生健康委通过视频会议形式召开"一把手"定制化警示教育宣讲会议,面向委党组领导班子成员、委机关各处室主要负责人、委属各单位领导班子成员进行集中宣讲。

4 月 22 日,山东省卫生健康委员会对 2021 年全省卫生健康监督守正创新年活动开展情况进行通报,青岛市以单项成绩领先、综合评价第二名的优异成绩获评全省卫生健康监督守正创新年活动先进市。

市急救中心召开 2022 年市办实事"提升五大中心类急危重症抢救效率"项目启动暨项目推进交流研讨会。会议采取"线下＋线上"相结合的形式同步进行,市卫生健康委党组成员、副主任邢晓博,市卫生健康委有关处室负责人及各区(市)卫生健康局局长、三区三市急救中心主任、各医疗机构院长、市"五大中心"质控中心、各联盟主任等 40 余人线下出席会议,34 家医疗机构相关科室、全市院前急救网络单位负责人、急救人员等 1100 余人线上参会。启动会上,各区(市)卫生健康局、各区(市)急救中心、承担项目任务的医疗机构分别签订《2022 年市办实事项目协议书》。

青岛市托育服务座谈会在青岛恒星科技学院召开,市卫生健康会、市发改委、市妇联、市妇儿医院、李沧区卫康局、李沧区发改局、李沧区妇联及李沧区妇儿医院等单位领导及相关专家就托育行业多渠道发展路径、公办托育机构发展思路及需求、青岛市托育智慧云平台搭建等进行探讨。

海南博鳌亚洲论坛年会期间,青岛市人民政府与阿斯利康投资(中国)有限公司举行罕见病诊疗合作签约仪式。市委副书记、市长赵豪志,阿斯利康全球执行副总裁、国际业务及中国区总裁王磊出席线上签约仪式,市人大常委会副主任栾新出席现场签约仪式并致辞,市卫生健康委主任薄涛代表市政府与阿斯利康公司签署合作备忘录。市政府秘书长孙继、市卫生健康委党组副书记(主持党组工作)柳忠旭参加上述活动。

4 月 24 日,市卫生健康委主任、市中医药管理局局长薄涛带队到市南区调研医改相关工作。此次调研主要围绕学习推广福建省三明市医改经验、加强"三医"联动、落实政府办医责任、提升基层卫生服务能力、推进分级诊疗等医改重点工作任务,调研市南区前期工作经验做法以及下步工作意见建议等。座谈会上,薄涛听取市南区深化医改有关重点工作任务完成情况的汇报,对前期有关工作进展给予肯定,并在重点推进事项及上级部署要求落实方面提出具体要求。市南区委副书记周正、市南区政府副区长冯洪珍、市南区卫生健康局局长于衍萍等负责同志参加座谈。

4 月 25 日,青岛市启动"全国第 20 个职业病防治法宣传周"活动,主题是"一切为了劳动者健康",活动以直播专家培训及文艺汇报演出形式拉开序幕,市卫生健康委党组成员、计生协会常务副会长杜维平为宣传周活动启动致辞。

4 月 28 日,青岛市卫生健康宣传工作视频会议召开。会议传达全国、全省卫生健康宣传工作会议精神,对 2021 年全市卫生健康宣传暨健康教育工作进行全面总结,部署 2022 年重点工作任务。市卫生健康委党组成员、副主任,市中医药管理局专职副局长赵国磊出席会议并讲话。各区(市)卫生健康局、委属各单位和驻青医疗机构分管领导及宣传、健康教育部门全体工作人员,委机关各处室宣传工作联络员等参加会议,城阳区卫生健康局等 7 家单位作典型发言交流。

市卫生健康委举办"卫生健康讲堂"2022 年第三期培训班,邀请专家解读《中华人民共和国职业病防治法》。培训采用线上与线下相结合的形式,委分管领导、委机关各处室主要负责人在主会场参加培训,各区(市)卫生健康局,委属单位职业卫生分管领导和相关科室负责人在分会场进行学习。

市卫生健康委副局级领导干部吕富杰带队利用"主题党日"赴青岛市急救中心开展"作风能力提升年"大调研活动。

4 月 29 日,山东省深化医药卫生体制改革领导小组办公室印发《关于公布省级基层卫生健康综合试验区名单的通知》，公布全省 9 个基层卫生健康综合试验区，青岛西海岸新区入选。

是月，市卫生健康委组织开展全市托育机构开园前疫情防控工作检查及应急演练活动。

5 月

5 月 11 日，市计划生育协会专职副会长董新春带队到胶州市调研老年友好社区创建和老年友善医疗机构建设等工作。调研组听取胶州市卫生健康局有关工作情况汇报，就老龄健康工作中存在的困难和问题进行交流，并实地察看胶州市申报的 2022 年全国示范性老年友好型社区——三里河街道管理社区。

5 月 12 日，市卫生健康委主任薄涛，市委"作风能力提升年"活动第一巡回督导组副组长、市政府办公厅一级调研员王云龙带队赴青岛西海岸新区就县级公立医院改革与高质量发展推进落实情况、紧密型县域医共体建设按人头总额付费落实医保情况、省级基层卫生健康综合试验区计划安排等内容开展调研。调研组听取西海岸新区关于医改工作情况的汇报，与西海岸新区人民医院、区中心医院、区中医医院、区第二中医医院、新区区立医院、区妇幼保健院主要负责同志进行座谈交流，总结工作亮点及成效，分析工作中存在的问题，并提出下一步工作的意见建议。座谈结束后，调研组先后到区人民医院和六和社区卫生服务站进行实地调研。

5 月 16 日，市卫生健康委打击整治养老诈骗专项行动办公室组织召开工作研究推进会。会议指出，开展专项行动是贯彻落实中央领导同志重要指示批示精神和国家、省、市总体部署要求的实际行动，又是广大人民群众特别是老年群体的迫切愿望，也是提升青岛市医疗行风建设水平的重要举措。要从思想上高度重视，进一步提升政治站位，充分认识这次专项行动的重大意义，切实增强工作责任感和紧迫感，扎实开展全市卫生健康系统打击整治养老诈骗专项行动，以实际行动维护好老年人的合法权益。要把开展好专项行动作为开展"作风能力提升年"活动的一项具体行动举措，坚持突出重点、分类处置，加强沟通协调、督促指导，注重宣传发动、整治教育相结合，促进老龄健康事业健康发展。会议强调，要进一步加大专项行动工作的宣传力度，把宣传教育作为发动群众、发现线索的重要手段，精准把握时度效，充分利用宣传方式，进行反诈知识宣传，提升广大市民和单位打击整治养老诈骗的积极性和参与度，提高广大老年人法治意识和识骗防骗能力。会议要求，要建立打击整治养老诈骗长效机制，健全社会监督机制，畅通群众举报侵害老年人合法权益的涉诈乱象问题线索和反映问题的渠道，对养老机构内设的无资质医疗机构、无行医资质相关人员擅自为老年人开展诊疗活动等违法行为的问题线索，尽快核实、及时派人处理。

5 月 17 日，市卫生健康委、市教育局、市营养学会采取线上形式联合举行青岛市 2022 年全民营养周和"5·20"中国学生营养日主题宣传活动启动仪式暨卫生健康讲堂授课辅导。市卫生健康委党组成员、市计生协常务副会长杜维平宣布活动正式启动。

市爱卫办召开年度第一次控烟监督执法部门会议，各监督执法部门相关处室负责人参加会议。会上，各控烟监督执法部门分别介绍 2022 年第一季度控烟监督执法情况、存在问题以及工作建议，交流控烟监督执法经验，市疾病预防控制中心发布控烟执法效果的评估数据，通过观看新闻媒体的曝光视频，查找控烟监督执法存在的薄弱环节。市卫生健康委党组成员、副主任，市中医药管理局专职副局长，市爱卫办副主任赵国磊参加会议并讲话。

5 月 18 日，市卫生健康委召开"牢记嘱托·建功有我"推进卫生健康六大攻坚行动讲评会。市委"作风能力提升年"活动第一巡回督导组组长冯英出席会议。会议由市卫生健康委主任薄涛主持，各责任处室围绕智慧医疗攻坚行动、医学攀峰攻坚行动、强基提质攻坚行动、分级诊疗攻坚行动、能力提升攻坚行动、清廉建设攻坚行动这六大攻坚行动的 32 项具体任务逐一述讲，委领导点评提要求、促落实，进一步梳理工作目标、存在问题、下步工作思路。市卫生健康委领导班子成员和机关各处室负责同志参加会议。

5 月 19 日，市卫生健康委组织召开 2022 年度全市医疗卫生行业综合监管部门联络员会议。市发展改革委、市教育局、市公安局、市财政局、市人力资源和社会保障局、市生态环境局、市水务局、市市场监管局、市医保局、市审批局联络员参加会议。市卫生健康委党组成员、市计生协常务副会长杜维平主持会议。会上，各部门对 2021 年综合监管工作开展情况进行经验交流，对存在的问题和困难研究提出解决措施，就 2022 年青岛市医疗卫生行业综合监管重点工作任务进行研究部署，并对全市综合监管督察指标的修订完善征求各部门意见。

5月20日,市卫生健康委党组成员、市计生协会常务副会长杜维平带队到崂山区开展食源性疾病监测县乡村一体化工作调研。调研组听取崂山区疾病预防控制中心有关工作情况汇报,详细了解工作进展,并就食源性疾病监测工作中存在的困难和问题进行交流,到崂山区社区卫生服务中心和崂山区午山卫生室进行项目调研,听取医疗机构管理、人员、能力建设等情况汇报,重点了解食源性疾病病例的工作制度建设、上报流程、工作现状、存在问题等,并对问题的症结提出合理化的对策与建议。

5月20日,由青岛市卫生健康委推动,青岛职业技术学院牵头,联合多家职业院校和婴幼儿托育服务机构成立的全省首家托育服务产教联盟启动仪式在青岛职业技术学院举行。市计生协会专职副会长董新春,市职业技术学院党委副书记、院长秦青松参加仪式并讲话。市、区(市)政府相关部门,妇幼保健机构、托育机构、企业等26家单位的领导、专家参加活动。会上举行"青岛市托育服务产教联盟"揭牌仪式,有关领导为21家理事单位授牌。

5月24日,青岛市印发《关于建立婴幼儿养育照护服务指导中心的通知》,要求全市加快推进市、区(市)两级婴幼儿养育照护服务指导中心建设,2022年实现区(市)中心建设全覆盖。

5月25日,由市卫生健康委、市计生协、城阳区卫健局、城阳区计生协联合举办的青岛市计生协会"5·29"会员日暨"发展托育服务——我们在行动"启动仪式在城阳区棘洪滩街道翠林云庄举行。

5月26日—27日,市卫生健康委举办全市重点肠道传染病防制培训班。各区(市)疾控中心传染病防制科负责人、肠道传染病监测工作人员、各相关医疗机构业务骨干参加培训。

5月27日,市卫生健康委组织召开以推动公立医院改革与高质量发展为主题的卫生健康讲堂(第五讲)培训。市卫生健康委党组成员、市计生协会常务副会长杜维平主持培训会议,相关处室负责同志在委机关主会场参加会议,各区(市)卫生健康局、各公立医院党政主要负责同志在各单位分会场参加视频培训。会上播放国家卫生健康委体制改革司关于公立医院高质量发展的解读与部署视频,邀请青岛大学医院管理研究所副所长、青岛市医院协会秘书长陈祥华讲授《青岛市推进公立医院高质量发展路径探讨》。

5月30日,中国心衰中心总部发布《关于第九批次心衰中心及第七批次基层心衰中心(2022年第一批次)通过认证单位公告》,莱西市夏格庄中心卫生院顺利通过中国心衰中心总部线上核查,成为国家基层版心衰中心成员之一。

5月31日,由市爱卫办、市卫生健康委员会主办,城阳区爱卫办、城阳区卫生健康局、城阳区城阳街道办事处承办,市疾病预防控制中心、市预防医学会协办的"健康青岛控烟行动进展交流暨2022年世界无烟日宣传网络直播活动"在城阳区仲村社区党群服务中心举办。活动全程网络直播,各区(市)爱国卫生运动委员会成员单位、各医疗机构等从事爱国卫生和控烟工作的领导和工作人员,以及关心青岛市控烟工作的市民朋友观看。

6 月

6月1日,市卫生健康委副主任吕坤政带队到市精神卫生中心调研红岛院区建设工作。吕坤政现场听取中心基本概况、业务开展、医院运行和发展规划等方面的工作汇报,实地察看红岛院区项目进展,并详细询问项目建设总体方案执行情况,深入了解项目建设中面临的实际困难,对中心取得的阶段性成果和下一步发展思路给予充分肯定。

6月1日—12日,青岛市开展2022年度住院医师规范化培训临床实践能力结业考核,承接来自青岛市及周边城市16个专业基地983名住院医师规范化培训学员结业临床技能考核,负责青岛大学附属医院、青岛市市立医院两个考点的考核组织工作。

6月2日,市卫生健康委调研组通过召开座谈会,与相关医疗机构负责同志及有关基层医务工作者进行个别访谈等形式调研莱西市医药卫生改革重点工作。

6月8日,市卫生健康委组织开展全市卫生健康系统"除隐患、打非法、治顽疾"安全生产专题培训。

6月8日—9日,由山东省卫生健康委医养健康处处长张明峰带队,省卫健委、省住建厅等部门组成检查组,对青岛市2022年开展全国示范性老年友好型社区创建工作进行复核,并对青岛市卫生健康系统开展养老诈骗专项行动工作进行督导。张明峰一行通过深入西海岸新区隐珠街道隐珠山社区、胶州市三里河街道管理社区实地察看,随机走访群众,了解、查阅相关资料台账、听取社区负责人汇报等方式,对两个社区的设施建设和服务情况以及老人居住环境、日常出行、健康服务和照护服务需求、权益维护、社会参与、精神文化等方面给予高度肯定和赞赏。

6月9日,市卫生健康委党组成员、市计划生育协会常务副会长杜维平带队到市发改委工程咨询院对其开发运行的全市多项公共大数据信息平台以及信用平台的建设、管理、数据应用和政务服务等情况进行实地调研观摩。市发改委信用管理处、工程咨询院领导及平台建设管理人员陪同调研。

由山东省卫生健康委基层卫生健康处、省"三高共管"试点指导专家、省疾病预防控制中心健康管理所、青岛市卫生健康委基层卫生健康处、青岛市崂山区北宅街道卫生院代表组成的调研组到青岛市城阳区调研基层卫生健康工作。城阳区卫生健康局、区医保局医保中心,区人民医院、区疾病预防控制中心、流亭街道卫生院相关负责人陪同调研。调研组实地调研城阳区人民医院"三高"中心,对糖尿病、高血压等三级协同服务流程、信息平台建设新进展等情况进行现场观摩,并进行座谈。座谈会上,城阳区卫生健康局就城阳区基层卫生健康重点工作开展情况进行全面介绍,调研组就重点关心的"三高共管"项目推进、医共体医保总额预付改革进展等工作进行深入了解,并交换意见。

青岛市中心医院"组团式"帮扶甘肃省陇南市礼县第一人民医院启动仪式在礼县第一人民医院举行。

青岛市卫生健康委会同市发改委和市行政审批服务局联合印发《关于开展卫生健康信用体系建设构建以信用为基础的新型医疗卫生行业监管机制的意见(试行)》。

6月10日,由中共青岛市委宣传部、市科协、市科技局联合举办的"榜样的力量"——青岛市 2022 年"全国科技工作者日"主场活动暨青岛最美科技工作者发布仪式举行。市疾病预防控制中心副主任姜法春获 2022 年度"青岛最美科技工作者"称号。青岛市委副书记、统战部部长邓云锋出席活动并致辞,市卫生健康委党组副书记、市疾病预防控制中心党委书记纪总纲等相关领导参加现场发布仪式。

青岛市卫生健康委员会"牢记嘱托·建功有我"青年干部作风能力比拼决赛在市市立医院东院区举办。赛前市卫生健康委党组副书记(主持党组工作)柳忠旭发表讲话。市卫生健康委员会领导、委机关各党支部书记、委属各单位党组织负责人及青年干部代表参加活动。

6月14日,国内首个线上线下沉浸式游走互动型无偿献血公园在青岛落成。在第 19 个世界献血者日,由市卫生健康委员、市园林和林业局、市文明办、市红十字会、市中心血站等部门共同举办的"和我们,一起红"——青岛市庆祝"6·14"世界献血者日大型主题嘉年华活动暨无偿献血主题公园落成仪式在市南区辛家庄北山公园举行。

6月15日,山东省卫生健康委调研组到青岛市调研严重精神障碍患者长效针剂试点工作。市医保局、市卫生健康委、市精神卫生中心有关领导及西海岸新区、即墨区、胶州市三个试点区(市)精神卫生项目办负责人陪同调研。座谈会上,青岛市就精神卫生资源现况、试点工作流程和效果分析、试点工作亮点和经验以及存在难点和下步打算四个方面作汇报,三个试点区(市)对试点工作推进情况进行介绍。调研组就重点关心的问题和与会同志进行深入交流。座谈会后,调研组一行对试点项目和社会心理服务体系建设工作开展实地调研。

6月15日,市卫生健康委副主任邢晓博带队到平度市开展基层卫生健康工作调研。选取 4 个乡镇卫生院、2 个村卫生室,分别就基层医疗卫生服务能力三年提升、优质服务基层行创建、发热哨点诊室运行、医共体建设等 11 项基层卫生重点工作开展实地督导、现场交流与集中座谈,详细了解平度市基层卫生健康工作。

全市卫生健康系统干部职工心理健康服务工作培训会暨应用第二代长效针剂治疗精神分裂症试点项目总结推进会召开。会议简要总结青岛市社会心理服务体系建设国家试点工作及二代长效针剂治疗精神分裂症患者试点项目成效,对 2021 年度市级精神(心理)卫生服务管理优质单位进行表彰,提出进一步做好卫生健康系统干部职工心理健康服务工作的具体要求。省卫生健康委疾控处处长陈国锋为培训班致辞。

6月19日,市卫生健康委员会与青岛高新区管委在创业大厦签署合作协议。市卫生健康委员会主任、市中医药管理局局长薄涛,青岛高新区工委副书记、管委常务副主任,城阳区委副书记李天传出席签约仪式。

6月20日,山东省卫生健康委党组书记、主任袭燕一行到青岛市城阳区调研托育服务工作。青岛市卫生健康委主任薄涛,市计生协专职副会长董新春,城阳区政府副区长刘聚刚等陪同调研。调研组一行实地察看青岛市惠洛克儿童之家(省级托育示范点)0~3 岁托育服务工作开展情况和机构内外部环境、设施配置,详细了解托育机构0～3岁婴幼儿托育课程、日常管理和运营理念、安全保障、师资力量等情况。

第三届跨国公司领导人青岛峰会重点合作项目集中签约仪式在青岛国际会议中心举行。阿斯利康区域总部、吸入气雾剂生产供应基地项目顺利落地青岛市。

6月20日—25日,市卫生健康委举办医学人才中南大学湘雅医院第一次培训班。来自青岛市市立医院等委属单位,区(市)卫生健康局所属医疗机构的重点学科骨干、优秀青年医学专家、临床科室主任及护士长参加培训。

6月23日,青岛市疫情防控指挥部办公室印发通知,即日起,市民在全市8000余个各类采样点采样检测后,均可通过"青岛一码通"微信小程序、"健康青岛"微信公众号、"爱山东"APP(移动应用程序)、"爱山东·青e办"APP等平台获取核酸检测阴性证明。

6月23日—26日,甘肃省陇南市、定西市卫生健康委主要领导带队到青岛调研卫生健康东西部协作工作。陇南市卫生健康委主任陈静,定西市卫生健康委主任岳中平,青岛市卫生健康委主任薄涛,青岛市卫生健康委副书记(主持党组工作)柳忠旭及青岛市卫生健康系统有关分管东西部工作领导参加相关活动。

6月25日,青岛市组织开展2022年度全科医生转岗培训结业统考理论考试,178人报名参加本次考试。

6月25日—26日,青岛市卫生健康系统及山东省公共卫生临床中心青岛中心公开招聘统一笔试工作顺利完成。笔试由市卫生健康委组织,市卫生健康人才发展中心承办,设置10个考点学校,154个考场,22678名考生参加。

6月27日—7月1日,市卫生健康委组织开展全市基本公共卫生服务项目日常评价暨重点工作督导。

6月29日—30日,青岛市2022年工作场所职业病危害因素现场监测工作现场会在胶州召开,各区(市)卫生健康局、疾病预防控制中心、监督执法大队分管领导和相关负责人参加会议。

6月30日,山东大学齐鲁医院(青岛)二期项目完成主体结构建设并举行封顶仪式。市卫生健康委主任、市中医药管理局局长薄涛以及市北区政府、市住建局、山东大学齐鲁医院领导出席封顶仪式并致辞,山东大学齐鲁医院(青岛)及各参建单位代表参加仪式。

市卫生健康委组织召开抗(抑)菌制剂乱象专项治理工作推进视频会议。会议传达国家、省关于抗(抑)菌制剂乱象专项治理文件精神和要求,并对各区(市)专项治理行动进行情况通报。城阳区、西海岸新区、胶州市、平度市卫生健康局作交流发言。市卫生健康委综合监督执法局明确做好此次专项整治工作的注意事项。市卫生健康委党组成员、市计生协会常务副会长杜维平主持会议并讲话。

7月

7月1日,市卫生健康委员会组织庆祝中国共产党成立101周年活动。市卫生健康委通过视频会议的形式,邀请市委党校中共党史党建与党性教育教研部副主任刘桂英进行《共产党宣言》专题辅导。委领导、机关各处室负责人及委属各单位相关负责人参加会议。

市卫生健康委党组成员、市计生协会常务副会长杜维平带队到即墨区调研计生协会和人口家庭工作,即墨区卫生健康局领导和相关科室负责人陪同调研。调研组实地调研即墨区小雏鹰托育中心,对机构设施配置,运营理念、师资力量、服务开展等情况进行现场观摩。随后现场观摩即墨区潮海街道古城"暖心家园"试点项目,了解试点项目组织实施情况,并在古城社区会议室座谈交流。

由市卫生健康委、半岛都市报社"半岛公益"联合主办的"健康教育进农村"活动在胶州市九龙街道举办。

7月6日,市卫生健康委能力建设中心项目座谈会在青岛市高新区举行。座谈会上,高新区工委委员、管委副主任纪芳介绍青岛高新区基本情况及针对能建中心项目的共建需求,市卫生健康人才发展中心主任徐建介绍能建中心项目基本情况,13家相关企业代表就各自需求及合作要点与由青岛大学附属医院、市市立医院、市中医医院(市海慈医院)、市中心医院临床专家组成的项目专家咨询组展开充分交流和研讨。高新区工委副书记、管委常务副主任,城阳区委副书记李天传,市卫生健康委副局级领导干部吕富杰,市卫生健康委科教合作处处长李兵出席座谈会。

7月8日,青岛市组织收看全省国家中医药综合改革示范区建设启动仪式,并接续举行青岛市启动仪式,同步启动全市第七届"三伏养生节"暨《中医药法》实施五周年宣传月活动。市政府副市长王波出席启动仪式并讲话。会议指出,青岛市作为全省改革开放龙头城市,先后入选国家中医药综合改革试验区、国家中医药医保支付方式改革联系点城市和国家社会办中医试点城市,走出一条具有青岛特色的中医药综合改革新路。先后获批国家药品监督管理局海洋中药重点实验室和国家中医药管理局中药药剂学重点实验室(L3),实施的差异性中医药医保支付、中医医疗质量信誉等级评定、外埠中医专家存案、中医体质辨识与健康指导这 4 种服务模式被认定为全国首创,被誉为中医药综合改革的"青岛模式"。会议强调,要坚持问题导向,以深化中医药综合改革为动力,以满足人民群众对中医药服务的新期待为目标,采取科学精准、务实有效的措施,全面完成全省中医药综合改革示范区确定的重点建设任务,做好 6 道"必答题",答好 3 张"特色卷",在推动中医药治理体系和治理能力现代化等方面实现创新突破,发出青岛声音、彰显青岛特色,体现青岛担当、做出青岛示范。

7 月 8 日—22 日,青岛市精神卫生项目办组织开展全市严重精神障碍患者服务管理工作半年督导。

7 月 9 日,青岛市第 11 个美丽乡村爱心献血驿站落户城阳村社区。青岛市中心血站两辆献血车开进城阳村社区民生商贸城广场,以贯彻落实"作风能力提升年"活动要求为契机,城阳村社区干部群众开展无偿献血公益活动。

7 月 9 日—8 月 24 日,市卫生健康委、市中医药管理局在全市开展以"喜迎党的二十大 中医中药进万家"为主题的第七届"三伏养生节"暨《中医药法》实施五周年宣传月活动,第十八个养生保健宣传月活动同步举行。

7 月 13 日,青岛市副市长王波率市直有关部门及李沧区政府、政协相关负责同志,就市政协农工党界提出的"关于推广中医药适宜技术"提案进行现场调研督办。王波一行先后到李沧区沧口街道社区卫生服务中心、市中医医院,听取相关单位关于中医药适宜技术推广及应用、中医药综合服务、中医药优势特色发挥及中医药文化建设等情况介绍,与农工党青岛市委会专职副主委李玉海、秘书长赫旭等政协委员就部门办理情况进行现场交流,并出席提案三方面复会议。市卫生健康委主任、市中医药管理局局长薄涛,市卫生健康委党组成员、副主任,市中医药管理局专职副局长赵国磊,市政协提案工作办公室副主任张永友,市医保局副局长刘林瑞,市政府办公厅、市人力资源和社会保障局有关同志及李沧区政协主席高田义、副区长胡文国参加当天的调研活动。

7 月 16 日,由青岛市超声医学工程学会主办、青岛大学附属医院承办的首届黄海超声高峰论坛暨 2022 青岛市超声医学工程学会学术年会在青岛府新大厦召开,来自青岛、济南、烟台、潍坊、临沂、济宁、淄博、威海和日照等地市的超声医学专家和代表 256 人参加大会。

7 月 19 日,青岛市 2022 年度住院医师规范化培训结业理论考核工作在青岛职业技术学院南校区举行,有 784 名住院医师参加考核。

7 月 21 日,青岛市医疗卫生安全生产专业委员会召开安全生产专题视频会。会上,市卫生健康委主任薄涛通报全市卫生健康系统上半年安全生产工作开展情况。市政府副市长王波从"深刻认清形势、聚焦关键环节、压紧压实责任"方面对做好安全生产工作进行全面部署。

市卫生健康委主要负责同志、分管负责同志,市生态环境局、市市场监管局、市消防救援支队分管负责同志,市卫生健康委相关处室主要负责同志于主会场参会,各区(市)领导及相关人员于各自分会场参加会议。

7 月 22 日,山东省卫生健康委党组副书记、省疾控中心党委书记马立新,省重大办疫情研判组组长、省疾控中心副主任王燕一行到青岛市开展公共卫生重点专科(学科)体系建设专题调研。市卫生健康委主任、市中医药管理局局长薄涛,市卫生健康委党组副书记、市疾控中心党委书记纪总纲,市疾控中心主任、党委副书记高汝钦,委相关处室、市市立医院、市妇女儿童医院、市中心医院、市传染病医院、市妇保中心及青岛大学公共卫生学院有关负责同志参加调研。专题调研座谈会上,高汝钦对青岛市公共卫生重点学科体系建设、疾控体系改革和医防融合工作情况进行汇报;青岛大学公共卫生学院常务副院长于典科汇报学院作为公卫人才供给端近年来开展的人才培养、教学科研、防医教融合情况及下一步工作规划;市市立医院等参会单位依次汇报公共卫生重点专科体系建设和医防融合工作情况,并结合实际对下一步工作提出建议。随后,与会人员针对汇报内容展开座谈交流。马立新指出,青岛市在公共卫生重点专科(学科)体系建设方面先行先试,走在全省前列,在资金、人才队伍、项目建设等方面措施得力、效果明显,为全省完善公共卫生重点专科(学科)体系建设积累了很好的经验,下一步,要积极提炼做法、形成青岛经验,助力省级工作开展。

市卫生健康委组织召开 2022 年市办实事"提升五大中心类急危重症抢救效率"项目半年工作推进会。会议采取"线上＋线下"相结合的形式,主会场设在青岛市急救中心,各区(市)卫生健康局、委属及驻青各有关单位设分会场。市卫生健康委党组成员、副主任邢晓博出席主会场,各区(市)卫生健康局、各相关医疗机构分管负责同志、相关科室具体负责同志参加会议。会上,市急救中心对项目推进情况进行详细汇报,市第八人民医院、山东大学齐鲁医院(青岛)分别作典型经验分享,市卫生健康委副主任邢晓博作总结讲话。

7 月 26 日—27 日,山东省政府调研组在青岛市开展妇幼保健机构高质量发展专题调研。省卫生健康委副主任秦成勇带队,市卫生健康委副局级领导干部吕富杰陪同调研。调研组一行实地察看黄岛区妇幼保健院、市南区妇保计生中心和市妇女儿童医院,听取市、区两级妇幼保健机构在基础设施建设、学科人才建设、妇幼文化建设、管理及服务能力提升等方面的工作汇报,并就基层妇幼保健机构面临的生存困难与挑战、高质量发展战略举措和提高优生优育服务水平等问题进行现场交流座谈。

7 月 27 日,青岛市组织收听收看全省医防融合暨传染病多点触发预警信息平台部署应用视频推进会议。市卫生健康委分管领导、委机关有关处室负责同志在市分会场参会,委属有关医疗卫生机构、各区市及区属有关医疗卫生机构设分会场组织收听收看。会上,市卫生健康委党组副书记、市疾控中心党委书记纪总纲以《坚持一院一策一清单 构建医防融合的公共卫生服务体系》为题介绍青岛市在推进疾控机构与医疗机构医防融合方面的工作经验,省疾控中心、德州市代表分别介绍各自经验做法,省卫生健康委党组副书记、省疾控中心党委书记马立新作总结部署。

7 月 28 日—29 日,省卫生健康委副主任吴向东一行到青岛市开展数字健康专题调研暨网络安全检查工作,市卫生健康委主任薄涛,副主任吕坤政等陪同调研检查。调研检查组一行实地察看青岛市妇女儿童医院、山东大学齐鲁医院(青岛)、青岛市市立医院和山东省慢性病医院,详细了解各医疗机构数字建设情况和亮点,对重要信息系统进行渗透测试和安全风险评估,并进行现场交流座谈。吴向东充分肯定青岛市卫生健康行业数字建设和网络安全工作,并结合实际强调,要以目标为引领,精准发力,进一步深化互联网＋医疗健康"便民惠民服务建设;要以问题为导

向,多措并举,切实维护卫生健康行业网络安全。

7 月 29 日,市卫生健康委组织召开全市健康企业建设工作推进会议暨业务培训班。市疾病预防控制中心、委综合监督执法局业务负责同志,各区(市)卫生健康局、区疾病预防控制中心和卫生监督机构业务负责同志及拟申报健康企业用人单位分管负责同志近 100 人参加培训,其中企业代表 50 余人。工作推进会总结回顾 2021 年健康企业建设和"职业健康达人"工作,研究 2022 年健康企业建设工作重点,明确目标任务。西海岸新区卫生健康局、中车青岛四方机车车辆股份有限公司分别作为国家卫健委健康企业建设行政推广代表和企业建设优秀案例获得者代表作经验交流。

7 月 29 日—30 日,全市卫生健康半年工作推进会议举行。会议落实市委"作风能力提升年"活动部署要求,组织实地观摩学习,举办"改善医疗服务提高群众满意度十大举措"启动仪式,开展上半年工作"擂台赛"。市卫生健康委主任薄涛出席会议并讲话,市卫生健康委党组副书记(主持党组工作)柳忠旭主持会议并作强调讲话。会议组织参会人员赴市中心(肿瘤)医院、市妇女儿童医院、青岛大学附属医院进行观摩学习。

7 月 30 日,青岛市门静脉高压联盟成立大会暨青岛市医学会第九届感染病学专科分会 2022 年学术会议在青召开。国家传染病医学中心门静脉高压联盟理事长祁小龙、山东省门静脉高压联盟理事长张春清到会祝贺并致辞,青岛市卫生健康委副主任邢晓博出席会议并讲话。

8 月

8 月 2 日—4 日,由市卫生健康委、市人社局、市总工会、共青团青岛市委、市妇联联合主办,青岛市中医医院(市海慈医院)承办的青岛市第十届"健康杯"中医药营养膳食技能大赛成功举办,这是青岛市首次由五部门联合举办的中医药营养膳食领域市级比赛。

8 月 4 日,由市卫生健康委牵头,组织市疾病预防控制中心、市妇幼保健计划生育服务中心及市妇女儿童医院专家赴即墨区、崂山区现场调研指导碘缺乏病监测干预工作。区卫生健康局、区疾控中心、区妇幼保健院(所)以及区人民医院有关同志参加座谈,并现场调研即墨区部分小超市碘盐销售情况。

8 月 6 日,国家妇产疾病临床医学研究中心山东

省分中心成立仪式在青岛大学附属医院举行。

"社商保险结合机制下恶性肿瘤等慢病患者支出费用结构研究"课题调研座谈会在青岛市举办。该会议由国家卫生健康委卫生发展研究中心主办,青岛市卫生健康委协办。国家卫生健康委卫生发展研究中心、山东省疾病预防控制中心、青岛市卫生健康委、青岛市医疗保障局,以及有关医院、保险企业、高校、研究机构的 50 余位专家通过线上或线下的形式参加会议。

"山东省心脏康复适宜技术培训齐鲁行——青岛站"在市市立医院科教楼举行。会议由山东省医师协会心脏康复医师分会、中国心脏联盟心肺预防与康复专委会山东联盟主办,青岛市医学会心脏康复分会协办,青岛市市立医院承办。

8 月 7 日—8 日,中国人民大学医改研究中心主任王虎峰应邀对青岛市部分区(市)"紧密型医联体建设"示范项目现场调研,指导有关区(市)进一步明确示范项目目标定位及实施路径,完善公立医院改革与高质量发展示范项目具体方案。

8 月 8 日,市卫生健康委组织召开 2022 年深化医药卫生体制改革座谈会。会议邀请国家卫生健康委体制改革司副司长庄宁出席并授课,市卫生健康委党组副书记(主持党组工作)柳忠旭主持会议并对近期医改重要工作进行部署。委相关处室主要负责同志,各区(市)卫生健康局、有关医院分管负责同志和相关科室负责同志参加会议。

8 月 10 日,由市公立医院管理委员会秘书处主办,青岛市卫生健康人才发展中心承办的青岛市医院高质量发展下的精细化战略绩效运营管理能力提升专题培训班举办。各区(市)卫生健康局、委属和驻青医疗机构分管负责同志以及相关科室负责同志参加培训。

市疫情防控指挥部办公室疫情防治与专家组牵头组织开展新冠肺炎本土疫情应急处置全要素桌面推演。市疫情防控指挥部办公室综合督查组莅临指导,市疫情防控指挥部办公室各工作组及李沧区、崂山区相关负责同志参加演练。

8 月 11 日,青岛妇女儿童医院全票通过省卫生健康委专家组第三代试管婴儿评审,成为省内第二家、胶东半岛首家正式开展胚胎植入前遗传学检测(第三代试管婴儿)的医疗机构。

8 月 11 日—17 日,市卫生健康委开展全市肠道传染病和自然疫源性疾病防控督导工作。

8 月 16 日,由中共青岛市委市直机关工作委员会、青岛市卫生健康委员会、青岛市红十字会共同主办,青岛市机关事务服务中心、青岛市中心血站共同承办的青岛市第二十个公务员献血日活动在市级机关会议中心举行。副市长王波出席活动仪式并现场看望慰问献血者和志愿者。中共青岛市委市直机关工作委员会分管日常工作的副书记李春,市卫生健康委员会主任、市中医药管理局局长薄涛,市红十字会党组书记、常务副会长高嵘,市红十字会党组成员、副会长韩黎宾出席活动,仪式由青岛市卫生健康委员会党组成员、副主任邢晓博主持。

8 月 18 日,市卫生健康委主任薄涛先后到市公共卫生临床中心、市精神卫生中心红岛院区建设现场,调研项目建设相关工作。薄涛一行深入施工现场,实地察看各项目疫情防控、建设进度、施工质量、安全生产等情况,并召开项目现场座谈会,听取有关工程建设的汇报,详细了解项目后续施工计划及存在的困难和需求。

由青岛市卫生健康委与青岛市总工会联合主办,青岛恒星科技学院教育学院承办的"青岛市首届托育服务行业技能大赛"在恒星未来儿童成长中心举办。

8 月 19 日,青岛市副市长王波到青岛市口腔医院就医院发展、学科建设、基础设施提升等方面进行调研。市卫生健康委主任薄涛及有关处室负责同志陪同调研。王波一行深入预检分诊、各临床门诊科室、中心实验室、临床技能培训中心、仿头模室、口腔健康教育基地,亲切看望慰问一线医务人员,并通过实地查看、座谈交流等方式,对医院的临床医疗服务、基础设施、中心实验室运行管理、防治结合工作进行了详细调研。

市卫生健康委组织召开全市医疗卫生行业综合监管督察工作培训视频会议。委分管领导、各督察组成员、委有关业务处室负责人在市疾病预防控制中心主会场参会,各区(市)卫生健康局、相关医疗机构设分会场参加视频会议。市卫生健康委党组成员、市计生协会常务副会长杜维平主持会议并讲话。会上,省卫生健康委综合监督处郑海涛处长作培训辅导授课;督察指标制定部门及委相关业务处室对督察指标及评分标准进行解读;委综合监督与食品安全监测处侯德志处长对本年度督察工作具体安排和注意事项进行强调,5 个督察组成员进行现场交流。

8 月 23 日,市卫生健康委召开"全市一家医院"应用场景建设推进会。会议介绍"全市一家医院"应用场景建设内容,通报"全市一家医院"和"互联网＋医疗健康"便民惠民工作进展,对医院智慧服务、检查检验结果互认共享等工作提出具体要求。市卫生健康委副主任吕坤政,规信处、医政处、市卫生健康大数据中心相关负责同志,32 家医院分管信息化的副院长、医务科和信息科负责人参加会议。

8 月 24 日,青岛市举办 2022 年全市居民心理健康素养专项调查启动会暨调查员培训班,启动居民心理健康素养专项调查工作。

8 月 25 日,青岛市疾病预防控制工作经验在2022 年全省疾病预防控制重点工作专题培训班上作交流。青岛市卫生健康委党组副书记、青岛市疾控中心党委书记纪总纲以《守底线 强担当 促改革 努力在高质量发展中实现疾控工作争先进位》为题,围绕青岛市疾控整体工作交流经验。

8 月 26 日,全国智慧助老公益行动(青岛站)启动仪式在青岛市志愿者广场举行。中国老年学和老年医学学会副秘书长高宏,中国老年学和老年医学学会培训部主管秦瑶,青岛市计生协会专职副会长董新春,青岛日报社党委委员、青岛报业传媒集团副总编辑李信阳,青岛市卫生健康委员会老龄健康处处长卢成梁,老年生活报总编辑曲岱青出席启动仪式。启动仪式上,全国智慧助老公益行动——青岛"老朋友"志愿服务队宣布成立,并举行授旗仪式。

8 月 26 日—27 日,中国医师协会组织专家对青岛市中心医院全科专业临床培训基地及青岛市崂山区沙子口卫生院基层实践基地进行现场复评检查。青岛市卫生健康委副局级领导干部吕富杰出席评估会议。

8 月 27 日—28 日,青岛市第三人民医院迎接省教育厅、省卫生健康委组织的专家评审组进行创建青岛大学附属医院评审工作。省教育厅高等教育处处长李霞,青岛大学党委常委、副校长姜宏,市卫生健康委主任、市中医药管理局局长薄涛,市卫生健康委副局级领导干部吕富杰出席评审工作会。

8 月 30 日,中国计生协会、山东省计生协会一行15 人到青岛市李沧区调研计划生育协会工作,了解贯彻落实省计生协"七代会"精神及区街居三级计生协会换届等重点工作进展情况。调研组由省政协副主席、省计生协会会长刘均刚带队,青岛市政府副秘书长江联军,青岛市卫生健康委主任、市中医药管理局局长薄涛,李沧区政协副主席高田义、副区长胡文国等陪同。调研采取实地走访、查看资料与座谈交流

相结合方式进行。调研组首先来到恒星托育中心,参观园区环境,了解李沧区针对不同年龄阶段宝宝打造的照护体系,以及托育中心设置配置、托育模式等情况,并对托育工作发展提出指导建议。随后,调研组前往李沧区上流佳苑社区。在社区党群服务中心,调研组详细了解了社区计生协工作开展情况和办公环境,并逐一参观家长学校、文化活动室、康复中心、健身活动室、村史馆等。刘均刚一行对上流佳苑社区计生协会的相关工作,以及对社区在鼓励群众生育方面出台的奖励政策表示肯定。座谈会上,青岛市卫生健康委党组成员、市计生协常务副会长杜维平和李沧区副区长胡文国分别对市、区两级计生协会工作情况进行了汇报。调研组成员认真听取汇报,详细了解关于机构改革的相关事宜,省卫生健康委党组成员、省计生协常务副会长于富军作总结讲话,对计生协工作提出建议。

8 月 31 日,市委统战部会同市卫生健康委召开全市党外人士情况通报会,向各民主党派、工商联和无党派人士通报 2022 年上半年全市疫情防控工作情况。市政府副市长王波出席会议并讲话。市卫生健康委党组副书记(主持党组工作)柳忠旭主持会议并通报相关工作情况。民革市委会专职副主委于学燕、民盟市委会专职副主委陈立波、民建市委会副主委孔令华、民进市委会专职副主委黄勇、农工党市委会专职副主委李玉海、致公党市委会副主委李勇、九三学社市委会专职副主委于鹏、市工商联副主席李同舜、无党派人士代表张文忠先后发言,对上半年全市疫情防控工作给予充分肯定,向奋战在疫情防控一线的人员致以崇高的敬意,并对疫情防控和卫生健康工作提出意见建议。王波在讲话中指出,市卫生健康委要和各民主党派、工商联和无党派人士一起,坚持以习近平新时代中国特色社会主义思想为指导,深入贯彻落实中央和省委、市委重大决策部署,认真落实中央统战工作会议和省第十二次党代会、市第十三次党代会精神,按照"疫情要防住、经济要稳住、发展要安全"重要要求和省委"牢记嘱托走在前、勇担使命开新局"要求以及市委"一二三四六十"目标定位,聚焦中心工作,全面推进全市疫情防控和卫生健康工作扎实有效开展,为加快建设新时代社会主义现代化国际大都市作出新的更大贡献,以优异成绩迎接中共二十大胜利召开。市委统战部、市卫生健康委等部门相关负责同志参加会议。

市卫生健康委在青岛市中心医疗集团组织举办

"温馨清廉医院"建设交流研讨会。市卫生健康委机关党委专职副书记程毅、委属单位纪委书记(分管领导)参加会议。市纪委监委派驻第十八纪检监察组负责同志到会指导。参会人员现场观摩中心医疗集团"温馨清廉医院"建设示范点建设成果展示,听取中心医疗集团开展"温馨清廉医院"建设的经验介绍,集体交流研讨"温馨清廉医院"建设标准。

山东省全科医学专业住院医师规范化培训师资培训班在青岛市丽晶大酒店举行。会议由山东省卫生健康委员会医疗管理服务中心主办,青岛大学附属医院承办。

9 月

9 月 2 日,青岛市副市长王波带队调研山东大学齐鲁医院(青岛)重点学科发展、二期项目建设等工作。市卫生健康委主任、市中医药管理局局长薄涛,市医保局局长张华,市北区副区长王芸竹参加调研,山东大学齐鲁医院(青岛)主要负责同志陪同调研。王波一行先后到医院相关科室、二期项目工程建设现场,实地查看医院各项工作及二期项目建设情况,并召开座谈会。座谈会上,山东大学齐鲁医院(青岛)院长焉传祝汇报医院急诊医学中心、麻醉与危重症医学中心、疑难罕见病诊治中心建设以及二期项目工程进度、硼中子治疗项目推进情况等相关工作。市卫生健康委主任、市中医药管理局局长薄涛,市医保局局长张华分别介绍市卫生健康委、市医保局对山东大学齐鲁医院(青岛)各项工作及后续发展的支持措施。王波对医院在学科建设、人才引进、患者满意度建设及高质量运营等方面取得的成绩表示充分肯定,并对医院下一步发展提出要求。王波强调,要牢牢把握医药卫生事业改革发展的新机遇,继续坚持与山东大学齐鲁医院中心院区一体化发展原则,实现同质化发展目标,充分发挥山东大学齐鲁医院的学科优势、人才优势、管理优势和品牌优势,乘势而上,不断提升医疗技术水平和服务质量,为青岛市医疗卫生事业发展注入新的活力。要加快推进山东大学齐鲁医院(青岛)二期项目建设,在保证安全生产和施工质量的前提下,压茬推进工程建设,确保项目如期竣工。市委、市政府将继续加大医疗卫生投入力度,实现青岛市优质医疗资源的进一步扩容,满足市民日益增长的卫生健康需求。

市卫生健康委召开全市卫生健康信息化暨网络安全工作会议,会议总结"全市一家医院""互联网＋医疗健康"便民惠民平台等信息化工作的进展,强调信息化工作和网络安全工作的重要性和紧迫性,并对下一步工作进行安排部署。市委网信办、市公安局网警支队及网络安全专家从分析当前的网络安全形势、解读警示案例,剖析存在的问题,讲解网络安全措施及应对等方面进行专题培训。

9 月 7 日,青岛市疫情防控指挥部发布通告,即墨开展全员核酸检测工作。青岛市第三人民医院作为首批开展新冠病毒核酸检测的医院,迅速启动应急预案,以本院检验科为主,调集多部门携手合作,启动城市核酸检测基地。

青岛市首家特殊健康状态儿童预防接种评估和接种门诊在青岛大学医疗集团儿科专科联盟成员单位——国药青岛崂山综合门诊部启用。该门诊成为青岛市首家集预防接种评估和接种服务于一体的综合性门诊。

9 月 12 日,青岛市卫生健康委主任、市中医药管理局局长薄涛带队到胶州市,对隔离场所督导检查组第八组工作开展情况进行指导和监督。督导组重点查看隔离点视频监控的布设、医疗废弃物收集转运流线、工作人员脱摘防护设备缓冲区以及隔离房间情况,对酒店疫情防控工作总体给予肯定,就短板问题提出改进要求。

9 月 23 日,青岛市政府副市长、市促进中医药发展工作领导小组副组长王波主持召开市促进中医药发展工作领导小组工作会议。会议学习习近平总书记关于中医药的有关重要论述,研究讨论《关于建设中医药强市的若干措施(2022—2025)》。市促进中医药发展工作领导小组办公室副主任、市卫生健康委主任、市中医药管理局局长薄涛,市促进中医药发展工作领导小组办公室副主任、市卫生健康委党组成员、副主任,市中医药管理局专职副局长赵国磊,市促进中医药发展工作领导小组有关成员单位负责同志出席会议。崂山区、黄岛区、莱西市政府分管负责同志及卫生健康局有关负责同志,中医药企业代表,市中医医院主要负责同志列席会议。

9 月 28 日,青岛市副市长王波带队现场调研部分老城区医院运营发展及就医环境改善情况。市卫生健康委主任、市中医药管理局局长薄涛,市发展改革委、市财政局、市自然资源和规划局、市北区政府相关负责同志参加调研,市市立医院、市中心医院主要负责同志陪同调研。王波一行先后到市中心医院、市市立医院,现场详细了解医院建筑面积、床位数、门急诊量、学科特色等情况,实地察看院区消防、停车、信息化等各项基础设施条件,并召开座谈会,听取医院关于老院区改造,改善就医环境实施方案。王波对市市立医院、市中心医院在学科建设、人才引进、患者满意度建设及高质量运营等方面取得的成绩表示充分肯定,对医院下一步发展提出要求。王波强调,改善老城区医院就医环境,既是民生需求,也是促进全市经济社会高质量发展的需要,要牢牢把握城市更新机遇,着力提升老城区医院医疗服务环境及配套设施。要加快启动青岛市市立医院改扩建、市中心医院二期等老城区医院就医环境改善工程,不断提升老城区医院医疗技术水平和服务质量,提升群众就医获得感和满意度。会议肯定近年来发改、财政部门对医疗卫生项目建设等方面的支持。会议强调,各有关部门和单位要高度重视老城区医院就医环境改善工程建设工作,加强协商沟通,密切配合,形成合力,研究解决项目推进过程中遇到的问题,推动青岛市优质医疗资源扩容和区域均衡布局。

青岛市卫生健康委联合市人力资源和社会保障局、市总工会组织开展 2022 年青岛市卫生行业护理职业技能竞赛。

市卫生健康委组织召开委属(驻青)医院"改善医疗服务提高群众满意度"经验交流会。

9 月 29 日,市卫生健康委召开全市医疗机构行风工作培训会,全市各级卫生健康行政部门和各级各类医疗机构 1000 余人参加。

市卫生健康委召开党组理论学习中心组(扩大)专题学习交流会,深入学习《习近平谈治国理政》第四卷。市卫生健康委党组副书记(主持党组工作)柳忠旭主持会议,中心组成员、委机关各处室主要负责人参加会议。

9 月 29 日—30 日,市卫生健康委副主任吕坤政带队现场调研市公共卫生临床中心、市精神卫生中心红岛院区、市公共卫生中心、市第八人民医院东院区、山东大学齐鲁医院(青岛)二期 5 个市级卫生重点项目,对各项目现场安全生产及疫情防控工作进行督导检查,并听取各项目单位有关工程建设及下步计划的汇报。

是月,青岛市正式启动脊髓性肌肉萎缩症(简称 SMA)免费筛查服务项目。全市首例新婚女性 SMA 免费筛查在李沧区妇幼保健计划生育服务中心完成。

10 月

10 月 11 日—12 日,市卫生健康委副主任吕坤政带队到市"黄码医院"、红岛方舱医院、莱西姜山方舱医院、市急救中心、市第三人民医院等 9 个市级新冠肺炎救治能力提升项目建设现场,对各项目建设进度及安全生产、疫情防控工作进行督导检查,并听取各项目单位有关工程推进情况及下一步计划的汇报。

10 月 12 日,省"四进"工作组驻青岛总队联合市卫生健康委、市市场监管局、市生态环境局和市消防救援支队等青岛市医疗卫生安全生产专业委员会成员单位组成联合检查组,对山东大学齐鲁医院(青岛)、崂山区社区卫生服务中心进行安全生产督导检查。

10 月 14 日,青岛市市、区(市)两级特殊健康状态儿童预防接种评估和接种体系正式运行。市卫生健康委员会党组副书记、市疾病预防控制中心党委书记纪总纲,市卫生健康委员会疾控处处长孙森,市妇女儿童医院党委书记、院长邢泉生,市北区卫生健康局党组书记、局长牟荟茹出席市级特殊健康状态儿童预防接种评估和接种门诊启动仪式并为其揭牌。

10 月 17 日—21 日,市卫生健康委组织开展全市第二轮基本公共卫生服务项目日常评价暨重点工作督导工作。

10 月 21 日,全市医改工作会议暨市深化医改领导小组会议召开。会议深入学习贯彻习近平总书记关于深化医药卫生体制改革的重要指示精神,贯彻落实全国、全省医改工作会议部署要求,安排青岛市医改重点工作。市委副书记、市长,市深化医改领导小组组长赵豪志出席会议并讲话。会上,市深化医改领导小组秘书处成员单位汇报深化医改重点工作推进落实情况,市卫生健康委汇报有关方案制订情况,有关区(市)、医院作交流发言。赵豪志指出,医改是重大民生工程,是建设健康青岛的有力推动。各级各相关部门要认真贯彻落实国家和省、市部署要求,加快推动医改向纵深发展,不断提升群众对就医和健康服务的满意度。要抓好医疗卫生重点项目建设,提前谋划明年重点项目,全面加强优质医疗资源扩容和均衡布局,补齐青岛市医疗事业短板。要高标准推进公立医院综合改革,不断提升医疗服务能力,加强优势学科建设,提升精细化运营管理水平,提高医疗服务质量和效率。赵豪志强调,要强化基层医疗服务能力,引导优质医疗服务下沉,加快构建县域整合型服务体系,织牢基层医疗卫生服务网。要坚持保基本、兜底线、可持续的原则,深化医保支付方式和职工医保门诊共济保障制度改革,加强医疗保障基金使用监督管理。要强化资源统筹整合,加大医疗健康场景应用推广,深入推进"全市一家医院"建设,推动智慧医疗建设尽快实现新突破。要扎实推进中医药振兴发展,健全中医药服务体系,完善中医药医保支持政策,加快建设中医药强市。要抓好医改工作组织实施,压实责任、密切配合,加强督导考核,确保各项任务不折不扣落到实处。会上,赵豪志还对当前疫情防控工作提出要求。市委常委、副市长刘建军主持会议。各区(市)设分会场。

10 月 24 日,市卫生健康委副主任吕坤政带队到市公共卫生中心项目建设现场,对项目建设进度及安全生产、疫情防控工作进行督导检查,并召开专题会,听取项目单位有关工程推进情况及下步计划的汇报。

中共青岛市委宣传部印发通知,表扬 2022 年青岛市文化科技卫生"三下乡"活动优秀项目、团队、个人,青岛市急救中心乡医——急救联动助力农村急危重症救治项目,城阳区"一城阳光"社会心理服务项目,崂山区社区卫生服务中心"橙色先锋"文明实践青年志愿者服务团队,青岛大学附属医院呼吸与危重症医学科副主任医师崔世超等 2 个项目、1 个团队、1 名个人受到表扬。

10 月 27 日,市卫生健康委党组书记柳忠旭带领委党组成员及委机关各党支部书记到青岛党史纪念馆,开展"学习贯彻党的二十大精神,深入推进新时代党的建设新的伟大工程"主题党日活动。市委党史研究院院长石斐川陪同。

市卫生健康委组织召开全市应对人口老龄化暨医养结合示范市创建工作部署会。市计生协会专职副会长董新春、省卫生健康委一级调研员、医养健康处处长葛玉桂出席并讲话,市老龄委、市医养结合工作领导小组成员单位有关负责同志,各区(市)卫生健康局、委机关有关处室、委属单位有关人员参加会议。会议传达学习习近平总书记、李克强总理关于老龄工作的系列重要指示批示精神以及全国、全省老龄工作会议精神,重点部署医养结合示范省创建工作任务。

10 月 28 日,市卫生健康委组织召开 2022 年深化医改重点任务暨卫生重点工作推进会。会议通报全市深化医改及卫生健康有关重点工作推进情况,市卫生健康委主任、市中医药管理局局长薄涛围绕严格落实疫情防控、进一步巩固深化医药卫生体制改革成果、高标准推进公立医院综合改革、加大力度抓好公立医院绩效考核、全面提升基本医疗满意度、加强医院运行管理、加快推进智慧医疗建设、尽快完成省高质量发展综合绩效考核指标任务作部署安排,强调各区(市)、各医疗机构、各相关处室要瞄准推进过程中遇到的难点堵点问题,层层压实责任,加强协调联动,高标准、高质量完成年度医改和卫生各项重点工作任务,合力推动青岛市深化医改和卫生健康事业高质量发展取得突破性新成效。各区(市)卫生健康局、全市二级以上医疗机构及委相关处室主要负责同志参加会议。

10 月 30 日,由市卫生健康委、市总工会主办,青岛市市立医院承办的青岛市 2022 年家庭医生签约服务岗位技能竞赛在青岛市市立医院举办。

11 月

11 月 1 日,国家卫生健康委统计信息中心公布《2021 年度国家医疗健康信息互联互通标准化成熟度测评结果(第一批)公示名单》,青岛市妇女儿童医院、青岛市市立医院、山东第一医科大学附属青岛眼科医院、山东大学齐鲁医院(青岛)获评四级甲等,青岛市通过互联互通成熟度测评四级甲等以上的医院达到 5 家。

11 月 2 日,由市卫生健康委、市总工会联合主办,青岛市疾病预防控制中心承办的青岛市 2022 年健康教育岗位技能竞赛在青岛花园大酒店举办。

12 月

12 月 1 日,第 35 个世界艾滋病日,青岛市举办主题为"共抗艾滋,共享健康"的世界艾滋病日暨性病防治主题宣传活动。活动由青岛市卫生健康委员会、青岛市疾病预防控制中心、青岛海关主办,青岛市红十字会、青岛青同防艾志愿服务中心承办。

12 月 7 日,青岛市召开全市中医药大会,深入学习贯彻党的二十大精神和习近平总书记关于中医药工作的重要论述,全面落实全国、全省中医药大会精神,部署全市中医药传承创新发展工作。山东省委副书记、青岛市委书记陆治原,山东省卫生健康委员会党组成员、副主任张立祥出席会议并讲话,青岛市委副书记、市长赵豪志主持会议。

12月15日,市卫生健康委组织召开市级临床重点专科和优秀人才培训会。会议采取视频会议形式,市卫生健康委副局级领导干部吕富杰,复旦大学医院管理研究所所长高解春,市卫生健康委科教合作处、中医药管理指导处负责人,攀峰学科建设单位负责人,"全市一家医院"相关项目承担单位负责人在主会场参会,市临床重点专科和优秀人才项目建设单位相关人员在分会场参会。会议还邀请有关单位对项目任务书填报、专科联盟信息化建设等内容进行交流指导。

工 作 进 展

新型冠状病毒肺炎防控救治工作

防控能力建设

2022年，市卫生健康委牵头按照"平时主建"和"战时主战"原则，牵头组建市委统筹疫情防控和经济运行领导小组（指挥部）常态和"战时"重要工作部组，常态设置疫情防治与专家组、流调溯源工作组。国务院联防联控机制"新十条"发布后，相继牵头组建市老年人新冠病毒疫苗接种工作专班、市疫情监测预警工作专班。"战时"疫情处置期间，设置现场指挥部专家指导组、流调溯源组、消毒消杀组。

有序做好常态化防控工作。完成国家新冠肺炎疫情防控措施优化试点，4月11日至5月8日，青岛市作为全省唯一、全国7个试点城市之一，对青岛市入境人员、本土疫情密切接触者、高风险岗位从业人员，以及核酸检测阳性 Ct 值调整和抗原检测试剂应用等疫情防控措施开展优化试点观察，纳入试点管理风险人员 6021 人，形成报告或建议 27 份，为《新型冠状病毒肺炎防控方案（第九版）》的出台提供科学防控、精准防控的"青岛依据""青岛路径"，获得国务院联防联控机制充分肯定。做好制度保障，制发《青岛市新冠肺炎疫情常态化防控工作方案》《青岛市新冠肺炎本土疫情处置方案》（第三版、第四版）《青岛市大规模奥密克戎疫情应对处置实施方案》《关于做好中秋国庆假期疫情防控工作的通告》《关于做好国庆假期返青高峰期疫情防控工作的通知》《关于从严做好大型会议会展等聚集性活动管理的通知》《关于严格落实党中央新冠肺炎疫情防控要求 科学精准做好我市疫情防控工作的若干措施》《青岛市实施新型冠状病毒感染"乙类乙管"总体方案》等一系列重要文件，为全市防控工作提供制度保障。做好运行保障，指导有关单位制订完善大型会议会展等聚集性活动疫情防控方案 314 个，发布疫情形势分析及防控建议、专题研判 108 期，开展大型会议等聚集性活动疫情防控巡查 228 次，派出 209 人次的疫情防控专家完成市党代会、市"两会"以及跨国公司领导人青岛峰会、中韩尼外长会晤、中俄海军演习、博鳌亚洲论坛年会等重大会议活动的现场保障任务。做好队伍保障，建立健全流调、消杀、专家指导、预防接种 4 支专业化队伍，为疫情防控保驾护航。流调队伍包含市级 15 支 302 人、区级 356 支 3056 人、基层 300 余支 8528 人；优化"市县乡"三级消杀队伍，组建专家库，培训专业消毒人员 600 余人；常备预防接种工作人员 1754 人，组建接种人员梯队 6796 人，组建流动接种队伍 332 支。

高效处置本土疫情。疫情暴发后，迅速启动平急转换，第一时间派出专家现场指导处置，完成基因测序 2601 份，摸清传播链条 351 条。坚持"逢阳必报""逢阳必早"，累计向中办、省防指、市防指报告疫情信息 1184 份。精准开展疫情三间分布、走势、风险点判定等专业研判 152 期,为指挥部决策提供咨询和支持。联防联控、有力有序、科学精准处置疫情,"莱西 0304 疫情"仅用 12 天时间实现社会面清零,"即墨 0905"疫情 2 天锁定传染源,10 天有效控制疫情,市区"1102"疫情 7 天实现社会面清零。

医疗救治保障体系建设

加强涉疫公文流转。处理各类涉疫公文 2 万余件,其中收文 5561 件,其他各类文件 1.4 万余件,制发文 2201 件,下达重要工作事项通知 63 件,规范处置密件 461 件。有效保障指挥部高效运转,政令畅通。

持续提升核酸检测能力。全市 92 家核酸检测机构检测能力达 116 万管/日;取得核酸采样培训和检验培训合格证者分别为 6.8 万人、3000 人;组织 1488 名采样、检验人员支援上海、菏泽等 12 个地市核酸检测工作;调整完善 2 版区域核酸检测方案,确保核酸检测"探头"作用灵敏高效。

守牢院感防控底线。全面落实首诊负责、预检分诊和医院感控制度。通过院感线上监管平台对 51 家公立医疗机构开展线上巡查,结合线下巡查,指导医疗机构加强院感防控。全年共开展联合督查 5 次,发热门诊专项检查 2 次,查摆问题 628 条,整改问题 597 条。

安全高效转运阳性人员。统筹全市急救资源,配备救护车总数达 426 辆,其中负压救护车 102 辆,构建起高效转运救治体系。2022 年,全市分批次调度负压等救护车 166 辆,调集急救人员 560 人,安全转运阳性患者人 2757 人次,始终保持车等人,转运零失误。

全面构建韧性医疗救治体系。规范设置定点医院、亚(准)定点医院、方舱医院,总床位达 13000 余张,市、区(市)两级设置"黄码医院"12 家、发热门诊 43 家,组建 11 个专业 156 人的专家团队,452 支 14375 人的医疗救治队伍,保障疫情防控医疗需求。

防控督导

建立疫情防治与专家组、卫生健康部门与医院药店督导部的联合工作机制,构建 5 个督查组包干分片,区(市)卫生健康局、各医疗集团、基层镇街卫生院(社区卫生服务中心)、监督执法机构协调联动的立体式、网格化督查格局。

市级督导检查组通过现场检查、查阅资料、调取监控等方法,对青岛市各级各类医疗卫生机构实现全覆盖督查。督导医疗卫生机构 1109 家次,发现问题 2649 条次,通报 367 家次。

每季度召开专题会议,更新细化督查重点,加强人员学习培训,强化春节、假期不间断督查,聚焦重点场所、重点区域、重点环节、重点人群真督实查。2022 年,印发通知 18 期、通报 5 期,组织开展专项督查 11 次,建立问题台账,形成工作部署、督导检查、通报问题、限期整改、复核验收、约谈促改全链条监管。

组织开展对全市各级各类核酸检测机构进行全覆盖拉网式监督执法检查。2022 年,市、区(市)两级派出督查组 96 组次、329 人次,对全市 87 家新冠病毒核酸检测机构执法检查 175 家次,发现违法违规问题 64 条,下达监督意见书 120 份,立案处罚 16 件,罚没款金额 5.5 万元,不良执业记分 61 分,停业整顿 1 家。

物资保障

2022 年,市卫生健康委继续做好全市公立医疗卫生机构重点医疗物资保障工作。协调指导全市公立医疗卫生机构建立医疗物资储备机制,根据本地聚集性疫情防控要求,组织全市公立医疗卫生机构建立满足发生大规模本地聚集性疫情条件下 3 个月需求的物资储备。根据疫情防控形势及时调整物资储备要求,疫情防控政策优化调整后,将医疗机构新冠疫情救治药品储备目录由原来 23 种调整为 55 种。

关爱一线医务人员

疫情发生以来,累计认定一线医务人员 11603 名,发放临时性工作补助 3700 余万元、伙食补助费 830 余万元。2022 年,在面向社会公开招聘中,协调市人力资源和社会保障局专门设置 58 个特设岗位;150 名人员享受优先评审政策,获卫生系列副高级职称资格;协调市教育局为 11 名援沪人员的 12 名子女落实教育政策照顾。

体 制 改 革

医药卫生体制改革

2022 年,医药卫生体制改革迈上新台阶。青岛市作为全国 5 个计划单列市和省内 16 个地市唯一,成功获批全国公立医院改革与高质量发展首批示范项目城市,获得中央财政 5 亿元支持。获批创建国家区域医疗中心,引入北京大学人民医院胸外、血液、创伤(骨科)三个院士学科团队和 18 个国家临床重点专科,让患者"足不出青"便可享受"国家级"专家诊疗服务。全市二级及以上公立医院(不含驻青医院)门诊次均费用(含愿检尽检核酸检测数)比上年下降 16.68%,住院次均费用下降 1.27%。基层医疗卫生机构诊疗量占比 59.71%,比上年提高 3.14 个百分点。青岛市疾病预防控制体系实施"阶梯式"改革入选全国 2022 年度"推进医改、服务百姓健康"十大新举措,公立医院改革与高质量发展上榜"创新引领、医改惠民"山东省深化医改十大创新举措。

2022 年,动态调整 899 项医疗服务项目,新增医疗服务价格项目 27 项。推动医保支付方式由"按医疗项目付费"向"按病组打包付费"转变,探索出具有青岛特色的疾病诊断相关分组(DRG)付费新模式。

11 月,青岛市所有符合医保按 DRG 付费条件的 298 家医疗机构全部启动 DRG 实际付费,按 DRG 支付的医保基金占比达 80% 以上,住院次均费用同比下降 4.5%,个人负担金额同比下降 12.3%,平均住院日同比下降 0.62 天。全面推进常态化集中带量采购,提高人工晶体等 60 多类高值耗材支付标准,进一步为患者减负 5.4 亿元,创新国谈药品"双通道"管理机制,保障 108 万人次购买使用国谈药,医保报销 9.1 亿元。

深化公立医院综合改革

2022 年 4 月,青岛市成功入选首批中央财政支持公立医院改革与高质量发展示范项目城市,在 15 个示范城市中,青岛市作为省内和计划单列市中唯一入选城市,2022—2024 年将获得 5 亿元的中央财政支持,重点围绕"加快构建有序的就医和诊疗新格局""因地制宜深入推广三明医改经验""推动公立医院改革与高质量发展",聚焦"着力提升市县级公立医院诊疗能力""着力加强智慧医院建设""着力控制医疗费用不合理增长"方面的重要工作,深化体制机制改革创新,探索推动公立医院高质量发展的示范经验。

法 治 建 设

法治政府建设

组织实施 2022 年度法治政府建设工作,印发《2022 年全市卫生健康法治建设工作要点》,严格制度落实,及时向省卫生健康委和市委、市政府报告年度法治政府建设情况,并通过政府网站向公众公开。

全面落实行政执法三项制度。严格执行《青岛市卫生行政执法信息公示办法》《青岛市卫生健康委员会卫生健康行政执法全过程记录制度》《青岛市卫生健康委员会重大执法决定法制审核办法》等文件,落实执法公示、全过程记录、法制审核制度,规范行政执法行为。依托政务网、卫生健康网站等载体，对行政执法权力清单、责任清单、处罚流程等执法信息进行公示。

自觉接受党内监督、人大监督、民主监督、司法监督。严格落实全面从严治党主体责任和监督责任，不断推进全面从严治党和党风廉政建设向纵深发展。研究办理人大代表、政协委员提出的意见建议，所有建议和提案均按期办结。严格按照规定期限提交作出行政行为的书面答复意见和相关证据依据，及时报告行政诉讼案件情况。

"放管服"改革

健全完善卫生健康领域权责清单动态调整机制，对 679 项实施事项实行动态管理。深入开展"减证便民"行动，卫生健康证明事项由 42 项精简为 30 项，17 项证明事项实行告知承诺制。依申请政务服务事项"一次办好"率 100%、"零跑腿"率 95.6%、"全程网办"率 95.6%，群众办事更加便捷高效。建立惠企利民政策库，加大政策和典型案例宣传，开展为医疗卫生机构上门送服务活动。

卫生健康立法

2022 年，牵头起草政府规章《青岛市医疗卫生人员权益保障办法》，6 月 1 日实施，这是山东省内出台的首部关于医疗卫生人员权益保障的规章。开展《青岛市人口与计划生育工作若干规定》《青岛市妇女儿童保健管理暂行规定》等政府规章修订调研工作。

合法性审查

由外聘律师和公职律师组成法律顾问团队，研究和处理复议案件、涉诉案件，对涉及卫生健康全局性的重大决策事项、重大突发事件提供法律咨询和服务，对重大项目、重要合同出具法律意见书，为依法行政提供法律保障。对所有上会材料、发文、合同均纳入合法性审查范围，从制定主体、权限、程序、内容等方面进行审查，未经合法性审查不得提交会议讨论、不予上报或发文。合法性审查工作在全省卫生健康法治建设工作会议上作经验交流发言。

普法工作

全面落实普法责任制。印发《全市卫生健康系统法治宣传教育第八个五年规划实施意见》和《青岛市卫生健康委员会 2022 年度普法工作计划》，并抓好组织实施。开展习近平法治思想学习培训工作，做好国家宪法日、法治宣传教育月等集中宣传活动，开展《民法典》宣传活动。运用政府网站、微信等新媒体新技术开展面向社会的普法活动。

医疗机构法治建设评估

组织开展医疗机构法治建设评估工作。制订《医疗机构法治建设评估工作实施方案》，经过单位申报、评估、公示等程序，确定青岛市妇女儿童医院等 44 家单位为首轮医疗机构法治建设工作市级评估优秀单位，从中择优向省卫生健康委推荐 6 个省级评估优秀等级备选单位。

政策研究

针对卫生健康领域的热点、难点问题，组织开展 2022 年度全市卫生健康政策研究课题工作，组织推荐参加全市"双百调研工程"项目，组织完成全市社科规划项目结项材料上报工作。印发《关于征集 2022 年卫生健康政策研究课题的通知》《关于做好 2022 年度全市卫生健康政策研究课题工作的通知》，组织申报 91 个政策研究课题。收集编纂 52 万字的《2022 年度青岛市卫生健康委员会政策研究课题报告汇编》。组织推荐委中医药处申报的《青岛市中医药强市建设的海洋路径研究》在青岛市 2022 年度"双百调研工程"课题中立项。组织指导市疾病预防控制中心、市妇女儿童医院、市胶州中心医院完成 3 个市社科规划项目结项材料上报工作。

规划发展与信息化建设

卫生重点项目建设

2022年,高标准推进在建项目建设。项目建设专班按照"统筹规划、服务协调、综合信息、督导监管"原则,通过专题会议、现场督导等方式解决项目推进过程中遇到的困难和问题,督导各重点项目按计划完成年度节点目标。5个市级在建重点项目均按计划推进施工,山东大学齐鲁医院(青岛)二期项目主体结构封顶,市公共卫生临床中心、市精神卫生中心红岛院区、市第八人民医院东院区项目启动内部装修,市公共卫生中心一期工程完工。

卫生健康信息化建设

优化完善市级全民健康信息平台,畅通部门、区域、行业之间的数据共享通道,对四大类、212项卫生健康数据集进行采集、汇聚、分析。汇聚居民在不同机构、不同时期的诊疗及体检信息,建立居民全生命周期的电子健康档案,形成面向个人健康和政务服务的数据支撑。2022年,汇聚健康医疗数据4.7亿条,其中,电子病历3940.51万份,健康档案608.23万份。10月26日智慧检查检验系统正式上线运行,32家二级以上公立医院开展业务,青岛成为全省第一个实现区域内检查检验结果互认的城市。首批实现临床生化、临床免疫、临床血液以及普通放射线检查、CT(计算机断层扫描)检查、磁共振成像(MRI)检查六大类47个项目的互认共享。累计完成数据共享调阅132万项次,互认检验检查项目8513项次。在复旦大学《2022卫生健康公共数据开放报告》中,青岛市卫生健康公共数据开放综合等级列全国115个参评城市第一名。

"互联网+医疗健康"便民惠民服务深入开展。强化数字赋能,打造"健康青岛"医疗服务品牌,建成"互联网+医疗健康"便民惠民服务平台,接入全市86家医疗机构(二级及以上公立医院全部接入),提供门诊、住院、体检等领域120项智慧化便民服务。在全市范围推动电子健康码和青岛码,实现居民就诊

"一码通行、码上就医"。建成全市统一的互联网医院平台,上线28家医院,为居民提供首诊咨询、复诊问诊、药品配送等线上线下一体化服务。"个人健康助手"上线试运行,实现个人健康数据自我管理。增设防疫专区,提供核酸预约、结果查询、证明下载等功能。开设健康专栏,开展医生健康科普、中医体质辨识以及中医、托育、基卫等地图服务便捷查询,全方位、多维度守护居民健康。2022年,平台注册建档居民达1600万人,月平均预约挂号就诊达150万人次,线上交易门诊缴费30万笔,查询检查检验报告60万份。此项工作获评"2022年青岛新型智慧城市典型案例"。

两个政务服务"一件事"初见成效。重构线上、线下相结合的服务流程,建成"就医付费一件事"便捷支付系统,居民在二级以上公立医疗机构可通过微信公众号、医生工作站、自助设备等多渠道,使用微信、预交金、银联、医保等方式便捷支付,无须排队缴费,有效缩短就医时间;建成"出生一件事"联办系统,实现卫生健康、公安、人力资源社会保障、医保等部门数据共享和业务协同,"一键联办"出生医学证明、社会保障卡办理和户口登记、医疗保险参保登记业务,办理环节从10个简化为2个,提交材料从19份简化为4份。6月1日上线运行以来,受理业务4681件,为千余名新生儿提供"一次办好"服务,被评为全市"我为群众办实事"实践活动长效机制事项。

推动一体化综合指挥平台公共卫生分平台建设,接入全市综合指挥平台,实现疫情态势、医疗资源、急救调度等指标分析120余项。完成全市51家公立医院(56个院区)的院感监测系统部署,实现1264个院感视频点位监控,对口罩佩戴、防护服穿脱、人流密度、人员脱岗4种场景进行自动轮巡、捕捉抓拍、AI(人工智能)智能预警和移动PC(个人计算机)端实时查阅。

网络安全防线筑实筑牢。印发《关于强化落实青岛市卫生健康行业网络安全工作责任制的通知》《青岛市卫生健康行业党的二十大网络安全保障工作方案》和《青岛市卫生健康行业网络安全事件应急预案(修订版)》,明确网络安全责任,细化工作措施,明确任务要求。开展了年度风险评估、网络安全和保密工作

专项整治行动及应急演练工作,组织相关处室,对全行业门户网站、重点应用系统和电子显示屏进行逐一梳理排查,共梳理门户网站 23 个、核心业务系统 172 个、电子显示屏 297 个。开展网络安全培训和现场检查。

健康养老产业

加强优质资源招引。青岛市与阿斯利康在省政府领导见证下签订合作备忘录,双方就气雾剂工厂建设、区域总部落地、设立贸易公司、推动罕见病诊疗一体化和全病程管理等方面事项达成合作意向。在 2022 年博鳌亚洲论坛年会、第三届跨国公司领导人峰会以及上海进博会期间,分别就合作事项先后进行对外发布。2022 年,工厂建设动工,区域总部挂牌。

推进重点产业项目。动态调整产业项目库,泰和医养、海华莱康医养康复项目等 29 个社会投资的健康养老产业项目按计划加快建设。

卫生资源布局规划

以市委、市政府办公厅名义印发实施《青岛市优质医疗资源倍增三年行动计划》,确定 10 项行动、21 条具体工作任务,推动优质医疗卫生资源数量上扩增、品质上提升、区域上均衡、效率上提速,完善全生命周期、全过程健康服务保障。对全市医疗资源情况进行梳理,起草《关于青岛市医疗资源布局情况的报告》,经市第十七届人大常委会第一次会议审议通过,将医疗资源扩容和均衡布局的部分内容纳入人大交办事项。编制完成《青岛市"十四五"区域卫生规划(征求意见稿)》。

卫生健康统计

完成 2021 年卫生健康统计简报、卫生健康统计公报编制和审批发布及卫生健康统计资料编排及印刷等工作。印发《关于进一步规范卫生健康统计工作的通知》,对卫生统计各项工作提出要求,督导区(市)卫生健康局数据统计报送工作。对全市卫生健康资源进行摸清,统一机构类别口径,对注册系统和直报系统同时进行审核、修订,确保两个系统机构名称和机构地址等信息一致。

疾病预防控制

疾病预防控制体系建设

2022 年,加速推进疾控中心标准化。全市疾控机构累计招聘或调入 87 人,市疾病预防控制中心、即墨区、胶州市、莱西市疾控中心空编率均小于 5%。市公共卫生中心项目一期工程基本竣工,开展相关验收工作。各区(市)疾控中心启动新建及实验室改扩建,全市改扩建面积超 10 万平方米。融入区域发展战略,在全省率先打造胶东经济圈区域性公共卫生检测检验中心。全市疾控机构建成负压生物安全二级实验室(含方舱)24 个。实施疾控机构规范化管理长效机制,组建市级评审专家组,开展覆盖全部区(市)的现场评估,就党建、人员配备、基础设施、综合管理、服务质量等方面实施千分制综合评价机制。

持续深化疾控体系改革。医防融合坚持一院一策一清单,持续推进疾控机构与医疗机构"人员通、业务通、资源通、信息通",市疾控中心与 6 所医疗机构签订医防融合协议,累计向协作医院派驻人员 150 人次,初步形成机构融合、科室配合、专业人员驻点协作的工作模式。三级疾控中心改革试点工作在强化职能、完善绩效考核分配机制、鼓励科研实践、促进防医教融合等方面持续深化改革,完成 11 项改革试点任务,在省委改革办、省卫生健康委年度通报中,市疾控中心位列地市级第一,西海岸新区疾控中心位列县级第二。

慢性非传染病防治

2022 年,推进慢性病综合防控示范区可持续发展。平度市、莱西市通过省级及以上慢性病综合防控示范区评审,全市省级及以上慢性病综合防控示范区覆盖率100%,国家级慢性病综合防控示范区覆盖率40%,列全省第一位。全市健康环境日趋优化,居民的健康水平和幸福指数全面提升。省、市两级示范引领,推进"三减控三高"项目工作。青岛西海岸新区和即墨区成功创建山东省首批特色项目区市,市南区、城阳区和平度市入选青岛市首批特色项目区(市),建立行业协会联合,部门协作,重点场所积极参与的"三减"干预模式。开展慢性呼吸系统疾病综合防控工作,以慢性呼吸系统防治试点项目为切入点,组建市、区(市)两级疾控中心、市立医院专家指导团队,选择市南区试点开展慢性呼吸系统疾病早发现、早干预、早治疗。

地方病防治

2022年,持续维持无本土疟疾病例和重点地方病控制与消除状态。在全国率先开展个体碘营养监测,成功举办全市碘缺乏病防治工作部门信息通报会,开展重点人群碘营养监测干预。防治饮水型氟中毒,对全市7个饮水型氟中毒病区市1146个病区村开展全覆盖监测,采集并检测水样1158份,对全市52例氟骨症患者完成治疗和随访。组织举办全市寄生虫防治岗位技能竞赛。

结核病防治

2022年,持续加大结核病重点人群干预力度。全市发现活动性肺结核患者同比下降9.6%。肺结核患者成功治疗率为94.88%,病原学阳性患者耐药筛查率为98.81%。出台《青岛市结核病免费治疗药品管理实施方案(试行)》,扩大免费抗结核药品覆盖面,累计为结核病患者减轻经济负担约500万元;指导有关部门快速做好平度市学校结核病疫情处置工作。

艾滋病防治

2022年,探索经性传播疾病防控干预新模式。在设有皮肤性病科、妇产科、结核病门诊等重点科室的医疗卫生机构开展艾滋病、性病及丙型肝炎检测咨询服务工作;深化国家艾滋病综合防治示范区建设,建成全省首批在医疗机构设立的艾滋病确证实验室,全市建立艾滋病确证实验室3个、艾滋病筛查实验室69个、艾滋病检测点167个,建成覆盖全市范围的艾滋病实验室检测网络;依托8家抗病毒治疗定点医院率先在全省推广暴露前后预防处置试点工作;在平度市、莱西市试点抽取两所高校,"问卷+采血"对7200余名师生的性病、艾滋病、丙型肝炎感染状况进行摸底调查工作,实现"普查+科研"目的。全市新报告艾滋病病毒感染者和艾滋病病人比上年下降24.2%,抗病毒治疗比例95.8%,病毒抑制比例98.0%。

免疫规划

2022年,适龄儿童国家免疫规划疫苗全程接种率达到96.36%,12种疫苗报告接种率均在95%以上,乙肝疫苗首针及时接种率为96.77%;在全省首批建立市、区市两级特殊健康状态儿童预防接种评估门诊体系,覆盖21家接种门诊;新增预防接种门诊18个,其中成人预防接种门诊4个,全市建立独立成人预防接种门诊66个,成人门诊数量和覆盖率均居全省第一位。组织举办全市基层预防接种岗位技能竞赛。

精神卫生防治

2022年,持续推进社会心理服务体系建设,形成青岛经验在全省推广。在省级典型案例评选中,青岛市《健康青岛 从"心"启航》《一城阳光 幸福城阳 打造社会心理服务体系建设先行区》案例获一等奖,另有三等奖3个、优秀奖2个,获奖数量居全省最多。遴选44名专业人员组建全环境立德树人心理健康宣讲团,累计派遣专家进校园21场次,受益学生60余万人次。启动居民心理健康素养调查项目,完成4700例居民心理健康素养抽样调查,居民心理健康素养水平达到24.32%。全年累计接听心理援助热线4524人次,组织开展心理危机干预170余人次,突发事件心理援助响应及时率达100%。

加强对在册登记严重精神障碍患者的随访、收治和服务管理,做到"应收尽收、应管尽管、应治尽治"。联合市委政法委、市民政局开展全市严重精神障碍患者服务与管理专项帮扶工作督导,重点解决基层领导重视不够、部门配合不力、摸排不到位、信息交流不及时等问题。加强队伍建设,组织5名临床医生参加精神科医师转岗培训。开展长效针剂治疗精神分裂症试点项目,2022年,有360例患者接受长效针剂治疗,解决服药不及时和病情反复等问题,为在全省推广长效针剂治疗提供经验。

医 药 管 理

深化医药卫生改革

2022 年,编制完成《青岛市"十四五"医疗机构设置规划》,加快山东大学齐鲁医院(青岛)等优质资源扩容,推动青岛眼科医院红岛院区等优质资源向资源薄弱地区布局。持续提升县医院综合能力,青岛市纳入国家"千县工程"的 3 家县医院均具备三级医院服务能力。继续升级建设"六大中心",青岛市市立医院创伤中心加入中国创伤救治联盟成员单位,顺利通过省级创伤中心现场评审并成功申报山东省省级创伤中心。青岛市胸痛联盟完成 2022 年胸痛单元认证。经国家、省、市胸痛专家共同研判,47 家胸痛单元符合胸痛单元建设规范要求。青岛市有国家级胸痛单元 63 家,在全国领先、位居全山东省第一。

继续开展药品临床综合评价,青岛市 11 个药品临床综合评价项目获省级立项。加强抗微生物药物临床监测,全市抗微生物药物管理体系建设达标率为90.88%。加强"毒、麻"等特殊药品管理,购用印鉴卡全部实现电子化管理。加强基本药物配备使用,青岛市二级医院基本药物配备占比居全省首位。推进城市中心药房试点,总结相关经验,在省推进会议上作交流发言。

深入推进康复护理工作,6 家医院获批省康复医师转岗培训定点医院。开展"互联网＋护理(康复)服务",全市在线医院 70 余家,在线护士达 1300 余人,累计为 5160 名患者提供服务。扩大"无陪护病房"试点范围,减轻患者家属陪护负担,试点医院急诊科死亡率由 5.08% 降至 2.41%。

市办实事项目

2022 年,在全市 34 家具备接诊急危重症能力的医院和 132 个院前医疗急救站点统一部署质控分析工具,实现"五大中心"急危重症院前首次医疗接触到院内救治时间中位数降低 5% 以上年度目标。院前推送总病例数为 42631 例,其中胸痛患者数 1604 例、卒中患者数 2931 例、创伤患者数 13188 例,其他危重症患者数 24471 例,胸痛、创伤、卒中患者有效救治开始时间分别缩短 8.2%、19%、8.3%。

医疗质量安全

2022 年,健全完善质量控制体系,推动全市 58 个市级质控中心、187 个县(区)质控中心的组织建设,新增罕见病、耳鼻喉与头颈外科等 6 个专业质量控制中心。批准山东大学齐鲁医院(青岛)成立罕见病诊疗中心,收治 33 个罕见病病种、1241 例罕见病患者。

推进以电子病历为核心的医院信息化建设,三级公立医院电子病历系统应用水平分级评估平均级别达到 4 级以上。规范临床诊疗行为,开展医疗机构不合理医疗检查行为专项整治工作,短暂性脑缺血发作、支气管肺炎(小儿)、慢性阻塞性肺病(非气管插管)、不稳定型心绞痛(药物保守治疗)、社区获得性肺炎五个病种试点建设全市统一临床路径,二级以上医疗机构按要求细化路径,依托大数据分析进行数字质控。

加强限制类医疗技术管理,调整限制类技术目录,对具备条件的医疗机构予以备案。加强人体器官移植技术管理,联合器官获取组织(OPO)对移植医院开展实地检查 4 次,器官捐献脑死亡判定率占比较上年提高 10%,超时不应答率降至 0.29%。

强化绩效考核结果运用,对连续 2 年国家公立医院绩效考核结果为 C 等级的 6 家二级综合医院,提出转型发展或降级意见,促进区(市)加大投入。

有序开展医院评审评价,山东大学齐鲁医院(青岛)、市第三人民医院、西海岸新区中心医院、西海岸新区人民医院、莱西市人民医院完成三级医院预评审工作。黄岛区第三人民医院晋升二级甲等医院。

强化民营医院规范管理,开展 2022 年度民营医院专项巡查工作,实现 271 家民营医院巡查全覆盖,收到并处理问题线索 82 条,立案处罚 29 件,罚款 25件、18.05 万元。

规范医师、护士执业管理,协同市行政审批局组织实施医疗机构、医师和护士注册数字化改革试点工作,上线运行新版"医疗机构、医师、护士电子化注册系统",实现医护注册业务申请、填报、审批、公示等环节全流程电子化,在全国率先探索卫生健康领域审管协同模式。统筹疫情防控与医师执业考试工作,完成2022年执业医师实践技能考试、综合笔试,8277人次参加。

制定《改善医疗服务提高群众满意度十大举措》《医院智慧服务十条措施》,推进预约诊疗、多模式结算、多学科诊疗、"一站式"服务等措施,提升患者就医体验。二级以上公立医院分时段预约等候时间缩短到30分钟以内。开展三级医院门诊专家团队预约模式,组建63个专家团队缓解"挂号难"问题。

开展廉洁从业行动,印发《青岛市医疗机构及工作人员廉洁从业专项行动(2021—2024)工作方案》《"红包"、回扣、不合理医疗检查投诉举报渠道管理工作制度》,制作推广"投诉举报二维码",受理群众反映问题161件,发现、处理违法违规行为262起,行政处罚医疗机构133家。

强化采供血和临床用血管理,优化智慧城市血液网二期建设方案,完成血液调配系统和智慧城市血液网集成交互平台建设,城市应急血液调配系统上线运行。完善采供血标准化管理体系,获批青岛市2022年度标准化建设试点立项。组织新冠肺炎康复者捐献恢复期血浆,采集22人次8600毫升,保障新冠肺炎重症患者救治需求。

持续推进公共卫生应急体系建设,完成7个不同场所不同情形各类应对预案的全员培训和实战演练。

开展市级突发事件海上、航空紧急医学救援演练,洪涝灾害卫生应急桌面推演,突发公共事件心理危机干预演练,突发事件血液保障应急演练,新冠肺炎疫情应急处置桌面推演,生物恐怖事件应急处置和紧急医疗救援应急演练,化学中毒和核辐射事件应急处置及紧急医疗救援等演训活动。加强疫情防控应急物资储备,全市储备四大类48个品种物资,其中储备医用防护用品3052万件,消杀用品85万瓶,救治药品69万盒(支),核酸检测物资6764万份。2022年,通过市政府值班工作平台报送188条突发事件应急处置信息,市政府总值班室多次对青岛市卫生健康委应急值班工作提出表扬。

统筹协调

2022年,病应急救助持续开展,青岛市疾病应急救助资金275万元,全年审校通过符合救助条件的患者99人次,基金实际支付金额199.73万元。其中身份不明患者91人,基金支付145.18万元;无支付能力患者8人,基金支付54.55万元。对经常承担疾病应急救助的医疗机构预拨付一定额度的疾病应急救助基金,并于年底第二次拨付时核销。落实未成年人强制报告制度,收到8例,按照规定反馈检察机关。组织完成执业医师实践技能考试,有5926名考生在青岛考点完成考试。修订《青岛市人感染H7N9流感疫情应急预案》《青岛市洪涝灾害卫生应急预案》。动态调整应急救援队伍10支332人。

基 层 卫 生

深化综合改革

2022年,组织开展紧密型县域医共体建设试点监测,6个试点区(市)均自评达到国家紧密型标准,并由政府主导医共体建设。3月,青岛西海岸新区作为首批7个区县之一,入选省级基层卫生健康综合试验区。青岛西海岸新区人民医院医共体开展医保总额打包支付,将辖区内4.4万名签约职工和22.8万名参保居民纳入管理,打包付费基金3.48亿元。平度

市在医共体内实行唯一法定代表人制度,内部实现"一支笔"审批,具备医保基金总额预付的条件。青岛西海岸新区在全省基层卫生健康工作会议上作典型发言。

提升村级服务能力,推进村卫生室一体化建设,提升村级服务能力。全市公有一体化卫生室达2571家,占比75%,比上年增长13个百分点。为2800个村卫生室配备重点人群智慧化随访设备及康复理疗设备,为330个中心村卫生室配备血液分析仪、除颤仪和心电图机等设备。

推进"优质服务基层行"活动，全市95％以上基层医疗机构达到"优质服务基层行"活动国家基本标准。印发《青岛市关于开展2022年国家"优质服务基层行"推荐标准创建工作的通知》，遴选42家卫生院、社区卫生服务中心参加国家推荐标准的创建，为历年最多有34家拟创建机构通过省评审，超过25％的目标。为93个镇街卫生院和社区卫生服务中心配备彩超设备，建立山东省首家基层超声远程培训基地。

队伍建设

2022年，开展基层机构院长（主任）培训，组织2批100人赴厦门交流、学习和考察基层卫生工作。结合日常督导，组织处室人员和专家在每个区（市）分别召开重点工作现场培训会。优化乡村医生队伍结构，加大乡村医生招聘力度，全市大专以上学历以及持有执业（助理）医师、乡村全科助理医师总人数占比达到65％。对全市持有乡村医生执业证的4500余名乡村医生进行执业注册考核，鼓励年满60周岁、身体健康、技术精湛的老年乡村医生返聘到村卫生室工作。全面落实乡村医生养老保障和老年乡村医生生活补助政策，全面落实市、区（市）财政为在岗乡村医生缴纳"五险一金"，累计为2万余名老年乡村医生发放补助约5.2亿元。开展全市乡村医生执业注册考核。

深入开展城乡医院卫生支农工作，从委属医院中选拔25名优秀医师到基层医疗卫生机构开展对口帮扶工作，其中5名医师到镇街卫生院挂职"业务院长"。选拔300余名优秀医师到基层对口帮扶，突破传统支农时间安排，提前2个月实施，确保卫生支农工作与各医院医师晋升职称紧密衔接。

开展基层医疗卫生骨干和乡村医生技能培训，委托市中心医院为全市30余家基层医疗机构46名基层医生开展康复转岗培训。实施线上和线下相结合方式组织实施乡村医生业务知识培训，抽调120余名基层医疗卫生骨干和乡村医生骨干分别在青岛市第三人民医院、青岛市中医医院（市海慈医院）开展实地培训。组织开展第二届岛城基层名医推荐选拔工作，在全市基层医疗卫生机构范围内评选50名优秀医师为第二届岛城基层名医。举办全市首届家庭医生岗位技能大赛。

服务创新

2022年，创新服务模式，开展"三高共管 六病同防"市级试点。开展"三高"患者风险评估，对62万人启动分类精准签约服务，申请市级660万元专项资金用于补助村卫生室、家庭医生团队及信息化建设。获取医保门诊统筹签约、门诊慢特病签约查询接口并嵌入基层信息系统，联合医保部门开发医保"两病"、门诊慢特病及住院医保结算信息查询接口。各区（市）"三高共管 三级协同"体系基本建立，将17万人纳入"三高共管"管理，累计完成31万项年度规范检查，协同诊疗3万余次，减少"三高患者"线下诊疗约18万次。青岛市首创的"三高共管"服务模式写入国务院《"十四五"国民健康规划》。青岛市以基层慢性病管理为突破口，统筹推进基层医疗、医保和医药改革经验做法，入选《2022年国家基层卫生综合改革典型案例》。

全省率先开展全量数据质量控制，通过"建平台、调结构、通网络、定规则、改模式"五步走的方式，建设市级基本公卫一体化督导管理平台，开发统计指标384个，质控指标75个，统计图表11套，可视化图表25套，全市基本公卫工作实现"一屏尽览"。创新评价模式，日常评价与年度考核成绩均与资金奖罚挂钩，累计扣减经费240余万元。2021年度省级基本公卫绩效评价青岛市位列全省第四，比上年提升10个位次，获得上级96万元奖励。青岛市创新管理模式提高基本公共卫生服务质量的做法，入选"国家基本公共卫生服务项目绩效管理服务典型案例"，并在《健康报》《山东通讯》刊发。

公开公示服务信息，方便群众就医，推出基层医疗机构电子定位地图并定期更新维护，其内容涵盖全市104家卫生院和101家社区卫生服务中心的机构名称、地址、联系电话和联系人等信息。电子地图在微信公众号"健康青岛"和"青岛卫生健康"以及青岛市卫生健康委员会官方网站向社会公布。

健康扶贫

2022年，全面落实巩固拓展健康扶贫成果同乡村振兴有效衔接。落实全国防止因病返贫动态监测系统反馈帮扶人员，对93户194名重点对口帮扶对象进行动态监测，动态监测率达100％。将市乡村振兴部门提供的对口帮扶人员信息交流至基层定点医疗卫生机构，确保对口帮扶对象享受惠民政策。全面落实健康扶贫"先诊疗后付费"、家庭医生签约服务以及重度精神病患者的免费救治等相关政策。

中医药工作

中医药事业发展规划

2022年，青岛市召开全市中医药大会，深入学习贯彻党的二十大精神和习近平总书记关于中医药工作的重要论述，全面落实全国、全省中医药大会精神，部署全市中医药传承创新发展工作。山东省委副书记、青岛市委书记陆治原，山东省卫生健康委员会党组成员、副主任张立祥出席会议并讲话，青岛市委副书记、市长赵豪志主持会议。青岛市人民政府召开青岛市促进中医药发展工作领导小组会议，并印发《青岛市建设中医药强市的若干措施》，围绕服务能力、产业振兴、文化弘扬等关键环节，制定系列政策措施，推进中医药强市建设，促进中医药传承创新发展。青岛市卫生健康委员会、青岛市发展和改革委员会、青岛市工业和信息化局等部门联合编制出台《青岛市中医药发展"十四五"规划》《青岛市中医药产业发展规划（2022—2025年）》，擘画全市"十四五"中医药发展蓝图，统筹推进中医药事业、产业、文化全面协调发展。青岛市促进中医药发展工作领导小组办公室印发《推动基层中医药高质量发展的若干措施（2022—2025年）》，立足基层中医药服务能力提升十大行动，推动基层中医药高质量发展。青岛市卫生健康委员会联合青岛市财政局印发《关于支持中医药高质量发展的若干措施》，立足中医药人才引育、高地建设、优势培育等十大领域，加大对中医药的财政投入力度，建立健全中医药领域可持续的投入保障长效机制；联合青岛市医疗保障局先后印发《关于公立医院中医优势病种按病种收费有关问题的通知》《关于扩大中医日间病房医保支付方式改革试点范围的通知》《医保支持中医药传承创新发展的若干措施》，深化中医药医保支付方式改革，进一步发挥医疗保障制度优势，助力中医药强市建设；联合青岛市科学技术局印发《科技创新支持中医药高质量发展若干措施》，聚焦强化中医药科技创新平台、实施"蓝色药库"开发计划、支持中医药产业人才培育等十个方面，激发中医药科技创新活力；联合中共青岛市委宣传部、青岛市教育局、青

岛市文化和旅游局印发《青岛市中医药文化建设若干措施》，进一步弘扬传承中医药文化。

中医机构建设

2022年，青岛市积极推进山东中医药大学附属医院青岛医院、青岛市中医医院城阳院区（城阳区中医医院）新建，即墨区中医医院原址扩建，西海岸新区第二中医医院、平度市中医医院新院区建设，胶州市中医医院迁建6个总投资87.7亿元的重点中医院项目建设，推动优质中医医疗资源倍增和均衡布局。推进中医医院中医类别执业医师占比建设，完成三级中医医院的等级复审迎评。在青岛市疾病预防控制中心设置中医防病所，5个区（市）疾病预防控制中心设立中医防病科（所），构建中医药专职防病体系。全市建成中医医院50所，其中三级甲等中医（中西医结合）医院4所，全市政府办综合医院、传染病医院、妇幼保健院全部设置中医药科室。全面推进"五个全科化"（中医经典、中医治未病、中医康复、中医护理、中医外治全科化）服务模式，在全市8家二级以上公立中医医院全面实行。推进智慧共享中药房建设，全市建成4个智慧共享中药房，其中西海岸新区建成占地1.2万平方米、拥有180台煎药机、日煎煮能力达2.6万张处方的智慧煎药平台。深化中医药医保支付方式改革，先后筛选出项痹、眩晕、丹毒等24个中医优势病种，纳入按病种定额收付费范围，在全市定点医疗机构施行，收付费标准在6300～20600元之间，并将二级公立医院收费标准由三级公立医院的80%提高到90%；将小儿咳嗽、耳鸣、头痛等19个门诊中医优势病种纳入"日间病房"管理，从试点逐步扩大为全市二级乙等及以上定点医院或获批市级及以上中医药类重点学科（专科）的二级及以上定点医院，累计结算报销11992例，总费用2178万元，医保统筹金支付1889万元，例均费用1816元。

中医药科研工作

2022年，青岛市强化中医药科技创新平台建设，

与山东中医药大学共建青岛中医药科学院,建成中医外治新材料研究中心等六大中心和经典药酒研究所;推进青岛海洋中药研究院建设,完成规划审批并全面施工,拟定完成青岛市、山东中医药大学、中国中医科学院三方共建协议。推动青岛市中医医院与中国中医科学院西苑医院签订技术支持与合作协议,开展优秀专家临床指导,建立知名中医药专家工作室、研究生联合培养平台,联合开展科技攻关等合作。青岛中医药科学院获批山东省新型研发机构和山东省博士后创新实践基地、青岛市海洋中药研究重点实验室,中药抗病毒研究入选科技部优秀抗疫成果。青岛海洋生物医药研究院源于经典名方的海洋贝类特色改善睡眠食品开发项目入选山东省中医药新产品研发推广项目,获省级资金支持。青岛市获批国家中医药管理局中药炮制技术传承基地 1 个,8 家医院 18 个专科入选齐鲁中医药优势专科集群,新增齐鲁医派中医药特色技术 2 项、山东省中医药科技项目 24 项,遴选公布青岛市中医药科技项目 61 项,启动 1 个市级中医药攀峰学科、22 个中医药类临床重点专科、9 个中医药类县域临床重点专科建设项目。

中医药人才培养

2022 年,青岛市强化中医药团队建设,青岛中医药科学院集聚包括国家"百千万"人才 3 人、国家杰青 1 人、长江学者 1 人、中科院百人计划 1 人、泰山学者特聘专家 3 人在内的 44 名高层次人才。加强传承型、临床型、实用型中医药人才培养,全市新增全国名老中医药专家传承工作室 2 个,全国老中医药专家学术经验继承工作指导老师 4 人、继承人 8 人,全国中医临床优秀人才研修项目培养对象 2 人,全国中医护理骨干人才培训项目培养对象 2 人;山东省名老中医(药)专家 1 人、名中医(药)专家 8 人、基层名中医(药)专家 11 人,山东省中医药高层次人才培育项目学科带头人 1 人,山东省中医临床优秀人才培养对象(含后备培养对象)29 人;评选出青岛市中医类别医疗卫生优秀学科带头人 8 人、优秀青年医学人才 16 人。组织开展全国中医临床特色技术传承骨干人才培训(1 人)、全国西学中骨干人才培训(1 人)、全国中医药创新骨干人才培训(1 人)、省级"西学中"培训(3 批 2047 人),开展 13 项国家级和 18 项省级中医药继续教育项目。

中医药健康服务

2022 年,青岛市积极探寻中医药优势特色发挥的新路径,持续创新中医药惠民便民服务模式。开展中医药适宜技术精准遴选推广工程,建立市、区(市)两级中医药适宜技术推广中心,针对临床常见病、多发病,细分为基层医疗机构、老年人、妇女、儿童等类型,精准遴选医用型、家庭型 50 项中医药适宜技术开展培训推广及应用。在西海岸新区、平度市开展"互联网＋中医药适宜技术服务"试点,将拔罐、刮痧、推拿、艾灸、穴位贴敷和耳穴压豆等 26 项中医药适宜技术纳入上门服务范畴。升级优化"中医药特色服务电子地图",细化医疗机构特色服务信息。开展"冬病夏治"三伏贴、"冬病冬治"三九贴、"艾进万家"艾灸中医药干预、妇女更年期中医药干预、青少年神志病中医药干预、青少年近视和脊柱侧弯中医药健康管理等项目。

中医药文化建设

2022 年,青岛市开展第七届"三伏养生节"活动,举办 200 场中医药科普(养生)大讲堂,受益群众 20 余万人次;新增 1 个省级中医药文化宣传教育基地、3 个省级中医药健康文化知识角、2 所省级中医药文化进校园试点学校,建设 1 个中医药博物馆、1 个国医书院。制作推出《四季养生那些事儿》中医科普动画视频、《新冠患儿发热的推拿疗法》《小儿发热的治疗方法》《新冠病毒感染康复疗法》系列微视频,遴选 20 项家庭中医药适宜技术并拍摄操作视频,推出系列专题片浏览量达 16 万余次。推进中医药跨界融合发展,建设 1 个省级中医药文旅康养强县(区)、2 个省级中医药特色医养结合示范基地、8 个"中医药特色街区"。组织创作中医药文艺节目并推荐参加省级选拔,获三等奖 2 项;举办青岛市第十届"健康杯"中医药营养膳食技能大赛并组织参加山东省"中医药＋"营养膳食与技能大赛,获团体三等奖和个人二等奖 1 项、三等奖 2 项;开展青岛市贯彻落实《中华人民共和国中医药法》《山东省中医药条例》征文活动,评选出一等奖 5 项、二等奖 10 项、三等奖 10 项,推荐优秀作品参加省级征文活动,获团体优秀组织奖及一等奖 1 项、二等奖 2 项、三等奖 1 项、优秀奖 6 项。

对外交流合作

2022 年,青岛市推出 3 个国际中医门诊建设项目,为在青国际友人提供线上＋线下的中医药服务;依托国际学生中医药文化体验基地开展中医药文化国际传播活动,有关图片在北京展览馆"奋进新时代"主题成就展中央展区展出;在中国—上海合作组织地方经贸合作示范区国家客厅规划设置中医药展厅,开设中医药事业产业发展成就展览区、传统中医场景复原区、中医药产业展品展示区等板块,陆续接待 140多个团体、3400 余人参观。

科技教育与交流合作

医学攀峰攻坚行动

2022 年,完成对攀峰学科广泛调研和综合分析论证工作。掌握重点医院创建攀峰学科的基础条件、发展意愿、发展潜力,形成攀峰学科调研情况报告。完成攀峰学科建设资金争取工作。攀峰学科建设项目作为"公立医院改革与高质量发展示范项目"的子项目,通过国家评审,获得中央财政 3 年 1.5 亿元的资金支持。统计整理合并分析 2021 年青岛市外转就医疾病数据,根据外转疾病情况,确定需要重点发展的专科。统计分析中国医院科技量值(STEM)2021年学科百强榜单,并对比分析近五年学科入围情况、变化趋势、竞争优势等,指导攀峰学科建设工作。按照财政部、国家卫生健康委要求,持续完善区域三级临床专科能力提升示范项目方案,增加重大疾病防控体系(专科联盟)建设等内容。组织攀峰学科评审工作,完成 10 个攀峰学科评审工作。攀峰学科青岛市市立医院神经内科获评国家临床重点专科建设项目。

强基提质攻坚行动

2022 年,完成市级临床重点专科、县域临床重点专科的资金争取工作,作为"公立医院改革与高质量发展示范项目"的子项目,分别获得中央财政 3 年 1.2亿元、0.5 亿元的资金支持。印发《关于组织申报青岛市市级临床重点专科项目的通知》,组织市级临床重点专科评审工作,完成 100 个市级临床重点专科评审工作。印发《关于组织申报青岛市县域临床重点专科项目的通知》《关于组织青岛市县域临床重点专科(西医临床)现场评审的通知》,组织青岛市县域临床重点专科评审工作,评选确定 50 个县域临床重点专科。

医学科技创新

2022 年,鼓励指导委属单位积极申报各类科技项目,推荐省医药卫生重点学科 7 个、省医药卫生重点实验室 3 个,全部获批,推荐成功率 100％,推荐省医药卫生科技计划项目 25 项,推荐省第 14 批适宜卫生技术推广项目 4 项,推荐市科技惠民示范专项 18项,推荐市科技创新战略研究计划 2 项,推荐市第二批临床医学研究中心培育项目 2 项,推荐并获批市重点实验室 2 个。推荐 10 个项目参加 2022 年度省科学技术奖励评审,其中获省科技进步奖二等奖 2 项;推荐 49 个项目参加 2021 年度市科学技术奖励评审,其中获科技进步奖一等奖 2 项、二等奖 10 项;推荐 39个项目参加 2022 年度市科学技术奖励评审。加强科技创新引领,多措并举提升学科科技量值,青岛市有63 个学科入围中国医学科学院发布的五年中国医院科技量值(STEM)学科百强榜单,入围学科数量居计划单列市首位,7 个专科进入复旦大学医院管理研究所中国医院专科声誉排行榜,居计划单列市首位。

实验室生物安全

2022 年,青岛市组织各级各类医疗卫生机构实验室生物安全管理部门参加省级生物安全管理培训班,培训人数 200 余人;选派医疗卫生机构生物安全实验室骨干人员 12 人,参加山东省实验室生物安全人才理论培训和线下实操课程。依托专业网站分批次开展线上培训课程,首批培训 4279 名病原微生物实验室从业人员,培训通过率 98.4％。加强实验室生物安全督导检查,做好节假日和重要会议期间实验室生物安全保障工作,组织开展病原微生物实验室安全督导专项检查。配合疫情防控督导组督导医疗机构74家次,发现问题561项次,其中现场立行立改问题169项次,限期整改问题392项次,重点提升常态化防控阶段乡镇卫生院、社区卫生服务中心实验室生物安全防控能力。开展全市核酸检测机构全覆盖拉网式监督执法专项检查,市、区两级卫生监督执法机构派出83组次、317人次,发现27家机构存在问题66条,传达监督意见书90份。开展实验室生物安全大检查,查找各单位在实验室生物安全日常管理中存在的安全风险点和薄弱环节,针对存在的问题全部整改到位。

住院医师规范化培训

2022年,贯彻落实"两个同等对待"政策,与市人社局、公安局等部门沟通并进行政策宣讲,调研各培训基地贯彻落实住院医师规范化培训"两个同等对待"政策情况,落实本科住培生在招聘、派遣、落户等方面的待遇。全市各住培基地外派师资参与省级及以上师资培训36批次593人次。各住院医师规范化培训基地院级师资培训率达100%,强化日常师资带教的规范化、标准化、高效化。青岛市计划招收住培医师311名,其中紧缺专业招收计划147名,非紧缺专业招收计划164名,实际招收204名,总招收比65.59%。青岛市首次报名参加住培结业考核753人,实际参考749人,合格702人,首次报考通过率93.23%,首次参考通过率93.72%,全省平均报考通过率93.76%,参考通过率94.17%。迎接国家、省住培督导巡查。

全科医师培训

2022年,开展全科医生转岗培训,2021—2022年度青岛市全科医生转岗培训招收176人,合格175人,合格率为99.43%,2022—2023年度全市招收142人。青岛大学附属医院承办山东省全科医学专业住院医师规范化培训师资培训班,全省167名师资参与培训。举办全科医师能力提升及全科医学师资培训班13期,在线授课人数达1500余人。

继续医学教育

2022年,召开全市继续医学教育工作会议,采取

线上、线下相结合的方式,取得良好效果。完成2023年度国家级、省级继续医学教育项目申报工作,申报国家级项目78项、省级项目212项。组织申报2023年度市级项目。

筹建工作

2022年,成立青岛市卫生健康职业学院筹建工作领导小组暨筹建办公室,对筹建工作领导小组暨筹建办公室进行调整。召开专题会讨论选址工作。市卫生健康委党政主要领导赴胶州市、莱西市和西海岸新区提供的候选地块进行调研论证。组织开展学院选址答辩会,西海岸新区、胶州市、莱西市三个区(市)参加现场答辩。草拟《青岛卫生健康职业学院建设方案》。

按照打造中国、东北亚临床技能培训中心为目标,草拟青岛市能力建设与继续教育中心建设方案。草拟《"青岛市能力建设与继续教育中心"功能设置》,该中心50个培训单元,总面积约11000平方米。与深圳迈瑞生物公司进行沟通对接,拟签订模拟培训设备的捐赠协议。与飞利浦、海泰新光等企业对接沟通捐赠事宜。邀请中国建筑、北京国瑞天成进行预设计。开展能建中心调研工作,拟组织专家对能建中心进行专家论证,并拟订实施方案。与高新区对接草拟长期免费租赁合同。

学会管理

2022年,召开年度学会工作会议,总结2021年学会工作,部署学会工作,开展经验交流,线上参与人数达到10901人。组织召开市医学会第十三次会员代表大会,全市140余名会员代表参会,选举产生青岛市医学会第十三届理事会成员145名,青岛市卫生健康委主任薄涛当选为会长,吕富杰、李环廷、管军、池一凡、张春玲、邢泉生、徐欣当选为副会长。组织开展专科分会换届改选工作。组织完成分子影像分会等30余个分会换届改选工作,审批新成立7个青年委员会和12个专业学组。加强党建引领,促进学会发展。有96个专科分会成立党建工作小组。举办学术会议。举办小型学术会议50场次,线上参与人数达5万余人。向中华医学会、中国医师协会、山东省医学会举荐人才。推荐申报中华医学科技奖1项;推荐上报山东省医学会"山东医学科技奖"50项;向山东省医学会专科分会推荐委员150名;推荐上报中国医师奖候选人,青岛市立医院刘学东荣获第十三届"中

国医师奖"。参加山东省医学会第十五次会员代表大会。学会推荐常务理事 2 名,理事 7 名,会员代表 9 名。

对外交流合作

根据 2019 年 5 月青岛市卫生健康委与美国 MORE Health 爱医传递国际医疗服务机构在美国休斯敦签订的"互联网＋国际远程会诊"的战略合作协议,2022 年 7 月在青岛市市立医院远程会诊中心首次开展中美专家远程连线,为肺癌患者提供国际会诊。

综合监督与食品安全监测

卫生健康信用监管

2022 年,青岛市在全省率先启动卫生健康信用制度体系和信用信息平台建设,会同市发改委、市行政审批服务局联合印发《关于开展卫生健康信用体系建设构建以信用为基础的新型医疗卫生行业监管机制的意见(试行)》,印发《青岛市卫生健康信用信息管理办法》。开展信用数据系统建设前期调研,提出卫生健康信用平台建设初步方案,12 月卫生健康信用信息管理平台建设基本完成,归集卫生健康信用数据 44 万余条,并上线试运行,实现全市卫生健康部门"信用＋智慧监管",为青岛市 3 万多家卫生健康信用主体、各有关单位及广大市民提供信用查询、信用公示、信用报告、信用证明出具等多种信用服务。加强与信用建设牵头部门协作,参与制定《青岛市卫生健康信用体系建设三年行动计划》。信用体系建设工作被列入省卫健委综合监管"揭榜挂帅"任务,信用体系建设工作被《信用中国》《青岛日报》等多家媒体刊发宣传,卫生健康信用制度体系和信用信息平台初步构建。

重点领域监管与专项整治

青岛市在全省率先启动省级职业卫生、医疗美容机构、餐饮具集中消毒服务单位和市级消毒产品生产企业、精神卫生机构等 5 个领域量化分级分类管理试点监管。2022 年,对 36 家医疗美容机构、1293 家企业、11 家餐饮具集中消毒服务单位、21 家住宿场所(A 级)、26 家精神卫生机构、17 家消毒产品生产企业进行分类分级评价,评出业务领域 A、B、C 级单位 1300 余家,实施减少抽检频次、远程踏勘等差异化监管措施。组织开展卫生健康监督攻坚突破年活动,制发"蓝盾行动"专项整治工作方案,在全市范围组织开展医疗卫生机构传染病防控、病历书写与管理、打击非法医疗美容、生活饮用水卫生安全、游泳场所卫生、职业健康权益保护 6 项"蓝盾行动"。全市完成监督检查单位 4.2 万户次,查处案件 3700 件,比上年增加 1.18％,全市普通程序行政处罚案件占比 74.81％,比上年提高 5.63 个百分点;人均办案 19.17 件,比上年提高 5.39％。完成国家、省、市"双随机"监督抽查任务 1587 件,完成率、完结率连续两年达到双 100％。65 项"双随机"监管事项标签化打标率达 100％。

医疗卫生行业综合监管

创新实施全市综合监管工作"擂台比赛"。调整完善全市综合监管督察指标,探索将督察指标进行赋分,初步建立量化评估体系。组织召开全市综合监管联络员会议,总结 2021 年全市综合监管工作情况,部署 2022 年各项重点工作。调整医疗卫生行业综合监管工作领导小组,印发 2022 年全市医疗卫生行业综合监管督察方案,组建实地督察组,组织全市 5 个督察组在全市开展医疗卫生行业综合监管现场督察,反馈督察各类问题 210 条,各区(市)均反馈整改落实报告,完成整改 197 条。

食品安全风险监测

编制印发《2022 年全市食品安全风险监测方案》,完成食品安全风险定性定量检测任务,样本采集 15 个大类 1500 余份,获得检测数据 1.4 万条。组织市发改委等五部门联合召开食品安全风险监测会商会议,做好风险分析研判,加强监测结果应用与预警。青岛市在全省率先建立市级食源性疾病监测信息平台,完成与国家、省食源性疾病病例监测平台成功对接,为 1200 余家医疗机构减轻自行解决信息化改造的负担,市级平台与 10 个区(市)各级医疗机构完成对接,164 家食源性疾病监测医疗机构上报病例 1.94 万例。全市有效处置食源性疾病暴发事件 59 起。

老年健康服务

老年健康服务能力建设

2022 年,深入开展老年友善医疗机构创建活动,印发《关于深入推进老年友善医疗机构创建工作的通知》,指导各级医疗机构全面落实老年人医疗服务优待政策,全市 85％以上的综合医院、基层医疗卫生机构创建成为老年友善医疗机构。推进省级安宁疗护试点市工作,制发《青岛市安宁疗护基本服务规范》,全市开展安宁疗护服务的医养结合机构、社区卫生服务中心(镇街卫生院)36 家、开放床位 392 张,其中二级及以上医院开设临床关怀(安宁疗护)科或在肿瘤科等相关科室开展安宁疗护服务的机构 14 家、开放床位 179 张。加快推进老年医学科等相关学科建设,全部医疗机构均开通老年人就医绿色通道,全市二级及以上综合性医院普遍设置老年医学科(老年病专业),二级以上中医医院全部设置康复科和治未病科。

老年健康素养提升行动

2022 年,深入开展老年健康素养提升行动。印发《青岛市 2022 年老年健康素养提升行动项目方案》,重点开展阿尔茨海默病、帕金森病等神经退行性疾病的早期筛查、早期干预及健康指导,选取李沧区虎山路街道、城阳区惜福镇、西海岸新区灵珠山街道、莱西市马连庄镇所辖社区 4000 名 60 岁及以上居民,开展国家老年期重点疾病的预防和干预工作。召开项目启动会暨筛查技术培训会,举办老年失能失智预防技能培训班。以社区卫生服务中心、镇街卫生院等基层医疗机构为依托,全市设置 10 个老年失能失智筛查点开展筛查服务。举办老龄健康素养大讲堂,编发《青岛老龄健康》杂志 4 期,开展健康老龄化国情、省情、市情教育。在青岛大学附属医院开办国家老年医学人才培训项目。实施老年心理关爱行动,城阳区作为全国 7 个发言单位之一,代表青岛市在国家卫健委组织召开的全国老年心理关爱经验交流培训会议上作典型发言。

医养结合服务提升行动

2022 年,开展医养结合机构服务提升行动,加快医养结合创新发展,启动青岛市医养结合服务地方规范标准制定工作,制发《青岛市医养结合机构基本服务规范》,全面提升青岛市医养结合服务质量,健全医养深度融合的服务体系。全市所有养老机构均与相应的医疗机构建立急救急诊、预约就诊、定期巡诊合作机制,90％以上的养老机构能够直接提供相应医疗服务,全部街道级居家社区养老服务中心均具备医保部门认定的长期护理保险定点单位资质。加大对医养结合机构管理人员和医护人员的继续教育,举办全市培训班,并组织参加全国全省有关业务培训达 680 余人。全市两证齐全的"医办养""养办医"型医养结合机构 168 家,数量稳居全省第一。开展卫生健康领域打击整治养老诈骗专项行动。做好老年人疫情防控工作,提升老年人疫苗接种覆盖率。

统筹协调工作

2022 年,召开应对人口老龄化及有关工作部署会,督促协调各级各部门抓好中央省市应对人口老龄化政策文件及全国、全省老龄工作会议精神传达学习和贯彻落实工作,研究制定《加强新时代青岛老龄工作的实施意见(审议稿)》。落实省、市老年人优待政策,指导全市办理老年人电子优待证,督促各窗口单位落实好老年人优待政策。60 周岁以上老年人免费乘坐公交车、地铁,所有政府兴办或支持的景区(点)

对老年人免门票,各类公益场所实行老年人优先。推进老年友好型社区建设,全市新增 4 家社区成功被国家卫健委等部门评为全国老年友好型社区,青岛市做法受到国家卫健委充分肯定,李沧区上流佳苑社区代表青岛市在国家卫健委组织召开的全国老年友好社区经验交流培训会议作典型发言。推行适老化改造,结合城市更新建设出台专门政策,对老旧小区公共空间、照明、人行道坡化等进行全面改造提升,加装电梯 2100 余部;口袋公园全面按照适老标准建设,建成的

三年内全面完成适老化改造。不断丰富老年人精神文化生活,建成各级老年教学点 2700 余个、老年人体育协会近 200 个,每个区(市)建设一个老年教育示范点,定期开展各类老年文化活动。开展智慧助老行动,组织开展户内户外智慧助老宣教活动近百场次。广泛开展爱老助老活动,联合有关媒体组织 300 余支志愿者队伍,开展"爱心陪伴"关爱空巢老人志愿服务活动 30 余场次,组织全社会广泛开展走访慰问困难老年人送温暖活动。

妇 幼 健 康

妇幼健康服务体系建设

2022 年,夯实妇幼健康服务网络,全市建立起由 59 家助产机构、36 家爱婴医院、13 家妇幼保健机构、11 个危重新生儿救治中心、17 个危重孕产妇救治中心及基层医疗卫生机构构成的服务网络。构建起全市出生缺陷综合防治网络与关键技术平台为支撑的运行体系,形成独特的出生缺陷防控"青岛模式"。青岛市获评第二批国家新生儿安全项目试点城市,市妇幼保健院获评第一批省级妇幼健康文化特色单位。

推进妇幼健康联合体建设,10 区(市)均建立起由区卫生健康局主导,区妇幼保健机构牵头,各级医疗机构、镇(街道)、村(社区)卫生计生行政人员参与的保健、医疗、计生服务管理三联动妇女儿童健康服务联盟,启动妇幼保健机构能力提升三年行动,依托市级妇幼保健机构,带动区(市)妇幼保健机构提升能力、实现高质量发展。

组织开展妇幼保健机构能力提升工作,启动部署全市智慧妇幼信息系统,实现孕产妇、儿童等重点人群健康管理全周期、全过程信息化管理、数字化服务。二级妇幼保健机构电子病历应用水平全部达到三级。启动新生儿、孕产期及更年期保健等 5 个专业 10 个市级妇幼保健特色专科,7 家建设单位完成建设并验收。市妇幼保健院获评省级孕前保健特色专科。

妇幼卫生工作

2022 年,开展适龄妇女"两癌"免费筛查项目,将

目标人群扩至城镇低保适龄妇女,宫颈癌、乳腺癌筛查完成率分别为 99.59％和 100.16％,本周期(2020—2022 年)检查覆盖率 100％,提前完成省民生实事任务目标。加强预防艾滋病、梅毒和乙肝母婴传播项目管理,全市孕产妇艾滋病、梅毒、乙肝"三病"检测率 100％,全年无一例儿童新发感染,艾滋病母婴传播率为 0。加强计划生育服务与计生药具管理,保障妇女避孕节育和生殖健康基本需求。

出生缺陷防治

2022 年,全面落实出生缺陷一级预防项目,借力 SMA 筛查项目,统筹打造集婚前医学检查、遗传病基因筛查、孕前优生健康检查、增补叶酸等婚前、孕前保健服务为一体的"一站式"婚育服务模式,全市婚检率 86.23％,孕前优生覆盖率 92.55％,叶酸服用率 99.46％。加强出生缺陷二级防控,加强产前筛查与诊断服务开展与监督管理,强化质量控制,调增了补助标准,推动围孕期、产前、产后一体化服务,产前筛查率达 98.97％。推进出生缺陷三级防控工作,全市新生儿遗传代谢病筛查率 99.83％,听力筛查率 99.87％,先心病筛查率 99.62％,均高于国家和省级标准,确诊患儿均得到规范的治疗与干预。

辅助生殖技术管理

2022 年,严格按照《山东省辅助生殖技术应用规划(2021—2025 年)》要求对申请开展人类辅助生殖

技术的医疗机构进行资格审核，全市有青岛大学附属医院、青岛市妇女儿童医院、青岛市市立医院东院区 3 家医疗机构取得资格。加强辅助生殖技术日常监管，联合卫生监督部门采取座谈、互查等方式，规范技术开展，落实院、科和从业人员三方责任，打击和防范非法应用辅助生殖技术行为。

生育技术服务

2022 年，加强计划生育服务与计生药具管理，完善《青岛市免费提供基本避孕药具服务标准》，推出"互联网＋免费药具"线上发放、送货上门服务新模式，全市免费避孕药具发放数量为 13810933 只，使用药具人数 482361 人，药具发放覆盖率 29.82％。通过线上会议的形式举办基本避孕服务项目培训班，170 名区（市）、镇街基层药具工作人员参加培训。崂山区进一步完善药具阵地建设，为新成立城市社区以及部分药具仓储设施老化、缺失的社区定制 43 个药具展示柜和 70 个药具发放标识牌。西海岸新区加强对镇、村两级药管员的业务培训和指导，强化各类账表的规范填写指导，确保配备库房并达到仓储管理要求。建立季度通报制度，督促各镇街做好发放服务工作。

职 业 健 康

职业健康体系建设

2022 年，建立市级职业病防治工作联席会议制度，成立由市政府分管副市长为总召集人，10 区（市）和 16 部门在内的市级职业病防治工作联席会议制度。省市联动将职业病防治监管职责纳入乡镇（街道）职责清单，青岛市委机构编制委员会出台《青岛市镇（街道）职责任务清单（试行）》，为推进职业健康监管体系向镇街一级政府延伸提供依据，明确镇（街道）"职业病防治监督管理"职责，推进基层职业病防治网格化布局。西海岸新区、胶州市、莱西市、李沧区等区（市）政府跟进出台配套意见，支持镇街依清单履职。

职业健康管理

2022 年，坚持政府主导，汇集治理合力。九部门联合推进健康企业建设，省、市、区（市）三级健康企业建设梯度推进，西海岸新区、中车青岛四方机车车辆股份有限公司（城阳区）等入选全国健康企业建设优秀案例。五部门联合组织开展《职业病防治法》宣传周等活动，3 项原创作品分获国家"第二届职业健康传播作品征集活动"二、三等奖。与市发改委、市行政审批局定期交换信息，调取并核查监督市级备案建设项目职业病防护设施"三同时"。与市人社局联合推进职业病诊断与工伤保险数据交互信息化建设。

规划引领、信息化助力基层创新实践。城阳区率先试点职业卫生分类分级监管，企业全部建立电子分户档案，"现场＋非现场"职业卫生执法向精准监管转变，城阳区人大对政府《职业病防治法》贯彻执行情况专项检查。西海岸新区投入 1100 余万元职业健康专项经费，推进职业健康查体等服务由政府买单、助企惠企优化营商环境，建设职业卫生 VR（虚拟现实）实训基地，完成六大主题培训 VR 虚拟展厅开发，系统培训兼具沉浸式 VR 虚拟＋展台设备实训操作功能，探索用人单位职业卫生培训新模式。

职业病防治能力提升

2022 年，开展工作场所职业病危害因素检测能力达标行动。4 个区（市）疾控中心取得职业卫生技术服务资质。10 个区（市）疾控机构全部具备项目监测能力，监测用人单位 354 家。开展职业病诊断鉴定能力提升行动，出台《青岛市医疗机构职业健康检查质量控制考核标准（试行）》，推进职业健康检查机构市级质控＋执法全覆盖，全面启动职业病诊断鉴定医师培训工程，邀请 25 位全国知名专家线上授课 13 次、培训 2700 余人次。强化市职防院省级职业病诊疗康复人才培训分基地建设。开展医疗卫生机构和非医疗机构放射卫生专项治理，建设放射监管平台，实施线上线下一体化监管，城阳区等区（市）实施"三个联动"，推进放射卫生专项整治"双闭环"。聚力提升职业健康监管能力，持续开展新发职业病用人单位溯源调查和监督检查，建立健全职业病报告、溯源调查、监督检查相衔接的制度措施，强化疑似职业病报告管理，新发职业病溯源监督率100％。创新"蓝盾行动"＋异地协查监管模式，推进许可、质控与监督执法信息互通，对职业卫生技术服务等机构实施同质化监管。

人口监测与家庭发展

三孩生育政策实施

2022年，坚持落实人口和计划生育目标责任制，开展人口和计划生育工作目标责任督查。在全省率先完成清理涉人口和计划生育相关政府规章、规范性文件、政策性文件49件。加强人口监测和形势分析，指导各区（市）做好国家、省级人口监测点人口监测任务，密切跟踪监测生育形势，做好全面三孩政策实施效果评估、人口与生育形势及"十四五"人口变动趋势分析等工作。全市户籍人口出生5.15万人，同比减少0.52万人，减少9.17％。其中，二孩出生2.11万人，占出生总数的40.84％；三孩及以上出生0.37万人，占出生总数的7.16％；出生人口性别比为108.60，保持基本正常。

普惠托育服务体系

2022年，以市政府文件将"十四五"期间托育每千人口托位数按年度分解到区（市）政府，确保指标完成。建成1个市级、10个区（市）级婴幼儿养育照护指导中心。开展示范创建活动，完成10家市级托育服务示范机构遴选，2家托育机构获得"省级示范机构"称号。全市5家托育建设项目获批中央资金支持360万元。在全省创新成立托育服务产教联盟，举办首届全市托育服务行业职业技能大赛。开展婴幼儿照护服务政策宣传月活动，市卫生健康委、市广播电台合作栏目"托育服务进行时"播出50期，收看量超过300万人次。指导城阳区、西海岸新区高质量开展家庭托育试点。完成对全市388家托育机构疫情防控工作督导检查。全市托位总数达到27322个，比上年增加9403个，每千人口托位数达到2.63个，完成年度任务指标。

计划生育家庭合法权益

2022年，自7月1日起，独生子女死亡家庭特别扶助金标准由每人每月850元提高到每人每月990元，独生子女伤残家庭特别扶助金标准由每人每月700元提高到每人每月810元。全市为37.2万名农村部分计划生育家庭奖励扶助对象发放扶助金3.57亿元；为2.05万名特别扶助人员发放扶助金2.03亿元；为30.15万人发放独生子女奖励费3761.92万元；为17347名企业退休职工发放一次性养老补助4.47亿元；为25117名城镇其他人员发放年老奖励2.79亿元；为47216人发放住院分娩补助2433.65万元。配备落实双岗联系人20837人，139家医疗机构开通特殊家庭成员绿色就医通道，为80名符合政策的特殊家庭成员申请保障性住房。

健康教育和宣传

2022年，青岛市卫生健康宣传工作突出学习贯彻党的二十大工作主线，按照全国、全省、全市卫生健康工作部署要求,坚持正面宣传引导和防范化解风险两手抓,推动健康教育和健康促进工作深入广泛开展,多项工作走在全省、全国前列,全市居民健康素养水平提升到 32.17%,比上年提升 4.37 个百分点。

社会宣传与舆论引导

突出党的二十大精神主题宣传。在网站和微信公众号开设"学习宣传贯彻党的二十大精神"专栏,以"奋进新征程建功新时代"为主题,组织发布"非凡十年·守护健康"专题报道百余篇。

做好新冠肺炎疫情信息发布工作。利用官方网站、青岛卫生健康、健康青岛微信公众号,组织协调新闻媒体,及时发布疫情通报、风险区域等级调整通告等疫情信息 700 余篇,参与组织疫情防控新闻发布会 52 场,第一时间向社会通报疫情最新进展,回应群众关切。

围绕重点工作开展宣传报道。通过媒体采访、新闻发布、专题报道等多种形式,开展卫生健康政策解读和成果宣传。全年举办新闻发布会 4 场,联合主流新闻媒体开办卫生健康宣传专栏 11 个,策划开展重点学科(专科)、优秀人才、护士节、医师节、青岛市"白衣天使医心向党"巡讲活动、"三民活动"等多个主题宣传,创作发布卫生健康宣传作品 70 余件,全系统年内刊发新闻宣传报道数万篇,在全市 1.5 万余处户外、楼宇、公交车、地铁电子屏等每日播出疫情防控宣传片、海报等 100 万余次。

突出典型宣传提升社会美誉度。推选宣传青岛好医生 100 名、青岛好护士 100 名,有 2 人入选山东好医生、2 人入选山东好护士,有 2 人入选中国好医生、1 人入选中国好护士。市疾控中心姜法春入选 2022 年"青岛最美科技工作者",并作为卫生健康系统代表参加青岛市庆祝中国共产党成立 101 周年暨"作风能力提升年"先进典型报告会。

做强宣传阵地把握舆论主动权。全新改版官方网站,专题及栏目设置更加完善,服务项目更加齐全,阅读查询更加方便;"青岛卫生健康"微信公众号粉丝量51 万,年回复网友后台留言 1100 余条;"青岛卫生健康"微博粉丝 18 万余,全年与网友互动 800 余次;"一站两微"平台全年发布信息 9000 余条。联合系统内 35 家单位建立青岛卫生健康新媒体宣传矩阵,形成宣传合力。

加强舆情应对,网络舆情总体平稳。完善舆情应对机制,将舆情处置工作纳入年度考核。加强舆情风险防范,定期开展卫生健康领域热点问题和风险隐患排查。提高舆情处置质效,严格执行 24 小时在线值班、带班制度,充分利用科技软件和人工监测相结合的方式,加强网络舆情信息收集。健全系统舆论引导员队伍,组织业务培训,开展舆论引导工作。全年监测处置舆情 1200 余条。

健康促进与教育工作

优化升级健康青岛科普资源库。建立健康科普作品三级创作审核发布机制,开通"健康科普直播间",增加居民健康素养、中医药健康素养、心理健康等自测功能,每月举办青岛市居民健康素养知识有奖竞答,打通"健康青岛科普资源库"与"健康青岛"预约挂号平台,实现诊疗服务和健康科普互联互通。健康青岛科普资源库入驻健康科普专家 1475 名,年增 413 名;发布健康科普作品 3729 件,年增 1959 件;总浏览量 2001.67 万人次,年增 1709.7 万人次。总结建设"健康青岛科普资源库"经验做法,在省卫生健康宣传工作会议上作典型经验交流,该经验做法被国家卫生健康委《卫生健康工作交流》第 197 期宣传工作专刊(第 9 期)刊载,2022 年 6 月 10 日在国家卫生健康委"一切为了人民健康——我们这十年"系列新闻发布会"健康教育工作进展与成效"专场上被作为工作亮点向全国推介。

编辑出版《青岛市居民健康知识读本(基础篇)》,免费向社会发放 5 万册。组织开展健康教育。全年开展"健康科普专家走基层"暨健康教育"六进"活动 2195 场次,参与健康科普专家 5359 人次,参与市民 1102 万余人次,宣传推广健康科普作品 5086 件。邀请"健康青岛形象大使"孙勇麟拍摄"科学健身十八法",录制"健康大学堂"精品课程 40 讲,录制播出青岛市家庭中医药适宜技术 20 期、中医特色疗法 10 期、急救知识 10 期。会同今日头条健康版联合开展健康科普活动,38 位医生参与,发文 382 篇,曝光量 4663 万次,青岛市卫生健康委员会、青岛市市立医院、青岛市妇女儿童医院被评为"头条健康优秀合作伙伴",青岛大学附属医院、山东大学齐鲁医院(青岛)、青岛市中医医院(市海慈医院)被评为"头条健康十佳合作医院"。

加强健康促进工作。城阳区通过国家级健康促进区技术评估,经验做法被国家卫生健康委《卫生健康工作交流》刊载,并被作为工作亮点向全国推介。市南区、西海岸新区、即墨区、平度市、莱西市入围省级健康县区优秀案例评选,市市立医院入选国家、省健康促进医院优秀案例。

行业安全管理

安全生产

2022年，调整全市医疗卫生安全生产专业委员会，分层分级修订完善安全生产责任清单。推进安全生产专项整治三年行动，开展全系统"除隐患、打非法、治顽疾"大检查行动和两次常态化安全生产拉网大排查，聚焦消防、防汛、电气、危化品、特种设备、房屋、燃气等安全重点，相继开展多次专项整治行动，检查医疗卫生机构739家次，排查整改各类隐患4680个，到期整改率100%。修订安全生产管理办法和行业安全生产创建标准规范，135家医院通过安全生产标准化验收。开展安全生产培训300次、演练379场。

信访工作

2022年，开展信访"治重化积"专项行动，成立工作专班，落实领导包案，坚持一案一策。国家、省、市交办的68件信访积案化解67件，化解率98.53%。开展保障三级"两会"、"护航二十大"矛盾纠纷隐患大排查大化解活动和到省进京上访专项治理行动，提前化解27起进京到省越级访事件。实现日常信访控增减存，严格规范办理流程，及时回应群众关切，全年受理群众来信来访705人次，到期办结率100%。

安保防范网络

2022年，28家三级医院推行安检制度，二级及以上医疗机构实现重点区域视频监控全覆盖，建立人脸识别安保系统取得新进展。28家三级医院设立警务室，109家二级医院设立治安巡逻点，推进医院一键报警、视频监控与公安联网，处置治安案件129起、扰乱秩序事件685次。各医院落实平安医院建设工作相关文件要求，建立年轻化安保队伍，强化安防培训演练，不断提升特情处置能力。

政务服务热线

2022年，在"12345政务服务热线"办理流程和标准上力求规范精准，受理群众诉求44097件，比上年同期增加48%。聚焦群众关心的热点难点堵点，坚持月分析通报制度，制发12期月分析报告和6期疫情防控、不满意诉求分析专报。

爱国卫生工作

国家卫生城市创建

2022年，推行全域创卫，加大国家卫生城镇创建力度。完成平度、莱西市创建国家卫生县市省级申报工作。全市剩余18家镇全部申报国家卫生镇，申报率从63%提高到100%。以爱国卫生月活动，助推爱国卫生运动。市爱卫办、市文明办、健康中国行动青岛推进办联合部署"文明健康 绿色环保"为主题的第34个爱国卫生月活动，启动纪念爱国卫生运动70周年活动，并获评全省爱国卫生运动70周年表现突出集体。开展纪念爱国卫生70周年、疫情防控健康知识有奖答题活动，参与人数达24万人次。印发《深入开展爱国卫生运动，助力新冠肺炎疫情防控工作的通知》，号召全市各单位和广大市民助力疫情防控，深入开展爱国卫生运动。

健康青岛工作

青岛市健康青岛工作走在全省前列。在 2022 年全省卫生健康规划信息工作视频会议、全省爱国卫生总结会议上作健康山东、健康城市典型交流发言。深入推进健康青岛十六项行动,提升居民健康水平。开展青岛市 2022 年健康细胞建设工作,制订《2022 年青岛市健康细胞建设工作方案》,全面开展健康社区、健康村、健康学校、健康促进医院、健康家庭、健康企业等的建设。

病媒生物防制

2022 年,组织环境卫生整治,印发《青岛市病媒生物防制工作方案的通知》,广泛发动群众,彻底清理鼠、蚊、蝇滋生场所,开展灭鼠活动和蚊蝇消杀工作。结合爱国卫生月活动,组织开展环境卫生集中整治行动,清理卫生死角 3 万余处,清除垃圾 4 万多吨,出动人员 5 万余人次,清理病媒孳生地 2 万多处,规范和增设鼠屋 5 万多个,投放鼠药约 15.4 吨。针对消杀第一代蚊幼虫,对沿海礁石坑、下水道等各类水体投放灭蚊幼虫制剂 5 吨,喷洒蚊蝇消杀药品 21 吨,出动消杀人员 2 万多人次。

控烟工作

以世界无烟日为契机,举办"健康青岛控烟行动进展交流暨 2022 年世界无烟日宣传网络直播",近 3 万人观看。创新开展"健康彩虹 共建无烟医疗机构"志愿服务活动,志愿服务活动开展以来,组织各区(市)、各医疗机构积极响应,开展多样化控烟活动,各志愿服务队伍共开展日常卫生、控烟巡查 10000 余次、劝阻吸烟者 20000 余人,出动劝烟志愿服务人员 3000 余人次。新增无烟家庭创建 4191 家。实施监督执法部门定期会议制度,开展联合执法行动。青岛市无烟机关建设案例作为全国 25 个优秀案例予以推广,城阳区无烟机关建设案例作为全省 16 个优秀案例予以推广。

人 事 管 理

干部队伍建设

贯彻市委大力锻造"实干家"干部队伍要求,印发《关于全面实施干部能力提升工程的意见》。2022 年,在委机关选拔任用正处长 2 名,晋升一级调研员 4 名、科级干部职级 29 名;在委属单位开展两轮处级领导干部选拔任用,提拔正处级领导干部 19 名、副处级领导干部 37 名,进一步使用干部 22 名。选派 11 名干部到委机关挂职,并充实到市疫情防控指挥部办公室;选派 29 名干部参加省"四进"工作队;组织 244 名处级领导干部报告个人有关事项,查核比对干部 130 名。

人事管理

探索实行委属医院领导班子任期年度目标责任制。举行委属医院院长"擂台赛",组织各医院院长公开讲年度目标任务、亮干事创业决心。会同市财政局、市人力资源和社会保障局印发《青岛市深化公立医院薪酬制度改革实施方案》。完成 2021 年度市卫生(基层卫生)系列副高职职称评审,1889 人获得卫生(基层卫生)系列副高级职称资格;指导 14 家委属单位完成专业技术岗位竞聘、2 家委属单位完成中层干部竞聘。积极化解人事信访矛盾,协调市有关部门解决某委属医院职工反映近 30 年的退改离诉求。

人才工作

印发《关于实施新时代"人才强卫"计划的若干措施》,引进培养医养健康领域高端人才 3 名、市级高层次人才 28 名、高级职称专家 102 名,博士、硕士 920 名,发放高层次人才补贴 110 万元。推荐 1 人获评泰山学者特聘专家、8 人获评泰山学者青年专家称号,3 人入围未来之星人才培养计划,1 人入围第二届齐鲁杰出人才奖评选；推荐 2 人获聘二级专业技术岗位、41 人获聘三级专业技术岗位。制定《青岛市公费医学毕业生就业管理试行办法》，顺利完成 12 名 2022 年应届毕业的公费医学生的就业选岗工作。

综合考核

为加强委机关各处室建设，印发《2022 年机关考核工作办法》，做好平时考核备案和年终考核工作。做好省、市高质量发展综合绩效考核相关工作，会同相关业务处室做好考核责任目标工作推进工作。做好委属事业单位绩效考核工作，按照市委编办对事业单位考核的要求结合卫生健康实际，印发《2022 年度委属医院绩效考核工作方案》和《2022 年度委属其他事业单位绩效考核工作方案》，按照方案做好考核组织工作。

财 务 管 理

资产状况及收支情况

2022 年，市、区（市）卫生健康部门所属公立医院（下同）资产总额为 211.37 亿元，同比增长 9.45%。门、急诊总量 3476.11 万人次，同比增长 43.66%；出院人数为 94.06 万人次，同比增长 1.43%。全市公立医院总收入 244.10 亿元，同比增长 4.48%，其中，医疗收入 191.79 亿元，同比增长 0.87%。

2022 年，全市卫生健康部门所属基层医疗机构资产总额为 24.56 亿元，同比增长 10.03%。门、急诊总量 1402.18 万人次，同比增长 44.27%，出院人数 11.47 万人次，同比降低 14.28%。全年总收入 46.23 亿元，同比增长 20.56%，其中，医疗收入 17.41 亿元，同比增长 8%。

2022 年，全市卫生健康部门所属卫生健康机构资产总额为 44.95 亿元，同比增长 25.39%。全年总收入 56.90 亿元，同比增长 43.53%，其中，财政补助收入 55.76 亿元，同比增长 45.12%。

财务管理

组织开展市卫健系统"会计基础工作规范年"活动，在山东省 2022 年"会计基础工作规范年"活动中获山东省财政厅通报表扬，获评 2022 年会计基础工作规范化单位。推进行政事业单位内部控制建设，在市财政局、市审计局组织的行政事业单位内部控制典型案例征集活动中，青岛市卫生健康委推荐的市口腔医院、市妇女儿童医院、即墨区人民医院 3 家医院案例被评为优秀案例。印发《2022 年度财务审计管理绩效考核办法》，以绩效考核为抓手强化财务审计监管，落实青岛市公立医院改革和高质量发展示范项目要求和财务审计年度工作。

卫生健康经济管理队伍建设

调整委属单位财务科长委派制，进一步理顺主管部门与委属单位在财务监管方面的工作关系，落实单位主体责任。举办青岛市"健康杯"会计技能大赛，通过笔试、个人技能测试和团队桌面推演形式，分别决出团体和个人奖项。通过举办卫生健康经济大讲堂、案例教学等形式，加强卫生健康经济管理队伍建设。

审计监督

2022 年，委托会计师事务所对 64 家委属单位（含工会及代管学会、协会等）2021 年的财务收支、资产管理、招标采购、医疗服务收费、以前年度审计问题整改、亏损核定、价格补偿等情况进行全面审计，出具审计报告 70 份，提出审计建议 94 条，督促委属单位规范经济活动；聚焦领导干部经济责任，开展领导干部离任审计 9 项，规范权力运行。

落实审计整改责任，促进管理提质增效。加强内审指导，组织委属单位统一开展重点领域重点审计。制发《2022 年内审工作计划》，集中开展高值医用耗材管理和招标采购两项重点审计，汇总分析审计情况形成审计通报。委属单位提交审计报告 30 份，发现问题 83 项，提出审计建议 85 条。

对口支援与协作

　　印发《青岛市卫生健康委员会 2022 年对口支援和东西部协作工作实施方案》。与甘肃省定西市、陇南市，西藏自治区日喀则市，山东省菏泽市等协作地对接，建立 60 对"一对一"帮扶合作单位，协调督导各有关单位扎实做好对口支援和东西部协作工作。采取"组团式"协作方式，由青岛大学附属医院、青岛市市立医院、青岛市中心医院牵头，组成帮扶团队，赴定西市通渭县人民医院，陇南市武都区第一人民医院、礼县第一人民医院开展帮扶工作，帮助医院提升临床专科服务能力，加强人员帮带培养，提升协作地医院管理水平。派出 160 余名以副主任医师或高年资主治医师为主的医疗卫生专业技术人才到协作地进行交流，培训协作地医疗卫生人员 6000 多人。

政府采购

　　强化纪检监督，建立招标采购项目诚信廉洁谈话机制。组织开展政府采购领域排斥或限制公平竞争行为、采购信息公开等自查自纠，开展 2021 年政府采购项目绩效评价，将政府采购行为纳入委属单位第三方审计范围。组织委属 21 家单位提报 2022 年食堂农副产品"832 平台"采购预留份额 65.26 万元，实际采购 162.56 万元，超额完成 2022 年委属单位脱贫地区农副产品采购预留份额。

机关党委工作

党建工作

　　组织开展"作风能力提升年"活动，制订"作风能力提升年"活动实施方案及"大学习""大调研""大讨论""人人都是发展环境，个个都是开放形象""亮绩赛绩"等 7 项工作措施，加强督导检查，促进工作落实。完成 27 项调研课题，制定"出生一件事"等"事要解决"项目 17 项，制定委机关目标清单 25 项、问题清单14 项、突破项目清单 20 项。

　　印发委党组 2022 年党建工作要点、市民营医疗机构党建工作要点，深化党建协作区工作机制，统筹推进公立医院、民营医疗机构和机关党建各项工作。调整全市医院党建工作指导委员会组成人员，完善工作机制。组织召开委党组党史学习教育专题民主生活会，指导委属各单位党组织开好专题民主生活会。组织开展党组织书记抓基层党建述职评议、召开基层党支部组织生活会。做好党的二十大及省、市党代会代表推选工作，督促委属单位党组织按期完成换届和补选工作。深化基层党支部标准化规范化建设，严格落实"三会一课"等组织生活制度，做好党员发展工作，加强党员干部经常性教育管理。组织开展争创"青岛市五星级基层党组织"活动，青岛市市立医院东院门诊急诊科党支部、青岛思达心脏医院党支部获评"青岛市五星级基层党组织"。持续深化模范机关建设，开展"人人都是发展环境，个个都是开放形象"活动，建立"卫生健康讲堂"，建设机关"党员活动室"（"党代表工作室"），营造机关党建文化，打造"医心向党"党建品牌。"守护健康"工作案例被收入青岛市机关名牌工作案例汇编，并申报中国卫生健康思想政治工作促进会特色品牌案例。

　　印发委党组理论学习中心组 2022 年度学习安排意见，认真组织委党组理论学习中心组集体学习。组织收听收看党的二十大盛况，贯彻落实《中共中央关于认真学习宣传贯彻党的二十大精神的决定》和省委、市委全面落实党的二十大精神的部署，深入学习宣传贯彻党的二十大精神。制定委党组 2022 年度落实意识形态工作责任制工作措施。

　　印发委党组《2022 年度全面从严治党责任清单》《落实省委巡视"回头看"整改工作方案》《全面从严治党党风廉政建设和反腐败工作问题整改方案》，开展问题整改。指导委属各单位党组织制定全面从严治党主体责任清单，组织开展党委（党组）及其"一把手"强化党内监督工作对照检查。制定委党组《关于进一步加强作风建设若干措施》《整治形式主义为基层减负 2022 年工作要点》《2022 年度维护国家安全工作的若干措施》。

纪检工作

研究制订《深入推进医疗卫生领域清廉建设的实施方案》《2022年推进医疗卫生领域清廉建设工作计划》，每季度调度工作完成情况。培育打造市中心医院"温馨清廉医院"示范单位，制发清廉医院示范单位建设标准，督导贯彻落实。开展廉洁教育和警示教育，开展卫生健康领域群众身边腐败和不正之风专项整治，开展节日期间纪律作风检查、疫情防控监督检查，查办问题线索。加大"第一种形态"运用，完善招标采购流程，履行监督执纪责任。"创建温馨清廉医院"做法获评青岛市首届清廉建设优秀成果，青岛电视台《青岛新闻》栏目予以报道。

精神文明建设

制发《2022年青岛市卫生健康委精神文明建设工作安排》，部署并做好卫生健康系统创建全国文明典范城市和创建文明单位等系列精神文明创建工作。梳理并报送全国文明城市创建各类工作资料和图片资料100余份。采取集中培训观摩，专项督导组"四不两直"实地巡查指导等各种形式，对全市23家列入实地测评的医疗卫生机构开展集中整治提升活动。委机关和市妇女儿童医院获评2021年度全国文明城市创建工作先进单位，卫生健康系统4人获先进个人表彰。

组织卫生健康系统各单位参与文明单位创建、乡村振兴帮扶、志愿服务和社会公益等活动，推进文明单位创建向非公立医院拓展延伸。完成2022年度全国、省、市级文明单位的推荐评选工作，审核推荐省级文明单位2个，复查省级文明单位17个，市级文明单位7个。推动军警民共建活动有效开展。委机关组队参加全市卫生健康系统乒乓球、羽毛球、毽球等比赛，均取得较好成绩。

工会工作

2022年，联合市人力资源和社会保障局、市总工会、团市委、市妇联，举办青岛市第十届"健康杯"会计、基本药物合理使用、中医药膳食、呼吸与危重症诊疗四个专业项目技能竞赛。吸引和带动全市卫健系统13584人次参加各层次87场竞赛。青岛市第十届

"健康杯"技能大赛被评为2022年度"青岛市高质量发展创新创优劳动竞赛项目"。举办青岛市医学验光与配镜技能竞赛、青岛市口腔种植一期手术医护配合技能竞赛、青岛市医务工会基层工会干部技能竞赛、青岛市慢病管理药学服务技能竞赛、青岛市卫生行业护理职业技能竞赛、青岛市基层预防接种岗位技能竞赛、青岛市寄生虫病防治工作岗位技能竞赛、青岛市健康教育岗位技能竞赛、青岛市家庭医生签约服务岗位技能竞赛、青岛市首届托育服务行业职业技能大赛、全市新生儿复苏技能竞赛共11项技能大赛。

成立职工足球、篮球、毽球、乒乓球、羽毛球、书画、摄影、马拉松、舞蹈、音乐、朗诵共11个文体协会，先后开展朗诵、书法、美术、摄影、羽毛球、乒乓球、毽球共7项文体比赛，代表省医务工会参加山东省第八届职工运动会五项比赛。开展"学法、知法、懂法"优雅天使《工会法》《民法典》法律法规知识竞答，有6073名女职工参与答题。

开展医务职工"五小"科技创新活动，6个创新成果列入2022年度省医务工会职工科技创新计划单独立项项目，13项新成果列入2022年度省医务工会职工科技创新计划联合立项项目，1个班组被评为2022年度青岛市创新型班组，1项创新成果获得2022年度青岛市职工创新成果二等奖。

建立青岛市医务工会"医me阳光"志愿服务队"健康小屋"志愿者中队12支，120名志愿者完成线上注册。组织40名疫情防控一线人员到山东惠工齐河疗休养基地进行疗休养。2022年全委有152个集体和个人获得市级以上工会工作和女职工工作表彰。

2022年元旦和春节期间，对委属单位、委机关228名患病困难职工、患病困难劳模、患病困难职工家庭、遭受突发灾害职工以及派驻干部进行送温暖慰问。对1968名疫情防控、援外防疫一线医务人员走访慰问，给予资金支持用于其工作和生活物资保障。

团委工作

2022年，开展"喜迎二十大，奋进新征程""青春心向党，建功新时代""牢记嘱托，建功有我"等主题活动，线上、线下同步开展主题团课、演讲征文、赴纪念馆缅怀革命先烈、打卡红色地标等活动。指导做好基层团组织按期换届工作，依托智慧团建系统，持续推进网上共青团建设，规范团组织设置运行，市卫生健康委各领域团支部142个，团员2410人，其中新转入

团员 126 人。组织青年志愿者广泛开展社区服务、救护培训、居家护理等志愿服务活动,参与疫情防控相关工作,参与县级以上政府及卫生健康部门组织的志愿服务 50 余次,派出志愿者 1000 余人,服务群众达 10 万人次。

共青团山东省委公布 2022 年度"五四"表彰决定,委属 1 家单位获评山东省"五四红旗团委",1 人获评山东省"优秀团干部";共青团青岛市委公布 2022 年度"五四"表彰决定,委属 2 家单位获评青岛市"五四红旗团委",3 家单位获评青岛市"五四红旗团支部",3 人获评青岛市"优秀团干部",2 人获评青岛市"优秀团干部",2 个单位获评青岛市"青年志愿服务先进集体",3 人获评青岛市"青年志愿服务先进个人",1 人获评青岛市"优秀青年志愿服务项目"。

离退休干部工作

重要赛事活动组织工作

开展主题教育。依托"离退休干部'微信公众号'""惠风家园'微信公众号'",通过各单位建立的老干部"微信工作群",组织老干部集中收看"网上专题报告会"和"每月一讲"网络课堂等。参加省委老干部局、市委老干部局举办的"喜迎二十大　建功新征程"系列活动,获"喜迎二十大　永远跟党走"知识竞赛优秀组织奖、"全市离退休干部书画作品展"优秀组织奖,多部个人书画作品获奖。各单位推广典型,宣扬事迹,注重加强离退休干部党建典型的培树工作力度,全系统 6 个离休党支部参与青岛市离退休干部"示范党支部"创建活动,青岛市中心(肿瘤)医院离休干部党支部被命名为"青岛市离退休干部示范党支部",该医院推荐的"创新＋传承＋服务一体化工作模式扎实推动离退休工作创新发展"案例,获全市离退休干部党建工作创新案例三等奖。各单位向老干部开放学习活动室、党建活动室,将老干部党员列入重要教育活动、重要庆祝活动参加人员,与单位所在区(市)、街道、社区开展合作,市中医医院、市中心(肿瘤)医院先后与青岛市党建教育基地、崂山区金家岭街道、社区联合开展党建活动,开创医院老干部工作与地方基层治理融合发展新模式。

制度机制建设

制发《2022 年全委老干部工作要点》,对全年老干部工作进行部署,要求委属各单位突出重点,每年开展"为老干部做一件实事"活动。落实离休干部"一对一"联系服务工作机制,先后两次协调委保健办、医政医药医管处和青岛大学附属医院、青岛市市立医院等五家医疗卫生机构,就《青岛市离休干部就医绿色通道实施办法》征求意见。建立健全老干部定期问候和联系服务工作制度,委属各单位通过电话、微信、实地走访等形式,对老干部开展每半年不少于一次的慰问。落实干部退休谈心谈话、办理手续、举办仪式等程序性要求,先后为委机关退休干部举行"荣退仪式"。牵头组织"全市党政机关、事业单位 60 岁及以上离退休人员新冠病毒疫苗接种"推进统计相关工作,全委 60 岁以上离退休干部疫苗接种率提高到 90.37％。持续深入开展"薪火代代传·健康忘年交"活动,创新开展的"薪火代代传·健康忘年交"青年志愿者服务行动,入选市委老干部局"市直单位老干部工作高质量发展优秀品牌"。

管理与服务工作

全面摸排掌握情况,实行台账管理、个性施策、精准服务,先后为 29 名老同志解决看病就医、个人所得税申报、保健证换发、住房证明、退休金标准咨询、银行卡办理等事项 90 余人次,各单位全年对所属老干部开展 12000 多人次走访、服务和慰问活动。配备老干部工作专(兼)职人员,各单位结合自身实际,采取以老带新、以会带训等形式,加强老干部工作业务知识培训。对接驻地和社区养老服务资源,为老同志提供各项服务,落实老干部党组织活动和服务工作经费。

计划生育协会工作

基层建设

将基层协会换届纳入计生目标责任制督查,组织各级计生协会按期换届。各区(市)成立换届工作领导小组,布置换届工作程序和内容,建立健全计生协会各项工作制度。全市 138 个镇街、5469 个村(社区)计生协会全部完成换届。市计生协会第七次会员代表大会筹备工作有序推进,召开大会情况经市卫生健康委党组、市委常委会研究审议通过,将按程序组织召开。

改革发展

在出台《青岛市计划生育协会改革实施方案》的基础上,各区(市)学习领会中央群团改革精神和中国计生协、省计生协、市计生协改革方案精神,准确把握自身定位,加强与相关部门联系,研究制订改革方案。为加大改革推动力度,定期调研督导各区(市)改革推进情况,并将区(市)计生协会改革作为需区(市)政府重点关注的事项进行通报,协调市委编办解决区(市)计生协会机构编制问题,推动区(市)计生协会改革落实落地。

青春健康教育

以高校、社区青春健康项目为基础,带动辐射周边单位和社区,不断扩大青春健康教育覆盖面。组织师资参加青春健康教育师资认证培训,按照山东省青春健康教育示范基地评分标准,规范完善基地建设。中国石油大学、青岛农业大学、青岛港湾职业技术学院等高校先后被确认为中国计生协和省计生协青春健康项目点、青春健康俱乐部,组织开展知识讲座和宣传咨询。

优生优育

打造国家级"优生优育指导中心"。城阳区计生协会、胶州市三里河街道中心幼儿园被评为中国计生协优生优育项目点,招募专家志愿者开展亲子活动、优生优育家长大课堂。西海岸新区长江路街道峨眉山路社区获中国计生协"家庭健康服务中心"建设试点项目。推荐西海岸新区计生协会联合西海岸新区妇幼保健院申办优生优育中心。城阳区获评中国计生协"向日葵亲子小屋"项目示范单位,国家支持项目资金 15 万元。加快推动 3 岁以下婴幼儿照护服务发展,印发青岛市《关于促进 3 岁以下婴幼儿照护服务发展的实施意见》。全市有托育机构 616 个,托位数 29395 个,每千人托位数 2.82 个。城阳区实施"关注生命之初 1000 天"家庭抚育项目,投入资金 300 万元,为全区 50 个社区、4500 个婴幼儿家庭提供管家式、精准化照护服务,受益人群达 4.5 万人次。

家庭健康促进行动

围绕"好家风·健康行"家庭健康主题推进活动,深入开展合理膳食知识普及、培育勤俭节约艰苦朴素的家教家风、净化美化居家环境等群众宣传活动。组织征订《家庭健康指导员培训教材》《家庭健康指导员培训教案》。在城阳区承办中国计生协 2022 年度第二期家庭健康指导员师资培训班,组织参加全国家庭健康促进行动工作研讨暨能力建设培训班线上活动。各区(市)计生协会累计开展主题推进活动 290 次,线上活动参与 16627 人次,线下活动参与 24399 人次,征集全省健康家风故事活动案例 24 个,全省"健康家·味道"优秀案例 16 个,制作发放家庭健康干预工具 3614 个、宣传品 19510 个。组织动员全市广大协会工作者、会员、计生群众参与疫情防控。

计生特殊家庭保障

2022 年,加大人口关爱基金募捐救助力度,募集资金 472.3 万元,走访慰问困难计生家庭 1564 个,发放救助金 293.3 万元。深入实施"圆梦助学"工程,向参加高考的计生困难家庭学生发放助学金,市级发放资金 12.7 万元,资助 127 名困难计生家庭学子进入校园。结合实际做好失独家庭调查摸底和审核救助,市财政拨付 8.1 万元用于公益金救助。推进"暖心家园"建设,在全市建立计生特困家庭联系人制度,开展一对一服务。胶州市三里河街道七里河社区、城阳区城阳街道东旺疃社区、即墨区潮海街道古城社区先后获评国家级"暖心家园"项目,城阳区上马街道林家社区获评省级"暖心家园"项目。

宣传教育活动

提高健康知识知晓率和满意度,广泛开展各类宣传教育活动,通过举办摄影展、"青春健康"项目启动仪式、"5.29 会员活动日线上有奖答题"等,宣传计生惠民政策、积极生育支持措施、健康知识及防疫常识等。向中国计生协网站、省计生协网站和区级以上媒体报送各类信息,在市以上各类媒体发表稿件 100 多篇。参与乡村治理,培育文明乡风,组织开展村级人口计生村规民约清理与修订。

学术团体活动

青岛市医学会

2022 年,市医学会被青岛市科协评为学会工作先进集体,获山东省医学会市级优秀学会等称号。

学会组织建设

2022 年,组织召开学会工作视频会议,市卫生健康委副局级领导干部吕富杰、科技教育与交流合作处处长李兵、青岛市科协学会部部长刘红英出席大会并讲话。市卫生健康委医院发展中心副主任王永成作 2021 年工作报告,并部署学会工作。妇产科学分会主委赵淑萍、睡眠医学分会主委刘文君、耳鼻咽喉科学分会主委姜彦、病理学分会主委赵鹏、肿瘤学分会秘书宋海平、血液学分会秘书孙玲明分别作经验交流。组织召开青岛市医学会第十三次会员代表大会,会议由市卫生健康委副局级领导干部吕富杰主持,大会选举产生青岛市医学会第十三届理事会 145 名,市卫生健康委主任薄涛当选会长,

吕富杰、李环廷、管军、池一凡、张春玲、邢泉生、徐欣当选副会长。对满三年届期的专科分会启动换届工作,组织完成分子影像分会等 30 余个分会换届改选工作,审批新成立 7 个青年委员会和 12 个专业学组。

学术会议

各专科分会举办线上＋线下相结合的小型学术

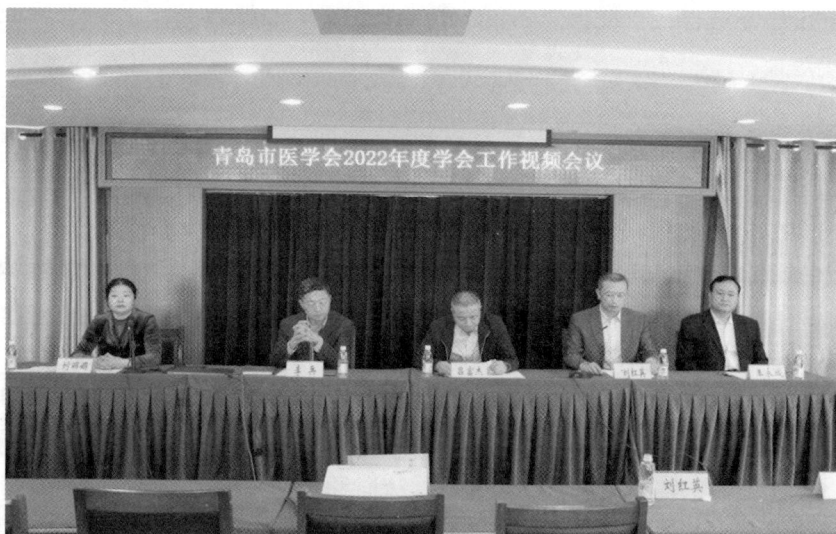

2022 年 4 月 14 日,青岛市医学会 2022 年度学会工作视频会议召开。市卫生健康委副局级领导干部吕富杰、科技教育与交流合作处处长李兵,市科协学会部部长刘红英出席会议。

会议和网络会议。举办小型学术会议 50 场次，线上参与人数达 5 万余人。

申报推荐工作

推荐申报中华医学科技奖 1 项，青岛市妇女儿童医院《儿童危重心脏病诊治关键技术体系的建立与应用》。推荐青岛市市立立医院刘学东为第十四届中国医师奖候选人，并获奖。向山东省医学会推荐"山东医学科技奖"50 项。向山东省医学会专科分会推荐委员 150 名。参加山东省医学会第十五次会员代表大会，推荐常务理事 2 名、理事 7 名、会员代表 9 名。

党建工作

根据《青岛市科学技术协会关于加强所属学会党建工作的意见》，结合市医学会党建工作实际，学会向各专科分会下发《青岛市医学会关于成立党建工作小组工作的意见》，要求各专科分会成立党建工作小组，全面加强党对学会工作的领导，有 96 个分会上报党建工作小组。

青岛市预防医学会

学会换届工作

2022 年，青岛市预防医学会第四届第一次会员代表大会召开。山东预防医学会副会长兼秘书长徐爱强、青岛市科学技术协会副主席刘红英、青岛市卫生健康委副局级领导干部吕富杰、青岛市预防医学会第三届理事会理事长逄增昌、青岛市疾病预防控制中心主任高汝钦、青岛市预防医学会第三届理事会副理事长兼秘书长李善鹏、青岛市社会组织管理局等相关领导及 150 余名会员代表出席会议。会议审议通过第三届理事会《工作报告》、《财务工作报告》、《青岛市预防学会章程》及《修订说明》、《会费标准和管理办法》和《选举办法》。大会以无记名投票方式选举产生新一届理事会理事长、副理事长、秘书长、常务理事和理事，高汝钦当选为新一届理事会理事长，为逄增昌颁发名誉理事长聘书，选举产生学会第四届党支部书记和委员。

学会年审工作

2022 年，5 月学会通过青岛市社会组织管理局、市科协对学会法律法规及有关政策的执行情况、活动的开展情况、财务管理和经费收支、党建等工作进行的年审。

学会活动

参与山东预防医学会换届工作，推荐青岛市疾病预防控制中心主任高汝钦、副主任段海平分别担任常务理事和理事，并参加山东预防医学会第五次会员代表大会。配合山东预防医学会开展学会会员电子注册工作。

2022 年，推荐中华预防医学会、山东预防医学会等各类学会和分会委员、专家 70 名。组织相关人员参加华东地区第十五届流行病年会、山东预防医学会流感防控年会、山东预防医学会第三届"预防医学齐鲁论坛"等各类学术活动。推选山东预防医学会优秀科技工作者 13 人、推荐并获山东预防医学会科学技术奖 1 项、应用推广奖 1 项。

2022 年 10 月 28 日，青岛市预防医学会第四届第一次会员代表大会召开，特邀山东预防医学会副会长徐爱强就《新冠病毒病例和疫情的流调与溯源》举办讲座。

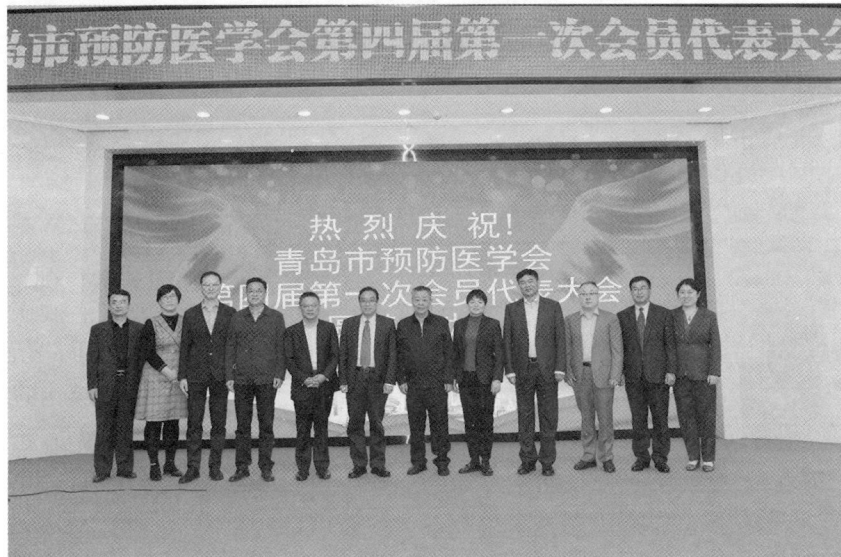

2022 年 10 月 28 日，青岛市预防医学会召开第四届第一次会员代表大会。

青岛市中医药学会

学会组织建设

2022 年，6 月 25 日举办青岛市中医药学会基层中医药专业委员会成立大会，成立首届基层中医药专业委员会，选举产生主任委员及 10 位副主任委员。

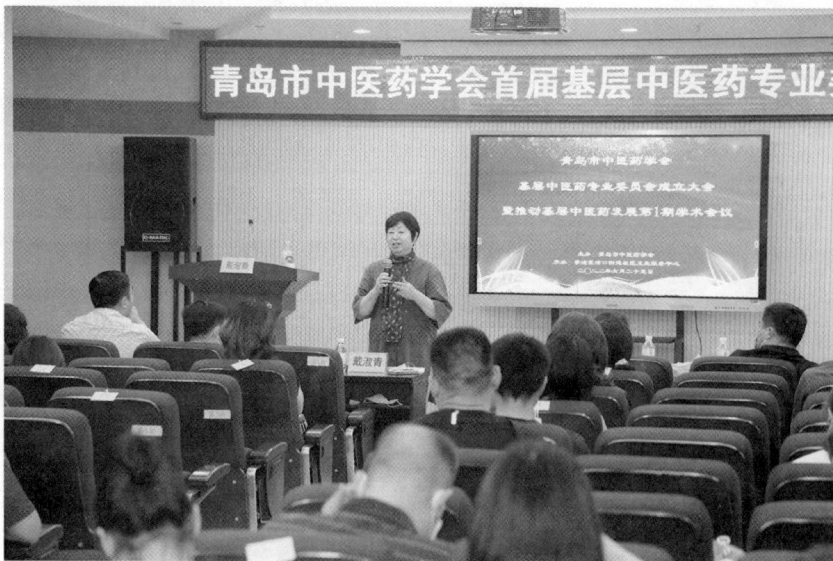

2022年6月25日，青岛市中医药学会基层中医药专业委员会成立大会暨推动基层中医药发展第一期学术会议召开。

学术交流与继续教育

2022年，青岛市中医药学会采用线上、线下相结合的形式，举办学术交流活动4场次，邀请省内外20余位中医药专家授课，参会人数1000余人；完成省、市级中医药继续教育项目5项，参与人数1000余人。6月25日，举办推动基层中医药发展第一期学术会议，邀请青岛市卫生健康委员会、青岛市中医医院专家，就"漫谈提升基层中医药服务能力的路径""艾灸在基层治未病中的应用"等内容进行授课及交流；6月28日，举办中医适宜技术研讨会，邀请广东省中医院、青岛市中医医院、淄博市博山区中医院专家进行授课并开展研讨；7月10日，举办疑难危重病历研讨会及学术会议，邀请来自青岛市中医医院、青岛市中心医院、菏泽市中医医院的中医药专家进行授课并开展研讨；11月19日，举办中药饮片质量控制培训班，邀请来自山东省中医院、青岛市中医医院、青岛市即墨区中医医院的主任药师，围绕医疗机构中药饮片的质量控制等内容进行授课及交流。

中医药科普宣传

2022年，组织专家会员开展中医药科普宣传活动。在CCTV-1《生活圈》"在线大名医"节目、青岛广播电视台《健康大学堂》《名医在线》《国医在线》《第一健康》等栏目累计举办中医药科普讲座80余次，开展中医药科普知识进社区、进学校50余次，受众1万余人次。组织专家会员开展义诊咨询，在"国际劳动妇女节""世界睡眠日""世界无烟日"等节日分别开展

"妇科常见疾病护理及健康教育""良好睡眠，健康同行""中医外治精准控烟，倡导绿色健康生活"等专题义诊和咨询活动，在青岛市"三伏养生节"等活动期间，开展养生保健（治未病）义诊咨询周活动，为居民提供养生保健义诊及咨询，受益群众1000余人。

申报推荐工作

2022年，向山东省科学技术协会推荐3个中医科普专家工作室参与山东省科普专家工作室申报，推荐1人参评齐鲁最美科技工作者并当选，推荐2人参评第十二届山东省青年科技奖并获提名；参加青岛市科学技术协会"不忘初心听党话、凝心聚力跟党走"科技工作者宣讲主题党日活动，推荐宣讲视频3组，获二等奖1项、三等奖2项。推荐申报中华中医药学会科技奖7项，获学术著作三等奖1项，申报山东中医药学会科技奖15项，获二等奖2项、三等奖2项；推荐5人参加"2022—2024年度中华中医药学会青年人才托举工程"项目申报，向山东中医药学会中医肾病专业委员会等推荐委员候选人128名。参与编撰《山东中医药学会会史概览（1962—2022）》，编写青岛市中医药学会会史，提供展现学会活动风貌照片100余张。青岛市中医药学会在山东省中医药学会60周年庆评奖活动荣获"学会工作先进集体"，9名会员分别获"学会先贤""资深会员""突出贡献奖""优秀青年会员""优秀学会工作者""建会60周年纪念奖"等奖项。

青岛市护理学会

学会组织建设

2022年，完成财务年度工作报告和年度审计报告。被青岛市科学技术协会授予"2022年度学会工作先进单位"称号。完成男护士工作委员会换届工作。成立专委会49个。举办主题为"关爱护士队伍护佑人民健康"国际护士节线上庆祝大会。大会由青岛市卫生健康委员会主办，青岛市护理学会承办，市卫生健康委员会副局级领导干部吕富杰主持，青岛市卫生健康委员会主任薄涛讲话。市卫生健康委、市文明办联合开展2022年度"青岛好护士"推荐评议活动，评选出2022年度"青岛好护士"100名。青岛市

护理学会在全市范围内开展2022年"杰出护理管理者""优秀专科护士"推荐评选活动。评选出"青岛市杰出护理管理者"30名,"优秀专科护士"30名,30年护龄护士349名。6月,学会党支部在青岛市科协组织的"喜迎二十大 同心跟党走"科学家精神宣讲比赛中,西海岸新区中心医院网约护士薛丹萍获一等奖,青岛大学附属医院高俊茹、董佳获三等奖,青岛市护理学会获"优秀组织奖"。

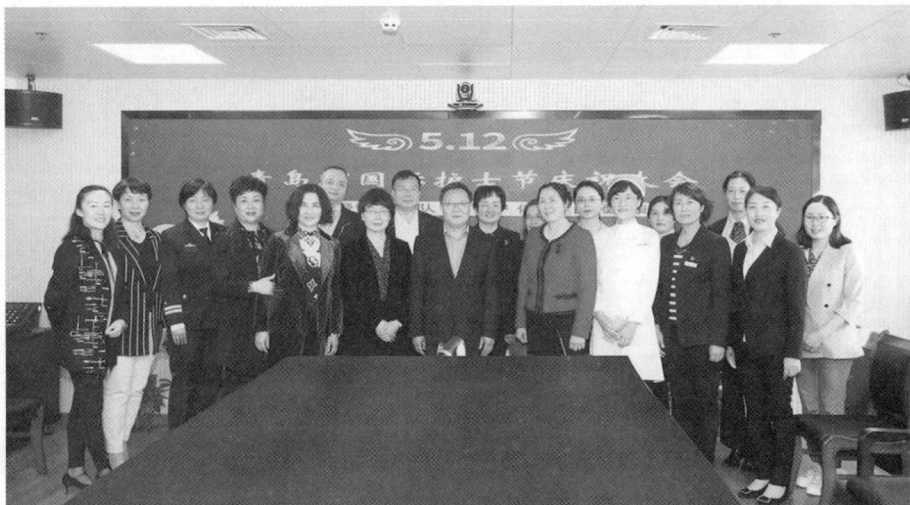

2022年5月11日,青岛市护理学会承办主题为"关爱护士队伍 护佑人民健康"国际护士节庆祝大会。

学术交流

2022年9月23日,由青岛市护理学会主办,《中国护理管理》杂志社、《中国护理管理》杂志社青岛通联站协办的"2022年青岛市护理学会科教学术会议暨《中国护理管理》杂志社青岛通联站学术活动"举办。会议的主题为"培育高层次人才,赋能护理工作高质量发展"。特邀中华护理杂志社社长姜小鹰教授、《中国护理管理》杂志社执行主编邓寒羽教授、北京大学第三医院护理部李葆华主任、中山大学护理学院副院长张俊娥教授、青岛大学护理学院院长助理杨丽教授等全国著名专家进行科研与培训专题授课。来自青岛市护理学会在职教育与培训专委会、护理科研专委会委员以及各级医院护理骨干200余人参加会议。

专委会活动

2022年,护理学会搭建平台举办多项学术会议。6月26日,由青岛市护理学会主办,血液净化专业委员会承办的第二次学术会议暨青岛市血液净化护理质量与安全管理培训班举行。8月26日,泌尿外科护理专业委员会授课比赛在青岛市市立医院学术报告厅举行。重症专业委员会举办"第五届重症患者压力性损伤病例比赛"。10月21日,神经内科护理专业委员会围绕"携手共进 促进神经内科专科发展"主题,举办"第二届神经内科护理个案比赛"。11月12日,循证护理专委会承办的"2022年度青岛市循证护理年会"暨"第五届优秀循证实践项目评选"线上举行。

护理人才培养

2022年,8月15日由青岛市护理学会主办,急诊护理专业委员会承办的第六期急诊专科护士培训班开班,青岛市各级医院30名优秀急诊护理骨干参加培训。培训班邀请金静芬教授、谢贞教授等46名专家围绕专科护士能力培养、护理应急管理、急危重症救治、胸痛中心建设、疫情常态化感控管理、护理科研、中长导管方面设置的8个课程模块的专题授课。11月19日,召开新生儿护理专业委员会学术会议暨第三期新生儿专科护士培训班启动会线上会议。邀请专家北京大学第一医院蒙景文、浙江大学医学院附属医院陈朔晖、武汉大学护理学院余立平教授等授课。200余人参会,培养新生儿专科护士学员10名。10月8日,由青岛市卫生健康委员会、市人力资源和社会保障局、市总工会指导,市护理学会主办,青岛大学附属医院承办的2022年青岛市卫生行业护理职业技能竞赛落幕。有37支队伍入围决赛。青岛市中心医院获团体一等奖,青岛市中医医院孙艺获个人一等奖,并获青岛市"岗位技术能手"称号。

"互联网＋护理"服务模式推广

2022年,举办"互联网＋护理服务"培训班。社区专委会进行"互联网＋护理服务"培训3期,培训学员257名。青岛西海岸新区在全市率先启动"互联网＋护理"服务试点工作,服务项目包含留置胃管、尿管、外周中心静脉导管(PICC)维护等32项,上门服务3400余人,33家主流媒体给予报道。西海岸新区中心医院创建"互联网＋护理服务"品牌"医网情深护暖患心"。山东大学齐鲁医院(青岛)、青岛大学附属医院持续推进"互联网＋护理服务"。

青岛市卫生健康机构工作概况

综合医院

青岛市市立医院

概况 青岛市市立医院始建于 1916 年,辖本部、东院、西院、市皮肤病防治院、临床检验中心 5 个院区,是集医疗、教学、科研、保健、康复、疗养于一体的综合性三级甲等医院,是 2008 年北京奥运会和残奥会、2018 年上海合作组织青岛峰会医疗保障定点医院,连续 13 年保持全国文明单位荣誉称号,2022 年正式成为康复大学直属附属医院。在中国医院科技量值排行榜中,排名列山东省地市级医院首位,16 个学科进入全国科技量值百强榜。

2022 年,医院占地面积 15.8 万平方米,建筑面积 28.8 万平方米,编制床位 3750 张。职工 4542 人,其中,卫生技术人员 4141 人,占职工总数的 91.17%;行政工勤人员 401 人,占职工总数的 8.83%。卫生技术人员中,有高级职称者 892 人,占 21.54%;有中级职称者 2072 人,占 50.04%;有初级职称者 1177 人,占 28.42%,医生与护士之比为 1∶1.72。设有职能科室 62 个,临床科室 161 个和医技科室 27 个。

业务工作 2022 年,门诊量 363.8 万人次,比上年增长 34.6%,其中急诊 28.9 万人次,同比增长 1.9%。住院病人 127682 人次,同比降低 0.3%。出院病人 127924 人次,同比降低 0.1%,与上年基本持平。床位使用率 76.4%,同比降低 6.0%。病床周转次数 38.9 次,同比增长 4.0%。完成手术 73119 例,同比增长 2.5%。平均住院日 7.03 天,同比缩短 0.85 天。

业务收入 2022 年,总收入 34.45 亿元,同比下降 2.13%,其中,业务收入 31.10 亿元,同比下降 2.59%。

固定资产 2022 年,固定资产总值 28.25 亿元,新增固定资产价值 2.18 亿元,同比增长 8.36%。

医疗设备更新 2022 年,新购 1 万元以上设备 338 台件,其中 100 万元以上设备 19 台件。新增超高清电子内镜系统 2 套、西门子 CT 诊断仪、GE 彩超仪 5 台、迈瑞彩超仪、支气管导航系统、混合动力碎石清石系统、泌尿外术中超声系统、多功能心肺测试仪、流式细胞仪、体外心肺支持辅助设备 2 台、STORZ 超高清脑室镜系统、移动螺旋 CT、美国雅培全自动生化免疫分析仪等。

基础建设 2022 年,完成住院 C 楼四、五楼病房改造工程、医保办及住院处改造工程、神经外科监护室改造工程、急诊重症监护室改造工程、体检中心改造等项目改造建设工作。

人才引育 2022 年,引进武汉大学人民医院胃肠外科主任付涛、深圳大学总医院急诊重症科主任张晓明等 4 人担任学科带头人,新招聘 143 名博士、硕士青年骨干,推荐 6 人评选泰山学者,徐伟获评泰山青年专家。唐华平、钟玉萍当选国家学会分会主任委员。5 人晋升为二级教授,14 人晋升为三级专家,149 人晋升高级职称。强化在职学历教育,33 人申报在职硕士生,12 人申报在职博士后。100 名青年骨干完成国内顶尖医疗机构专科进修。

学科建设　2022年,青岛市公立医院改革与高质量发展示范项目中,3个攀峰学科示范项目、17个市临床重点专科示范项目获资助,13名青岛市优秀学科带头人、23名优秀青年医学人才获培养资助。获批15个省医疗技术临床应用规范化培训基地。完成国家辅助生殖、ECMO等技术资质认证,皮下植入式心脏除颤术等39个新技术新项目填补医院空白。经导管主动脉瓣置入术(TAVI)、数字导航术等技术实现国内领先,无导线起搏器植入进入全国前20名,医院成为国家心血管病中心肺动脉高压专科联盟成员单位、省无导线起搏器培训基地。微创技术开展达芬奇、ROSA机器人手术近200台次。

加速康复平台建设,建成并启用心肺运动康复中心,快速康复外科治疗(ERAS)覆盖全院。获批省内唯一"中国康复医学会帕金森与运动障碍病康复培训基地",挂牌"中华运动康复医学培训工程青岛培训中心""山东省康复医师转岗培训定点医院""全国加速康复外科全程营养示范病房"。

深化区域检测和诊疗中心,建成病原微生物宏基因检测实验室,通过省临检中心验收并正式开展检测,组建全市感染性疾病诊断联盟,成为市病原微生物精准诊疗示范中心。"六大中心"建设取得新成绩,成功创建省级创伤中心,主持完成中国医院协会《应急管理标准》的制定,开展市办实事"智慧急救"建设。

科研教学　2022年,成为康复大学直属附属医院,牵头申报省心血管健康促进临床医学研究中心,建成样本存储量达25.2万的生物样本库。6个项目获国家自然科学基金,10个项目获省自然科学基金。获省科技进步二等奖1项、市科技进步奖3项,发表SCI论文206篇,授权发明专利72项,10项原创研发专利完成转让,1项发明专利完成市场转化。拥有硕士生导师364人、博士后导师13名、博士生导师26名,在院培养全日制研究生555人。新招录规培生146人,在院规培生738人。2021年全国医院科技量值百强榜中,医院综合排名第86名,五年综合评价排名第93位,16个学科跻身全国百强,居山东省第五位。

医疗服务　2022年,通过信息互联互通成熟度四级甲等评审,完成"全市一家医院""智慧妇幼"等平台对接,全面落实智慧服务十条措施,开展"互联网+护理"服务试点,初步构建智慧停车"无感支付""云医院"体系。设立医保结算、出院结算综合便民服务大厅,开展患者流管理、住院预住院、床旁结算、床旁入

院服务,开设中医日间病房,日间手术占比增长31.2%。推行医疗质量多学科会诊(MDT)管理模式,加强院内质控平台建设。通过全国VTE(静脉血栓栓塞症)防治能力建设示范单位认证,获评"全国VTE防治能力建设优秀单位"称号。管理案例获国家卫健委医院管理研究所课题项目资助,获中国医院管理奖区域优秀奖、市卫生健康委"三贴近一关爱"优质护理服务优秀案例。

卫生改革　2022年,成为国家卫生健康委医院管理研究所DRG培训基地建设单位,是全省唯一入选医疗机构。绩效管理获全国优秀案例奖,获评市深化医改创新举措和典型案例。西院区完成转型和全面同质化管理,通过三级老年病医院评审,完成市级"黄码医院"建设改造并顺利启用。

疫情防控　2022年,部署疫情防控100余次,更新完善防控工作制度40余项,"一科一岗一策"120余项。严格落实感控"四项机制",做好316个感控点位网格化管理,培训演练200余场。全员"应检尽检"和健康监测覆盖率100%,员工疫苗全程接种率95.38%,未发生院内感染事件。派出24支医疗队,760余名医护人员支援北京、海南、西藏、新疆、济南等地疫情防控。完成应急备用医院、应急发热门诊、红岛方舱医疗救治任务。完成发热门诊诊室3倍扩容和重症医疗资源准备。西院区按期完成黄码医院改造,本部院区新建急诊重症监护室(EICU)投入使用。

公益工作　2022年,"医联体"单位扩容到87家,建成青岛远程影像会诊中心,组建5个专科联盟、2个远程医疗协作网、8个名医专家工作室。开展义诊活动10次,"健康大学堂""博士健康课""百名医学博士进社区"活动68场,受益人数2万余人,获国家、省"健康促进医院优秀案例"。21名学科骨干赴日喀则、陇南、定西等地开展"组团式"帮扶,诊疗患者9474人次,刷新医疗技术空白50余项,成功实施高难度手术900台次,培训医护人员1947人次。

党建与精神文明建设　2022年,在全院各级党组织和党建联建单位组织学习、宣传党的二十大精神,在院各级党组织开展学习宣讲活动。联合电视、报纸、广播等社会媒体,通过《手术现场直击》《第一健康》《健康青岛》《健康大学堂》《名医在线》《健康"波"报》等栏目科普健康教育,推介专家300余人次。推出《医林探秘》医疗案例故事,《宋宋"漫"健康》《市立V视》《"顾"家营养餐》《读心手记》《贝贝说体检》等宣传栏目,对15项省级诊疗技术培训基地项目、重点专科、特色技术项目进行系列宣传报道。推出医学博士

进社区科普活动,同步开展直播63场,完成90期《博士健康课》短视频,获全国、全省健康促进优秀案例奖。开办青岛市医疗机构首个健康直播间——《医起聊聊》,完成23场直播,100余名临床专家直播平台。培树先进典型50余项,刘学东获2021年度"感动青岛"道德模范荣誉称号、第十三届"中国医师奖"及2022年"山东好医生"称号;王伟民、李宾公、宋卫青、周少飞、郝月琴、韩伟、解品启、魏东获2022年度"青岛好医生"称号。

大事记

1月3日,紧急抽调13名医护人员增援市公共卫生应急备用医院。

2月9日,组建的驻点医疗队97名队员再次接管市公共卫生应急备用医院,开展公共卫生应急备用医院轮值工作。

2月17日,召开九届十一次职工代表大会。

2月21日,医院再次紧急增派6名队员支援公共卫生应急备用医院。

2月22日,日喀则市委常委、桑珠孜区委常务副书记、市南区政府代理区长、青岛第九批援藏干部人才组领队刘存东带领区政府、区卫健局及青岛援藏干部人才组一行到访医院并座谈。

5月12日,青岛市副市长王波到医院本部院区实地督导调研核酸采样点工作。市卫生健康委党组副书记(主持党组工作)柳忠旭、副主任邢晓博陪同调研。

5月26日,医院国际医学中心正式通过DNV国际认证,国际医学中心住院、门诊及相关诊疗体系获DIAS认可。

6月16日,青岛市卫生健康委主任薄涛一行到医院徐州路院区医学检验中心就全面做好第三届跨国公司领导人青岛峰会重大活动保障任务进行调研部署。

6月19日—21日,医院圆满完成第三届跨国公司领导人青岛峰会重大活动保障任务。

7月16日,医院加入国家心血管病中心肺动脉高压专科联盟,全国有124家医院加入该专科联盟。

7月30日,中国创伤救治联盟创伤救治中心建设单位揭牌仪式举行。医院顺利通过省级创伤中心评审专家组对创伤中心进行的现场评审。

8月9日,医院党委与中国海洋大学医药学院党委举行党建协作签约仪式。

青岛市市立医院在科教楼召开全体中层干部会议,宣布青岛市市立医院成为康复大学直属附属医院,使用青岛市市立医院、康复大学青岛医院两个名称,实行市校共建共管。

8月17日,完成国家医保信息平台上线验收工作。

9月6日,医院党委与青岛地铁集团有限公司党委党建协作签约仪式举行。

9月23日,医院党委与青岛城投集团举行党组织共建签约仪式,建立党建共建协作关系。

9月28日,青岛市副市长王波就医院发展规划、工程建设等工作到医院现场调研。市卫生健康委主任薄涛,市发展改革委、市财政局、市自然资源和规划局、市北区政府相关负责同志参加调研。

10月13日,市卫生健康委主任薄涛带队督导检查医院东院区的安全生产、疫情防控和信访维稳工作。

10月25日,青岛市医学会第十三次会员代表大会召开,医院总院长管军当选青岛市医学会副会长兼秘书长。

12月13日,医院与海信医疗合作建立的"青岛远程影像会诊中心"揭牌成立。市卫生健康委主任薄涛,海信集团总裁贾少谦,医院总院长管军参加揭牌仪式。医院党委书记杨九龙主持揭牌仪式。

12月14日,医院申报的呼吸病学、神经内科学、重症医学与肝脏疾病临床研究重点实验室获批山东省卫生健康委员会"十四五"期间首批重点学科、重点实验室。

12月16日,国家卫生健康委发布2022年健康促进医院优秀案例征集结果,医院申报的《医学博士健康科普团把优质医疗资源送到群众身边,让看病不再难》获"强化健康教育主题"组优秀案例,并在通报中获典型介绍。

12月19日,市卫生健康委员会党组研究决定:于腾波同志任青岛市市立医院党委委员、书记,院长(试用期一年),青岛市市立医院(集团)总院长;杨九龙同志不再担任青岛市市立医院党委书记、委员,青岛市第九人民医院党委书记、委员职务,保留原职级待遇;管军同志不再担任青岛市市立医院党委副书记、委员,院长,青岛市东部医院院长,青岛市第九人民医院党委副书记、委员,院长,青岛市市立医院(集团)总院长职务,保留原职级待遇。

12月22日,康复大学(筹)临时党委研究决定:于腾波同志任康复大学青岛医院党委书记、院长(试用期一年)。

荣誉号 2022年,医院继续保持"全国文明单位、山东省文明单位"荣誉称号,获青岛市国家卫生城市复审工作先进单位荣誉称号,获青岛市千兆城市创建和5G基站建设工作先进集体荣誉称号。

党委书记、总院长:于腾波

党委副书记、副院长:王国安

副总院长:李永春、闫泰山、阎晓然

纪委书记:郭继梅

工会主席:丁海燕

副 院 长:韩同钦、袁国宏、刘学东、王伟民、韩 伟

院办电话:82789017(本部)、85937700(东院)

传真号码:82836421(本部)、85968434(东院)

地 　　址:青岛市胶州路1号(本部)

青岛市东海中路5号(东院)

青岛市安徽路21号(皮肤病防治院)

网 　　址:www.qdslyy.cn

青岛市中医医院(市海慈医院)

概况　青岛市中医医院(市海慈医院)成立于1999年12月,2020年加挂青岛大学附属青岛市海慈医院牌子,2022年1月,托管市第五人民医院,成立西院区,2022年7月,签约成立海阳分院。开放床位2553张,建筑面积13万平方米,职工总数2833人,其中,卫生技术人员2575人,占职工总数的91%;行政后勤人员258人,占职工总数的9%。卫生技术人员中,有高级职称者458人,占18%;有中级职称者961人,占37%;有初级职称者1156人,占45%。医生与护士之比为1:1.4,设职能科室55个、临床科室69个、医技科室11个。

业务工作　2022年,门、急诊量2532254人次,比上年增长93.61%;出院63735人次,比上年增长9.66%;手术量10580台次,比上年增长3.5%,其中三、四级手术量7849台次,比上年增长6.02%。

业务收入　2022年,业务收入185123万元,比上年增长16%。

固定资产　2022年,固定资产总值97951.09万元,比上年增长4.22%。

医疗设备更新　2022年,新购置CT机、数字X线摄影(DR)机、激光手术系统、关节镜系统、高清支气管镜、脊柱手术床、脊柱微创手术动力系统、脊柱微创电磁导航系统、妇科超高清等离子宫腔电切镜和宫腔动力刨削系统、妇科射频治疗仪、钬激光碎石机等。

基础建设　2022年,完成病区布局调整及相关改造修缮,本部新增综合重症监护床位34张、可转换重症监护床位16张,西院区新增床位100张;完成本部发热门诊候诊大厅改造扩容和西院区的院容院貌修缮、康复大厅建设、加装电梯等项目;崂山院区、城

阳院区建设有序推进。

医疗特色　2022年,有国家级重点专科7个,省、市级重点学科40个,齐鲁优势专科集群牵头科室3个、院士工作站2个、国医大师工作室8个、岐黄学者工作室1个、泰山学者工作室1个;推进省级区域中医医疗中心建设;肺病中心获批市中医药肺病临床医学研究中心;骨关节与创伤外科中心设立运动康复亚专业,实行手术康复一体化治疗,开展髋关节镜治疗髋关节撞击综合征(FAI)、盂唇损伤、股骨头缺血性坏死的保头治疗,获评市级创伤中心;脊柱外科开展UBE(单侧双通道内镜)脊柱内镜下微创腰椎融合技术、颈椎后路内镜下微创椎间盘突出髓核摘除＋椎管减压术、脊柱畸形椎体截骨矫形＋长节段钉棒内固定融合手术;康复中心入驻西院区;心脏外科开展二尖瓣、三尖瓣、主动脉瓣置换术及联合心脏瓣膜的置换、直视成形手术,经导管主动脉瓣置入术,体外及非体外循环冠状动脉搭桥,冠状动脉搭桥加瓣膜置换术,Bentall手术、全弓置换加象鼻支架置入术,胸腹主动脉人工血管置换术等;妇科开展盆底功能障碍性疾病诊疗及侧腹壁子宫或阴道残端悬吊术,宫骶韧带高位悬吊术等。

科研工作　2022年,科研立项58项,其中,国家级2项,省级20项,市级36项;完成科研结题35项,获得科研奖励5项;发表学术论文299篇,其中SCI论文63篇,国内核心期刊135篇;授权发明专利21项。

继续教育　2022年,举办继续教育30项;新增国家级知名中医工作室2个,学术继承人4人,研究生导师23人,师承老师6人,学术继承人12人;获优秀带教老师称号12人,教师技能大赛获奖5人;在院培养高校研究生205人;承担大学授课1304学时;招收中医规培学员137人;派出进修人员23人;推荐在职学历教育10人。

人才队伍建设　2022年,引进各类人才126人;选拔临床亚专业骨干人才76人;建立优秀管理人员后备资源库,遴选行管干部后备人才20名,护士长后备人才20名;获评省名老中医、市中医药领军人才等各级优秀人才42人次。

党建与精神文明建设　2022年,全面学习贯彻党的二十大精神,开展"作风能力提升年"活动,组织党委理论中心组集中学习12次,党委书记带头讲党课2次,班子成员深入支部讲党课9次,完成调研报告9篇,评选五星级党支部9个,开展"党员亮身份、争当岗位先锋"活动、"我为群众办实事"实践活动,组织党员专家开展进社区、进乡村、进学校等活动20余

场次。发展预备党员 2 人，入党积极分子 45 名、重点培养对象 14 名。连续 10 年通过全国文明单位复审；获省卫生健康新闻宣传奖；开展健康促进工作，创建省中医药文化宣传教育基地；开展员工素养提升工程，选树先进典型。

大事记

1 月 17 日，按照市卫生健康委党组部署，托管市第五人民医院，成立西院区。总院长池一凡兼任西院区党委书记、院长。

2 月 22 日，获批青岛市第一批国家医疗机构废弃物信息化管理医疗机构。

2 月 28 日，整建制管理青岛大学青岛医学院中西医结合临床一级学科，总院长池一凡兼任青岛大学青岛医学院副院长。

3 月 18 日，赴莱西市核酸采样医疗队成立临时党支部。

3 月，完成西院区党支部换届选举工作，选举产生 3 个党总支和 17 个党支部。

4 月 15 日，国家级重点专科康复中心全面进驻西院区，西院区康复中心开诊。

4 月 18 日，获评山东省康复医师转岗培训定点医院。

6 月 21 日，承办青岛市中西医结合学会第六届常务理事会扩大会议。

7 月 13 日，青岛市副市长王波带队到医院调研中医药适宜技术推广工作。

7 月 15 日，青岛市卫生健康委员会党组研究决定，肖飞远、范传波、陆学超 3 位同志任青岛市中医医院（市海慈医院）党委委员、副院长，试用期一年。池一凡任青岛市中医医院（市海慈医院）党委书记；袁新国任青岛市中医医院（市海慈医院）党委副书记，不再担任青岛市卫生学校党委委员、副校长；赵军绩不再担任青岛市中医医院（市海慈医院）党委书记、委员；唐明不再担任青岛市中医医院（市海慈医院）副院长，保留原职级待遇。

7 月 21 日，肿瘤中心获评"全国规范放疗营养示范病房"。

7 月 29 日，与海阳市中医院医联体签约，成立海阳分院。

8 月，完成本部院区党支部换届选举工作，选举产生 9 个党总支和 37 个党支部。

9 月，本部和西院区分别召开第三次工会会员代表大会和第十二次工会会员代表大会，选举产生新一届工会委员会、工会经费审查委员会和工会女职工委员会以及新一届工会主席和副主席、工会经费审查委员会主任、工会女职工委员会主任。

9 月 22 日，西院区召开党员大会，选举产生中共青岛市第五人民医院第三届委员会和纪律检查委员会，并召开第一次会议。

11 月 4 日，新增青岛大学硕士研究生指导教师 15 名。

11 月 17 日，作为全国中医护理骨干培训基地，举办第一期全国中医护理骨干人才培训班。

11 月 28 日，城阳院区举行开工奠基仪式。

荣誉称号　获全国文明单位、全国"优秀医院管理团队"奖和山东省中医药文化宣传教育基地、山东省医务系统劳模（高技能人才）创新工作室、青岛市"战疫先锋示范岗"、青岛市工人先锋号、青岛市院前急救工作先进集体等称号。

党委书记、总院长：池一凡

党委副书记：袁新国

副总院长：郑　心、朱维平、孙金芳

副 院 长：张文理、刘庆涛、范传波、陆学超

纪委书记：李志荣、张忠国

副院长、工会主席：肖飞远

党委委员：王　莉

院办电话：83777008

传真号码：83777888

电子邮箱：hcbgs@126.com

邮　　编：266033

地　　址：青岛市市北区人民路 4 号

青岛市中心（肿瘤）医院

概况　青岛市中心（肿瘤）医院，由青岛市中心医院、青岛市肿瘤医院和青岛市职业病防治院共同组建而成，占地面积 6 万多平方，开放床位数 1669 张，临床科室 59 个、医技科室 20 个，是青岛市首批三级甲等医院。

2022 年，医院职工总数 2434 人，其中卫生技术人员 2203 人，占职工总数的 90.5%；行政工勤人员 370，占职工总数的 15.2%。卫生技术人员中，有高级职称者 402 人，占 18.2%，有中级职称者 1147 人，占 52.1%，有初级职称者 654 人，占 29.7%，医护比为 1：1.45。

业务工作　2022 年，门、急诊人数 106.58 万人次（不含核酸检测），比上年增长 3.3%；出院 7.58 万人次，比上年增长 5.4%；平均住院日降至 6.8 天，微创

手术占比 23.8%，四级手术占比 22.1%。

固定资产　2022 年，固定资产总值 103292.6 万元。

基础建设　2022 年，开展二期改扩建项目准备工作，完成概念规划设计方案及项目建议书编制；北部院区修缮项目二号综合楼修缮等工程进度超过 80%，七号楼修缮完成 30%。

疫情防控　2022 年，6 月全面接管青岛市公共卫生应急备用医院，先后派出 700 余人次，整理、录制 172 项工作重点和教学视频，接诊本土患者 1521 人、境外患者 551 人。派出 610 名医务人员支援多地疫情防控，累计工作时长超 5.5 万小时，被多地市委、市政府授予"战疫先锋示范岗"称号；承担市"应急门诊"和"黄码"医院责任，接诊 440 人次。12 月，调整疫情防控策略，统筹安排全院床位，迅速扩容急救和重症能力，打通北部院区转诊流程，全力保障新冠感染患者就诊需求。

卫生改革　2022 年，开展行政效能提升及满意度提升行动，梳理就医点位 232 条，排查风险点 35 个，再造外科手术周转、住院医技检查预约等 23 项流程，优化急诊流转流程。优化急诊流转流程，全年分流患者 11317 人次，同比增加 53%；推广诊间结算，门诊诊间结算覆盖率达 100%。夯实"志愿服务"团队建设，全年志愿服务项目 48 项，参与职工 1300 余人次。打造 DRG 数据平台，强化 DRG 精准分析管控能力，人均住院费用降幅达 8.3%，平均住院日降幅达 4.2%；病例组合指数（CMI）值提升至 1.03。连续 8 年举办品管圈及 PDCA 持续改进项目大赛，形成 193 个成果，推选出的优秀案例获国家、省、市质量管理相关奖项 29 项。推行"全院一张床"模式，共享床位 466 人次，疫情政策调整后，全院统一调配床位收治肺炎患者，进一步优化床位使用效率，床位使用率达 110%。上线住院病案无纸化系统，住院病历纸张节约达 61.35%，累计节约支出 142 万元。智慧医院项目预算 3394 万元硬件软件进入招标程序；接入"全市一家医院"等多场景应用，实现就医付费多渠道支付、检查检验结果互认共享等功能，实现云胶片手机查阅检查图像功能，患者预约后的平均等候时间缩短至 19.8 分钟。

科研工作　2022 年，肿瘤学科成为山东省首批医药卫生重点学科、青岛市首批攀峰学科，职业病、结核、呼吸、康复、中西医结合肿瘤、卒中、血液、急诊、泌尿、检验、消化、乳腺、围手术期医学、肿瘤分子影像、临床药学 15 个专科被评为市级临床重点专科，30 人成为青岛市医疗卫生学科带头人或优秀青年医学人才。与中国海洋大学、青岛大学签订研究生培养协议，合作建成培养基地和抗肿瘤药物研究实验室；新增省级副主委 5 名，组织、牵头组织 35 场学术会议；累计发表 SCI 文章 28 篇、中文核心文章 68 篇，申请专利 95 件，3 项课题获省自然科研立项，2 项课题获省卫生健康委立项，53 项课题获市级立项。《中国医院创新转化排行榜》上列综合榜单全国第 22 位，专利转化量榜全国第 12 位，发明专利授权量榜全国第 19 位。

党建工作　2022 年，党委理论中心组"第一议题"集中学习 19 次，开展专题学习研讨交流 4 次，政治理论测试 5 次，开展党的二十大精神宣讲，开展系列宣传活动；开展"作风能力提升年"活动；强化党员教育管理，推动党员管理常态化长效化；完成中层干部（护士长）岗位续聘、竞聘工作，加强高层次人才引进和实施人才分类分层管理。

继续教育　2022 年，成功申报市级以上继续医学项目 54 项，涵盖医院各类优势学科和重点学科，继教项目完成率达到 95% 以上。

大事记

7 月 7 日，国家卫生健康委通报 2020 年度全国三级公立医院绩效考核国家监测指标得分排名，在全国 2508 家公立医院中，医院获 707.9 分，连续三年跻身全国 A 序列。

7 月 29 日，全市卫生健康半年工作推进会暨党建与温馨清廉医院建设工作观摩会在医院召开。

8 月 19 日，青岛市肿瘤医院建院 50 周年，中国工程院院士、山东省肿瘤医院院长于金明，青岛市人民政府副市长王波，青岛市卫生健康委员会主任、青岛市中医药管理局局长薄涛等出席庆祝建院 50 周年暨表彰大会。

9 月 28 日，青岛市副市长王波到医院调研二期建设项目。

12 月 28 日，中国医师协会《关于青岛市中心医院全科专业住院医师规范化培训基地复评结果的通报》，医院全科专业住院医师规范化培训基地通过复评。

荣誉称号　2022 年，应急备用医院医护团队获省医药卫生先进集体称号。

党委书记：张春玲

院　　　长：邢立泉

副 院 长：马学真、潘　蕾、刘春旺、陈崇涛、张进、吴雪松、赵自云、仇佩洁、王小艳、曲成明、鞠　芳

院办电话：84961778

总机电话：84961699

传真号码：84863506

电子信箱：qdzxyy@qd.shandong.cn

邮政编码：266042

地　　址：青岛市四流南路 127 号

青岛市第三人民医院

概况　青岛市第三人民医院始建于 1931 年，前身是美国基督教创办的教会医院"信义会医院"，是青岛市卫生健康委直属医院、青岛大学附属医院，地处李沧区，毗邻青岛北站、胶州湾跨海大桥，是一所集医疗、教学、科研、预防保健、康复于一体的三级综合医院。医院总建筑面积 8.1 万平方米。2022 年，职工总数 1185 人，其中卫生技术人员 1045 人，占职工总数的 88.19%；行政工勤人员 140 人，占职工总数的 11.81%。卫生技术人员中，有高级职称者 134 人，有中级职称者 529 人；医生与护士之比为 1：1.67。开放病床 717 张，设职能科室 27 个、临床科室 34 个、医技科室 11 个。

业务工作　2022 年，门、急诊总量 40.28 万人次，其中急诊病人 7.38 万人次；出院人数 1.83 万人次；住院手术 1.31 万例。

业务收入　2022 年，总收入 5.13 亿元，其中业务收入 3.43 亿元。

固定资产　2022 年，固定资产总值 8.28 亿元。

医疗设备更新　2022 年，购置肌电图诱发电位仪、电子放大胃镜等 50 万元以上医疗设备 2 套（台）；钬激光治疗机、智能取药机、数字眼底照相机等 10 万元以上设备 16 套（台）。

信息化建设　2022 年，电子病历系统通过山东省 5 级文审，互联互通通过四级甲等现场定量测评。启动"一体化"系统升级改造，确立整体框架。智慧服务和智慧管理自评估 2 级并上报国家平台。全面完成"全市一家医院"对接建设及传染病慢病监测，检查检验共享作为试点单位率先完成任务。落实智慧服务十项举措，实现检验报告、体检报告、住院费用线上查询，完成云胶片、床旁结算、第三方支付功能。市"互联网+医疗健康"便民惠民平台及"就医付费一件事"对接完成率超 80%，完成率 92.6%，院内各系统顺利上线。

医疗特色　2022 年，消化内科、重症医学科、结石病中心、耳鼻咽喉头颈外科获评市级临床重点专科，入选优秀学科带头人 1 人、优秀青年医学人才 3 人。医院通过国家呼吸与危重症医学科规范化建设三级医院达标单位评审、国家级心衰中心评审，获批

青岛市"三高指导中心"，完成中医皮肤病、中医妇科特色门诊建设。

科研工作　2022 年，获得市级各类科研立项 11 项；发表论文 24 篇，其中 SCI 论文 14 篇；参编论著 7 部（副主编以上），授权发明专利 1 项。

继续教育　2022 年，选派 21 人赴全国排名前十位的医院进修；完成市级继续医教育项目 28 项；承担并完成 80 名乡村医生的基层人员能力提升培训工作；完成 231 名实习生的临床实习任务，接收 231 名见习、实习生的临床见习、实习带教工作。

精神文明建设　获青岛市文明单位标兵等称号，2 名医师获青岛好医生、4 名护士获青岛好护士称号。选派 850 余名医护人员支援省内外疫情防控工作，选派 16 名医师顺利完成对口支援工作，选派 2 名业务骨干圆满完成援藏工作。

大事记

1 月 25 日，邢晓博同志不再担任中共青岛市第三人民医院委员会书记、委员，青岛市第三人民医院院长；徐晟伟同志主持青岛市第三人民医院党委工作；于华同志任青岛市第三人民医院副院长（主持行政工作）；郭娟娟、纪冰同志任中共青岛市第三人民医院委员会委员。

3 月 5 日—4 月 15 日，组建 93 人医疗队和管理团队，进驻青岛市公共卫生应急备用医院（北院区）支援新冠肺炎医疗救治工作，整建制接管 3 个病区，综合管理 8 个病区。

3 月 8 日，全院停诊腾空，作为青岛市新冠肺炎集中收治定点医院第二次启用。

3 月 25 日，通过全市卫生健康系统安全生产标准化三级达标复审。

4 月 22 日，完成第二次青岛市新冠肺炎集中收治定点医院任务，正式恢复开诊。

4 月 22 日，被确定为青岛市智慧检查检验系统试点医院。

5 月 11 日，举行青岛市"三高共管"工作座谈会，山东省基层卫生协会副会长魏仁敏、青岛市卫生健康委基层卫生健康处处长孙健平一行 6 人、李沧区卫生健康局局长王旭梅一行 8 人参加座谈会。

6 月 14 日，获批成为青岛市"三高指导中心"。

7 月 26 日，徐晟伟同志任青岛市第三人民医院党委书记，不再担任青岛市第三人民医院副院长；于华同志任青岛市第三人民医院院长；华裕忠同志任青岛市第三人民医院党委副书记；郭娟娟同志任青岛市第三人民医院副院长，挂职任青岛市卫生健康大数

据中心副主任;纪冰同志任青岛市第三人民医院副院长。

7月21日,省卫生健康委基层卫生健康处二级调研员王南南一行到院调研"三高共管、六病同防"医防融合工作。

8月8日,国务院医改领导小组专家咨询委员会委员、中国人民大学医改研究中心主任王虎峰教授到医院开展公立医院改革与高质量发展示范项目相关调研。

9月11日—10月11日,组建40人医疗队伍,进驻青岛市公共卫生应急备用医院支援新冠肺炎医疗救治工作,整建制接管1个病区。

9月30日,获批成为青岛大学附属医院。

11月5日,启用医院发热门诊为青岛市"一点两区"提供医疗服务。

11月6日,第三次全院停诊腾空,紧急作为青岛市市级"一点两区"救治医院启用。

11月21日,恢复对外诊疗。

11月25日—12月19日,组建41人医疗队,进驻青岛市公共卫生应急备用医院支援新冠肺炎医疗救治工作,整建制接管1个病区。

12月5日,通过2022年度电子病历系统应用水平五级省级初审。

荣誉称号 获山东省五四红旗团委、全省医务系统工会工作先进集体、青岛市院前急救工作先进集体、青岛市继续医学教育先进单位、医疗机构法治建设工作市级评估优秀单位等荣誉称号。

党委书记:徐晟伟

院　　长:于　华

党委副书记、纪委书记:华裕忠

副院长、工会主席:孙彩茹

副 院 长:郭娟娟、纪　冰

院办电话:89076678

总机电话:4006619966

传真号码:89076611

邮政编码:266041

地　　址:青岛市李沧区永平路29号

山东青岛中西医结合医院
(青岛市第五人民医院)

概况 山东青岛中西医结合医院暨青岛市第五人民医院是山东省首家中西医结合医院,亦是市属综合性医疗机构。医院1906年建院,1995年被确立为三级甲等中西医结合医院,并于2018年、2022年通过复评。2022年1月由青岛市海慈医疗集团托管,实行集团化管理。医院占地面积1.6万余平方米,建筑面积2万余平方米。2022年,职工总数536人,其中卫生技术人员466人,占职工总数的86.94%;行政工勤人员70人,占职工总数的13.06%。卫生技术人员中,有高级职称者54人,占11.59%;有中级职称者152人,占32.62%;有初级职称者260人,占55.79%。医生与护士之比为1:1.25。医院现有编制床位520张,设临床科室26个、医技科室4个。

业务工作 2022年,诊疗97187人次,同比增长9.32%;收入院11651人次,同比增长75.05%;出院10998人次,同比增长66.81%;床位使用率77.69%,同比增长23.68%;病床周转次数为23.60次,同比增长49.99%。

业务收入 2022年,业务收入20860.19万元,同比增长61.45%。

固定资产 2022年,固定资产总值9324.01万元,比上年增长5.15%。

医疗设备更新 2022年,新增射频热疗机、口腔颌面锥形束计算机体层摄影设备、动力刨削系统、冲击波治疗仪等设备。

基础建设 2022年,山东青岛中西医结合医院东院区(山东中医药大学附属医院青岛医院)建设项目进行主体施工。

医疗特色 2022年,新开展心脏射频消融、左心耳封堵、急性缺血性脑卒中静脉溶栓治疗、脑血管造影、膝关节置换、关节腔镜治疗、支气管镜治疗、周围血管介入治疗等18项新技术新项目。

科研工作 2022年,获批省中医药科研项目立项4项、市局级中医药科研项目立项3项、市南区科技局科研项目立项1项;青岛市局科研项目完成科研成果鉴定获市级科研成果鉴定2项。全院职工发表科技论文70余篇,SCI论文4篇,中文核心期刊论文3篇,科技核心期刊论文4篇。

继续教育 2022年,组织完成14项继续医学教育项目,其中市级11项、省级3项;完成山东中医药大学等实习生带教工作和中医住院医师协同基地规培工作;完成山东省第三批、第四批、第五批西学中培训班年度工作;组织完成青岛市中医类别全科医生转岗培训考核工作,合格率80%;完成进修管理10人次。

学科建设与人才发展 2022年,在重点学科(专科)的建设和人才培养上,完成2个青岛市级重点学科和1名优秀青年人才的建设和培养,获批新一轮

2022—2024年度4个青岛市级重点学科和2名优秀青年人才的建设和培养。

精神文明建设 2022年,完成争创市级文明单位标兵申报工作,医院被评为"青岛市精神文明标兵"。

大事记

1月17日,根据市卫生健康委党组部署,医院由青岛市中医医院(市海慈医院)托管,实行同质管理。池一凡任中共青岛市第五人医院委员会委员、书记,青岛市第五人民医院院长。

2月25日,医院召开七届十六次职工代表大会。

3月7日,成功实施床边气管镜检查。

3月22日,运用关节镜微创手术为患者解除膝关节痛风疼痛。

4月15日,康复中心开诊。

4月29日,成功实施三维标测下经导管心脏射频消融术。

5月11日,成功实施经内镜逆行阑尾炎治疗术(ERAT)。

6月10日,肿瘤科引进NRL-004型射频热疗系统。

6月17日,肾病科成功完成DSA引导下动静脉内瘘狭窄球囊扩张手术。

7月2日,骨科成功开展膝关节镜复杂手术。

8月4日,多学科协作,成功为101岁老人实施高难度ERCP(经内镜逆行胰胆管造影术)取石术。

8月17日,开始运行中医日间病房。

8月29日,成功开展国产单分支主动脉手术。

9月1日,成功开展肩关节镜下肩走编缝手术。

9月22日,医院组织召开党委换届选举党员大会。

9月30日,医院组织召开第十二次工会会员代表大会。

10月26日,医院健康管理科启用。

荣誉称号 2022年,获青岛市第十届"健康杯"呼吸与危重症技能大赛团体三等奖,会计技能大赛团体一等奖;获评青岛市高校文化单位先进保卫组织集体。

党委书记、院长:池一凡
副 院 长:孙金芳
纪委书记:张忠国
工会主席:肖飞远
院办电话:82612230
传真号码:82619157
电子邮箱:qdwybgs@126.com
邮政编码:266002
地 址:青岛市市南区嘉祥路3号

青岛市第八人民医院

概况 2022年,编制床位1100张,职工1627人,其中,卫生技术人员1457人,占职工总数的89.55%;行政工勤人员170人,占职工总数的10.45%。卫生技术人员中,有高级职称者204人,占14%;有中级职称者702人,占48.18%;有初级职称者551人,占37.82%,医生与护士之比为1∶1.5。设有职能科室28个,临床科室40个和医技科室11个。

业务工作 2022年,门诊量68.18万人次,同比下降7.75%,其中急诊10.28万人次,同比下降17.89%;住院病人3.05万人次,同比增长5.90%;出院病人3.00万人次,同比增长3.09%;床位使用率56.88%,同比下降5.22%;床位周转次数30.22次,同比提高6.04%;完成手术8063台次,同比下降18.64%;平均住院日6.60天,同比降低17.60%。

业务收入 2022年,完成总收入9.61亿元,同比增长8.53%,其中,业务收入6.37亿元,同比下降5.6%。

固定资产 2022年,固定资产总值4.04亿元,新增固定资产价值0.4亿元,同比增长10.7%。

医疗设备更新 2022年,购置3.0T核磁共振(MR)仪、高端CT机、彩色多普勒超声诊断仪、高压氧舱等100万元以上设备6台(件)。

基础建设 2022年,本部院区完成配电室改造、检验科整体改造、综合重症监护室(ICU)病房扩建等工程项目。东院区建设工程全面转入安装及装修阶段。

卫生改革 2022年,深化绩效考核体系,激发学科潜力。通过上线临床路径信息化系统、开展日间手术、增加专病门诊、开放无节假日手术室等办法提质增效。优化重组学科和布局,完成手足外科、老年医学科、康复医学科等7个科室的整体搬迁。在6个科室试点无陪护病房,启用移动护理车及PDA。上线135个信息系统及各类系统对接,探索构建"云医院"体系。

对口帮扶支援 2022年,强化医联体建设,下沉专家130余人次,诊疗3000余人次。派出3名专家到甘肃省陇西市第一人民医院开展精准帮扶。外派672人次参与应急备用医院、方舱医院、大规模核酸检测等疫情防控任务,先后完成多项省内外支援任务。

医疗特色 2022年,入选市级临床重点专科5个,入选市级优秀学科带头人1人,入选优秀青年医学人才2人。技术创新赋能医疗质量发展,开展59项新技术、新项目。成立青岛市北部地区专病联盟,带动青岛市北部城区肺小结节、动物致伤、手足外伤等特色专病诊疗能力提升。"崂山点穴疗法""崂山点穴手法治疗儿童青少年特发性脊柱侧弯"入选山东省中医临床优势技术。

科研工作　2022年,获批课题立项15项,完成课题评价9项,授权专利37项,发表论文50余篇。

继续教育　2022年,成功申办并完成6项省级继续教育项目,9项市级继续教育项目。外出进修人员共计25人次,外出参加学术会议40人次。

党建与精神文明建设　2022年,顺利通过山东省文明单位复审。广泛宣传医护人员在抗疫一线的模范事迹。结合中国共产党成立101周年、党的二十大胜利召开等重要节点,开展员工素养提升工程。持续推进支部标准化规范化建设,评选15个五星级党支部。开展"作风能力提升年"主题活动,组织党员专家开展进社区、进乡村义诊、健康宣教活动70余场次。组织"喜迎二十大,实干创新促发展"系列主题活动。

大事记

1月11日,青岛市卫生健康委党组副书记(主持党组工作)柳忠旭一行到东院区调研建设情况。

1月14日,召开共青团青岛市第八人民医院第八次代表大会,选举产生共青团青岛市第八人民医院第八届委员会。

1月14日,东院区建设工程通过主体结构联合验收。

3月1日,医院静脉输液配置中心通过专家组备案审核。

3月2日,先后选派117名医护骨干组成驻点医疗队,全面接管青岛市公共卫生应急备用医院三个阳性病区。

3月7日,召开"作风能力提升年"活动动员大会。

3月13日—23日,承接并完成莱西、滨州大规模新冠病毒核酸检测任务。

6月29日,青岛市副市长王波、市卫生健康委主任薄涛一行到东院区调研。

7月15日,经青岛市卫生健康委员会党组研究决定,张昔江同志任青岛市第八人民医院党委委员、纪委书记;刘涛、袁涛同志任青岛市第八人民医院党委委员。曹明建同志不再担任青岛市第八人民医院党委委员、副院长。

10月21日,召开中共青岛市第八人民医院第三次代表大会,选举产生中共青岛市第八人民医院第三届委员会和中共青岛市第八人民医院第三届纪律检查委员会。

11月30日,医院脑卒中中心、胸外科、眼科、骨科中心、中医康复诊疗中心入选市级临床重点专科。

荣誉称号　2022年,继续保持"山东省文明单位"荣誉称号。荣获山东省医务工会先进集体、青岛市院前急救工作先进集体、青岛市继续医学教育先进单位、健康科普最具影响力单位等荣誉称号。

党委书记:张红梅

院　　长:温成泉

纪委书记:张昔江

总会计师:鲁　菁

副 院 长:马立学、张　栋

党委委员:刘　涛、袁　涛

院办电话:87895264

传真号码:87896535

电子邮箱:qdbyyb@126.com

邮政编码:266100

地　　址:青岛市李沧区峰山路84号

青岛市胶州中心医院

概况　2022年,职工总数1429人,其中卫生技术人员1295人,占职工总数的90.62%;行政工勤人员133人,占职工总数的9.38%。卫生技术人员中,有高级职称者241人,占18.61%,有中级职称者680人,占52.51%,有初级职称者363人,占28.03%,医生与护士之比为1∶1.86。医院编制床位900张,设职能科室25个、临床科室33个、医技科室15个。

业务工作　2022年,门、急诊696558人次,其中急诊133290人次,同比下降3.56%。收住院人数32144人次,同比增加7.9%,出院人数31878人次,床位使用率69.65%,床位周转率36.85%,入院与出院诊断符合率100%、手术前后诊断符合率100%、治愈率95.25%、好转率0.19%、病死率0.48%、院内感染率0.76%、甲级病案符合率99.02%。

业务收入　2022年,业务收入5.59亿元,同比增长4.32%。

固定资产　2022年,固定资产总值3.63亿元,同比增长6.6%。

医疗设备更新　2022年,新增3.0T核磁共振仪、冠状动脉血管造影、内镜用超声小探头等高端医疗设备。

基础建设　2022年,在急诊科东侧建设EICU,改造装修急诊科北侧平房。扩建内镜室。改造加固综合楼二层部分房间,建设 DSA 机房。建设 182 平方米康复大厅。整修东邻小区三号楼原幼儿园区域作为病案室使用。

卫生改革 2022 年,实行 SPD 服务项目,构建一套新的医用耗材智能化管理模式,形成医用耗材规范化、高效化管理体系,实现物资从科室提出需求到采购、入库、配送、出库、使用、消耗的全过程管理。实行医疗设备第三方维修服务。

医疗特色 2022 年,成功开展 18 项 688 例次新技术项目。项目包括耳内镜鼓室成形术、OPT 干眼治疗、干扰素联合核苷类药物治疗慢乙肝、髌上入路髓内钉技术治疗胫骨骨折、脊柱内镜下可视化环锯单侧入路双侧减压治疗腰椎管狭窄症、经皮球囊压迫术(PBC)治疗三叉神经痛、超声引导神经封闭针精准深部神经阻滞技术、超声引导下经皮肾穿刺活检术、血流储备分数测量技术、骨髓活检术、GuideLiner 在复杂冠脉介入中的应用、颅内动脉狭窄球囊扩张支架成形术、颈内动脉狭窄球囊扩张支架成形术、中等长度导管置入技术、腹腔镜下脾脏切除术、腹腔镜胆道镜双镜联合治疗胆道结石、腔镜技术在乳腺手术中的应用、寒湿型腰痛的督灸治疗等。

疫情防控与医疗救治 2022 年,承担援琼、疆、藏、川和省内、市内多地核酸检测、核酸采样、患者救治等支援保障任务 16 次,派出支援队伍 460 人次;参与胶州市疫情防控督导检查、机场保障、应急门诊、全员核酸检测 2000 余人次。加强硬件改造,在独立区域设置 2 个阳性门诊,改造 1 个阳性综合病区,发热门诊扩至 9 间诊室,重症病区床位扩至 93 张,先后成立综合疾病病区、2 个呼吸与重症病区,用于收治新冠感染重症和病毒性肺炎患者。

科研工作 2022 年,获青岛市科研课题立项 10 项,11 项科研项目通过科研评价,其中,1 项课题达国内领先水平,10 项课题达国内先进水平。发表论文 163 篇,其中 SCI 22 篇、中华级论文 2 篇、核心期刊论文 30 篇,出版专著 2 部,授权发明专利 6 项、实用新型专利 25 项。

继续教育 2022 年,举办市继教项目 18 项,省继教项目 4 项。选派技术骨干 26 人分别到北京宣武医院、北京地坛医院、首都儿科研究所附属儿童医院等知名医院进修学习。

人才招聘 2022 年,通过公开招聘、校园招聘和高级人才招聘等方式招聘 78 名工作人员,其中包括副高级人才 1 人,硕士 6 人,本科毕业生 57 人。

精神文明建设 2022 年,深入学习贯彻党的二十大精神,开展党委理论学习中心组专题学习和交流研讨。持续深化"作风能力提升年"活动,开展职能科室青年能力培养"半月谈"活动 11 期,青年医师大讲堂 16 期,推出"作风能力提升年"活动简报 16 期;开展"提升服务效能 改善服务态度"专题交流研讨。8 个基层团支部完成换届改选工作,急诊重症监护室被评为胶州市青年文明号;工会组织开展各类技能比武大赛及节日慰问活动;积极推选市级、县级、院级优秀团队和个人。选派骨干医师支援西藏、甘肃一年,定向帮扶甘肃 18 万元。接收甘肃徽县人民医院 6 人次到院进修学习。开展各类志愿服务活动,服务时长 6000 余小时,捐献全血 80500 毫升、血小板 10 个治疗单位。参与公益项目捐款 22 万余元。

大事记

2 月 25 日,举行"互联网＋护理服务"签约暨启动仪式。

3 月 1 日,成立急诊重症监护室(EICU)。

3 月,实现异地普通门诊联网直报。

5 月 11 日,市卫生健康委计生协会常务副会长董新春到医院调研老年友善医院建设和信访维稳工作。

5 月 11 日,市卫生健康委副主任邢晓博到医院调研核酸检测工作。

5 月,与山东省军区胶州离休干部休养所签署军地合作意向书。

6 月 14 日,正式成为中国血液预警联盟成员单位。

6 月 16 日,市卫生健康委计生协会常务副会长董新春到医院调研安全生产工作。

6 月 18 日,市卫生健康委党组副书记(主持党组工作)柳忠旭到医院调研。

6 月 19 日,血透室成为山东省首家贝朗爱敦—蛇牌学院血液净化培训中心。

6 月 30 日,与徽县人民医院签署合作协议,进行灰茅根临床应用科研项目研究,有效期限五年。

8 月 8 日,《中共青岛市卫生健康委员会党组关于张春玲等同志任免职的通知》公布朱卫洁、董智勇同志任青岛市胶州中心医院副院长。

8 月 17 日,成立介入血管科。

8 月 17 日,被纳入国家卫健委能力建设和继续教育第二批神经介入建设中心。

9 月 1 日,成立微创骨科。

9 月 27 日,孟贤涛领军人才创新工作室纳入市卫生健康委第三批创建范围。

9 月,加入国家神经介入建设中心。

10 月 1 日,中医日间病房正式开诊。

10月21日,被青岛市退役军人事务局授予"荣军康养"战略合作单位。

10月28日,举行"十三五"国家重点研发计划项目——BESS多中心临床研究基地揭牌仪式。

10月28日,举办胶州市基层静脉疾病研讨沙龙,青岛市首个半岛静脉曲张联盟培训基地落户医院。

10月28日,被授予双通道脊柱微创多中心临床研究基地。

11月18日,加入山东省感染性专科联盟第二届理事单位。

11月25日,被青岛市确定为胶州湾北部区域医疗中心。

12月1日,胃肠道肿瘤综合治疗专科、妇产科、神经病学、骨外科学、重症医学科、儿科、肾脏病学(血液净化)7个专科被评为2022—2024年青岛市级临床重点专科。

12月3日,案例《推进DRG精细化管理 助力医院高质量发展》被《青岛医改》第26期收录。

12月10日,成立综合疾病科,设置综合内科特殊门诊、综合外科特殊门诊,归发热门诊统一管理。

12月,实现意外伤害住院患者院端审批。

党委副书记、副院长(主持工作):邢立泉

党委副书记、总会计师:孟贤涛

纪委书记:尤明涛

副 院 长:宫荣泉、朱卫洁、董智勇

院办电话:87225611

总机电话:87212301(传真)

电子信箱:qdsjzzxyybgs@qd.shandong.cn

邮政编码:266300

地　　　址:青岛市胶州市云溪河南路99号

专 科 医 院

青岛市妇女儿童医院
(青岛大学附属妇女儿童医院、
青岛市妇幼保健院、
北京大学人民医院青岛医院)

概况　青岛市妇女儿童医院(青岛大学附属妇女儿童医院、青岛市妇幼保健院、北京大学人民医院青岛医院),是第四批国家区域医疗中心建设单位、省级儿童专科区域医疗中心、省儿童健康与疾病临床医学研究中心,青岛大学医学部平行二级学科单位,是一所专业特色突出,集医疗、保健、康复、科研、教学于一体全面发展的三级甲等专科医院。

2022年,开放床位2452张,有职工2729人,其中卫生专业技术人员2480人,占职工总数的90.88%;行政工勤人员249人,占职工总数的9.12%。卫生专业技术人员中,有高、中、初级职称者分别为426人、1029人、1025人,分别占卫生技术人员的17.18%、41.49%、41.33%。医护比为1:1.15。设职能科室50个、临床科室113个,医技科室26个。

业务工作　2022年,门、急诊316万余人次,比上年增长4.6%,其中急诊29.4万余人次。出院7.9万余人次,比上年减少10.2%。床位使用率78.5%、床位周转次数44.7次、入院与出院诊断符合率96.1%、手术前后诊断符合率99.2%,门诊及住院抢救危重病人数5204人次,抢救成功率合计97.25%、治愈率68.1%、好转率30.3%、病死率0.2%、院内感染率0.79%、甲级病案符合率99.98%。

业务收入　2022年,业务收入15.33亿元,比上年下降2.81%。

固定资产　2022年,固定资产总值169450.81万元,同比增幅4.14%。

医疗设备更新　2022年,新增基因测序仪、超声骨科动力系统、关节镜系统、乳腺钼靶机等100万元以上大型医疗设备10台。

基础建设　2022年,辽阳路总院区医学美容中心改造工程完成50%;城阳院区完成市新冠肺炎集中收治定点医院改造项目、市新冠肺炎定点医院重症救治床位改造项目一期和二期工程、院区绿化改造工程;北京大学人民医院青岛医院完成二期项目建议书、科研和概算批复;办理国家创伤医学中心科创基地项目土地征用手续和方案设计;西海岸院区主体封顶,全面转入安装、医疗专项、精装修和幕墙等专业施工。

卫生改革　2022 年,获批省级孕前保健特色专科,省医药卫生重点学科 1 个,市医疗卫生攀峰学科 2 个、临床重点专科 8 个、优秀学科带头人 5 人、优秀青年医学人才 2 人。入选全国第四批、全省首批国家区域医疗中心建设单位。3 月,城阳院区(北京大学人民医院青岛医院)24 小时紧急腾空,与市应急医院(临床公共卫生中心)一体化管理,共同作为新冠肺炎定点救治医院,成功救治患者 1027 例,实现院内零感染、患者零死亡、零"非战斗减员"和趋近零复阳的四个"零"目标。国务院联防联控机制督查组于 3 月 14 日、3 月 27 日到定点医院督查,均给予较高评价。

医疗特色　辽阳路总院区打造医学美容中心、婴幼儿照护中心、儿童创伤中心、胎儿医学中心、遗传病、罕见病等新兴特色学科;在国内率先开展胎儿宫内治疗技术;成为省内第二家、胶东首家通过第三代试管婴儿技术正式运行评审的医疗机构;在胶东率先开展儿童造血干细胞移植术、支气管镜介入冷冻术、内镜下逆行阑尾炎治疗术、射频消融减胎术等新技术;聚焦超声消融手术突破 1000 例。海泊路院区开设山东省首家安宁疗护门诊。城阳院区(北京大学人民医院青岛医院)开设胸外科、血液中心,新增专病门诊 13 个,推进卒中中心、胸痛中心、精神卫生中心建设;引进并成功开展肩关节镜、内镜黏膜下肿瘤挖除术、经颅多普勒超声(TCD)检查、脊柱翻修手术等 50 余项新技术新项目。

科研工作　2022 年,获批省出生缺陷综合防治重点实验室、市儿童精准用药重点实验室、市生殖医学技术创新中心,试运行临床生物样本库,成功举办科技创新大会;获省科技进步奖二等奖 1 项、市科技进步奖一等奖 1 项;获批国家自然科学基金项目 2 项,省妇幼保健科技创新计划项目 5 项,市中医药课题 3 项,市科技惠民示范专项项目 1 项、中央引导地方财政专项项目 1 项,经费达 1000 万元;发表论文 115 篇,其中 SCI 论文 40 篇、中华系列论文 12 篇;在 2022 年公布的中国医院科技量值(STEM)暨五年总科技量值中,心血管外科学、妇产科学、儿科学等 5 个学科进入全国前 50,其中心血管外科学列五年总科技量值全国第 25 位,全省第 1 位。

继续教育　2022 年,获青岛大学医学部第十四届中青年教师教学大奖赛普通话组一等奖 1 项、三等奖 1 项,英文组二等奖 1 项。培养研究生人才荣获"山东省 2022 届优秀毕业生"称号 1 项,"2022 年山东省研究生临床医学创新案例大赛"二等奖 2 项,中华医学会"中华母胎医学病例大赛"一等奖 1 项,"青岛大学优秀毕业生"称号 1 项,"青岛大学优秀硕士学位论文"1 项。城阳院区(北京大学人民医院青岛医院)教学工作全面启动,设立技能训练室,新增内科学、外科学。通过 2022 年省级住院医师规范化培训基地评估。获批国家级继续医学教育项目 2 项,省级继续医学教育项目 7 项,市级继续医学教育项目 9 项。外派 105 人分别至北京大学人民医院等国内知名医院培训、交流、进修学习。

党建工作　2022 年,深入开展"作风能力提升年"活动,党建管理案例《构建"12345"党建工作体系,打造特色鲜明的高质量发展模式》,获评国家卫生健康委 2022 年度中国现代医院管理优秀案例奖。

精神文明建设　2022 年,获山东省第一批省级妇幼健康文化特色单位。成立患者满意度工作专班,建立健全满意度提升长效机制;开展"建设职工小家"活动,打造职工小家 16 个;与枕海山庄幼儿园合作打造"医育结合"托育照护服务示范基地;关爱职工心理健康,组织进行线上、线下职工心理健康系列讲座;慰问抗击疫情一线职工及家属,累计慰问物资近 17 万元;开展职工查体工作,首次将"两癌"筛查纳入女职工体检项目。

大事记

2 月 14 日,市政协党组书记、主席杨军视察青岛市公共卫生应急备用医院(市公共卫生临床中心)和北京大学人民医院青岛医院疫情防控等工作情况。副市长栾新,市政协副主席卞建平、杨锡祥,秘书长刘卫国等参加视察。

2 月 18 日,国内首个宫内儿科门诊开诊。

2 月 22 日,市内首家通过"省级示范孕妇学校"评审。

3 月 5 日,北京大学人民医院青岛医院被定为新冠肺炎定点救治医院。

4 月 21 日,市卫生健康委计生协会专职副会长董新春一行,到海泊路院区以安宁疗护为主题开展"作风能力提升年"活动,并授牌"青岛市安宁疗护技术指导中心"。

5 月 20 日,北京大学人民医院青岛医院全面恢复诊疗工作。

6 月 1 日,与星空智程康复中心签约,合作共建"青岛妇女儿童医院(集团)星空智程心理康复中心"。

6 月 6 日,西海岸院区主体封顶。

6 月 21 日,市卫生健康委党组任命江倩同志担任北京大学人民医院青岛医院执行院长、孔祥燕同志担任护理部执行主任。

6月27日，市人大代表到院调研特殊群体医疗卫生服务有效供给情况，市北区委副书记、区长刘新学参与调研。

7月4日，组织召开科技创新大会。青岛大学医学部常务副部长宋扬，市科技局副局长徐凌云，市卫生健康委副局级领导吕富杰出席会议。

7月7日，2020年度全国三级公立医院绩效考核国家监测考核结果正式公布，医院在全国专科医院排名15，连续两年居全国专科最优A等级，连续三年全省第一。

7月12日，启用双向转诊绿色通道，将北京大学人民医院青岛医院血液中心1名Still病患者顺利转运至北京大学人民医院风湿免疫科住院治疗。

7月27日，山东省政府调研组到医院开展妇幼保健机构高质量发展专题调研。

7月28日，国家发展改革委、国家卫生健康委组织专家赴北京大学人民医院青岛医院进行国家区域医疗中心规划建设实地核验。

7月29日，市卫生健康委组织召开全市卫生健康半年工作推进会，现场观摩医院智慧医疗信息化建设和妇幼保健机构绩效考核工作经验。

8月4日，中国医学科学院发布"2021年度中国医院科技量值（STEM）暨五年总科技量值（ASTEM）"，医院心血管外科、妇产科、眼科、口腔医学、儿科学5个学科进入全国前50。其中，心血管外科STEM（学科）量值排名列全国29位，全省第2位；五年ASTEM（学科）量值排名列全国第25位，全省第1位。

8月11日，医院通过第三代试管婴儿正式运行评审，成为省内第二家、胶东半岛首家正式开展第三代试管婴儿技术的医疗机构。

8月13日，副市长王波主持召开北京大学人民医院青岛医院二期项目工作推进会议，研究医院后期建设方案和存在问题，并部署下一步工作。

8月16日，由人民日报健康客户端、健康时报社主办的第五届人民名医盛典（原"国之名医盛典"）系列榜单揭晓，医院党委书记、院长邢泉生入选第五届"人民名医·优秀风范"。

9月14日，获评山东省第一批省级妇幼健康文化特色单位。

9月30日，市人大教科文卫委员会主任委员刘鹏照带队调研北京大学人民医院青岛医院建设发展情况。

10月11日，副市长王波主持召开国家区域医疗中心建设工作推进专题会并实地调研，研究分析存在的问题和医院后期建设方案，部署下一步重点工作。

10月14日，北京大学人民医院青岛医院区域转诊系统上线。

10月14日，"儿科护士人文关怀品质培训方案的构建与应用研究——基于跨理论模型"获2022年"齐鲁护理科技奖"三等奖。

10月18日，北京大学人民医院青岛医院入选全国第四批、山东省首批国家区域医疗中心建设项目清单。

11月11日，辽阳路总院区产科中心接种室获评"全省预防接种工作突出表现集体"。

12月2日，北京大学人民医院青岛医院获批青岛市干部保健定点医院。

12月8日，省内首家安宁疗护门诊在医院海泊路院区正式开诊。

12月8日，"先心病产前产后一体化诊疗关键技术创新与推广"获2021年度青岛市科技进步奖一等奖。

12月15日，"神经母细胞瘤关键致病机理与小儿肿瘤精准治疗新技术的创研与应用"项目获2022年度山东省科技进步二等奖。

荣誉称号　获2020年度山东省示范孕妇学校、东西协作帮扶先进单位、青岛市工人先锋号、优秀红十字志愿服务团队、优秀红十字志愿服务项目、青岛市无偿献血突出贡献集体、全市2021年度争创全国文明典范城市工作先进单位称号、2021年全市工会优秀调研成果优秀奖、2022年全市新生儿复苏技能竞赛市级决赛团体奖一等奖、"真情协商·和谐共赢"品牌创建工程暨民主管理微视频大赛三等奖、2022年青岛市"三贴近一关爱"优质护理服务优秀案例等荣誉。

党委书记、院长：邢泉生
党委副书记：王　琳
纪委书记：张　成
工会主席：高　岩
总会计师：尚　涛
副院长：高　杨、泮思林、魏　涛、韩春山、于桂玲
党委委员：刘　倩
院办电话：68661157
传真号码：68661111
电子信箱：qdfeyb@qd.shandong.cn
邮政编码：266034
地　　址：青岛市市北区辽阳西路217号

青岛市胸科医院

概况 2022 年,占地面积 2 万平方米,建筑面积 1.5 万平方米,其中业务用房面积 1.3 万平方米。职工总数 370 人,其中卫生技术人员 309 人,占职工总数的 84%;行政工勤人员 61 人,占职工总数的 16%。卫生技术人员中,有高级职称者 46 人,占 15%;有中级职称者 157 人,占 51%;有初级职称者 106 人,占 34%。医护比为 1:2.1。开放床位 280 张,设职能科室 20 个、临床科室 12 个、医技科室 6 个。

业务工作 2022 年,门、急诊 46346 人次;出院 4010 人次,同比增长 13.96%;平均住院日 21.07 天,同比减少 1.24 天;床位使用率 86.39%,同比减少 0.18%;药占比为 30.6%,同比增加 1.74 个百分点。

业务收入 2022 年,业务收入 9865 万元,比上年增长 4.93%。

固定资产 2022 年,固定资产总值 11408.86 万元,比上年减少 6.34%。

医疗设备更新 2022 年,新购超高端高清电子胃肠镜系统、数字化医用 X 线摄像系统(DR 机)、血管造影 X 射线系统(DSA)、洗胃机、输液泵、注射泵等设备。

卫生改革 2022 年,推进市中心医院与市胸科医院融合发展力度,合理配置内部优质资源,优化院区功能布局,推进同质化管理。推进综合办公楼的改造。继续推进打造半岛地区结核病诊疗中心,建设以胸部疾病综合诊疗为特色,兼具消化、脑血管、内分泌等常见病诊疗的综合院区。

医疗特色 医院是青岛市结核病、耐多药结核病治疗归口定点单位,承担全市呼吸系统传染病突发公共卫生事件定点收治任务。2022 年,组织医务人员参与青岛市新冠疫情核酸采样、核酸检测和备用医院救治工作,先后选派人员参与莱西、滨州、即墨、黄岛、市南、市北、市第三人民医院定点医院、城阳区定点医院工作 200 余人次。修订《青岛市结核病质控中心质控标准》,召开青岛市结核病质控中心质控标准讨论会和青岛市结核病质控中心培训会议,完成对所有区市结核病防治机构的质控工作检查。指导区(市)结核病防治机构的业务工作。拓展服务范围,对接养老院、福利院、学校等特殊群体开展查体和结核病筛查工作。开展 QFT 等国内先进结核病检验技术。强化危重症患者救治能力建设,畅通危重症患者多学科会诊机制和与中心医院危重症患者救治绿色通道机制,

收治危重症患者 220 例。发挥中医在结核病诊疗中的优势,8 项中医适宜技术在全院病区全面推广,病房覆盖率达到 100%。实施遏制结核病行动计划和健康教育"六进"活动,与中国海洋大学、青岛科技大学、求实学院、青岛中学等院校建立结核病防控联系,组织召开《学校结核病防治规范》学习讨论会,开展健康教育培训。

科研工作 2022 年,医院结核病综合治疗中心获市级临床重点专科。1 人获优秀青年医学人才,1 项课题获山东医学科技奖,在研课题省级 3 项,市级 8 项,国家级合作课题 1 项。

继续教育 2022 年,完成市级继续教育项目 8 项,获 2022 年度青岛市优秀市级继续医学教育项目 1 项。安排外出学习培训 16 人次,外出进修 8 人次。安排住院医师规范化培训 1 人,安排卫生支农 2 人。

精神文明建设 2022 年,组织开展文明单位、文明城市创建工作;推进普法依法治理工作。开展世界防治结核病日、护士节、医师节等主题宣传活动。利用医院官方微信、网站、宣传栏等载体,展示医护人员精神风貌和工作成效。

大事记

9 月 2 日,市卫生健康委副主任、市中医药管理局专职副局长赵国磊到医院督导疫情防控工作。

9 月 16 日,医院顺利开展三台胃肠镜诊查手术,标志着消化内镜中心正式成立。

党委书记、总院长:张春玲

副总院长:李同霞

副 院 长:王 淼

纪委书记:张 进

院办电话:84826503、84816945(传真)

电子信箱:qdsxkyy@163.com

邮政编码:266043

地 址:青岛市重庆中路 896 号

青岛市第六人民医院
(山东省公共卫生临床中心青岛分中心、
青岛市传染病医院)

概况 2022 年,占地面积 2.83 万平方米,总建筑面积约 2.1 万平方米,其中,业务用房面积约 1.5 万平方米。职工总数 658 人,其中,卫生技术人员 569 人,占职工总数的 86%;行政工勤人员 88 人,占职工总数的 13%。卫生技术人员中有高、中、初级职称者分别是 80 人、182 人、307 人,分别占 14%、32%、54%。医

生 162 人,护士 336 人,医护比为 1:2.07。医院编制床位 400 张,实际开放床位 546 张,设职能科室 28 个、临床科室 26 个、医技科室 11 个。

业务工作 2022 年,门、急诊量 138130 人次,比上年同期减少 7300 人次,降低 5%;入院病人 6453 人次,出院病人 6757 人次,比上年同期减少 904 人次,降低 11.8%;病床使用率 52.36%,比上年同期降低 33.48%;病床周转次数 12.38 次,比上年降低 6.92%;入院与出院诊断符合率 99.51%;治愈率 14.70%;好转率 78.39%;病死率为 1.41%;院内感染率 0.32%,甲级病案符合率 99.26%。

业务收入 2022 年,业务收入 20980.54 万元,比上年减少 2544.27 万元,降低 10.82%。

固定资产 2022 年,固定资产总值 9191.34 万元,比上年增加 228.11 万元,同比增长 2.54%。

医疗设备更新 2022 年,购置 X 射线计算机体层摄影设备 1 套、高清电子内镜系统 2 套、4K 荧光内窥镜摄像系统 1 套、超高端全数字化彩色多普勒超声诊断仪 1 台、彩色多普勒超声诊断仪 1 台、肝功能剪切波量化诊断仪 1 台、透析机 16 台、流水线 1 套、有创呼吸机 7 台。

基础建设 2022 年,规范推进公共卫生中心项目建设,一期工程医院综合门诊住院楼 12 月 14 日完工。全力推进青岛市市民健康中心二期市公共卫生临床中心项目建设,7 月 13 日完成与市中心医院工程移交;完成住院楼主体验收;完成项目整体功能方案调整、优化调整内部空间布局和项目总体概算分析;完成血透方案论证;完成医用气体等 9 项暂估价招标工作。未发生重大安全事故。严格资金使用,项目完成产值 30136.84 万元,完成支付 13025 万元。

卫生改革 2022 年,修订和新增有关规章制度及管理办法 33 项。不断改进收费制度流程,修订和增加医疗服务项目 417 条,删除医疗服务项目 33 条。优化绩效分配方案。

医疗特色 2022 年,强化招才引智,引进介入学科带头人。外派专科人员进修,重新构建学科布局,优化学科人才梯队。培育内科诊疗、中医理疗、介入治疗等技术,开展新技术、新项目 19 项。规范感染性疾病病区设置,开设市级首家艾滋病专用病区,并成立专业专家团队,为人类免疫缺陷病毒(HIV)阳性患者提供手术治疗 19 台次。培育综合特色专科,强化内科和重症学科建设。成立青岛市门静脉高压联盟,启动"山东半岛肝硬化伴发轻微型肝性脑病早诊早治""山东半岛 2 型糖尿病人群合并代谢相关脂肪性肝病及肝硬化的筛查和干预"项目。

科研工作 2022 年,发表论文 37 篇,其中 SCI 4 篇。省、市级在研科研项目 34 个,其中有项目资金课题 5 项。取得国家实用新型专利 5 项。

继续教育 2022 年,举办继续教育培训项目 16 次,其中省级继教项目 2 项、市级继教项目 14 项。主办学术会议 5 项。组织召开青岛市中西医结合学会肝病专业委员会换届及学术会议,成立山东省医学伦理学学会半岛区域医学伦理学分会并召开学术会议。

精神文明建设 2022 年,强化医院宣传,建设医院文化墙,展示建院百年的精神传承和文化成就;发稿 1176 篇,开通医院视频号直播,最高点击量 1.3 万多次;强化党建品牌建设,推进医校共建,加入共建社区"红色合伙人",组织党员参加社区共建活动,先后与市北区消防救援大队、工商银行台东支行等建立共建关系。

大事记

1 月 4 日,市卫生健康委党组副书记(主持党组工作)柳忠旭带队到医院调研。柳忠旭先后视察院区环境、疫情防控重点部位和市公共卫生临床中心项目建设现场,进行座谈,听取工作汇报,并对医院班子建设、发展方向等工作提出要求。

1 月 16 日,参与《中医疫病古籍整理数据库》建设启动暨专家研讨会。

1 月 29 日,市卫生健康委员会副主任吕坤带队到医院督导检查安全生产等相关工作。

2 月 23 日,医院工会第七次会员代表大会召开,会议选举产生第七届工会委员会、经费审查委员会和女职工委员会。

2 月 28 日,医院第七届二次职工代表大会召开,审议通过新修订的《医院绩效分配修订方案》和《医院奖惩管理办法》。

3 月 1 日,成功开展食管胃底静脉曲张精准断流术。

3 月 9 日,组建 50 人核酸采样队赴莱西进行核酸采集支援工作。

3 月 24 日,医院莱西核酸采样医疗队被青岛市委"作风能力提升年"活动办公室、青岛市委组织部授予"战疫先锋示范岗"称号。

7 月 21 日,组织专家参加青岛市军休服务中心联合老年生活报开展的第二届青岛报业传媒集团助老志愿服务团进军休活动。

7 月 30 日,牵头组建的青岛市门静脉高压联盟成立。

8月13日,承办的"青岛市中西医结合学会第二届肝病专业委员会换届大会暨中西医结合肝病学术会议"在黄海饭店召开。

8月20日,承办的"山东省医学伦理学学会半岛区域医学伦理学分会成立大会暨第一次学术会议"在青岛召开。

9月26日,完成首例"输液港植入术"。

10月27日,入选山东省十四家中医药特色专科医院。

11月3日—13日,先后派出83人支援河西街道、登州路街道、辽源路街道以及湖岛街道全员核酸检测,完成采样32万人次。

12月30日,入选国家传染病医学中心(北京)精准医疗与转化医学中心第一批合作共建单位。

荣誉称号 2022年,获2021年度青岛市院前急救先进集体称号;通过省级文明单位复审;获评首轮医疗机构法治建设工作市级评估优秀单位;被评为青岛市女职工依法维权示范单位。

党委书记、院长:刘振胜

党委副书记、纪委书记:邹 晓

副 院 长:吴 静、兰立强、高志棣

院办电话:81636699(传真)

电子信箱:qdchrbyy@163.com

邮政编码:266033

地 址:青岛市抚顺路9号

青岛市精神卫生中心
(青岛市第七人民医院、
青岛市心理咨询中心)

概况 2022年,职工总数568人,其中,卫生技术人员480人,占职工总数的84.51%;行政工勤人员88人,占职工总数的15.49%。卫生技术人员中,有高级、中级、初级职称者分别为68人、239人、170人,分别占14.17%、49.79%、35.42%。医生124人、护士325人,医护比为1:2.62。编制床位700张,设置职能科室21个、临床科室13个、医技科室3个。

业务工作 2022年,门诊量为232158人次,比上年增长4.6%;住院病人5098人次,比上年减少3.2%;床位使用率148.8%,比上年减少17.1%;床位周转次数为7.7次,比上年增长4.1%;入院与出院诊断符合率为100%;抢救危重病人21人次;抢救成功率为71.4%,比上年降低2.7%;治愈率为39.5%,比上年降低6.3%;好转率为55.5%,比上年上升6.1%;病死率为0.1%。院内感染率为0.62%,甲级病案符合率为100%。

业务收入 2022年,业务总收入22542.64万元,比上年减少3.80%。

固定资产 2022年,固定资产总值4656.97万元,比上年增长3.59%。

医疗设备更新 2022年,购进神经肌肉刺激仪2台、眼动检测系统1台。

基础建设 2022年,红岛院区进行外立面、室内精装修和设备安装,外立面装饰工程完成95%;机电安装工程完成80%;室内精装修工程完成50%;信息智能化工程完成60%;室外景观工程土方回填完成85%。

卫生改革 将三级公立医院绩效考核指标列入医院整体运行重点监测与持续改进目标,2021年度全国三级公立医院绩效成绩列全国126家三级公立精神专科医院第25位,首次进入A等级序列。柔性引进上海市领军人才1名。率先启动第二代长效针剂治疗严重精神障碍患者项目试点。

医疗特色 设有老年、心理、儿少、物质依赖、重性精神疾病、心身医学等特色临床科室,开展无抽搐电休克、经颅磁刺激、多导睡眠检测等医疗技术。

科研工作 2022年,青岛市局级课题立项10项,在科技核心期刊发表临床医疗论文14篇,其中SCI论文11篇、中华级1篇、国家级2篇。推出科研新举措,签署"山东省精神心理疾病临床医学研究中心合作协议书",与山东省精神卫生中心联合申报建设"山东省精神心理疾病临床医学研究中心"。

继续教育 2022年,外派医师参加全国各地专题学习班、学术会议69人次。派出3名医师到国内知名专科医院及综合医院进修学习,接收5人进修精神科和心理咨询等培训科目。获批继续医学教育项目17项,其中市级8项、省级7项、国家级2项。

精神文明建设 2022年,开展"多彩康复"活动,拓展"互联网+医疗健康"新业务。评选"青岛好医生、好护士""精卫好医生""十佳职工""优秀党员"等先进典型。策划猜灯谜、送祝福、孝老爱亲、歌颂祖国等主题活动。开展"六进"活动,举办院内外各类公益讲座50余场,专家电台、电视台宣讲近30场。开展爱心帮扶、扶贫济困工作,高温天气为一线职工发放防暑降温用品,开展爱心献血活动,完善妈咪小屋设施。加强双拥共建工作,在医院各个服务窗口,设立张贴现役军人和优抚对象优先的标识牌。开展共建慰问、"夏日送清凉"、心理服务进军营、书香文化进军营系列活动。常态化开展创建全国文明典范城市、双拥模范城创建和省级文明单位复审工作。

大事记

1月7日,市卫生健康委党组副书记(主持党组工作)柳忠旭到市精神卫生中心调研。

6月1日,市卫生健康委副主任吕坤政带领规信处、财审处一行6人赴市精神卫生中心调研红岛院区建设工作。

6月27日,举行庆祝中国共产党成立101周年暨表彰大会。

7月1日,召开市精神卫生中心九届三次职工代表大会。

8月16日,召开青岛市中西医结合学会临床心理学专业委员会成立大会暨学术会议。

8月18日,市卫生健康委主任薄涛带队调研市精神卫生中心红岛院区项目建设。

9月16日,举办2022年中国精神专科医院服务能力提升全国巡回培训活动。

9月30日,在2021年度国家三级公立精神专科医院绩效考核中,排名全国第25位,首次获得A等级。

10月24日,召开中共青岛市精神卫生中心第三次代表大会。

11月24日,召开共青团青岛市精神卫生中心第五次代表大会。

荣誉称号 获省级精神卫生服务管理优质单位、青岛市"三八"红旗集体、青岛市优秀市级继续医学教育项目、第一届全省医务系统职工职业道德建设先进单位、首轮医疗机构法治建设工作市级评估优秀单位、青岛市"查保促"活动优胜单位、青岛市健康科普短视频大赛优秀组织单位等称号。创作的科普微视频获评青岛市优秀科普微视频作品。"精神科""老年精神病科"被评为青岛市级临床重点专科。

党委书记、院长:王春霞
党委副书记:张文理
副院长兼工会主席:周 晶
总会计师:鲁 菁
副 院 长:王立钢、孟祥军
院办电话:86669088
总机电话:85621584(传真)
电子信箱:qdsjswswszx@qd.shandong.cn
邮政编码:266034
地 址:青岛市南京路299号

青岛市口腔医院

概况 2022年,建筑面积2.3万平方米,其中业务用房面积1.8万平方米。职工总数417人,其中,卫生技术人员375人,占职工总数的89.93%;辅系列12人,占职工总数的2.88%;行政工勤人员36人,占职工总数的8.63%。卫生技术人员中,有高级职称者52人,有中级职称者111人,有初级职称者212人,分别占13.87%、29.60%、56.53%,医生与护士之比为1:0.78。博士23人,硕士162人,高级职称技术人员55人,国家级专委会常委和委员31名。编制床位总数50张,综合治疗椅230台,拥有瓷睿刻全瓷修复系统、水激光口腔综合治疗仪、口腔锥形束CT和数字化全景X光机等先进的医用口腔类设备。设职能科室15个,临床科室11个,医技科室4个,院外门诊3个。

业务工作 2022年,门诊量338452人次,同比减少4680人次,降低1.36%。

本期收入 2022年,总收入18729.15万元,同比增加1137.56万元,增长6.47%。其中,医疗收入16997.87万元,同比增加635.32万元,增长3.88%。费用19181.72万元,同比增加2737.11万元,增长16.64%。

固定资产 2022年,固定资产原值12234.46万元,同比增加267.00万元,增长2.23%。

基础建设 2022年,改造云霄路门诊楼顶防水、德县路本部一楼大厅,对本部院区大楼内部进行整体修补、粉刷。启动机房改造、黄岛院区选址。

医疗特色 2022年,成立数字化口腔医学中心,利用CBCT(锥形束CT)、CAD/CAM(计算机辅助设计与制造)、口内扫描、3D打印等技术打造一体化诊疗模式;利用数字化技术常规开展数字化+3D打印技术辅助的正颌手术;开设食物嵌塞专病门诊、颞下颌关节专病门诊及专科技术要求较高的疑难根管门诊、颜面发育不良专病门诊、儿童牙外伤专病门诊、儿童错颌畸形早期矫治专病门诊等特色专病门诊;成立舒适化门诊,开展镇静/麻醉下口腔治疗;开展显微根管治疗、显微根尖手术等显微技术;创建中西医结合牙周黏膜病诊疗中心。

科研工作 2022年,获批山东省首批医药卫生重点学科、青岛市攀峰学科;口腔内科学、中西医结合牙周黏膜病防治中心获批青岛市重点学科;申报青岛市医疗卫生优秀人才1人;获批学科建设专项经费3434.8万元。成为山东省口腔疾病临床医学研究中心分中心;与中国海洋大学医药学院签署战略合作协议,共建"口腔药物联合实验室";获批科研项目专项经费 84.5 万元。在 2021 年度中国医院科技量值排行榜口腔专科医院中排名第 26 位。

2022 年,获国家级、省市级、区局级科研项目立项 23 项,其中国家级 1 项、省市级 11 项、区局级 11 项,实现国家自然科学基金面上项目零的突破。发表学术论文 36 篇,其中《科学引文索引》收录 17 篇、中国科技核心期刊收录 19 篇;出版著作 14 部;申请发明专利 6 个、实用新型专利 12 个;获得青岛市科技进步二等奖 1 项;科技成果转化 1 项。

教学工作　2022 年,接收青岛大学医学院、潍坊医学院、南京医科大学等院校口腔专业本科见习、实习学生 103 人。培养硕士研究生 29 人,博士研究生 2 人,培养外院进修人员 24 人。有潍坊医学院、滨州医学院、青岛大学医学院硕士研究生导师 16 人,博士研究生导师 3 人。

继续教育　2022 年,举办市级继续教育项目 8 项,主办省级继续教育项目 3 项,承办国家级继续教育项目 1 项。

住院医师规范化培训　2022 年,住院医师规范化培训基地公开招收学员 10 名,并轨研究生 8 名,招收完成率 100%。住院医师规范化培训结业考试学员 2 名,通过率 100%。

疫情防控　3 月—12 月,参与支援莱西、滨州、即墨、滕州、胶州大规模核酸采样任务 1453 人次,支援社区常规疫情防控 1512 次。选派 11 名护士轮值定点医院,1 名检验师支援方舱医院,12 名护士、行政工作人员支援省、市疫情防控督导组,1 人支援机场检疫等。

党建与精神文明建设　2022 年,制发院党委中心组和党员干部理论学习方案,制订《党的二十大精神学习宣讲方案》,举办集体学习 80 余次,各支部开展主题党日活动参与 1000 余人次。开展重点部门及关键岗位廉政风险防控督查,针对 25 个关键节点,提出廉政风险点 46 项,落实具体措施 85 条。建立"红包"台账,拒收、上缴红包 14 个 7000 余元。4 名医护人员获"青岛好医生""青岛好护士"荣誉称号。推出视频号、抖音号,发布口腔专家科普知识 30 余条,单条最高阅读量达 32.7 万人次。积极参与创建全国文明典范城市建设。加强院务公开和民主管理。

大事记

4 月 28 日,口腔颌面外科获"青岛市工人先锋号"称号。

6 月 1 日,2022 年度青岛市儿童口腔疾病基本预防项目启动仪式在医院举行。同步启用"青岛市口腔健康管理平台"。

6 月 15 日,青岛市口腔健康管理模式成功入选全国牙防优秀案例并在"2022 年中华口腔医学会口腔预防医学专委会第二十二次全国学术年会"主会场被用于经验分享。

8 月 18 日,刘琳琳、高浩远、齐月娇、郭子翔 4 位科普演讲者分别摘得全国口腔健康科普演讲交流华东大区"科普达人""科普先锋"称号。

8 月 19 日,青岛市副市长王波到医院就医院发展、学科建设、基础设施提升等方面进行调研。市卫生健康委主任薄涛及市卫生健康委有关处室负责同志陪同调研。

8 月 19 日,口腔颌面外科主任林锡江、儿童口腔科主任杨玉娥获评 2022 年度"青岛好医生",片区护士长荆进、消毒供应室护士吴玉娥获评 2022 年度"青岛好护士"。

9 月 8 日,获 2022 年度国家自然科学基金面上项目资助。

9 月 30 日,经山东省卫生健康委员会、山东省教育厅联合审核认定,医院获批青岛大学附属青岛市口腔医院。

10 月 9 日,由青岛市医务工会主办、医院承办的青岛市首次以口腔种植手术为主题的"青岛市口腔种植一期手术医护配合技能竞赛"在医院举办。

10 月,滕飞获山东省泰山学者青年专家称号。

11 月 28 日,与中国海洋大学医药学院举行战略合作签约仪式。双方将设立联合基金,合作开展人才培养,共建"口腔药物联合实验室"。

11 月 29 日,获批青岛市攀峰学科,中西医结合牙周黏膜病防治中心、口腔内科学获批青岛市临床重点学科。

12 月 14 日,获批山东省首批医药卫生重点学科。

荣誉称号　2022 年,获"真情协商·和谐共赢"四星级单位、2021—2025 年度全国科普教育基地、青岛市少先队校外实践教育基地称号。

党委书记:王爱莹

院　　长:王万春

副 院 长:于艳玲

副院长兼工会主席:王　峰

副 院 长:张红艳、侯凤春、王明臻

院办电话:82816332

电子信箱:qdskqyy@qingdao.gov.cn

邮政编码:266001

地　　址:青岛市德县路 17 号

青岛市老年病医院
（青岛市老年病研究所）

概况 青岛市老年病医院（青岛市老年病研究所）位于青岛市市南区朝城路2号甲，是一所三级专科医院。占地为7609.31平方米，业务用房11795.00平方米。2022年，职工总数467人，其中卫生技术人员406人，占职工总数的86.94%；行政工勤人员61人，占职工总数的13.06%。卫生技术人员中，有高级职称者72人、有中级职称者173人、有初级职称者161人，所占百分比分别为17.73%、42.61%、39.66%，医生与护士之比为1：1.45。医院编制床位342张，平均开放床位374张。

业务工作 2022年，门、急诊量65418人次，同比下降27.6%，其中急诊4250人次；出院7651人次，同比下降26.6%；手术量4537台，同比下降12.9%，三、四级手术操作量1059台，同比增长8.8%。

业务收入 2022年，总收入为18180.69万元，同比下降9.91%。其中，业务收入12720.67万元，同比下降27.9%。

固定资产 2022年，固定资产总值10215.11万元，同比增长5.62%。

医疗设备更新 2022年，新购进设备975台，其中康复医疗设备77台，建设"黄码医院"采购设备780台，建设重症监护室采购设备92台，其他医疗设备26台。

基础建设 2022年，8月22日青岛市发展和改革委员会对医院"黄码医院"改造工程项目批复立项，9月26日正式开工。总建筑面积18232.88平方米，12月23日竣工。

医疗特色 2022年，开展新技术、新项目5项，完成6例。参加上级部门指派的重大活动医疗保障任务13项，其中，疫情防控医疗保障任务8项，新冠疫苗接种点驻点和入户接种医疗保障任务2项，青岛市纪委、即墨看守所、秋季征兵体检等医疗保障3项。

科研工作 2022年，发表学术论文48篇，其中SCI 4篇、中华级2篇、省级以上核心论文25篇，出版专著13部。

继续教育 2022年，承担市级继续医学教育学术讲座2项。派9名技术骨干分别到山东大学齐鲁医院、青岛大学附属医院、青岛市中医医院进修心脏康复、消化内镜和中医浮针治疗。

精神文明建设 2022年，开展多种教育活动；加强党风廉政建设；扎实推进志愿服务进社区、进学校活动，学雷锋志愿服务活动常态化；制作文明标语提示牌；访谈一线心声，记录一线风采，加大对重点工作、重大典型宣传，弘扬以"青岛好医生"解品启等为代表的医院先进医护人员的先进事迹；深化文明城市创建、文明单位创建、军警民共建；参与"青岛市文明单位标兵"复审。

党的建设 2022年，学习贯彻党的二十大精神，加强公立医院党的建设，开展形式多样的党课宣讲，创新红色电影进医院活动，组织寻访沂蒙山红色教育基地，举办医院转型融合发展调研会。

大事记

7月18日，中共青岛市委机构编制委员会办公室批复，同意青岛市第九人民医院调整设置为青岛市老年病医院，加挂青岛市老年病研究所牌子。

8月22日，青岛市发展和改革委员会批复，青岛市老年病医院"黄码医院"改造工程建设方案及概算，总投资10189.2万元。

12月31日，于腾波同志任青岛市市立医院党委委员、书记、院长（试用期一年），青岛市市立医院（集团）总院长。杨九龙同志不再担任青岛市第九人民医院党委书记、委员职务。管军同志不再担任青岛市第九人民医院党委副书记、委员、院长。

荣誉称号 2022年，获青岛市文明单位标兵、第二批市级老年友善医疗机构、青岛市安宁疗护技术指导中心称号。

党委书记：于腾波
副总院长：闫泰山
纪委书记：郭继梅
副 院 长：袁国宏
党委委员：宋海峰
院办电话：87072610（传真）
总机电话：87072600
邮政编码：266002
地　　址：青岛市市南区朝城路2号甲

青岛阜外心血管病医院

概况 2022年，职工总数852人（含农民工8人），其中卫生技术人员735人，行政后勤人员117人，全院卫生技术人员中，有高、中、初级职称者分别为130人、319人和286人，医生247人、护士377人，医护比为1：1.53。

业务工作 2022年，门、急诊量51.6万人次，收住院2.3万人次。床位使用率72.2%,病床周转次数32次,入院与出院诊断符合率98%,手术前后诊断符合率99.0%,抢救危重病182人次,抢救成功率76%,治愈率29.4%,好转率69.2%,病死率0.86%,甲级病案符合率99%。

卫生改革 2022年,完善科室设置,开设血液净化中心,老年医学科;消化内科分病区运行;外科强化亚专业,实行分组管理;神经科加强卒中中心、眩晕中心建设;康复中心开展脑血管意外后偏瘫患者康复。持续推进三级甲等医院创建。修订、完善全院规章制度,制订各专业应急预案;建立健全医疗质量管理体系,规范各二级委员会工作制度,持续组织开展行政查房工作,形成医疗质量持续改进的长效机制;每月召开医疗质量持续改进专题会,督导检查各科室医疗质量管理小组活动开展情况,将医疗核心制度融入日常工作;梳理医疗技术目录,规范医疗行为;定期开展医疗安全风险防范工作。

医疗特色 2022年,心脏瓣膜病介入中心通过国家级评审,心脏专业"六大中心"全部通过国家级评审(认证)。心外科再次被评为青岛市重点学科。心血管内科团队开展首例Shockwave冲击波球囊钙化斑块碎裂技术,心脏起搏电生理团队开展首例双腔无导线起搏器(Micra AV)植入手术。开展公益救助活动,联合即墨慈善总会成立"青岛阜外医院肾友会"专项救助基金,定向救助到院透析患者。多元化打造远程心电网络平台,远程会诊达200余人次。组织"天使之旅"先心救助进入日照港口医院,筛查39名儿童,8名患儿到院接受免费手术治疗。新拓展医联体单位20家,医联体总数达120家。

科研工作 2022年,获批山东省2021年度医药卫生科技发展计划项目1项,青岛市医药科研指导计划6项,院级科研立项10项;医院心外科获批青岛市临床重点专科,付鹏获批青岛市医疗卫生优秀学科带头人,王鑫获批青岛市医疗卫生优秀青年人才;获批实用新型专利8项;依托山东第一医科大学申报山东省自然科学基金项目1项;评审院级科研立项和进行临床研究伦理审查,伦理审查项目29项。

继续教育 2022年,举办国家级继续教育项目1项,山东省继续教育项目8项,青岛市继续教育项目33项,办理学分142分。组织申报2022年度国家级、山东省省级继续教育项目。组织承办山东港口第四届职业技能大赛,成功举办心血管病论坛等高端学术讲座,邀请行业内顶尖专家来院授课。派出19名卫生专业技术人员外出进修学习,先后接收潍坊医学

院、青岛卫生学校、青岛求实职业技术学院等院校实习学生126名,接收市北区医联体等机构进修人员10名,完成新进卫生专业技术人员的培训及轮转工作。

医院管理 2022年,常态化派出20多人采集核酸,全年完成港口职工核酸检测242万余人次。完成市北区、城阳区全员核酸采集80万人次、核酸检测130万人次;疫情防控期间,派出74名医护人员完成青岛市方舱医院、应急备用医院的医疗救治支援工作。建立全员安全生产责任清单。足量供应防疫器械、物资,开展疫情防控危化品和消防检查30余次,查改隐患150余项。组织30余场次消防应急演练,组织开展"八抓20项"创新举措专项考试及全员"大学习、大培训、大考试"专项考试。

精神文明建设 2022年,坚持党委理论学习中心组(扩大)读书会集中学习,深入开展系列形势任务教育及宣讲活动。落实全面从严治党主体责任,加强党风廉政建设,"廉洁文化"每周一学,"廉洁案例"每月一学,深化廉洁从业专项行动。推进党支部评星定级管理。

大事记

1月,新建中药煎药室投入使用。

4月24日,李炯俏任医院党委书记、理事长,路长鸿任医院党委副书记、执行院长,刘晓君任医院党委委员、常务副院长,卢娜任医院党委委员、纪委书记、工会主席。

4月29日,血液净化中心启用。

7月,授牌成为国家心血管病中心肺动脉高压专科联盟成员单位。

8月,中医日间病房开诊。

8月15日,与山东第一医科大学签约,山东第一医科大学实践教学医院青岛阜外心血管病医院揭牌。

12月,入选国家放射与治疗临床医学研究中心、心血管健康联盟联合发起的第一、第二批次心脏瓣膜病介入中心建设单位。

荣誉称号 2022年,被评为2021年度全省红十字系统救助工作先进单位、2021年度青岛市继续医学教育先进单位、2022年度青岛市院前急救工作先进集体;心外科被评为2021年度全省基本医疗保险协议管理医疗机构先进医保科室。

党委书记、理事长:李炯俏

党委副书记、执行院长:路长鸿

党委委员、常务副院长:刘晓君

党委委员、副院长:吕振乾

党委委员、纪委书记、工会主席:卢　娜

院办电话:82989899　　　　　　　　　　　　邮政编码:266034

电子信箱:qdfwyybgs@126.com　　　　　　　地　　址:青岛市市北区南京路 201 号

高等院校附属医院

青岛大学附属医院

概况　青岛大学附属医院始建于 1898 年,是山东省东部地区唯一的一所省属综合性教学医院,是科室齐全、设备先进、技术雄厚、环境优雅、建筑布局合理,集医疗、教学、科研、预防保健和康复于一体的区域龙头医院,是山东省东部地区医疗、教学、科研和人才培训中心。

2022 年,医院本部占地 6 万平方米,崂山院区占地 7 万平方米,西海岸院区占地 19 万平方米,总建筑面积 57 万平方米,资产总计 54.72 亿元。职工 8241人,其中卫生技术人员 7223 人,占职工总数的 87.65%;其他专业技术人员 301 人,占职工总数的 3.65%;行政工勤人员 717 人,占职工总数的 8.70%。专业技术人员中,有高级职称者 1651 人,有中级职称者 3408 人,有初级职称者 2465 人,分别占 21.94%、45.30%、32.76%。博士 1032 人,硕士 2204 人,全院有 12 名专家享受国务院政府特殊津贴,国家卫健委、山东省有突出贡献中青年专家 7 人,泰山学者特聘专家 9 人,泰山学者青年专家 13 人。担任国家级学术委员会常委及以上职务 14 人,省级学术委员会副主任委员以上职务 295 人。医院总床位 5985 张,设有职能部门(科室)46 个,临床业务科室 87 个,研究室(所)35 个,为临床医学一级学科博士点及博士后科研流动站,口腔医学一级学科专业学位博士点。拥有国家级临床重点学科(专科)4 个,省级临床重点专科 34 个、精品特色亚专科 3 个。

业务工作　2022 年,医院门、急诊量 680.7 万人次,比 2021 年下降 5.72%。出院 27.7 万人次,比 2021 年下降 2.12%。完成手术 15 万例,比 2021 年下降 3.84%。出院者平均住院日降至 6.33 天。青岛大学医疗集团完成门急诊量 2060 万人次,出院 109.1万人次,住院手术 37.6 万例。

业务收入　2022 年,总收入 79.7 亿元,比 2021

年下降 0.69%。

固定资产　2022 年,固定资产总值 28.21 亿元,比 2021 年下降 3.39%。

医疗设备更新　2022 年,引进总价值 2.72 亿元的医疗硬件并装备到临床一线,1 万元以上设备达 13505 台件。

基础建设　2022 年,西海岸院区二期项目封顶。

卫生改革　2022 年,开展高层次人才“筑巢引凤”攻坚行动。聘任中国工程院院士马丁教授为医院首席医学专家,全职引进显微外科丁小珩教授团队来院工作。实施专项考核,建立健全人才分类评价机制。成立医院大数据治理与智慧运营平台建设攻坚工作组。初步构建基于信息化的内部控制管理体系。持续开展“安全生产月”“消防安全月”活动。全面推进基于 5G 的智慧后勤建设,智能防疫人员管控、人脸识别智能安防、智慧餐厅建设上线运行。推进“质量项目改进、提升内涵建设”专项活动。举办首届健康教育科普大赛、全院疑难疾病诊治能力大赛。入选国家首批肝癌规范化诊疗质控试点单位。持续推进临床路径、临床药径管理,全院药占比 24.68%,耗占比 19.16%。推进“改善医疗服务 作风能力提升”专项行动。不断完善智慧服务平台,推进互联网医院诊疗工作,完成互联网医院上线诊疗专业 96 个,开通图文问诊医师 1325 人。市南院区门诊地铁项目结建,实施崂山院区广场地下停车场及院区配套工程。

医疗特色　2022 年,医院健康管理、小儿外科、神经外科、骨科、内分泌与代谢性疾病科、康复医学科跻身全国专科声誉排行榜,其中健康管理位居全国专科综合排行榜第 6 名,19 个学科登上华东区专科声誉排行榜。获批山东省医药卫生重点学科 3 个、山东省医药卫生重点实验室 1 个;获批青岛市攀峰学科 2个、临床重点专科 11 个。完成高难度心脏移植 11例,肺移植 12 例,肝移植 165 例,肾移植 189 例,器官移植数量及质量连续八年位居全省第一、全国前列;实施达芬奇机器人手术 753 例,总例数突破 5200 例。

成功实施亚洲首例机器人辅助肺脏移植微创手术、国内首例超声融合成像导航定位下骶神经刺激电极植入术、全省首例机器人种植牙、全省首例单孔腹腔镜左半肝切除手术等。

科研工作 2022年，发表高水平论文750余篇；《5G远程泌尿外科手术》入选国家科学技术学术著作出版基金资助项目。获批国家重点研发计划2项；国家自然科学基金项目45项，其中重点国际（地区）合作与交流项目1项。获批省自然科学基金63项。获山东省科技进步二等奖2项，青岛市科技进步一等奖2项、二等奖14项。承接临床试验项目161项，科研总经费达1.6亿元。董蒨教授数字医学团队获第23届中国专利奖优秀奖，牛海涛教授5G远程机器人手术团队获批山东省重点研发计划重大科技创新工程项目，妇产科承建国家妇产疾病临床医学研究中心山东省分中心。居中国医院创新转化排行榜综合榜单第7位。

继续教育 2022年，获批继续医学教育项目236项，其中国家级项目99项，接收进修医师416人。获批国家卫健委医院管理研究所外科基础技能提升项目省级培训基地。

国际交流 2022年，巴基斯坦伊斯兰堡医学与牙科学院国际交流与教育学院院长一行、日本友人外口荣一先生一行到医院友好访问。

疫情防控 2022年，紧急腾空平度院区，组建9支约1000名医护人员医疗队救治莱西疫情患者。先后派出36人驰援上海，110人驰援海南，83人驰援新疆、滕州、菏泽，23人驰援重庆，65人支援济南，63人支援青岛市定点医院，142人支援红岛方舱，全力以赴救治新冠肺炎患者。预检分诊实行24小时值班制，病区设置隔离缓冲病房，启用红码病房、黄码病房和缓冲病房，严格实行封闭式管理。

便民服务 2022年，医院创新推行CT检查自助预约、互联网医院0元咨询号、开通发热便民门诊、推出健康查体"阳康"套餐、开设综合病房等一系列便民举措。通过人员物资统一调配、打通内科外科界限、急门诊界限，畅通全院救治体系。建立普通门诊—发热门诊—急诊门诊"三诊合一"模式，完善三级梯队人员调配机制，成立"科主任驰援急诊突击队"，确保24小时接诊；率先专业科室合并，独立开设44个综合病区，组建内科/重症医师＋外科医师＋平台科室医师的混编队伍，三周内便收治肺炎住院患者近6000人。

精神文明建设 2022年，通过专题学习、专题党课、专栏宣传等形式，持续推动党的二十大精神落地

落实。成功召开高质量发展研讨会，"68112发展战略"系统性谋划、战略性推动、精细化推进，转型升级"快进键"率先启动。

大事记

1月15日，青岛大学附属医院第九届职工代表大会第三次会议、第六届工会会员代表大会第三次会议在西海岸院区召开。

2月23日，医院远程手术团队在青岛通过网络向在济南举行的山东未来网络研究院、山东未来集团揭牌暨全球首张确定性网络发布活动现场展示"确定性网络＋远程手术"项目。医院与山东未来网络研究院签署未来医院合作框架协议书。

4月10日，医院平度院区作为市级备用定点医院，隔离病房成功救治500余名患者，536名医护人员完成救治任务。

5月，医院胸外科矫文捷教授团队成功开展亚洲首例机器人辅助肺脏移植微创手术。

青岛大学召开附属医院干部会议，宣布青岛大学党委关于第一临床医学院、附属医院领导班子调整和有关干部任免决定。青岛大学党委书记胡金焱出席会议并讲话，青岛大学党委常委、组织部部长徐龙飞宣读校党委有关干部任免决定。青岛大学党委常委、副校长、医学部部长姜宏主持会议。

6月7日，举行"山东省援藏援青援疆确定性远程医疗项目"培训班开班仪式。

6月20日，山东省卫生健康委党组书记、主任袭燕，省保健局副局长、二级巡视员梁军等一行到医院崂山院区调研指导。

8月6日，国家妇产疾病临床医学研究中心山东省分中心成立仪式在医院举行。医院承建的山东省分中心是省妇产领域唯一分中心。

11月20日，由复旦大学医院管理研究所推出的《2021年度中国医院排行榜（综合）》《2021年度中国医院专科声誉排行榜》正式发布，医院登榜，名列第53位。

荣誉称号 2022年，获"山东省人才工作表现突出单位"、国家卫生健康委"公立医疗机构经济管理年"活动优秀单位称号。

党委书记：蒋光峰

院　　长：李环廷

院办电话：82911801

总机电话：82911803

传真号码：82911999

电子信箱：qddxfsyy@shandong.cn

邮政编码:266003

地　　址:青岛市市南区江苏路 16 号

山东大学齐鲁医院(青岛)

概况　2022 年,职工总数 2076 人,其中,卫生技术人员 1802,占职工总数的 86.8%,医生与护士之比为 1:0.98;行政工勤人员 274 人,占职工总数的 13.2%。卫生技术人员中,高级专业技术人员 284 人,占 15.76%,中级专业技术人员 512 人,占 28.41%,初级专业技术人员 841 人,占 46.67%。一期项目占地面积 2.4 万平方米,建筑面积约 9 万平方米,开放床位 1330 张,设业务科室 52 个;二期项目规划面积 3.3 万平方米,建筑面积 28.38 万平方米,床位 1104 张。

业务工作　2022 年,门、急诊病人 116.63 万人次,出院病人 6.24 万人次,完成手术 3.18 万台。四级手术率达 24.30%,疑难危重病例占比达 33.68%,药品耗材收入占比降至 42.16%,平均住院日降至 6.7 天。门诊检验检查报告质量合格率 99.57%、出具时间合格率 97.51%。

业务收入　2022 年,总收入 16.58 亿元,其中医疗收入 15.53 亿元。

固定资产　2022 年,固定资产总值 5.02 亿元,比上年同期增长 8.9%;固定资产增加 4371 万元,占新增资产总额的 96.7%。固定资产成新率为 34.37%,比上年降低 1.94%。

医疗设备更新　2022 年,新购 1 万元以上设备 251 件,其中 100 万元以上设备 7 件,主要包括医用血管造影 X 射线系统、四肢关节磁共振成像系统、掺铥光纤激光治疗机、高端彩色多普勒超声诊断仪等。

基础建设　2022 年 6 月 30 日,二期项目主体封顶,进入内部装修阶段。项目荣获"山东省安全文明标准化工地""全国 AAA 级安全文明标准化工地""山东省建筑工程优质结构"等 20 余项荣誉。

疫情防控　2022 年,建立从发热门诊、门急诊到病区的全链条、全系统、全时空覆盖的疫情防控体系,不断强化疫情防控处置应对能力。11 月,根据疫情形势变化,将 8 个病区转化为重症病区,开放各类重症床位 605 张,占全院开放床位 45.5%,全力收治重症患者。先后派出 855 名医疗队员,赴新疆、成都、海南、天津等地执行抗疫任务,承担市应急备用医院、市北区核酸检测基地、莱西姜山准定点医院的运行管理。

卫生改革　2022 年,完成第二次制度修订与编印工作,新增制度 252 项,修改制度 427 项。建立职能部门目标责任制;持续推进急诊流转小组分流工作;成立 50 个 MDT 团队,专病门诊增设至 100 个。完成异地门诊医保联网,5 月在市医保局"市本级定点医院履行协议考核"中位列全市第一名,连续两年获得该荣誉。打造老年人、高层次人才、医事管理等 5 个"一站式服务中心"。继续深化红包治理,职工上交拒收红包 633 人次 149.84 万元。

医疗特色　2022 年,与凤麟核集团签约共建"山东大学齐鲁医院中子医学中心",启动安装调试国内首台套硼中子俘获治疗系统装置。牵头建设青岛市疑难罕见病中心,与阿斯利康合作共建国家罕见病诊疗分中心。心内科获首批"全国心律失常诊疗培训基地""中国房颤中心示范基地"。消化内科获全国首批"幽门螺杆菌规范化诊治门诊省级示范中心"。甲状腺质控中心、罕见病质控中心入选专业市级质控中心。备案新技术 23 项,成功完成山东首例 FLX 左心耳封堵植入术,青岛市首例大脑半球离断术治疗药物难治性癫痫、心脏收缩力调节器植入、OSE(开放式脊柱内镜)技术微创治疗腰椎间盘突出症等高难度手术。新增危重症管理等护理专科学组,开展护理专科指南解读和专科培训 72 项,完成质量持续改进项目 17 项。开展高质量"互联网＋护理服务",完成全病程管理平台构建。积极推进病区 8S 管理,开展优质护理服务项目 91 项。

科研教学　2022 年,获批青岛市攀峰学科 1 个、临床重点专科 7 个,总经费 7800 余万元。获批建设青岛市疑难罕见病重点实验室。发表科研论文 245 篇,其中 SCI 论文 154 篇,实现科技成果转化 5 项,单项转化金额高达 50 万元。获批国自然基金项目 5 项,省自然基金项目 5 项,青岛市科技项目 4 项。药物和医疗器械临床试验承接项目 17 项。获国家发明专利 45 项,实用新型专利 82 项。获青岛市科技进步一等奖 1 项,二等奖 2 项。生物样本库取得中国科技部人类遗传资源保藏资质。制定实施《科研绩效考核管理办法》。完成 2023 年山东大学导师招生资格认定,通过硕士生导师 11 人,博士生导师 5 人。年度实习招生 137 人,比上年增加 70 人。举办 106 项继续医学教育项目,获"年度青岛市继教工作先进单位"称号。

大事记

1 月 19 日,山东大学齐鲁医院中子医学中心签约暨启动仪式在青岛院区举行。

2 月 27 日,山东大学齐鲁医院(青岛)疑难罕见病中心成功举办首届"国际罕见病日"义诊活动。

2月,司海朋教授带领团队顺利完成青岛市首例OSE技术微创治疗腰椎间盘突出症。

4月18日,经山东省卫生健康委员会核验审定,医院获批山东省康复医师转岗培训定点医院。

5月,医院在青岛市"健康杯"健康管理技能大赛中荣获团体冠军,获得"青岛市五一劳动奖状";副院长高海东、呼吸内科医生李光毅获得"青岛市五一劳动奖章"。

6月2日,山东大学齐鲁医院(青岛)消化内科获"幽门螺杆菌规范化诊治门诊省级示范中心"荣誉称号,医院消化内科举办"幽门螺杆菌规范化诊治门诊省级示范中心"揭牌仪式。

6月16日,山东省医务工会主席李景文一行到医院调研指导工会工作。

6月17日,医院在青岛市第十届"健康杯"呼吸与危重症技能大赛中获团队与个人一等奖。

6月28日,山东大学齐鲁医院召开庆祝中国共产党成立101周年暨"七一"表彰大会,青岛院区党委和14名党员获表彰。

6月30日,山东大学齐鲁医院(青岛)二期主体结构封顶仪式举行。

7月26日,青岛市崂山区"三高中心"启动仪式在山东大学齐鲁医院(青岛)举行。

8月,山东大学齐鲁医院(青岛)心内科获批全国心律失常诊疗培训基地。

9月,医院心内科钟敬泉教授团队完成山东省首例已植入埋藏式心脏转复除颤器(ICD)术后联合植入心脏收缩力调节器(CCM)手术。

10月6日,由钟敬泉/张运教授等领衔撰写的《心腔内超声中国专家共识》英文版在国际期刊 *Frontiers in Cardiovascular Medicine* 上发表,该共识为全球首个心腔内超声的专家共识。

10月28日,通过第五批中国房颤中心示范基地认证。

10月28日,通过山东省食品药品审评查验中心检查组药物临床试验机构监督检查。

12月8日,山东大学齐鲁医院(青岛)心内科钟敬泉教授主持完成的"快速性心律失常发病机制和临床治疗的研究"获2021年度青岛市科技进步奖一等奖。

党委书记:苏　华

院　　长:焉传祝

党委副书记、纪委书记:李　杰

党委副书记:于洪臣

副 院 长:张增方、杨　杰、高海东、孟祥水

院长助理:李建军、孟　伟

院办电话:66850001

总机电话:96599

传真号码:66850532

电子信箱:qiluyiyuanqingdao@qd.shandong.cn

邮政编码:266035

地　　址:青岛市市北区合肥路 758 号

山东第一医科大学附属青岛眼科医院

概况　2002 年,占地面积 8106 平方米,业务用房建筑总面积 15590.62 平方米。职工总数 389 人,其中,卫生技术人员 294 人,占职工总数的 75.58%。行政工勤人员 71 人,占职工总数的 18.25%。卫生技术人员中,有高、中、初级职称者分别为 37 人、95 人、162 人,占比分别为 12.59%、32.31%、55.10%。医院编制床位 200 张,实际开放床位 178 张,有 17 个职能科室,设角膜病科、白内障科、眼底病内科、眼底病外科、青光眼科、角膜屈光科、斜视与小儿眼科、眼视光学和角膜接触镜科、眼眶病与眼整形科 9 个亚专科。

业务工作　2022 年,接诊患者 39.77 万人次,其中,急诊 2421 人次,同比下降 7.03%;各类手术 3.77 万例,同比下降 0.56%;平均住院日 1.19 天,比上年缩短 0.03 天。床位使用率 47.07%,比上年下降 2.7%;床位周转率 144.12%,比上年下降 3.28%。

业务收入　2022 年,医疗收入 3.67 亿元,同比下降 5.6%。

固定资产　2022 年,固定资产总值 5.89 亿元,比上年增长 12.2%。

基础建设　2022 年,推进爱国卫生和全国文明典范城市创建工作,承办市卫生健康系统创城工作启动会,作交流发言并接待兄弟单位来院观摩学习;环保污水处理星级被评定为最高等级四星;完成全院老旧中央空调更新、室内核酸检测采样点建设、数字监控改造、外墙防水、学术报告厅改造等工程项目。北部院区新拓展业务用房约 1500 平方米,统筹规划设计院区的内部布局和建筑外立面、停车场及景观绿化,新改、扩建门诊诊室、检查室等业务用房 20 余间,扩建手术室 3 间。

卫生改革　2022 年,健全完善党管人才政策和制度体系,柔性引进中华医学会眼科学分会前主任委员、国内知名眼科学专家 1 人,引进眼科材料学骨干人才 1 人、眼科学博士 6 人(含博士后 1 人)。启动

"一二五"人才助推工程,强化现有人才团队基础,提升后备人才培养。实施《职能部室考核实施方案》,成立内部控制领导小组,编制内控手册,完善内控制度体系,成立法治建设领导小组,完善医院法治制度体系建设,落实安全生产网格化管理,安全生产"零事故",医院建设完成集成平台和数据中心,通过国家医疗健康信息互联互通标准化成熟度四级甲等测评。

医疗特色 2022年,推进眼底病内外科融合,整合平台;开设遗传相关眼病专病门诊,推进数据库和样本库建设;聘请赵堪兴教授担任斜视与小儿眼科名誉主任,成立知名专家工作室。持续优化诊疗服务,预约诊疗率55.49%,日间手术占比达96%。关爱中小学生和老年人特殊群体,完成学生公益视力检查3万余人次,实施公益复明手术2000余例。

科研工作 2022年,"新型角膜供体材料的关键技术创新与临床应用"研究成果获山东省技术发明一等奖。申请国内外专利19项,授权7项。牵头制定国家卫生健康标准1项(完成审评)。获批各级科研项目27项,累计经费3714万,其中国家基金9项,创历史新高。发表论文67篇,其中SCI论文46篇,中华系列论文14篇。

继续教育 2022年,牵头成立青岛市中西医结合学会眼科专业委员会,全国眼科年会发言35篇、山东省眼科年会发言17篇、青岛市眼科年会发言14篇。举办第十一届青岛眼科医院临床学术研讨会、屈光与视觉重建高峰论坛等4场学术会议,参会及在线观看超3万人次。开展Drylab、Wetlab、VR手术模拟系统等线下培训。

党建与精神文明建设 2022年,学习贯彻党的二十大精神,定期召开支部书记月度例会,在校(院)组织的红色主题征文活动中,获一等奖1项,二等奖1项,三等奖3项,组织党员干部参观廉政教育馆、观看警示教育片、开展廉洁行医专项培训等,多种形式开展正反两方面教育,积极参加校(院)"喜迎二十大 廉洁润校园"廉洁文化作品展活动,获一等奖1项,二等奖2项,三等奖4项,优秀奖3项。

荣誉称号 医院是国家卫健委国家临床重点专科单位、教育部国家重点学科联合建设单位、科技部省部共建国家重点实验室培育基地、国家眼部疾病临床医学研究中心山东省分中心以及国家药物临床试验机构。医院还是省、市两级干部保健医院、山东省眼科临床医学中心,山东省眼科学重点实验室,山东省重点专病专科医院。获国家和省部级科学技术奖励20项,其中国家科技进步二等奖2项、山东省科技进步最高奖2项、山东省科技进步一等奖6项、省技术发明一等奖1项。

院　　　长:谢立信
党委副书记:乔镇涛
副 院 长:周庆军、孙　伟、郭　振
院办电话:85876483
传真号码:85891110
电子信箱:sdeyeioffice@126.com
邮政编码:266071
地　　　址:青岛市市南区燕儿岛路5号

委属事业单位

青岛市卫生健康委员会
综合监督执法局

概况 2022年,编制数99人,在职职工91人。其中取得行政执法证的人员89人,占职工总数的97.80%;工勤人员2人,占职工总数的0.02%。内设2个处、10个执法大队。全市卫生监督机构编制总数436人,职工总数346人。

业务工作 2022年,全市各类被监督单位31393户。开展医疗卫生机构传染病防控、病历书写与管理、打击非法医疗美容、生活饮用水卫生安全、游泳场所卫生、职业健康权益保护等"蓝盾行动"6个方面专项整治,深入开展角膜塑形镜验配等国家、省12项专项行动。全市监督执法机构共监督检查各类单位4.2万户次,监督覆盖率100%;查处案件3606件,人均办案18.68件;其中市局查处案件902件,人均办案20.5件,比上年提高20.87%。全市普通程序行政处罚案件占比74.29%,比上年提高5.11个百分点;罚没款978.57万元,人均、案均处罚额度持续提升;承担国家"双随机"任务 1587 项,完成率、完结率均为 100%。举办系列培训 55 项,培训 3445 人次。在主流媒体发布新闻报道 382 篇次,同比增长 108%。

政府拨款　2022 年度财政拨款为 3308.47 万元,比上年增长 14.42%。其中专项经费为 175.78 万元,比上年减少 43.65%。

资产核算　2022 年,净资产 429.71 万元,比上年减少 10.22%。

创新工作　2022 年,住宿场所"信用＋智慧"监管、执法能力建设 2 个项目被列入全省"揭榜挂帅"改革项目。餐饮具集中消毒量化分级管理、消毒产品生产企业卫生监督量化评价 2 项工作被列为全省试点。青岛市 11 个案例入选山东省卫生监督创新发展案例,占全省的 20%,为全省最多;青岛市 15 个行政处罚案属于山东省首案,为全省最多。创新多元化执法模式,在省内率先开展精神卫生机构依法执业分类分级综合评价工作。针对不同领域开展差异化执法,确定市级轻微违法行为不予行政处罚事项 74 项。制订年度执法检查计划 813 项,落实执法计划清单制、执法内容表单制。

办案质量　2022 年,建立"季度集中抽查＋半年期中盘点＋年底总结考评"定期集中质控工作机制。对案件内部运行进行流程再造,形成"案件运行一张图"。创新建立"合议＋执法实务"微课堂培训模式,为全省首创。11 个专业学组组织各类研讨会 29 次,1280 人次参与互动交流。建立"专业学组月活动、微课堂周安排、典型案例集中研讨"系列培训套餐,全面提升执法规范化建设和办案能力,得到山东省卫生健康委执法监察局和青岛市司法局高度肯定和宣传推广。在全省卫生行政执法案例评查中获团体一等奖,青岛市 5 个案例被评为全省十大优秀典型案例;另获评全省卫生行政执法优秀案例、中医药监督执法典型案例各 1 例;在全省案卷抽查评查中,青岛市案件平均得分 94 分,位列全省第一;在全市行政执法案件评查中 3 个案卷均获优秀等次;在全省卫生健康执法办案能手评选中,青岛市 14 人获省级卫生健康执法办案能手称号,为全省最多。

疫情防控　2022 年,参加市疫情防控指挥部工作,12 人参与市卫生健康委疫情防控督查;32 人参与区域性疫情处置。跟进处置国家、省、市疫情,督导发现 270 条涉法问题,督促 505 家医疗机构落实传染病防控主体责任,立案处罚 77 家。开展核酸检测机构专项执法检查 131 家次,立案处罚 17 件,罚款 6.4 万元。对 329 家消毒产品生产企业开展抗抑菌制剂乱象专项治理和消毒产品专项监督检查,立案处罚 57 家,罚没款 8.3 万元。监督检查住宿场所 273 家,立案处罚 179 起;开展学校疫情防控执法检查 55 家次,立案处罚 5 家。

党风廉政与精神文明建设　2022 年,开展"作风能力提升年"活动,组织主题党课 17 次,开展主题教育活动 7 项,培养入党积极分子 4 人,与市公安局、市食药监局等 8 家单位搭建共建平台。11 名副处级领导干部期满转正,1 名干部晋升副处级职务,18 名科级干部职级得到晋升。坚持问题导向和目标导向,深入开展"亮绩""赛绩"活动,坚持周碰头、月例会、季调度、年考评。

大事记

1 月 19 日,召开局领导班子年终评议会,市卫生健康委员会党组成员、市计划生育协会专职副会长(正局级)杜维平出席并讲话。

2 月 25 日,市卫生健康委员会党组成员、市计划生育协会专职副会长(正局级)杜维平一行对卫生健康监督执法工作进行调研。

4 月 7 日,中共青岛市委机构编制委员会副主任刘冰清一行对卫生监督执法办案情况、体制机制建设等工作开展调研。

4 月 14 日,成立局行政处罚案件质控工作领导小组。

4 月 27 日,召开全市消毒产品和餐饮具集中消毒服务单位卫生监督重点工作推进会。

7 月 29 日,在全省学校和饮用水卫生监督员培训班上作典型发言。

8 月 3 日,市纪委监委派驻第十八纪检监察组组长王雪梅一行进行工作调研。

8 月 19 日,局党总支书记、局长王伟在全省卫生监督执法工作推进会上作交流发言。

8 月 25 日,组织开展职业卫生专业监督执法研究学组专题培训暨案例研讨会,省卫生健康执法监察局副局长张玉慧出席会议,并现场指导西海岸新区职业卫生分类分级监督执法省级试点工作。

9 月 1 日,举办全市卫生监督执法重点业务能力提升培训班,省卫生健康委执法监察局一级调研员居建云应邀授课。

9 月 5 日—7 日,省卫生健康委执法监察局副局长刘兵一行对青岛市部分医疗机构、公共场所、学校进行"双随机"监督检查,对部分公立医疗机构进行综合执法检查。

10 月 20 日,市卫生健康委员会组织开展酒店类公共场所经营单位 A 级评审现场验收,市卫生健康委员会党组成员、市计划生育协会专职副会长(正局级)杜维平参加。

10月24日—28日,开展 2021 年度第三协作区行政处罚案卷评查活动,省卫生健康执法监察局一级调研员居建云出席并指导。

10月27日,开展 2022 年度全市卫生健康监督执法全过程记录制度实施情况测评活动,省卫生健康执法监察局一级调研员居建云出席并指导。

荣誉称号 2022 年,被市政府表彰为 2021 年国家卫生城市复审工作先进单位、青岛市爱国卫生运动 70 周年表现突出集体。获青岛市女职工建功立业标兵岗、省级文明单位称号。

党总支书记、局长:王 伟

副 局 长:刘景杰、亓 蓉、陈 鹏、刁绍华、邵先宁

党总支委员:程显凯、陈 鹏、刁绍华、邵先宁、梁学汇

办公电话:85788683

传真号码:85788611

电子信箱:qdwsjdzfj@qd.shandong.cn

邮政编码:266034

地 址:市北区敦化路 377 号

青岛市疾病预防控制中心
(青岛市预防医学研究院、青岛市卫生健康大数据中心)

概况 2022 年,青岛市疾病预防控制中心(青岛市预防医学研究院、青岛市卫生健康大数据中心)办公大楼 17000 平方米,其中实验室用房 7800 余平方米,建设中的青岛市公共卫生中心一期大楼投入使用。中心编制 337 人,在职 327 人,其中博士 35 人、硕士 183 人,硕士以上占 66.67%;专业技术人员 284 人,占在职人员的 86.85%,高级职称占比 33%。

新冠疫情防控 2022 年,先后赴莱西、西海岸、即墨、胶州、平度、市南、市北等 10 区(市)处置多起本土聚集性疫情。作为全国 7 个试点城市之一,高质量完成国务院联防联控机制疫情防控措施优化试点研究工作。派出 900 人次流调队员支援区(市)一线,抽调 200 名流调队员赴市级流调溯源中心集中办公。先后派出流调队员 96 人次支援济南、菏泽、济宁、泰安、滕州、招远等地。启用流行病学调查管理系统,累计推送密接、次密接等重点人员信息 150426 条。采取控住人、锁定源、断掉链的流调溯源模式排查风险

场所和风险人群。采取快节奏、高精度、加速度的核酸检测模式在疫情中仅用 15 小时就获得新冠病毒全基因组序列,移动 PCR(聚合酶链反应)检测车仅用 4 小时完成 2800 管密接、次密接检测任务。拥有负压生物安全二级实验室 4 个,其中移动检测车 2 台,核酸日检能力达 2.2 万人份(单管),基因测序能力达到单次 150 人份,测序完成新冠病毒阳性感染者标本 2561 份、冷链货物环境 40 份。坚持"常态化+专题化"疫情研判,提出各类研判、建议 177 件。制发辖区消毒消杀工作方案、疫点消毒技术方案等多项方案指引;组织专家对所有风险点进行研判,精准开展疫点终末消毒和消毒效果评价;组建专家团队与现场督导组,每日赴中高风险区现场开展督导。

体系改革 2022 年,推进全省三级疾控中心改革试点,稳步推进基础设施建设。市公共卫生中心项目一期工程竣工使用。招聘硕士 23 名。与签约医疗机构开展"订制化"融合,联合市市立医院出台全省首个疾病预防控制机构参与的慢性呼吸系统疾病综合防控方案,组建区(市)医防融合团队下沉基层指导工作。建成智慧化流行病学调查系统并全面实战应用,项目获得山东省健康医疗大数据应用大赛一等奖以及山东省新型智慧城市优秀案例、优秀大数据应用案例等称号。推进 256 家医疗卫生机构接入市级传染病监测预警信息平台,传染病报卡对接率达 100%,列全省首位。举办首届胶东经济圈疾控机构实验室检测暨质控考核技能竞赛。全省三级疾控改革试点工作在省委改革办、省卫生健康委年度通报中位列地市级首位。疾控体系"阶梯式"改革作为山东省唯一案例被国家卫生健康委评为 2022 年度"推进医改 服务百姓健康"十大新举措之一。

免疫规划 2022 年,实施"条块+网格"接种模式,拓展接种服务方式,在全省首批建立市、县两级特殊健康状态儿童预防接种评估门诊体系,覆盖 21 家接种门诊。累计接种新冠病毒疫苗 2719.05 万剂次,覆盖 1014.97 万人,60 岁及以上人群接种率 92.62%;979.66 万人完成全程免疫接种,全程接种率 97.24%;649.06 万人完成加强免疫接种,加强免疫接种率 87.99%。适龄儿童国家免疫规划疫苗全程接种率达 96.30%。

重大疾病防控 2022 年,在全市建成国家致病菌识别网监测体系,实现省级及以上慢性病综合防控示范区全覆盖,国家级示范区数量列全省第一。设立全省首批结核病科普专家工作室,在全省年度结核病防治工作综合排名中位列第一。在抗病毒治疗定点

医院开展暴露前后预防处置试点工作。在孕妇碘营养监测偏低地区开展针对性干预。

健康教育　2022年,官方微信推送1300余条新冠疫情防控等各类健康知识,阅读量达308万人次,视频号、抖音号发布视频41个,阅读量42万人次。选派9人次分赴疫情防控前线,记录"最美逆行者"的感人瞬间,发布《战"疫"一线》系列文章36篇。推进健康县区和健康场所建设,城阳区健康教育基地获评全国第一;市南区、西海岸新区、即墨区、平度市、莱西市健康教育基地被评为山东省健康区、县优秀案例,2家单位通过省级健康教育基地验收。报送的市市立医院工作案例被用于在全国培训会上交流,成为46个全国健康促进医院优秀案例之一,获"强化健康教育主题"组优秀案例;青岛大学附属医院、市市立医院被评为山东省健康促进医院优秀案例。开展中医健康养生知识系列宣传,中心微信公众号被评为山东省十佳健康科普传播培育品牌和青岛市最具影响力政务新媒体。

健康危害因素监测　2022年,开展职业病危害摸底调查,筛选排查企业123781家,摸底6556家。创建省级健康企业8家,启动重点人群职业健康素养监测调查。在学生健康监测信息平台增加"健康教育"模块,开展中小学生健康素养"线上＋线下"调查。构建全省首个集生态学、抗药性、病原学、应急等监测及数据分析等为一体的"病媒生物监测移动平台"。完成婴幼儿游泳场所卫生规范预研究项目。实现全市3400余家基层医疗卫生机构与市食源性疾病病例监测平台对接。开展海产品中氚和碳14专项监测,启动放射卫生工作专项行动信息化平台建设,并在城阳区完成试点。通过国家实验室十七大类477个参数519个标准认可和检验检测机构2622个项目资质认定现场评审。

科研合作　2022年,实施学科攀峰计划。流行病与卫生统计学重点学科、呼吸与肠道传染病防控重点实验室入选全省首批101个医药卫生重点学科、40个医药卫生重点实验室。申报山东省公共卫生重点专科11个,各级科研立项13项。获2021年度青岛市科技进步奖二等奖3项、2022年度山东预防医学会科技奖三等奖2项,发表论文74篇。获评山东省优秀预防医学科技工作者10人,青岛市最美科技工作者和青岛市青年科技奖各1人,青岛市医疗卫生优秀人才13人,培育"金种子"人才22名。举办首期学术沙龙。加大与中国疾控中心、山东大学、青岛大学等合作力度,推荐6名专家成为中国现场流行病培

训项目青岛基地导师,完成51名学生实习带教任务。

党建工作　2022年,学习宣传贯彻党的二十大精神,开展"作风能力提升年"活动。开展大调研、大讨论系列活动,强化作风能力担当,将防疫一线作为检验"作风能力提升年"活动成效的"练兵场"。完成中心党委、纪委换届选举。

大事记

1月18日,完成即墨区新冠肺炎疫情处置应急演练任务。

1月24日,采取"线上＋线下"直播形式召开2021年度总结表彰大会。

2月17日,山东省健康细胞建设工作推进会在青岛举行,中心16名相关负责人参加会议。

4月10日,青岛市新型冠状肺炎疫情防控措施优化试点研究启动会召开。

4月20日,山东省委副书记,省人大常委会副主任、党组书记杨东奇一行到中心调研疫情防控相关工作。杨东奇一行听取疫情防控和中心业务工作情况汇报,实地查看中心微生物检测实验室和疫情防控组,详细了解核酸检测能力、流调溯源、信息发布等情况,并对下一步疫情防控工作做出重要指示。市委副书记邓云锋、市卫生健康委党组书记柳忠旭陪同调研。

5月6日,副市长王波到中心督导调研新冠疫情防控和业务工作。市政府副秘书长陈万胜参加调研,市卫生健康委主任薄涛、副主任邢晓博陪同调研。王波对中心各项工作特别是新冠疫情防控处置工作给予充分肯定,并向一线工作人员表达慰问和感谢。

6月10日,副主任姜法春获2022年度"青岛最美科技工作者"荣誉称号。

7月31日,西藏自治区疾控中心党委书记、副主任扎西一行到中心考察交流。省疾控中心党委委员、副主任张天亮,人力资源部副主任邓文锴陪同调研。

8月24日,中国疾控中心教育培训处副处长马会来、CFETP(中国流行病学现场项目)副主任张丽杰一行到中心调研中国疾控中心研究生院公共卫生实践教学基地建设工作。

9月5日,集结市、区两级流调、消杀及核酸检测相关人员组建队伍支援即墨等地疫情防控处置工作,先后派出218人支援即墨,派出45人次分别支援市南、李沧、城阳、胶州等区(市)。

10月28日,青岛市预防医学会第四届第一次会员代表大会在胜利油田青岛科技交流中心会议中心召开。山东预防医学会副会长兼秘书长徐爱强、青岛市科学技术协会副主席刘红英、青岛市卫生健康委副

局级领导干部吕富杰、青岛市预防医学会第三届理事会理事长逄增昌,青岛市疾病预防控制中心党委副书记、中心主任高汝钦等领导及150余名会员代表出席会议。

11月2日,省疾控中心副主任康殿民一行到青岛市省级健康教育基地进行现场评估核验。

11月26日,由青岛市卫生健康委员会、中华人民共和国青岛海关、青岛市疾控中心、市南区卫生健康局、市南区疾控中心主办,青岛青同防艾志愿服务中心承办的第35个世界艾滋病日暨性病防治主题宣传活动举行。

12月14日,流行病与卫生统计学重点学科、呼吸道与肠道传染病防控重点实验室入选全省首批101个医药卫生重点学科、40个医药卫生重点实验室。

荣誉称号　获省级文明单位、山东省卫生健康工作先进集体、国家卫生城市复审工作先进单位、全省健康教育先进集体、全省消除疟疾工作表现突出集体、全省预防接种工作表现突出集体、爱国卫生运动70周年表现突出集体、胶东经济圈疾控机构实验室检测技能竞赛暨质控考核团体一等奖、青岛市"五四"红旗团支部等荣誉。

主任、党委副书记:高汝钦
副 主 任:杨 晶
纪委书记:李善鹏
副 主 任:张华强、于维森、姜法春
副主任兼工会主席:段海平
办公电话:85623909
传真号码:85646110
电子邮箱:cdcbgs@qd.shandong.cn
邮政编码:266033
地　　址:青岛市市北区山东路175号

青岛市妇幼保健计划生育服务中心

概况　2022年,职工总数49人,其中,卫生技术人员40人,其他技术人员2人,行政工勤人员7人,占职工总数的比例分别为81.63%、4.08%、14.29%;卫生技术人员中,有高级职称者20人,有中级职称者11人,有初级职称者9人,分别占50%、27.5%、22.5%。

业务工作　2022年,规范母婴安全管理工作,加强危重新生儿与危重孕产妇救治中心建设与管理,推进全市安全产房建设,召开市级孕产妇、新生儿安全管理工作会议,参与区级新生儿死亡评审。全市助产机构活产数为71142人,比上年减少1489人;孕产妇

死亡率4.57/10万,比上年下降5.77%;婴儿死亡率1.66‰,比上年下降5.14%,5岁以下儿童死亡率2.82‰,比上年增长8.05%。

2022年,深化出生缺陷三级防控管理。落实一级防控,推行婚姻登记、婚前、孕前检查一体化服务,全市婚前医学检查率86.23%,比上年增长6.68%;国家免费孕前优生健康检查覆盖率达92.55%,比上年下降5.23%;目标人群叶酸服用率99.46%,比上年增长1.74%;9月启动新婚女性脊髓性肌肉萎缩症(SMA)筛查,给9856名新婚女性采血,检出144位携带者,携带率1/68。加强出生缺陷二级防控,孕妇产前筛查率98.97%,比上年下降0.73%。扎实推进第三级防控工作,新生儿遗传代谢病筛查率99.84%,新生儿听力筛查率99.87%,新生儿先心病筛查率为99.62%,三个筛查率与上年基本持平。

2022年,推动基本公共卫生及其他妇幼健康项目开展。落实基本公共卫生项目孕产妇与0～6岁儿童健康管理,加强托幼(育)机构卫生保健,全市孕产妇系统管理率95.51%,比上年降低0.9%,0～6岁儿童健康管理率、0～6岁儿童眼保健和视力检查覆盖率分别为96.34%、96.55%,比上年分别增长0.63%、1.45%。推进农村妇女"两癌"检查项目,全市宫颈癌、乳腺癌筛查完成率(包括城镇低保妇女)分别为99.59%、100.16%,比上年分别降低2.97%、3.18%。做好预防艾滋病、梅毒和乙肝母婴传播项目管理,孕产妇"三病"检测率为100%,与上年持平;保障避孕节育和生殖健康基本需求,区域避孕药具发放覆盖率29.82%,比上年降低6.29%。规范全市出生医学证明管理,使用"出生医学证明"74701张,废证率0.07%,比上年降低22.22%。

辖区管理　2022年,印发妇幼相关项目工作通知与通报。疫情防控期间摸排确诊、涉疫孕产妇和儿童,做好分级分类分流管理,对孕产妇、新生儿及儿童进行线上会诊和远程指导。修订、完善青岛市现行的妊娠风险筛查及评估标准、产科出血相关急救卡部分内容;拟定青岛市加强相关学科妊娠安全管理工作通知、妊娠合并精神障碍孕产妇管理及救治工作要求,完善高危孕产妇多学科管理及救治。

督导考核　2022年,通过日常指导、飞行检查、半年检查与年底考核相结合的形式,定期组织专家到基层开展业务指导,加大辖区妇幼健康项目精细化管理与分类指导力度,开展精细化指导40余次。

继续教育　2022年,获评市级优秀继续教育项目1项。采取线上、线下相结合的形式开展业务培训

班 23 个,5000 余人次参训。外出进修培训 10 人。

妇幼信息监测统计 2022 年,编撰《2021 年青岛市妇幼健康信息分析报告》,制作妇幼健康季度工作简报。

健康宣教 2022 年,开展妇幼保健健康促进与教育工作,印制并发放宣传材料 20 万余份,利用微信公众平台发布妇幼健康科普宣传文章 75 篇,阅读量 8.1 万余次,委官微转发中心微信公众平台科普文章 25 篇。参与基层妇幼健康教育科普讲座、广播电台等栏目宣传活动 20 余次。

科研工作 2022 年,青岛市医疗卫生重点学科 1 项;青岛市拔尖人才 1 人,市北区拔尖人才 1 人;以第一作者单位发表文章 6 篇;入选市级政策研究课题 1 项;申报省级公共卫生重点学科 4 项。

精神文明建设 2022 年,以习近平新时代中国特色社会主义思想为指导,以文明单位创建为主线,以"创建市级文明单位标兵"为目标,深入贯彻党的各项路线方针政策,加强组织领导,抓好宣传教育,创新工作形式,扎实开展创建活动,以创建促业务,紧紧围绕妇幼健康工作要点,全力保障母婴安全,确保全市妇幼健康工作稳步推进。

大事记

8 月 2 日,新招聘两名硕士入职。

荣誉称号 获青岛市精神文明建设委员会"青岛市文明单位标兵"荣誉称号,在市卫生健康委组织的科普大赛中获优秀组织奖。

党支部书记:邢泉生

主任、党支部副书记:江　威

副　主　任:戚其玮

办公电话:80926571

电子邮箱:qdfbzx2016@qd.shandong.cn

邮政编码:266034

地　　址:青岛市市北区辽阳西路 217 号

青岛市急救中心

概况 2022 年,占地面积 1.07 万平方米,其中业务用房 4000 平方米。有职工 114 人,其中,卫生专业技术人员 65 人(医生 26 人、护士 39 人),占职工总数的 57.02%;其他专业技术人员 11 人,占职工总数的 9.65%;行政工勤人员 38 人(驾驶员 20 人、担架员 7人、其他 11 人),占职工总数 33.33%。卫生专业技术人员中,有高级职称者 18 人,有中级职称者 24 人,有初级职称者 23 人,分别占 27.69%、36.92%、35.39%。

业务工作 2022 年,接听电话 27.7 万次、救护车出诊 10.9 万车次、救治患者 10.2 万人,比上年同期分别增长 19.8%、21.7%、26%,圆满完成 2022 青岛跨国公司领导人峰会、创投风投大会、国际帆船赛、海军节国际军演、青岛市人大政协会议等会议、群体性活动、赛事等医疗保障任务 40 余次。电话指导成功抢救心跳呼吸骤停 30 人次、哽噎 12 人次、急性分娩患者 6 人次。

业务收入 2022 年,业务收入 145 万元,比上年下降 32.2%。

固定资产 2022 年,固定资产总值 5180 万元,新增固定资产价值 2096 万元。

卫生改革 2022 年,实施市办实事攻坚行动,成立市办实事项目"提升五大中心类急危重症抢救效率"领导小组和工作专班,举行项目启动会、半年推进会和项目汇报会,完成人员培训、设备招标采购,部署具备接诊急危重症能力的 34 家二级及以上医疗机构和 132 个院前医疗急救站点质控分析工具,实现"五大中心"类急危重症院前首次医疗接触到院内救治时间中位数降低 5% 以上年度目标。院前创建并推送病例 42631 例,其中胸痛 1604 例、卒中 2931 例、创伤 13188 例,孕产妇 437 例和其他危重症 24471 例,胸痛、创伤、卒中患者首次医疗接触到有效救治开始时间分别缩短 8.2%、19%、8.3%。

增强航空医疗救援能力,制订《山东省航空医疗运行工作方案》《山东省航空医疗运行议事协调制度》,启用直升机成功转运危重症患者 4 例;完成航空医疗救援市级卫生应急预案桌面推演、防灾减灾日应急演练,实施医护人员直升机飞行演练 12 次、活动展示 12 次;应邀赴东营市培训航空医疗骨干 30 余人,协助当地首次开展航空医疗救援工作。

推进智慧急救攻坚行动,启动"智慧急救"建设项目,成立智慧急救专班,制订智慧急救项目与全民健康信息平台对接方案、交警指挥系统对接方案、电子支付与电子票据系统对接方案有手机定位子系统建设方案,完成"5G＋智慧急救项目"需求调研和设计方案。

疫情防控 2022 年,印发《青岛市急救中心新型冠状病毒感染者负压救护车转运车组闭环管理工作方案》等新冠疫情防控文件、应急预案 20 余个,分级分类开展急救从业人员理论技能培训及考核 44 期、实施业务学习暨病例讨论会 11 次,开展院感防控专项督查 20 次;抽查救护车转运后消毒视频监控 88 车次、转运后终末洗消视频 300 车次,核酸检测应检尽检率100%、重点物表核酸检测率100%。制定《标准化救护车洗消中心建设专家共识》，完成"青岛市急救中心应急功能区改扩建项目"，完成青岛市妇女儿童医院城阳院区、青岛市第三人民医院等腾空转运任务258人次，赴莱西、即墨、胶州、滕州支援新冠疫情阳性病人转运任务，累计派出30辆负压救护车、76名工作人员，82天出车800余次，转运阳性病人近3000人次。12月疫情防控期间迅速启动应急预案，增加调度座席、扩充电话线路、增加院前急救车组、三级备勤梯队，招募社会志愿者，成功应对疫情感染高峰。

院前应急处置　2022年，健全"平战结合"运行与响应机制，修订《青岛市急救中心突发事件应急预案》，制订《青岛市急救中心应急保障梯队工作方案》，参加青岛市洪涝灾害紧急医学救援、"平安青岛2022"辐射事故等各种应急演练11次，完成政府指令性医疗保障任务40次、保障天数70余天；建立动态疫情防控急救物资储备机制，扩增80路"120"备用咨询电话，完成中心市电双电源升级改造项目。

急救培训　2022年，开展军医代培项目，制订《驻青岛地区军医代培项目实施方案》《学员培训手册》，完成《项目任务书》《项目绩效目标监控报告》《项目财政专项经费测算分析》等的编写、专家评审工作，联合天津大学灾难医学院首次开展灾难医学救援专业课程，成功举办驻青部队军医代培培训班2期、培训骨干学员80名。完善院前急救岗前培训课程设计，开展BLS（基础生命支持）、ITLS（国际创伤生命支持）、ACLS（高级心血管生命支持）等培训班29期、培训学员3486人；采取线上和线下培训形式，开展"健康科普专家走基层"暨健康教育"六进"活动88期、受众17038人次。

科研工作　2022年，发表论文SCI 1篇、国家级17篇、省级8篇。市科技惠民计划项目"利用'互联网＋急救'提高社区急危重症救治成功率的研究"通过市科技局验收，"乡医——急救联动助力农村急危重症救治项目"获评中共青岛市委宣传部2022年青岛市文化科技卫生"三下乡"活动优秀项目。

继续教育　2022年，加强与美国心脏协会（AHA）心血管急救培训中心、国际创伤生命支持培训中心、台湾UIA联合国际救援中心等机构的业务合作，开展市级继续医学教育项目"院前急救岗前培训班"35期、培训业务骨干4208名。

精神文明建设　2022年，召开第八届十五次职工代表大会，征集提案9项、立案5项、建议4项；实施提高安全意识、查找安全隐患活动，开展《国家安全观》《网络安全知识》等答题活动4次，职工参与率100%；邀请市心理咨询专家进行《疫情防控期间的情绪管理——心理健康云课堂》授课，建立《常态化疫情防控期间的心理重建》视频学习平台；开展"我的业务我来讲授课比赛"和摄影、"三八妇女节"跳绳、"喜迎二十大"云上健步行等群体性的寓教于乐活动10余项。

大事记

1月17日，市卫生健康委党组任命辛善栋为中心支部委员会委员、副主任（正处级）。

1月18日，调派H135直升机将1名肺心病患者从莱西市人民医院转至青岛市市立医院东院区。

1月18日，联合全市院前急救志愿服务组织在青岛市急救中心举行"国家急救日倡议活动暨120急救科普大课堂公益培训"活动，市卫生健康委、市急救中心相关领导以及青岛多家公益组织的志愿服务者代表40余人参加。

1月21日，驻青岛地区部队军医代培项目暨首期培训班启动。

1月22日，市卫生健康委党组书记柳忠旭带队视察院前急救工作。

1月25日，调派H135直升机将1名严重烧伤的印度籍船员从潮连岛锚地货轮上转至青岛大学附属医院（西海岸院区）。

3月15日，青岛市卫生健康委员会、青岛市财政局联合发布《关于印发〈"提升五大中心类急危重症抢救效率"市办实事项目实施意见〉的通知》，明确资金安排，及2022年度工作目标和5年工作目标。

4月8日，中心工会第八届第十五次职工代表大会审议通过《青岛市急救中心工作人员绩效考核方案（修订）》。

4月15日，完成2022年市办实事"提升五大中心类急危重症抢救效率"招标采购工作。

4月22日，召开2022年市办实事"提升五大中心类急危重症抢救效率"项目启动暨项目推进交流研讨会，签订《2022年市办实事项目协议书》。

4月26日，派出3个负压车组开展上海市核酸样本检测支援工作。

4月28日，组织开展"青岛市洪涝灾害紧急医学救援桌面推演""青岛市突发海上、航空紧急医学救援桌面推演"。

5月11日，中心副主任王静调至市卫生健康委宣传处工作。

5月24日，组织验收青岛李沧康德医院文昌路急救站。

7月15日，市卫生健康委党组任命辛善栋主持中心行政工作，任命王玉俊为中心副主任。

7月18日，青岛市新冠肺炎疫情常态化防控工作领导小组（指挥部）办公室疫情防治与专家组发布青岛市《标准化救护车洗消中心建设专家共识》。

7月22日，召开2022年"提升五大中心类急危重症抢救效率"市办实事项目半年工作推进会。

8月31日，派出H135直升机将1名下腹部外伤的菲律宾籍船员从青岛董家口锚地1艘外籍货轮上转至青岛大学附属医院（西海岸院区）。

9月5日，联合市消防救援支队调派KA-32消防直升机将1名突发心脏病的格鲁吉亚籍船员从青岛董家口海域外籍油轮（斯帕轮）上转至青岛大学附属医院（西海岸院区）。

10月24日，青岛市科技惠民专项"利用'互联网＋急救'提高社区急危重症救治率研究"通过市科技局课题项目验收。

10月26日，开展"走进市办实事、见证民生项目"活动，实现青岛市"五大中心"类急危重症院前首次医疗接触到院内救治时间中位数降低5%以上的预期年度目标。

11月30日，完成中心应急功能区改造并通过验收，实现新冠感染转运人员闭环管理。

12月13日，完成"提升五大中心类急危重症抢救效率市办实事项目"验收工作。

荣誉称号　2022年，获国家卫生健康委先进基层党组织典型案例和全省卫生健康统计工作先进单位、青岛市抗击新冠肺炎疫情先进集体、青岛市民兵工作领导小组先进编兵单位等称号。

副　主　任：辛善栋（主持行政工作）
党支部书记：董　夏
副　主　任：宋云鹏、王玉俊
办公电话：88759321
总机电话：88787120
传　　真：88759321
电子信箱：qd120@qd.shandong.cn
邮政编码：266035
地　　址：青岛市市北区劲松三路120号

青岛市中心血站
（青岛市输血医学研究所）

概况　2022年，青岛市中心血站（青岛市输血医学研究所）职工总数252人，其中，在编职工223人，劳务派遣用工29人。卫生技术人员174人，占在编职工的78.02%；辅助专业技术人员27人，占在编职工的12.11%；行政工勤人员22人，占在编职工的9.87%。卫生专业技术人员中，有高级职称者48人，有中级职称者104人，有初级职称者22人，分别占27.59%、59.77%、12.64%。设机构22个。

采供血工作　2022年，千人口献血率13.33，全市138730人次参加无偿献血，其中121581人次捐献全血221318.33U；17149人捐献单采血小板29673.4个治疗量，比上年增长12.74%；街头献血比例68.21%，团体献血比例31.79%；400毫升献血比例77.88%。向医疗机构供应红细胞类血液制品226804.5U，血小板供应29539个治疗量，比上年增长12.41%。

血液网建设　2022年，完成血液调配系统建设和智慧城市血液网集成交互平台建设，城市应急血液调配系统正式运行；射频标签在血液全流程应用模拟试验运行；完成机采大厅献血流程无纸化改造，电子签名在机采献血者中试点应用，成功对接山东省电子证照和社保卡实现无证明献血。

提质增效举措　2022年，在北山公园打造无偿献血主题公园，系长江以北首个无偿献血主题公园，也是国内首个线上沉浸式游走互动型无偿献血主题公园。完成全血交接流程优化，实现血浆批放行贴签流程改造。协调济宁、菏泽血站调入红细胞34万毫升、血浆15万毫升。支援内蒙古、河北、山东血液中心去白悬浮红细胞115万毫升、血小板76个治疗量。组织新冠康复者恢复期血浆采集4次，采集22人次8600毫升。全市10个固定献血场所升级为红十字博爱家园及工会户外劳动者服务站点。以机采室为样本，打造采供血优质服务标杆。单位绩效工资总额连续第三年实现较大幅度增长。

疫情防控　2022年，持续完善《新冠肺炎疫情防控工作手册（第八版、第九版）》《新冠肺炎康复者恢复期血浆采供血方案（第二版）》等制度，健全常态化防控机制。核酸检测率100%，新冠疫苗加强针接种率达到97.8%。派出53批次472人次支援社区核酸采样，采集标本20余万份。加强培训及演练，提升防控能力。开展培训9次，演练4次，考试4次。

科研工作　2022年，发表论文61篇，其中SCI 13篇、核心期刊9篇，参编学术著作7人次。授权专利57项，发明专利16项。组织参加国家、省等相关继续教育项目14项，获市科技进步奖1项，成功申报中国输血协会圣湘输血医学发展基金项目1项,发现确认国际首次报道新发现RHCE基因(-D-)1例。

精神文明建设　2022年,开展新时代文明实践,强化文化品牌建设,履行创建责任,突出先进典型宣传,引领文明新风尚。紧紧围绕学习宣传贯彻党的二十大精神主线,根据重要时间节点的宣传工作要求和氛围营造要求,循环展播创建全国文明典范城市、新中国成立73周年、喜庆党的二十大等宣传海报和宣传片,营造良好的宣传氛围。积极开展文明城市联创共建活动,军警民共建工作向纵深发展。不断提升"热血真情"品牌影响力,让文明流淌在血液里,传递在爱心里,扎根在城市里,为健康青岛、文明青岛建设添砖加瓦,携手共建美好家园。

大事记

1月5日,市红十字会党组书记、常务副会长高嵘,党组成员、副会长韩黎宾等一行到血站调研。

1月11日,通过山东省卫生健康委再次执业登记现场审核。

1月21日,市政协副主席卞建平在台东爱心献血屋看望志愿者及献血者。

1月28日,8万毫升岛城热血驰援天津,有效缓解当地临床用血紧张状况。

3月14日,组建核酸应急采样队奔赴社区、校园支援市南区核酸采样工作。

4月28日,青岛市输血协会和青岛市医学会输血学专科分会联合组织输血行业专家开展系列线上培训。

5月26日,支援北京用血40万毫升。

6月11日,在浮山湾点亮世界献血者日主题灯光秀,并通过大众网线上直播。

6月14日,在辛家庄北山公园,市卫生健康委员会、市园林和林业局、市文明办、市红十字会等部门联合举办庆祝6·14世界献血者日大型主题嘉年华活动暨无偿献血主题公园落成仪式。

7月12日—14日,在黄海饭店召开山东省输血协会第六届四次会议暨血液安全管理高端论坛,200余人参会。

8月25日,在永旺东泰爱心献血屋,举行血站工会户外劳动者服务站点暨红十字博爱家园揭牌活动。

10月31日,青岛市红十字会召开第七次会员代表大会,血站荣获"新时代青岛市红十字工作突出贡献集体"殊荣。

11月25日,血站与青岛华大细胞科技有限责任公司签署合作框架协议,推动临床输血安全性和有效性。

12月30日,举办青岛市临床输血管理论坛暨青岛市医学会输血医学专科分会年会和青岛市输血质控中心年度工作会,近50家用血医疗机构206人参加。

荣誉称号　继续保持"全国无偿献血先进城市""省级文明单位"称号,获评第一届山东省医务系统职工职业道德建设标兵单位、青岛市国土绿化工作表现突出单位等。

党委书记:闫家安
站　　长:逄淑涛
纪委书记:崔云龙
副　站　长:焦淑贤、李志涛
党委委员:郑克芬
工会主席:林　青
办公电话:85721647(传真)
电子信箱:qdxzbgs@qd.shandong.cn
邮政编码:266071
地　　址:青岛市市南区隆德路9号

山东省青岛卫生学校

概况　山东省青岛卫生学校占地面积4.4万平方米。教学及辅助用房建筑面积2.51万平方米,行政办公用房建筑面积0.1万平方米,生活用房1.05万平方米。设有办公室、人事科、安保科、老干科、总务科、财务科、审计科、学生科、招生就业办、教务科、成教科、设备仪器管理科、信息技术科、工会14个职能科室;设有公共基础课教研室一、公共基础课教研室二、专业基础教研室、基础护理教研室、临床护理教研室、药学专业教研室、口腔专业教研室7个教研室。

2022年学校教职工153人,其中专任教师126人,占教职工总数的82%;教辅人员10人,占教职工总数的7%。专任教师中副高级职称及以上43人,占专任教师的34%;中级职称62人,占专任教师的49%;行政人员14人(含兼岗),占教职工总数的9%;工勤人员4人,占教职工总数的3%。有95名教师具有硕士以上学位,达到专任教师总数的75%。

新冠疫情防控工作　2022年,参加各级防控会议82次,迎接国家、省、市、区督查组的现场督查30余次。稳妥处置应急突发,线上线下教学无缝衔接,校内无聚集性疫情暴发。

业务工作　2022年,学校招生录取577人,其中"三二连读"390人,中专187人。药学专业录取分数居青岛市职业学校首位。57名"三二连读"毕业生升入本科高校,中专毕业生春考升学率 100%。对接企业开展线上招聘活动,组织学生参加现场招聘会和医疗卫生机构招考,毕业生总体就业率 98% 以上。首届普职融通药剂班春季高考升学率 100%,本科达线率 86%。429 名应届毕业生参加全国护士执业资格考试,通过率 98.4%。"1+X"证书母婴护理、家庭按摩、药品购销职业技能等级考试,助产、康复、药剂专业有 141 名学生参加,通过率 100%。青岛电视台教育频道、青报教育在线等主流媒体多次报道学校产教融合育人成果。学校作为山东省全科医学培训青岛基地,完成第十期 176 名全科医生转岗培训,新招收第十一期学员 142 名。成人教育与网络教育毕业 125 人。

业务收入 2022 年,专户收入预算 755 万元,实际完成 765 万元。

固定资产 2022 年,固定资产总值 8574.22 万元,同比减少 3.2%。新增固定资产价值 172 万元、报废固定资产价值 199.15 万元。

设备更新 2022 年,更新办公电脑 105 台、触控一体机 30 台。投入 50 多万元建成药学虚拟仿真平台。

教研工作 2022 年,学校牵头制定《国家中等职业教育生殖健康管理专业简介、教学标准》;参与修订《国家中等职业教育口腔修复工艺专业简介》。山东省职业院校教学能力大赛中,学校药学教师团队获一等奖,成为青岛两支一等奖代表队之一,外科护理教学团队获三等奖。全国职业院校技能大赛教师教学能力比赛学校代表队获三等奖。护理专业教学团队获评山东省职业教育教学创新团队。专业基础教研室的课题项目入选省职业教育教学改革研究项目。获青岛市教科研成果二等奖教研项目 1 项。在青岛市"一师一优课"教学比赛中,4 人获一等奖,6 人获二等奖,7 人获三等奖。

对口帮扶 制订《2022 年对口支援和东西部协作工作实施方案》,签订《2022 年度对口支援和东西部协作共建协议书》。甘肃省陇南市卫生学校代表到访,双方就学校管理、教育教学、立德树人等方面深入交流。选派 4 名教师完成年度陇南帮扶任务,先后开展交流培训 13 次,内容涉及专业课、眼健康知识等,覆盖专业技术人员 407 人,并派出支援老师随当地医疗队下乡开展送健康活动,央视新闻予以报道。

党建与精神文明建设 2022 年,组织党委理论学习中心组集中学习 10 期,专题读书班 1 期;各基层党支部举办专题学习交流 60 余场次;推树"发现榜样"典型宣讲 13 期;党员政治理论知识竞答、学习强国争霸赛 4 场次;征集"以讲助学——二十大精神进

课堂"微党课作品 21 件,开辟线上、线下学习专栏。按期完成学校党委、纪委换届工作。推进党支部建设,深化支部"评星定级"动态管理,推介 5 个特色支部党建品牌、4 项党建攻坚课题。确定党员发展对象 3 人,入党积极分子 1 人。投资 8 万元升级校园环境视觉文化点位 56 处、设计 300 余件。举办红十字会"第一响应人"应急救护培训项目,485 名师生取得红十字救护员证书。137 名师生无偿献血 28360 毫升,新组建"青春红丝带志愿团"。开展健康教育"六促进"11 场次,服务近 2000 人。

大事记

1 月 17 日,经青岛市卫生健康委员会党组研究决定:丁文龙同志任中共山东省青岛卫生学校委员会委员(正处级)。

7 月 15 日,经青岛市卫生健康委员会党组研究决定:姜瑞涛同志任山东省青岛卫生学校党委委员、校长,孔强、杨同光同志任山东省青岛卫生学校党委委员。宋守正同志不再担任山东省青岛卫生学校党委委员、校长,王玉俊同志不再担任山东省青岛卫生学校党委委员、纪委书记,袁新国同志不再担任山东省青岛卫生学校党委委员、副校长。

荣誉称号 2022 年,继续保持山东省文明单位、山东省文明校园和青岛市五星级阳光校园的荣誉称号;获评山东省职业教育教学创新团队,成功创建青岛市校园文化建设示范学校,入选山东省新时代预防艾滋病教育及综合干预项目试点学校。

校　　长:姜瑞涛
党委书记:王秋环
党委委员(正处级):丁文龙
副 校 长:蓝峻峰、陈　方
党委委员:孔　强、杨同光
办公电话:85725075
电子信箱:sdqdwx@qd.shandong.cn
邮政编码:266071
地　　址:青岛市市南区福州南路 66 号

山东省青岛第二卫生学校

概况 2022 年,学校占地 4.18 万平方米,建筑面积 3.39 万平方米。教职工总数 113 人,其中,专任教师 95 人,占教职工总数的 84.1%;行政工勤人员 18 人,占教职工总数的 15.9%。专任教师中,正高级讲师 2 人,有高级职称者 21 人,占专任教师的 22.1%;有中级职称者 42 人,占专任教师的 44.2%。

学校设有办公室、党委办公室、人事科、财务科、教务科、学生科、总务科、招生就业科、团委、安全保卫科、信息技术科;教务科下设教育研究室、文化教研室、基础教研室、护理教研室、临床教研室。

业务工作 2022年,启动山东省中等职业教育特色化专业(护理专业)建设,顺利通过部省职教高地建设中期检查。优化专业设置,开设医学检验技术专业。建设中药炮制实训室。完成"1+X"老年照护、母婴护理职业技能等级证书考试,合格率100%。与德国赛德尔基金会合作建设护理能力中心建设稳步推进。参加山东省中职护理技能竞赛获得二等奖,承办青岛市中职技能大赛护理技能赛项。护士执业资格通过率达97.54%。

2022年,升级改造心理咨询室,开展心理"5·25"健康节及世界精神卫生日系列活动,出155期心灵FM电台,完善心理疏导机制。深化教师改革,3名教师在青岛市"一师一优课、一课一名师"活动中获得一等奖,6名教师进行市级教学展示,7门微课获评山东省社区优秀课程,2个教学团队进入青岛市教学能力比赛决赛;深化教材改革。编写《基础护理技术》新型活页式教材,参与编写全国中等职业教育规划教材6本。完成山东省教育厅职业教育教学改革研究课题,立项山东省中等职业学校外语教育改革与发展研究课题;深化教学方法改革,广泛开展线上、线下混合式教学,SP(标准化病人)教学进课堂,参与青岛市优秀教学法评选。

2022年,招生总数688人,其中三二连读大专560人、三年制中专128人。在校生3507人(含三二连读高职段1214人)。2022届毕业生总数为781人。124名学生满足中专学生升学深造,升学率为100%。

教学奖项 2022年,完成山东省教育厅职业教育教学改革研究课题1项,立项山东省中等职业学校外语教育改革与发展研究课题1项,在青岛市中小学创新创业教学案例活动评选中,获得优秀教学案例1项,6名教师进行市级教学展示。

固定资产 2022年,固定资产总值为10528万元,比上年增长67.35%。

基础建设 2022年,投资110余万元对校园环境进行绿化美化,改造道路管道,进行外墙粉刷。投资40余万元对礼堂设备进行升级改造,投资20余万元对四个护理示教室进行改造,投资50余万元建设智慧录播教室,投资40余万元建设职工书屋。投资20余万元建设图书电子化借阅系统,投资40余万元完善迎新系统与教学管理系统。

教科研工作 2022年,完成山东省教育厅职业教育教学改革研究课题,立项山东省中等职业学校外语教育改革与发展研究课题。充实数字化课程资源库,开发的7门课程评为山东省社区教育优秀课程资源。《基础护理技术》被评为青岛市中小学第一批数字化活页教材。

国际交流 2022年,继续与德国赛德尔基金会合作建设护理能力中心,与烟台国际经济技术集团、山东联桥国际人才合作有限公司联合举办日语方向护理中专班。

精神文明建设 2022年,完成三期校园文化建设,营造浓厚的育人氛围。发挥青岛市红十字急救试点学校的优势,培训应急救护员600名,师生进社区、进学校、进企业培训600余人次。

大事记

6月17日,举行法治副校长聘任仪式,聘请胶州市公安局法制大队综合科科长赵晓丹担任学校法治副校长。

9月28日,召开党员大会选举中共山东省青岛第二卫生学校第三届党委和纪委。

9月—11月,派出2350余人次,支援西海岸新区的疫情防控工作。

11月15日,完成"1+X"母婴护理职业技能等级证书考试,2021级护理专业50名学生全部通过理论考试和实操考试。

11月30日,派出近100人,参与为期7天的胶州市核酸检测采样工作。

荣誉称号 2022年,继续保持"省级文明单位""省级文明校园""青岛市中小学五星级阳光校园"等称号;获"山东省红十字应急救护工作先进单位"称号。

校　　长:刘秀敏
党委书记:马桂莲
副 校 长:高　峰、吴淑娟
纪委书记:瞿新吉
办公电话:82210332
传真号码:82221966
电子邮箱:qddewx@163.com
邮政编码:266308
地　　址:胶州市北京东路5号

青岛市卫生健康委员会医院发展中心

概况 2022年,核定事业编制32名,在编人员

32人,其中,专业技术人员29人。专业技术人员中,高级专业技术人员9人,中级专业技术人员12人,初级专业技术人员8人;有大学本科学历者17人,有硕士研究生学历者13人。

业务工作　2022年,顺利完成2021年度青岛市公立医院绩效考核工作。稳步推进国家、省、市公立医院绩效考核工作,修订完善青岛市二级、三级公立医院绩效考核指标体系、实施细则,组织配合市卫生健康委召开全市三级公立医院绩效考核工作推进会。指导各级医院做好国家公立医院移动互联网满意度调查工作。组织开展青岛市电子病历分级评价(3级)实证材料预评审及正式评审工作。组织做好全市民营医院病案首页数据上报工作。

2022年,根据医疗质量管理的相关规定,依据专科引领、按需设置、规范准入和退出机制的原则,统筹设置相关专业的质控中心。制订市级质控工作计划,督促各质控中心按照"一次制标、二次督查、三次培训"的标准规范开展质控工作。依据国家医疗质量安全改进十大目标要求,制订符合青岛市实际情况的推进方案、检测指标、监测指标,并进行针对性培训和推进。

2022年,积极参与行业标准的制定,助力青岛市医疗卫生体制改革。印发《关于对青岛市安宁疗护与医养结合工作开展调研的通知》,收集调研材料。制定编写《青岛市安宁疗护基本服务规范(讨论稿)》《青岛市医养结合机构基本服务规范(讨论稿)》并召开研讨会进行专家评审。完成青岛市老年人居家医疗服务——"点菜单"式省级改革试点项目的评估验收工作。组织市级质控中心专家选取5个DRG总控组病种,制定市级临床路径。完成30家市内二级以上医疗机构的行政审批现场踏勘工作。完成康复医师转岗培训中期总结工作以及国家精神专科医疗服务体系建设情况评估等工作。

疫情防控　2022年,选派多名党员干部下沉一线支援疫情防控工作。协助完成全市核酸检测工作方案制订、做好核酸检测资源储备和能力提升、统计分析全市核酸检测相关数据、建立健全实验室核酸检测质量管理体系、报送疫情信息数据等工作。

党建与精神文明建设　2022年,深入学习习近平新时代中国特色社会主义思想和党的二十大精神,构建分工合理、运转高效的党政领导体制和工作机制。推进中心党支部标准化规范化建设,将意识形态工作纳入支部的重要议事日程,开展党风廉政建设,落实《深入推进医疗卫生领域清廉建设的实施方案》

《2022年推进医疗卫生领域清廉建设工作计划》。开展"作风能力提升年"活动。组织党员职工赴青岛城市展览馆,开展"同心庆国庆　喜迎二十大"主题党日活动。

大事记

3月14日,召开"作风能力提升年"活动动员大会。

4月13日,印发《青岛市卫生健康委员会医院发展中心"作风能力提升年"活动"大调研"实施方案》,开展"作风能力提升年"大调研活动。

7月15日,市卫生健康委党组研究决定:王者令同志不再担任青岛市卫生健康科技教育中心党支部书记、委员、主任,保留原职级待遇;曹明建同志任青岛市卫生健康委员会医院发展中心主任,不再担任青岛市第八人民医院党委委员、副院长;王永成同志任青岛市卫生健康委员会医院发展中心副主任,不再担任青岛市卫生健康科技教育中心副主任。

10月18日,中心党支部召开党员大会,曹明建同志当选为中共青岛市卫生健康委员会医院发展中心支部委员会书记。

主任、党支部书记:曹明建

副　主　任:王永成

办公电话:82798800

电子邮箱:yyfzzx@qd.shandong.cn

邮政编码:266003

地　　　址:青岛市市南区龙山路1号甲

青岛市卫生健康人才发展中心

概况　2022年,青岛市卫生健康人才发展中心内设综合办公室、人事代理科、人才培训科和人才考评科4个科室。编制21人,在编人员17人。其中有研究生学历者3人,有本科学历者12人,有专科及以下学历者2人。有高级职称者3人,有中级职称者5人,有初级职称者9人。

中心承担全市卫生健康系统招才引智和人才培养的事务性工作。承担全市国家医师资格考试、全国护士执业资格考试(青岛考点)等考试的考务工作。开展全市卫生健康系统人事代理、人员派遣、档案管理、专业技术人员继续医学教育等工作。承担全市卫生、基层卫生系列相关专业技术职务资格评审的技术性、辅助性工作。承担全市卫生健康系统有关培训的服务工作。

档案管理　2022年,管理21800份人事档案;累计接收档案材料63003份;转入转出档案1369份;接收档案 1117 份；整理干部档案 4357 份；开具档案证明 110 份；出具提档函 1388 份。文书档案簿册登记完成更新。深化档案核查整改工作，扩容库房硬件，核查委属单位、代理单位人员名单，梳理积压旧档、死档及历史散材料交接问题，建立档案常态化整理实施方案。制订《青岛市卫生健康委员会干部档案专项审核实施方案》，部署开展委属事业单位中层管理人员和具有副高级以上专业技术职务（职称）人员的干部人事档案专审工作。

人才引进 2022 年，有 18 名专家申报泰山学者特聘专家、33 名专家申报泰山学者青年专家，有 4 名泰山学青年专家入选。推荐 1 名专家参加第十届国家卫生健康突出贡献中青年专家选拔。根据《关于做好青岛市卫生健康系统人才考试评审专家推荐工作的通知》要求，有 337 名专家申报。21 名专家申报"未来之星"高端人才培养计划建议人选，其中国家级人才工程 4 名，泰山学者特聘专家 7 名，泰山学者青年专家 10 名，泮思林、胡骁、魏彭辉 3 名同志入选。

招聘工作 2022 年，印发《2022 年全市卫生健康工作要点》，全面落实医学攀峰攻坚行动。出台《关于实施新时代"人才强卫"计划的若干措施》，实施 10 项人才计划，提高引进人才补贴标准，新设人才引进"伯乐奖"和人才培育"导师奖"。全市医疗卫生机构引进培养"医养健康"领域高端人才 3 名，市级高层次人才 28 名，高级职称专家 102 名，为 7 名高层次人才发放 110 万元生活补贴。组织实施全市 7 个区（市）和 3 家市直单位所属医疗卫生事业单位公开招聘 2.2 万名考生的笔试机考工作。组织驻青、委属、区（市）和民营医疗卫生机构 50 余家到青岛大学、山东中医药大学等高校举办线下招才引智双选会，2 次线上招聘活动。全市医疗卫生机构新招录博士、硕士 920 名。与专业机构合作共建医药卫生类题库。制定《青岛市公费医学毕业生就业管理试行办法》，完成 12 名 2022 年应届毕业的公费医学生的就业选岗工作。

资格考试工作 2022 年，组织实施全国护士执业资格考试青岛考点考务工作，3562 名考生参加考试，2435 人合格，考试通过率为 68.36％。组织实施国家医师资格考试青岛考点考务工作，5226 名考生参加实践技能考试，3447 人合格，考试通过率 65.96％；5926 名考生参加医学综合考试（含二试），2596 人合格，考试通过率为 45.49％。发放 2022 年度护理学初级（士）资格证书 2435 份，2022 年度执业医师和助理执业医师资格证书 2596 份。

职称评审工作 2022 年，开展卫生系列副高级评审工作，有 1892 人通过评审取得卫生系列副高级专业技术职务任职资格，55 人通过评审取得基层卫生系列副高级专业技术职务任职资格。完成市卫生健康委委属单位卫生系列正高级评审，171 人通过评审取得卫生系列正高级专业技术职务任职资格。

培训工作 2022 年，完成国家级继续医学教育项目 43 项，省级继续医学教育项目 137 项，市级继续医学教育 538 项。申报 2023 年国家级、省级继续医学教育项目 291 项，组织申报并评审通过 2023 年市级继续医学教育项目 661 项。组织开展各类医学人才专题培训班，完成北京大学医学卫生系统重点学科岗位胜任能力提升培训班第四单元，79 人参加培训；举办青岛市卫生健康系统医学人才中南大学湘雅医院培训班，33 人参加；举办青岛市优秀青年医学专家综合能力专项提升班，40 人参加。协助市卫生健康委完成病原微生物实验室从业人员培训工作，与"华医网"合作，采取线上培训＋考试模式，4975 名学员参加并通过考试。完善继续教育学分网络审核平台，增加高级职称系列学分审核功能，网上审核学分 23000 余份。

党建工作 2022 年，推进党建规范化建设，制订《严格落实意识形态责任制方案》，与科室负责人签订党风廉政建设主体责任书。组织领导干部参加市委党校"习近平新时代中国特色社会主义思想"专题培训。党支部理论学习中心组每月开展 1 次集体学习研讨，主要负责同志讲 1 次专题党课，党支部组织开展 1 次主题党日活动。召开"作风能力提升年"动员会，制订实施方案，开展谈心谈话促学促思，组织 1 次主题党日活动，全体职工参加"作风能力提升年"理论测试，90 分以上达标率 100％。修订服务流程和规章制度，参与精神文明创城活动。开展志愿义诊服务、积极参与精神文明创城行动、社区共建行动，累计参与 6 次服务 400 余人次。

荣誉称号 先后获得青岛市市级精神文明单位、标兵单位称号，连续五年获市卫生健康系统科学发展观综合考核先进单位荣誉称号，获青岛市十佳女职工建功立业岗及青岛市工人先锋号荣誉称号。

党支部书记、主任：孙忠国

办公电话：82892011

电子邮箱：15615881177@126.com

邮政编码：266071

地　　址：青岛市市南区栖霞路 16 号

青岛市公立医院经济管理中心

概况 青岛市公立医院经济管理中心(以下简称"经管中心")为青岛市卫生健康委员会所属正处级公益二类事业单位。2022年,核定事业编制16名,在职人员15人,其中编制内13人;专业技术人员13人,其中有高级职称者5人,有中级职称者2人,有初级职称者6人。主要承担市卫生健康委所属公立医院经济管理、审计监督相关事务性工作,参与拟定相关财务管理、资金核算、资产处置等办法,开展财务报告等经济报表的汇总分析。参与市卫生健康委所属公立医院经济运营绩效考核工作。承担公立医院领导干部、财务审计人员等经济管理人员的能力提升培训工作。内设综合科、经济管理科、财务结算科3个科室。

业务工作 2022年,优化卫生资金监管与服务。做好建设银行大账户资金监管,配合"互联网+医疗健康"攻坚行动,做好一号通平台、智慧医疗平台的账务核算和资金清算,确保平台业务有序平稳运行。积极推进建行结算中心小账户网银系统的推广应用,各单位网银用户开通率达81.6%。

2022年,对所有委属单位(含工会及代管学会、协会)开展常规性审计,全面委托第三方审计与组织内审相结合。加强内审指导,针对重点领域组织集中开展高值医用耗材管理和招标采购两个重点审计项目,规范内部经济管理。落实审计整改责任,督导落实全市医疗卫生健康事业高质量发展审计问题整改、委属单位第三方审计问题整改等。

2022年,做好中心日常财务监管与市医务工会、机关工会、委党费户、市卫生经济学会4个代理记账单位的财务记账、财务管理。高质量完成市卫生健康委其他经济类报表的日常汇总和上报。完成卫生财务年报、行政事业单位内部控制报告等系统性的年度报表的汇总、分析和上报,疫情物资储备日报表、委属医院核酸检测费用报表、防范非法集资报表、政府债务报表等。

党建与精神文明建设 2022年,切实履行全面从严治党主体责任,以"作风能力提升年"为主线,推动党建更好围绕中心工作。把学习贯彻习近平新时代中国特色社会主义思想作为"第一议题"和"三会一课"的长期主题。完善中心纪检监察体系建设,制定中心纪检监察管理制度、监督举报制度和学习制度。继续坚持新发展理念,立足单位实际,不断提高中心职工思想道德素养、提升业务能力,以丰富多样的精神文明建设活动为载体,不断深化精神文明建设工作。

荣誉称号 获青岛市文明单位称号。

主　　任:刘焕芳

副 主 任:徐　磊

工会主席:张维慧

办公电话:85822380

电子信箱:wjwjgzx@qd.shandong.cn

邮政编码:266071

地　　址:青岛市市南区闽江路7号

青岛市区(市)卫生健康工作概况

市 南 区

青岛市市南区卫生健康局

概况 2022年,市南区有卫生机构449家,其中,医院30家、疾病预防控制中心1家、社区卫生服务管理中心1家、妇幼保健计划生育服务中心1家、卫生计生综合监督执法局1家、血站1家、门诊部46家、社区卫生服务中心(站)39家,其他类别卫生机构(诊所、卫生所、医务室、护理站等)329家。全区有各类卫生技术人员13290人,其中,执业(助理)医师5125人,注册护士6476人。全区拥有医疗床位8550张,其中,医院床位7431张。

新冠肺炎疫情防控 2022年,有序开展区域核酸检测。定期组织疫情防控应急演练,医务人员与11个街道联手,建立基层社区网格,跟踪落实出院患者、集中医学隔离观察和健康管理工作,出动医务人员4万余人次,开展居家隔离及健康监测50万余次,完成全区100余轮区域核酸采样工作。抽调医护人员,将其派往隔离酒店100余批900余人次。对入境人员形成闭环管理,区卫生健康局机关、区疾病预防控制中心组成机场转运工作组,落实入境人员落地相关防疫措施,承接航班100余架次。制订新冠疫苗接种工作应急预案,在辖区成立疫苗流动接种队伍,宣传疫苗接种政策,普及健康知识。为接种点配备救护车、抢救药物、医疗保障队员,严格实行"三查七对一验证"。推进实施重点人群分级分类管理。建立与社

区的对接机制,为独居老人、未成年人、孕产妇、残疾人、慢性病患者等提供就医便利。做好"爱心健康礼包"发放,配发布洛芬片8380瓶、抗原试剂129580支、连花清瘟胶囊2800盒、连花清瘟胶囊/颗粒3380盒、对乙酰氨基酚片19309盒、对乙酰氨基酚口服液260瓶。

医疗机构监管 2022年,督导1300余家次,发现问题1209条,整改到位1209条,约谈22家医疗机构。对辖区内400余家医疗机构每季度进行一次拉网式督导检查,重点对"场所码"申领、扫码查验、应急处置、医疗机构"应检尽检"工作落实情况以及预检分诊、急诊科隔离区域使用管理情况等方面进行督导督查。

医药卫生体制改革 2022年,完善分级诊疗制度,优化区人民医院与各社区卫生服务中心的双向转诊流程,建立双向转诊绿色通道,对预约转诊患者提供优先检查、诊疗和住院服务。推广"三明医改"经验做法,推进区人民医院与福清路社区卫生服务中心和齐东路、新湛三路、福林小区社区卫生服务站建成紧密型城市医联体,实现医联体内人员编制、药品耗材、采购配送、支付货款统一管理,医务人员收入根据绩效考核结果自主分配,床位、号源、设备等统筹使用。推进医联体紧密型科室建设,区人民医院与青岛大学附属医院、市立医院东院区建立康复、急诊等业务医联体紧密科室,通过专家技术指导、专业技术培训、专科共建、上下转诊、临床带教、教学查房等多种方式,

打造集"康、养、护"于一体的服务链。

传染病防控　2022 年,传染病报告及时率等管理核心指标均达 100%。推进医疗机构接入市传染病多点触发预警信息平台。规范开展学校疑似流感聚集事件现场处置 3 起。开展国家致病菌识别网监测和重要病毒性传染病病原学监测。确诊肺结核患者数比上年同期下降 17.47%,转诊肺结核疑似患者总体到位率 100%,耐多药结核病患者治疗率 100%,规范处置学校结核病疫情 4 起。推进国家艾滋病综合防治示范区建设,艾滋病抗病毒治疗率、随访管理率等各项指标均高于示范区标准。在辖区 24 所初中及以上学校、11 个街道开展艾滋病防治知识宣传近 40 场,居民、流动人口、老年人艾滋病知晓率分别为 96%、94%、92%。原创作品"科学认识艾滋病,消除歧视与冷漠——艾滋病专题访谈录"视频获青岛市艾滋病防治宣传主体设计大赛一等奖,获省第三届艾滋病防治宣传主题创新设计大赛二等奖。

基本药物管理　2022 年,落实药品集中带量采购工作常态化开展。按规定在山东省药品采购平台统一采购,实施两票制管理制度。社区基本药物占比 72%,基本药物采购金额 1574.68 万元,占药品采购金额的 67%。青岛市市南区人民医院配备国家基本药物品种数 282 种,基本药物采购金额 614.23 万元,占全部药品采购金额的 62%。

职业健康　2022 年,开展职业病防治法宣传活动。开展职业卫生监督执法专项检查,监督检查存在职业病危害因素的企业 31 家,传达卫生监督意见书 22 份,选取辖区 5 家涉及职业病危害因素企业开展"蓝盾行动"。完成辖区管理的 16 名存活尘肺病患者电话随访工作,完成青岛市云平台、国家平台、纸质版患者随访信息录入工作。依托职业病及健康危害因素监测信息系统收到报告卡 426 张,包括用人单位信息 4 家,职业健康检查个案卡 422 张。

中医药工作　2022 年,建立健全中医药发展体系机制,加强中医药人才教育培训,区人民医院建有"尚德俊国医大师工作室""杨博华、丁樱国家名中医工作室",外聘泰山学者苏凤哲、省级名中医何春红教授,带教传承人(授徒)4 人,五级师承传承人 4 人,培养省市级基层名中医等一批高层次中医药人才。疖腮门诊、疮疡门诊等 8 个特色门诊纳入市中医专病(专技)特色门诊建设项目,李德修三字经流派小儿推拿和张汉臣流派小儿推拿被推选为山东省中医药特色优势技术。成立"山东省老年医学学会青岛照护师培训基地",制订个性化中医特色康复治疗方案;成立

"糖尿病足规范诊疗临床培训基地"。开展"讲岐黄故事,传中医声音;养生生活化,生活养生化"中医药科普(养生)大讲堂活动。推出香囊、三伏贴等养生保健服务产品。开展"百味千膳进万家"活动。推动休闲旅游产业与中医药健康服务业有机结合,建设 2 家文旅旅游示范基地,打造 2 条具有青岛特色的中医药健康旅游路线。

妇幼健康　2022 年,制订《市南区疫情防控期间孕产妇和儿童就诊应急预案》等文件,疫情防控期间启动应急预案。落实高危孕产妇专案管理。组织业务培训。每季度组织区级孕产妇危重症病例、新生儿、围产儿死亡病例评审。多部门联合印发《市南区低保适龄妇女"两癌"检查项目实施方案》,依托区妇幼保健计生中心为辖区低保及特殊困难适龄妇女进行宫颈癌和乳腺癌免费检查,并做好阳性患者及可疑病例随访。落实婚前、SMA 免费筛查、孕前优生健康检查工作,做好辖区产前筛查和产前诊断报销工作,深入开展新生儿疾病筛查和 3 岁以下婴幼儿照护发展的工作。

卫生健康宣传教育　2022 年,在青岛市广播电视台开辟专栏宣传市南区卫生健康工作,开展进社区义诊活动 50 余场,组织医疗卫生、生活美容、职业病防治法等法律宣传活动 3 次,普及健康常识、疫情防控知识 30 余场,开展健康咨询活动 180 余场,惠及人群 2 万余人次,制作健康教育宣传展板 3000 余份,发放《秋季传染病大全》等多种宣传折页 10 余万份。利用微市南、市南区卫生健康局等新媒体平台发布健康科普知识 1300 余篇,受益人数近 20 万人,构建健康发展新格局,全面推进健康市南建设。扎实推进基本公共卫生服务项目,针对辖区居民需求,通过个性化指导、开展讲座、引进专家等形式,为居民提供特色诊疗服务,提升居民获得感。

爱国卫生　2022 年,制订、印发《2022 年市南区病媒生物防制工作方案》,各相关成员单位定期举办专题培训会议。清理卫生死角、乱堆乱放、积存垃圾 14000 余处,清理各类垃圾 1000 余车次、5000 余吨。辖区内所有机关单位全部创建成为无烟机关,创建率 100%。对无烟机关明察暗访 10 余次,发现问题 20 多个并及时进行整改。发放"疫情防控"和"健康宣传"方面的海报 6000 余张,更换老旧禁烟标识 5000 余张。开展春夏病媒生物防制和冬季灭鼠工作,发放灭蚊蝇药物 4 吨、鼠药 400 余箱、粘鼠板 500 余个、更新鼠屋 200 余个。各相关单位共出动工作人员 1000 余人次,消杀车辆 200 余车次。

党建与精神文明建设　2022年,学习贯彻党的二十大精神,强化理论学习中心组学习,建立常态化长效化制度机制,研读《习近平谈治国理政》等著作。推进"卫生健康强区"建设,争做青岛市健康先锋。市南区卫生健康局党组精心打造"医路争锋 健康市南"党建品牌,局属各单位分别创建"红细胞""踔厉奋进 四心融合""医路红帆"等党建品牌。

党组书记、局长:陈　鹏

党组成员、副局长:刘　洁、杨　光、嵇翠娟

办公电话:88729761

邮政编码:266071

地　　址:青岛市市南区宁夏路286号

青岛市市南区人民医院

概况　2022年,职工总数460人,其中卫生技术人员390人,占职工总数84.78%;行政工勤人员17人,占职工总数3.70%。卫生技术人员中,有高级职称者39人,有中级职称者144人,有初级职称者195人,分别占10%、36.92%、50%,医生与护士之比为1∶1.36。医院床位总数324张,设有职能科室12个、临床及医技科室17个,设1个社区卫生服务中心、3个社区卫生服务站和2个急救站。

业务工作　2022年,门诊量716738人次,比上年增长546.25%,其中急诊1630人次,比上年下降25.2%;收治住院病人1304人次,比上年下降2.83%;床位使用率为31.7%,比上年下降3.06%;床位周转次数5.7次,比上年增长16.33%;入院与出院诊断符合率为100%,与上年持平;手术前后诊断符合率100%,与上年持平;抢救危重病人278人,比上年下降12%;抢救成功率83.1%,比上年增长1.7%;治愈率为1.9%,比上年下降9.52%;好转率为84.5%,比上年增长4.19%;病死率为4%,比上年增长8.11%。

业务收入　2022年,业务收入6000万元,比上年增加12.74%。

固定资产　2022年,固定资产总值9158.83万元,比上年增长4%。

基础建设　2022年,升级改造病房楼四至八层;改造水泵房,污物间,煎药房,中心供应室等附属用房,并对结构、给排水、强弱电、通风空调装饰装修等进行升级改造。

医疗特色　2022年,中医内科日间病房开诊,开发相关疾病协定处方、采用针刺、穴位贴敷及皮内针、艾灸等中医特色外治法。中医外科以传统中医治疗为特色,不断改进方剂,先后引进肢体动脉检测仪、静脉曲张激光治疗仪、微波治疗仪、超声清创机、负压等先进设备,开展下肢静脉曲张的腔内激光治疗术、清创术、肢体扩创术、截趾后残端修整术、肌腱清理术、切痂术、取皮术、邮票皮片移植术、静脉曲张硬化剂注射治疗等手术项目。康复科诊疗范围涉及神经康复、骨科康复、疼痛康复、产后康复、脊髓损伤康复、肿瘤康复、产后康复、脑瘫儿童康复等。

科研工作　2022年,申请市级卫生科研计划项目6项,通过市级科研课题3项,申请实用新型专利2项。筹备青岛市县域重点学科申报工作,康复医学科完成县域省级重点学科终期评审信息上报。

继续教育　2022年,举办线下医疗业务培训40余次,培训人员1000余人次;派出前往上级医院进修学习人员2人。组织200余人次参加院外线上、线下各类培训会议30余场。开展康复科国家级继续教育项目1项;康复科、医疗专护病房2项省级继续教育项目;开展市级继续教育项目13项。申报2023年度继续教育项目19项,申请国家级继续教育项目1项、省级继续教育项目4项。14项市级继续教育项目获审批通过。

精神文明建设　2022年,加强廉政教育,组织廉政党课教育;开展党的二十大专题学习,学习习近平总书记关于本行业本领域重要论述专题;开展"七一"表彰大会、"八一"建军节系列活动、中秋慰问离退休党员干部等活动,团员观看庆祝中国共产主义青年团成立100周年大会;支部书记参与科室管理抓"业务",切实把支部建在科室上;运用医院大屏幕进行宣传,向群众普及养生保健、防病治病等相关知识。

大事记

3月9日,快速组建一支20人的核酸采样队伍支援莱西市核酸检测工作。

3月20日,医院装修升级改造项目启动。

3月22日,支援莱西13天的20名成员采样队和医院紧急派出的7名医务人员,连夜赴滨州支援。

5月12日,护理部主任谭鑫获"山东优秀护士"荣誉称号,福清路社区卫生服务中心主任张静、发热门诊和核酸实验室护士长宋欣、医疗专护病房护士袁宝强获"青岛好护士"称号。

5月23日,经过60余天封闭装修,医院完成升级改造重新启用。

6月22日,党委书记尉伟带领医院专家组前往甘肃省定点帮扶医院陇南市宕昌县中医院和定西市

安定区妇幼保健院指导工作。

9月13日，医院中医日间病房启用。

9月24日，召开山东省老年医学学会医养结合专业委员会换届改选暨公立医院医养结合标准化建设经验分享学术会，选举产生第二届医养结合专业委员会，院长马国欣当选主任委员。

荣誉称号 2022年，获评青岛市院前急救先进集体、东西协作帮扶先进单位、全市卫生健康系统安全生产标准化三级达标单位、医疗机构法治建设工作市级评估优秀单位。

党委书记：尉 伟
院 长：马国欣
党委副书记：殷玉梅
副 院 长：洪光晨、管春燕
院办电话：86671528
传真号码：68855886
电子邮箱：snqrmyy@126.com
邮政编码：266002
地 址：青岛市市南区广州路29号

（撰稿人：张欣欣）

青岛市市南区卫生计生综合监督执法局

概况 2022年，占地面积1278平方米。职工总数16人，其中，卫生技术人员10人，占职工总数的62.5%。卫生技术人员中，有高级职称者2人，占职工总数的12.5%；有中级职称者4人，占职工总数的25%。

业务工作 2022年，立案查处案件177起，罚没款24.8万元，人均办案数22.13件，普通程序占比72%；监督覆盖率100%，"双随机"抽查任务完成率、完结率均为100%；通过手持执法终端录入监督数据2000余条，手持执法终端应用率达到100%。受理投诉举报641起，其中，涉及医疗机构的为324起，涉及公共场所的为317起，全部在规定时间内办理回复完毕。

严格落实疫情防控工作。采用"四不两直"方式，将疫情防控与监督执法相结合，针对医疗机构、核酸采样点、病原微生物实验室、新型冠状病毒疫苗接种机构开展多轮次、全覆盖的日常及专项督导检查，加大传染病、消毒产品等疫情防控相关领域监督执法力度，监督检查医疗机构1193户次、核酸采样点557个次，质量督导医学检验实验室41家次、预防接种门诊23家次、病原微生物实验室39家次，传达监督意见书439份。

全面完成重点目标任务。开展2022年度国家"双随机"抽检任务，完成94家公共场所、72家医疗机构、28家学校及校外培训机构、8家传染病防治医疗机构、3家放射诊疗机构、1家妇幼健康卫生机构、155家二次供水单位和现制现供水设备的采样及监督检查工作，完成率、完结率均为100%，立案查处案件16起，罚款8500元。推进省监管平台部门联合"双随机、一公开"监督检查工作，标签化管理打标率达到100%，执行联合任务8起，涵盖医疗机构、影剧院、养老机构、宾馆旅店、医保定点医疗机构及药店、学校93家单位，发起内部抽检计划39起165家单位。做好"互联网＋监管"平台监管行为数据维护。实行清单化管理，开展监督执法"蓝盾行动"，完成专项执法检查任务，监督检查单位993家次，立案处罚83起，罚款17.2万元。

落实卫生监督协管新要求。承担卫生监督协管服务工作的社区卫生服务机构协助开展饮用水卫生安全、学校卫生、非法行医、非法采供血、计划生育实地巡查总数达4330次，发现和报告的线索1次。

固定资产 2022年，固定资产总值152万元。

工作特色 先行试点医疗美容机构量化分级监管工作，构建差异化监管新模式。市南区作为山东省首批唯一医疗美容机构量化分级监管试点区，探索医疗美容监管新模式，2022年2月起，通过市、区两级联动，对辖区内医疗美容机构进行量化分级评定，最终产生A级量化分级单位5家，B级单位27家，C级单位4家。量化分级结果在青岛政务网、市南区政务网以及"市南区卫生健康局"微信公众号上向社会予以公示。

大事记

2月17日，市南区卫生计生综合监督执法局党支部召开全体党员大会，增补阚艳为支部委员。

5月31日，中共青岛市市南区人力资源和社会保障局党组任命阚艳为青岛市市南区卫生计生综合监督执法局副局长（试用期一年）。

荣誉称号 获2022年度市级文明单位称号。行政执法案卷被青岛市卫生健康委综合监督执法局评为2022年度全市卫生健康行政处罚优秀典型案卷；1起行政执法案卷被青岛市司法局评为优秀案卷；2名执法人员分别被青岛市卫生健康委评为青岛市卫生健康监督执法"十佳"办案能手、办案能手称号。

党支部书记、局长：秦 靖
副 局 长：樊志刚、阚 艳

办公电话:82886575
电子信箱:qdsnqwsjd@qd.shandong.cn
邮政编码:266071
地　　址:青岛市市南区泰州路15号
（撰稿人:曹正玲）

青岛市市南区疾病预防控制中心
（青岛市市南区公共卫生突发事件应急处理中心、青岛市市南区健康管理指导中心、青岛市市南区动物疫病预防控制中心）

概况　2022年,占地面积4264平方米。职工总数71人,其中,卫生技术人员60人,占职工总数的84.5%;事业工勤人员1人,占职工总数的1.4%。卫生技术人员中,有高级职称者8人,占职工总数的11.3%;有中级职称者13人,占职工总数的18.3%;有初级职称者39人,占职工总数的54.9%。

卫生应急处置　2022年,迅速处置多起疫情,应急处置1400余次,重点人员入户采样2万余人次,核酸检测样本17.5万管。支援成都、济南、烟台等地区疫情流调溯源70余人次。形成技术专报260余期;编制疫情防控各项应急方案、工作流程、技术指南和工作手册等50余项。参与国家、省、市、区级疫情防控工作视频会议与相关培训20余次,参与市、区疫情防控实战演练、疫情处置桌面推演4次,参与完成国家、省、市级重要会议及重要活动的疫情防控保障工作8次。评估指导集中隔离酒店51次;学校、考试考点、会议及活动场地评估749次。接听咨询电话7万余人次。公众号宣传文章500余篇,月均阅读量4万人次。印制分发健康宣传材料10万余份。

免疫规划　2022年,培训专业队伍,精准配送疫苗。联动各行业主管部门,依法依规、稳妥推进疫苗接种工作。指导市南区16家预防接种门诊进行新冠疫苗业务提升,选派青年业务骨干助力辖区新冠疫苗接种,累计接种新冠疫苗225127剂次。将适龄儿童国家免疫规划疫苗全程接种率作为全区高质量发展综合绩效考核重点工作,接种率在全市领先。制作原创性疫苗科普文章30余件。在全市率先完成疫苗针对传染病监测工作。全程冷链配送疫苗40万支,实现安全接种。市南区首家特殊健康状态儿童评估门诊投入使用。

慢病监测　2022年,辖区7家慢性病医疗机构全部接入山东省慢性病监测系统;开展城市癌症早诊早治、慢性呼吸系统疾病早期筛查、老年人健康素养提升等项目,累计筛查3000人次。参与“三高共管,六病同防”服务体系建设,建立健康管理医防融合的技术支撑体系。联合市疾病预防控制中心、青岛市市立医院东院区启动青岛市慢性呼吸系统疾病早期筛查和干预试点项目。与青岛大学附属医院、青岛眼科医院、市口腔医院、市老年病医院、市精神卫生中心、市南区人民医院、洪强骨科医院7家医疗机构签订医防融合协议。在全区开展120余场以“健康生活方式、免疫力与疫苗接种”的健康科普行动,创新性融入“三减四健”,11月经市级专家审核,通过青岛市“三减三健”特色示范区评审。

健康促进　2022年,建立覆盖全区多部门的健康促进工作网络,发布常态化防控指南健康科普知识文章1130篇、微博102条。阅读量25.5万人次,单篇最高阅读量21884人次。进社区、学校、企业等重点场所开展新冠肺炎健康知识科普、疫苗接种和中小学消毒知识普及等60余场,开展传染病相关培训活动14次,社会公众健康教育9场,涉及学校35所,幼儿园80多所。全区居民健康素养水平38.01%。围绕宣传日开展宣传15场,成立中心健康科普专家库,纳入专家20人,制作科普材料60余件。开通4条心理服务热线,建立老年心理健康中心。社会心理服务选送案例获评山东省健康县区和山东省社会心理服务体系建设优秀案例。

健康危害因素监测　2022年,完成全区生活饮用水32点次1276指标次理化微生物监测。完成酒店、游泳场所等公共场所96指标次监测。完成粮食、海产品等160份样品理化微生物监测。推进食品安全风险监测系统信息化建设,13家哨点监测机构全部完成市级平台对接改造。开展2家工作场所职业危害因素监测,指导创建省级健康企业1家、区级健康企业3家,全区10人获“青岛市职业健康达人”荣誉。重视学生常见病健康影响因素监测,开展病因追踪和预警处置工作,红色预警处置率100%。提报全年学生健康信息周报36份。开展医疗和非医疗机构放射卫生工作专项行动,指导86家机构进行放射危害项目申报。

质量管理与检验　2022年,强化实验室建设,提升检测能力,满足24小时应急检验新冠病毒核酸样本需求。完成方舱实验室和检验人员支援济宁、成都核酸检测工作。推进标准化建设准备,引进优秀检验人才,多次多方论证实验室仪器设备和设计图纸。完成辖区内疾控相关血清学筛查、疑似食源性疾病事故相关食品、环境样本和生物样本、地方病监测及重点行业消毒效果监测样本、市级食品微生物及其致病因子监测任务、地方病监测及重点行业消毒效果监测样本检测任务,完成辖区内艾滋病检测点实验室现场督导及质控考核工作。确保室间质评合格率100%。长期派出多名检验人员到上级业务部门进修。

党建工作　2022年,建立"一把手亲自抓、分管负责靠上抓,齐抓共管"的领导体制,严格落实"三重一大"决策制度,强化中心责任落实,坚持"日碰头、周调度"管理机制,细化分解目标任务,践行"六种精神""十二条军规",结合"作风能力提升年"活动,增强干部职工素质能力和凝聚力。

大事记

2月4日,市驻区第一督导组到中心督导人员流调、核酸检测等工作开展情况。

3月4日,市南区委副书记周正、副区长冯洪珍到中心现场查看防疫物资储备情况。

3月4日—24日,全员支援莱西市疫情应急处置。

3月16日,市南区委书记王锋,区委常委、办公室主任孙健,区政府副区长冯洪珍一行看望慰问中心疫情防控一线工作人员,授予中心流调与密接协查信息组由中共青岛市委组织部、中共青岛市委颁发的"战疫先锋示范岗"称号牌匾。

3月20日,根据中共青岛市市南区人力资源和社会保障局党组文件,任命张增智、赵锦娜、董军华青岛市市南区疾病预防控制中心副主任职务。

5月11日,市卫生健康委调研组一行到中心调研基层呼吸系统疾病早期筛查项目工作。

5月17日,市疾病预防控制中心主任、党委副书记高汝钦带队到中心开展疾控体系建设调研工作。

6月15日,获"青岛市精神(心理)卫生服务管理优质单位"称号。

7月21日,中心党支部被中共青岛市市南区委区直机关工作委员会评为2021年度"四星级党支部"。

8月17日,张平获2022年度"青岛好医生"称号。

9月27日,市卫生健康委督导组带领市级专家团队现场督导市南区食源性疾病监测工作。

10月2日,市南区区长刘存东到中心看望慰问中心流调溯源工作人员。

10月25日,市卫生健康委综合评价第三考核小组的市疾控中心副主任张华强、市委重大办疫情研判组副组长张泉带队到中心开展现场评估。

10月28日,省级职业病危害因素工作场所监测质控组苗泉带队到中心对市南区2022年职业病危害

因素工作场所监测工作进行质控。省级健康企业评估专家组邹立海带队到海信集团控股股份有限公司进行省级健康企业现场技术评估。

11月2日—13日,参与处置本土疫情,中心所有应急队员到疫情现场指挥部集中办公。

11月15日,市南区被市卫生健康委确立为首批创建青岛市市级"三减控三高"特色项目区。

11月18日,中心被市卫生健康委授予"青岛市基层预防接种岗位技能竞赛特殊贡献奖"称号。

11月18日—19日,参与处置本土疫情,中心所有应急队员到疫情现场指挥部集中办公。

12月5日,中心提报案例《城市更新提质,精耕细作完善健康环境》获山东省健康县区优秀案例,案例《多领域发力 全方位保障 构筑社会心理服务"市南样板"》获山东省社会心理服务体系建设优秀案例三等奖。

12月7日,中心被市卫生健康委授予青岛市预防接种工作表现突出集体称号。

荣誉称号　2022年,被评为山东省卫生健康工作先进集体、被青岛市委组织部、青岛市委"作风能力提升年"活动办公室授予"战疫先锋示范岗",市南区"四星级党支部";青岛市预防接种工作表现突出集体、青岛市基层预防接种岗位技能竞赛特殊贡献奖、团体二等奖,青岛市精神(心理)卫生服务管理优质单位。

党支部副书记、主任:贾　光
办公电话:82626459(传真)
电子信箱:qdsncdc@126.com
邮政编码:266071
地　　址:青岛市市南区徐州路90号

(撰稿人:李宜宇)

青岛市市南区妇幼保健计划生育服务中心

概况　2022年,建筑面积6152平方米,其中业务用房面积4614平方米。职工总数25人,其中,卫生技术人员19人,占职工总数的76%;行政后勤人员6人,占职工总数的24%。卫生技术人员中,有高级职称者3人,有中级职称者5人,有初级职称者11人,分别占16%、26%、58%。床位总数0,内设职能科室5个。

业务工作　2022年,门诊诊疗19503人次。妇女保健科参与建立孕妇围产保健手册1629人,市南

区户籍孕妇唐氏筛查 1913 人;开展免费婚(孕)检查 1549 人,免费发放叶酸制剂 3348 瓶,免费发放多维元素 2424 瓶;为驻区各接产医院乙肝病毒携带的产妇,免费发放乙肝免疫球蛋白 218 支。儿童保健科为辖区内 0～3 岁儿童建立系统管理保健档案,入托儿童体检 791 人,查体率达 100％;为全区托幼机构保教人员进行每年一次的健康查体共 2462 人,查体率 100％;为集体儿童免费查体、护齿 14771 人;办理新生儿"出生医学证明"7392 份。

固定资产　2022 年,固定资产总值 556 万元,比上年降低 7.2％。

医疗特色　2022 年,新增中医科门诊,为婚前检查、孕前检查及孕期体检的居民开展体质辨识项目,为备孕夫妇、孕期妇女提供中医药支持与指导。设立市南婚前保健中心,开展线上预约服务。建成婴幼儿照护指导中心,建成区级专业指导综合体,开设育儿学校、婴幼儿照护服务专业门诊,并开展"超级陪伴"计划项目。

大事记

7 月 27 日,山东省卫生健康委党组成员、副主任、一级巡视员秦成勇带队到市南区开展妇幼保健机构高质量发展专题调研。

8 月 22 日,市南区妇幼保健计划生育服务中心增设中医科(门诊)。

荣誉称号　2022 年,获青岛市文明单位称号。

主　　任:辛海云

副 主 任:王　静、郭　勇

办公电话:68896108

邮政编码:266071

电子信箱:qdsnqfuyou@qd.shandong.cn

地　　址:青岛市市南区泰州路 15 号

（撰稿人:刘　英）

青岛市市南区社区卫生服务管理中心

概况　青岛市市南区社区卫生服务管理中心位于泰州路 15 号,为市南区卫生健康局所属公益一类正科级事业单位,设 3 个科室。2022 年,在编职工总数 10 人,其中管理岗 1 人、专业技术人员 8 人、工勤岗 1 人,分别占职工总数的 10％、80％、10％;专业技术人员中卫生专业 3 人、档案专业 3 人、计算机专业 1 人、会计专业 1 人,分别占 37.5％、37.5％、12.5％、12.5％;专业技术人员中有高级职称者 1 人,有中级职称者 6 人,有初级职称者 1 人,分别占 12.5％、75％、12.5％。

固定资产　2022 年,固定资产总值为 235474.48 元。

人事工作　2022 年,中心配合区卫生健康局通过公开招聘分两批引进 7 名专业技术人员,完成专业技术岗位竞聘工作。

基本公共卫生服务　2022 年,加强业务培训,定期召开专题会议。组织辖区各社区卫生服务机构通过设立微信公众号、张贴海报、举办义诊和讲座等形式科普国家基本公共卫生服务项目政策规定和服务内容。做好全年日常评价和绩效评价工作,对全区 39 家社区卫生服务机构开展 2 次日常评价和 1 次年终考核。印发《关于预拨 2022 年国家基本公共卫生服务项目补助资金的通知》,按时按质完成上级资金拨付要求。根据全区 39 家社区卫生服务机构的考核结果,对各机构基本公共卫生补助资金进行清算。

国家基本药物工作　2022 年,协助区卫生健康局开展基层医疗卫生机构实施基本药物制度补助项目绩效考核工作。落实基本药物补助政策,为 4 家社区卫生服务中心(站)实施资金补助 185848.02 元。督导各社区卫生服务中心实施国家基本药物目录制度的落实工作。

信息化建设　2022 年,推进公共卫生健康档案务实应用 50 项工作落实。升级山东省基层医疗卫生机构管理信息系统,实现全区电子健康档案居民自助查询功能。完善各机构基本公卫信息系统健康档案管理、分析和质控等辅助功能。部署智能化"数据质控系统"。

大事记

4 月 21 日,市南区人力资源和社会保障局党组研究决定:免去宋培铎青岛市市南区社区卫生服务管理中心主任职务。

主　　任:宋培铎(任至 2022 年 4 月)

副 主 任:杨丽春

办公电话:85824700

邮政编码:266071

电子信箱:qdsnqsgzx@qd.shandong.cn

地　　址:青岛市市南区泰州路 15 号

（撰稿人:宋晓慧）

市　北　区

青岛市市北区卫生健康局

概况　2022 年，市北区卫生健康局全力推进卫生健康事业高质量发展，多项工作走在省、市前列，在全省、全市重要会议上作典型交流，在国家级期刊上推广创新经验，获得山东省新冠疫情信息报告工作先进单位、全省爱国卫生运动 70 周年表现突出集体、全省档案管理业务工作先进单位、青岛市"战疫先锋示范岗"等多项荣誉称号。全区有医疗卫生机构 900 所，床位 15815 张，卫生技术人员 2.26 万人。

新冠肺炎疫情防控　2022 年，理顺区疫情防治与专家组、核酸检测组、流调溯源组等组织架构。加强研判预警，提出疫情形势研判和针对性防控建议 50 余期，入选青岛市新冠肺炎流行病学调查管理系统首批（唯一）试点。突出重点管控，实施医疗机构"1＋4＋2"监管模式，实现院内"零感染"，抓好闭环管理，顺利完成 126 批次入境人员、重点地区入青返青 11 万余人的集中隔离观察。抓实核酸检测，设置"1520"采样点 154 个，发动医务人员 10 余万人次，完成全域核酸检测 7500 余万人次。抽调流调专家、核酸采样与检测专技人员等 21 批 202 人，完成支援海南、西藏、菏泽、滕州、莱西、即墨等地任务。保障疫苗接种，设置全市最多的固定接种门诊 43 个、临时接种点 117 处，启用流动接种车 160 余车次，接种新冠疫苗 293 万余剂次。做好应急处置，8 支应急处置分队 24 小时值守，成功处置武汉返青、诺德广场、擎天家园等突发疫情 42 起。面对 11 月疫情，市、区两级迅速落位一体化指挥，累计排查密接、次密接等重点人员 2 万余人。12 月，迅速落实转段要求，聚焦保健康、防重症，加快扩容医疗救治资源，切实做好医生下沉、"爱心药物健康包"发放等工作，实现防疫工作平稳转段、有序达峰。

医政管理　2022 年，推动"民营医院管理年"活动，现场校验医疗机构 387 所，开展民营医疗机构巡查、医疗乱象专项治理、违规使用医保资金、漠视群众利益问题、不合理医疗检查等系列专项行动，予以不良执业记分 16 家，立案查处 18 家，优化完善医师定期考核等制度 18 项。加强医政管理规范与优化流程联动，实施医疗纠纷行政调解五大网格首接负责制模式，处置医疗纠纷 1900 余件。加强口腔种植、精麻药品、母婴保健等日常监督和质量控制，规范院前急救医疗服务，完成各类突发事件紧急救护 456 车次。推出"在线问诊、线上开药、药品配送"三大互联网诊疗服务，开展线上、线下一体化服务试点。

项目建设　2022 年，首次申报政府专项债，解决财政支付路径。总投入约 3.3 亿元，加快推进区妇幼保健中心、4 所社区卫生服务中心、核酸检测实验基地三大项目建设。其中，新建区妇幼中心约 2 万平方米，完成立项、预算评审、施工图编制工作，并设计开工；4 所社区卫生服务中心项目于 12 月底完工交付；核酸检测基地投入使用，日最大核酸检测能力提升到 7.9 万管。

医疗卫生服务　2022 年，深化区人民医院转型升级，分别与山东大学齐鲁医院（青岛）、青岛市中医医院建立紧密型医联体。加强信息化建设投入力度，电子病历应用水平通过三级评审。打造老年病医院特色品牌，拓宽脑卒中康复、颅脑损伤康复等 14 项专科服务，被评为青岛市老年友善医疗机构。区人民医院全年门诊量达 14 万人次，其中急诊 2000 余人次，收治住院病人 4100 余人次，业务收入 1.15 亿余元。各公立社区卫生服务机构、区人民医院坚持落实基本药物零差率，为看病就医群众节省费用 1011 万余元。

分级诊疗建设　2022 年，深化公立医院综合改革，督促公立医院和非营利性医院推进现代医院管理制度改革、修订医院章程，持续开展进一步改善医疗服务行动，鼓励医疗机构推出便民惠民服务，优化诊疗流程，改善群众就医感受。依托驻区三甲医院资源优势，与辖区社区卫生服务机构结对组建五大医联体网格，重点打造以项目合作方式为主的"专科联盟"，深入开展双向转诊、共管病房、远程会诊等服务，联合建立白内障特色诊疗、移动 DR 远程诊断、疼痛门诊、中医堂馆、心理门诊等 7 个特色专科诊室，专家进基层医疗机构坐诊 120 余场次，实现"在家门口享受专家诊疗服务"。

中医药服务　2022 年，深化国家中医药综合改革试验区先行区建设，争创"全国基层中医药工作示范区"写入区第三次党代会报告，印发《市北区创建全国基层中医药工作示范区实施方案》。创新"一核双驱三提升"中医药发展模式，深化中医药"五个一"工程，开展中医药宣传、义诊等 50 余场次，中医特色服务 7.5 万余人，相关经验做法在《人口与健康》《中国人口报》等国家级报刊多次宣传报道。

社区卫生服务　2022 年，聚焦老年人、慢病、孕产妇等重点服务人群，建立以青岛市市立医院为"三高"中心，区人民医院等 4 家医疗机构为"三高"基地，120 支家庭医生团队为"三高"之家的"三高共管、六病同防"服务体系，创新搭建信息化平台，开通双向转诊 APP，医防融合工作向纵深推进。加大家庭医生团队建设力度，完善绩效评价体系，邀请知名专家加入团队，累计签约 44 万余人，建立居民健康档案 90 万份。

妇幼保健　2022 年，办好市、区两级政府实事，从最初免费"两筛一补"扩大至"四筛两补"，为居民节省筛查、检测及药品等费用 392 万余元。创新推出的妇幼保健"三筛两补"服务，获全市卫生健康为民办实事优质服务"十大举措"。在全市率先实施"妇幼＋中医"服务工程，提供孕期中医辨识 1740 余人次。首创发放"孕期免费艾梅乙检测爱心包"，高危随访、产前筛查和母婴三病检测率均实现 100%。辖区孕产妇死亡率为 0，婴儿死亡率和 5 岁以下儿童死亡率分别低于"两纲"要求。深化"智慧妇幼"信息化建设，常规检查时间缩短约 20%。顺利通过山东省孕前优生实验室室间质评。首次签发"出生医学证明"17720 张，签发率为 96%，签发量、合格率居全市首位，在青岛市出生医学证明培训会上作经验分享。妇幼健康项目绩效考核总分获全市第一名。相关经验被《中国人口报》《人口与健康》等国家、省级报纸、期刊宣传报道。

疾病预防控制　2022 年，加强基本公共卫生服务指导，承办心血管病及其危险因素监测、癌症早诊早治等国家省级项目 3 个，在全省城市癌症早诊早治项目工作推进会上作典型发言。首家市级特殊健康状态儿童预防接种门诊在市北挂牌，首批智慧健康监测工作站落户市北。打造"一防八哨"传染病防治结合体，重点传染病监测 3384 份，完成率居全市首位。创新"2＋3"服务模式，获全市精神（心理）卫生服务管

理优质单位称号。做好艾滋病防控工作，在全市率先完成"抗病毒治疗率 90%"指标。结核病患者管理率、耐多药纳入治疗率均达 100%。市北区居民健康素养水平 35.74%，高于全市 32.17%。签约青岛广播电视台，每月开展"健康大讲堂"。区疾病预防控制中心获山东省结核病防控工作先进单位，连续第三次获评山东省寄生虫病防治工作先进单位。年度青岛市高质量发展综合绩效考核中，1～7 岁儿童国家免疫规划疫苗全程接种率居全市第一。

卫生监督　2022 年，建立多元化综合监管体系，通过全市医疗卫生行业综合监管督察组实地考核。实施医疗机构不良执业行为记分、医疗机构综合监督评价及托育机构、放射建设项目现场评审等工作 530 余家。开展病历书写与管理监督执法、职业健康权益保护"蓝盾行动"和打击非法医疗美容、医疗机构依法执业突出问题、现制现供饮用水经营单位等 14 项专项治理行动，完成 314 台现制现供水设备备案。依法行政立案 285 起并全部结案，收缴罚没款 77.76 万余元，人均办案 24 件，在区、市级保持领先位置。完成"双随机、一公开"医疗卫生监督检查，抽检公共场所单位 237 家，完成率及完结率均达 100%。

计生优质服务　2022 年，落实优化生育政策各项部署，实行生育服务登记"全省通办""跨省通办"；加强人口监测，人口自然增长率－1.37‰、出生率 3.15‰；完善计划生育家庭发展支持体系，落实特扶家庭双岗联系人、就医绿色通道、家庭医生签约服务"三个全覆盖"，发放计生特扶家庭补助、无业失业人员一次性养老补助等惠民资金 1.3 亿余元。严格把好托育机构准入关口和跟进监督，鼓励现有幼儿园开设托班，支持社会力量兴办普惠托育机构，累计完成托育机构备案 12 家，新打造市级示范托育机构 2 家，托位数增加至 3252 个，加快推进 3 岁以下婴幼儿照护服务。

老年人服务　2022 年，推进打击整治养老诈骗专项行动，组织开展涉老反诈宣传"六进"活动 20 余场，发放宣传材料 1 万余份，督查 42 家医养结合机构涉老诈骗及相关诊疗违法行为。推进国家老年人心理关爱试点项目，推荐打造区级安宁疗护技术指导中心和 6 家市级安宁疗护试点医疗基地，为 10 万余名 65 岁以上老年人免费健康查体。

职业卫生　2022 年，举办《职业病防治法》集中宣传周活动，50 家单位 300 余人参加。培育省级健康企业 1 家，区级健康企业 2 家。推荐市级"职业健康达人"12 名。改善区机关医务室服务质量，开通门

诊大病和门诊统筹医保专线,拓展保健项目,增设中医门诊、中药房、中医理疗设备,开展拔罐、刮痧等中医特色理疗,邀请知名专家每周两次进机关坐诊,开设"机关医务室"公众号,科普宣传文明健康生活方式、传染性疾病防控知识。

行业安全　2022年,完成328家医疗卫生机构安全生产"互联网＋"责任清单的修订审核,开展医疗机构隐患排查、"四位一体"整治、"除隐患、打非法、治顽疾"大检查等专项行动,督导整改安全隐患365条。制定营商环境重点改革任务清单,完成700余家医疗机构企业家满意度调查走访。聚焦重点人群、关键时间,落实动态排查、人员稳控、应急处置、约谈化解、督导问责"五项机制",着重加强严重精神障碍患者管理服务,实现到省进京"零上访"。

宣传教育　2022年,在《中国人口报》《人口与健康》《大众日报》《青岛日报》《青岛通讯》等各级各类期刊、报纸累计刊发新闻报道300余篇,推送官微和微博1500余条次,编发卫生健康专刊1万余份,妥善处置舆情25件。

爱国卫生　2022年,成立"健康中国行动市北区推进委员会",制发爱国卫生和健康市北工作要点、健康细胞建设方案,建立"台账式管理、列表式推进、动态式监督、挂账式销号"管理模式、"划片包干"督导机制。开展第34个爱国卫生月活动,组织爱卫成员单位清理卫生死角和杂物3000余处,清运垃圾2260余车,清理广告1.43万处。做好健康教育宣传和病媒生物防治,无烟学校建成率达100％,创建无烟家庭261个,超额完成目标18.6％。获评山东省爱国卫生运动70周年表现突出集体。

人才建设　2022年,招录公共卫生、预防医学等紧缺专技人才83人,新聘中、高级职称179人,强化"政治＋业务"通识教育,深化西部支医、三级医院进修、新冠疫情防控等"三个一线"实训锤炼,在全市新冠疫情防控、预防接种、健康教育、寄生虫病防治岗位技能竞赛中取得优异成绩。

党建工作　2022年,深入学习贯彻党的二十大精神,严格落实党建责任制,深化"健康惠民融党情"品牌建设,加强党支部标准化、规范化建设,开展"牢记嘱托·建功有我""疫情防控·我在行动"等主题党日活动。以"作风能力提升年"为契机,深入开展"亮绩赛绩""以考促学",强化"事要解决"项目清单管理。深化"一线工作组"机制,下沉社区参与发动疫苗接种、"创城创卫"等重点工作。加强典型培树,局机关党支部、10余名党员干部分别被授予区"五星级"党

支部、青岛市"抗疫最美家庭"、青岛市"战疫先锋示范岗"等荣誉称号。

大事记

1月8日,国家卫生健康委主管的《中国人口报》,以《市北区中医药服务革故鼎新》为题宣传推广市北区创新推进中医药工作。

4月6日,创新推进中医药工作模式在市北区委改革动态第2期(总第12期)以创新"一核＋双驱动＋三提升"新模式打造全省中医药服务样板为题刊发,在国家卫生健康委主管的《人口与健康》第2期以《创新实施中医药服务新模式》为题刊发,在《青岛通讯》第11期以《市北区创新构建"一核＋双驱动＋三提升"模式探索中医药服务新路子》为题刊发。

5月10日,国家卫生健康委主管的《中国人口报》以《市北区打出组合拳守护群众健康》为题宣传健康市北建设。

6月24日,在山东省城市癌症早诊早治项目工作推进会上作典型发言。

11月3日,市北区改革创新建议《关于打造全市一体化教育课后服务"淘宝平台"的建议》在市委改革办主办的《改革创新建议》第11期(总第42期)予以刊发。

11月17日,区委改革动态第7期(总第12期),对创新实施"3＋5＋3"保健服务模式护航妇女儿童生命健康宣传推广。

11月24日,在全市出生医学证明工作会议上作经验交流。

12月1日,妇幼健康项目绩效考核总分获全市第一名。

党组书记、局长:牟荟如

党组成员、副局长、三级调研员:鲁先华、安效忠

党组成员、副局长:于　勇

副处级领导干部:董少远

四级调研员:殷　龙、王雅郁、刘　丽

办公电话:83745776

电子邮箱:sbqwjjgk@qd.shandong.cn

邮政编码:266033

地　　址:青岛市市北区辽阳西路18号兴业大厦B座

青岛市市北区人民医院

概况　青岛市市北区人民医院是一所集医疗、教学、科研、康复、社区卫生服务于一体的综合性二级甲

等医院，为青岛市文明单位、城镇职工医疗保险及生育保险定点医院、全国百姓放心医院、老年友善医院。医院位于市北区抚顺路 25 号，占地面积 1.561 万平方米，建筑面积 1.602 万平方米。2022 年，职工总数 243 人，其中卫生技术人员 209 人，占职工总数的 86%；行政后勤人员 34 人，占职工总数的 14%。卫生技术人员中，有高级职称者 37 人，有中级职称者 72 人，有初级职称者 100 人，分别占 17.7%、34.4%、47.8%。医院编制床位 240 张，实际开放床位 250 张，设职能科室 14 个、临床科室 22 个、医技科室 7 个、门诊部 2 个。

业务工作　2022 年，门诊量 14 万人次；其中急诊 21346 人次，收治住院病人 4192 人次；床位使用率 72.7%，入院与出院诊断符合率 99%，手术前后诊断符合率 100%，甲级病案符合率 98%，无菌手术切口感染率为 0，法定传染病报告率达到 100%。

业务收入　2022 年，业务收入 11544.86 万元。

固定资产　2022 年，固定资产总值 6751.40 万元，比上年增长 0.6%。

医疗特色　为血透室配置先进的血液透析滤过机，为长期尿毒症患者进行血液滤过透析、血液灌流治疗。体外震波碎石科使用先进的碎石机。内窥镜室开展经胃肠镜治疗项目。对查体中心、急诊科、内窥镜室进行整体改建装修。新开设重症医学科，设置综合 ICU 床位 5 张。

卫生改革　2022 年，申报第二批按 DRG 付费医院，并对所有出院病案首页进行质控，对不规范编码及时反馈整改。成功开展眼科白内障手术，累计完成白内障超声乳化＋人工晶体植入手术 89 例。通过国家电子病历三级评审工作。筹备重症医学科建设，组织全院医护人员参加省、市卫生健康委组织的重症医学培训。

帮扶援助　2022 年，外派 5 人前往菏泽市及甘肃省进行对口帮扶，圆满完成医疗支援任务。疫情防控期间，先后派出 8 人次支援城阳应急门诊，派出 5 名医务人员应急支援莱西 22 天，5 名医务人员应急支援海南 23 天，15 名采样队员支援枣庄滕州市及市北区高风险区采样 30 多天；组织 46 人参加市北应急采样；10 人参与市北区疫情流调工作。

科研工作　2022 年，在国内杂志发表论文 50 多篇。

继续教育　2022 年，外派青岛大学附属医院、山东大学齐鲁医院（青岛）等医院进修、学术交流 30 余人次，开展市级继续教育项目培训 2 项；三级医院专

家会诊、手术 20 余次。

精神文明建设　2022 年，组织全院职工积极参与双创工作；在门诊一楼设立无障碍卫生间，提供母婴室及无障碍服务，设立学雷锋志愿岗；开展禁烟、控烟宣传活动。推进"两学一做"学习教育常态化、制度化，把学习贯彻落实党的二十大精神作为重大政治任务，纳入党总支学习的重要内容。结合"三会一课"、"党员志愿服务"、临床业务工作开展服务群众、服务民生、服务发展的主题党日活动。做好发展党员工作，制定入党积极分子选拔培养计划。邀请山东省宣讲专家于春山作《党风廉政建设和反腐败斗争》主题宣讲。主动申请支援城阳区人民医院应急门诊，积极参与莱西、海南、滕州等地支援工作，做好常态化疫情防控工作。门诊、住院病人满意度均达 99%以上，收到感谢表扬信 58 封、锦旗 30 面，口头及电话表扬 116 次。

大事记

3 月 25 日，赵红任中共青岛市市北区人民医院党总支书记。

荣誉称号　获青岛市文明单位称号。

党总支书记、副院长（主持工作）：赵　红

党总支副书记：吴海涛

工会主席：王　蕊

院长助理：王文青、王　锐、王锡伟、王学山

院办电话：83720868（传真）

网　　址：www.sfhospital.com

邮政编码：266033

地　　址：青岛市市北区抚顺路 25 号

（撰稿人：王锡伟）

青岛市市北区卫生健康局
综合监督执法局

概况　2022 年，市北区卫生健康局综合监督执法局为全额拨款的事业单位，核定编制 33 人，领导职数一正三副。内设综合科、法规稽查科、公共场所监督一科、公共场所监督二科、医疗监督科、职业与学校卫生监督科。在编在岗 28 人。专业技术人员 20 人，管理人员 7 人，工勤人员 1 人，其中高级专业技术人员 4 人，中级专业技术人员 14 人。50 岁以上 8 人，平均年龄 43 岁。承担全区公共场所、生活饮用水、医疗卫生、职业卫生、放射卫生、学校卫生及托育机构的日常卫生监督检查和抽样检测以及依法行政等工作。

固定资产　2022 年,固定资产总值 200.68 万元,比上年减少 13.62 万元。

疫情防控　2022 年,开展辖区重点公共场所及医疗、学校、托育机构的疫情防控卫生监督检查 1600 余户次,对 540 处场所下达卫生监督意见书。对 15 家 17 处隔离场所的集中空调通风系统的使用情况,以及医疗废物的存储、登记、消毒等处置情况定期开展监督检查 130 余户次。承担 2 家第三方核酸检测实验室的派员驻点督导工作 110 人次。

机构建设　2022 年,制定量化考核实施办法、作风效能建设奖惩措施、应急状态下工作人员作风纪律管理规定等工作制度,进行工会换届、科室调整、谈心谈话等系列活动;销账处置历史遗留问题房产 1 处,报废借用原四方区卫生局车辆 1 辆;开展违纪违法典型案例警示教育。选拔培养年轻干部充实一线,保持监督覆盖率达 100%;案件查办率及人均办案数均在区、市级保持领先。

监督检查专项行动　2022 年,开展"蓝盾行动"及各专项执法行动,开展现制现供饮用水经营单位专项治理行动,组织辖区现制现供水经营单位负责人培训,完成 314 台现制现供水设备备案。抽检现制现供水设备 61 台次。执行部门及国家"双随机、一公开"监督抽检活动 223 件,完成率及完结率均达 100%。监督检查辖区注册医疗美容机构全覆盖。落实属地化管理原则,进一步加强公共场所、消毒产品等依法行政专项治理,督促各经营单位落实主体责任,出动卫生监督员 4200 余人次,监督检查各类机构 1800 余户次,督促整改问题 3100 余条次,查处案件 55 件;开展生活饮用水卫生安全监督执法、游泳场所卫生健康监督执法、医疗卫生机构传染病防控监督执法、病历书写与管理监督执法、职业健康权益保护"蓝盾行动"和打击非法医疗美容、医疗机构依法执业突出问题专项整治等 14 项专项执法行动;实施医疗机构不良执业行为记分、医疗机构综合监督评价及托育机构、放射建设项目现场评审等工作 530 余家。根据全国、省、市、区关于打击整治养老诈骗专项行动的部署安排,对辖区 25 家医养结合养老机构内设的无资质医疗机构、无行医资质相关人员擅自开展诊疗活动等违法行为进行监督检查,立案 2 起,罚款 2 万元。

依法行政　2022 年,落实卫生行政执法责任制和责任追究制。加大日常监督检查频次,监督覆盖率、手持终端使用率均达 100%;加大行政处罚力度,依法行政立案 285 起,结案 288 起,收缴罚款 77.76 万

余元。人均办案数 24 件。规范投诉举报件的分办梳理工作,处理投诉举报 789 件;受理信访案 3 件,案件办结率 100%,化解信访积案 2 件;未发生群访、越级访、重复访事件。行政处罚案件一案一卷,及时归档并录入系统,确保信息公开。完成日常监督、卫生行政处罚等平台数据的修改及录入 856 条。组织辖区 10 家政府举办社区医疗卫生服务机构开展集中工作会议,与 224 家医疗机构签署《医疗机构依法执业承诺书》。

宣传培训　2022 年,采用线上及线下方式进行卫生知识培训 354 人,利用官微和新闻媒体进行信息报道宣传 40 余篇,开展"六进""爱国卫生月"等法律宣传活动,控烟监督检查及宣传 312 家,宣传教育受众 980 余人次。

大事记

8 月,选派王炳智赴山东省菏泽市支援医疗工作 1 年。

荣誉称号　2022 年,获青岛市文明单位、青岛市 2021 年度国家卫生城市复审工作先进单位称号。

党支部书记、局长:桂文盛
副　局　长:张克胜、胡　凯
办公电话:83779885
电子信箱:sbqjdgk@qd.shandong.cn
邮政编码:266033
地　　　址:市北区辽阳西路 18 号

（撰稿人:刘卫东）

青岛市市北区疾病预防控制中心

概况　2022 年,职工总数 108 人,其中,卫生专业技术人员 100 人,行政工勤人员 8 人。卫生专业技术人员中,有正高级职称者 4 人,有副高级职称者 15 人,有中级职称者 22 人,有初级职称者 59 人,分别占 4%、15%、22% 和 59%。建筑面积约 5730 平方米,内设综合办公室、业务管理科、传染病防制科、免疫规划科、社区公共卫生指导科、食品卫生科、检验科。主要承担全区疾病预防与控制、突发公共卫生事件应急处置、疫情报告及健康相关因素信息管理、健康教育与健康促进等七大类公共卫生职能,承担全区卫生应急和动物疫病防控工作职能。

疫情防控　2022 年,储备各类卫生应急物资六大类 220 余种。执行常态化疫情防控"一班十组"和本土疫情处置"一班五组"管理体系。执行疫情防控指导员制度和巡查制度,累计完成入境人员集中隔离

观察 126 批次、管控密接等重点人员 4.1 万余人;打造标准化集中服务点,完成重点人员核酸检测 29 万余人次;设置疫苗接种点固定门诊 43 个,接种能力达到 4 万剂次/日,成立 5 支预防接种督导队伍,转运配送疫苗 9500 余批,完成新冠疫苗接种 294 万余剂次。出具新冠肺炎疫情检索和预警分析报告 50 期;累计流调阳性人员 2045 例,流调密接等重点人员 4.1 万余人;完成流调阳性人员复核 1.7 万余人;累计划定中、高风险区 193 个;实验室核酸检测能力达到 5600 管/日,累计检测样本 84 万余份;培训演练 170 余场;完成各类会议、重大活动专项疫情研判 142 起;完成终末消毒 20 余万平方米、预防性消毒 40 余万平方米;8 支应急处置分队 24 小时值守待命,先后处置多起疫情。完成海南、菏泽、滕州、莱西、即墨等地 21 批次援助抗疫任务。

传染病防治 2022 年,聘任传染病防制专业领域首席专家 1 名,审核管理各类传染病 5805 例,疫情报告质量综合管理率 100%,处置聚集性发病疫情 89 起,累计调查处置以手足口病、流感、猩红热等为主的"属地化传染病"病例 503 例,处置 2 例及以上的聚集性疫情 89 起,比上年同期下降 57.62%。累计调查处置以出血热、发热伴血小板减少综合征、布病等为主的"属地化管理传染病" 201 例,累计完成病原学采样任务 3384 例,样本采集率和运送率达到 95% 以上,居全市首位。构建市北区"一防八哨"的传染病工作网络,重点传染病监测点覆盖率提升 50%。

艾滋病防控 2022 年,通过青岛市组织的第四轮国家艾滋病综合防治示范区创建工作终期评估。贯彻落实艾滋病"四免一关怀"政策,新报告病例 70 例,HIV 抗体筛查 323789 人次,完成重点人群干预 1 万余人,完成自愿咨询检测 1223 人次,发现并确认 3 例阳性。率先实现"符合治疗条件的感染者和病人接受抗病毒治疗比例达到 90% 以上"指标任务。

结核病防治 2022 年,报告结核病患者 254 例,新增耐多药肺结核 11 例,处置辖区学校结核疫情 12 起,筛查密切接触者 832 人次。全面做好冬奥会、冬残奥会筹办期和举办期结核病防控工作,落实辖区重点学校、特殊群体及长期照护机构人群的结核病筛查、疫情监测等相关工作。巩固扩大"百千万志愿者结核病防治知识传播行动"成果,指导青岛科技大学红十字学生分会第四次荣获国家级"优秀志愿者团队"称号。

卫生监测 2022 年,开展城市生活饮用水水质监测、病媒生物监测、公共场所健康危害因素监测、学校采光照明"双随机"抽查等监测任务,完善食品安全风险监测新体系建设,食源性疾病监测报告 2738 例。增加鼠类、蟑螂、蜱虫、成蚊病媒监测,开展蝇类监测 72 次,成蚊监测 96 次。选择养老机构、托幼机构、洗涤机构 14 处开展重点行业消毒质量评估,采集监测样本 380 余份,开展菌落总数、大肠菌群、沙门氏菌等项目监测。

免疫规划 2022 年,累计接种疫苗 39.3 万剂次,1~7 岁儿童国家免疫规划疫苗全程接种率达 97.02%;完善疫苗管理机制,规范采购、供应、温控监测;上报预防接种疑似异常反应个案病例 172 例,个案录入率、审核率均达 100%,调查诊断预防接种疑似异常反应 27 例;处理群众举报投诉、咨询事件 1200 余起,处置及时率和满意率均 100%;调查处置疫苗针对性传染病 687 例,学校及托幼机构水痘聚集病例 7 起,流行性腮腺炎聚集 2 起,戊肝聚集 2 起;加强预防接种队伍建设,实现区疾控中心和 46 家接种单位疫苗全程电子追溯工作,组建完成疫苗接种应急队伍 44 支,医护人员 230 人,新增接种人员上岗资质培训考核 75 人,出动流动接种任务 400 余次;累计接种新冠疫苗 2942920 针次,其中首剂接种人数 1105647 人,第二剂接种人数 1105647 人,第三剂接种人数 78120 人,第一剂次加强免疫 714887 人,第二剂次加强接种 2121 人。

慢病监测 2022 年,完成肿瘤随访项目。整理 2008—2019 年市北区肿瘤随访数据。开展全国肿瘤防治宣传周、全民健康生活方式宣传月、万步有约等全民健康生活方式主题活动,开展死因、恶性肿瘤、脑卒中、冠心病、住院意外伤害事件监测并完成网络直报工作。促进辖区医院信息系统(HIS)与市疾病预防控制系统联网,完成辖区伤害、死因、肿瘤、心脑血管监测工作和数据分析。

公共卫生服务项目 2022 年,聘任基本公共卫生服务领域首席专家 1 名,增补市北区基本公共卫生服务质量控制与指导中心专家,线上线下开展业务培训 4 次,完成 99 家社区服务机构 2 轮指导。完成 2 轮严重精神障碍患者管理服务项目质量控制及技术指导工作,并对辖区内 4 家精神专科医院患者服务项目现场考核,线上开展 3 次培训会议,线下召开全区严重精神障碍患者服务管理和社会心理服务体系建设调度会暨联合培训会议。

地方病防制 2022 年,抽取 5 个街道、5 所小学为监测及开展健康教育及其效果评价工作,监测孕妇 100 人,8~10 岁学生 200 人。5 个疟疾监测点完成血检1105人,规范处置疟疾病例2例。开展公众健康教育与精准做好重点人群健康教育。在2家综合医疗机构及28家社区卫生服务中心开展公众与重点人群碘缺乏病防治知识宣传普及。承办市北区寄生虫病防治工作岗位技能选拔赛。

健康教育　2022年,制发《2022年市北区"健康科普专家走基层"暨健康教育"六进"活动实施方案》,组织相关单位开展健康科普专家走基层暨健康教育"六进"活动线上、线下50场次。在大众网等主流媒体开展100多次网络宣传,完成居民健康素养监测入户调查、质控和复核工作,问卷911份应答率82.82%。开展卫生城市复审技术培训和督导20余次,提供健康科普素材15篇。

学校卫生　2022年,开展"青岛市学生常见病及健康影响因素监测"工作,对辖区9所托幼机构及学校开展教学环境监测。学校因病缺课症状监测系统覆盖学校达到119所,处置红色预警361起。加强学校卫生教师业务培训,落实免费预防性健康体检政策,圆满完成93所中小学健康查体工作,覆盖中小学生9万余名。督导从业人员健康查体医疗机构体检质量,健康查体体检31101人次。

职业卫生　2022年,开展《职业病防治法》宣传周活动,对职业病诊断机构和职业健康检查机构开展季度专项业务督导,审核辖区3家职业健康查体机构和11家农药中毒直报机构的业务管理员账户及工作权限,对安全管理及隐私信息安全进行安全承诺。对辖区内84名尘肺病患者开展随访调查,并建立随访档案卡。

质量管理和检验　2022年,计量校准仪器设备128件,顺利通过省、市级9个项目98份样本的质控考核。规范开展新冠病毒核酸检测工作,检测人员核酸样本483119人次,环境核酸样本182528个,生活饮用水样本36份,食品安全事故样本501份、食品安全风险监测样本90份,地方病样本605份,HIV样本3525份。开展食源性疾病应急检测、食品污染物、生活饮用水、艾滋病等检测任务。

动物疫病防控　2022年,全面推进犬只狂犬病免疫。设置社区便民服务点和"科普角"普及狂犬病防控知识,实现社区服务覆盖率100%,完成犬只狂犬病免疫8523只,免疫犬只建档率达100%,抗体合格率达80%以上。

科研工作　2022年,发表国家级论文10篇。

固定资产　2022年,固定资产总值2802万元,比上年增加1.9%。

卫生改革　2022年,公开招聘6名专业技术人员;确定市北区公共卫生中心(市北区疾病预防控制中心)办公大楼选址;完成五大信息化平台升级。

党建工作　2022年,8月成立党总支,完善政治学习小组制度。

大事记

5月15日,启动市北区老年人新冠病毒疫苗接种和加强免疫接种攻坚行动。

6月24日,举办市北区新冠疫情防控技能竞赛。

6月29日,选派2名卫生专业技术人员赴甘肃省陇南市西和县参与对口协作帮扶工作,为期35天。

8月17日,选派2名卫生专业技术人员赴山东省菏泽市成武县参与对口协作帮扶工作,为期90天。

8月31日,举办市北区寄生虫病防治工作岗位技能竞赛。

荣誉称号　2022年,获山东省寄生虫病防治工作先进集体,2021年度山东省级结核病防控工作先进单位称号;青岛市健康教育岗位技能竞赛团体二等奖;青岛市健康科普短视频大赛二等奖2个、三等奖3个、优秀奖7个;青岛市预防接种岗位技能竞赛团体二等奖;青岛市寄生虫病防治工作岗位技能竞赛团体一等奖、特殊贡献奖;山东省社会心理服务体系建设优秀案例评选三等奖。

主　　　任:惠建文

副 主 任:辛乐忠、杨　敏、邹健红、王春辉

办公电话:82812985

传真号码:82812990

电子邮箱:sbqjkzxgk@qd.shandong.cn

邮政编码:266012

地　　　址:青岛市市北区德平路3号丁

（撰稿人:王春辉）

青岛市市北区妇幼保健计划生育服务中心

概况　2022年,编制68人,在职职工62人,其中卫生专业技术人员53人,占在职职工总数85.5%。卫生专业技术人员中有高级职称者13人,有中级职称者30人,有初级职称者10人,分别占24.5%、56.6%和18.9%。

业务工作　2022年,推进"大健康、大妇幼"体系建设,开展妇幼保健服务6万余人次。建立健全疫情防控等方案、机制30余个,开展常态化检查督导、培训演练20余次;全力做好高风险地区妇幼保健重点

人群摸排和服务保障;组织参与入户采样、隔离酒店值守、紧急支援疫情地区采样等防控任务,外派1000余人次,核酸采样达54万余人次。

2022年,开展基本公卫、产科质量、托幼机构督导、专项培训40余次,培训3170人次,辖区孕产妇死亡率为0,婴儿死亡率和5岁以下儿童死亡率分别低于"两纲"要求,实现母婴平安的总体目标。首次签发"出生医学证明"证件17720张,签发率为96%,签发量、合格率居全市首位,在青岛市出生医学证明培训会上作经验分享。

2022年,开展智能服务升级行动,投资70余万元打造"智慧妇幼",上线运行预约、挂号、信息查询等便民服务;开展服务创新升级行动,在全市创新开展中医妇幼保健、儿童心电图检查等新项目服务近7200余人次;开展惠民服务升级行动,从最初免费"两筛一补"扩大至"四筛两补",在全市率先为目标人群免费提供宫颈癌筛查、乳腺癌筛查、耳聋基因筛查、叶酸基因筛查和补充多维元素、补充儿童维生素D六项服务,免费金额392万元。

2022年,推进预防出生缺陷提质工程,开展婚检"一站式"服务,新增6个免费检测项目,免费发放"健康礼包"及宣传材料2万余份,免费提供婚检、孕检1.1万余人,婚检率达85.1%。推进母婴安全提质工程,全程实行孕产妇保健"闭环"管理,完成早孕建册、无创DNA筛查、高危分级管理等孕产妇系统保健服务1.9万余人次;组织0~3岁儿童系统保健、入托体检等服务2.3万余人次;免费艾梅乙咨询检测约1.5万人次,创新发放"孕期免费艾梅乙检测爱心包",母婴"三病"检测率、产前筛查率均达100%。推进"云上妇幼"宣教品牌工程,刊发健康知识、政策等600余条次,举办线上、线下健康教育活动36次,分别比上年增加60%、50%;建立55个微信群提供孕产妇、儿童等"管家式"保健、咨询服务4600余人次。推进药具发放管理工程,发放避孕套69万余只、服务育龄妇女3万余人;安装药具自助发放机36台,免费发放覆盖率23.41%,全面完成市级指标。推进育龄妇女健康工程,为辖区企事业单位女职工、幼儿园保教人员等女性进行妇科常见疾病筛查10875人次,辖区妇女常见病普查率达89.45%。

业务收入 2022年,业务总收入797.18万元,其中事业收入443.1万元,比上年减少14.33%;惠民资金投入354.08万元,比上年减少23.03%

固定资产 2022年,固定资产总值3297.10万元,比上年增长9.1%。

医疗设备更新 2022年,投入49.6万元购置双目视力筛查仪等设备和检测系统,投入70万元开展信息化建设。

医疗特色 发挥传统中医优势,推进中医与妇幼保健融合发展,积极开展儿童小儿推拿、小儿常见病中医预防治疗、孕期中医保健、育龄妇女常见病中医防治等15项服务1800余人次。

党建与精神文明建设 2022年,组织开展党的二十大精神宣讲、参观红色教育基地、义诊宣传志愿服务、社区结对共建等常态化学习、实践活动20余次;组织开展"文化建设三个一"活动,征集服务品牌、精神、承诺89条次。

大事记

2月18日,市北区"三筛两补"被列为民办实事优质服务"十大举措"之一。

4月29日,市卫生健康委副局级干部吕富杰、青岛市卫生健康委妇幼处副处长刘珂到中心调度全市妇幼健康领域疫情防控及母婴安全重点工作落实情况。

6月10日,市北区人大常委会副主任王本猛、区卫生健康局局长牟荟如一行到中心进行妇幼健康服务体系建设专项调研。

12月,全市妇幼健康工作年终督导检查得分95.198分,排名第一。

荣誉称号 青岛市文明单位标兵、青岛市女职工建功立业标兵岗、市北区直机关"模范共产党员先锋岗"、五星级基层党支部、市北区卫生系统先进基层党组织、市北区卫生健康系统医疗管理先进单位、定西市东西协作帮扶单位。

党支部书记、主任:王秀香
副 主 任:孙道媛、张春光、丁 艳、元 红、周浙青
办公电话:66008056
传真号码:83656372
电子邮箱:sbqfygk@qd.shandong.cn
邮政编码:266021
地 址:青岛市市北区台东五路85号、抚顺路25号乙、乐环路18号、北仲路47号

(撰稿人:孙凯燕)

李 沧 区

青岛市李沧区卫生健康局

概况　2022 年,全区有各级各类卫生机构 573 家,其中,三级医院 4 家,二级医疗机构 13 家,一级医院 13 家,社区卫生机构 61 家,门诊部、诊所等其他医疗机构 482 家,疾病预防控制中心、卫生计生综合监督执法局、妇幼保健计划生育服务中心各 1 家。医疗机构卫生技术人员总数 7280 人,其中,执业(助理)医师 3094 人,注册护士 3471 人。全年诊疗量 6106069 人次,门急诊 3202637 人次,健康查体 279317 人次,住院 67500 人次。全区拥有床位 4395 张,常住人口每千人拥有床位 6.8 张。

李沧区卫生健康局及局属单位有职工 460 人。其中,卫生技术人员 390 人,具有高、中、初级职称者分别为 54 人、142 人、194 人,分别占 13.8%、36.4%、49.8%。下设事业单位 9 家,其中公益一类 3 家、公益二类 6 家。

重点项目和区办实事　2022 年,市第八人民医院东院区项目完成装修和设备采购,世园综合服务中心项目完成主体建设。推出卫生健康惠民政策 30 条,其中独创孕产妇生育服务"双直免"、白内障康复救助手术、计生特殊家庭住院陪护等 10 条惠民政策。为老年人免费查体 6.4 万人,白内障康复救助手术 1682 例,计生特殊家庭住院陪护 1443 人次。完成市办实事"五大中心"类危重症智慧化服务衔接,在 11 个急救站点实现院前预警和院内救治实时沟通、信息共享。

疫情防控　2022 年,优化规范流调、消毒消杀、核酸检测、疫苗接种等处置流程。成立突发疫情核心处置指挥中心,成立流调溯源指挥中心,组建 294 人的区级流调队伍,规范处置阳性感染者 2401 例,累计划定高风险区 33 个、中风险区 12 个。排查管控密接、次密接 1.7 万余人。组建近 300 人的消毒消杀队伍,完成终末消毒 523 处,消毒面积 12 万余平方米。做好上门采样工作,疫情防控期间日均上门采样 1000 余人次。设置 26 个新冠疫苗固定接种门诊,成立 11 支流动接种小分队,开展新冠疫苗接种攻坚专项行动,全区加强针累计接种 47.47 万人,60 岁及以上人群第一剂次累计接种 11.75 万人,接种率达 94.40%。全区 11 个街道设 82 处"不定期检测"采样点,推进"1520 核酸采样服务圈"模式的常态化核酸检测工作,开放 101 处"愿检尽检"常态化核酸检测便民采样点。开展区域"不定期检测"101 轮,检测 4895 万人次。拟订《李沧区发生本土聚集性疫情期间群众医药服务应急保障工作预案》,做好重点区域人员就医保障 600 余人次。抽调医护人员 800 余人次做好隔离酒店保障工作。管理新冠肺炎出院患者 164 人,治愈患者出院后累计复诊 180 余人次。设置发热诊室 174 间,15 家社区卫生服务中心全部设置抢救室。

医政工作　2022 年,组织开展"卫生法规学习月"活动,开展医疗乱象专项整治行动,开展"优秀医务工作者""优秀护士"评选活动,举办"李沧区医疗机构从业人员合理使用培训班",核准开展静脉输注抗菌药物机构 176 家,抗菌药物供应目录备案合格机构 237 家。成立区级工作领导小组,健全完善综合监管各项体制机制,制订监管实施方案。实行医疗废物第三方转运服务及"互联网+监管"服务。2 家企业分别被评为省级健康企业和市级健康企业;2 名企业员工被评为省级健康达人,9 名被评为市级健康达人;248 家单位填报职业病危害申报系统;制定《进一步加强职业病防治工作实施意见》。开展李沧区医疗卫生机构和非医疗卫生机构放射卫生工作专项行动,审核机构信息 104 家。现场勘验医疗机构登记、变更 158 家。落实证照分离改革方式,完善具体改革举措和监管措施。完成对"互联网+监管"系统监管事项和权责清单事项的关联映射,汇总"互联网+监管"事项清单梳理对照表。完成"互联网+监管"工作,监管事项覆盖率和监管行为及时率均达到 100%。牵头完成"双随机、一公开"监管事项全覆盖,标签化管理达标率达 100%。卫生行业内开展应急业务培训 12 次,线上、线下参加培训 2877 人次;组织开展全员核酸检测演练、本土疫情处置演练等大型卫生应急综合实战演练 5 次;开展应急宣传教育活动 3 次;出动医护 300 余人次、救护车 1600 余辆次，做好疫情重点人员转运、重要会议及突发应急事件的应急保障工作。制订重症精神病管理实施方案，召开全区重症精神病会议，并将该项工作纳入平安建设考核。建成区级未成年人心理辅导中心和职工心理健康服务中心，建成心理咨询场所近 200 处，医疗机构开设精神（心理）门诊 27 处。成立李沧区医疗纠纷行政调解领导工作小组，印发《关于全区医疗机构做好投诉接待处理"十应当"公示的通知》，建立监督考核机制，将处理医疗投诉工作纳入年终综合目标管理考核、示范创建工作内容，处理涉及医疗纠纷的投诉 741 起。派出两批优秀医务人员分别前往甘肃省陇南市康县、山东省菏泽市单县开展为期 1 个月到 1 年不等的医疗驻点帮扶，派出 2 支医疗队伍分别到康县、单县开展义诊与培训工作，义诊当地群众 400 余人次，培训当地医务人员 520 余人次，对口培训 10 名医务人员，捐赠卫生扶助资金 8 万元。

社区卫生服务　2022 年，规范资金应用，合理优化服务人口布局，重新划分各社区卫生服务机构服务范围。推进基层医疗机构医防融合体系建设，推进"三高共管、六病同防"医防融合慢性病管理，组织各试点机构制订工作方案，将服务内容增加到家庭医生签约服务中，市级医院专家参与试点机构的技术指导。制发《李沧区基层医疗卫生机构服务能力提升行动三年计划工作方案》，推进优质服务基层行推荐标准创建工作，建成 1 家社区卫生服务中心，3 家社区卫生服务中心达到国家推荐标准。

中医药服务　2022 年，开展免费"冬病夏治"三伏贴和"冬病冬治"三九贴中医药公共卫生服务项目，受益居民 1584 人。健全 20 处"国医馆"、5 家精品国医馆和国药坊。建成中医骨伤等 20 多个特色专科。成立青岛市中医药学会基层中医药专业委员会。1 人获得"山东省基层名中医（药）专家"称号，3 人获得"青岛市基层名中医"称号。组织 182 人分别参加全省五批培训"西学中"，备案师承人员 2 人。建成李沧区中医药适宜技术培训基地，采取线上、线下相结合的培训方式开展中医药适宜技术培训 11 批次，培训人员 600 余人次。免费为 5805 名新冠病毒感染密接、集中隔离点工作人员提供中医预防方药 1.7 万剂。将"清肺排毒汤"纳入"爱心药物健康包"，为 2266 名重点人群免费发放 6798 剂。

人口监测与家庭发展　2022 年，科学设立计划生育目标责任制考核指标，审核 16 批次 2571 人次，涉及 11 个单位。落实各项计划生育奖励政策及特殊困难家庭救助 5626 万元，涉及 14146 人次。持续推进"为计划生育特殊家庭购买住院陪护险"区办实事，累计赔付 1443 人次，赔付金额 278.85 万元。开展个性化服务，为特殊家庭送温暖。推进婴幼儿照护服务，登记托育服务机构 44 家托位 2140 个。开展"医育"结合服务，将儿童保健与婴幼儿托育服务相结合。基层卫生服务机构开展婴幼儿照护宣传，组织"进社区"专题活动，开展婴幼儿照护专题讲座。开展"托育服务进社区"公益活动，开展托育技能大练兵，组织首届托育服务行业职业技能竞赛。

疾病预防控制　2022 年，新建 8 家成人预防接种门诊和 2 家狂犬病暴露处置预防接种门诊。完成第四轮国家艾滋病防控示范区的创建，辖区各类人群艾滋病知识知晓率高于国家示范区 90% 的目标。开展癌症早诊早治项目，完成评估 504 人，临床检查 77 人次。发放健康教育宣传折页 5 万余份，宣传用品 8000 余份，受益群众累计达 10 万余人。自制《预防艾滋　珍爱生命》《健康饮食　快乐生活》科普视频分别获 2022 年青岛市健康科普短视频大赛一等奖、二等奖。

监督执法　2022 年，完成辖区医疗卫生、公共卫生、学校卫生、职业卫生等国家"双随机"监督抽检、蓝盾行动专项整治、日常卫生执法和传染病疫情防控等工作任务，监督覆盖率为 100%。开展卫生行政处罚 128 起，受理群众投诉举报 207 件。强化执法信息公示和普法宣传，将执法、普法与法治政府建设相结合，引导医疗机构及从业人员的依法规范执业，累计督导医疗机构 1212 家次。

老年健康服务　2022 年，开展老年友善医疗机构创建工作，湘潭路街道社区卫生服务中心和沧口街道社区卫生服务中心被评为市级老年友善医疗机构。实施老年健康素养提升行动，建立虎山路街道社区卫生服务中心筛查点，重点开展阿尔茨海默病和帕金森病等神经退行性疾病的早期筛查、早期干预及健康指导。开展以"改善老年营养，促进老年健康"为主题的老年健康宣传周，在"敬老月"活动期间启动老年人听力筛查，为约 1000 名辖区老年人提供服务。完成 2022 年度全国医养结合监测工作，新增李沧爱悦康医院等 3 家医养结合机构，全区有 39 家医养结合机构，登记医养结合机构总床位 5142 张。发展居家社区医养模式，组织 103 名基层医养结合业务人员开展继续教育，举办李沧区医养结合人才培训班。营造养老孝老敬老的社会氛围，为 56 位老人提供"银龄幸福"助老服务，开展困难老人走访慰问活动，推进智慧助老行动，举办"智慧助老"行动公益培训班，开展打击整治养老诈骗专项行动,评选李沧区首批11家示范性老年友好型社区。

计生协会工作 2022年,开展"计生助福"行动。为全区462个计生特殊家庭发放暖心健康包和慰问金、生活用品、科普读物、新春对联等。开展"暖民行动"五进,联手区科协,将养生保健、疾病预防等健康知识送进社区、企业、学校等,开展22场次,受益人群800余人。开展主题宣传活动。结合卫健系统的纪念日、节庆日等,先后开展"3•5学雷锋日"宣传月、"三八"国际妇女节插花活动、"医师节"最美天使报告会等各类活动。开展"党建直播间",将"线下宣教"与"线上直播"相结合,邀请系统内优秀党员代表讲抗疫故事,开播总点击量超10万人次。

爱国卫生 2022年,组织开展第34个爱国卫生月各项活动。开展以"文明健康 绿色环保"为主题的爱国卫生月集中宣传和环境卫生整治活动,开展大型爱国卫生月集中宣传活动,在辖区30余个整治点开展环境卫生集中整治活动。组织开展冬、春季集中灭鼠工作和夏、秋季蚊蝇消杀工作,创建青岛市"灭蚊达标小区"24个和青岛市病媒生物防制示范街道1个。组织开展第35个世界无烟日各项控烟工作。全面推行公共场所禁烟,在公众号制作发布以"第35个世界无烟日——烟草威胁环境"和"吸烟的危害"等为主题的宣传材料;集中开展大型控烟宣传工作。创建"青岛市无烟家庭"266个,市级无烟示范机关57个。组织各控烟执法部门加大对重点禁烟场所的执法力度,开展行政处罚2家,出动执法人员1400人次。

党建与精神文明建设 2022年,开展"作风能力提升年"活动。开展专题读书班、专题党课、教育警示等多种形式的学习,组织干部开展"四进四问"专题调研,形成调研报告;围绕"牢记嘱托•建功有我""当龙头做表率开新局"等开展专题讨论;在卫生健康局微信公众号开辟"作风能力提升年"系列专栏。上报舆情应对处置方面52条,舆情风险隐患排查30条,在中央、省、市媒体发布70多篇新闻稿。做好全国文明城市创建工作,建立"百姓卫士 医路有我"志愿服务队,志愿服务615小时,服务受益人群2万人。3名医生和4名护士分别获"青岛好医生"和"青岛好护士"称号,获青岛市"文明市民"称号1人,获山东省卫生健康先进集体1个。获复审省精神文明单位2个,市文明单位6个。

大事记

1月,开展新冠肺炎疫情应急处置全要素实景实战演练,李沧区区长魏瑞雪出席演练活动。

2月,李村街道社区卫生服务中心获国家卫生健康委办公厅"优秀服务基层行"通报表扬。

3月,李沧区妇幼保健计划生育服务中心获评青岛市女职工建功立业标兵岗。

5月,市卫生健康委监督执法局在李沧区举办"生活美容场所卫生监督现场交流会"。

6月,青岛市中医药学会基层中医药专业委员会成立大会在李沧区召开。

7月,开展新冠肺炎疫情应急处置全要素实景实战演练。

8月,中国计生协会、省市计生协会一行到李沧区调研,指导李沧区计生协工作。

9月,启动新婚女性脊髓性肌肉萎缩症(SMA)免费筛查项目,完成全市首例SMA免费筛查;李沧区区长魏瑞雪到区疾病预防控制中心考察疫情处置情况;启用移动核酸检验车;市医疗卫生行业综合监管督查组对李沧区2022年卫生行业综合监管情况进行督导检查。

11月,李沧区妇幼保健计划生育服务中心获山东省2022年度新型智慧城市上榜优秀案例奖、青岛新型智慧城市优秀建设成果奖。

12月,李沧区健康企业通过市职业健康处验收;湘潭路街道社区卫生服务中心、沧口街道社区卫生服务中心获评青岛市老年友善医疗机构。

党组书记、局长:王旭梅
党组成员、副局长:张红燕、刘继章
办公电话:87627622(传真)
电子邮箱:lcqwshjhsyj@qd.shandong.cn
邮政编码:266100
地　　址:李沧区黑龙江中路615号

青岛市李沧区中心医院

概况 2022年,开放床位150张,在编职工总数160人。其中,卫生技术人员149人,其他专业技术人员8人。具有高级职称者28人,具有中级职称者57人。设行政职能科室和业务科室38个。

业务工作 2022年,门、急诊131016人次,比上年增长1.5%,出院692人次,比上年下降7.9%,入院与出院诊断符合率为100%,手术前后诊断符合率为100%,治愈率4%,好转率95%,全年医疗收入约3000万元。收到锦旗11面、感谢信4封,发放护理满意度调查表1000余份,患者对护理服务满意度98.2%,出院病人满意度97.8%,回访率100%。

新冠疫情防控　2022 年，全程参与区域核酸检测；承担全年 24 小时采样任务；出动 70 余人次参与疫情防控隔离酒店医疗保障工作；先后选派医务工作者 30 余人支援莱西、海南、滕州、即墨等核酸采样；先后派出检验、护理 10 余人支援城阳定点医院；发热门诊实施 24 小时值班；协助转运密接者、次密接者；24 小时值守高速卡口核酸检测；派出专人参与机场医疗保障任务。医院核酸采样点愿检尽检采样 19.8 万余人，应检尽检采样 18 万余人，山鼎大酒店和四流中路核酸采样点采集入境、重点人群 7.7 万余人；核酸实验室完成核酸检测 35737 管，其中包含境外人员 12407 管，完成新冠疫苗接种 15480 人次。全面打通急危重症"救治生命线"，推进"医＋药"进社区，向群众发放"爱心药物健康包"38040 个。

卫生改革　2022 年，科学规范改造，设重症监护床位 10 张，引进无创呼吸机、心肺除颤仪、制氧机、便携式肺功能仪等多种急救设备。开展中医的诊疗、治"未病"服务，打造中医专家队伍，推进"中医特色专科"建设，开展中医、中药、针灸、理疗服务。

疾病预防　2022 年，承担李沧区 900 余名特扶家庭人员查体工作；完成小学生健康体检 9672 人；为育龄妇女开展"两癌"筛查 600 余人，"四术"免费服务 128 人，计划生育孕环检测 2000 人，完成孕产妇管理 628 人次；完成 0～6 岁儿童管理及儿童预防接种管理 3952 人；为学龄前儿童进行免费查体、护齿；完成教师资格、公务员、高考和征兵查体 1.8 万余人；从业人员查体 2.4 万余人，免费为 60 岁以上老年人及残疾人贴敷"三伏贴""三九贴"。开展社区健康知识讲座及义诊，为残疾人及贫困家庭进行义诊，惠及社区居民 600 余人次。

荣誉称号　2022 年，获评青岛市东西部扶贫先进单位，青岛市节水先进单位，青岛市维稳安保集体嘉奖。支援陇南、单县 3 名骨干获评扶贫先进个人，29 名职工被评为"抗疫一线"工作者，获评青岛卫健系统青岛好医生、好护士各 1 名。

党总支部书记：胡　丹
院　　　长：胡蕾蕾
院办电话：66085588
电子信箱：lczxyy@sina.com
地　　　址：青岛市李沧区兴城路 49 号

青岛市李沧区卫生计生综合监督执法局

概况　2022 年，编制 13 人，职工总数 9 人，其中卫生技术人员 7 人，占职工总数的 78％；行政工勤人员 2 人，占职工总数的 22％。在职卫生技术人员中，有高级职称者 2 人，占 28.6％；有中级职称者 4 人，占 57.1％；有初级职称者 1 人，占 14.3％。

业务工作　2022 年，开展医疗机构、公共场所等各专业经常性卫生监督工作，监督覆盖率为 100％。开展卫生行政处罚 128 起，罚没款 87.65 万余元。受理群众投诉举报 207 件。

专项整治　2022 年，开展医疗卫生机构传染病防控监督执法"蓝盾行动"，开展行政处罚 28 起，罚没款 3.6 万元。对未按规定填写、保管病历资料的医疗机构予以不良记分，开展行政处罚 7 起，罚款 8 万元。监督检查 8 家医疗美容机构，严厉打击非法开展医疗美容活动的行为，开展行政处罚 2 起，罚没款 15.8398 万元。监督检查 57 家中小学校、6 家二次供水单位饮用水卫生，抽检小区现制现供水机 200 台，立案 12 家。监督检查 37 家游泳场所。对 95 家申报企业进行全覆盖监督。检查危害严重的 8 家企业并督促整改。进行行政处罚 6 起，罚款 5 万元。按照国家、省、市卫生健康部门安排，开展抗(抑)菌制剂等专项监督检查，监督检查、抽样检测 3 家消毒产品生产企业。

督导执法　2022 年，巡回监督指导 500 余家医疗机构疫情防控工作。开展医疗机构年度校验 400 余家。开展医疗乱象专项治理、视力矫正机构专项检查。完成 100 余家公共场所承诺制单位复审，开展公共场所控烟执法行动。对辖区 56 家中小学校进行开学核验，开展中考、高考卫生监督保障，对辖区 14 家托育机构进行监督指导，对 1 家未备案的托育机构进行处罚。开展用人单位职业卫生监督检查 66 家，对 9 家单位建设项目职业危害"三同时"开展专项督导，协助 2 家企业创建省、市"健康企业"。对 98 家放射诊疗机构进行监督检查，开展行政处罚 18 起，罚款 6.9 万元，吊销"医疗机构执业许可证"1 家，组织 25 家新增放射建设项目医疗机构竣工验收专家评审。

培训工作　2022 年，组织全区医疗机构、法律法规专题培训，分批次组织生活美容机构开展"打击非法医疗美容"专题培训，组织辖区企业开展职业卫生知识线上培训，对学校卫生管理人员开展饮用水卫生知识培训，组织卫生监督协管培训与考核 2 次。

亮点工作　2022 年，青岛市生活美容场所卫生监督员现场观摩培训班暨 2022 年第一次公共场所卫生学组会议在李沧区召开，会上作医疗美容监督执法经验介绍。

荣誉称号　《李某未取得〈医疗机构执业许可证〉

擅自执业案》被评为 2021 年度全省卫生行政执法优秀典型案例,《某口腔诊所超出登记诊疗科目范围开展口腔种植诊疗活动案》被评为 2022 年全市卫生健康行政处罚十大优秀典型案例。

党支部书记、局长:王　娟
办公电话:87061437
电子信箱:lcqzhjdzfj@qd.shandong.cn
邮政编码:266041
地　　　址:青岛市李沧区永年路 20 号

青岛市李沧区疾病预防控制中心

概况　2022 年,职工总数 62 人,其中,卫生技术人员 50 人,占职工总数的 80.65%;其他专业技术人员 9 人,占职工总数的 14.52%。卫生技术人员中,有高、中、初级职称者分别为 11 人、21 人、27 人。主要承担全区疾病预防控制,突发公共卫生事业应急处置,疫情及健康相关因素信息管理,免疫规划及生物制品使用管理,基本公共卫生指导与病媒生物防制,健康危害因素监测、评价干预,实验室监测检验与评价,健康教育与健康促进等工作。

疫情防控　2022 年,制定《新冠肺炎本土疫情应急处置实用手册》,处置莱西、即墨、市南、市北等相关疫情。全体职工编入应急处置队伍,协同公安组建流调溯源指挥中心,建立"前端混编、后台合署"处置模式,规范处置核酸检测阳性人员 2387 人,梳理 400 余条流调线索,排查密切接触者 6441 人、次密接 7000 余人。组建 28 人的消毒机动队,出动 1200 余人次对终末消毒及预防性消毒场所进行消毒过程评价和环境采样。完成居家、酒店隔离场所等终末消毒场所 586 处,出动人员 1600 余人次,终末消毒面积 13 万余平方米,核酸采集点位 1.2 万个。指导街道、社区消毒消杀工作人员开展预防性消毒 1000 处,消毒面积达 35.5 万余平方米。加大仪器设备投入和信息化建设,日核酸检测能力由 3000 管突破到最高纪录 8000 多管。启用移动核酸检测车,完成济宁、枣庄等支援任务。全年完成核酸检测样本 967965 份,其中人员样本 668129 份,环境样本 299816 份。

2022 年,对各类会议、考试疫情防控审批复函 160 余件。现场指导及驻点保障重大活动、会议、考试等疫情防控 40 余次。指导完成隔离酒店"三区两通道"区域设置 50 余次,对专班人员消毒、防护和采样技术培训 60 余次。全程指导首家企业非冷链监管专仓建设。规范设置临时接种点,成立流动接种小分队,提供上门服务。充实接种队伍,强化预防接种门诊规范管理。印制《新冠疫苗接种明白纸》5 万余份、《老年人新冠疫苗接种科普问答》2 万份发放各街道办事处。新冠疫苗累计接种 194.16 万剂次,覆盖 72.52 万人,完成 60 岁以上老年人第一剂次接种目标任务。15 名流调人员支援市级流调队,5 名流调队员支援省级流调队,支援市内其他区市和省内其他市疫情防控 25 人次。

重点传染病综合防控　2022 年,传染病报告及时率和信息完整率均达 100%。处置手足口病、其他感染性腹泻病、水痘等聚集性病例 61 起。发现肺结核患者 252 人,随访管理 174 人;报告学校肺结核患者 8 例,筛查密切接触者 824 人。完成 13 家医疗机构传染病多点触发预警平台建设。

艾滋病综合防治　2022 年,强化艾滋病监测,加强对艾滋病病毒感染者和病人的随访管理,广泛开展艾滋病防治知识宣传与干预,完成第四轮国家艾滋病防控示范区的创建,辖区各类人群艾滋病知识知晓率高于国家示范区 90% 的目标。

慢性病综合防控　2022 年,加强中国慢性病前瞻性研究项目、脑卒中高危人群筛查和干预项目、城市癌症早诊早治项目、老年期重点疾病预防和干预项目慢性病防控管理。城市癌症早诊早治项目完成评估 504 人,临床检查 77 人次。李沧区作为老年期重点疾病预防和干预项目试点,完成 1000 份基线样本的信息收集、1003 人的筛查,完成年度筛查指标。

预防接种服务　2022 年,推进成人预防接种门诊智慧化建设,创建 8 家成人预防接种门诊和 2 家狂犬病暴露处置预防接种门诊。1~7 岁儿童国家免疫规划疫苗全程接种率达 96.43%,超省高质量发展综合考核指标 95% 的要求。

健康危害因素监测　2022 年,食源性疾病监测工作实现二级以上医院信息化建设全覆盖,报告食源性疾病病例 1504 例,病例信息采集率 100%,信息上报及时率全市第一。规范处置食源性疾病暴发事件 20 起,处置学校、托幼机构诺如病毒聚集疫情 3 起,网络报告率 100%,该项工作在青岛市名列前茅。中石化成功创建青岛市首家省级健康企业,后海热电成功创建市级健康企业。放射卫生专项行动工作多次受到市级表扬。首次独立承担工作场所职业病危害因素监测工作。圆满完成健康素养调查和成人烟草流行调查,健康素养水平达到 36.05%,比全市平均水平高 3.25 个百分点,位列全市前三名。

健康教育　2022 年,结合"健康教育六进"活动和各种卫生日宣传,加大全区健康教育力度,发放宣传折页 5 万余份,受益群众累计达到 10 万余人。组织开展健康教育岗位技能大赛,自制《预防艾滋 珍爱生命》《健康饮食 快乐生活》等科普视频。

精神文明建设 2022 年,完成 5 家定点医院免费救治救助审核工作,共计 2489 人次;做好冬奥会及"两会"、党的二十大等重大活动期间维稳工作,驻点保障 100 余人次。建成 1 个社会心理服务指导中心。

党支部书记:宫 伟

中心负责人:胡 丹

办公电话:87896401(传真)

电子邮箱:lcjkbgs@qd.shangdong.cn

地 址:青岛市李沧区永年路 20 号

青岛市李沧区妇幼保健
计划生育服务中心

概况 2022 年,在职职工 45 人,其中专业技术人员 36 人,占职工总数的 80%;具有正高级职称者 2 人,占专业技术人员的 5.6%,具有副高级职称者 6 人,占专业技术人员的 16.7%,具有中级职称者 18 人,占专业技术人员 50%,具有初级职称者 10 人,占专业技术人员的 27.8%;设行政职能及业务科室 9 个。

业务工作 2022 年,参与全区核酸采样、卡口执勤、场所消杀、流调溯源、应急门诊、隔离酒店保障、异地支援等疫情防控工作 750 余人次。实施"母婴安全行动提升计划",开展母婴安全例会 4 次、危重孕产妇和围产儿死亡评审 6 次、"四不两直"督导 20 余人次,管理重点高危孕产妇 1300 余例,成功救治危重孕产妇 14 例。组建医疗保健服务工作专班和医疗救治专家组,确立应急助产机构和备用机构各 1 处,建立 16 人各学科专家团队,启用 3 个妇幼保健咨询指导微信群,建立孕情摸底台账,累计动态管理涉疫孕产妇 290 余名(其中阳性孕产妇 36 例),协调联系住院分娩、妇科手术及门诊服务 36 人次。新生儿疾病筛查、听力筛查和先天性心脏病筛查率均保持在 99% 以上。细化预防母婴传播工作流程,规范提供综合干预服务,早检率超过 70% 目标要求。开展国家基本公共卫生服务孕产妇和 0~6 岁儿童健康管理项目培训 7 次、工作指导 80 余次。持续推进基本避孕服务工作,覆盖育龄人群约 3.2 万人,发放避孕药具 68830 人次,安装药具自取机 80 余台。开展低保适龄妇女两癌检查项目,检查任务完成率 100%。组织实施健康儿童行动提升计划,制发辖区 0~6 岁儿童眼保健

工作方案,开展知识培训和"爱眼日"宣传;组织开展新生儿复苏专题培训及技能竞赛;开展母乳喂养日(周)宣教活动。不断规范托幼(托育)机构卫生保健管理,组织开展"三员"培训 1500 余人次、配合开展督导 90 余处次、现场卫生评价 26 处。组织完成托幼(托育)机构工作人员年度体检 4100 余人、儿童入园体检 1.3 万人。开展疫情防控专题培训,参与"托育服务进行时"节目录制 2 次。组织开展"出生医学证明"业务督导及质控 12 次,办理换发补发等 100 余例、线上办理 1050 余人次。

亮点工作 2022 年,创新实施婚、孕、育一体化管理,整合婚前保健和孕前保健等业务专设生殖健康科。落实新婚女性脊髓性肌肉萎缩症(SMA)免费筛查项目,完成全市首例 SMA 免费筛查,目标人群知晓率、依从率等均达 100%,《健康报》《大众日报》及市卫生健康委微信公众号等予以报道。

荣誉称号 获评山东省 2022 年度新型智慧城市扩面打榜上榜优秀案例奖、青岛市女职工建功立业标兵岗、青岛新型智慧城市优秀建设成果奖。

党支部书记、主任:刘 梅

办公电话:66766602(传真)

电子邮箱:lcqfybjjhsyfw@qd.shandong.cn

地 址:青岛市李沧区永年路 20 号

青岛市李沧区永清路社区
卫生服务中心

概况 2022 年,业务用房面积 6878 平方米。有职工 34 人,其中卫生技术人员 27 人,占职工总数 79%;其他专业技术人员 7 人,占职工总数 21%;有中级以上职称者 19 人,占 56%。设行政职能科室和业务科室 19 个。

业务工作 2022 年,门诊量 48358 人次,比上年增长 2.4%。其中中医门诊 9665 人次,占总量的 19%。业务总收入 937 万元,其中治疗费收入 23 万元。为李沧区从业人员进行免费预防性健康查体 7317 人次。

社区医院工作 2022 年,拓展紧密型医联体合作项目,青岛市第八人民医院团队参与病房、远程诊断、绿色通道、提高报销比例等政策措施。接收住院患者 124 人次,医保报销减免费用 35 万元,影像远程诊断 4383 人次。

基本公共卫生服务 2022 年,新建立居民健康档案 556 人,合格管理建档人数达到 2.6 万人。社区

人口建档率 68%，档案使用率 53%。发放健康教育印刷资料 24 种 9000 余份，其中中医内容宣传材料 6 种。设置健康教育宣传栏 3 个，更新 12 次。利用各种世界健康主题日或节假日组织专题宣传活动 9 次。管理 65 岁以上老年人 5764 人，规范管理 1046 人，规范管理率 18%。管理高血压患者 1883 人，规范管理 1318 人，规范管理率 70%。管理糖尿病患者 737 人，规范管理 516 人，规范管理率 70%。完成 60～64 岁李沧户籍老年人体检 139 人。管理重性精神疾病患者 162 人。管理服务 0～6 岁儿童 2532 人次。新生儿访视 320 人。开展卫生监督与协管工作，完成实地巡查 12 次。完成 65 岁及以上老年人中医体质辨识服务 1031 人，老年人中医药健康管理服务率 18%。完成 0～36 个月儿童中医调养服务 1261 人，0～36 个月儿童中医药健康管理服务率 60%。产前管理服务 1580 人次，产后管理服务 320 人，42 天健康体检 295 人次。家庭医生团队签约居民共计 1.1 万余人，其中老年人、儿童、计划生育特殊家庭、残疾人等弱势群体签约率 43%，提供家庭医生履约服务 0.1 万余人次。设立 2 个临时接种点新冠疫苗接种，新冠疫苗累计加强免疫 0.9 万剂次，接种率 96.58%。免费为 60 岁以上户籍老年人接种 23 价肺炎疫苗 26 针次。

新冠疫情防控 2022 年，参加各项疫情防控保障，隔离酒店 1248 人次，入户采样 2115 人次。出动转运车辆 360 车次，转运确诊病例、无症状感染者、密切接触者、次密接者共计 468 人。支援重点地区成都 8 人、海南 2 人、枣庄 8 人及康县 1 人。紧抓重点人群"应检尽检"工作，建立检测工作台账，确保"不漏一人、不漏一次"。设立一处常态化核酸检测采样点，延长开放时间。应检尽检 14.9 万人次，愿检尽检 21 万人次。免费为医务人员提供中医预防方药 8160 剂，总金额 12.24 万元。

党支部书记、主任：韩先勇
办公电话：84662702
电子信箱：lcqyqlsq@qd.shandong.cn
邮政编码：266041
地　　址：青岛市李沧区振华路 15 号

青岛市李沧区李村街道社区卫生服务中心

概况 2022 年，在职职工 47 人，其中卫生技术人员 40 人，占职工总数的 85%；其他专业技术人员 5 人，占职工总数的 11%；有中级以上职称者 25 人，占职工总数的 53%；设行政职能科室和业务科室共 22 个。

业务工作 2022 年，开展应急演练 3 次。参与省市级疫情防控视频会议各 12 场，设置愿检尽检核酸采样点 1 处，支援海南、莱西、枣庄、即墨、城阳核酸采样共 25 人，参与隔离酒店医疗保障 60 人次，接待入境人员 16 批 2160 人，转运核酸阳性者 30 人次，转运样本、密接人员 300 余次。参与封控区、管控区核酸采样 126 人次，参与全员、重点人群及中高风险入青返青人员核酸采样 600 余人次，累计完成管控区、封控区采样 45415 人次，98 轮全员采样近 50 万人次。高速卡口采样 1 万余人次，采集涉疫杭州快递样本 828 份，完成入户及追阳采样 3900 人次。

基本医疗及基本公卫项目 2022 年，建立居民健康档案 24572 份，居民规范化电子档案覆盖 25472 人，覆盖率 60.37%。免费为 60 岁以上老年人健康查体 3396 人。0～6 岁儿童管理 3660 人，管理率 98.5%。4～6 岁儿童管理 2617 人，管理率 100%。新生儿访视 246 人，开展 0～36 个月儿童中医调养服务 992 人次，新入园儿童查体 350 人，视力筛查 2817 人。辖区内孕 12 周之前建册 247 人，早孕建册率 90.6%。完成产前健康管理 910 人，产后 42 天管理 248 人，高危妊娠管理 228 人。预防接种新建卡 140 人，接种 4225 人次 10643 针次，完成新冠疫苗接种 8565 人次 9508 针次。从业人员预防性健康体检 14698 人，"三免"人员献血查体 24 人。家庭医生团队签约 20851 人，完成 50%。

国医馆建设 2022 年，新设置中药材展示柜 4 组，布置中医适宜技术介绍的宣传栏 2 处，招聘中医理疗专业技术人员 2 名。完成中医眼科特色服务 900 余人次，免费检查眼底 1862 人次。为隔离酒店工作人员免费送中药汤剂 386 剂。

安全巡查工作 2022 年，开展安全生产大学习大培训大考试活动，对本辖区公共场所进行巡查工作，其中学校 2 所、住宿业 15 家、健身 1 家、夜总会 1 家、公共浴室 1 家、美容院 10 家、理发店 33 家、医疗机构 20 家、现制现供饮水机 9 台，巡查覆盖率 100%。

精神文明建设 2022 年，参加区第七次党代会精神宣讲 1 人次，参加区卫生健康局组织举办的"党建领航风帆正 凝心聚力促发展"主题演讲 2 人次，参与"百姓卫士 疫路有我"擂台赛 3 人次。收到表扬信 20 封、锦旗 2 面，获荣誉证书 10 份，打造老年人温馨的"健康驿站"，在青岛市卫生健康委《老龄·健康》期刊上刊登，全体党员完成"五学"测试，递交入党申请书 3 人次，评选为青岛市基层名医 1 名、青岛市好医生1名、青岛市优秀护士1名、区级优秀护士5名、李沧区最美家庭2户、李沧区首席全科医师和首席公卫医师各1名,对口支援医务人员12名,培训骨干医生1名,推荐青岛市基层名中医(药)2名、山东省基层名中医药1名。

党支部书记:纪彩霞

主　　任:王心国

办公电话:87668895(传真)

电子邮箱:lcqlcjdsq@qd.shandong.cn

地　　址:青岛市李沧区东山四路51号

青岛市李沧区九水街道
社区卫生服务中心

概况　2022年,业务用房面积1500平方米。编制人数27人,在职职工25人,其中卫生技术人员21人,占职工总数的84%;管理及其他专业技术人员4人,占职工总数的16%;有高级职称者1人,有中级职称者9人,占专业技术人员总数的40%。内设各类科室13个。

业务工作　2022年,全年总服务量180783人次,其中全科诊室接诊84652人次、中医科接诊25874人次(含基本公共卫生服务)、疫苗接种17140人次、妇保科服务2363人次、儿保科服务3167人次、社区科服务35570人次。基本药物品种596种,中草药353种,中成药89种。全年业务收入612万元,固定资产总值393万元。

基本公共卫生服务　2022年,居民活动档案19107份,建档率为64.37%,档案使用11891份;60岁以上老年人健康管理1192人,规范管理率100%;高血压患者年内管理1476人,规范管理1456人;糖尿病患者年内管理628人,规范管理620人;0~3岁儿童实管1066人,开展服务1852人次;4~6岁实管2478人,新生儿入户访视203人;儿童中医指导821人1112人次;孕产妇新建册数234人,累计访视204人次;产后随访1600人次,产后42天健康管理187人次,高危随访138人次;预防接种管理3265人,接种3286人,接种针次17140针;重性精神疾病患者管理133人,规范率100%;开展健康教育讲座15次,受益居民667人次。与街道办事处联合开展"健康大课堂微信讲座"活动13期,受益居民10000人次。开展社区公共咨询10次、义诊2次,受益居民1350人次。发放各类居民健康教育材料15种25385份。

国医馆建设　2022年,门诊量增长近10%。开展中医中药、针灸、浮针、葫芦灸、督灸、拔罐、穴位埋线、三伏贴、点刺放血、耳穴压豆、小儿推拿、代煎中药等项目。熬制清肺排毒汤用于新冠疫情防治。

荣誉称号　2022年,获李沧区卫健系统抗疫先锋先进集体称号。

党支部书记、副主任:管　坤

办公电话:68076605(传真)

电子信箱:lcqyqlsq@qd.shandong.cn

地　　址:青岛市李沧区宜川路37号-1

青岛市李沧区湘潭路街道
社区卫生服务中心

概况　2022年,业务用房面积1400平方米,编制人员29名,在职职工26人,在职卫生技术人员中,高级技术人员6人,占23%;中级技术人员8人,占31%。设科室12个。主要提供医疗、预防、保健、康复、健康教育和计划生育服务指导"六位一体"的基本医疗卫生服务。

业务工作　2022年,建立居民档案数18730人;老年人健康体检2000余人次,高血压病患者健康随访3487人次,糖尿病患者健康随访1820人次;门诊接诊15000余人次,开展中医治未病"三伏贴""三九贴"服务200余人次,家庭医生签约12300人。年度内完成国家重大公卫项目——2022年度脑卒中高危人群筛查与干预项目任务,筛查和健康干预2000余人。

医疗特色发展　特色医疗技术,推广使用中医"简、便、验、廉"医疗保健方法,推进中医颈肩腰腿痛特色门诊服务,增加部分医疗设备,发挥中西医结合优势,提高老年病、"三高"慢性病的控制率。

卫生改革　加强信息化建设和医联体服务建设,安排医生参加基层卫生人才能力提升培训及精神科医师转岗培训3人,提高基本公卫各项目管理服务规范,全面落实家庭医生"三约合一"式服务,完成签约率,推进"三高共管、六病同防"以及家医签约等工作,不断完善慢病健康管理事宜技术和服务模式,推进基层慢病医防融合。

新冠疫情防控　2022年,参与全员核酸采样工作50余次、采样20万余人次,核酸样本转运300余次72万余人次;隔离酒店值班100余次;22名医护人员先后赴莱西、海南、枣庄、市北、城阳、即墨核酸采样支援;应急期间医务人员对阳性居家及重点地区返青人员入户核酸采样4500余人次;转运阳性、密接、次密接人员500余次;推进新冠疫苗集中接种任务,接种 1.5 万余人次。救治新冠感染患者 180 人,发放"爱心包"889 个,发放清肺排毒汤 500 人份。

精神文明建设 打造"精诚服务,健康万家"的服务品牌,以"我为群众办实事"为主线,将党史学习教育与日常工作相结合,满足群众需求,突出问题导向,推动基层医疗卫生工作进展。年内选派一名副主任护师到菏泽单县贫困地区开展医疗帮扶。

荣誉称号 获青岛市文明单位、青岛市老年友善医疗机构、2022 年李沧区卫生健康系统新冠肺炎疫情防控工作先进集体称号。获全区基层医疗卫生机构家庭医生签约服务岗位技能竞赛活动二等奖。

党支部书记、主任:王建业

办公电话:87669120(传真)

电子信箱:lcxtljdsq@qd.shandong.cn

地　　址:青岛市李沧区湘潭路 38 号

青岛市李沧区沧口街道
社区卫生服务中心

概况 2022 年,业务用房面积 2500 平方米,在编在岗职工 46 人,其中,卫生技术人员 40 人,占职工总数的 86.9%。具有高级职称者 4 人,占职工总数的 8.7%,具有中级职称者 20 人,占职工总数的 43.5%。设行政职能科室和业务科室 16 个。

业务工作 2022 年,门诊量 10 万人次,其中全科门诊量达 4.1 万人次,基本药物销售 640.8 万元;门诊统筹签 1.4 万余人,家庭医生签约 1.73 万人,办理慢特病增至 1150 人,家庭病床巡诊巡护 800 余次。

基本公共卫生服务项目 2022 年,累计建档 25343 份,新建老年人档案 337 份,新建高血压档案 28 份,新建糖尿病档案 16 份。孕、产妇建册 255 人,早孕建册率达 92.3%,产前随访 935 次,产后访视 247 人。0~3 岁儿童建档 1928 份,查体 1373 人 4000 人次。疫苗建证建卡 300 余人,转入 90 人,0~7 岁儿童建证建卡率达到 100%。接种一类疫苗 8296 剂次,比上年增长 8.6%,二类疫苗接种 3497 剂次,比上年增长 49%。完成 65 岁以上老年人中医体质辨识和指导 1555 人次,0~6 岁儿童中医健康指导 1800 人次。对辖区内所有的公共场所进行拉网式全覆盖式大排查,巡查达 31 次,巡查率达到 200%。完成辖区 8 所中小学 8356 名学生健康查体工作。

医疗特色 2022 年,突出中医药服务特色,中医门诊量达 1.2 万人次,其中,中医门诊 8000 人次,针灸理疗门诊 4000 人次。穴位埋线获市级基层特色专科。打造特色专家门诊,全年坐诊专家累计 110 人次,涉及专业学科 6 个,带教 8 人,培训 12 次。专家门诊人次 1500 余人,远程诊疗 60 人次,"基层检查上级诊断"远程心电诊疗项目 50 余人次。设立特色疼痛门诊,聘请医联体专家进行指导,开诊以来接诊患者 120 余人。

疫情防控 2022 年,执行重点人员转运 316 车 543 人,派驻隔离酒店、方舱医院等 1400 余天次,应急消杀 30 余次,支援海南、四川、枣庄、即墨、城阳共 31 人 350 天次。采用"四到位工作法"保障新冠疫苗接种工作推进,即联动机制到位、培训部署到位、深度调研到位、全方位保障到位,累计接种 7.5 万针次。

荣誉称号 2022 年,获"战疫先锋示范岗"、青岛市文明单位标兵、李沧区五星级基层党组织等荣誉。

党支部书记、主任:王心国

办公电话:87667120(传真)

电子邮箱:ckjdsqws@163.com

地　　址:青岛市李沧区平顺路 3 号甲

崂　山　区

青岛市崂山区卫生健康局

概述 2022 年,崂山区有各级各类医疗机构 532 家。其中,二级以上综合医院 2 家,其他各级各类医院 26 家,社区卫生服务中心(卫生院)5 个,社区卫生服务站 38 家,社区卫生室 134 家,其他医疗机构 327 家。全区每千常住人口拥有床位 6 张,平均每千人拥有执业医师 5.37 人。崂山区全年出生 1999 人,出生人口性别比 108。

基层卫生服务体系建设 2022 年,金家岭街道社区卫生服务中心主体封顶,北宅街道卫生院新址启用,增建发热门诊和血透中心。为8家中心社区卫生室增配动态心电监测仪、除颤仪等医疗设备,完成96家一体化卫生室心电图机、电脑、打印机等设备设施更新。建设3个"三高中心"、5家"三高基地"、133家"三高之家",开展"三高六病"患者及高危人群筛查和健康教育,通过"三高"平台完成转诊协诊300余人次。实施困难家庭"健康关爱"工程,为1500名困难家庭人员免费开展家庭医生签约服务,为200名困难家庭60岁及以上慢性病患者每人赠送价值500元的血压监测智能穿戴设备,为400名困难家庭"三高"患者实施门诊就医补助。

人口监测与家庭发展　2022年,全面落实生育登记全省通办、线上办理、婚育联办,深入推进首接负责、当事人承诺、限时办结等制度。加强山东省人口监测与家庭发展服务管理系统的管理和应用,做好民政婚姻登记信息、出生信息等部门信息共享。全区落实发放计划生育家庭各类奖励扶助32124人,发放资金4993.61万元。聚焦群众需求,促进0～3岁婴幼儿照护服务发展,崂山区有社会办营利性托育机构20家,可提供托位1236个,创建省级托育示范机构1家、市级示范机构2家。

中医药工作　2022年,实施"五个一"中医药惠民活动,举办中医适宜技术培训100课时,开设中医健康知识讲座100课时,开展中医进社区健康教育1万人次,免费为1万人提供艾灸体验服务,免费为1万人次提供"三伏贴"或"三九贴"体验服务。打造中药药事智慧化平台,崂山区作为唯一区(市)代表在全市中医药工作会议上进行经验交流。

妇幼健康　2022年,做好全市智慧妇幼健康管理系统试点,加强适龄人群从婚前医学检查到孕前优生健康检查、住院分娩、产后保健、0～6岁儿童健康服务等全程智慧化健康服务。在全区开展线上"孕妈妈大讲堂",聘请岛城知名产科专家围绕孕产期保健、母婴健康、孕产妇心理等内容线上授课。优化区孕产妇保健管理技术指导方案,率先将血栓性疾病筛查纳入方案。创建云端宝宝健康教育大讲堂品牌,国家省市级专家围绕儿童生长发育、心理行为发育、营养喂养指导、儿童常见病防治等内容线上授课,为辖区0～6岁儿童家长提供专业健康教育服务,累计10万余人次点击观看。出台《崂山区妇女宫颈癌、乳腺癌关爱救助实施方案》,在宫颈癌救助基础上增加乳腺癌救助,确诊乳腺癌妇女给予10000元补助,"两癌"救助覆盖面及救助力度在青岛市领先。为全区2.7万余名3～9年级在校学生开展免费脊柱侧弯和足部

筛查,组织上级医联体专家为问题较严重学生制订诊疗方案,提供健康指导。

卫生综合监督　2022年,以集中空调通风系统、消毒制度落实为重点,对辖区内商场、影剧院、KTV等重点公共场所传染病防控工作开展卫生督导。开展打击非法行医行动,对辖区内医疗机构及非法行医场所开展监督检查,检查中医医疗机构45家。随机抽检150家医疗机构开展医疗机构消毒隔离监测专项行动。创新工作模式,开展职业卫生监督执法人员与某电子企业以"建设项目职业病防护设施三同时"为主要内容的线上执法。对26家集中式供水、22家二次供水单位开展监督检查和水质抽检,水质检测合格率100%。打造餐饮具集中消毒服务单位量化分级A级单位。对医疗机构、公共场所等进行重点监督执法检查,全年查处违法案件141起,受理投诉举报214件,办结率100%。完成区"两会"及高考、中考等重大活动公共卫生安全保障。

疾病预防控制　2022年,指导辖区52所中小学、119所幼儿园做好新冠疫情防控、学校传染病、常见病处置以及日常消毒通风等工作。开展法定传染病报告质量与管理现状调查,全年报告传染病2000余例。以患者为中心,加强艾滋病感染者随访管理。进一步强化双重感染患者监测,崂山区耐多药肺结核高危人群筛查率和新病原学阳性肺结核患者耐药筛查率均为100%。作为山东省国家监测点之一,完成辖区内5个街道1000人的土源性线虫检测工作。打造全区首家特殊健康状态儿童评估和接种门诊。建成区社会心理健康指导中心,打造"心怡崂山"特色品牌,通过云平台搭建覆盖全区的心理健康服务网络,实现区社会心理健康指导中心与43个心理门诊或咨询室互联互通。巩固国家慢性病综合防控示范区建设成果,加强慢性病监测、慢性病筛查干预、"三减控三高"等工作,全区居民期望寿命达82.80岁。

新冠肺炎疫情防控　2022年,全面提升疫情监测预警、报告管理、流调溯源、核酸检测、心理疏导等全流程技术水平。核酸日检测能力达6.3万管,开展区域核酸检测6500余万人次。启用区重大传染病监测处置平台。有效处置多起本土疫情,调配精锐力量完成高中风险区核酸采样任务。落实新阶段疫情防控"新十条""乙类乙管"等要求。扩增发热诊室,全区二级以上医疗机构11家发热门诊以及基层社区卫生服务中心、卫生院4个发热哨点诊室24小时开诊,组织辖区卫生服务站、卫生室开设发热诊室157间,下沉坐诊医生200余人,累计接诊发热、呼吸道症状等

患者2.1万人。通过"发热诊室＋药品发放点＋入户送药"等方式,免费药物包药品品种"2＋1"配备等形式,满足社区居民急需药品需求,全区发放爱心药包3.96万个。

大事记

1月11日,全市基本避孕服务现场会在崂山区召开。

1月20日,崂山区在沙子口街道大河东停车场举行全区新冠肺炎应急处置全要素实景演练。

2月25日,青岛市"区市医改工作座谈会"暨基层医改交流会在崂山区召开。

3月2日,崂山区7项作品入选山东省基层卫生协会公布的2021年家庭医生签约服务"特色案例""创新案例""感人故事"名单。

3月20日,市卫生健康委党组书记柳忠旭、市专家组专家姜法春慰问崂山疫情防控专家队伍。

4月11日,启动新冠疫情防控措施优化试点工作。

4月22日,启动2022年崂山区民宿行业"卫生监督"模式。

4月26日,崂山区2022年度高考体检工作启动。

5月19日,崂山区社区卫生服务中心与光大理财有限责任公司签订全区首份以企业为签约对象的服务协议《功能社区家庭医生签约服务战略协议》。

6月9日,迎接市常态化疫情防控指挥部流调溯源工作组专项调研工作,现场查看公安、疾控联合办公情况。副区长张咏雁、区卫健局局长万延俊陪同调研。

6月28日,组织开展崂山区新冠病毒"追阳"流调处置应急演练桌面推演。

8月10日,举办崂山区首届托育服务行业职业技能大赛。

8月22日—24日,通过省专家组对崂山区卫生健康基层食品安全试点评估验收工作。

8月31日,崂山区特殊健康状态儿童预防接种评估和接种门诊在青岛大学医疗集团儿科专科联盟成员单位——国药青岛崂山综合门诊部启用。

9月6日,崂山区社会心理指导中心启动仪式举行。

10月22日,国务院联防联控机制综合组第四督查组一行到智选假日隔离点督导检查疫情防控工作。

10月27日,召开全区新冠疫苗接种工作会议。副区长张咏雁、区卫生健康局局长万延俊、各街道办事处分管负责人、区疾控中心主要负责人和相关工作人员参加会议。

11月7日,崂山区北宅卫生院新院区迁建。

12月20日,爱心药包免费发放工作启动,一体化卫生室开设发热诊室。

荣誉称号　2022年,获崂山区五星级党组织称号。

党组书记、局长:万延俊

党组成员、副局长:徐晓东、蔡学民、林思夏

办公电话:88997527(传真)

电子邮箱:lsqwsj@qd.shandong.cn

邮政编码:266061

地　　址:青岛市崂山区行政大厦西塔楼829房间

青岛市崂山区卫生健康局
综合监督执法局

概况　2022年,编制20人,在岗职工20人。其中,管理岗位16人,具有专业技术岗位副高职称者1人,具有中级职称者3人。办公用房面积823.61平方米,设综合科、监督一科、监督二科、监督三科、监督四科5个职能科室,承担着辖区内5个街道的医疗机构、职业卫生、传染病防控监督检查以及公共场所、学校和托幼机构、放射诊疗机构、供水单位、餐饮具集中消毒企业等单位的监督管理工作。

"双随机、一公开"工作　2022年,开展"双随机"抽查95起,其中公共场所52起,生活饮用水6起,放射卫生6起,学校卫生7起,医疗卫生8起,传染病防治9起,妇幼健康3起,消毒产品4起。监督完结率100%,行政处罚完成数7起,抽查结果公示率100%。

公共场所卫生监管　2022年,对辖区内商场、影剧院、KTV等重点公共场所传染病防控工作开展卫生督导,督导相关单位65家;开展"医疗美容""生活美容"执法,检查生活美容单位65家,医疗美容单位35家。摸底调查全区15家成人游泳场所、2家学校游泳场所和5家婴幼儿游泳场馆,开展全方位监督检查,立案查处8家抽检不合格游泳场所,罚款7500元;开展控烟执法工作,发放宣传材料500余份,打造10家"控烟示范医疗机构"。

医疗机构依法执业监管　2022年,指导医疗机构继续开展依法执业自查工作,签订"依法执业承诺书"。对全区医疗机构进行依法执业现场核查和病历书写执法检查,立案处罚医疗机构10家,罚款14万元,不良执业行为记分88分;立案处罚医师6人,罚款10.5万元。对全区247家诊所集中进行安全生产培训并签订承诺书。查处取缔未取得医疗机构执业许可证或中医诊所备案证开展中医诊疗活动3处,罚款7.5万元,没收违法所得4465元;查处涉及中医类

医疗机构和个人案件 8 起,均给予警告并立案处罚 3.4 万元。根据投诉举报查处非法行医 1 人,立案处罚 5 万元。

职业健康监管　2022 年,开展职业卫生监督执法人员与某电子企业以"建设项目职业病防护设施三同时"为主要内容的线上执法。监督检查企业 80 家,出具监督意见书 80 份,调查 2 起职业病新发病人情况,对 3 家用人单位进行行政处罚,其中一般程序 2 起、简易程序 1 起,罚款金额 200000 元。完成 32 家放射诊疗机构 48 台设备的防护和性能抽检检测,对其中 1 家单位防护性能不合格单位予以立案处罚。

生活饮用水专项整治　2022 年,对 26 家集中式供水单位开展监督检查和水质抽检,水质检测合格率 100%;对全区 22 家二次供水设施管理单位开展全覆盖监督检查和抽检,水质检测合格率 100%;开展现制现供水卫生监督检查和水质抽检,监督检查 15 家经营单位,对 90 台现制现供饮用水机进行水质检测,抽检合格率 98%,对 2 家存在违法行为的经营管理单位实施行政处罚,罚款 2000 元。

消毒产品生产企业检查　2022 年,开展消毒产品标签说明书专项监督检查,现场检查全区 11 家生产企业,随机抽取检验 3 家单位的消毒剂、卫生用品等消毒产品,抽检合格率 100%;组织开展抗(抑)菌制剂乱象专项治理工作,监督检查单位 58 家,针对 1 家药店违法行为进行立案处罚,罚款 4000 元。打造餐饮具集中消毒服务单位量化分级 A 级单位,对辖区内 2 家单位开展全覆盖监督检查,每季度对消毒后待出厂餐饮具、生产用水进行卫生抽检,抽检 60 批次,抽检合格率 100%,1 家餐饮具集中消毒服务单位通过市级 A 级单位评审。

学校卫生监督　2022 年,开展卫生法律法规及相关知识培训,组织全区 60 家学校开展饮用水卫生安全自查;组织第三方检测机构进行水质抽检,监督抽检单位 60 家,覆盖率 100%。督导学校传染病防控工作,实现中小学校全覆盖。重点督导青岛大学等 3 所高校,完善相关制度及档案。开展教学环境卫生监督抽检中小学校 45 家、托幼机构 30 家。

信息宣传　2022 年,开展控烟执法集中宣传、医疗美容监督、职业卫生监督等系列主题宣传活动。利用新闻媒体和信息刊物宣传卫生监督工作,在大众网、青岛财经等新闻媒体刊发稿件 139 篇。

精神文明建设　2022 年,加强宣传教育,参与市、区精神文明建设重大活动。制定《崂山区卫生健康局综合监督执法局财务管理相关制度》《关于印发

崂山区卫生健康局综合监督执法局印鉴使用管理规定的通知》等制度,加强单位纪律作风建设。

大事记

1 月 18 日,党支部联合崂山区王哥庄卫生院党支部、常家社区党支部成员开展常态化疫情防控、居民集中供水卫生保障、社区卫生管理等工作情况调研交流。

4 月 22 日,启动 2022 年崂山区民宿行业"卫生监督"模式。

10 月 28 日,联合青岛市卫健委综合监督执法局组建联合评审组,对崂山区 8 家申请 A 级量化分级管理单位进行实地审核。

11 月 17 日,通过腾讯会议平台召开崂山区职业卫生监督执法工作线上总结会议。全区 170 余家企业职业卫生负责人、职业卫生管理员 300 余人参加会议。

12 月 14 日,被命名为 2022 年度山东省卫生单位。

荣誉称号　2022 年,获山东省卫生单位称号。

局长、党支部书记:黄克佳
副　局　长:崔宏涛、霍国全
办公电话:66711339
传真号码:66711338
电子邮箱:lsqwsjszhjdzfj@qd.shandong.cn
邮政编码:266101
地　　　址:青岛市银川东路 9 号

(撰稿人:孙　凤)

青岛市崂山区疾病预防控制中心

概况　2022 年,在职人员 57 人,其中,卫生专业技术人员 41 人,行政工勤人员 16 人。卫生专业技术人员中,有副高级、中级、初级职称者分别为 12 人、21 人、8 人。

固定资产　2022 年,固定资产总值 1928 万元。

健康促进　2022 年,举办崂山区全民健康教育大讲堂 70 场,受益 3.4 万余人次,通过新媒体开展健康知识有奖竞答活动 8 期,参与 2 万余人次,在崂山融媒播出 52 期《预防疾病　相约健康》。崂山区社会心理健康教育基地成功创建市级健康教育基地,崂山区社区卫生服务中心、沙子口卫生院成功创建市级健康促进医院,创建市级"无烟家庭"300 个。联合区文化局开展"传统医学＋传统文化"进社区活动 9 场,联合区教体局在 41 所学校开展"培育健康文化,缔造美好人生"健康教育主题活动。举办区级健康教育岗位

技能竞赛,在市级竞赛中获得团体二等奖。崂山区居民健康素养水平为 35.30%。

社会心理服务体系建设 2022 年,组织召开全区社会心理服务体系建设暨严重精神障碍患者服务工作会议,制发《关于印发〈关于进一步加强严重精神障碍患者服务管理工作的实施方案〉的通知》等文件。组织各成员单位开展社会心理服务体系建设。举办崂山区社会心理健康指导中心运行启动仪式,对外提供专业心理健康服务,区社会心理服务体系建设工作领导小组成员单位参加活动。

免疫规划 2022 年,建成启用崂山区首家特殊健康状态儿童预防接种评估和接种门诊。全年接种国家免疫规划疫苗 8.4 万余剂次、非免疫规划疫苗 7.2 万余剂次。作为省级项目试点县(区),参与成人预防接种门诊现状与发展对策研究项目调查工作。接种流感疫苗 1.8 万余剂次,开展 55 岁居民免费接种 23 价肺炎链球菌疫苗工作,接种 3000 剂次。

慢病防控 2022 年,居民期望寿命达 82.80 岁,慢性病早死率降到 10%。形成 2021 年居民死因监测、肿瘤发病和死亡监测、心脑血管发病和死亡监测、伤害病例监测等慢病六大监测分析报告。在学校开展"减糖减糖"科普实物展。举办第七届全国"万步有约"健走激励大赛,获全国优秀健走示范区和全国优秀县区传播信使奖等多项集体和个人荣誉。完成对 2016 年肿瘤发病患者生存情况随访调查和数据汇总工作。

卫生应急 2022 年,报告法定传染病 20 种 948 例,比上年下降 6.76%,处置预警疫情 128 起。推进食源性疾病监测县乡村一体化、全覆盖,将全区 140 家承担公共卫生服务的卫生室(社区卫生服务站)全部纳入监测报告网络中,全年累计上报食源性疾病病例 2280 例,哨点医院平均上报数居全市首位。

新冠肺炎疫情防控 2022 年,规范处置多起本土疫情。实验室通过国家卫健委、省疾控中心、省临检中心等组织的 14 次新冠病毒核酸检测能力验证及室间比对,累计完成入境人员、密接、次密接等应检尽检人员核酸检测近 60 万人份。制订、审核修改疫情防控方案近 200 件。抽调精干力量现场督导、保障重大活动和重点场所 100 余次。设置 23 处新冠疫苗接种点,4 支区级专家队伍,启动攻坚行动,累计接种新冠病毒疫苗 146.32 万剂次。建设区重大疾病和传染病监测应急处置信息平台。

公共卫生技术服务 2022 年,对全区 24 家单位开展放射诊疗、放射治疗、核医学情况调查,完成 20

家用人单位职业病危害因素监测。完成 46 名尘肺病患者随访,完成城区、街道水质监测任务。联合区教体局和各社区卫生服务中心(卫生院)完成 200 名 8~10 岁儿童、100 名孕妇的碘缺乏病监测工作。做好疟原虫血检工作,协调全区医疗机构完成 307 名不明原因发热病人的血检,未发现疟疾病人。

精神文明建设 2022 年,深入学习贯彻党的二十大精神,推动"不忘初心、牢记使命"主题教育常态化制度化,举办各类学习教育和实践活动 30 场,开展"双报到"活动 11 次、专题"三述"4 场、"书记讲党课" 2 场。

大事记

1 月 19 日,副区长张永雁带队到金家岭街道午山社区、中韩街道孙家下庄社区调研春节期间疫情防控工作和老年人新冠疫苗接种工作。

1 月 20 日,在沙子口街道大河东停车场举行全区新冠肺炎应急处置全要素实景演练,区人大常委会党组书记杨聚钧、副区长张咏雁出席演练。

1 月 30 日,副区长张咏雁带队到区疾控中心慰问疫情防控一线工作人员。

3 月 3 日,组织召开全区严重精神障碍患者管理工作会议,副区长张咏雁主持会议,区委政法委、崂山公安分局、各街道等 22 个部门参加会议。

4 月 11 日,启动新冠疫情防控措施优化试点工作。

5 月 30 日—31 日,开展第 35 个世界无烟日系列宣传活动。

6 月 9 日,迎接市常态化疫情防控指挥部流调溯源工作组专项调研工作,现场查看公安、疾控联合办公情况。副区长张咏雁、区卫健局局长万延俊陪同调研。

6 月 28 日,组织开展崂山区新冠病毒"追阳"流调处置应急演练桌面推演。

8 月 22 日—24 日,通过省专家组对崂山区卫生健康基层食品安全试点评估验收工作。

8 月 31 日,崂山区特殊健康状态儿童预防接种评估和接种门诊在青岛大学医疗集团儿科专科联盟成员单位——国药青岛崂山综合门诊部启用。

9 月 6 日,崂山区社会心理指导中心启动仪式举行。

10 月 27 日,召开全区新冠疫苗接种工作会议。

11 月 2 日,印发《关于进一步加强崂山区新冠肺炎疫情防控核酸检测阳性追阳工作的通知》,成立区新冠肺炎疫情防控追阳工作专班。

11月18日—12月30日,区流调溯源指挥中心在国信体育中心酒店联合办公,累计参与流调溯源人员近300人,共同完成崂山区阳性感染者流行病学调查、密接排查、转运隔离、赋码管理等工作。

12月20日,根据全市统一安排,选取康城社区284户开展社区人群新冠肺炎哨点监测工作。

荣誉称号　2022年,获山东省预防接种工作表现突出的集体、青岛市"战疫先锋示范岗"称号。

党总支书记:林思夏

主　　任:郭　鹏

副 主 任:段　超、印　璠

办公电话:66711318

传真号码:66711317

邮政编码:266101

地　　址:青岛市崂山区辽阳东路35号

（撰稿人:修德健）

青岛市崂山区妇幼保健
计划生育服务中心

概况　2022年,职工48人,其中,专业技术人员占81.25%,具有高级职称者14人,具有中级职称者7人,博士1人,硕士6人。拥有彩色多普勒超声诊断仪、全自动免疫生化一体机、全自动血凝仪、全自动血细胞分析仪、全自动尿液分析仪等大中型医疗设备。

固定资产　2022年,固定资产总值1069.67万元。

疫情防控　2022年,完成5家隔离酒店20批次2500余名隔离人员医护保障任务;组织66家幼儿园、34家校外培训机构复工前核验;参与2次学校中考和市区事业编公务员考试核酸采样与医疗保障;领取发放16个品种数十万件防护物资;组织院感培训5次,培训率达100%;完成院感互查24次、院感自查28次,重点科室环境监测合格率100%;严格落实母婴安全服务保障制度,处置中高风险区医疗救治需求700余人次,其中管理孕产妇200余人,处理孕产妇诊治需求130余次,转上级医院就医66人,全年无差错事故。

"两癌"筛查　2022年,召开三所定点医疗机构和所有街道及部分社区代表座谈会。印制新版宣传折页。对所有参与筛查的医生进行岗前培训。免除复诊人员挂号费,减免乳腺穿刺活检术前检查项目费用,实行检查结果互认。增加复诊时间,缩短检查及取报告时间,开通"绿色通道",增强服务能力,开设"两癌"筛查、阴道镜、宫颈活检项目,增加复诊机构。发放健康档案,详细反馈体检结果,改进检查用具,提升舒适度。新增乳腺癌救助项目。全年宫颈癌筛查9632人,筛查出癌前病变47人,确诊宫颈癌3人;乳腺癌筛查9634人,确诊乳腺癌17人;发放救助金50万元。与区科创委联合开展"两癌"筛查走进科创园区活动。

信息化建设　2022年,开展全市"智慧妇幼"健康管理系统试点,11家机构参与,实现妇幼系统数据信息互联互通。在全市率先创建妇幼考核网络平台,创新线上初审、现场督导相结合的方式完成妇幼相关机构项目督导考核。

健康管理　2022年,制订《2022年全区国家基本公卫孕产妇健康管理指导方案》,率先将孕早期血栓性疾病筛查纳入建册时必查项目。制订《崂山区预防艾滋病、梅毒和乙肝母婴传播工作方案（2022年版）》,明确各级医疗机构相关职责,规范提供孕产妇咨询、检测、感染孕产妇治疗以及感染孕产妇所生儿童的治疗、喂养指导、随访管理等连续综合服务。

健康教育　2022年,开展线上"孕妈妈大讲堂"健康知识讲座。全年播放孕产妇保健、孕产妇心理相关内容15期,点击量达5万余人次。联合市妇儿医院及新阳光心理研究所及团队,开设心理咨询门诊及"崂山妇幼心理热线",举办儿童心理健康大讲堂13期21610人次参与。持续开展"云端宝宝健康教育大讲堂",线上点击量达10万余次。在全市率先开展儿童多动症筛查项目,线上讲解心理健康知识,全区119家幼儿园8689名家长参与,筛查儿童7826人,其中可疑阳性儿童259人,阳性率3.3%,组织追访,完成70名儿童"一对一"评估,诊断"儿童多动症倾向"63人。

药具建设　2022年,为新成立城市社区以及部分药具仓储设施老化、缺失的社区定制43个药具展示柜和70个药具发放标识牌。全区药具免费发放点199个。增设药具自助发放机1台,累计安装52台。

精神文明建设　2022年,开展支部书记上党课活动;开展业务科室下基层、职能科室进科室等作风能力提升工作;制定党支部全面从严治党主体责任清单并逐项落实整改,制定"三述"述讲年度计划表;召开年度组织生活会、民主评议党员,开展集中学习、谈心谈话、征求意见建议、批评和自我批评。开展各类安全生产活动,签约安全生产责任书,开展开工第一课等各类安全生产教育培训。

大事记

1月11日,全市基本避孕服务现场会在崂山区召开。

1月18日—20日，开展2021年国家基本公共卫生孕产妇健康管理服务项目第四季度业务督导。

1月24日，开展妇幼保健机构疫情防控风险自查自纠工作并补充完善相关工作方案及工作制度。

1月31日，组织召开推选崂山区出席青岛市党代会代表候选人推荐大会

4月22日，举办2022年度第一季度危重孕产妇评审。

4月29日，举办全区儿童保健知识培训班。

党支部书记、主任：王明涛

副　主　任：辛志峰、曲春雁

办公电话：66716619

邮政编码：266101

地　　　址：青岛市崂山区辽阳东路35号

（撰稿人：王益锐）

青岛市崂山区社区卫生服务中心

概况　崂山区社区卫生服务中心是青岛市城镇职工医疗保险和城镇居民医疗保险定点医疗机构，面向全市参保人员和流动人口提供门诊、住院、居家护理（家庭病床）、康复、理疗、健康体检、预防接种、健康教育、养生保健、慢病管理、营养指导、用药咨询和心理咨询服务。设有全科门诊（含口腔、耳鼻喉、眼科、皮肤病诊室）、全科病房、中医理疗科、妇科和妇女保健门诊、儿童保健科、预防接种门诊、检验科、B超室、放射科、体检科等科室。配备有上海联影16排螺旋CT、意大利GMM数字胃肠机、荷兰飞利浦DR、日本富士CR、芬兰普兰梅德乳腺钼靶X线机、意大利维拉口腔全景机X线机、德国西门子彩超、全自动生化仪和全套中医理疗仪器等医疗设备，价值近3000万元。2022年，职工189人，其中卫生专业技术人员166人；具有研究生学历者18人，具有本科以上学历者83人，具有专科及以下学历者88人；具有基层正高级职称者2人、具有基层副高级职称者2人、具有副高级职称者17人，具有中级职称者58人。

业务收入　2022年，业务收入3630.83万元。

基本公共卫生服务　2022年，管理23644名高血压患者、10660名糖尿病患者，高血压健康管理率41.43%，规范管理率87.36%；糖尿病健康管理率48.53%，规范管理率86.25%。

家庭医生签约　2022年，辖区签约家庭医生服务121802人，全人群签约率为45.44%；重点人群签约48510人，重点人群签约率为100%；老年人签约26439人，老年人签约率为71.9%；个性化签约19444人；签约居民知晓率100%。

体检工作　2022年，开展中老年健康体检26833人，为24612名60岁以上老年人增加肿瘤标志物等检测项目。完成健康证查体8783人，个人体检1400人次，中老年人查体11177人，"三免"人员查体48人，公务员查体269人，幼师查体1683人，基干民兵、辅警查体312人次。完成10154名幼儿园儿童及中小学生查体。完成幼儿春、秋季20532人次的口腔涂氟工作。为13所幼儿园、7所小学、2所初中入托入学查漏补种3138人。建卡674人，接种人数9158人，接种人次数24584人次。开展计划生育手术144例，孕产妇住院分娩补助1005份，新生儿听力及疾病筛查990份，产筛490份，无创DNA 117份，羊水穿刺80份。免费为辖区孕产妇建立《母子健康手册》1300份，中晚孕随访4202人次，产后访视1345人次，新生儿访视1350人次。免费产前筛查326例，耳聋基因筛查511例。高危孕产妇随访115人次。

健康教育　2022年，设计制作健康教育宣传栏各4期，健康教育宣传折页16种；录制健康教育视频18期，通过微信公众号、网站进行传播推广；转发健康教育宣传信息及健康大学堂视频366次；开展线下、线上健康教育讲座22次；开展健康教育咨询活动9次；邀请15位上级医联体专家走进学校和社区开展健康教育活动。

基本医疗　2022年，门诊量408762人次，开展全员培训和实战演练30次。保障各类活动145次，派出医护人员270人次。持续开展国家级、省级、青岛市临床检验质控中心的室间质评工作，连续10年通过"国家卫健委临床检验中心全国糖化血红蛋白室间质量评价标准"，连续8年通过"山东省临床检验中心室间质量评价标准"，连续12年通过"青岛市临床检验质量中心室间质量评价标准"，检验结果在全市各级各类医疗机构予以认可。放射科的CT、DR等设备均实现与青岛市市立医院东院区远程连接。

继续教育及科研　2022年，4项科研科教成果入选山东省家庭医生签约服务优秀案例。3项科研项目在山东省基层卫生协会2022年基层卫生科技创新计划项目立项。首次承办国家级继续医学教育项目。作为青岛市市立医院全科医学专业基层实践基地，录制的全科医学规范化培训"教学门诊"视频进入山东省前三名，代表山东省参加全国竞赛。8位医师获得省级规培师资证书。2位教师获国家级全科医学科

规范化培训临床技能考核考官资格，并参加 2022 年青岛市市立医院全科临床技能考核。开展动态血糖监测新业务。

中医药服务 2022 年，开展"养生节""三伏贴"等活动。推出以中医药治疗为主的"清肺排毒汤"；开展中医药宣教深入基层活动，完成对甘肃礼县三峪乡工作人员的交流学习任务。

技能比武 2022 年，以全省前三名的好成绩代表山东省参加全国"教学门诊"视频竞赛，是唯一一家参赛的社区医院。

信息宣传 2022 年，报送各类信息 80 余篇，媒体在各级网络媒体发表 101 篇，传统媒体发表 22 篇。发布各类信息 313 篇，微信转发区市级文章、视频 170 余条，共 500 余人次。

精神文明建设 2022 年，继续推行无假日门诊、无假日预防接种门诊和先住院后付费服务，代办大病门诊及一次性告知事项。预防接种每 2 周举办一次妈妈课堂，并提供微信预约服务。开设 24 小时用药服务热线，并提供代煎中药和中药快递服务。提供托管诊疗服务，全程陪同就诊服务，优先就诊服务和代叫出租车服务。实现手机 APP 签约、随访、检测。开展满意度调查，建立完善主动征求群众意见机制。举办"医院开放日""社会监督员座谈会"。组织全员开展安全生产学习培训、知识竞赛等活动。迎接省"四进"工作组"八抓 20 项"安全生产检查和省安全生产督导组的燃气使用检查以及青岛市国家卫生城市创建和健康教育督查组实地检查。组织开展全国文明典范城市创建、爱国卫生月、世界环境日、节能宣传周系列宣传活动。开展环境整治和生活垃圾分类处置，并做好车辆引导。志愿服务队员协助挂号、缴费、导诊等服务近万次；开展健康知识宣传普及工作。开展"我们的节日"主题活动。组建篮球队代表区卫健局参加崂山区机关事业单位篮球比赛，获第三名。红马甲医疗志愿服务队项目在新时代文明实践崂山区第三届青年志愿服务项目大赛获二等奖。组织开展"慈善一日捐"活动，捐款 7920 元。

大事记

2 月 25 日，青岛市"区市医改工作座谈会"暨基层医改交流会在崂山区召开，中心在会上作发言交流。

3 月 2 日，山东省 2021 年家庭医生签约服务"特色案例""创新案例""感人故事"入选名单公布，中心 3 项作品入选"特色案例"，1 项作品入选"创新案例"。

4 月 26 日，启动崂山区 2022 年度高考体检工作。

5 月 19 日，与光大理财有限责任公司签订"功能社区家庭医生签约服务战略协议"。

7 月 20 日，省"四进"工作组一行到中心开展"八抓 20 项"安全生产检查。

10 月 12 日，省"四进"工作组一行到中心开展安全生产检查，市卫生健康委行业安全处处长邴瑞光、区卫生健康局二级调研员满国庆等陪同检查。

荣誉称号 2022 年，获青岛市文明单位称号。

党支部书记：蔡学民

党支部副书记、主任：徐 伟

副 主 任：李 魁、王 磊、于雪莲

办公电话：66711366

传真号码：66711303

邮政编码：266001

地 址：崂山区辽阳东路 35 号

（撰稿人：徐 毅）

青岛市崂山区沙子口卫生院

概况 崂山区沙子口卫生院为一级甲等医院。2022 年，有职工 112 人，其中，具有高级职称者 14 人，具有中级职称者 39 人。主要承担辖区 39 个社区的基本医疗、基本公共卫生服务、卫生室管理、院前急救等职能。床位 30 张，设有全科门诊、120 急救中心、中医科、妇科、口腔科、预防接种门诊等临床科室，配备有锐柯 DR 机、联影 CT 机、百胜彩超仪、海信彩超仪、全自动生化分析仪、五分类血常规分析仪、动态心电图系统、C13 呼气分析仪等设备。

业务收入 2022 年，业务收入 1798 万元。

固定资产 2022 年，固定资产总值 1059 万元。

中医药服务 2022 年，推广使用督灸、浮针、小儿推拿等中医非药物疗法。1 家社区卫生服务站申请中医特色服务站。继续为辖区 1000 名 45～60 岁妇女开展更年期女性中医药干预治疗。举办健康教育讲座 20 场，举行中医适宜技术培训 5 场，深入社区开展冬病夏治——三伏贴敷贴工作，累计服务 2000 人次，发放艾灸包 2000 个。开展中医药健康管理，累计为全街道 7081 名 65 岁及以上老年人进行中医体质辨识，指导率 55.54%。

公共卫生服务 2022 年，累计确诊肺结核患者 18 人，纳入管理 18 人，管理率达到 100%；同期辖区内完成治疗的肺结核患者 17 人，肺结核患者规则服药率达 100%。累计建立严重性精神障碍患者健康档案 413 人，检出率 4.43‰，按规范要求管理严重性精神障碍患者 410 人,规范管理率 99.27％;在管患者服药人数 410 人,服药率 99.27％。应急处置严重精神障碍患者 1 人。年度管理高血压病人 7412 人,管理率为 36.71％,规范管理人数 3796 人,规范管理率 51.21％;糖尿病病人累计管理 3339 人,管理率为 42.96％;规范管理人数 1739 人,规范管理率 52.08％。累计健康管理 65 岁及以上老年人 7999 人,健康管理率 62.74％。为 11030 位高血压人群增加同行半胱氨酸检查项目。更新宣传栏内容 228 期,组织开展卫生日宣传活动 9 次,举办健康知识讲座 232 场,其中健康教育"进校园"5 场。

妇幼健康服务　2022 年,管理 0～3 岁儿童共 1617 人,查体 3389 人次。接种人数 6905 人,接种 16378 剂次。完成 2362 名幼儿园儿童及 5500 位中小学生查体。完成幼儿春、秋季 4712 人次口腔涂氟工作。建立"母子手册"407 份,中晚孕随访 1646 人次,产后访视 361 人,新生儿访视 367 人,高危孕产妇随访 960 人次。进行免费产前筛查 201 例,耳聋基因筛查 325 例。孕产妇住院分娩补助 290 份,新生儿听力及疾病筛查 241 份,产前筛查 49 份,无创 DNA 21 份,发放补助 242666 元。

服务能力建设　2022 年,聘请上级医院多个专科专家来院坐诊,累计坐诊 106 次,诊疗病人 2850 人次。依托青岛市市立医院网上会诊系统开展远程诊疗。新开展 CT 临床辅助诊断项目,累计检查 500 余人次。增加外科、眼科、耳鼻喉科等执业科目。

卫生改革　2022 年,创新开展三级医院药师基层门诊带教,指导基层合理用药。药师门诊联合家庭医生团队入户巡诊。创建中西医协同"旗舰"基层医疗卫生机构,开展中西医联合诊疗,建立科室间中西医协作机制。家庭医生团队为失智失能老年人提供医疗护理服务 428 人次,健康管理失智老人 32 人,服务 382 人次,为失智老人免费发放的治疗药物价值 2.89 万元。

科研与继续教育　2022 年,申报的山东省基层科研课题"社区空巢老人多元化服务模式探讨"、"社区空巢老人多元化服务模式探讨"及"全科专科协同共管糖尿病模式作用分析"获省级科研课题二等奖。线上举办青岛市继续教育项目——"整合患者动态信息,全面精确管理慢病患者"。

疫情防控　2022 年,处置发热、咳嗽等症状病人 1300 余人次。推进各类人群新冠疫苗接种工作,累计接种 23589 剂次。隔离酒店累计医疗服务 5000 余人次,转运重点人群 300 余人次。先后派遣 10 名医务人员支援莱西疫情防控工作,派遣 10 人支援即墨疫情工作,派遣 9 人支援滕州疫情防控工作。由卫生院驻点提供医疗保障服务的隔离酒店代表崂山区迎接国务院联防联控机制督导组的督导检查,各项工作受到督导组充分肯定。

精神文明建设　2022 年,开展集体学习 3 次、"牢记嘱托 建功有我"研讨会 1 次、支部书记讲党课 2 次、"专题测试"1 次。积极开展"清廉机关建设活动",开展"清廉文化建设"主题党日一次,签署"党员廉政承诺书",开展日常廉政谈话 16 次。开展"庆七一喜迎党的二十大"系列活动。开展"我为群众办实事""医心向党"等主题系列义诊及健康科普活动。组织开展卫生城市、文明典范城市的创建,完成沙子口卫生院食堂停车场外破损路面的维修、脱落院墙的修补及 CT 放舱室外禁停地桩的安装工作,制作垃圾分类宣传牌 1 处,增加分类垃圾桶 16 个,张贴公益海报 10 余次;在微信公众号发布创城宣传文章 15 篇。

大事记

2 月 21 日,参与沙子口街道新冠肺炎确诊病例医疗保障桌面推演会。

3 月 4 日,卫生院应急采样队支援莱西全员核酸检测工作。

3 月 27 日,国务院联防联控机制第八督查组到卫生院提供医疗保障的隔离点督导检查疫情防控工作。

7 月 4 日,参与沙子口街道 2022 年防汛防台风综合应急演练。

8 月 7 日,卫生院辛华栋、王圣懿、纪晓鹏、栾复鹏参加由山东省选派的核酸采样队赴海南省支援疫情防控工作。

8 月 27 日,迎接 2022 年全科医生基层实践教学基地评估检查。

9 月 15 日,联合青岛市中心医院开展 2022 年"服务百姓健康行动"大型义诊活动。

10 月 22 日,国务院联防联控机制综合组第四督查组一行到由沙子口卫生院提供医疗保障服务的智选假日酒店隔离点督导检查疫情防控工作。

荣誉称号　2022 年,获青岛市院前急救先进集体、青岛市女职工建功立业标兵岗、青岛市"战疫先锋示范岗"、全市预防接种工作表现突出集体称号。

党支部书记、院长:袁立久

副 院 长:梁泽光、杨宏强、孙彩霞

办公电话:88811647

传真号码:88810670

邮政编码:266102

地　　址:青岛市崂山区沙子口街道崂山路179号

（撰稿人:梅　君）

青岛市崂山区王哥庄街道
社区卫生服务中心

概况　王哥庄街道社区卫生服务中心前身为王哥庄中心卫生院,成立于1958年,2008年12月16日更名为王哥庄街道社区卫生服务中心。中心主要职能包括基本医疗、公共卫生、街居卫生服务一体化管理和院前急救。占地9728.2平方米,建筑面积5400平方米。2022年,编制65人,职工113人,其中在编59人,雇员33人,派遣制人员21人;专业技术人员100人,其中卫生专业技术人员90人;有高级职称者14人,有中级职称者41人;执业医师35人,完成全科医师注册的临床和中医医师17人,公卫医师4人,注册护士34人。床位30张。设全科门诊、妇产科、中医科、理疗科、口腔科、五官科、检验科、放射科、防保科、一体化管理办公室、120急救站等19个部门。

业务工作　2022年,门诊量161984人次,120急救分中心接诊1150次。

业务收入　2022年,业务收入1815.57万元。

固定资产　2022年,固定资产总值1258.71万元。

基本公共卫生服务　2022年,将职工餐厅改造为健康查体服务中心,体检彩超室增加到3个,心电图室增加到2个,优化查体流程,有34个社区10229位60岁以上老年人享受查体服务;完成新生儿满月查体244人,对0～3岁儿童进行健康体检1520人次,托幼机构入园查体1229人,新上岗托幼机构工作人员查体13人,入园为3～6岁儿童健康体检和涂氟护齿1229人。新生儿、孕产妇访视均达90%,免费检查唐氏综合征153人,耳聋基因筛查159人次。完善家庭医生签约服务工作方案,重新调整6个家庭医生团队,对慢性病患者、高危人群从健康管理、健康查体、门诊就医、住院、双向转诊、居家护理形成闭环服务。实施"三高共管、六病同防"工程,健全慢性病管理体系。与青岛市第八人民医院建立"三高共管、六病同防、医防融合"整合型慢病综合管理服务模式。

疫情防控　2022年,疫情防控期间不停诊,单日最高门诊量410人次,发热哨点诊室核酸快检5750人次,其中发热病人近900人次;承担街道5万名居民区域核酸检测采样任务,被市委组织部授予"战疫先锋示范岗";派出6批次76人次的紧急外出支援采样队伍;承担5个隔离酒店及706个隔离房间的崂山健康驿站医疗保障任务,创造崂山区单次入住479位、连续入住1147位隔离人员新纪录;成立流动接种队,与社区紧密配合,加强未接种人员评估,对慢病患者由家庭医生提前管理干预。以管区为单位,利用节假日入户为行动不便老人进行新冠疫苗接种,完成接种120373剂次,其中加强针接种29837剂次,60岁以上老年人一针接种12527剂次,各年龄段、各剂次接种率在全区内均居前列。

医疗特色　2022年,新增影像、皮肤、心理专业名医下乡,完善内分泌(糖尿病)联合门诊建设。与青岛市第八人民医院开展医学康复科紧密型科室建设。40排螺旋CT机正式投入使用,与青岛州信医学影像诊断中心签订医联体协议。通过远程诊断的方式开展CT检查,填补王哥庄街道CT检查的空白。首创"崂山点穴"传承项目启动。打造"中医康复＋居家护理"精准化服务模式,为失能老人提供个性化健康管理和护理服务。

继续教育　2022年,开展手外科、呼吸内科2个"教学助长"项目教学,教学助长培训105人次。

精神文明建设　2022年,深入学习贯彻党的二十大会议精神,落实"第一议题"制度。持续开展"作风能力提升年"活动,完善党建工作责任体系。制订"大学习、大讨论、大调研"活动方案,建立科室联动、全员参与工作机制。持续开展"红马甲"医疗志愿服务,累计开展各类义诊、疫情防控知识科普、健康知识讲座等志愿服务活动29场,服务人群1800余人次,发放健康教育等宣传材料7200余份。

大事记

2月10日,与中核州信医学影像中心签署医联体协议。

3月4日,走进秦家土寨社区开展"中医药服务进社区暨启动2022年度妇女更年期症状早期干预活动"。

4月11日,CT检查项目启用。

5月12日,开展"5·12护士节"系列活动,刘俊花被评为"青岛市好护士"。

5月16日,承接健康驿站疫情防控医疗保障工作。

5月18日,2022年度名老中医工作室启用。

5月,启动实施中医药"五个一"惠民项目。

8月4日,举行"崂山点穴"传承启动仪式。

9月,推行实施一体化卫生室"6S"管理工作。

11月10日,开展中医药预防新冠肺炎汤剂服务。

11月18日,抗微生物药物认识周系列活动启动。

12月20日,抗疫爱心药包免费发放工作启动。

12月20日,一体化卫生室开设发热诊室。

荣誉称号 2022年,获青岛市院前急救先进集体称号。

党支部书记:崔成磊

副 主 任:王美玲、蓝雪鹏、李 珍、董 航

办公电话:87841215(传真)

邮政编码:266105

地 址:青岛市崂山区王哥庄街道王哥庄社区

(撰稿人:张香凝)

青岛市崂山区北宅卫生院

概况 2022年,卫生院占地7700余平方米,开放床位30张,更新CT机、数字胃肠机等设备,配套建设中药药事服务中心、血液透析中心和发热门诊。职工87人,其中卫生专业人员74人,占85%;具有副高级职称者9人,具有中级职称者32人,具有研究生学历者3人,具有本科学历者37人。

业务工作 2022年,门诊量12.3万人次,执行医疗保障任务60余次。

业务收入 2022年,业务收入1815.57万元。

固定资产 2022年,固定资产总值1342.7万元。

服务能力建设 2022年,开展"互联网+医疗"线上问诊系统并投入使用,启用中药药事服务中心(共享中药房),开展血液透析,高标准建设血透中心,建筑面积2000平方米,配备国际国内先进的血液透析机、血液透析滤过机和进口智能化全自动水处理系统等。

基本公共卫生服务 2022年,打造"三高共管、六病同防"北宅模式。持续开展人工智能眼底筛查、智能高血压管理等项目;建设标准化"三高"诊室、家庭医生诊室,逐步建立完善医防融合慢病管理模式。"借力健康北宅项目和家庭医生签约优势,打造'三高共管 六病同防'北宅模式"入选2022年全市卫生健康政策研究课题。

家医签约服务 2022年,制订家庭医生签约工作方案,开展"5·19"世界家庭医生日义诊和家庭医生签约宣传活动。全部实行电子化签约、评估及履约,家庭医生签约服务包签约14028例,签约率49.92%;实施困难家庭"健康关爱"工程,对困难家庭免费赠送家医签约服务,筛选68名60岁及以上慢性病患者免费赠送智能穿戴设备,实现血压、心率等动态监测。家医累计巡诊75人次,减免费用16578.5元。

创新项目 2022年,优化调整"健康北宅"系列惠民项目,与中医药特色服务、"慢创专科门诊"等密切衔接,落实新"四减四免",减免群众费用40余万元。采取"三免三建两启用"措施,免费为辖区居民提供吸氧、灌氧服务,家庭医生团队免费提供远程智能高血压监测服务,卫生院、一体化卫生室为有需要的人群免费提供指氧夹使用服务。通过公众号、宣传折页等方式给社区居民提出"三健"倡议,建议特殊人群家中配备制氧设备,建议每个家庭配备指氧仪,建议患者采用中药汤剂与西药结合的方式治疗。

科研工作与继续教育 2022年,3项科研项目在山东省基层卫生协会2022年基层卫生科技创新计划项目立项。承办山东省基层卫生协会第一届家庭医生分会成立大会暨学术会议。

精神文明建设 2022年,举办"北宅卫生院医院开放日"活动,邀请驻街道区人大、政协、家医签约和热心市民等多位代表参加,让群众进一步了解卫生健康服务工作,广泛听取社会各界的意见建议。

大事记

2月10日,崂山区副区长张咏雁一行到惠特小学现场调研督导北宅卫生院迁建工作。

3月4日,组建核酸采样队支援莱西市核酸采样工作。

3月13日,崂山区人大常委会副主任冯珂到北宅卫生院核酸检测点检查指导工作。

3月24日,卫生院新冠确诊患者转运队被评为青岛市"战疫先锋示范岗"。

11月7日,卫生院迁至新院区。

荣誉称号 2022年,获青岛市"战疫先锋示范岗"称号。

党支部书记、院长:陈 振

副 院 长:刘 军、于 涛

院办电话:87851081(传真)

电子信箱:lsbzwsy@126.com

邮政编码:266104

地 址:崂山区北宅街道周哥庄社区

(撰稿人:李蓓蓓)

城 阳 区

青岛市城阳区卫生健康局

概述 2022 年,城阳区卫生健康局下设单位 24 家,其中处级单位 6 家,分别是城阳区人民医院、青岛市红岛人民医院、城阳区第二人民医院(青岛市妇女儿童医院托管)、区卫生健康事业服务中心、区疾病预防控制中心、区卫生健康综合监督执法大队;科级单位 18 家,分别是城阳区第三人民医院、城阳区妇幼保健计划生育服务中心、8 家街道卫生院(社区卫生服务中心)、8 家街道卫生健康工作站。城阳区卫生健康系统实有在编职工 2437 人,其中公立医院备案制 641 人,中共党员 792 人,占在编职工的 32.50%。全系统专业技术人员 2116 人,其中高级职称 220 人,中级职称 1083 人、初级职称 813 人,分别 10.40%、51.18%、38.42%。

新冠肺炎疫情防治 2022 年,健全完善联防联控工作机制。联合公安、工信三公(工)联动,协同开展流行病学调查等工作,成立现场流调专班,组建、带教城阳区三级流调队伍,"平急结合""实战带教"培训工作正式运行,12 支联合流调队伍参加应急值守"实战带教"工作。建立传染病疫情突发事件信息监测预警体系,推进传染病多点触发监测预警信息平台建设,截至 9 月底,全区 21 家医疗卫生机构接入市预警平台。开发"阳光疫苗接种服务平台",建立基础数据库。全区累计接种第一剂次 1199192 人(18 岁以下人群第一剂次累计接种 204944 人),第二剂次 1180117 人(18 岁以下人群第二剂次累计接种 195826 人),第三剂次 799783 人(含加强针累计 732132 剂次,其中序贯接种累计 79011 剂次),总计 3179092 剂次。60～79 岁人群第一剂次接种率为 94.76%,全程接种率为 98.09%,加强免疫接种率为 90.15%。80 岁以上人群第一剂次接种率为 64.93%,全程接种率为 75.64%,加强免疫接种率为 84.00%。对辖区接报的境外输入确诊病例 116 例、本土病例 250 例进行流调及采样;对定点医院报告的 3349 例确诊病例及无症状感染者进行网络报告三级审核处

置,对本土疫情实现平急模式快速切换。各医疗机构落实落细"三级预检分诊"制度,全区医疗机构累计登记发热患者 35587 人,累计管理病例 693 例,其中确诊病例 145 例、无症状感染 548 例。启用区域核酸检测采样点 1114 个、愿检尽检采样点 87 个、安装采样点视频监控 877 个。统筹全区 14 个 PCR 实验室资源,区内日检测能力达到 15.52 管。全区累计完成区域核酸检测 96 轮,愿检尽检人群核酸检测 19 次,检测总人数达 1.09 亿人次。

医政管理 2022 年,全区有个体医疗机构 678 家,其中三级医院 1 家,二级医院 16 家,一级医院 10 家,社区卫生服务机构 15 家,门诊部 73 家,诊所 334 家,卫生室 204 家,医务室 16 家,医学检验中心 5 家,康复中心 2 家,护理院 1 家,血透中心 1 家,2022 年新增个体医疗机构 49 家,注销个体医疗机构 40 家。严格落实感控"四级巡查"制度,累计督导检查 4108 家次,查出并整改问题 3005 条;组织各级各类医疗机构实施互查、自查整改工作,累计互查 358 家次,查出并整改问题 425 条。开展各级各类培训 900 余次,培训人员 4000 余人次,演练 100 余次,参加演练人员 550 余人次。强化出生缺陷综合防治三级预防,全年院内监测出生缺陷率 7.85‰,其中活产缺陷率 7.32‰,无神经管缺陷儿出生,无其他严重致残缺陷活产儿出生。为 2653 人发放叶酸,完成孕前优生健康检查 3760 人,筛查高风险病例 560 例。共完成产前筛查 10128 例、免费基因检测 1206 例、产前诊断 343 例。辖区助产机构分娩新生儿疾病筛查 7374 例,筛查率 99.9%;新生儿听力筛查 7369 例,筛查率 99.9%;新生儿先心病筛查 7243 人,筛查率 98.13%。

综合改革 2022 年,为 8 家政府办街道卫生院(社区卫生服务中心)和 205 处社区(村)集体卫生室实施基本药物制度进行资金补助。国家基本药物制度补助项目中央转移支付预算 460.3 万元,其中 293 万元用于发放街道卫生院、社区卫生服务中心绩效工资,167.3 万元用于发放社区(村)集体卫生室工作人员工资。创新"三高共管"慢病综合管理。建立三级协同健康教育网络,开展专项业务能力实训 15 期。

启动"三高"患者分类精准签约服务,基本公卫管理三高患者8.26万人,分层分级评估55532人次,评估率达77.12%;累计完成复诊48.1062万人次,累计完成规范复诊检查项30.93万项,三级协诊3.01万人。完成205处社区(村)卫生室配备重点人群智慧化随访和康复理疗设备配置任务,配备率达100%。推进产权公有制村卫生室建设,一体化村卫生室公有制产权占比达96%,超75%市标21个百分点。全区65岁及以上老年人健康体检7.8万余人,规范管理高血压患者8万余人,规范管理糖尿病患者4.4万余人,在管严重精神障碍患者0.37万人。"两癌"筛查1.9万余人。结合世界家庭医生日宣传活动,组织开展签约服务"大调研"活动。

2022年,区级社会心理服务中心、8个街道、194个社区级社会心理服务中心规范化运行,日常开展心理科普、心理讲座、团体活动301场次,心理调研、测评和问询等6789人次。社会心理服务智慧云平台用户注册12181人,测评19627人次,心理咨询(问答)202人次,推送心理知识2200余条,阅读量超12100人次。完成0~6岁儿童心理行为筛查干预5835例,孕产妇抑郁症筛查干预4024例,60周岁以上老年痴呆筛查干预4236例。举办三期"一城阳光,温暖家园"心理休养活动,为选派到核酸检测点、留观酒店等疫情防控一线的干部以及部分医护人员166人提供心理健康测评和心理疏导服务;完成3500余名区直机关和基层干部心理健康体检。规范化运行区级3条24小时公益心理援助热线,提供心理援助服务,累计接听4577人,累计服务时长699小时,突发事件心理援助响应及时率达到100%。

疾病预防控制与卫生应急 2020年,推进区疾控中心标准化建设,全面推动人员编制核增补齐,核增人员编制26名,招聘引进各类人才51人。启用流调溯源集中办公场所1处,建成240平方米应急物资库,配建洗消间2处。运行市公共卫生大数据平台和传染病预警多点触发系统,有序推进数字疾控建设工作。开展城阳区国家慢性病综合防控示范区建设及探索慢性病防控模式,编制《城阳区国家慢性病综合防控示范区复审工作方案(初稿)》,准备国家慢性病综合防控示范区复审工作。制订《2022年全区慢性非传染性疾病防制工作方案》,区疾控中心慢性非传染性疾病防制科被市卫生健康委确定为2022—2023年医药卫生C类重点学科。开展城阳区碘缺乏病监测、饮水型氟中毒监测工作。在全区5个街道采集200名8~10岁儿童、100名孕妇的盐样和尿样进行盐碘及尿碘监测。对200名8~10岁儿童进行甲状腺触诊检查。利用"4·25全国疟疾日""5·15碘缺乏病日"进校园、进商场、进集市等机会开展宣传活动,发放宣传材料9000余份,接受群众咨询400余人次。进学校开展碘缺乏病防治健康教育5次,进社区开展健康咨询活动5次,对200名儿童及100名孕妇开展地方病防治知识问卷调查。以全国第一名成绩建成国家级健康促进区,不断优化和推动健康促进工作模式,通过媒体宣传建设经验,并在全国脱贫健康教育会议及全省健康教育工作会议上进行建设经验汇报分享。

中医药管理 2022年,有社会办二级中医医院2家,一级中医医院1家,床位379张,门诊量146366人次,住院量7089人次。8家公立基层医疗机构实现国医馆全覆盖。建成市级中医药特色村卫生室10家,社会办基层中医医疗机构85家,初步构建起15分钟中医药服务圈。11月28日,青岛市中医医院城阳院区进入开工建设阶段。有山东省基层名中医6名、青岛市基层名中医2名。引进北京中医药大学东直门医院中医专家坐诊,创建"杨惠民知名中医药专家工作室"和"李济仁国医大师工作室"。组织27人参加2022年全省第五批"西医学习中医"培训工作,组织参加青岛市中医药适宜技术培训、青岛市中药技术骨干能力提升培训等。全区使用中医非药物疗法诊疗人次数和中药饮片人次数分别达121836人次和202468人次,分别比上年同期增长20.41%和13.56%。新冠肺炎疫情防控期间,7家公立医疗机构提供"清肺排毒汤"方剂、8家公立医疗机构成立新冠中医康复门诊。开展第七届"三伏养生节"暨《中华人民共和国中医药法》实施五周年宣传月活动及第十届"养生膏方节"活动,举办中医药科普(养生)大讲堂16场,累计听讲人数1134人,有14550人次接受免费养生保健指导服务,4093人次接受推拿拔罐食疗药疗等中医药保健服务,发放中医药宣传资料12029份,发放膏方养生宣传品2420余份,受益群众2000余人次。普及养生保健知识,倡导文明健康的生活方式,开展社区义诊、健康宣教等"治未病+"服务。作为青岛市唯一调查点开展山东省"中国公民中医药健康文化素养"调查工作,调查3个街道8个村(社区),累计上报调查问卷243份。

卫生综合监督 2022年,提升医疗卫生行业综合监管效能,牵头召开全区医疗卫生行业综合监管专项领导小组全体会议,组织医保、市场监管等部门联合开展城阳区医疗乱象专项治理。加强防控督导闭环管理,对全区医疗机构开展督导达 8 个轮次,发现和整改问题 2000 余条。开展职业卫生分类分级监管试点,完成 1167 家企业的职业卫生分类分级,评出甲类(高危)企业 153 家、乙类(中危)企业 368 家、丙类(低危)企业 646 家。开展线上线下一体化监管,全区 110 家医疗卫生机构和 36 家非医疗机构报送放射卫生管理数据 10435 条和 1548 条。推进机构自查自纠和监管部门督查整改"双闭环",开展监督检查 147 家次,传达卫生监督意见书 137 份,行政处罚 2 起,罚款 6000 元,完成建设项目放射性职业病危害审查 24 家。结合卫生健康监督攻坚突破年活动,先后启动病历书写与管理、打击非法医疗美容、生活饮用水卫生安全等 10 余项"蓝盾行动"专项整治,立案处罚 441起,罚没款数额达到 103 万余元,移交法院申请强制执行案件 19 起,处罚案件办结率达 100%。开展水质抽检 922 批次、餐饮具消毒单位 3 家 16 批次、"双随机"抽检 287 批次、公共卫生抽检 446 批次、职业卫生抽检 116 家。

人口与计划生育 2022 年,全区有户籍人口 61.5 万人,在管育龄妇女 9.6 万余人。户籍出生 5941人,其中一孩 3258 人、二孩 2360 人、三孩 309 人,人口出生率为 9.74‰,人口自增率 3.1‰。出生人口性别比为 109。完善计生特殊家庭帮扶救助体系,募集人口关爱基金 101 万元,为 1917 名失独家庭父母和独生子女伤病残家庭成员购买住院护理险,综合赔付率达 55%。建立双岗联系人制度,利用节庆日走访慰问,为 1100 户发放关爱基金 50 余万元;为 27 户困难计生家庭发放市、区两级计划生育公益金 23 万元;继续开展金秋助学活动,为 39 名学子发放市、区两级金秋助学基金 7.8 万元。城阳区计生协被确立为中国计生协优生优育指导中心,两个社区分别获评国家计生协和省计生协"暖心家园"项目示范点,三个街道获批"向日葵亲子小屋"项目示范点。推进婴幼儿照护服务,实施"家庭+中心+机构"服务模式。启动"关注生命之初 1000 天"家庭抚育项目。投入专项资金 300 万元,重点为 0～3 岁育龄家庭订制托育服务,全区有 44 个社区、3200 个婴幼儿家庭得到管家式、个性化婴幼儿照护服务,受益人群 4.3 万人次;打造社区嵌入式公办普惠托育点,新建社区全日托 4 家,建立社区"婴幼儿照护驿站"20 余家。在山东省发展和改革委员会与山东省卫生健康委员会联合开展的家庭托育试点县(市、区)遴选工作中,被确定为首批山东省家庭托育试点区。全区拥有托位 3354 个,每千人口拥有托位达到 2.88 个。全区为 4.35 万农村部

分计划生育家庭及城镇其他人员奖励扶助对象发放扶助金 6283.728 万元;为 1391 名特别扶助人员发放扶助金 1391.067 万元;为 16636 人发放独生子女奖励费 135 万元;为 5450 人发放住院分娩补助 272.5 万元。

爱国卫生 2022 年,利用全国第 34 个爱国卫生月,开展以"文明健康 绿色环保"为主题的宣传活动。组织发放各类宣传材料 6000 份、灭蚊气雾罐 60 余箱、灭蟑药 800 余份、灭蟑胶饵 500 支、灭鼠药(硫酸钡)1000 千克、粘鼠板 500 张。全面宣传卫生健康知识,营造卫生宣传的浓厚氛围,助力常态化巩固国家卫生城市创建成果。印制张贴病媒生物防制宣传海报 2000 张,其他病媒生物宣传材料 2 万份。张贴病媒生物防制宣传海报 1000 余处,覆盖社区 230 个、小区 300 余个。清理卫生死角 80 余处,清除垃圾 30 余吨,出动 20 余车次。清洁大水体 3 处,清理小水体 20余处,发动人员参与 400 余人次。组织开展五轮集中消杀行动。喷洒杀灭蚊蝇成虫面积 5 万平方米,喷洒药物原液 500 余千克;投放杀灭蚊蝇幼虫药物 300 余千克;投放鼠药 800 余千克;出动人力 800 余人次,车辆 10 余车次。设置灭蚊(蝇)灯等物理设施 50 处,布设鼠屋 1000 余个;布设粘鼠板 800 余张。采取多种形式向社会各界人士宣传"创建无烟工作"活动以及相关知识;在各类公共场所实行全面禁烟,无烟具摆放。创建青岛市无烟家庭 688 家、无烟示范机关 67家,省级无烟示范机关 2 家。申请创建省级卫生单位 62 家。全区 230 个农村社区全部完成省级卫生村创建,创建比例达 100%,国家卫生镇创建比例达 75%,全区国家卫生镇创建比例居全市第一名。

大事记

2 月 16 日,国家卫生健康委员会发文,城阳区以综合评分排名全国第一的优异成绩获"国家级健康促进区"称号,入选 2021 年度国家级健康促进县(区)工作经验典型。

4 月 22 日,区委研究决定:付坚强同志任区卫健局党组书记,韩锡宏同志不再担任区卫健局党组书记职务,江喜范同志不再担任区卫健局党组成员职务。

4 月 29 日,区七届人大常委会第一次会议决定:付坚强同志任区卫健局局长。

6 月 20 日,山东省卫生健康委主任袭燕一行到城阳区调研疫情防控和卫生健康工作。青岛市副市长王波、市卫生健康委主任薄涛、城阳区委书记吕鹏等陪同调研。

7 月 30 日,举办"健康中国、幸福城市"全国社会

心理服务体系建设公益巡讲活动第 3 场——青岛市城阳区专场。

7 月,城阳区人民医院成为全区首家、全市首批门诊慢特病费用跨省直接结算试点医院,可以为省外参保人提供高血压、糖尿病、恶性肿瘤门诊治疗、尿毒症透析四个门诊慢特病病种的直接结算服务。

8 月 28 日,中国计生协会党组成员、副秘书长何翔一行 4 人调研城阳区计生协、托育服务等工作。山东省政协副主席、省计生协会会长刘均刚,青岛市副市长王波、市卫生健康委主任薄涛、市计生协会常务副会长杜维平、市计生协会专职副会长董新春,城阳区委书记吕鹏,城阳区委副书记、区长殷连刚等陪同调研。

9 月 21 日,城阳区卫生健康综合监督执法大队"转变执法方式 精准投放监督力量 探索实施职业卫生分类分级监督执法"被山东省卫生健康委员会执法监察局评为 2022 年全省卫生监督创新发展案例。

10 月 18 日,北京大学人民医院青岛医院获批第四批国家区域医疗中心。

11 月 12 日,城阳区社会心理服务智慧云平台入选 2022 年山东省新型智慧城市县级优秀案例。

11 月 28 日,青岛市中医医院城阳院区举行奠基仪式并开工建设。城阳区委书记吕鹏,青岛市卫生健康委党组成员、副主任、市中医药管理局专职副局长赵国磊,青岛市发改委党组成员、副主任仇元明等领导出席仪式。

12 月 5 日,《城阳区卫生健康局"一城阳光 幸福城阳 打造社会心理服务体系建设先行区"》获山东省社会心理服务体系建设优秀案例一等奖。

12 月 20 日—21 日,举办第二届中国心理咨询师职业发展大会。国家心理健康与精神卫生防治中心党委书记、主任姚宏文,人力资源和社会保障部职业技能鉴定中心二级巡视员刘永澎,民政干部管理学院书记、院长王来柱,中国心理学会理事长赵国祥,中国社会心理学会候任会长佐斌先后致辞。青岛市副市长王波,城阳区委书记、青岛轨道交通产业示范区工委书记吕鹏出席大会并发言。

12 月 22 日,区委研究决定:付坚强兼任区人民医院党委书记,胡孝潭不再担任区人民医院党委书记职务。

12 月 27 日,山东省发展和改革委员会、山东省卫生健康委员会联合下发《关于公布省级家庭托育试点县(市、区)名单的通知》中,青岛市城阳区获评省级家庭托育示点区。

12 月,城阳区卫生健康局获爱国卫生运动委员会 70 周年表现突出集体称号。

荣誉称号 2022 年,获评国家级健康促进区、山东省第四届职业人群减重大赛县级优秀组织奖、全国文明典范城市创建工作先进单位、国家卫生城市复审工作先进单位等荣誉。

党组书记、局长:付坚强

党组副书记:宋淑青

党组成员、副局长:韩香萍、韩通极

党组成员:刘传果、孙开旬

一级调研员:江喜范

二级调研员:陈正杰、张明福

副 局 长:于 芝

副处级领导干部:刘世友、韩德福

办公电话:58659876

邮政编码:266109

地　　　址:青岛市城阳区华城路三小区 16 号楼

青岛市城阳区人民医院

概况 2022 年,占地面积 7.68 万平方米,建筑面积 9.14 万平方米,其中业务用房面积 9.06 万平方米。职工总数 1779 人,其中,卫生技术人员 1518 人,占职工总数 85.33%;行政工勤人员 115 人,占职工总数 6.46%。卫生技术人员中,具有高级职称者 268 人,占 17.65%;具有中级职称者 601 人,占 39.59%;具有初级职称者 642 人,占 42.29%。医生与护士之比为 1∶1.53。床位总数 1200 张,实际开放床位 1028 张;设职能科室 27 个、临床科室 41 个、医技科室 10 个。

业务工作 2022 年,门诊 1342688 人次,比上年下降 3.36%,其中急诊 254497 人次,比上年下降 13.36%;出院 40649 人次,比上年增长 5.3%;床位使用率 80.17%,比上年增长 11.5%;床位周转次数 44.57 次,比上年增长 23.29%;入院与出院诊断符合率 98.19%,比上年提高 0.08%;手术前后诊断符合率 99.25%,比上年提高 0.05%;抢救危重病人 1214 人次,抢救成功率 93.13%,比上年下降 1.02%;治愈好转率 95.23%,比上年提高 0.52%;病死率 0.22%,比上年增加 0.19%;院内感染率 0.35%,比上年下降 0.08%;甲级病案符合率 99.88%,比上年下降 0.06%。

业务收入 2022 年,业务收入 74769.71 万元,比上年下降 1.85%。

固定资产 2022 年,固定资产总值 80719.70 万元,比上年增长 11.36%。

基础建设 2022年,规划新建感染楼项目,该项目规划用地位于区人民医院院内西北侧,占地面积约 1408.98 平方米,拟建设地上 6 层地下 1 层,建筑面积约 9878.97 平方米,建成后作为发热门诊、肠道门诊和感染性疾病科、呼吸内科病房及检验科 PCR 实验室等使用,计划投资 1.05 亿元。

卫生改革 2022年,启动"银医项目",搭建智慧医疗、智慧服务、智慧管理"三位一体"的智慧医院信息系统。胎儿监护培训中心开展远程胎心监护 4000 多人次。加强医防融合,优化"三高六病"患者全程防治管理服务,打造城阳区慢病管理生态圈。成为全区首家、全市首批门诊慢特病费用跨省直接结算试点医院。

医疗特色 开展腹腔镜下结直肠癌根治术(直肠、乙状结肠),显微镜辅助下椎管内肿瘤切除术等特色技术。

科研工作 2022年,10 项课题获上级部门立项,其中 1 项课题被山东省卫生健康委员会批准为山东省医药卫生科技发展计划,1 项课题被青岛市科学技术局批准为青岛市科技计划,6 项课题被青岛市卫生健康委批准为青岛市医药卫生科研指导项目,1 项课题被青岛市卫生健康委批准为青岛市中医药科技项目,1 项课题被山东第一医科大学批准为教育教学改革研究课题;发表论文 42 篇,其中 SCI 收录论文 9 篇。

继续教育 2022年,获批并举办山东省继续医学教育项目 2 项、青岛市继续医学教育项目 23 项,外派进修 28 人。

精神文明建设 2022年,完善工作组织,形成主要领导亲自抓、分管领导靠上抓、党政工团齐抓共管、干部职工人人参与的工作机制;创建全国文明典范城市为载体,提升干部职工的思想道德素质、文明服务水平;以创建全国文明单位为抓手,扎实推进医院物质文明、政治文明、精神文明和生态文明建设;强化社会责任,开展东西协作对口帮扶、党建共建、志愿服务、公益巡诊等社会活动。

大事记

5月21日,由青岛市药学会基层药学专业委员会主办、青岛市城阳区人民医院承办的"麻醉药品规范化管理与合理使用培训会"在城阳区人民医院召开。

6月12日,由青岛市医学会主办、城阳区人民医院承办的青岛市尿控与泌尿系感染高峰论坛在城阳区举行。会上颁授城阳区人民医院泌尿外科"中国泌尿系感染规范化诊疗培训基地""山东第一医科大学附属省立医院泌尿外科专科联盟成员单位""前列腺癌诊疗一体化中心"牌匾。

6月25日,由山东大学齐鲁医院(青岛)主办、青岛市城阳区人民医院协办的"第一届齐鲁—城阳骨科联合论坛暨齐鲁骨与软组织肿瘤规范化诊治学习班"、青岛市继续教育项目"膝关节骨性关节炎的阶梯性治疗学习班"在青岛市城阳区人民医院举办。

11月3日,内分泌科、心血管内科、呼吸与危重症医学科、泌尿外科、产科、神经外科、妇科、脊柱外科、中医内科被青岛市卫生健康委员会评为 2022—2024 年青岛市县域临床重点专科。

12月22日,区委研究决定:付坚强兼任区人民医院党委书记,胡孝潭不再担任区人民医院党委书记职务。

荣誉称号 2022年,获评青岛市国家卫生城市复审工作先进单位、青岛市质量管理小组活动优秀企业、青岛市首轮医疗机构法治建设工作市级评估优秀单位、青岛市"三八"红旗集体、青岛市"五四"红旗团委、全市卫生健康系统安全生产标准化三级达标单位。全省艾滋病筛查实验室考核结果优秀。医保办公室获评全省基本医疗保险协议管理医疗机构先进医保科室,"快速康复护理模型在妇科腹腔镜手术患者中的构建"QC(质量控制)小组获评山东省优秀质量管理小组,核酸检测实验室、发热门诊获评青岛市战疫先锋示范岗,临药 QC 小组获评 2022 年青岛市优秀质量管理小组。作品《呵护心灵之窗,拥抱"睛"彩人生》获评新时代健康科普作品征集大赛舞台剧类优秀作品,作品《腹膜透析,安全、省心!》获评新时代健康科普作品征集大赛科普文章类入围作品。

党委书记:付坚强
党委副书记、院长:杨 诚
党委副书记、副院长:马建林
党委委员、副院长:刘英勋
党委委员、纪委书记:王广超
党委委员、副院长:赵同梅、黄俊谦、李 黎
总会计师:于惠兰
院办电话:58000016
总机电话:4001999120
电子信箱:cyyydzb@126.com
邮政编码:266109
地　　址:青岛市城阳区长城路 600 号

(撰稿人:赵　波、于　洁)

青岛市红岛人民医院

概况 2022年,占地面积16944平方米,其中业务用房面积11138平方米。在岗职工273人,其中,卫生专业技术人员232人,占职工总数的84.98%;行政工勤人员41人,占职工总数的15.02%。卫生专业技术人员中,具有高级职称者23人,具有中级职称者65人,具有初级职称者144人,分别占9.91%、28.02%、62.07%,医生与护士之比为1∶2。编制床位240张。

业务工作 2022年,门、急诊接诊110162人次,比上年降低4.0%,其中急诊27135人次,收治住院病人1817人次,比上年减少43.0%,床位使用率13.3%,比上年下降12.2%,床位周转次数7.5次,入院与出院诊断符合率97.74%,手术前后诊断符合率100%,抢救危重病人76人次,抢救成功率56.58%,治愈率11.6%,好转率88.0%,病死率0.23%,院内感染率0,甲级病案符合率98.17%。

业务收入 2022年,业务收入3310.97万元,比上年下降23.2%。

固定资产 2022年,固定资产总值4042.50万元,同比增长16.95%。

医疗设备更新 2022年,引进彩色多普勒超声仪、麻醉机、盆底康复治疗仪、电子阴道镜、高频电刀、灭菌器、血气分析仪、高频振动排痰系统、超导可视无痛人流机、口腔检查设备、眼科检查设备、病床、床头柜、陪护椅、手术床等设备设施。

卫生改革 2022年,加强科室目标管理和工作质量考核,持续改进医疗质量与安全。加强绩效考核分配管理。严格执行药品、高值耗材网上集中采购政策,严格执行"两票制"要求,落实国家"4+7"带量采购任务,调整供应结构,科学采购,保障临床需要,不断完善处方点评制度,加强临床合理检查、合理用药指导。12月1日,实施DRG付费。

医疗特色 擅长心脑血管系统、消化系统、呼吸系统等内科疾病治疗,各种创伤骨科、骨病、颅脑外科、普外科、肛肠外科等外科疾病及手术治疗,各类妇科、产科疾病及手术治疗,开展常见肿瘤的规范化治疗。

精神文明建设 2022年,深入开展医德医风、文明服务教育。组织开展"5·12"国际护士节、"中国医师节"、无偿献血等系列活动;结合各类主题日和重大节日,开展形式多样的健康义诊活动、健康知识进企业、社区、学校等宣传教育活动。

大事记 12月1日,城阳区委研究决定:柳维林担任青岛市红岛人民医院院长,孙开旬不再担任青岛市红岛人民医院院长职务。

荣誉称号 获评青岛市文明单位标兵、安全生产标准化三级达标单位、首轮医疗机构法治建设工作市级评估优秀单位、全省"十四五"医疗保障经办服务优秀案例。

党总支书记、院长:柳维林
副 院 长:纪村传
院办电话:87811082
电子信箱:cyqhdrmyy@qd.shandong.cn
邮政编码:266112
地   址:青岛市城阳区上马街道办事处驻地

（撰稿人:谢宗慧）

青岛市城阳区第三人民医院

概况 2022年,占地面积10282平方米,业务用房面积8349平方米。职工总数410人,其中,卫生技术人员339,占职工总数的82.7%,行政工勤人员71人,占职工总数的17.3%。卫生技术人员中,具有副高级以上职称者32人,具有中级职称者124人,具有初级职称者183人,分别占9.4%、36.6%、54%。医生102人,护士170人,医生与护士之比为1∶1.7。医院开放床位191张,设43个科室,其中职能科室15个、临床科室20个、医技科室8个。

业务工作 2022年,门诊量151864人次,同比下降39.53%。其中急诊29682人次,收住院3154人次。床位使用率为31.23%,床位周转次数13.99次,入院与出院诊断符合率为95%,手术前后诊断符合率95%,抢救危重病人389人次,抢救成功率96%,治愈率97%,好转率97%以上,病死率0.3%,院内感染率为0.8%,甲级病案符合率97%。

业务收入 2022年,完成业务收入5418.51万元,同比下降29.08%。

固定资产 2022年,固定资产总值4783.59万元,同比增长2.68%。

医疗设备更新 2022年,购进高流量湿化治疗仪16台,转运监护仪1台,福田十二道心电图机1台,血气分析仪1台,迈瑞有创呼吸机13台,迈瑞双通道注射泵60台,加温垫2条,升降温毯2条,脉氧仪20个,奥林巴斯电子支气管镜1台,排痰机3台,无创呼吸机 5 台,CRRT(床旁血滤)机 4 台,空气波压力治疗仪 3 台,转运呼吸机 1 台,迈瑞监护仪 13 台,开立全身彩超仪 1 台,全自动内镜洗消机 1 台,电动病床 12 台,上肢下肢主被动训练器 4 台,过氧化氢等离子消毒机 1 台。

卫生改革　2022 年,建立健全医院内部管理机构、管理制度,加强医疗质量管理,建立医疗质量管理体系,规范医师诊疗行为,合理控制医疗费用,实行按 DRG 付费管理。

医疗特色　2022 年,开展新技术、新项目 3 项,包括踝关节骨折切开复位钢板、螺钉、钛针内固定＋下胫腓联合损伤带袢钛板内固定术,无创呼吸机辅助呼吸,高流量湿化氧疗。

科研工作　2022 年,在省级以上刊物发表论文 4 篇。

精神文明建设　2022 年,加强医院精神文明和党风廉政建设工作。组织医院全体党员参观青岛市党史纪念馆,制订《青岛市城阳区第三人民医院党的二十大精神专题学习班方案》,组织二十大学习专题班、局领导二十大精神宣讲、班子成员讲党课等一系列党建活动。组织医院中层干部学习医德医风警示教育、廉洁行医教育等。

大事记

6 月 16 日,召开城阳区第三人民医院运营管理权交接会议,结束广源发集团对医院 25 年的托管,将医院交还政府管理。

6 月 28 日,山东省医疗保障局中心督导组到医院进行异地联网结算情况实地督导。

荣誉称号　2022 年,获山东省卫生先进单位、青岛市文明单位称号。

院　　　长:刘英勋
副 院 长:王永湃、孟春霞、纪玉奎
院办电话:87871270(传真)
总机电话:87872266
电子信箱:cyqdsrmyy@qd.shandong.cn
邮政编码:266107
地　　　址:青岛市城阳区夏庄街道夏塔路 16 号
　　　　　　　　　　　　　　　(撰稿人:栾　青)

青岛市城阳区卫生健康
综合监督执法大队

概况　青岛市城阳区卫生健康综合监督执法大队,是青岛市城阳区卫生健康局集中行使公共卫生、医疗卫生、妇幼和计划生育等综合监督执法职权的执行机构,为财政拨款事业单位,规格为副处级,核定编制 42 人;内设综合科、医疗机构监督科、公共场所与学校卫生监督科、市场卫生监督科、妇幼卫生与计划生育监督科、放射与职业卫生监督科 6 个科室。

2022 年,职工 37 人,其中卫生专业技术人员 19 人,占职工总数的 51.4%,行政工勤人员 18 人,占职工总数的 48.6%。卫生技术人员中,具有高级职称者 3 人,占 15.79%,具有中级职称者 12 人,占 63.16%,具有初级职称者 4 人,占 21.05%。

业务工作　2022 年,加大对传染病防治和院感防控的督导和执法力度,组织对全区医疗机构开展督导 8 个轮次,发现和整改问题 2000 余条。落实卫生健康监督职责,先后完成病历书写与管理、打击非法医疗美容、生活饮用水卫生安全、游泳场所、职业健康权益保护等 10 余项"蓝盾行动"专项整治。开展中医综合监督执法检查、医疗美容专项整治、打击非法开展角膜塑形镜治疗等医疗市场专项整治活动。开展用人单位工作场所职业病危害因素超标专项治理,将超标企业纳入职业健康保护行动治理范围;核查建设项目职业卫生"三同时"企业。开展公共场所、学校卫生、消毒产品生产经营、餐饮具消毒等行业监督执法。

2022 年,立案处罚 441 起,罚没款数额达 103 万余元,案均数额比上年有较大增长。移交法院申请强制执行案件 19 起,处罚案件办结率达 100%。开展省级"双随机、一公开"抽查,手持终端应用率 100%,监督覆盖率 100%。开展生活饮用水、餐饮具消毒等监督抽检工作,开展水质抽检 922 批次、餐饮具消毒单位 3 家 16 批次、"双随机"抽检 287 批次、公共卫生抽检 446 批次、职业卫生抽检 116 家,抽检结果在城阳政务网上进行公示。开展公共场所量化分级管理,以预防接种、病原微生物实验室、医疗废物、血透、胃镜等为重点,开展传染病分类监督。

2022 年,继续推行非现场监管,对 1184 家企业进行分类分级和非现场监管。重教育轻处罚,坚持以教育为主、处罚为辅建立规范管理长效机制。提供职业卫生帮扶服务。以防治粉尘、化学毒物、噪声和辐射危害等为重点,探索开展小微型企业职业健康帮扶行动,委托第三方职业卫生技术服务机构为职业病危害不明确的小微企业免费检测,督导小微型企业规范职业健康管理。

精神文明建设　2022 年,开展精神文明建设和党风廉政建设,以文明创建为抓手,深入推进党建引领的精神文明建设和文化建设,积极助力创建全国文明典范城市。在共建社区建立蓝盾健康驿站，联合开展卫生知识宣传进社区、进企业、进学校等系列活动，发挥党员干部先锋模范作用。扎实开展结对扶贫、义务献血等志愿服务活动，弘扬志愿者精神，树立良好形象。

大事记

8月12日，综合科被中共青岛市城阳区委评为城阳区深化"放管服"改革优化营商环境先进集体。

9月21日，"转变执法方式精准投放监督力量探索实施职业卫生分类分级监督执法"被山东省卫生健康委员会执法监察局评为 2022 年全省卫生监督创新发展案例。

荣誉称号　2022 年，获城阳区深化"放管服"改革优化营商环境先进集体、2022 年全省卫生监督创新发展案例等荣誉。

党支部书记、大队长：于洪斌
办公电话：88089786
电子信箱：qdcywj@qd.shandong.cn
邮政编码：266109
地　　　址：青岛市城阳区华城路三小区 16 号楼
（撰稿人：马秋平）

青岛市城阳区疾病预防控制中心

概况　2022 年，占地面积 8800 平方米，业务用房面积 3340 平方米。职工总数 106 人，其中专业技术人员 86 人，占职工总数的 81.13%；行政工勤人员 20 人，占职工总数的 18.87%。专业技术人员中，具有高级职称者 15 人，占 17.4%，具有中级职称者 26 人，占 30.2%。

业务工作　2022 年，修整完善联防联控机制，联合公安、工信，成立"'三公（工）'心向党·战'疫'并肩行"党建联盟，协同开展流行病学调查等工作，辖区内本土疫情实现平急模式快速切换，成立现场流调专班，区域协查落实到位。组建、带教城阳区三级流调队伍，"平急结合""实战带教"培训工作运行，12 支联合流调队伍参加应急值守"实战带教"工作。推进新冠病毒疫苗接种，通过运行"小花团队"公众号，创作《爷爷奶奶打疫苗喽》科普视频，印发新冠疫苗接种明白纸 40 万张、知情同意书 40 万份、宣传海报 5000 张，制疫苗接种带星情况温馨提示易拉宝、宣传帆布袋等，发布新冠疫苗接种科普宣传。举办 41 期新冠疫苗接种技术培训班，参加全国、全省新冠疫苗接种工作视频培训会，组织召开全区新冠疫苗序贯接种

培训会，完成全区新冠疫苗免疫效果评价工作。开展"健康科普专家走基层"暨健康教育"六进"活动 18 场，打造健康公交巴士标语 9 条，利用微信公众号和移动短信息平台推送健康信息 1300 余篇，媒体报道 50 余次。城阳区以综合评分全国第一的优异成绩获得"国家级健康促进区"称号。连续第六年开展全区健康素养监测工作，覆盖 6 个街道 1650 人，开展控烟调查，覆盖 4 个街道 1100 人，全区居民健康素养水平达 36.39%。开展健康促进场所建设，新增省级健康教育基地 1 个，新增市级健康教育基地 3 个，新增市级健康促进医院 3 所。

2022 年，开展城阳区国家慢性病综合防控示范区建设及探索慢性病防控模式。编制《城阳区国家慢性病综合防控示范区复审工作方案（初稿）》，制订《2022 年全区慢性非传染性疾病防制工作方案》，慢性非传染性疾病防制科被市卫生健康委确定为 2022—2023 年医药卫生 C 类重点学科，开展城阳区国家慢性病综合防控示范区建设效果评估及慢性病防控模式研究。以全国排名第一成绩建成国家级健康促进区，获"国家级健康促进区"称号。通过大媒体宣传推广国家级健康促进区建设经验，并在全国脱贫健康教育会议及全省健康教育工作会议上进行建设经验汇报分享。

固定资产　2022 年，固定资产总值 2200.8 万元，比上年增长 6.9%。

医疗设备更新　2022 年，增配双人生物安全柜等 35 台。

精神文明建设　2022 年，坚持以"阳光党建"为引领，以文化建设为动力，以队伍建设为抓手，以阵地建设为载体，以制度建设为保障，塑造省级文明单位形象，全面提升疾控服务水平。

大事记

1月6日，山东省疾病控制中心副主任康殿民一行 7 人到中心参观"阳光心灵"健康体验馆。

1月24日，中心慢性非传染性疾病防制科被青岛市卫生健康委确定为 2022—2023 年医药卫生 C 类重点学科。

2月16日，国家卫生健康委员会发文，城阳区以综合评分排名全国第一的优异成绩获"国家级健康促进区"称号，入选 2021 年度国家级健康促进县（区）工作经验典型名单。

3月4日，获"山东省寄生虫病防治工作先进集体"称号。

3月17日，评"全省第四届职业人群减重大赛县

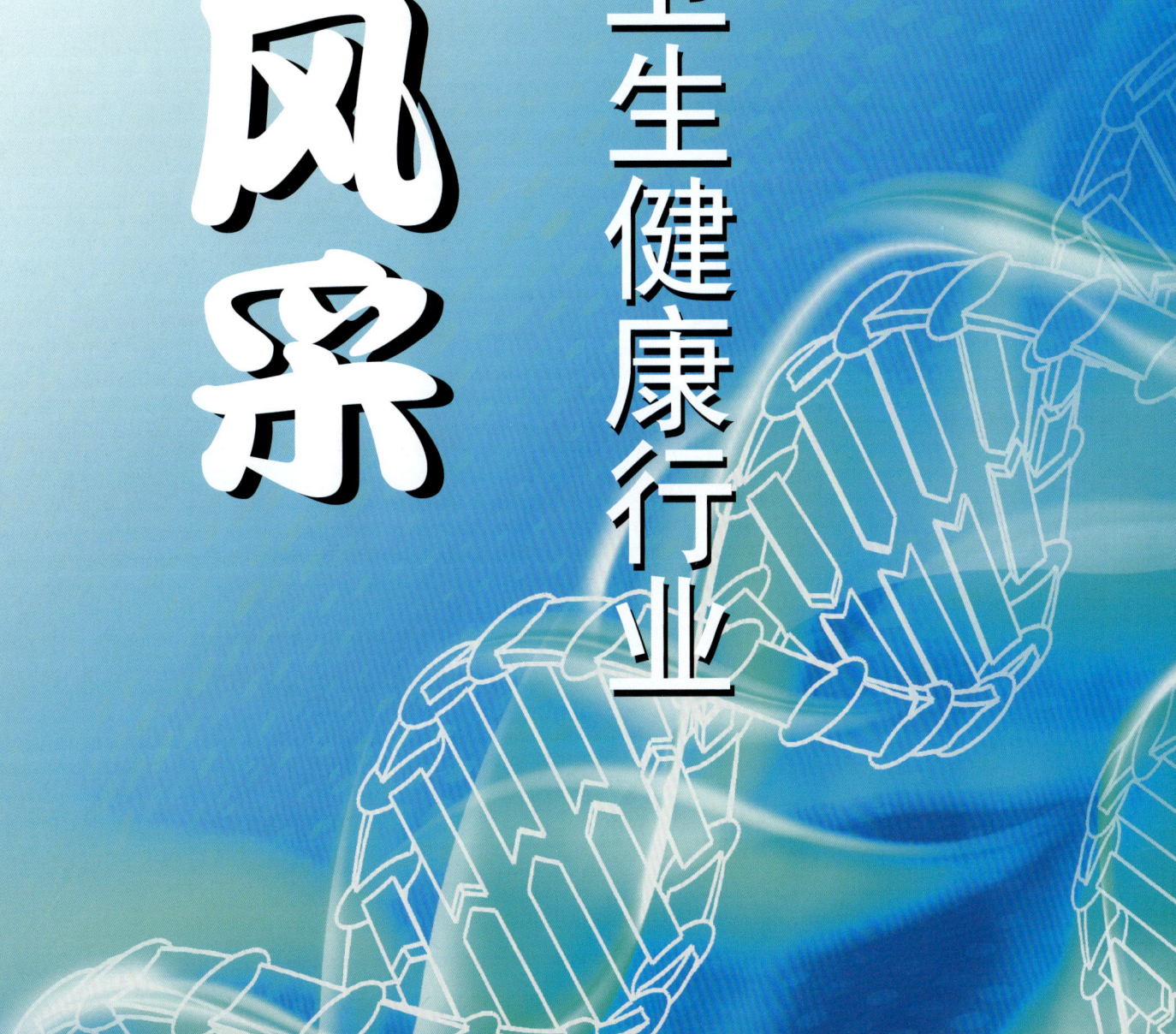

风采

青岛市卫生健康行业

青岛市市立医院

青岛市市立医院始建于1916年,辖本部、东院、西院、市皮肤病防治院、临床检验中心5个院区,是集医疗、教学、科研、保健、康复、疗养于一体的综合性三级甲等医院,是2008年北京奥运会和残奥会、2018年上海合作组织青岛峰会医疗保障定点医院,连续13年保持全国文明单位荣誉称号,2022年正式成为康复大学直属附属医院。在中国医院科技量值排行榜中,排名列山东省地市级医院首位,16个学科进入全国科技量值百强榜。

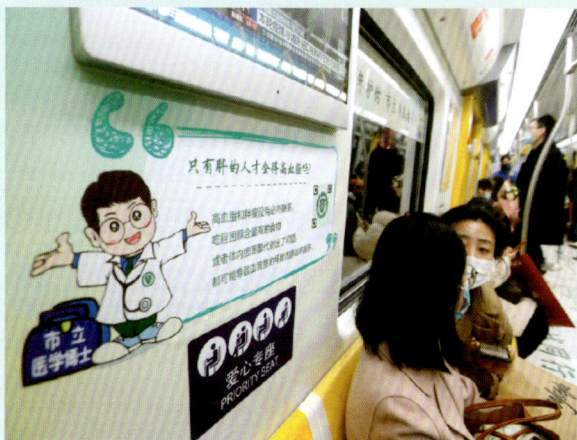

2022年1月28日,青岛市市立医院推出"地铁开到哪,健康送到哪"民生健康行活动,在青岛地铁1号线打造市立"健康主题车厢""百年市立健康主题车厢"。

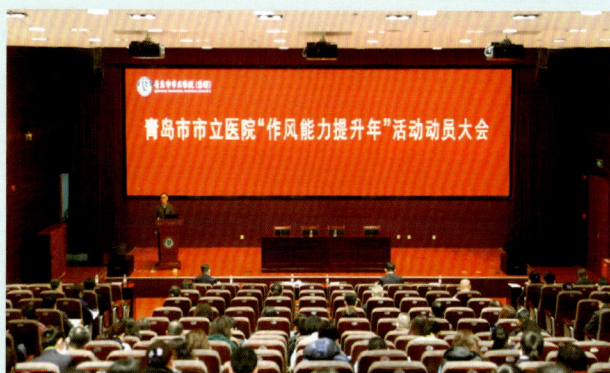

2022年3月7日,青岛市市立医院召开"作风能力提升年"活动动员大会。

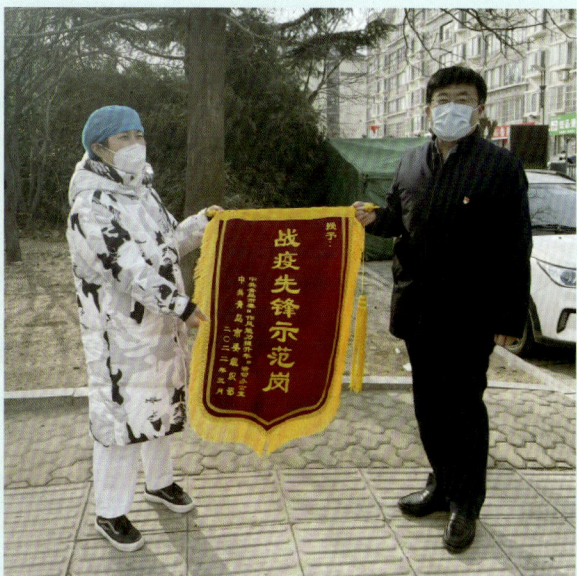

2022年3月19日,青岛市市立医院莱西核酸采样队被中共青岛市委"作风能力提升年"活动办公室、青岛市委组织部授予"战疫先锋示范岗"称号。

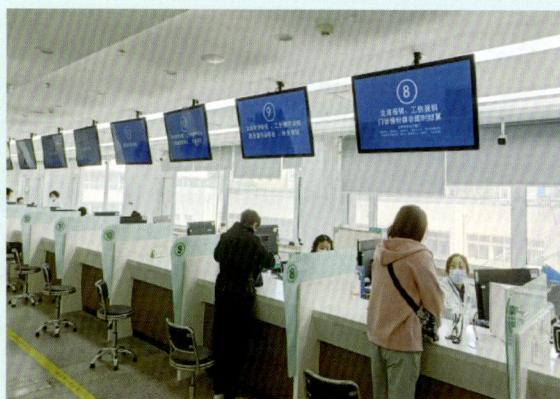

2022年5月17日,青岛市市立医院改造完成"一站式综合服务"便民大厅。实现离休诊疗报销、门诊慢特病审核结算、急诊费用合并住院报销、急诊留观审核报销、出院医保审核结算等一体化业务办理模式。

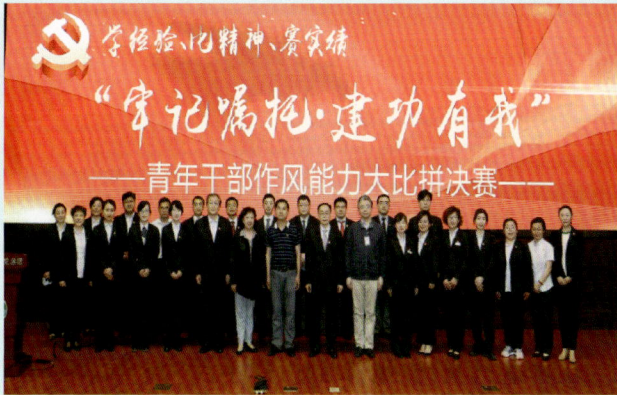

2022年5月24日，青岛市市立医院举办"牢记嘱托·建功有我"青年干部作风能力大比拼活动。

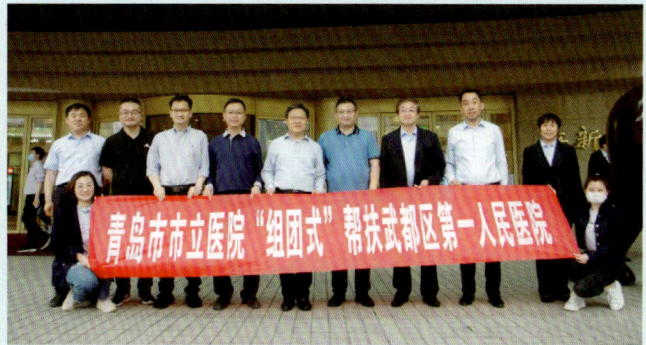

2022年5月25日，根据山东省"组团式"帮扶国家乡村振兴重点帮扶县人民医院工作方案要求，青岛市市立医院牵头组建帮扶队伍支援甘肃省陇南市武都区第一人民医院。

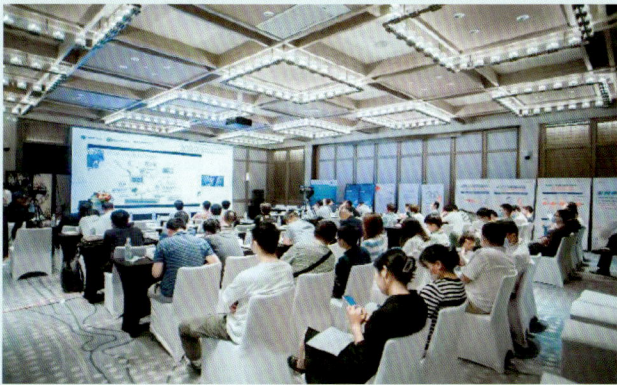

2022年6月25日，青岛市市立医院主办首届"青岛市膀胱癌国际高峰论坛"。

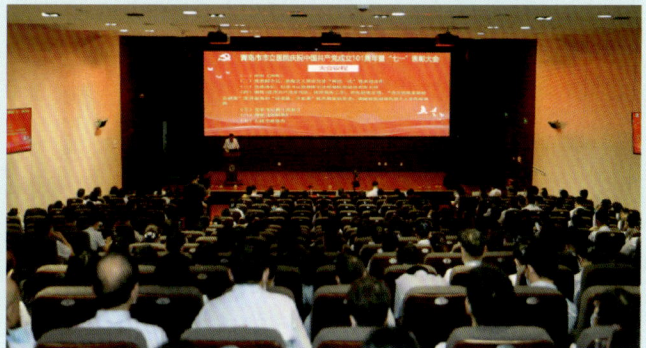

2022年6月28日，青岛市市立医院召开庆祝中国共产党成立101周年暨"七一"表彰大会。表彰优秀共产党员156名、优秀党务工作者53名、先进党支部47个、温馨清廉医院建设先进个人24名及先进科室24个。

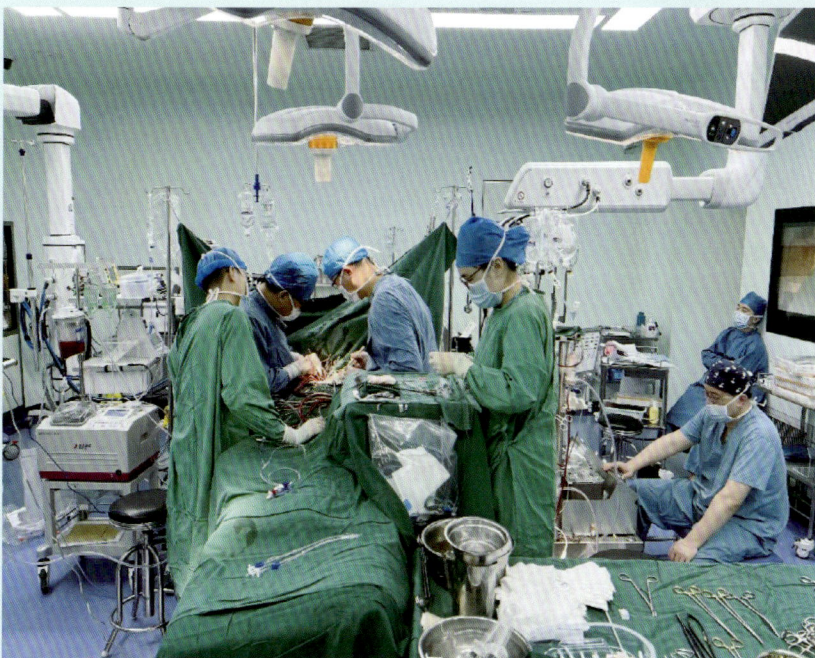

2022年7月8日，青岛市市立医院多学科团队联合成功抢救1名有A型主动脉夹层的孕妇。

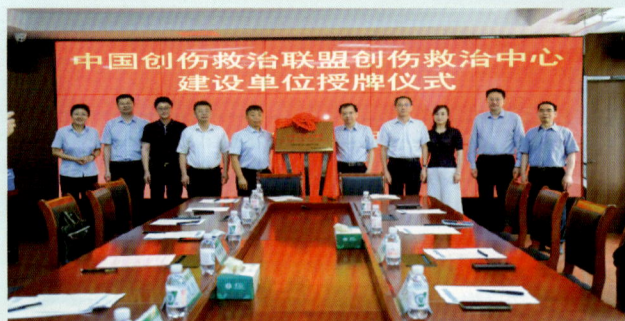

2022年7月29日—30日，中国创伤救治联盟创伤救治中心建设单位授牌仪式举行，青岛市市立医院创伤中心通过省级创伤中心评审专家组现场评审。

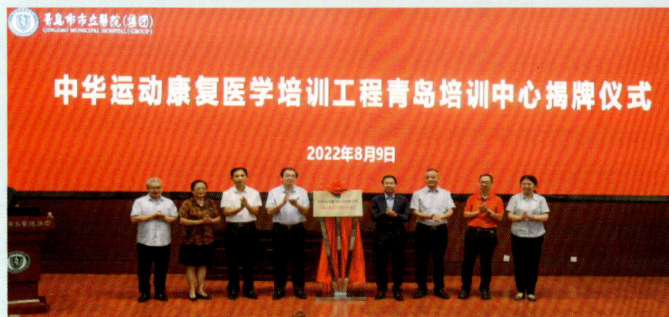

2022年8月9日，青岛市市立医院成立中华运动康复医学培训工程青岛培训中心并举行揭牌仪式。中华医学会运动医疗分会主委、北京冬奥会医疗保障专家组组长李国平教授为中心揭牌。

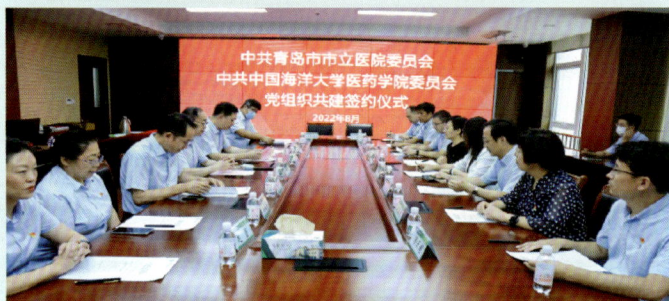

2022年8月9日，中共青岛市市立医院委员会与中共中国海洋大学医药学院委员会举行党组织共建签约仪式。

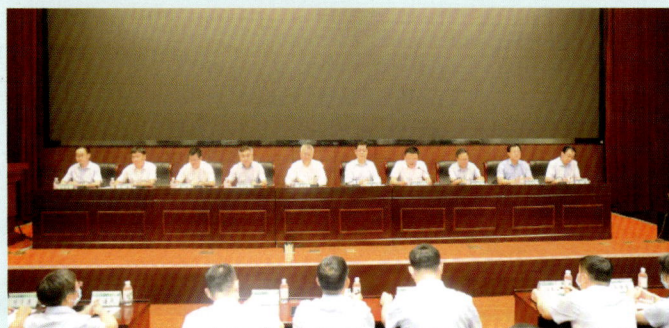

2022年8月9日，青岛市市立医院在科教楼召开全体中层干部会议，宣布青岛市市立医院成为康复大学直属附属医院，使用青岛市市立医院、康复大学青岛医院两个名称，实行市校共建共管。

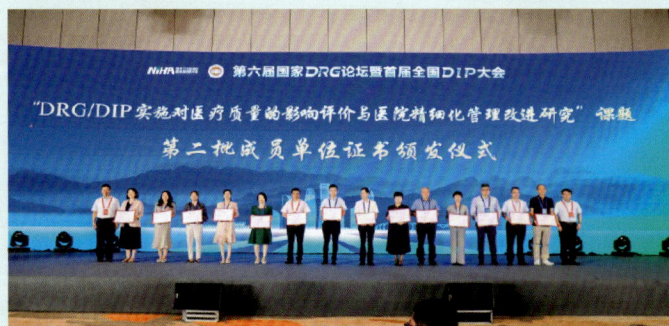

2022年8月26日，青岛市市立医院签约成为国家卫生健康委医院管理研究所"DRG/DIP实施对医疗质量的影响评价与医院精细化管理改进研究"课题第二批成员单位并获全国优秀案例奖。

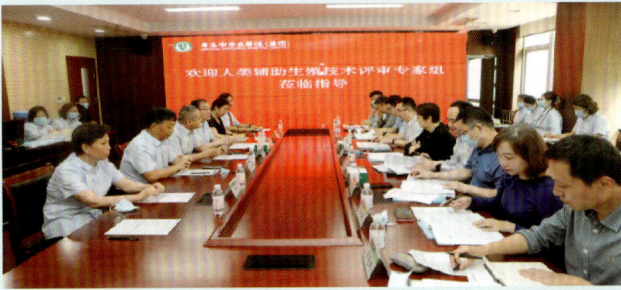

2022年9月2日，青岛市市立医院通过国家级评审专家组对体外受精-胚胎移植（IVF-ET）及卵泡浆内单精子显微注射（ICSI）技术（简称"试管婴儿"技术）试运行现场评审。

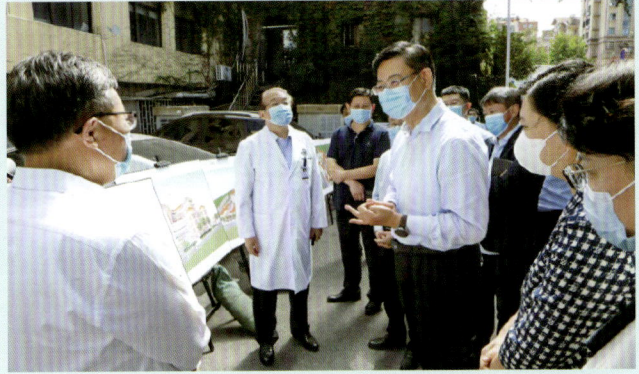

2022年9月28日，青岛市人民政府副市长王波到青岛市市立医院现场调研医院发展规划、工程建设等工作。市卫生健康委主任薄涛，市发展改革委、市财政局、市自然资源和规划局、市北区政府相关负责同志参加调研。

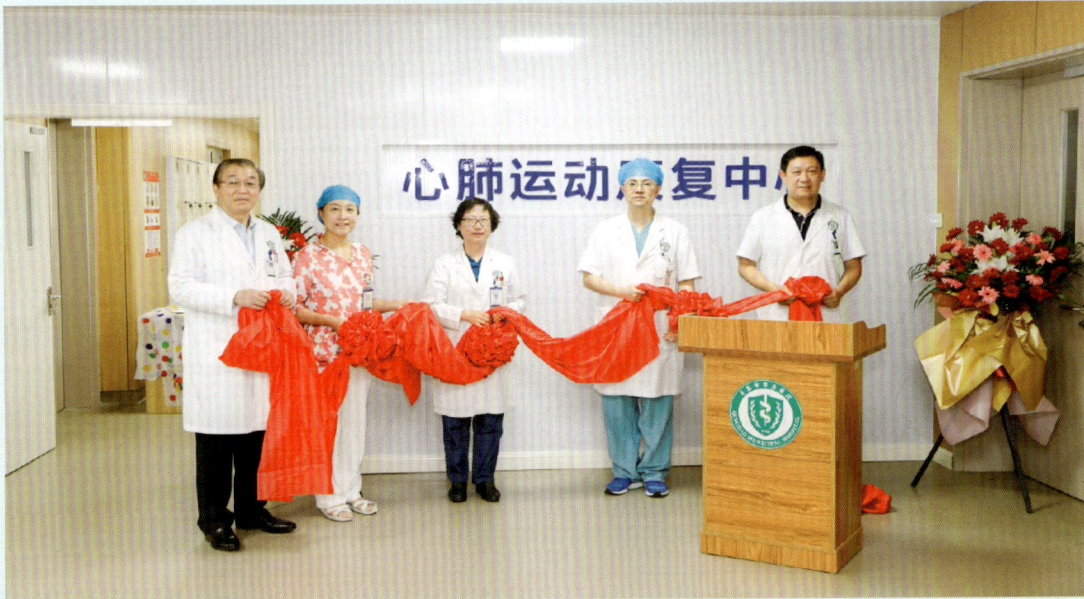

2022年9月29日，青岛市市立医院心肺运动康复中心启用。

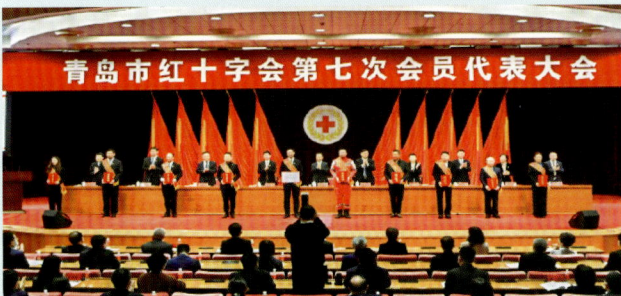

2022年10月31日，青岛市市立医院获评新时代青岛市红十字工作突出贡献集体。

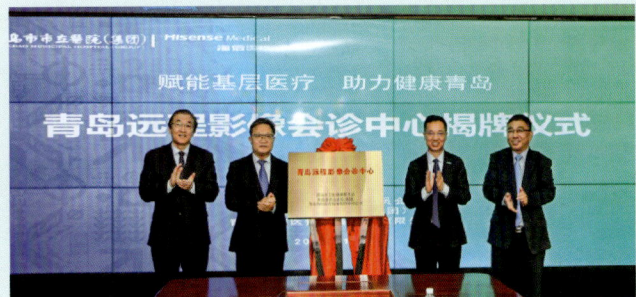

2022年12月13日，青岛市市立医院与海信医疗合作建立的"青岛远程影像会诊中心"揭牌成立。市卫生健康委主任薄涛、海信集团总裁贾少谦出席揭牌仪式。

青岛市海慈中医医疗集团

青岛市海慈中医医疗集团成立于1999年12月，由本部、南院区、西院区三个院区组成，建筑面积13万平方米，开放床位2553张，在职职工2833人。拥有国家级重点专科7个，省、市级重点学科38个，齐鲁中医药优势专科集群牵头专科4个，市级攀峰学科1个，院士工作站3个，国医大师工作室8个，岐黄学者工作室1个，泰山学者工作室1个，引进类知名专家工作室44个，国家级名老中医工作室6个，山东省名老中医工作室4个。集团制定"特色鲜明、技术一流、员工幸福、现代医院"的发展愿景，向建设中医特色鲜明、传统中医与现代诊疗技术相融合的省内一流、国内知名三级甲等综合性中医医院的目标而奋斗。

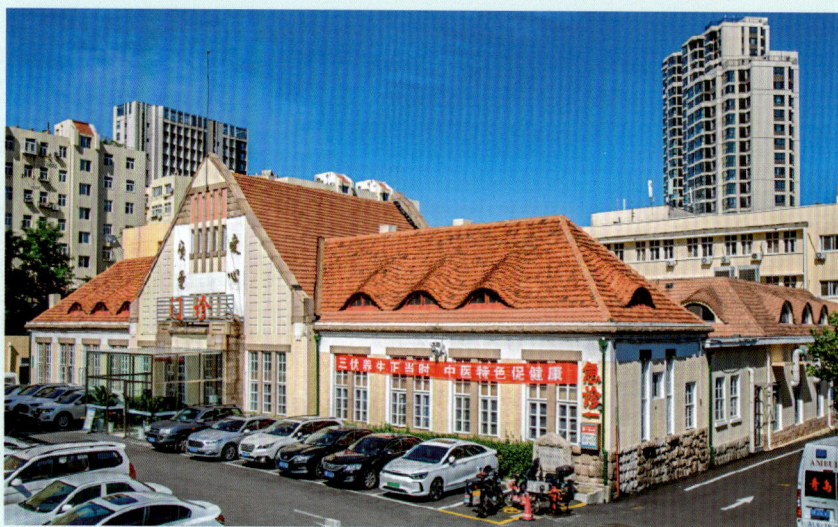

2022年1月17日，按照青岛市卫生健康委党组部署，市第五人民医院由青岛市海慈中医医疗集团托管，成立西院区。

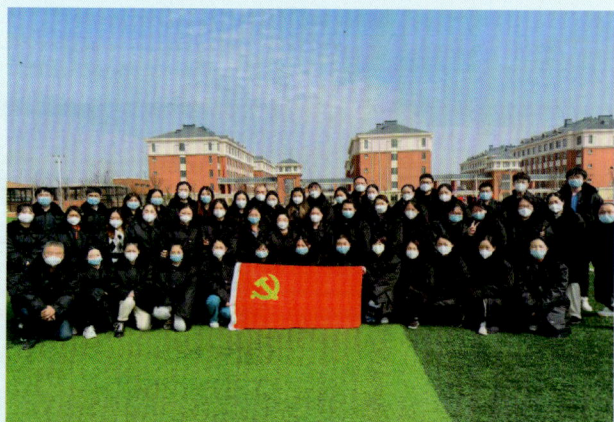

2022年，青岛市海慈中医医疗集团派出支援疫情防控医疗队，被中共青岛市委组织部授予"战疫先锋岗"称号。

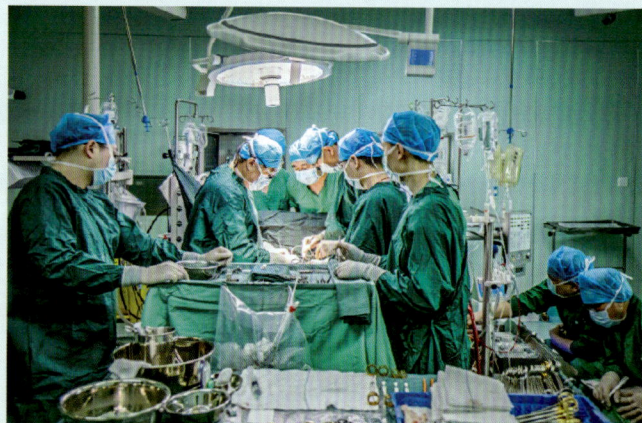

2022年，青岛市海慈中医医疗集团坚持中西医并重，常规开展心、脑、脊柱等复杂大型手术。

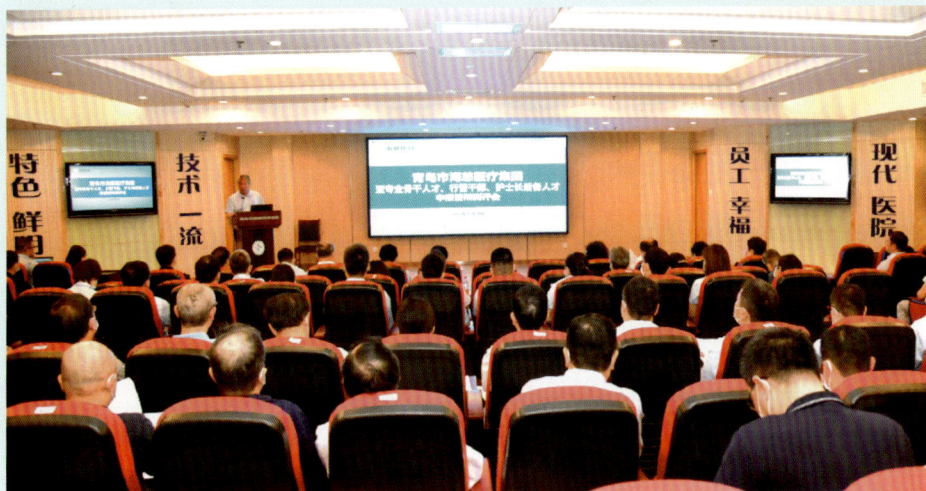

2022年5月28日，青岛市海慈中医医疗集团开展临床亚专业骨干人才、行政管理后备干部及护士长后备人才选拔答辩测评，加强人才梯队建设。

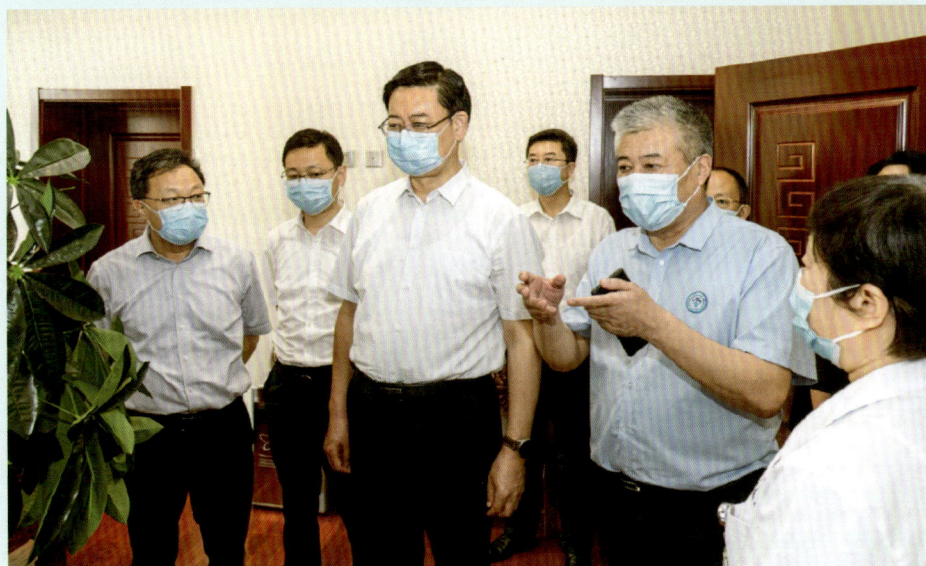

2022年7月13日，青岛市人民政府副市长王波带队到青岛市海慈中医医疗集团本部院区调研中医药适宜技术推广工作。

2022年7月29日，青岛市海慈中医医疗集团与海阳市中医院医联体签约，青岛市海慈中医医疗集团海阳分院成立。

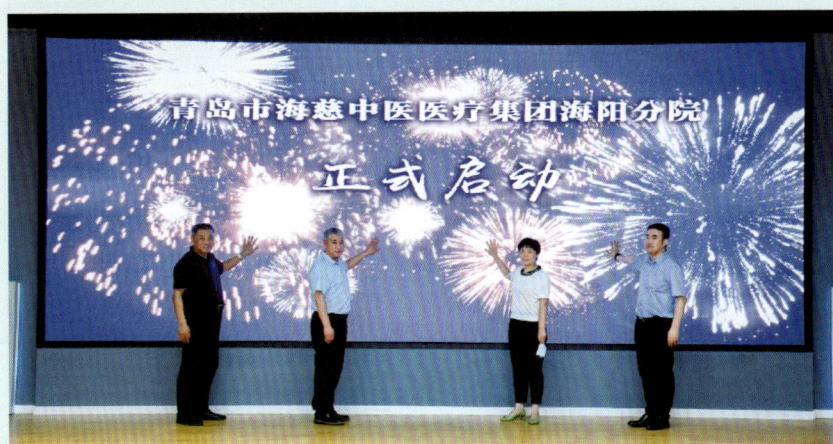

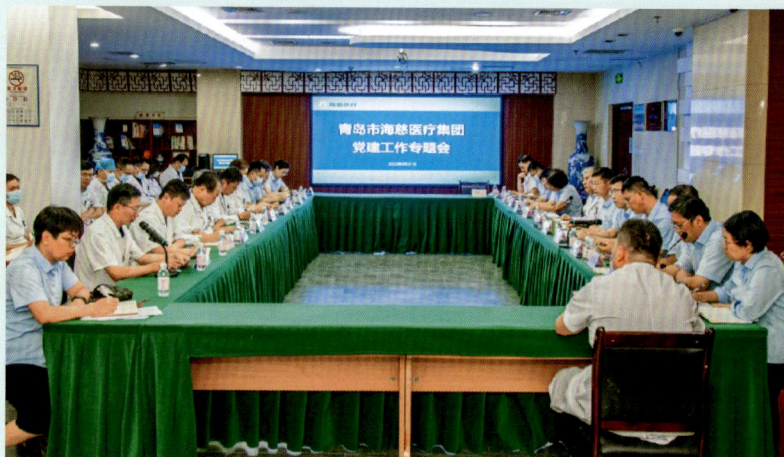

2022年9月21日，青岛市海慈中医医疗集团召开"党建引领聚合力 聚焦主业谋发展"党建工作专题会。

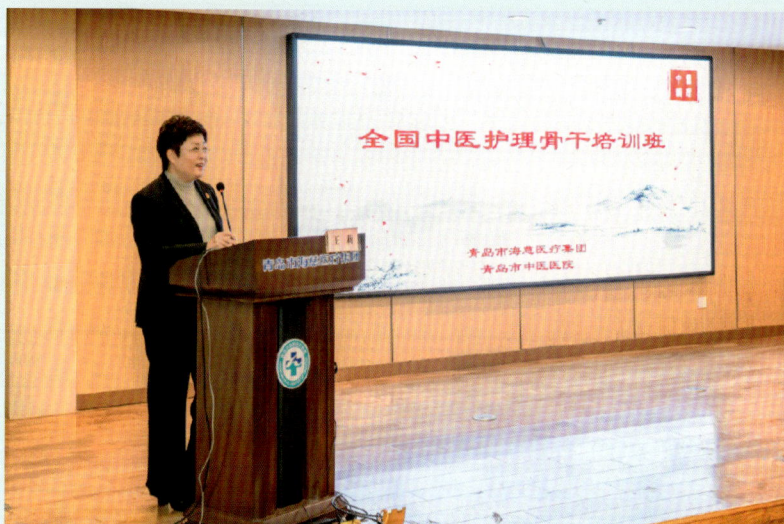

2022年11月17日，青岛市海慈中医医疗集团作为全国中医护理骨干培训基地，举办第一期全国中医护理骨干培训班。

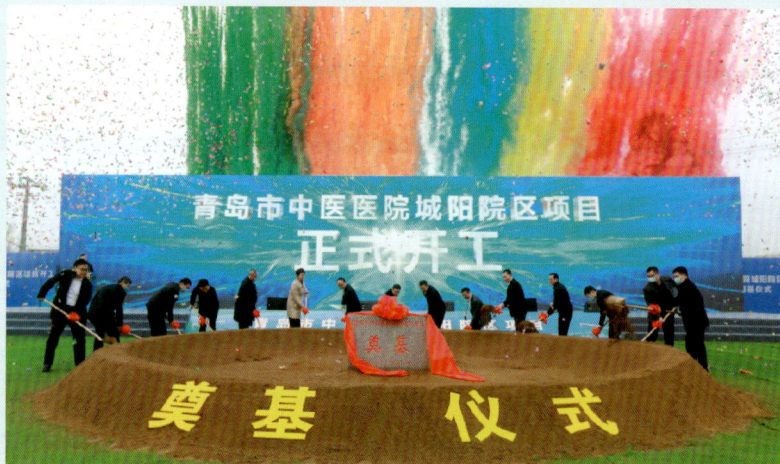

2022年11月28日，青岛市海慈中医医疗集团（青岛市中医医院城阳院区）施工项目开工奠基仪式举行。

青岛市中心（肿瘤）医院

青岛市中心（肿瘤）医院由青岛市中心医院、青岛市肿瘤医院和青岛市职业病防治院共同组建而成，占地面积6万多平方米，开放床位1669张，设临床科室59个、医技科室20个，是青岛市首批三级甲等医院。

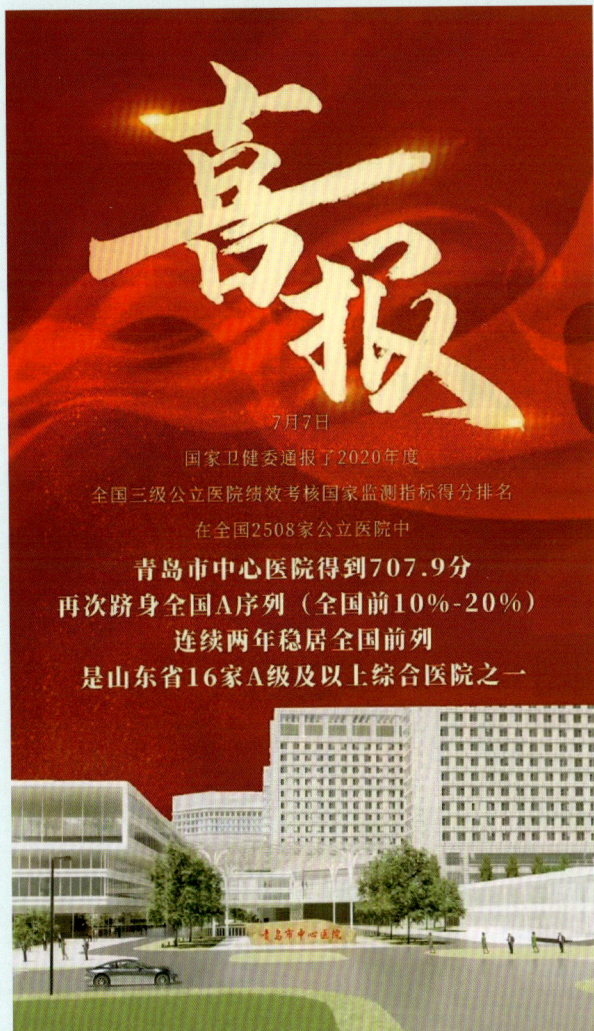

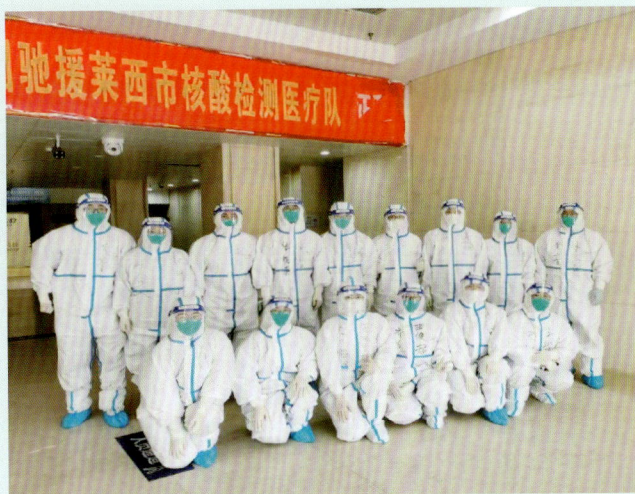

2022年6月，青岛市中心（肿瘤）医院全面接管青岛市公共卫生应急备用医院，承担市"应急门诊"和"黄码医院"责任，派出610名医务人员支援多地疫情防控，累计工作时长超5.5万小时，被多地市委、市政府授予"战疫先锋示范岗"。

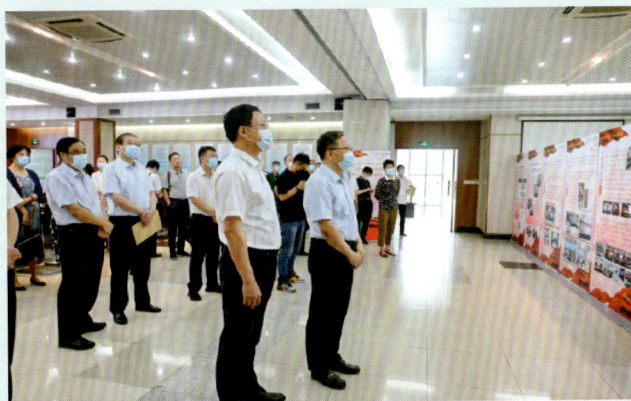

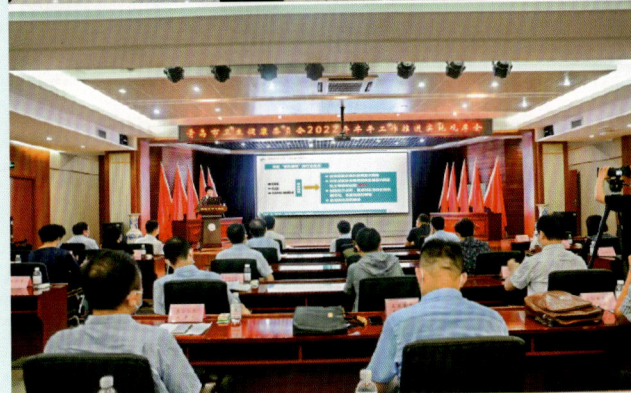

2022年7月7日，国家卫生健康委通报2020年度全国三级公立医院绩效考核国家监测指标得分排名，在全国2508家公立医院中青岛市中心医院707.9分，连续三年跻身全国A序列（全国10%～20%）。

2022年7月29日，全市卫生健康半年工作推进会暨党建与温馨清廉医院建设工作观摩会在青岛市中心（肿瘤）医院召开。

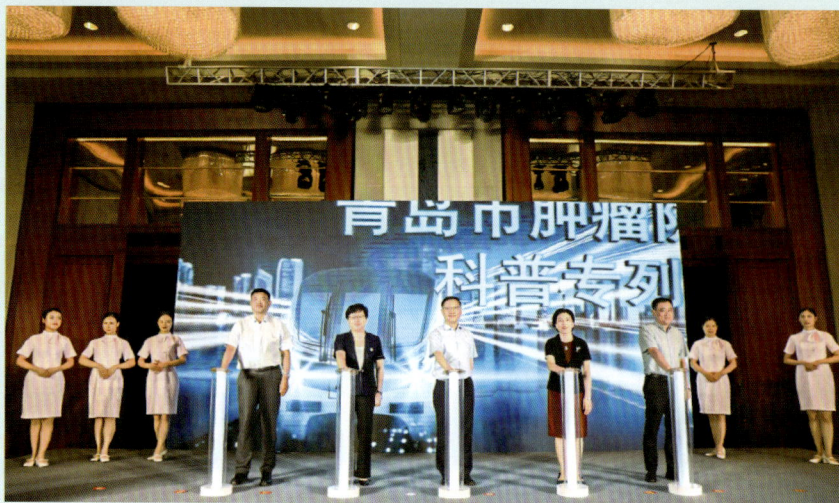

2022年8月19日，青岛市肿瘤医院建院50周年，中国工程院院士、山东省肿瘤医院院长于金明，青岛市人民政府副市长王波，青岛市卫生健康委员会主任、青岛市中医药管理局局长薄涛等出席庆祝建院50周年暨表彰大会。

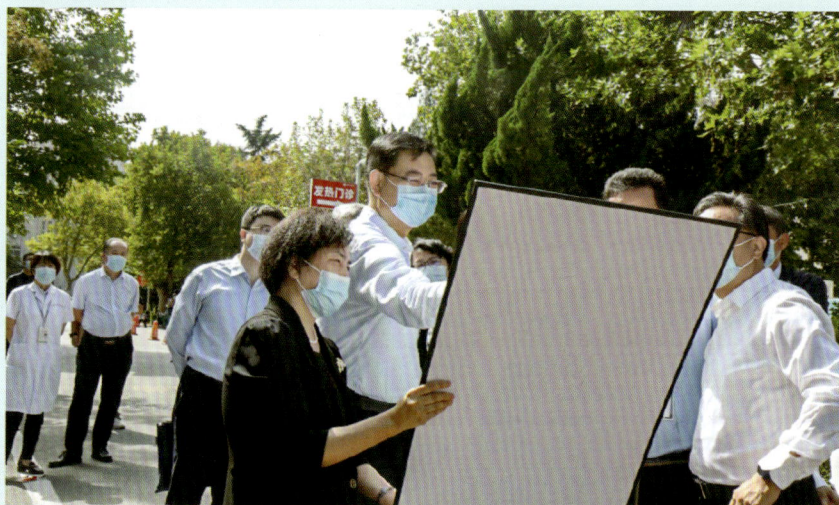

2022年9月28日，青岛市人民政府副市长王波到青岛市中心（肿瘤）医院调研二期建设项目。

右图为青岛市中心（肿瘤）医院二期建设项目主体大楼。

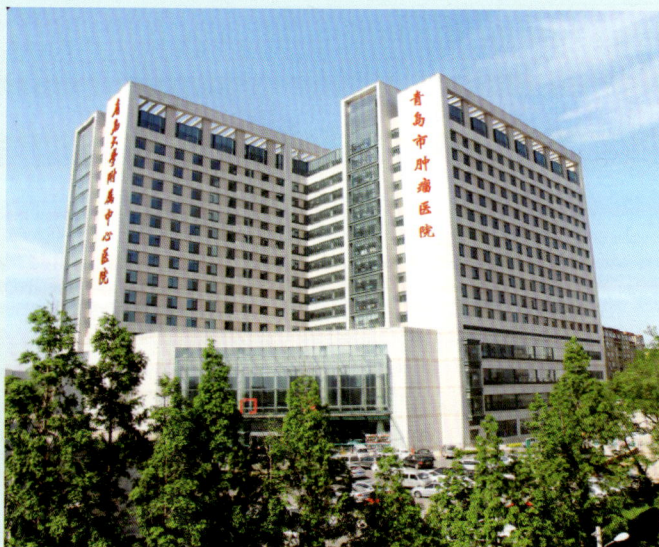

青岛市第三人民医院

　　青岛市第三人民医院始建于1931年，其前身是美国基督教创办的教会医院"信义会医院"该医院是青岛市卫生健康委直属医院、青岛大学附属医院，地处李沧区，毗邻青岛北站、胶州湾跨海大桥，是一所集医疗、教学、科研、预防保健、康复于一体的三级综合医院。

　　医院占地面积5.92万平方米，一期建筑面积8.1万平方米，编制床位800张，年门急诊量60余万人次，年出院2万余人次，年手术量1万余例。现有职工1200人，其中具有高级职称者145人、硕博士227人，硕士生导师5人，博士生导师1人，拥有包括享受国务院特殊津贴专家、省市学术协会主委、青岛市优秀学科带头人、青岛市优秀人才、青岛市优秀青年医学人才等梯队合理的人才队伍。

　　医院设有45个临床医技科室，耳鼻咽喉头颈外科、结石病中心、重症医学科、消化内科为青岛市重点专科。医院为中华医学会心血管病学分会精准心血管病学学组合作基地、中国医师协会内镜保胆培训基地、国家级急性上消化道出血救治快速通道"五星级救治基地"、山东省结石病微创治疗技术联盟成员单位、青岛市"三高"指导中心、青岛市高血压防治临床基地，是国家远程医疗与互联网医学中心协作单位、青岛市首家基于"全景医疗数据平台"的互联网医院，通过国家互联互通四级甲等定量评审、山东省电子病历五级文审，获得山东省智慧服务品牌"智慧门诊"，实现了智慧医疗、智慧服务、智慧管理"三位一体"的智慧医院建设。

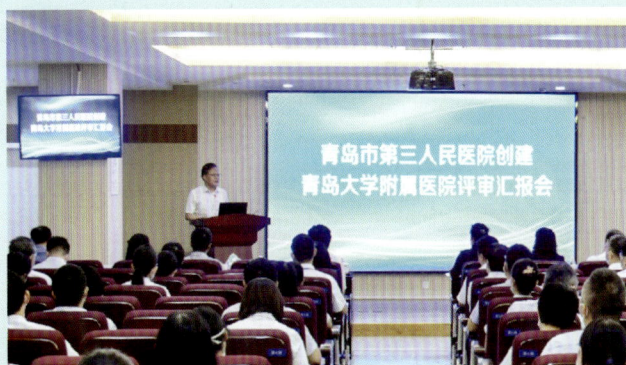

2022年8月27日，青岛市第三人民医院创建青岛大学附属医院评审汇报会召开。市卫生健康委主任薄涛出席会议并讲话。

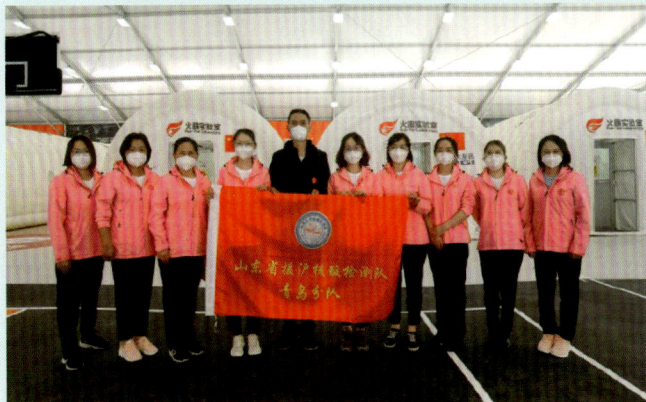

2022年4月3月，青岛市第三人民医院选派10名检验人员赴上海支援核酸检测工作。

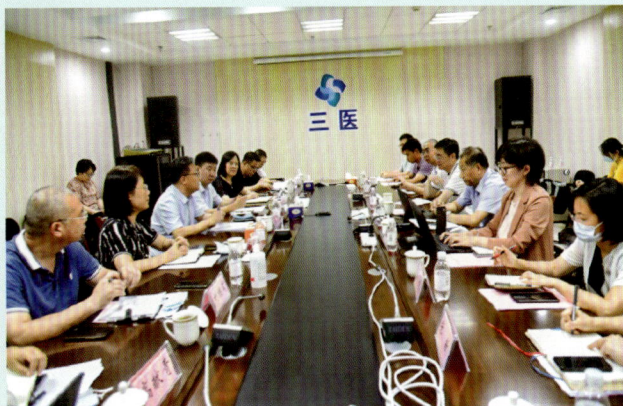

2022年8月8日，国务院医改领导小组专家咨询委员会委员、中国人民大学医改研究中心主任王虎峰（右3）到青岛市第三人民医院开展公立医院改革与高质量发展示范项目相关调研。

青岛市第八人民医院

　　青岛市第八人民医院始建于1951年，是一所集医疗、教学、科研、预防、保健、康复、急救于一体的大型综合三级公立医院，是青岛市北部重要的区域性医疗中心。医院先后获得"全国卫生文化建设先进单位""全国综合医院中医药工作示范单位""国家级爱婴医院""省文明单位""全省改善医疗服务示范医院"等荣誉称号。

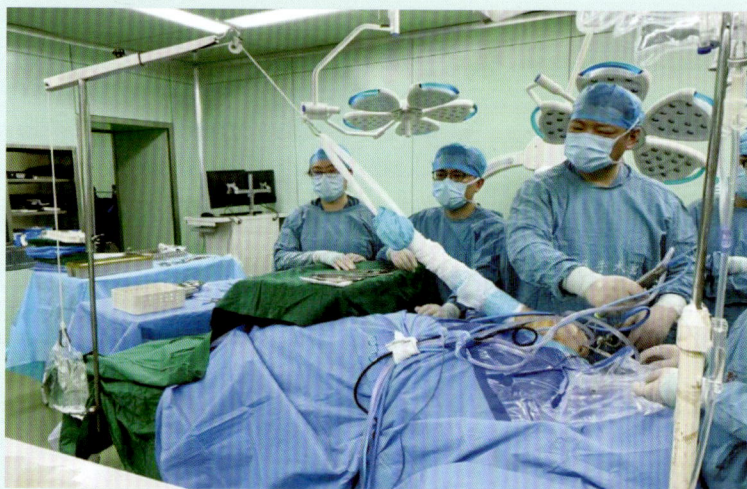

2022年1月5日，青岛市第八人民医院骨二科开展医院首例四级日间手术。

2022年3月7日，青岛市第八人民医院召开"作风能力提升年"活动动员大会。

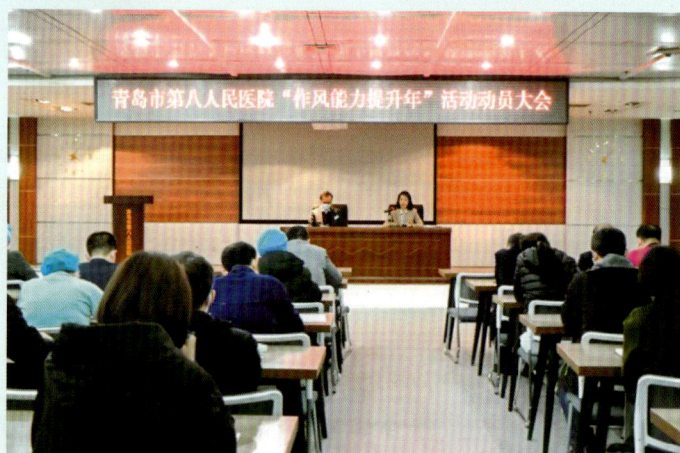

2022年6月29日，青岛市人民政府副市长王波（二排中）、市卫生健康委主任薄涛（二排右）一行到青岛市第八人民医院东院区调研。

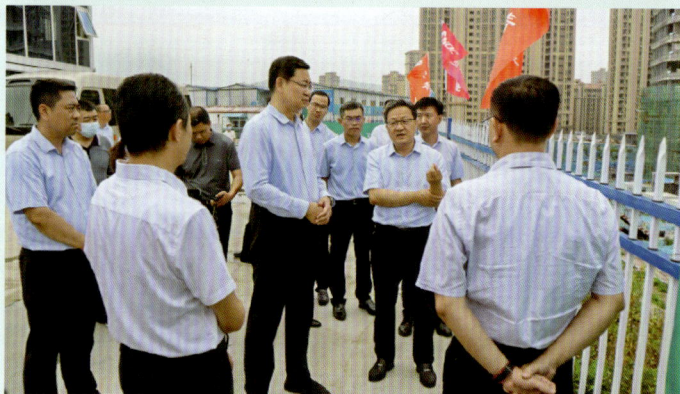

青岛市胶州中心医院

青岛市胶州中心医院始建于1943年，前身为八路军滨北干部休养所，是青岛市卫生健康委直属三级综合性医院。医院占地面积2.95万平方米，建筑总面积4.46万平方米，其中业务用房面积3.13万平方米。2022年，职工总数1429人，其中卫生技术人员1295人，占职工总数的90.62%；行政工勤人员133人，占职工总数的9.38%。卫生技术人员中，有高级职称者241人，占比18.61%，有中级职称者680人，占比52.51%，有初级职称者363人，占比28.03%，医生与护士之比为1：1.86。医院编制床位900张，设职能科室25个、临床科室33个、医技科室15个。

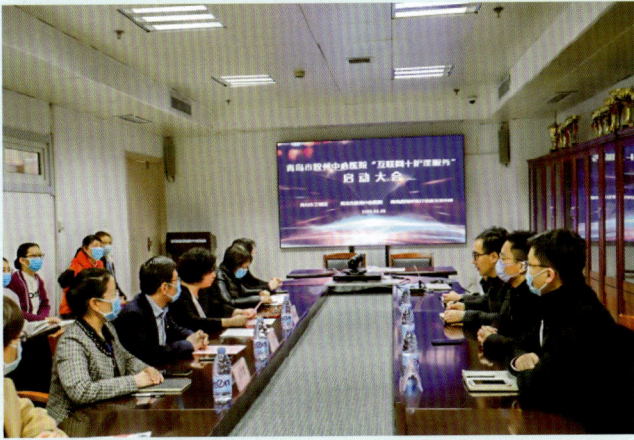

2022年2月25日，青岛市胶州中心医院举行"互联网+护理服务"签约暨启动仪式。

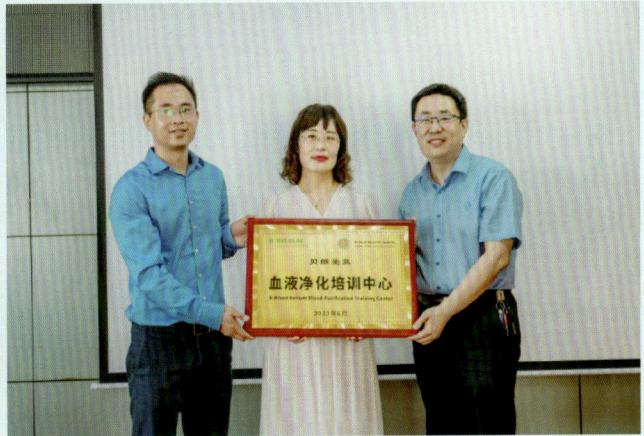

2022年6月19日，青岛市胶州中心医院举行山东省首家贝朗爱敦血液净化培训中心授牌仪式。

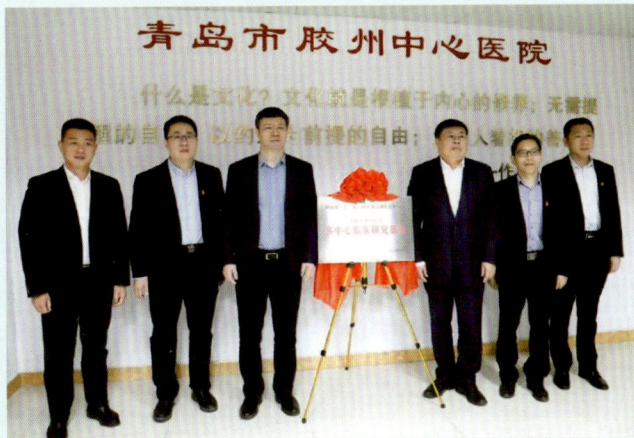

2022年10月28日，青岛市胶州中心医院举行"十三五"国家重点研发计划项目——BESS多中心临床研究基地揭牌仪式。

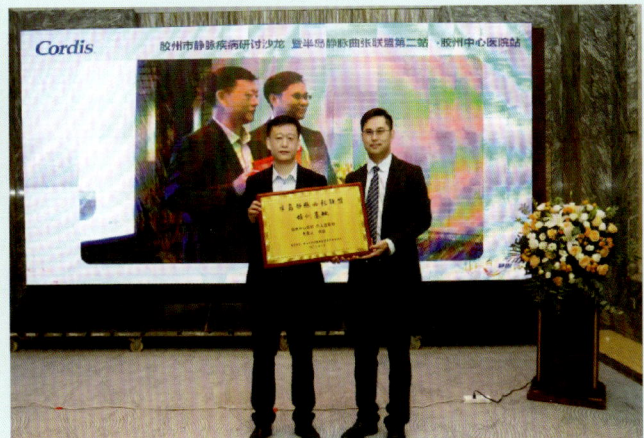

2022年10月28日，青岛市胶州中心医院举行青岛市首个半岛静脉曲张联盟培训基地授牌仪式。

青岛市妇女儿童医院
（青岛大学附属妇女儿童医院、青岛市妇幼保健院、北京大学人民医院青岛医院）

　　青岛市妇女儿童医院（青岛大学附属妇女儿童医院、青岛市妇幼保健院、北京大学人民医院青岛医院）是第四批国家区域医疗中心建设单位、省级儿童专科区域医疗中心、省儿童健康与疾病临床医学研究中心、青岛大学医学部平行二级学科单位，是一所专业特色突出，集医疗、保健、康复、科研、教学于一体全面发展的三级甲等专科医院，是国家住院医师规范化培训基地、国家药物临床试验机构（GCP）、全国出生缺陷防治人才培训项目培训协同单位、中国妇幼保健协会党建工作和医院文化建设委员会主委单位，获评全国卫生计生系统先进集体、全国母婴安全优质服务单位。2022年公布的中国医院科技量值（STEM）暨五年总科技量值中，心血管外科学、妇产科学、儿科学等5个学科进入全国前50；其中，心血管外科学列五年总科技量值全国第25位，全省第一。在国家三级公立医院绩效考核结果中，列全国妇幼专科第15位，连续三年位列全省妇幼专科医院第一名。在首次全国3090家三级妇幼保健机构绩效考核中列第13位，山东省第一。

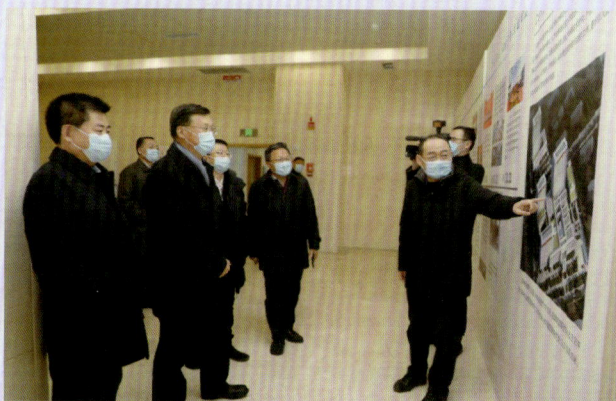

　　2022年2月14日，青岛市政协党组书记、主席杨军视察市公共卫生应急备用医院（市公共卫生临床中心）、北京大学人民医院青岛医院疫情防控等工作情况。青岛市人民政府副市长栾新，市政协副主席卜建平、杨锡祥，秘书长刘卫国等陪同视察。

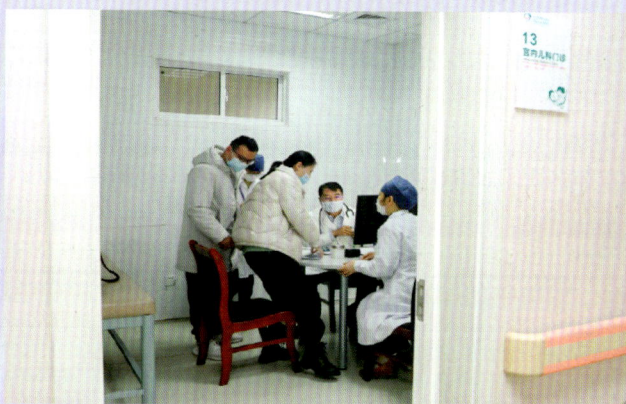

　　2022年2月18日，青岛市妇女儿童医院宫内儿科门诊开诊，为国内首家宫内儿科门诊。

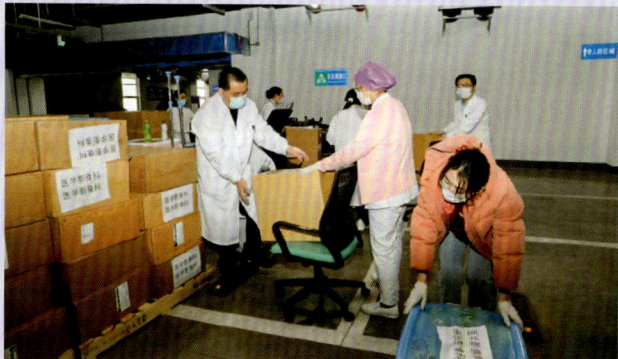

　　2022年3月5日，北京大学人民医院青岛医院暂停门急诊医疗服务，与市公共卫生应急备用医院（市公共卫生临床中心）一体化管理，共同作为新冠肺炎定点救治医院。图为医护人员做24小时内紧急腾空准备工作。

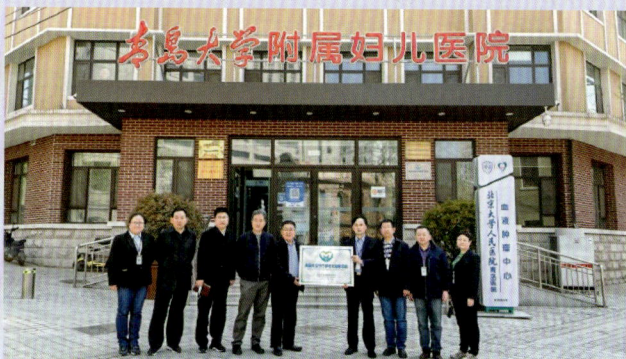

　　2022年4月21日，青岛市卫生健康委计生协会专职副会长董新春一行为市妇女儿童医院海泊路院区授牌"青岛市安宁疗护技术指导中心"。

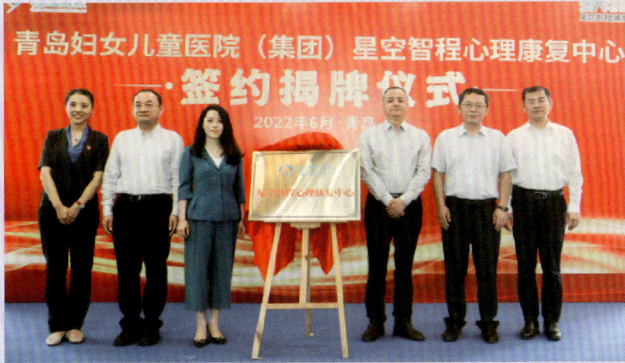

2022年6月1日，青岛市妇女儿童医院与星空智程心理康复中心签约，合作共建"星空智程心理康复中心"。图为签约揭牌仪式。

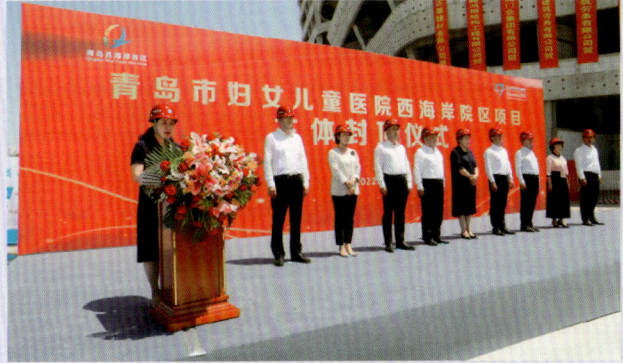

2022年6月6日，青岛市妇女儿童医院西海岸院区项目主体封顶。图为项目主体封顶仪式。

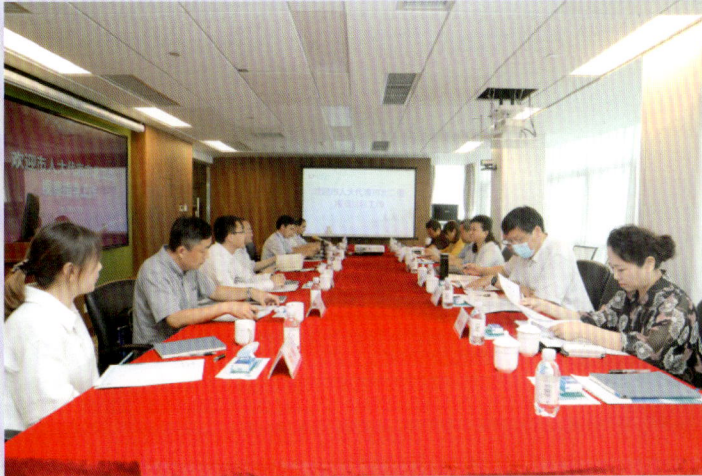

2022年6月27日，青岛市人大代表市北二组到市妇女儿童医院调研特殊群体医疗卫生服务有效供给情况。

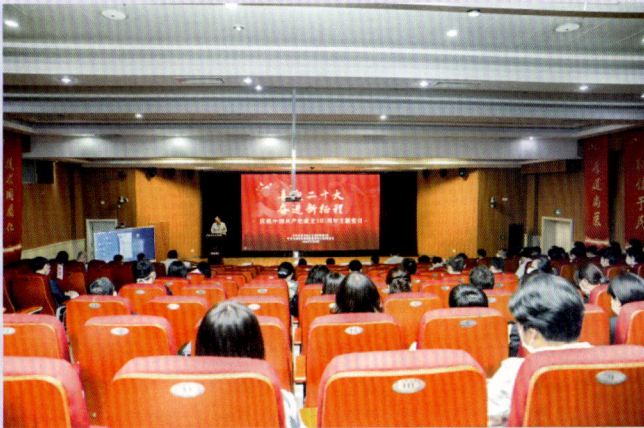

2022年6月28日，青岛市妇女儿童医院党委组织开展"喜迎二十大 奋进新征程"庆祝中国共产党成立101周年主题党日活动。

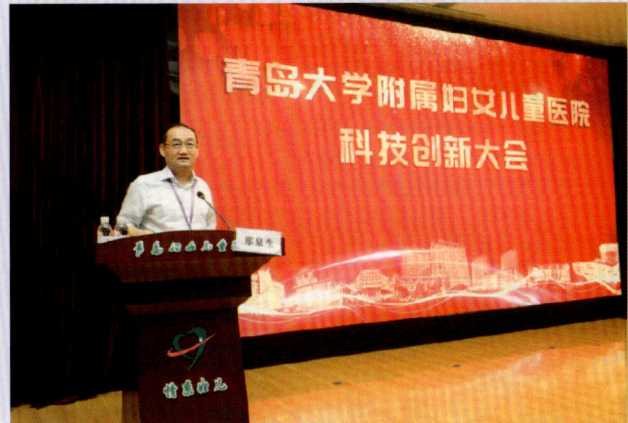

2022年7月4日，青岛大学附属妇女儿童医院组织召开科技创新大会，青岛大学医学部常务副部长宋扬、市科技局副局长徐凌云、市卫生健康委副局级领导吕富杰出席会议。图为院长邢泉生在会上讲话。

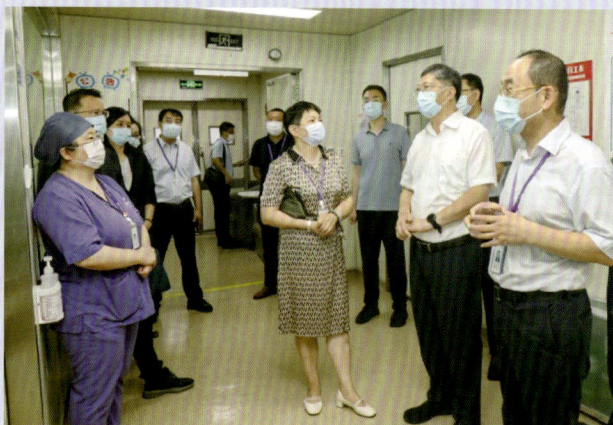

2022年7月27日，山东省人民政府调研组到青岛市妇女儿童医院开展妇幼保健机构高质量发展专题调研。

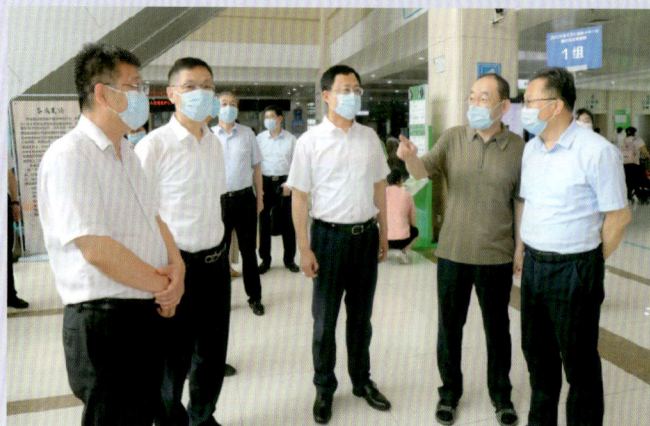

2022年7月29日，青岛市卫生健康委组织召开2022年全市卫生健康半年工作推进会，现场观摩青岛市妇女儿童医院智慧医疗信息化建设和妇幼保健机构绩效考核工作经验。

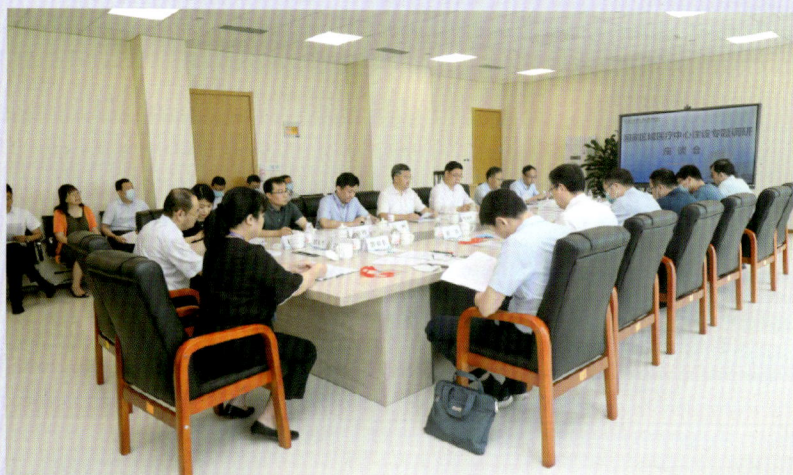

2022年7月28日，国家发展改革委、国家卫生健康委组织专家赴城阳院区（北京大学人民医院青岛医院）进行国家区域医疗中心规划建设实地核验。

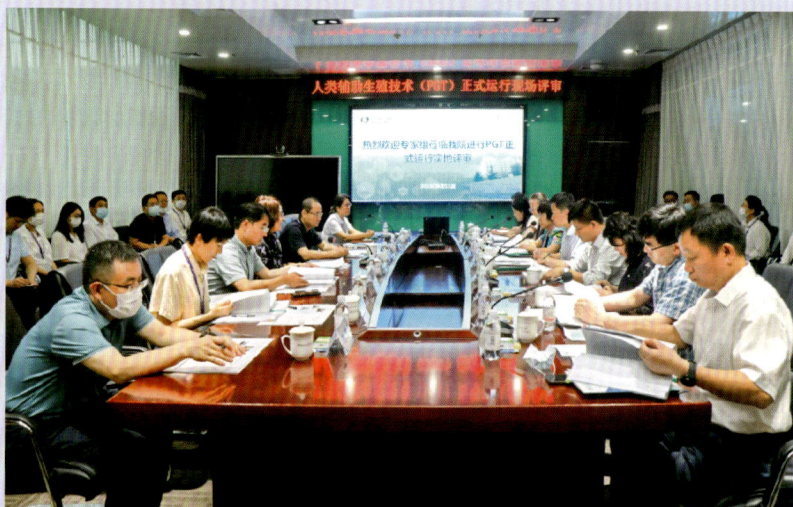

2022年8月11日，青岛市妇女儿童医院通过第三代试管婴儿正式运行评审，成为省内第二家、胶东半岛首家正式开展第三代试管婴儿技术的医疗机构。

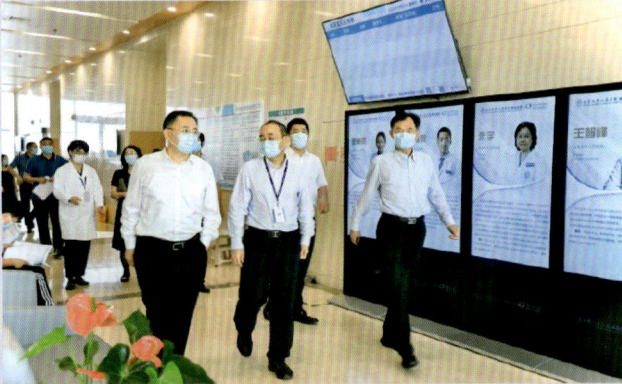

2022年9月30日，青岛市人大教科文卫委员会主任委员刘鹏照带队调研北京大学人民医院青岛医院建设发展情况。

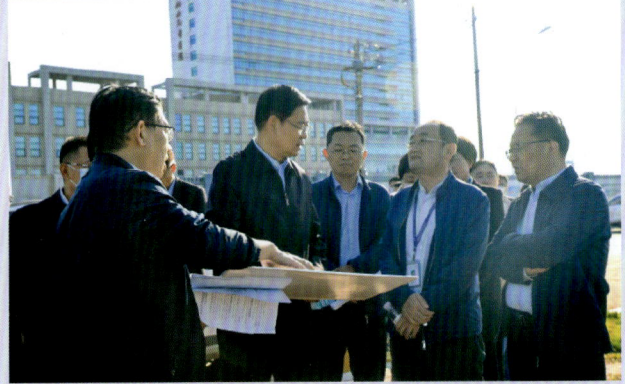

2022年10月11日，青岛市人民政府副市长王波主持召开国家区域医疗中心建设工作推进专题会并实地调研。

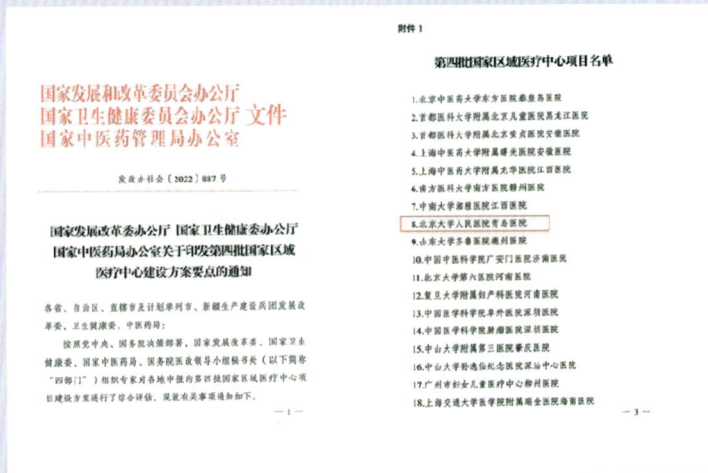

2022年10月18日，城阳院区（北京大学人民医院青岛医院）入选全国第四批、山东省首批国家区域医疗中心建设项目清单。

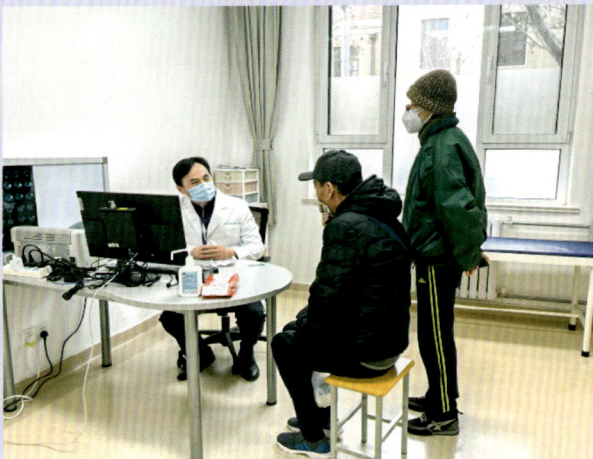

2022年12月8日，山东省内首家安宁疗护门诊在青岛市妇女儿童医院海泊路院区开诊。

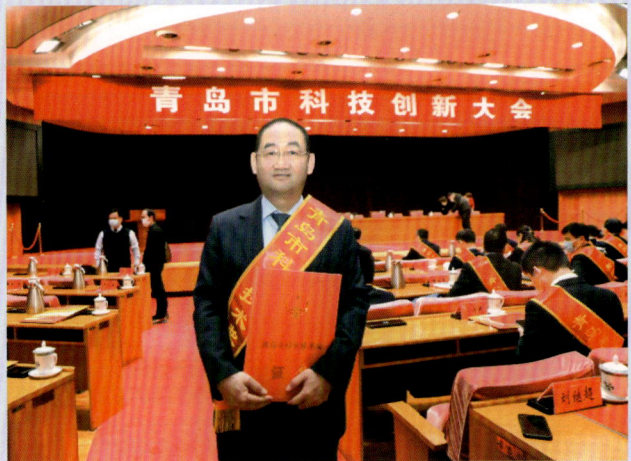

2022年12月8日，青岛市妇女儿童医院"先心病产前产后一体化诊疗关键技术创新与推广"获2021年度青岛市科技进步奖一等奖。图为颁奖现场。

青岛市胸科医院

　　青岛市胸科医院由青岛市第四人民医院与青岛市结核病防治院合并而成，隶属于青岛市卫生健康委，是青岛市结核病、耐多药结核病治疗归口定点单位，同时承担着青岛市突发公共卫生事件定点收治任务。2020年11月，市卫生健康委决定将市胸科医院纳入市中心医疗集团统一管理，成立青岛市中心医院北部院区，两院区加大融合发展力度，从组织架构、人才队伍、学科发展、物资保障、技术支撑、资金扶持等方面着手，合理配置内部优质资源，优化院区功能布局，积极推进管理同质化、业务同质化、服务同质化。

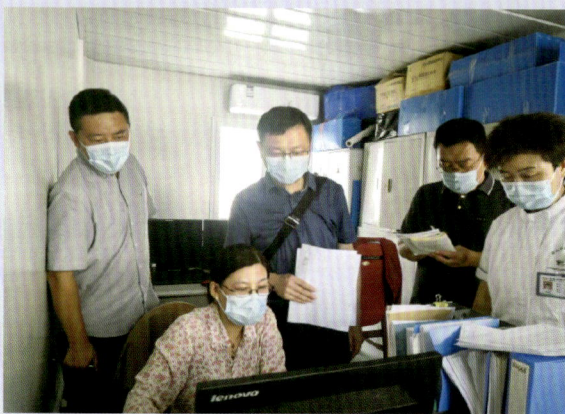

2022年9月2日，青岛市卫生健康委副主任、市中医药管理局专职副局长赵国磊到青岛市胸科医院督导疫情防控工作。

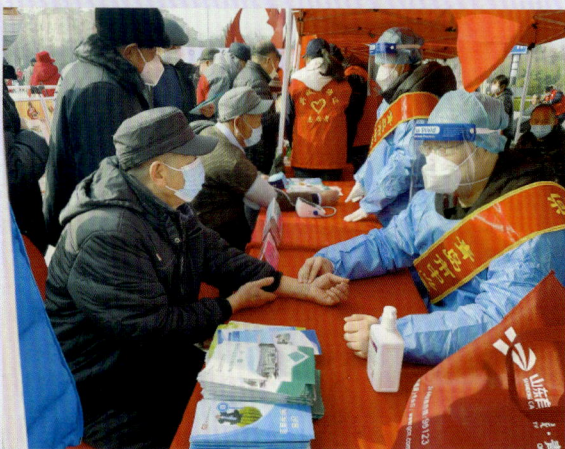

2022年3月24日，世界防治结核病日，青岛市胸科医院在李村公园举行大型义诊宣传活动。

2022年4月2日，为感谢青岛市胸科医院在疫情防控期间给予的支援，李沧区湘潭路街道湘东社区特送来感谢信。

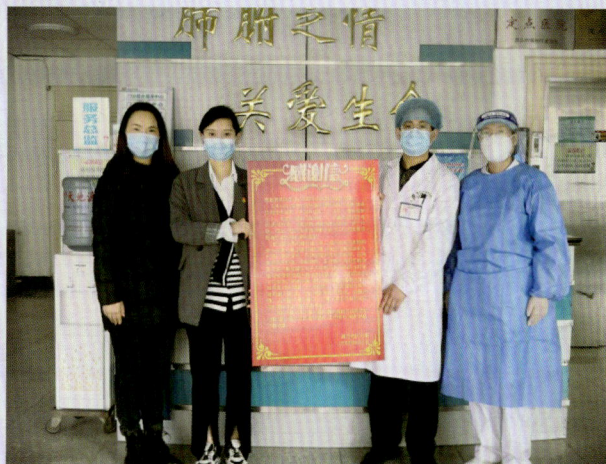

青岛市第六人民医院
（山东省公共卫生临床中心青岛分中心、青岛市传染病医院）

    青岛市第六人民医院（山东省公共卫生临床中心青岛分中心、青岛市传染病医院）始建于1906年，开放床位546张，是一所集临床、教学、科研、预防、保健于一体的三级专科医院，设有肝病科、代谢性肝病科、肝病肿瘤科、消化内科、感染科、中医科、中西医结合科、肿瘤内科、肝病介入科、外科、血液净化中心、康复治疗科、中医理疗科等40多个部门、科室，荟萃一批肝病及传染病领域专家教授和一支以省内首位"南丁格尔"奖章获得者李桂美护士长为代表的护理团队。近年来先后获得"山东省文明单位""山东省青年文明号"等多项荣誉称号。（图片摄影：李苏）

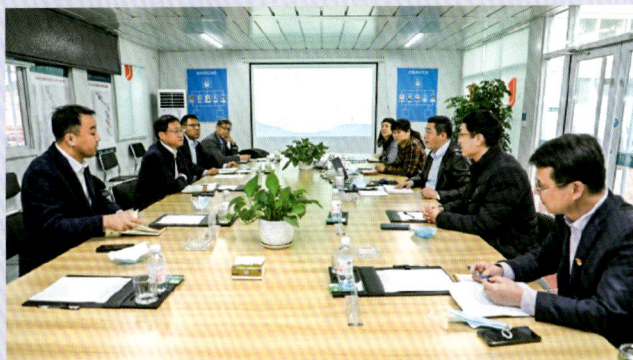

2022年1月4日，市卫生健康委党组副书记（主持党组工作）柳忠旭带队到青岛市第六人民医院调研。

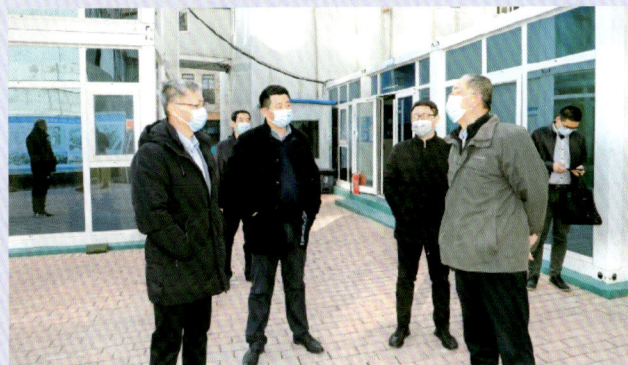

2022年1月29日，市卫生健康委副主任吕坤政到青岛市第六人民医院督导检查安全生产等相关工作。

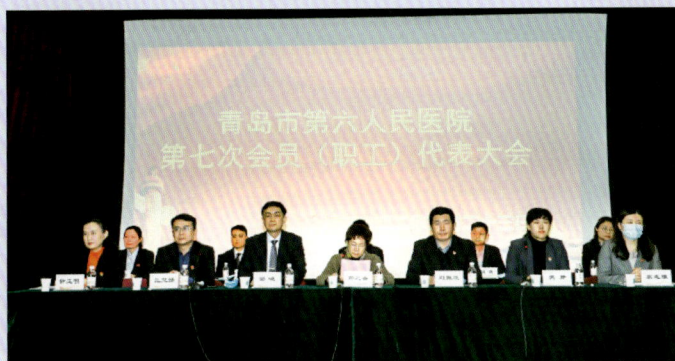

2022年2月23日，青岛市第六人民医院第七次工会会员（职工）代表大会召开，会议选举产生第七届工会委员会、经费审查委员会和女职工委员会。

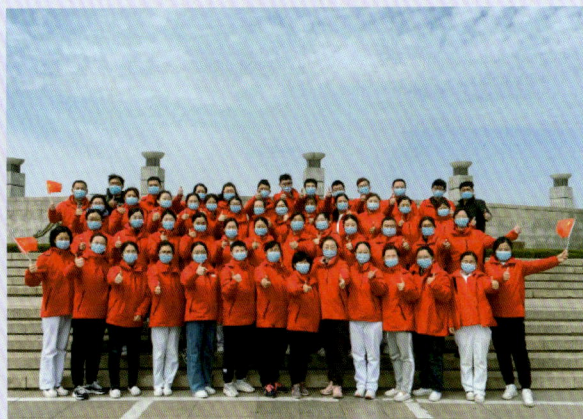

2022年3月9日，青岛市第六人民医院组建50人核酸采样队赴莱西支援核酸采样工作。

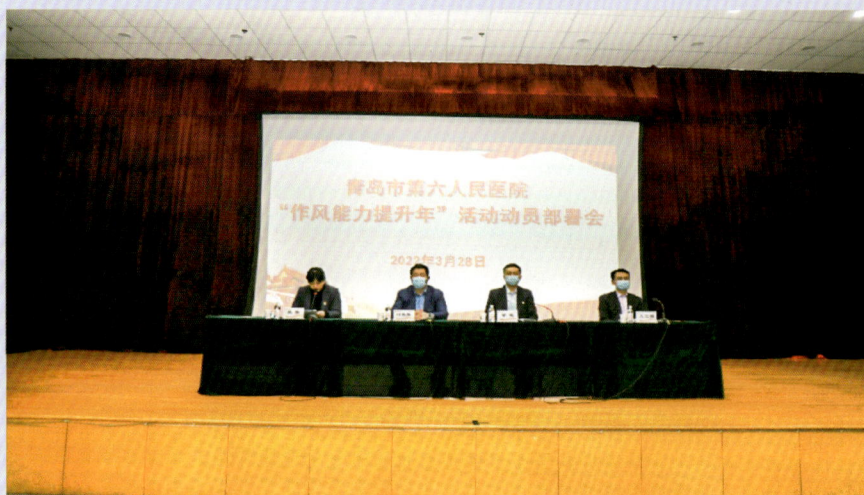

2022年3月28日，青岛市第六人民医院召开"作风能力提升年"活动动员部署会。

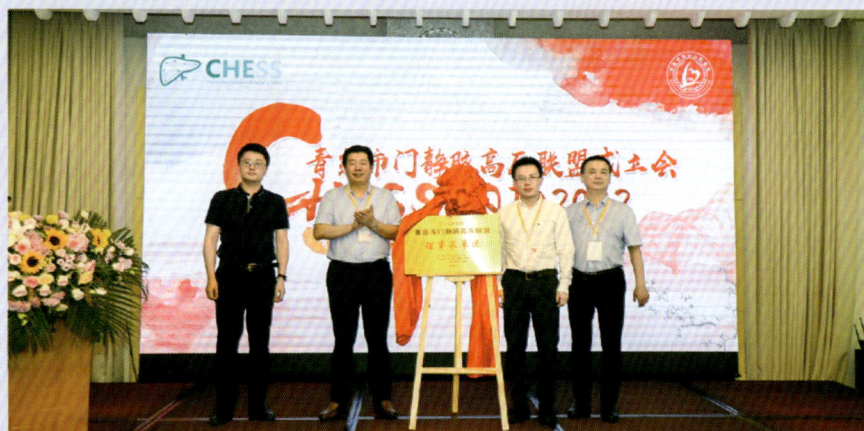

2022年7月30日，青岛市第六人民医院牵头组建的青岛市门静脉高压联盟成立会举行。

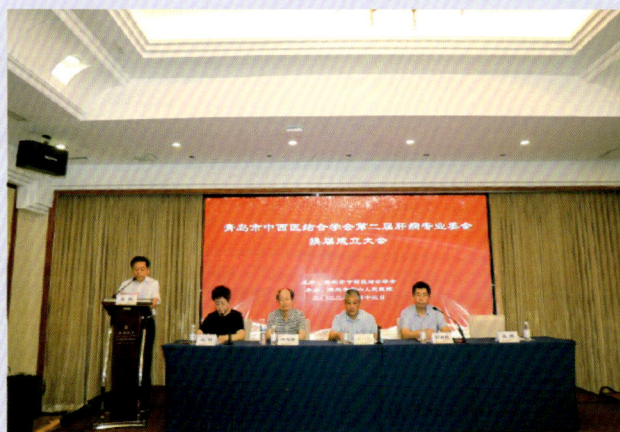

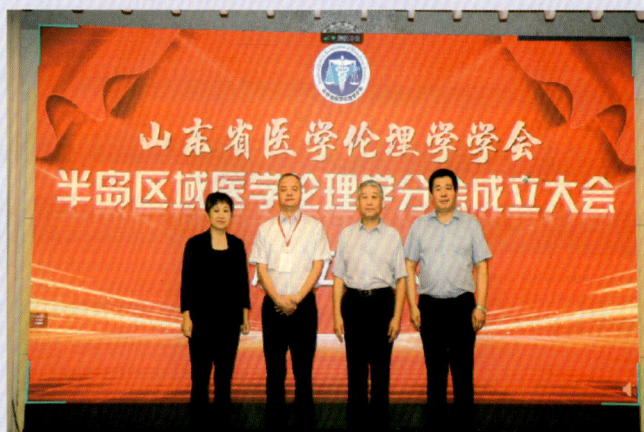

2022年8月13日，青岛市第六人民医院承办的"青岛市中西医结合学会第二届肝病专业委员会换届大会暨中西医结合肝病学术会议"在黄海饭店召开。

2022年8月20日，青岛市第六人民医院承办的"山东省医学伦理学学会半岛区域医学伦理学分会成立大会暨第一次学术会议"在青岛召开。

青岛市精神卫生中心
（青岛市第七人民医院、青岛市心理咨询中心）

青岛市精神卫生中心（青岛市第七人民医院、青岛市心理咨询中心）始建于1958年，位于市北区南京路299号，是一所技术力量雄厚、设备先进、具有现代化科学管理体系的三级甲等专科医院，担负着山东半岛地区精神疾病、心理疾病的预防、医疗、教学、科研、康复、司法鉴定及对外学术交流等任务，是青岛大学心理卫生研究所，青岛大学第十四临床医学院，青岛大学、济宁医学院硕士点，山东中医药大学、济宁医学院教学医院，山东省精神医学三大临床、科研、教学基地之一，成为引领山东半岛地区精神卫生事业的核心力量。

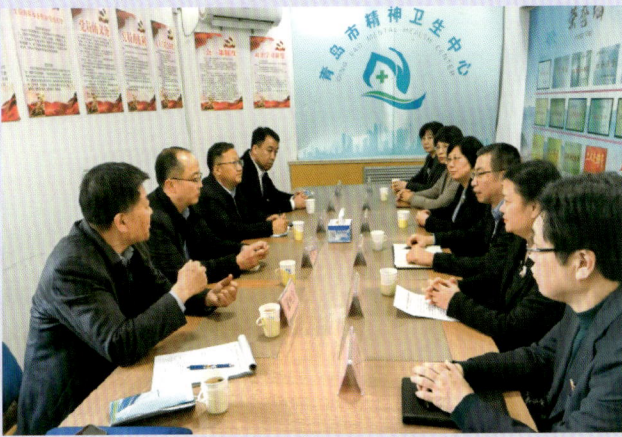

2022年1月18日，青岛市卫生健康委主任薄涛一行到市精神卫生中心检查指导安全生产工作。市精神卫生中心领导班子成员及相关科室负责人陪同检查。

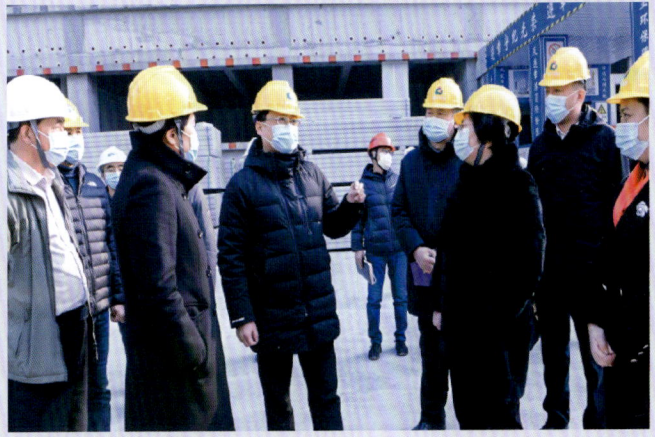

2022年2月25日，青岛市卫生健康委党组副书记（主持党组工作）柳忠旭、副主任吕坤政到市精神卫生中心调研红岛院区项目建设情况。市精神卫生中心院长王春霞、副院长周晶及参建单位负责同志陪同调研。

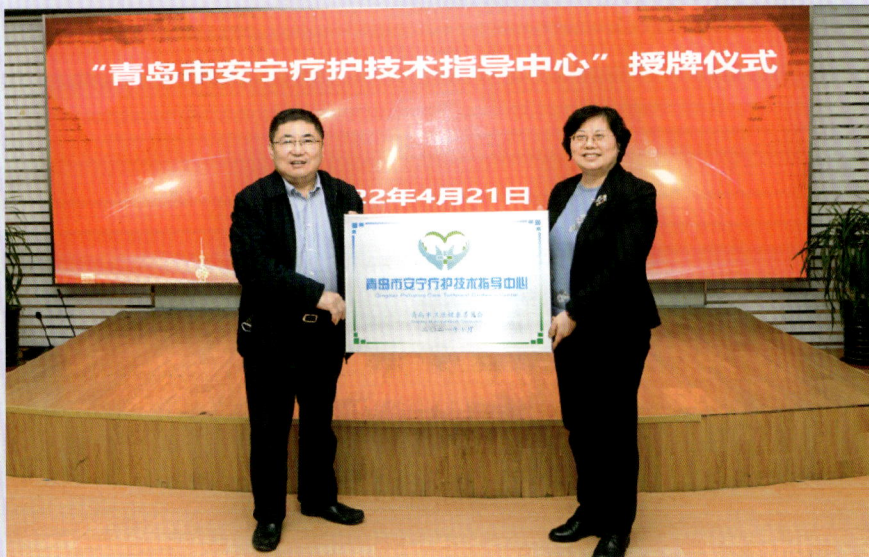

2022年4月21日，青岛市计生协会专职副会长董新春到市精神卫生中心开展安宁疗护调研，并出席"青岛市安宁疗护技术指导中心"授牌仪式。院长王春霞等陪同调研及出席授牌仪式。

2022年5月6日，青岛市人民政府副市长王波、市政府副秘书长陈万胜到青岛市市民健康中心一期市精神卫生中心项目现场调研项目建设工作。市卫生健康委员会主任薛涛，市精神卫生中心院长王春霞及各参建单位负责同志陪同调研。

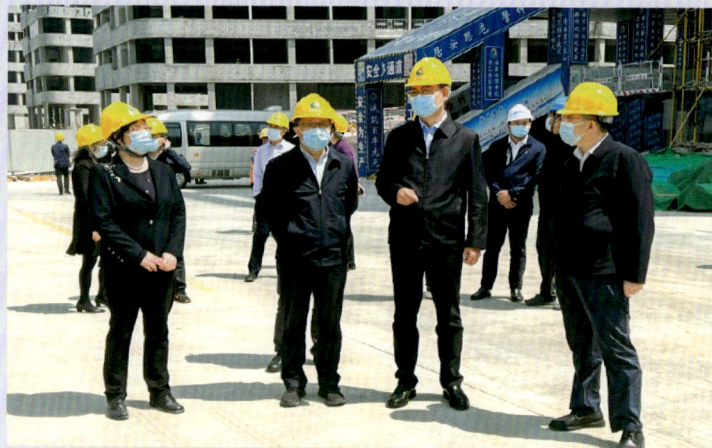

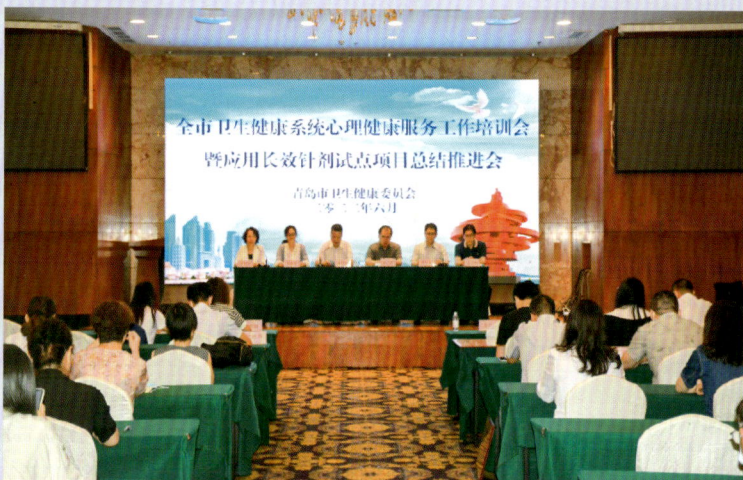

2022年6月15日，青岛市卫生健康委联合市精神卫生中心举办全市卫生健康系统心理健康服务工作培训会暨应用第二代长效针剂治疗精神分裂症试点项目总结推进会。会议由市卫生健康委疾控处处长孙森主持，省卫生健康委员会疾控处处长陈国峰、四级调研员刘淑丽、省精神卫生中心院长徐勇出席会议。

2022年6月24日，甘肃省陇南市卫生健康委党组书记、主任陈静一行20人到青岛市精神卫生中心调研。市卫生健康委主任薛涛、财务审计处处长别清华参与调研。

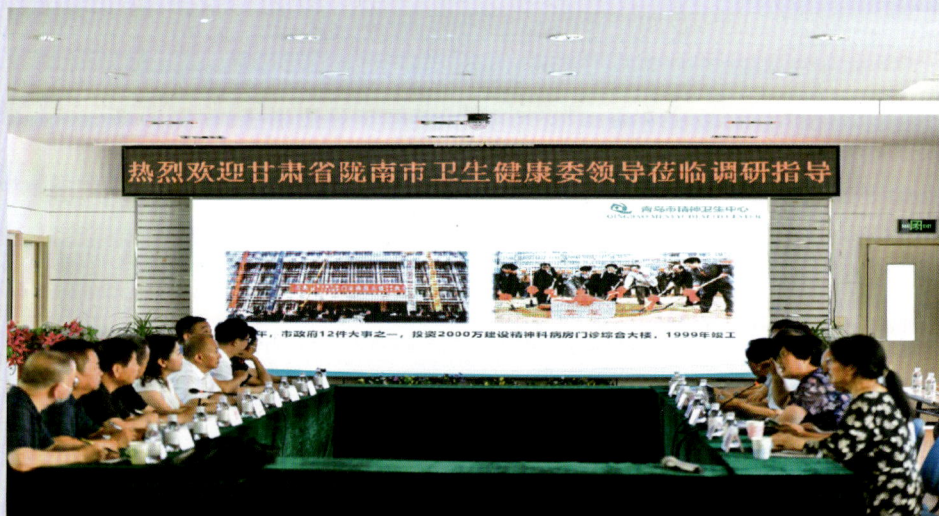

青岛市口腔医院

青岛市口腔医院位于青岛市德县路17号，是青岛市卫生健康委员会直属的三级甲等口腔专科医院、国家住院医师规范化培训基地、北京大学口腔医学院学科发展联合体，承担多所院校的本科和研究生教学工作。2022年，医院建筑面积2.3万平方米，其中业务用房面积1.8万平方米。职工总数417人，其中，博士23人，硕士162人，高级职称技术人员55人，国家级专委会常委和委员31名。编制床位总数50张，综合治疗椅230台，拥有瓷睿刻全瓷修复系统、水激光口腔综合治疗仪、口腔锥形束CT机和数字化全景X光机等先进的医用口腔类设备。设职能科室15个，临床科室11个，医技科室4个，院外门诊3个。

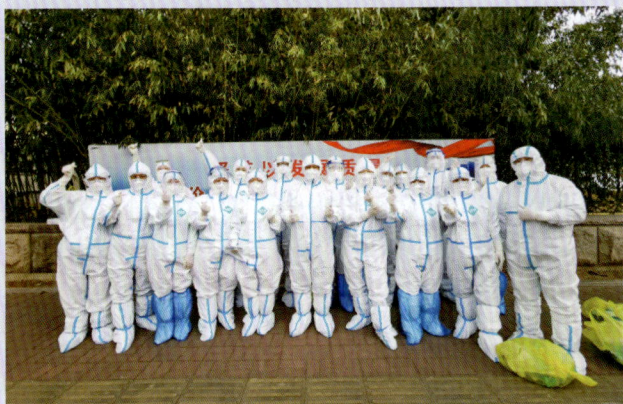

2022年3月9日，青岛市口腔医院参与支援莱西、滨州、即墨、滕州、胶州大规模核酸采样任务1453人次，支援社区常规疫情防控1512人次，出色完成上级委派的任务。图为支援莱西核酸采样队合影。

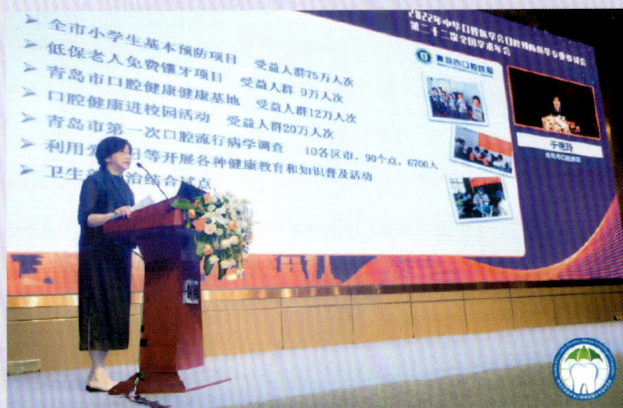

2022年6月15日，由中华口腔医学会口腔预防医学专委会主办的"2022年中华口腔医学会口腔预防医学专委会第二十二次全国学术年会"在陕西西安顺利召开，青岛市口腔健康管理模式成功入选全国牙防优秀案例。图为青岛市口腔医院副院长于艳玲在大会主会场作经验分享。

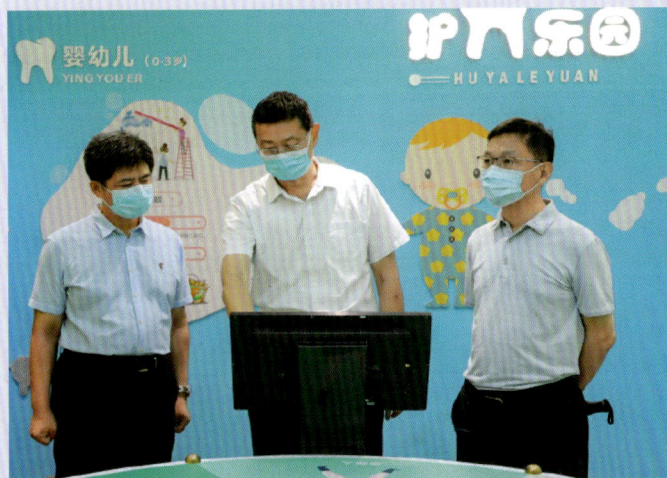

2022年8月13日，青岛市市南区委书记王锋（左1）带队到青岛市口腔医院调研，市卫生健康委副主任、市中医药管理局专职副局长赵国磊（右1）陪同调研。王锋一行实地参观医院各临床诊室、临床技能培训中心、中心实验室、口腔健康教育基地，并与医院相关负责人座谈交流。

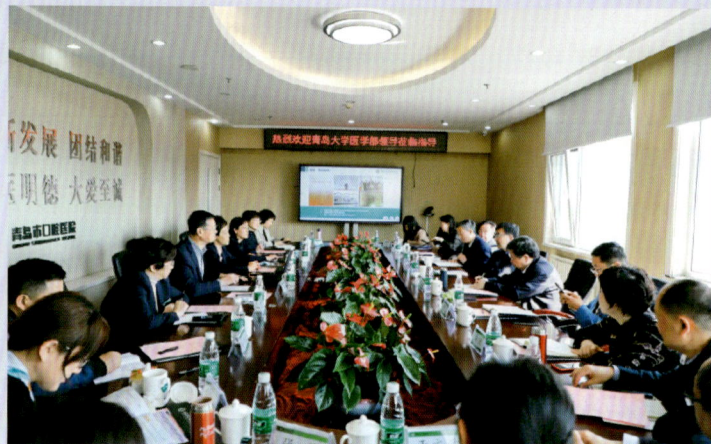

2022年9月30日，经山东省卫生健康委员会、山东省教育厅联合审核认定，青岛市口腔医院获批青岛大学附属青岛市口腔医院。图为青岛大学医学部到院督导。

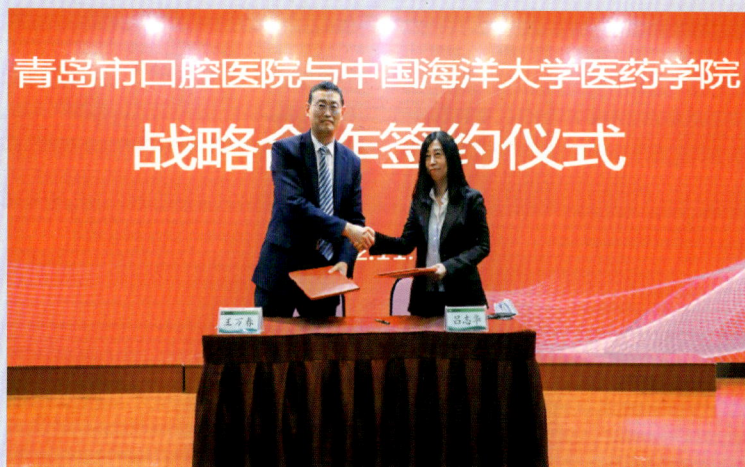

2022年11月28日，青岛市口腔医院与中国海洋大学医药学院举行战略合作签约仪式。双方将设立联合基金，合作开展人才培养，共建"口腔药物联合实验室"。

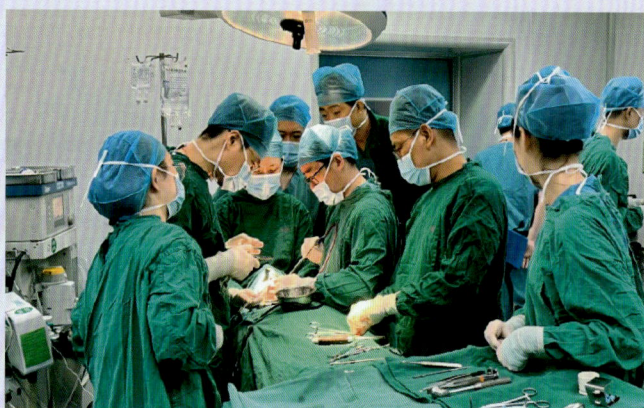

2022年11月29日，青岛市口腔医院获批青岛市攀峰学科，中西医结合牙周黏膜病防治中心、口腔内科学获批青岛市临床重点学科。图为口腔颌面外科手术现场。

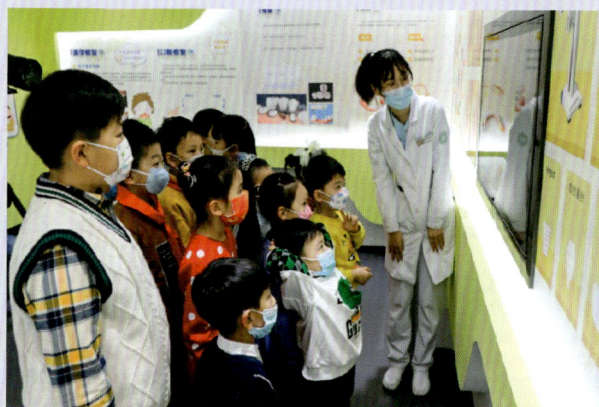

2022年12月14日，青岛市口腔医院口腔预防医学获批山东省首批医药卫生重点学科。图为小朋友参观青岛市口腔健康教育基地。

青岛阜外心血管病医院

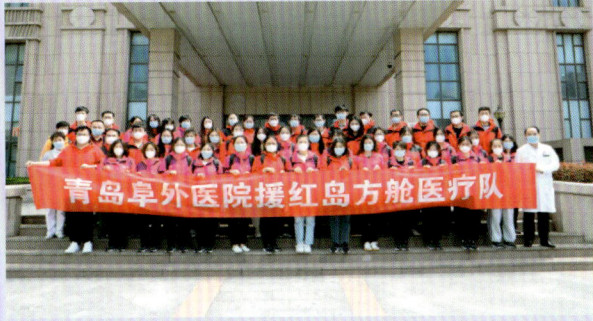

2022年3月，青岛阜外心血管病医院派出医护人员参与青岛市方舱医院医疗救治支援工作。图为出征青岛方舱医院医护人员凯旋合影留念。

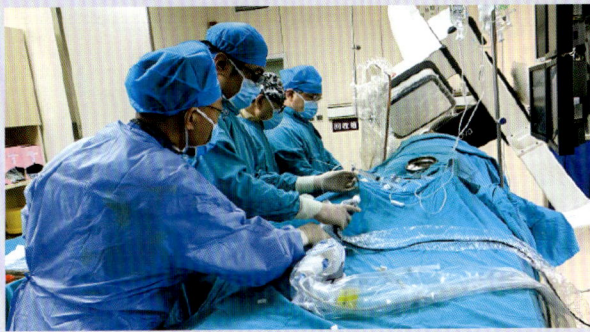

2022年8月，青岛阜外心血管病医院心血管内科团队开展首例Shockwave冲击波球囊钙化斑块碎裂技术，击破患者心脏冠脉里面的"钙化石"，为患者打通"生命通道"。

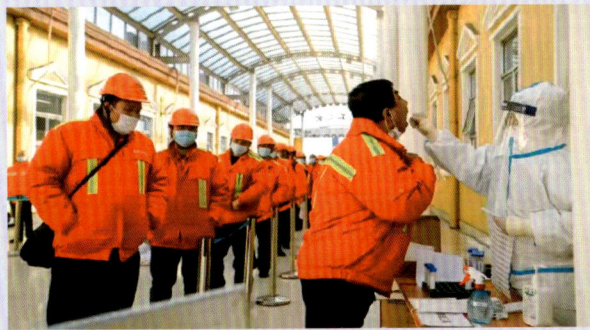

青岛阜外心血管病医院积极响应党和国家的号召，全力以赴打好疫情防控阻击战，协助港口、支援海关，常态化派出20多人参与港口一线核酸样本采集检测工作。

青岛阜外心血管病医院前身是青岛港口医院。2006年5月12日，在国家卫健委、中国医学科学院及省市领导的关心支持下，山东港口青岛港集团与中国医学科学院阜外医院合作成立。

医院位于青岛市中央商务区核心区，占地面积3万平方米，建筑面积10万平方米，南北楼900张床位，开放750张，在岗职工850人。年门、急诊量45万人次，年手术量9000例，其中年心脏手术量5000例，心脏手术复杂程度、手术质量指标和手术总量位于山东省前列。

医院特色专科心脏中心采用内外科一体化管理，规模、专业、手术量位居山东半岛前列的心血管病诊疗中心，拥有独立的CCU病房、ICU病房、导管室、麻醉手术室、心外科病房、结构性心脏病病房和心脏康复病区，率先开设山东省结构性心脏病病房，率先在青岛市开展心脏康复，术后康复科独立运行，建设有国家级胸痛中心、心脏康复中心、房颤中心、高血压达标中心、心衰中心和心脏瓣膜病介入中心"六大中心"。医院康复中心为青岛市工伤康复中心，设有5个病区和1个康复治疗区，规模和社会效益行业领先。综合内科、神经内科、急诊科、查体中心等快速发展。

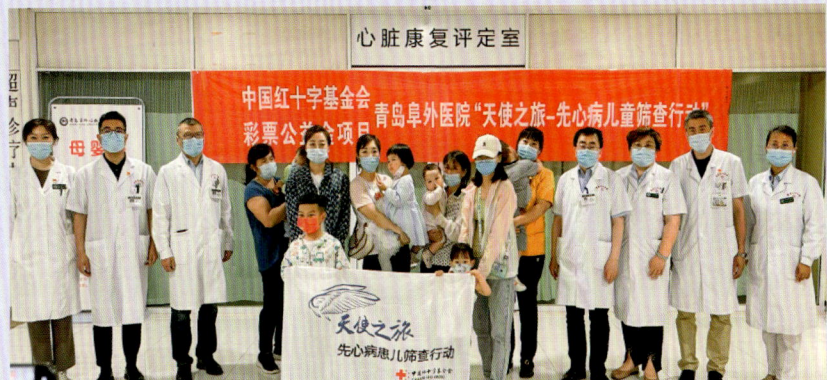

2022年5月31日，青岛阜外心血管病医院联合中国红十字基金会彩票公益金项目开展"天使之旅"先天性心脏病患儿公益救助行动。图为患儿康复出院时合影留念。

青岛大学附属医院

　　青岛大学附属医院始建于1898年，是山东省东部地区唯一的一所省属综合性教学医院，是科室齐全、设备先进、技术雄厚、环境优雅、建筑布局合理，集医疗、教学、科研、预防保健和康复于一体的区域龙头医院，是山东省东部地区医疗、教学、科研和人才培训中心。

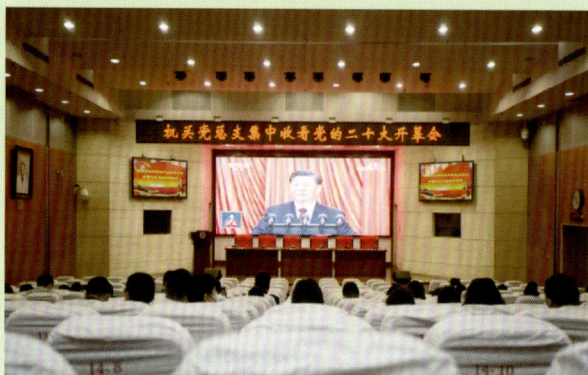

2022年，青岛大学附属医院深入学习宣传贯彻党的二十大精神，加快推动医院各项事业高质量发展。图为医院机关党总支集中收看党的二十大开幕会。

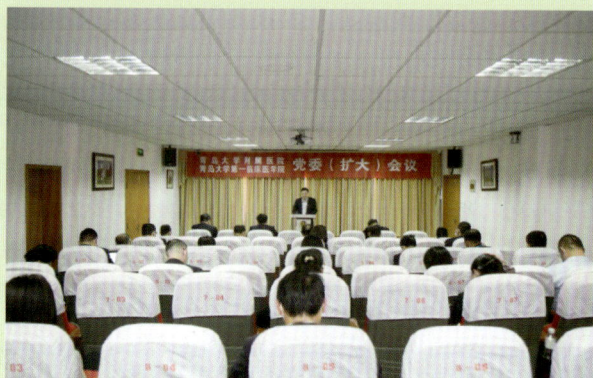

2022年11月2日，青岛大学附属医院召开党委（扩大）会议学习贯彻党的二十大精神。

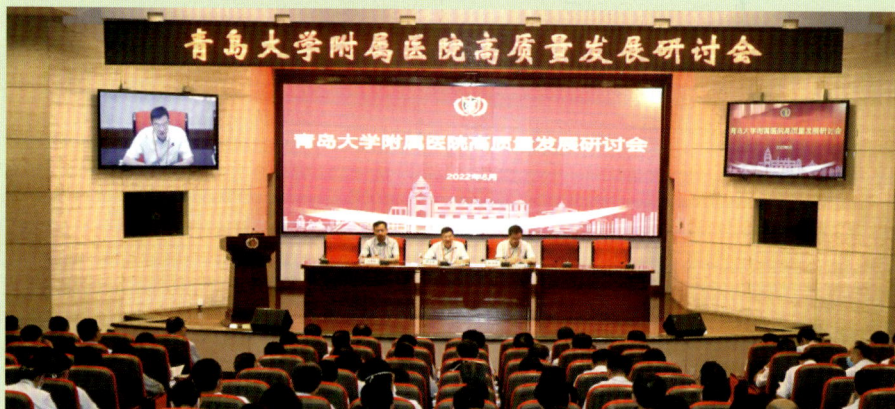

2022年8月27日-28日，青岛大学附属医院召开高质量发展研讨会，确立新时期改革发展路线图。

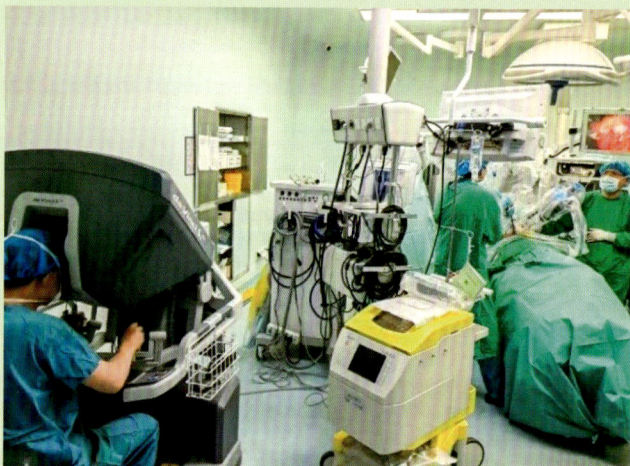

2022年5月，青岛大学附属医院胸外科矫文捷教授团队成功开展亚洲首例机器人辅助肺脏移植微创手术。

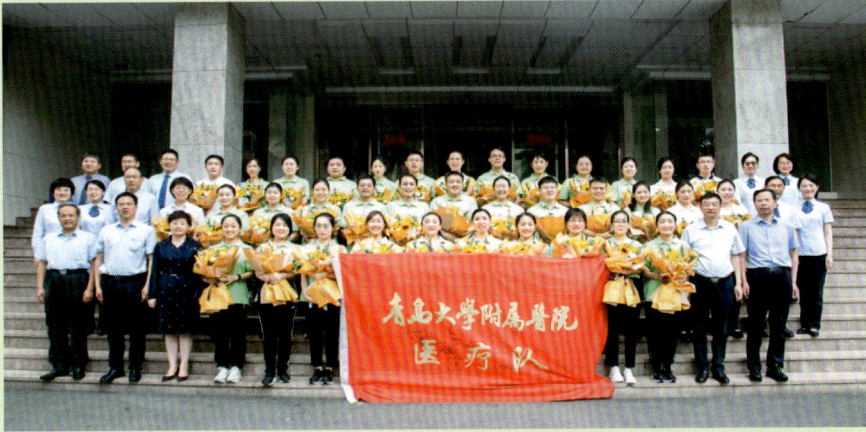

2022年，青岛大学附属医院援助上海医疗队顺利结束支援任务返回青岛。

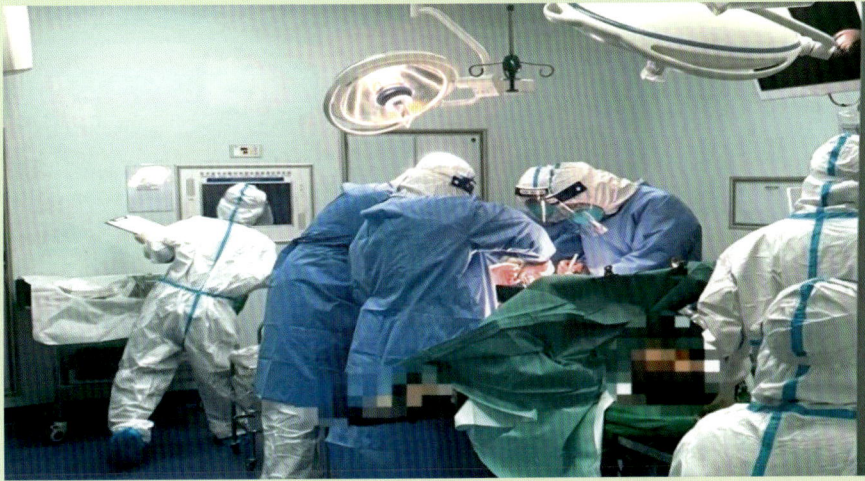

2022年，青岛大学附属医院坚守奋战在疫情防控与医疗救治最前线。

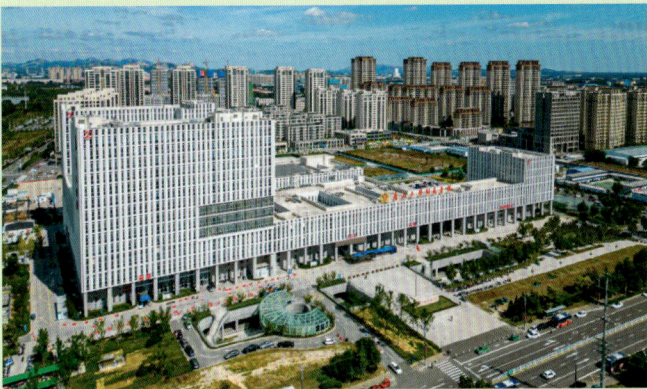

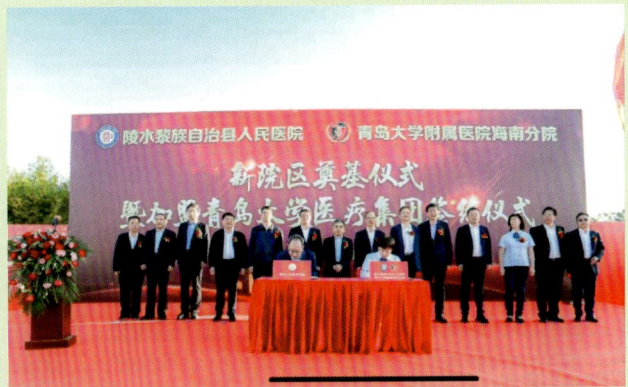

2022年，青岛大学附属医院推进"一院多区"发展模式，推动优质医疗资源下沉。左图为青岛大学附属医院平度院区鸟瞰图。右图为青岛大学附属医院海南分院、陵水黎族自治县人民医院新院区奠基仪式暨加盟青岛大学医疗集团签约仪式现场。

青岛市疾病预防控制中心
（青岛市预防医学研究院、青岛市卫生健康大数据中心）

　　青岛市疾病预防控制中心（青岛市预防医学研究院、青岛市卫生健康大数据中心）是市卫生健康委直属的承担政府疾病预防控制职能的公益一类事业单位和预防医学研究机构。中心（研究院、大数据中心）办公大楼近17000平方米，其中实验室用房7800余平方米。规划中的青岛市公共卫生中心一期大楼投入使用。2022年，编制337人，在职327人，其中博士35人，硕士183人，硕士以上占比66.67%；专业技术人员284人，占比86.85%，有高级职称者占比33%。

　　主要承担全市疾病预防与控制、检测检验与评价、健康教育与促进、应用研究与指导、技术管理与服务、对外交流与合作等职能，是中国疾控中心公共卫生实践培养基地、病毒病所青岛研究基地，是北京大学、山东大学、青岛大学等6所高校的预防医学教研实习基地。中心（研究院、大数据中心）持续推进体系建设、能力建设、文化建设，推动党建、业务、项目、科研等工作全面发展，确保全市艾滋病、结核病等重大传染病得到有力控制，确保新冠肺炎等突发、新发传染病得到有效处置，确保全市各类重大活动公共卫生安全，为推动青岛市经济社会发展和维护市民健康提供有力保障。

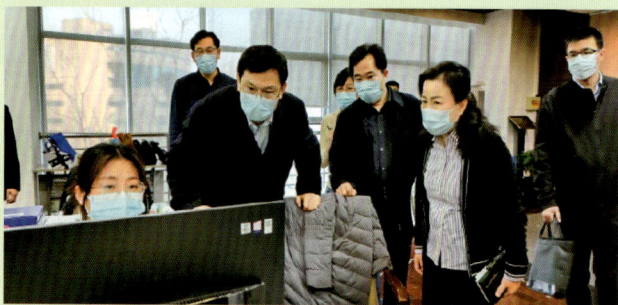

2022年3月8日，青岛市人民政府市长赵豪志一行到西海岸新区疫情防控指挥部督导检查新冠疫情防控工作。

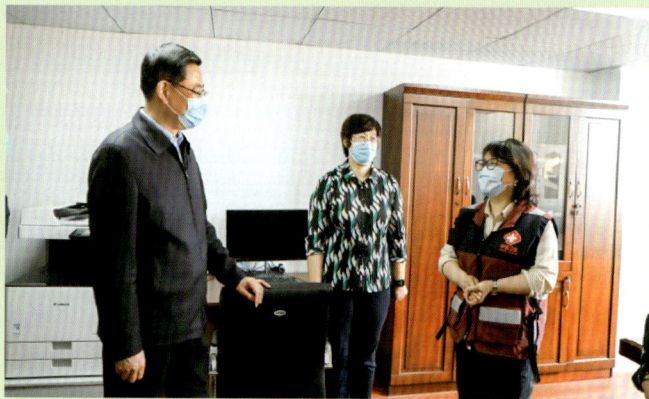

2022年4月10日－5月8日，根据国务院联防联控机制总体部署，青岛市成为全国新冠疫情防控措施优化试点城市之一。

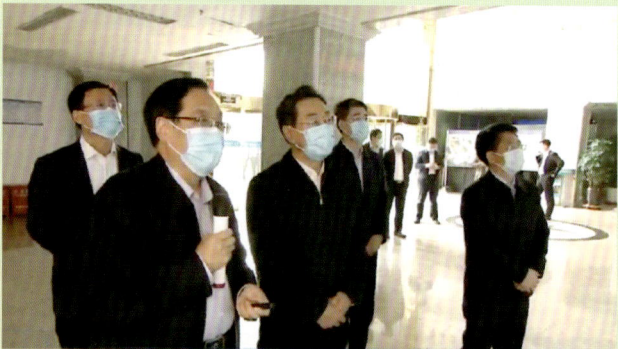

2022年4月20日，山东省省委副书记，省人大常委会副主任、党组书记杨东奇一行到市疾控中心调研疫情防控相关工作。

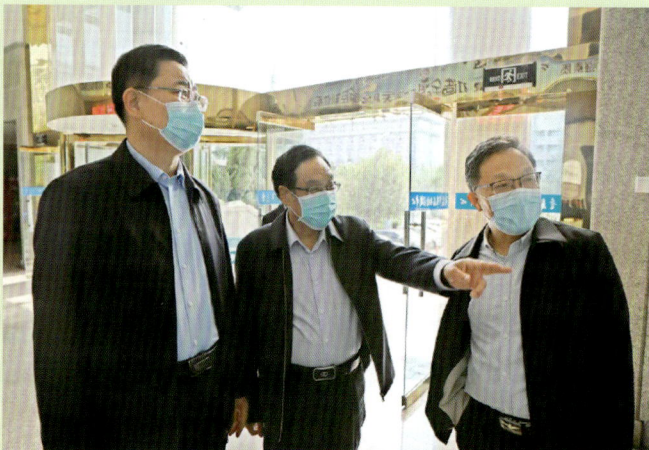

2022年5月6日，青岛市人民政府副市长王波到市疾控中心督导调研新冠疫情防控和疾控业务工作。

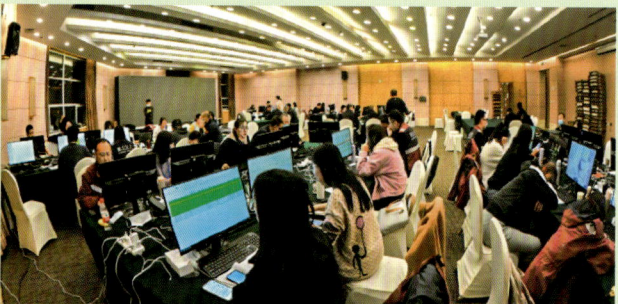

　　2022年，中心始终把疫情防控作为首要任务来抓，在市指挥部与市卫生健康委统一领导下，先后赴莱西、西海岸、即墨等10区（市）全天候移动化作战。

青岛市急救中心

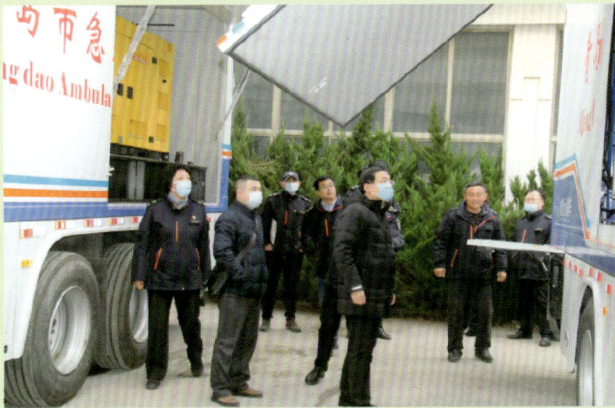

2022年1月22日，青岛市卫生健康委党组副书记（主持党组工作）柳忠旭带队到青岛市急救中心视察院前急救工作。

青岛市急救中心始建于1965年12月2日，为市卫生健康委所属正处级公益一类事业单位。

2022年，全面落实市卫生健康委决策部署，持续深化健康青岛建设，坚持以五项攻坚任务、十项重点工作为重要抓手，全局统筹日常急救、疫情防控两个"主阵地"，以事争一流、唯旗是夺的姿态，高质量完成全年目标任务。全年接听电话27.7万次、救护车出诊10.9万车次、救治患者10.2万人，比上年同期分别增长19.8%、21.7%、26%，承担完成2022青岛跨国公司领导人峰会等会议、群体性活动、赛事医疗保障任务40余次。电话指导成功抢救心跳呼吸骤停30人次、哽噎12人次、急性分娩患者6人次。

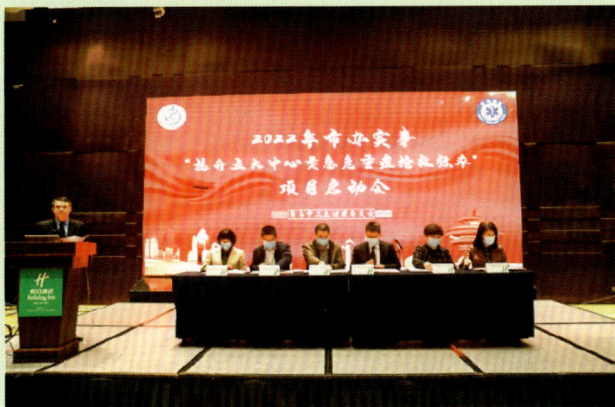

2022年4月22日，青岛市急救中心举办2022年市办实事"提升五大中心类急危重症抢救效率"项目启动会。图为市卫生健康委副主任邢晓博与各区（市）卫健局签约。

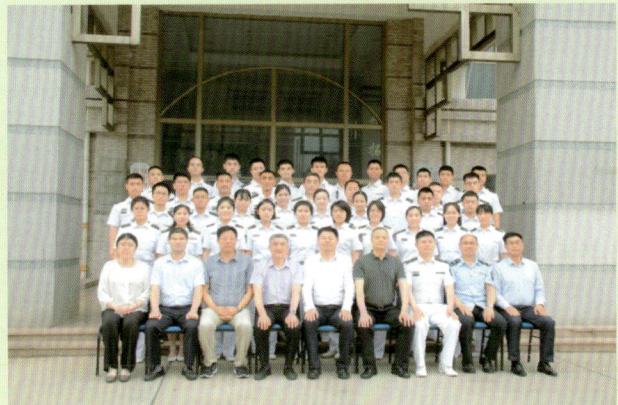

2022年6月20日，青岛市急救中心举办驻青部队军医代培第二期培训班。图为市卫生健康委副局级领导干部吕富杰出席开班仪式并合影。

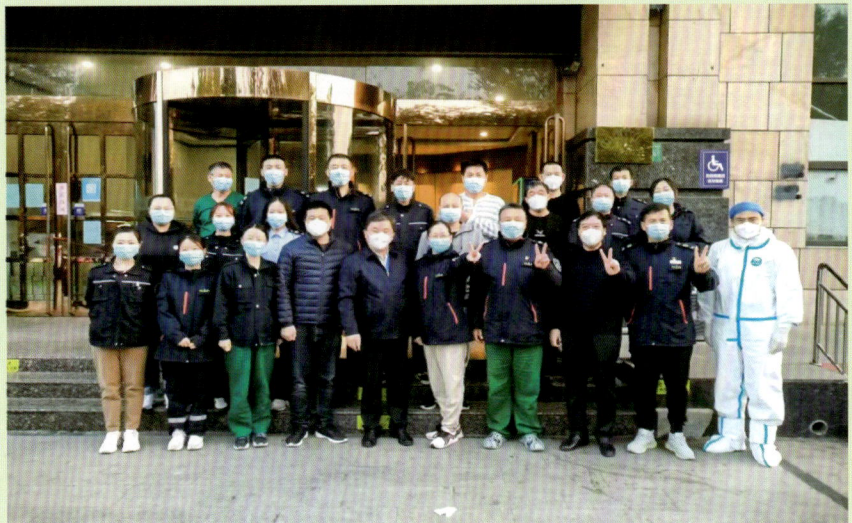

2022年11月6日，青岛市急救中心支援滕州市院前急救转运工作顺利结束。图为滕州市卫生健康局为青岛市院前急救转运援助队伍举行欢送仪式并合影留念。

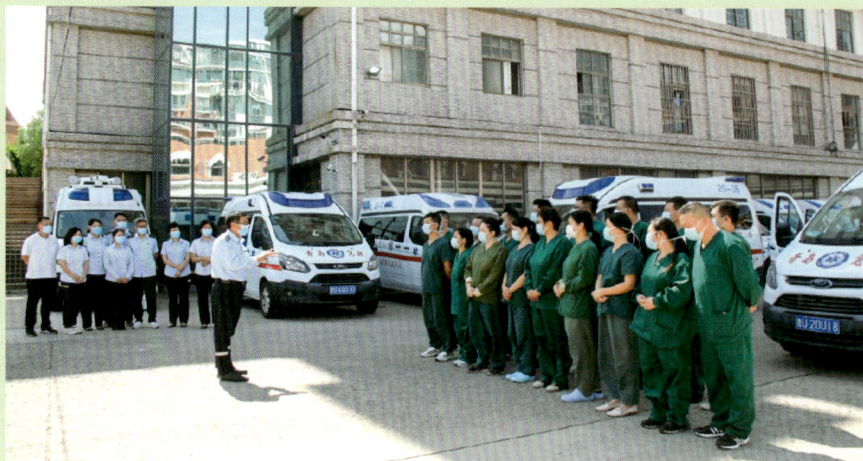

2022年9月6日－17日，青岛市急救中心先后调派院前急救人员69人、救护车15辆支援即墨疫情防控工作。

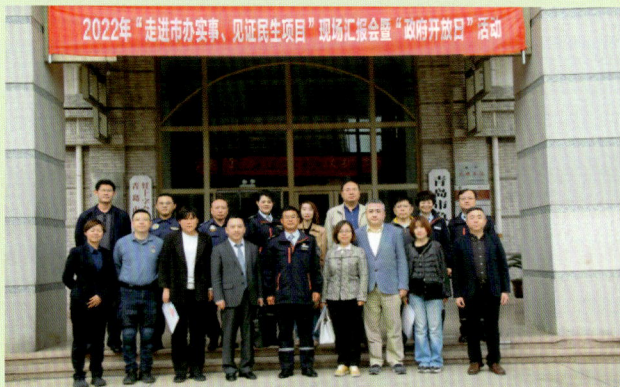

2022年10月26日，青岛市急救中心举办"走进市办实事、见证民生项目"现场汇报会暨"政府开放日"活动。

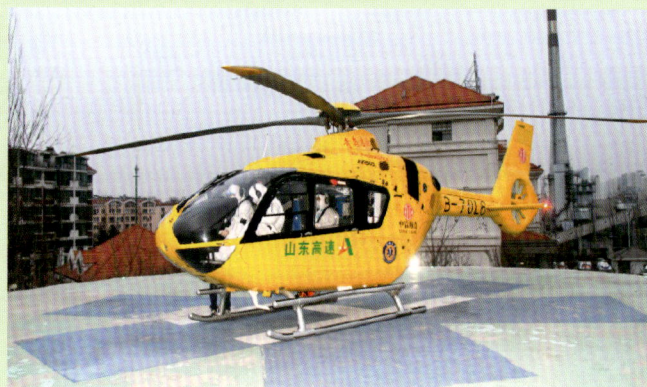

2022年1月18日，青岛市急救中心调派H135直升机将1名肺心病患者从莱西市人民医院转至青岛市市立医院东院区。

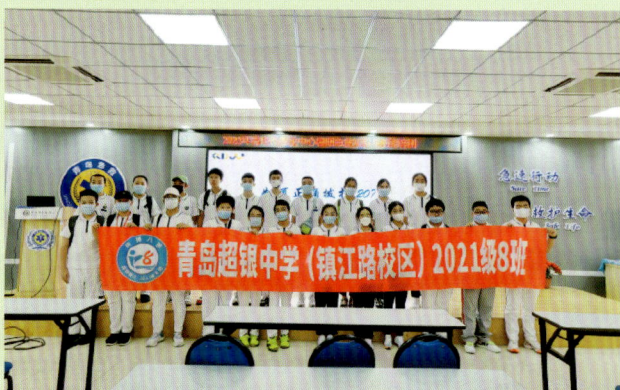

2022年8月23日，青岛市急救中心举办青岛超银中学（镇江路校区）2021级8班暑期急救知识与技能培训活动。

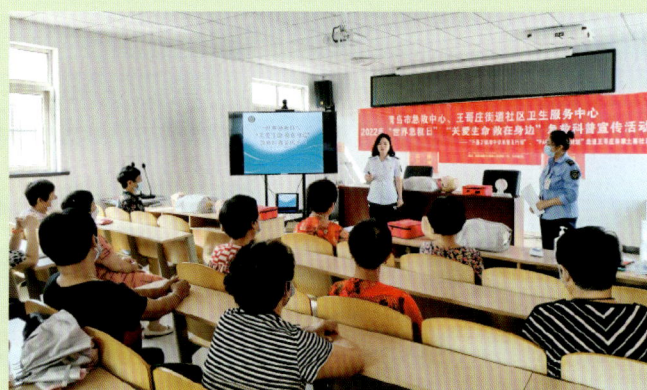

2022年9月8日，青岛市急救中心走进王哥庄街道江家土寨社区举办2022年世界急救日"关爱生命、救在身边"急救科普宣传活动。

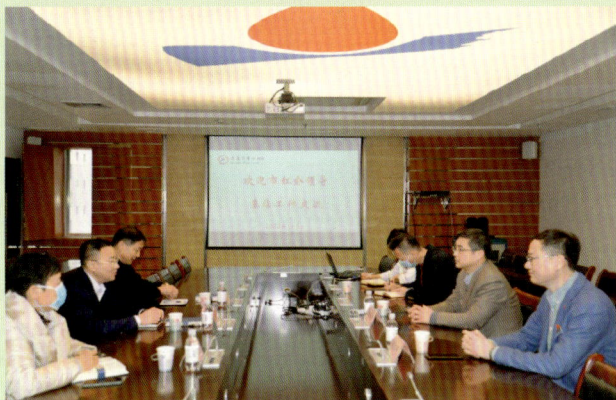

2022年1月5日,青岛市红十字会党组书记、常务副会长高嵘到青岛市中心血站座谈交流。

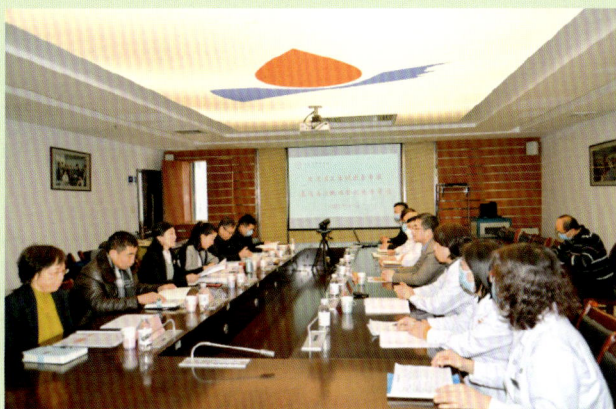

2022年1月11日,山东省卫生健康委专家到青岛市中心血站进行再次执业登记现场审核。

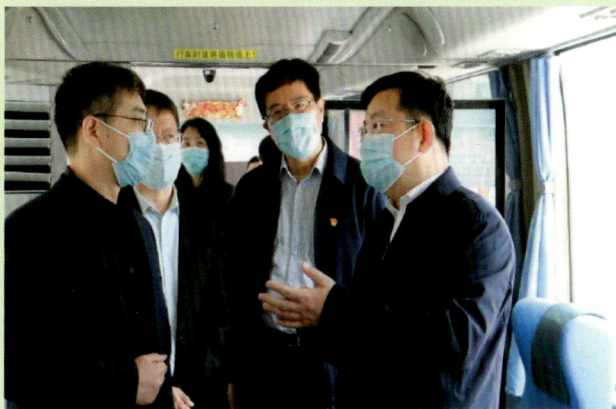

2022年4月22日,青岛市委政法委开展"深化作风能力提升,创建全国文明单位"主题无偿献血活动,市委常委、政法委书记程德智带头参加并现场慰问献血者。

青岛市中心血站

青岛市中心血站成立于1993年8月(前身青岛市献血管理站于1965年9月成立),是青岛市卫生健康委员会直属的全额拨款事业单位。市中心血站负责青岛市无偿献血宣传和组织发动工作,为七区三市1025万人口、96家医疗机构提供医疗用血。中心承担指导临床科学合理用血、输血医学研究以及青岛市输血质量控制中心、中华造血干细胞捐献者资料库组织配型实验室等工作,作为潍坊医学院教学基地还承担教学任务。市中心血站以"科教兴站"为战略,多项工作走在国内同行业前列。全市临床成分输血率达到国际先进水平,科研项目多次获得科技管理部门表彰。市中心血站先后被评为国家、省卫生系统先进集体,省无偿献血先进单位,省文明单位,省卫生系统为民服务创先争优"示范窗口单位",省"富民兴鲁劳动奖状",全国首批"健康促进与教育优秀实践基地"、"山东省科普教育基地"、"山东省健康教育基地"等荣誉称号。青岛市连续13次获"全国无偿献血先进城市"殊荣。

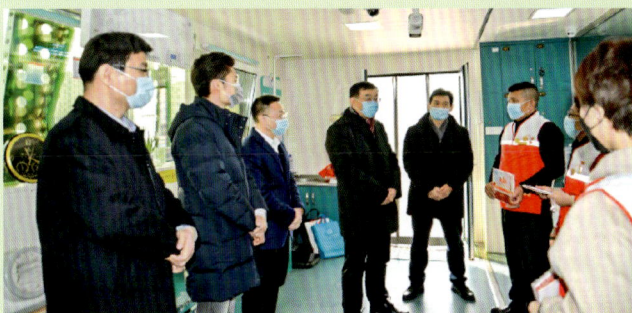

2022年1月21日,青岛市政协副主席卞建平在台东爱心献血屋看望志愿献血者。

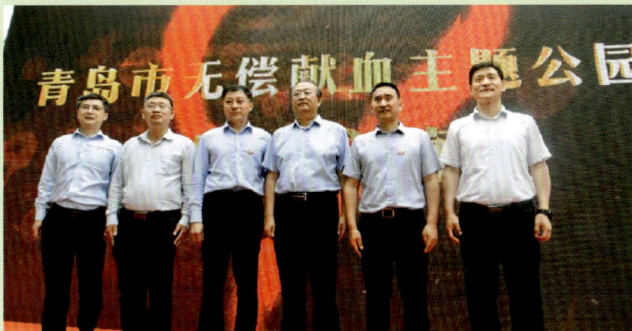

2022年6月14日,青岛市无偿献血主题公园正式启用,落户市南区辛家庄北山公园。

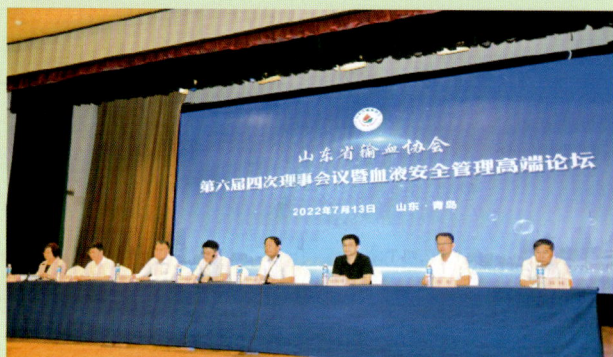

2022年7月13日，山东省输血协会第六届四次理事会议暨血液安全管理高端论坛在黄海饭店召开。

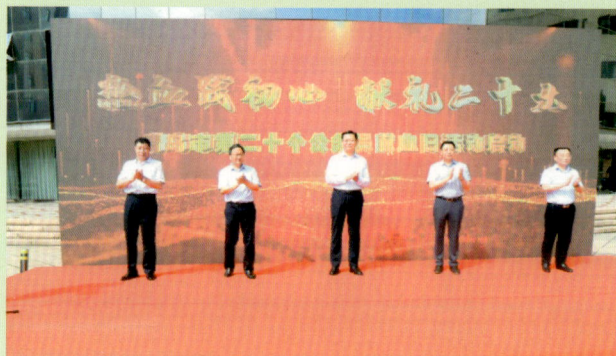

2022年8月16日，"热血践初心 献礼二十大"青岛市第二十个公务员献血日活动在市级机关会议中心举行。

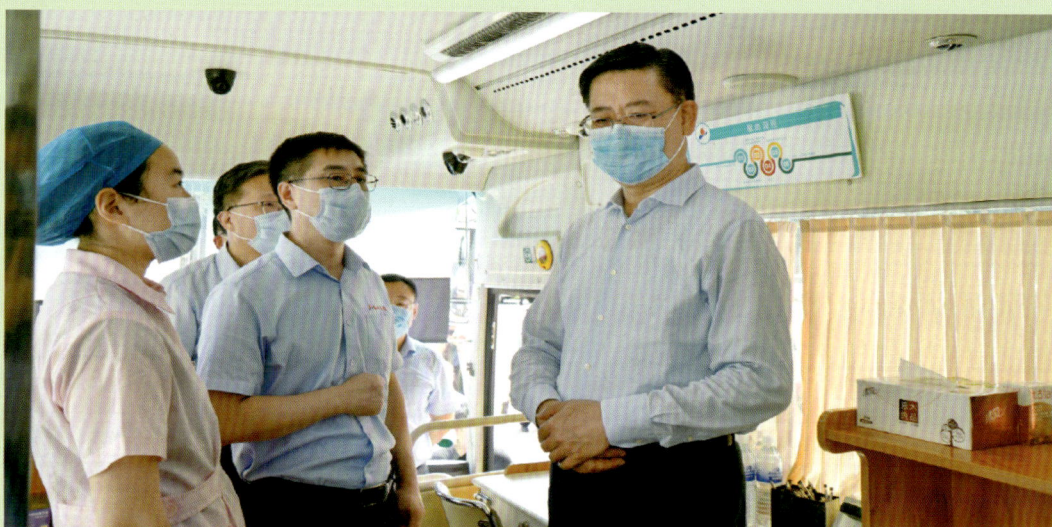

2022年8月16日，青岛市第二十个公务员献血日，青岛市人民政府副市长王波（右1）登上献血车慰问献血者。

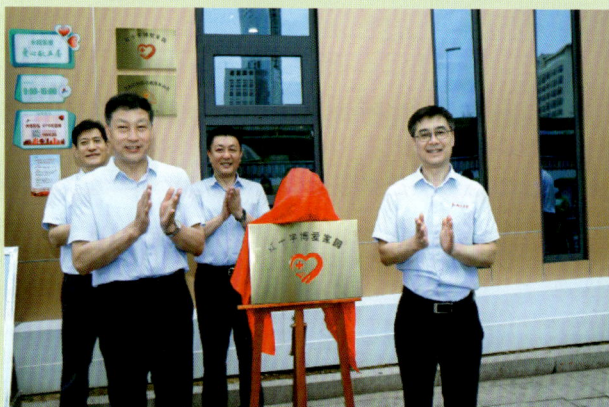

2022年8月25日，青岛市中心血站工会户外劳动者服务站点暨红十字博爱家园揭牌仪式在市南区永旺东泰爱心献血屋举行。

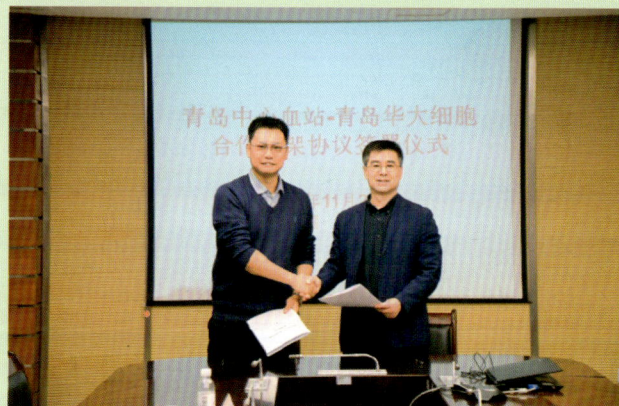

2022年11月25日，青岛市中心血站与青岛华大细胞签署合作框架协议。

山东省青岛卫生学校

　　山东省青岛卫生学校占地面积4.4万平方米。教学及辅助用房建筑面积2.51万平方米，行政办公用房建筑面积0.1万平方米，生活用房1.05万平方米。设有办公室、人事科、安保科、老干科、总务科、财务科、审计科、学生科、招生就业办、教务科、成教科、设备仪器管理科、信息技术科、工会14个职能科室；设有公共基础课教研室一、公共基础课教研室二，专业基础教研室，基础护理教研室，临床护理教研室，药学专业教研室，口腔专业教研室7个教研室。

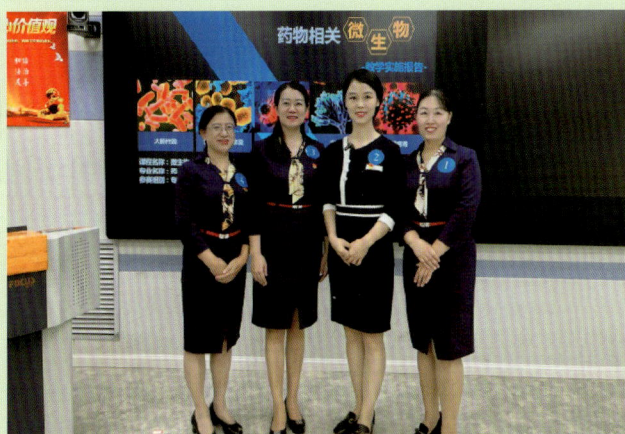

2022年，山东省职业院校教学能力大赛中，山东省青岛卫生学校药学教师团队获一等奖。

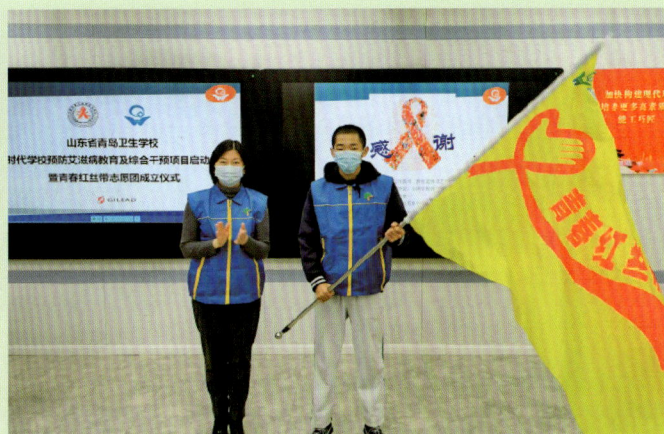

2022年，山东省青岛卫生学校入选山东省新时代预防艾滋病教育及综合干预项目试点学校。

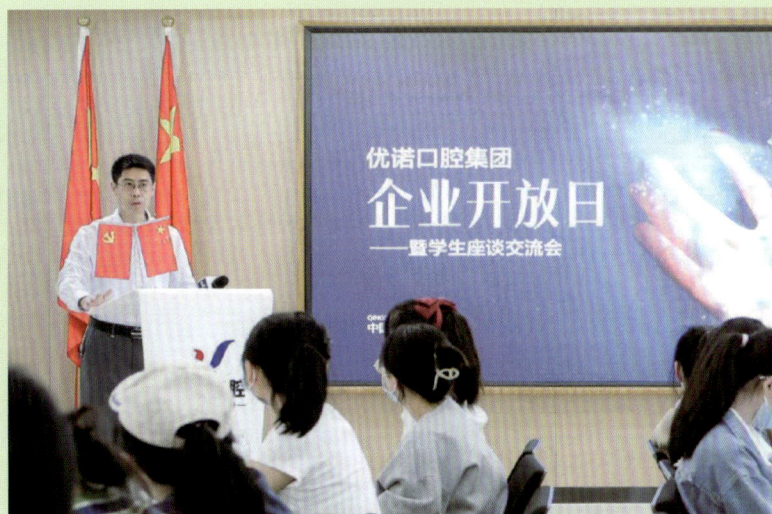

2022年6月11日，山东省青岛卫生学校举办企业开放日活动暨学生座谈交流会。

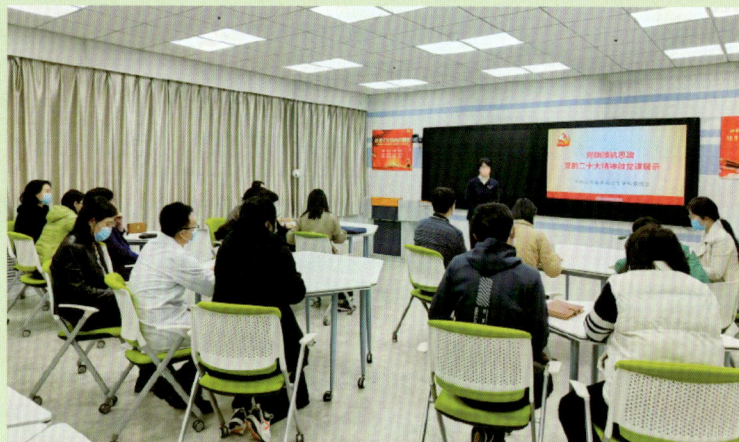

2022年，山东省青岛卫生学校党委举办"以讲助学——党的二十大精神进课堂"微党课活动，多措并举有效发挥思想教育浸润作用。

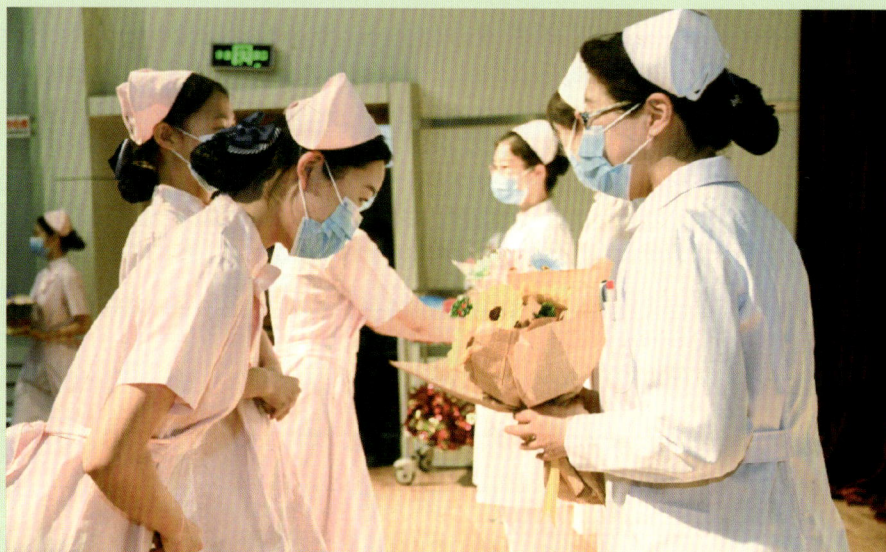

2022年，山东省青岛卫生学校举办庆祝"5·12"国际护士节活动。

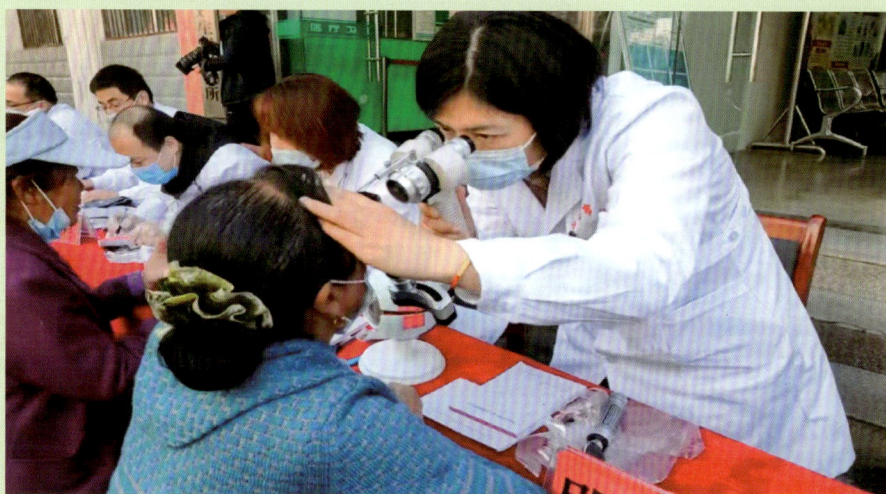

2022年，山东省青岛卫生学校派出的支援老师随甘肃省陇南市医疗队下乡开展送健康活动，央视新闻予以报道。

山东省青岛第二卫生学校

　　山东省青岛第二卫生学校始建于1958年，坐落在"空港新城"胶州市，是国家级重点中等职业学校、山东省中等职业教育教学示范学校、山东省优质特色中等职业学校，获得省级健康教育基地、省级文明单位、省级文明校园、青岛市中小学五星级阳光校园、青岛市首批社会主义核心价值观示范点、青岛市规范管理优秀校园、青岛市"五一"劳动奖状等称号及荣誉。

　　学校设有护理、助产、药剂、中药、医学检验技术、口腔修复工艺6个专业。护理专业是青岛市中等职业学校骨干专业、青岛市对口就业率优质就业率"双高"专业、山东省中等职业教育品牌专业、山东省中等职业教育特色化专业建设项目。全日制在校生3400余人，毕业生平均就业率98%、优质就业率96.3%。在全国职业院校护理技能大赛中，累计获得6枚金牌，在山东省同类学校中名列前茅。

　　学校占地面积41.8万平方米，建筑面积3.42万平方米，学校有专任教师96人，其中，全国技能大赛优秀指导教师、山东省技能大赛优秀指导教师、青岛市教学能手、青岛市学科带头人、青岛市劳动模范、青岛市优秀教师等近20人。

　　建校60余年来，累计为国家输送2万余名优秀卫生人才，他们当中有"中国好人""山东省优秀护士""青岛市劳动模范""青岛市最美护士""青岛市最美乡村医生"。青岛市各级医院的护理队伍骨干，学校毕业生占50%以上。青岛市市立医院、青岛大学附属医疗集团、青岛市妇女儿童医院、上海闵行区中心医院等医院都有学校的优秀学子。

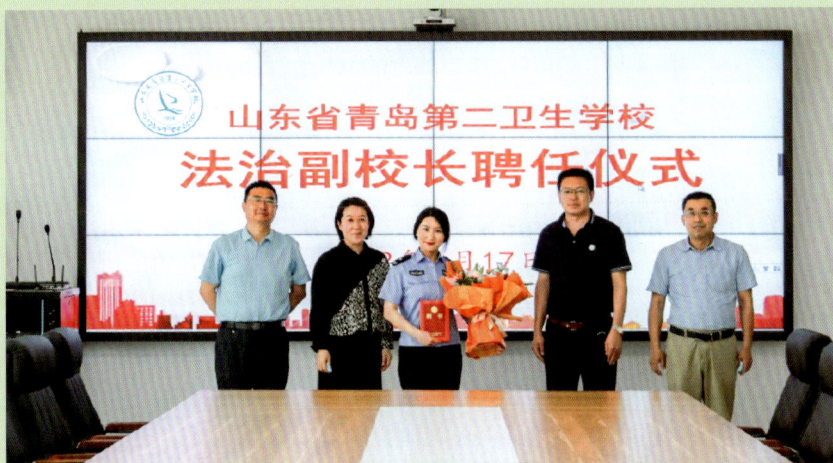

2022年6月17日，山东省青岛第二卫生学校举行法治副校长聘任仪式。

2022年9月28日，中共山东省青岛第二卫生学校委员会第三届换届选举党员大会举行。

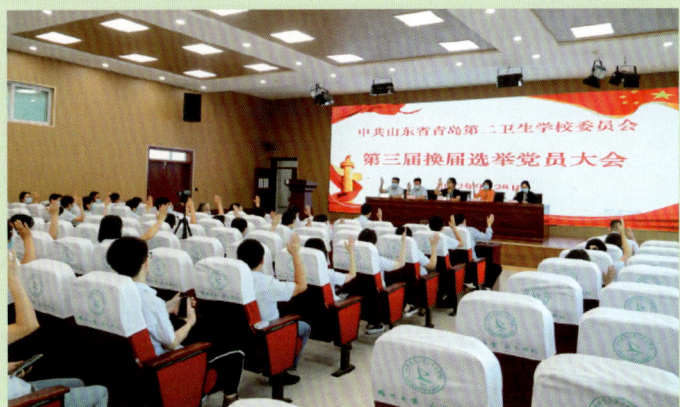

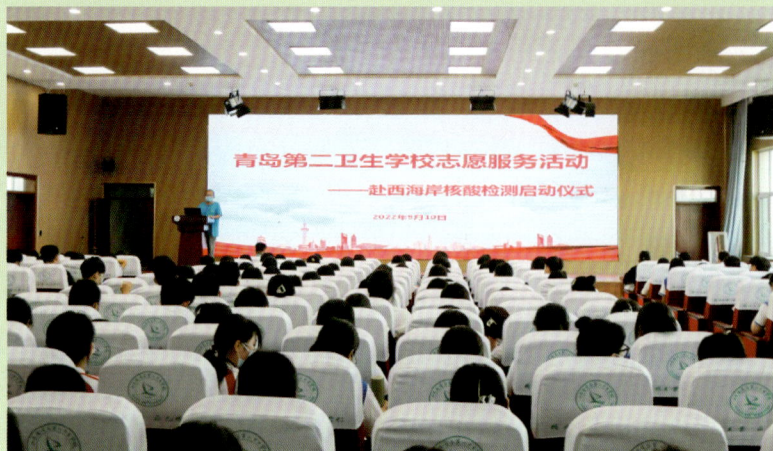

2022年9月10日，山东省青岛第二卫生学校志愿服务活动——赴西海岸核酸检测启动仪式举行。

2022年9月15日，山东省青岛第二卫生学校教师陈晓在山东省中等职业学校班主任能力比赛中获二等奖。图为比赛现场。

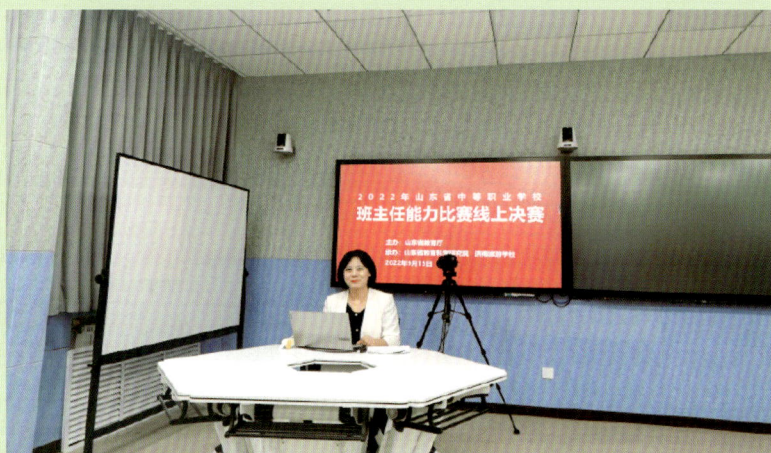

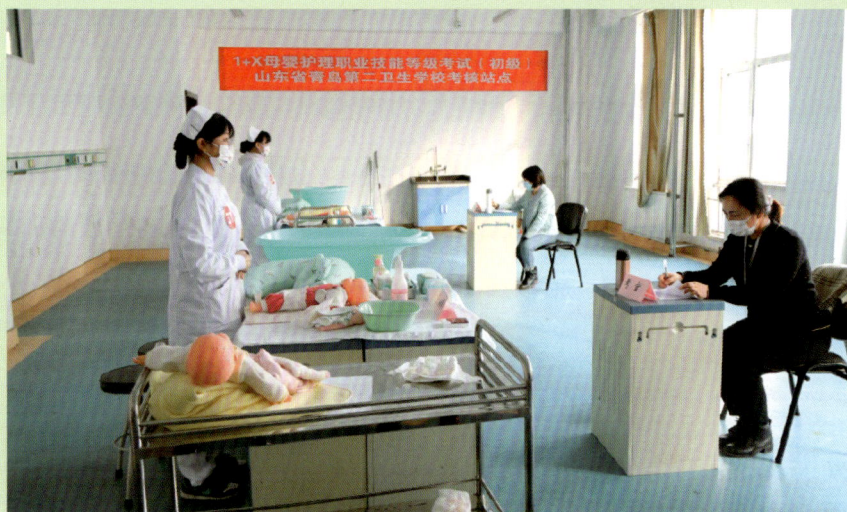

2022年11月11日，山东省青岛第二卫生学校承办"1+X母婴护理职业技能等级考试（初级）"考核工作。图为考核现场。

青岛市卫生健康委员会医院发展中心

　　青岛市卫生健康委员会医院发展中心位于青岛市市南区龙山路1号甲，占地面积3100平方米。2022年，核定编制32名，在编人员32人，其中，专业技术人员29人。专业技术人员中，高级专业技术人员9人、中级专业技术人员12人、初级专业技术人员8人；大学本科学历17人，硕士13人。中心内设综合部、行业发展部、医疗服务部、医疗质量部4个部门。主要职能：参与医改政策、医疗行业规范标准、医疗发展规划等研究工作，承担全市医疗机构运行、医疗技术及从业人员、医疗质量与安全、医疗服务及行业作风等监测、评价的技术性工作，承担全市公立医院绩效考核的事务性、技术性工作。

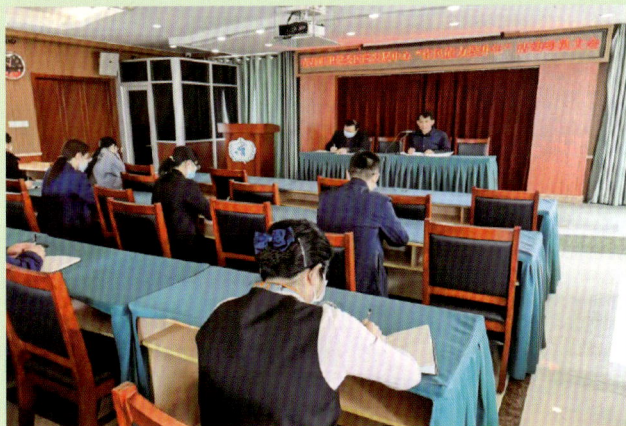

2022年3月14日，青岛市卫生健康委员会医院发展中心召开"作风能力提升年"活动动员大会。

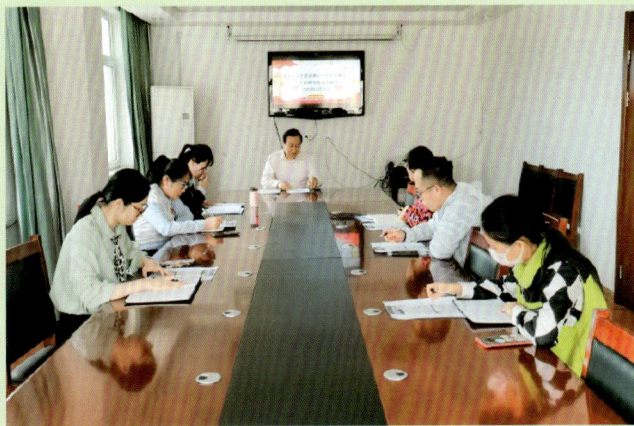

2022年5月25日，青岛市卫生健康委员会医院发展中心对年轻干部进行廉政教育。

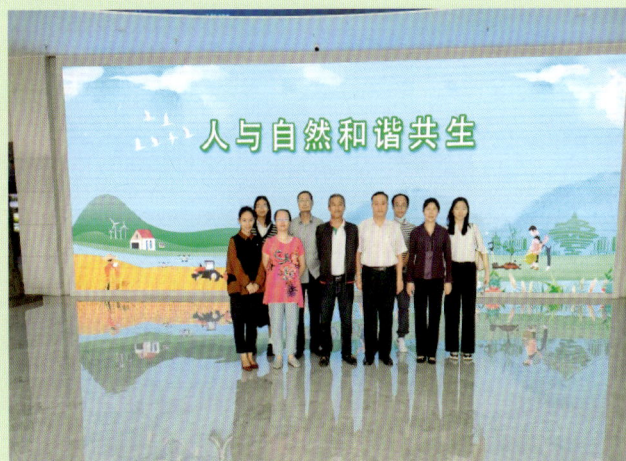

2022年9月29日，青岛市卫生健康委员会医院发展中心党支部组织党员到青岛城市展览馆开展"同心庆国庆 喜迎二十大"主题党日活动。

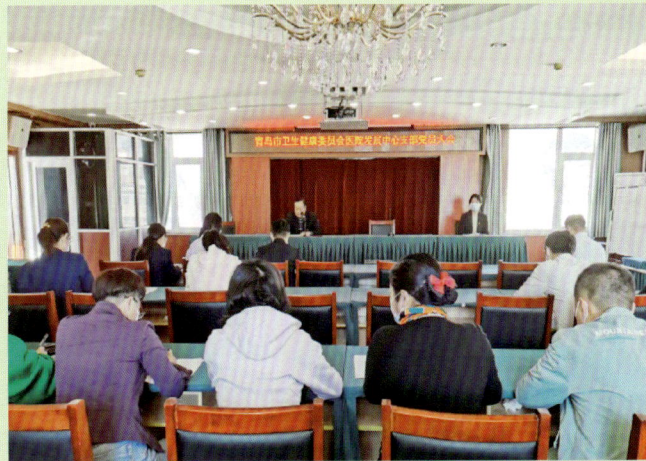

2022年10月18日，中共青岛市卫生健康委员会医院发展中心党支部召开党员大会补选党支部书记，曹明建同志当选。

青岛市李沧区卫生健康局

　　2022年，全区有各级各类卫生机构573家，其中，三级医院4家，二级医疗机构13家，一级医院13家，社区卫生机构61家，门诊部、诊所等其他医疗机构482家，疾病预防控制中心、卫生计生综合监督执法局、妇幼保健计划生育服务中心各1家。医疗机构卫生技术人员总数7280人，其中，执业（助理）医师3094人，注册护士3471人。全年诊疗量6106069人次，门急诊3202637人次，健康查体279317人次，住院67500人次。全区拥有床位4395张，每千常住人口拥有床位6.8张。

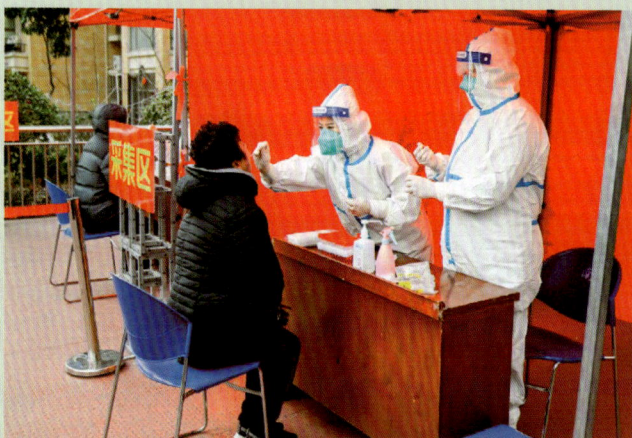

2022年1月，青岛市李沧区湘潭路街道社区卫生服务中心举行核酸检测采样演练。

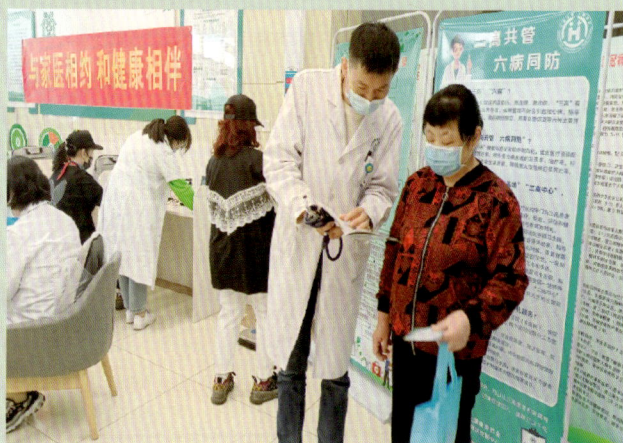

2022年4月，青岛市李沧区李村街道社区卫生服务中心的家庭医生向居民宣传家医签约内容。

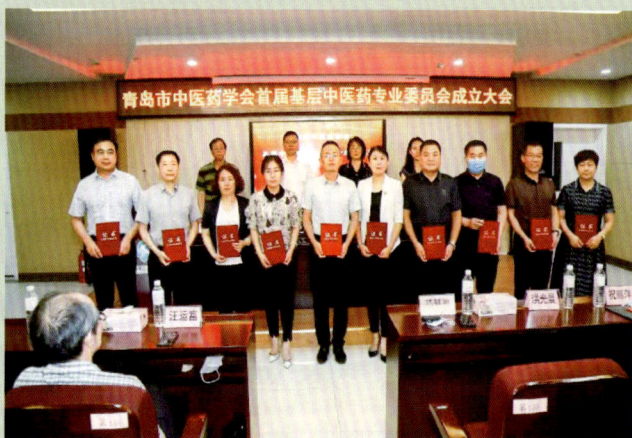

2022年6月，青岛市中医药学会首届基层中医药专业委员会成立大会在李沧区举行。

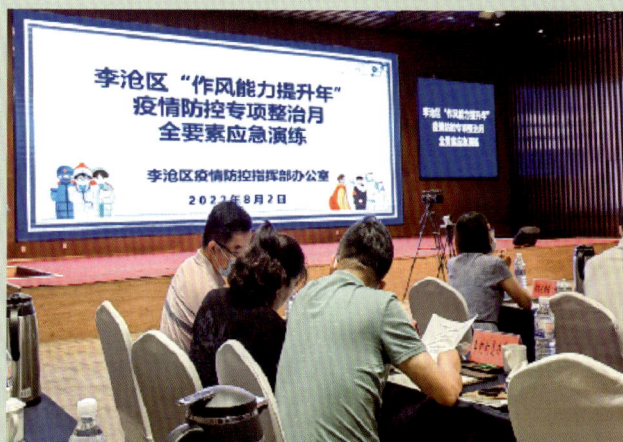

2022年7月，李沧区组织开展突发疫情全要素实战演练。图为演练指挥大厅。

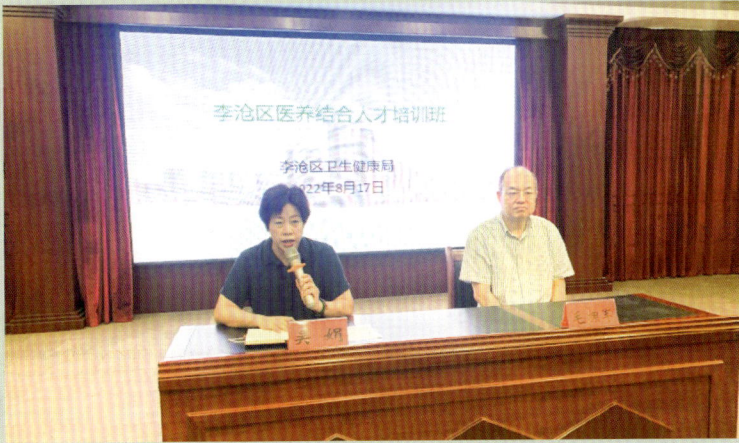

2022年8月，李沧区卫生健康局举办医养结合人才培训班。

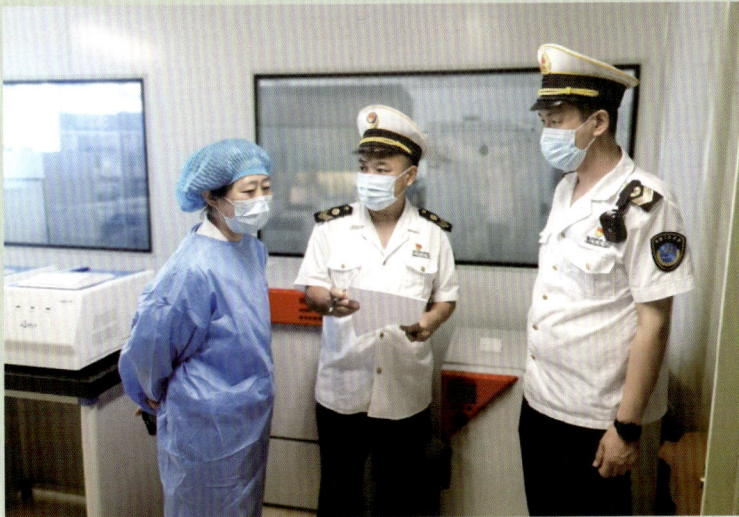

2022年8月，李沧区卫生计生综合监督执法局对实验室进行监督检查。

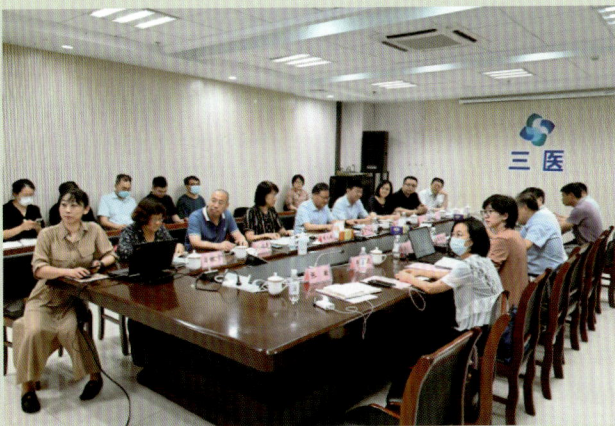

2022年8月，李沧区通过建立城市医疗集团，获批国家公立医院改革与高质量发展综合改革项目。

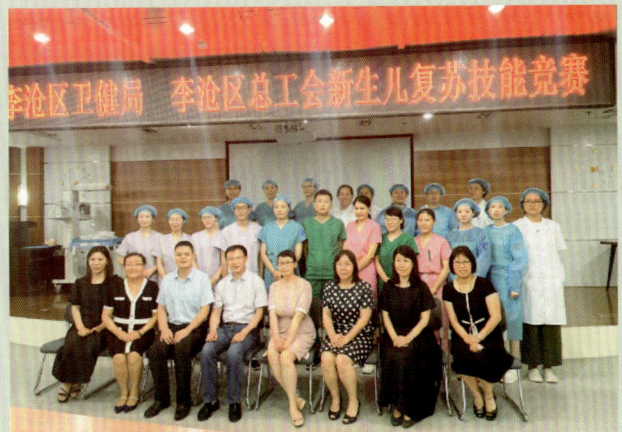

2022年8月，李沧区卫生健康局联合李沧区总工会成功举办新生儿复苏技能竞赛。

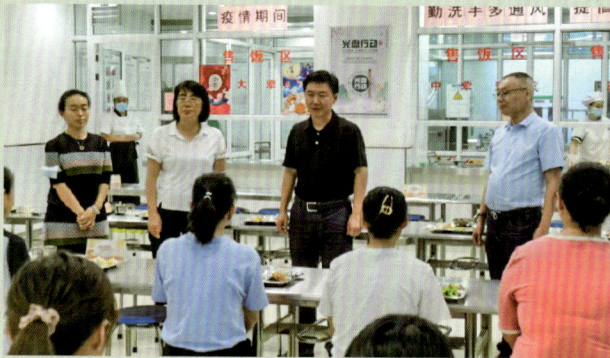

2022年9月，李沧区副区长胡文国一行到区疾病预防控制中心慰问疫情防控一线人员。

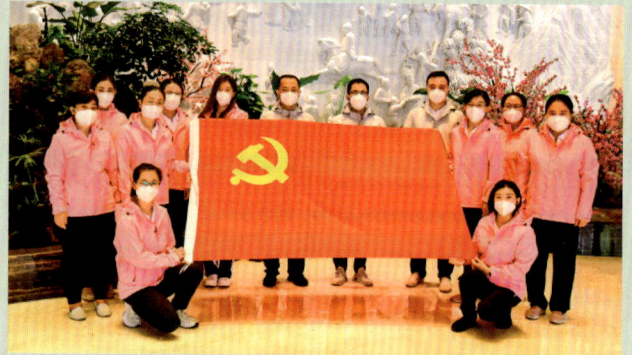

2022年9月，李沧区选派医务人员支援四川疫情防控工作。

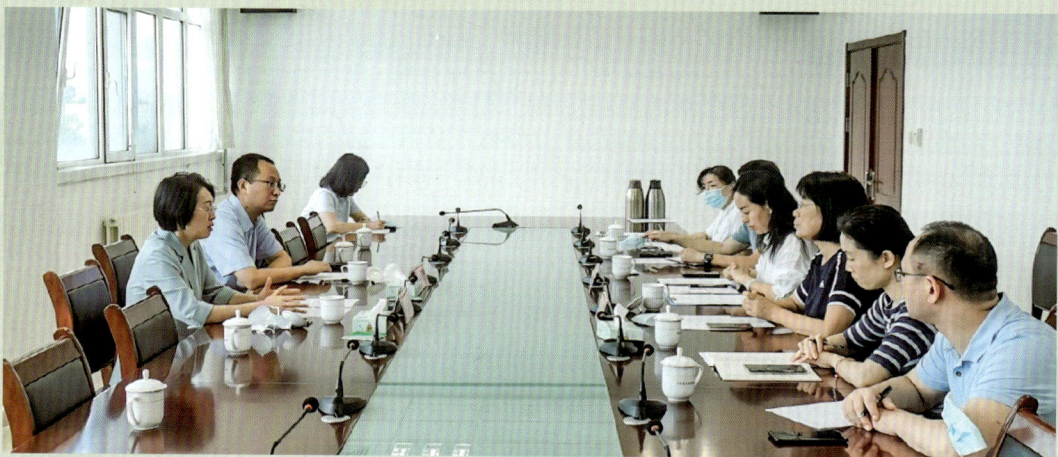

2022年9月，李沧区区长魏瑞雪到区疾病预防控制中心实地考察疫情处置情况。

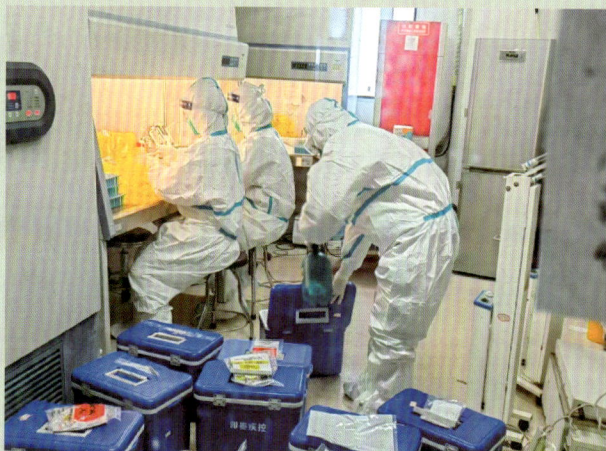

2022年11月，李沧区疾病预防控制中心实验室工作人员进行"追阳"核酸检测工作。

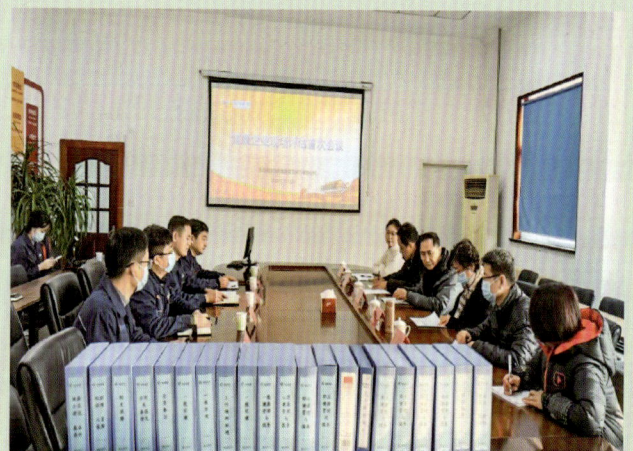

2022年12月，李沧区健康企业经青岛市卫生健康委专家组现场评估通过验收。

青岛市崂山区卫生健康局

　　2022年，崂山区优化三级医疗卫生服务网络，山东中医药大学附属医院青岛院区、区公共卫生中心开工建设，北宅街道卫生院新址启用，建成133个"三高"之家、5个"三高"基地、3个"三高"中心。23万崂山居民拥有自己的家庭医生，在全市率先将签约服务延伸到功能社区。试点推行"崂山点穴"，打造中药药事智慧化平台，实现"10分钟中医就医圈"。全区有各级各类医疗机构532家，每千常住人口拥有床位6张，每千人口拥有执业医师5.37人。崂山区全年出生1999人，出生人口性别比108。

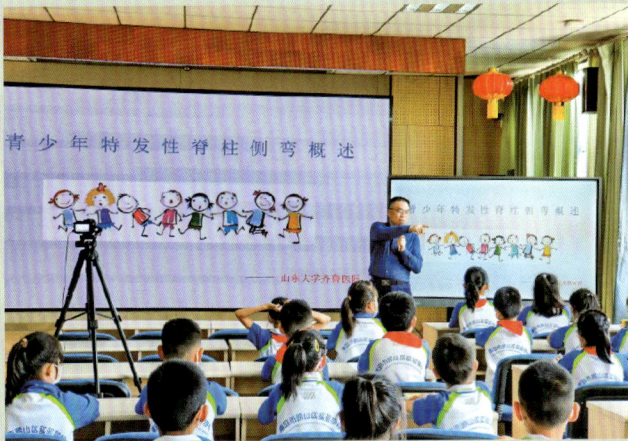

2022年，崂山区为全区三至九年级约2.5万名在校青少年免费提供脊柱侧弯和足部健康筛查。

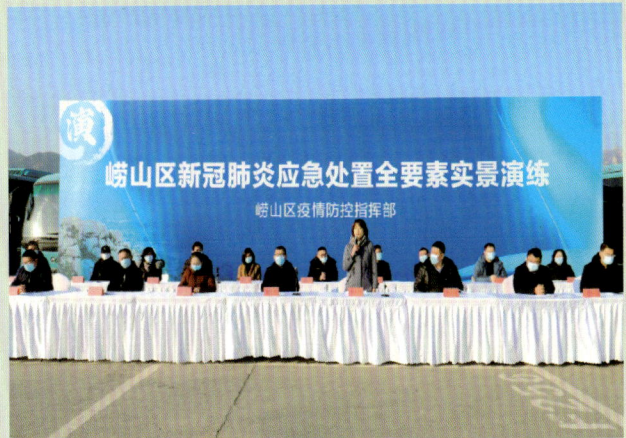

2022年1月20日，崂山区在沙子口街道大河东停车场举行全区新冠肺炎疫情应急处置全要素实景演练。

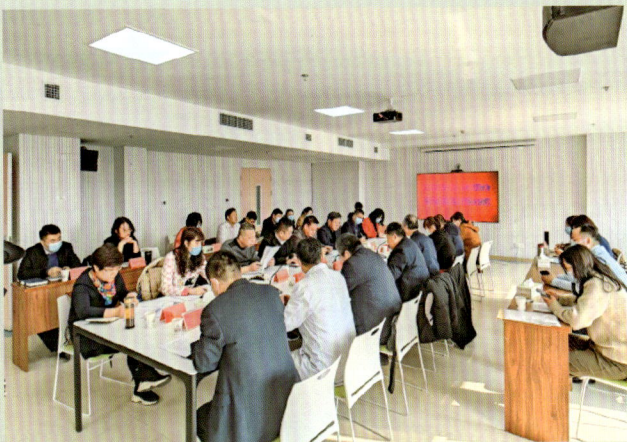

2022年2月25日，青岛"区市医改工作座谈会"暨基层医改交流会在崂山区召开，各区（市）卫健局分管领导和相关科室负责同志参加会议。

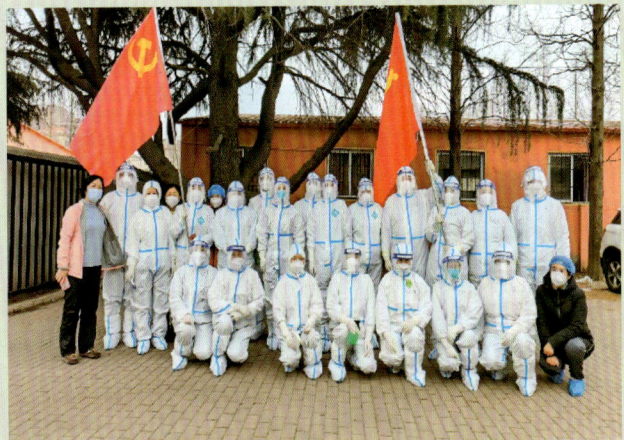

2022年3月18日，崂山区社区卫生服务人员组建"战疫突击队"，进驻封控区开展服务。

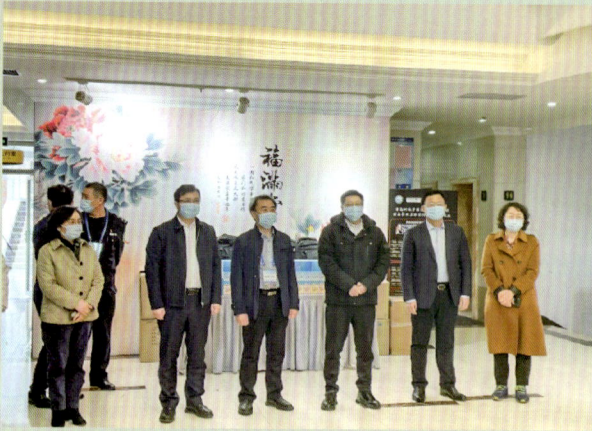

2022年3月20日，青岛市卫生健康委党组副书记（主持党组工作）柳忠旭、市疫情防控专家组专家姜法春慰问支援崂山疫情防控专家队伍。崂山区委书记张元升、区长杨克敏陪同。

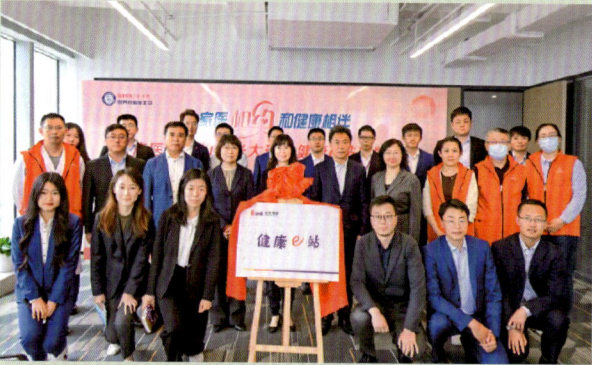

2022年5月19日，由崂山区人民政府和光大理财有限公司共同主办的"家庭医生签约暨光大理财健康e站揭牌仪式"在崂山区举行，崂山区社区卫生服务中心同光大理财有限公司签订《功能社区家庭医生签约服务战略协议》。

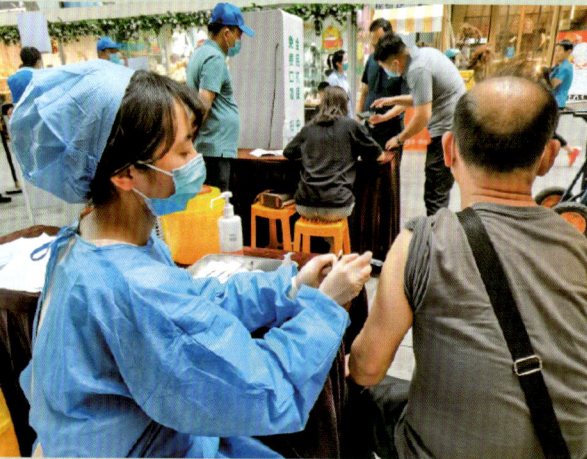

2022年5月31日，崂山区基层医疗机构流动接种队在金家岭街道丽达购物广场进行新冠病毒疫苗接种。

2022年6月9日，青岛市常态化疫情防控指挥部流调溯源工作组到崂山区开展专项调研工作。

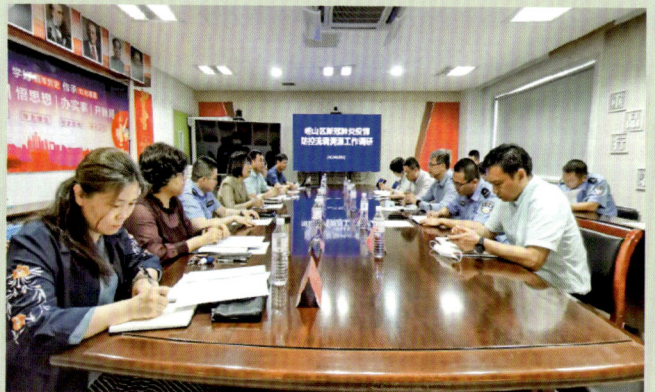

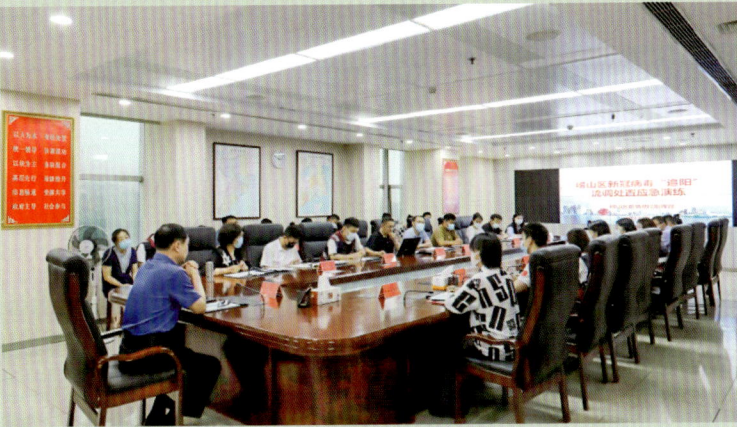

2022年6月28日，组织开展崂山区新冠病毒"追阳"流调处置应急演练桌面推演。

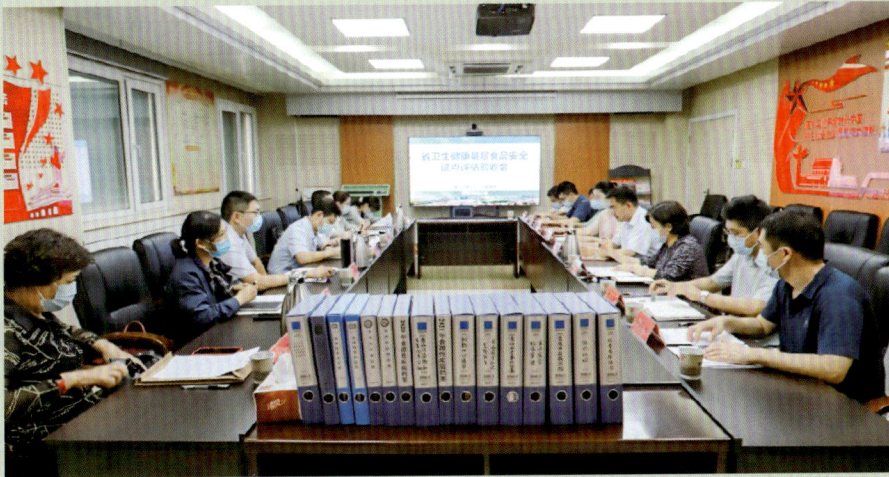

2022年8月24日，崂山区迎接省卫生健康基层食品安全试点评估验收。

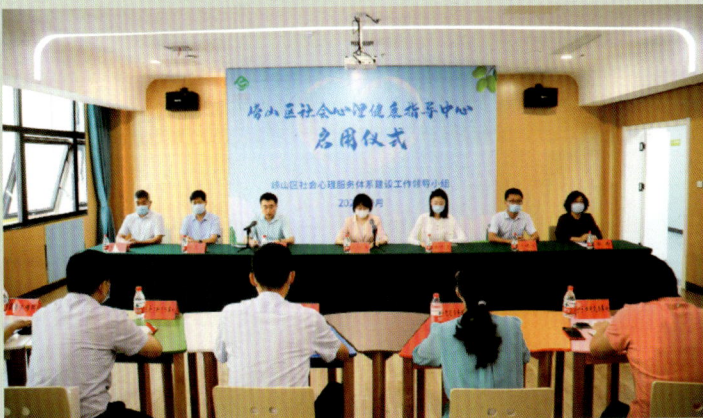

2022年9月6日，崂山区社会心理健康指导中心启用仪式举行。

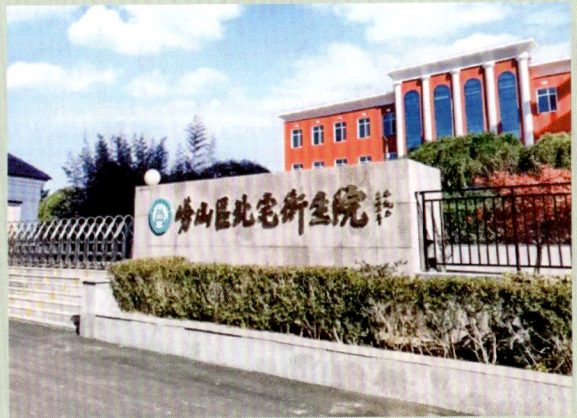

2022年11月7日，崂山区北宅卫生院迁至新院区。

青岛西海岸新区中医医院
（青岛市黄岛区中医医院）

　　青岛西海岸新区中医医院(青岛市黄岛区中医医院)始建于1978年，是一所集医疗、预防、保健、教学、科研、康复与心理医学于一体的三级甲等中医医院。2012年成功进入全国三级甲等中医医院行列，2018年、2022年顺利通过复审。在国家三级公立中医医院绩效考核中，2021年度晋升"A"等级，位列全市县区级中医医院第1名、山东省第6名、全国第101名。

　　医院编制床位820张，开放床位789张，职工1194人，其中高级技术职称人员120人、中级技术职称人员441人，29个职能科室、36个临床科室、12个医技科室。是山东中医药大学和滨州医学院教学医院、国家首批中医住院医师规范化培训（培养）基地、国家中医全科医生规范化培训（培养）基地。

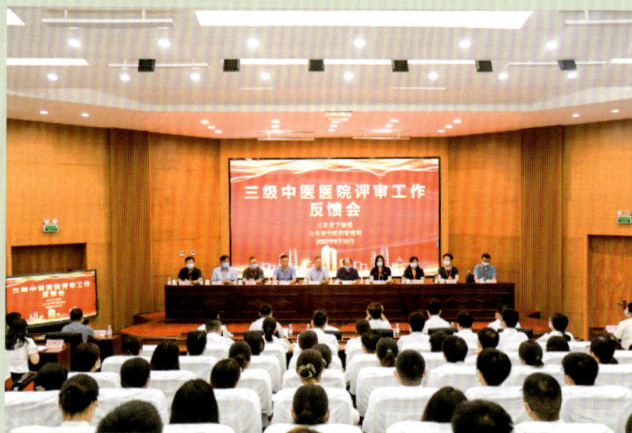

2022年8月21日-24日，青岛西海岸新区中医医院顺利通过三级中医医院评审。

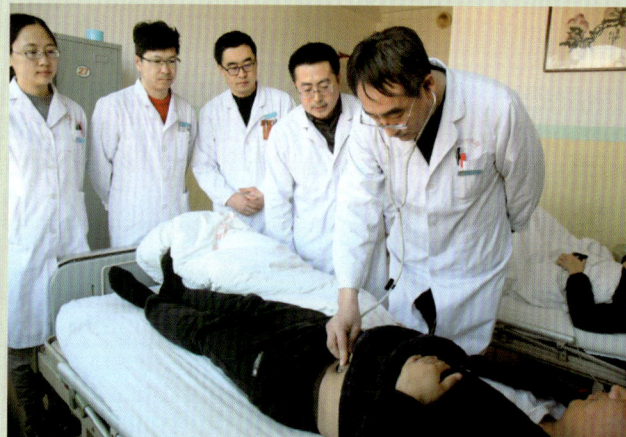

2022年，青岛西海岸新区中医医院有11个齐鲁中医药优势专科集群成员专科。图为肛肠科医生查房。

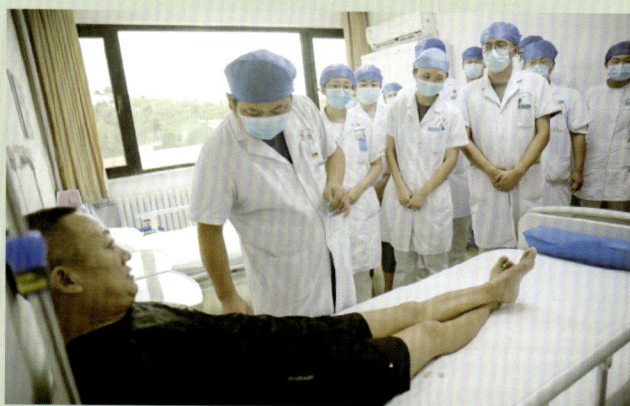

2022年，青岛西海岸新区中医医院获山东省基层中医药服务能力提升"两专科一中心"建设项目。

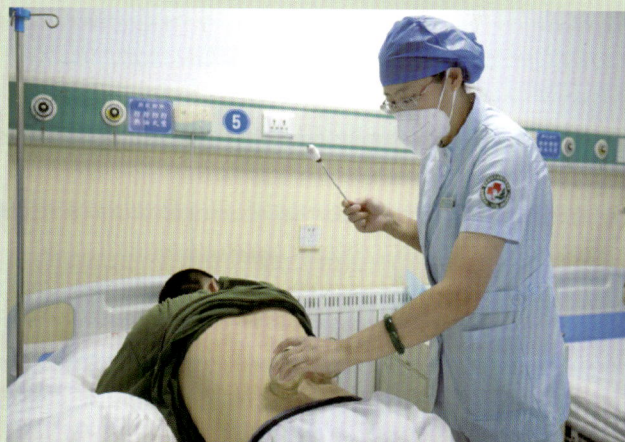

2022年，青岛西海岸新区中医医院在西海岸新区首家开设中医日间病房。

青岛西海岸新区第二中医医院

青岛西海岸新区第二中医医院始建于1984年，位于青岛西海岸新区中原街333号，是一所集医疗、教学、科研、预防、康复保健于一体的二级甲等中医医院，国家医改首批试点医院。

医院坚持传承与创新相结合，倡导"中医绿色疗法"技术的推广应用，发挥中医在医疗卫生与健康事业中的独特作用，打造"至精求善 和谐中医"服务品牌，倡议"爱中医更年轻"的健康理念，创作新院歌《杏林春暖》和医院吉祥物"海豚禾禾"，展现浓厚中医药文化内涵。

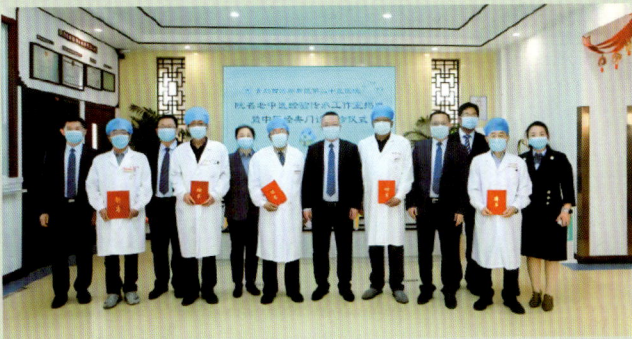

2022年4月22日，青岛西海岸新区第二中医医院名老中医经验传承工作室暨中医经典门诊开诊。

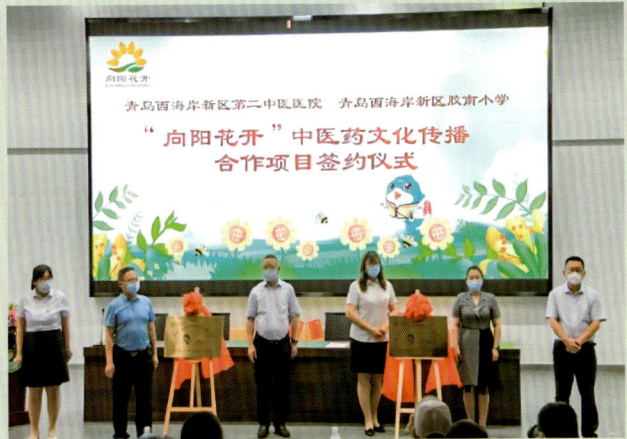

2022年6月6日，青岛西海岸新区第二中医医院与区胶南小学签约"向阳花开"中医药文化传播合作项目，持续开展"中医药文化进校园活动"。

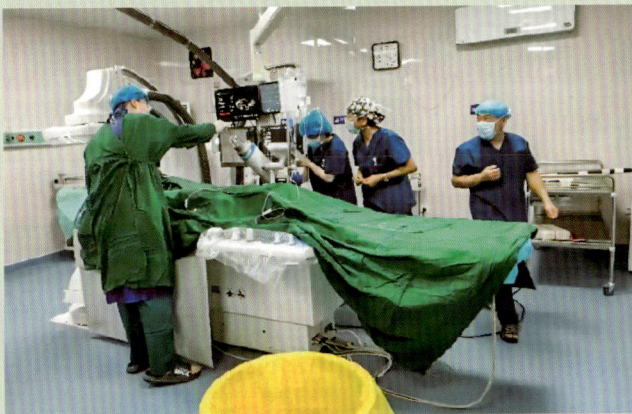

2022年9月7日，青岛西海岸新区第二中医医院脑病科联合介入科共同开展脑血管介入造影术。

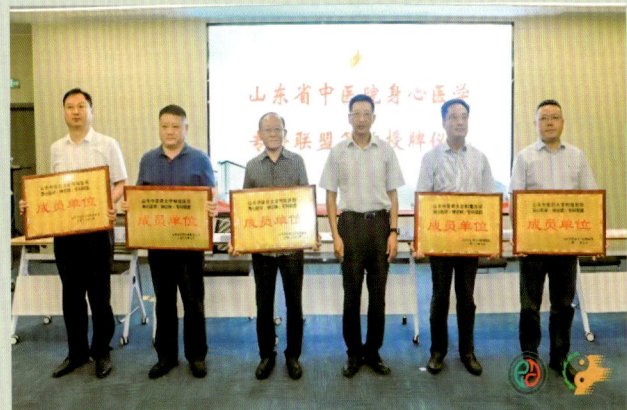

2022年9月19日，青岛西海岸新区第二中医医院成为山东中医药大学附属医院身心医学（神志病）专科联盟成员单位。

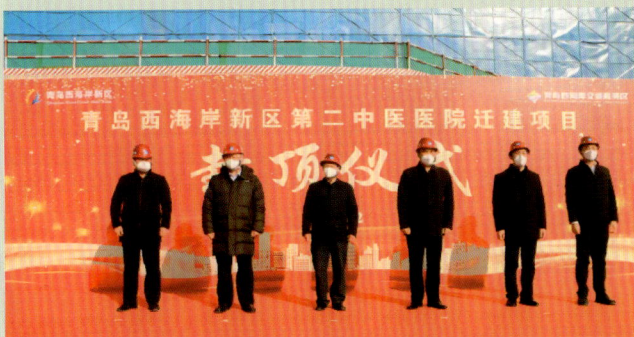

2022年12月15日，青岛西海岸新区第二中医医院迁建项目主体封顶。

青岛西海岸新区区立医院

青岛西海岸新区区立医院是一所集医疗、教学、科研、预防、保健、急救于一体的二级甲等综合性医院。占地面积5.3万平方米，建筑面积6.4万平方米，新建设的二期综合病房楼以"智慧医院"建设要求为蓝本，整体规划建设布局，建设地下1层、地上19层，配有400个车位的智慧化立体停车楼。医院有床位600张，职工700余人，其中博士5名、硕士60余名，享受国务院津贴人才、硕士生导师、青岛市著名好医生、专业技术拔尖人才、专业学科带头人等高级专业技术人才130余名。有30个临床医技科室按照"院有重点、科有特色、人有专长"的办院思路加强学科建设，超声科是青岛市医疗卫生C类重点学科，眼科是青岛市县域临床重点专科。医院是山东省卒中防治中心单位、青岛市胸痛中心单位、青岛市创伤中心单位、青岛市癌症规范化诊疗病房单位。

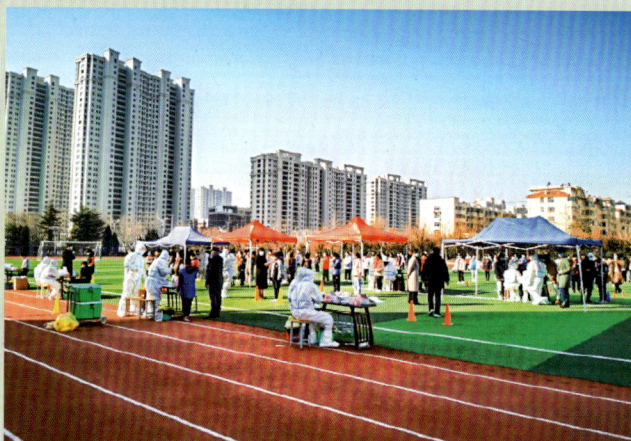

2022年3月，青岛西海岸新区区立医院抽调人员，奔赴社区、学校、街道等地开展全民核酸检测工作。

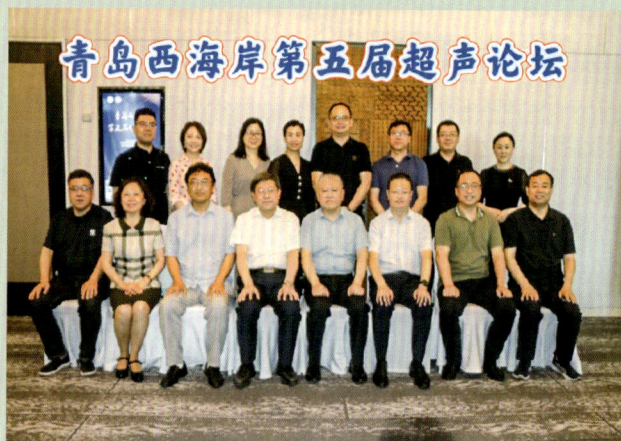

2022年6月18日，由青岛西海岸新区区立医院主办、青岛西海岸新区超声医学质控中心承办的青岛西海岸第五届超声论坛闭幕。

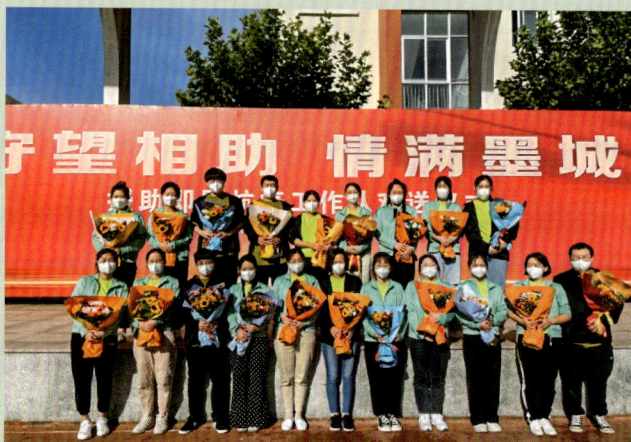

2022年，即墨区发生本土疫情，青岛西海岸新区区立医院健共体紧急派出两支75人医疗队伍驰援即墨。

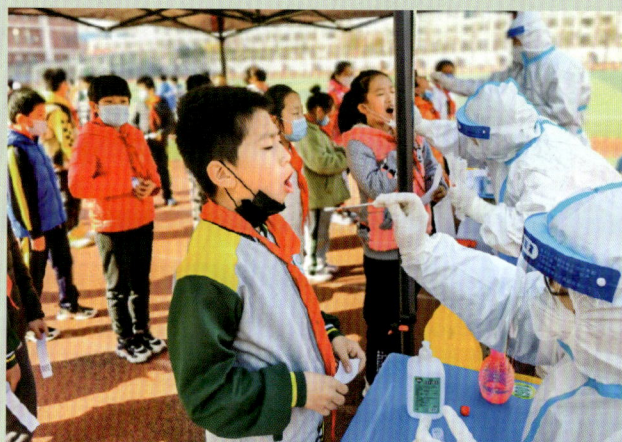

2022年，为全力做好学校疫情防控工作，青岛西海岸新区区立医院对辖区内中小学师生进行多轮全员核酸检测采样工作。

青岛西海岸新区妇幼保健院

　　青岛西海岸新区妇幼保健院始建于1952年4月，占地面积15552平方米，建筑面积16482平方米，设住院床位140张，承担辖区120万人口的妇幼保健业务指导、管理和服务等职能，是一所技术力量雄厚、仪器设备先进的集保健、医疗、科研于一体的二级甲等妇幼保健院。医院先后获国家级爱婴医院、山东省妇幼保健先进集体、山东省儿童早期发展示范基地、青岛市文明单位、青岛市健康促进场所——健康促进医院、西海岸新区青年文明号、西海岸新区"五四"红旗团支部等称号。

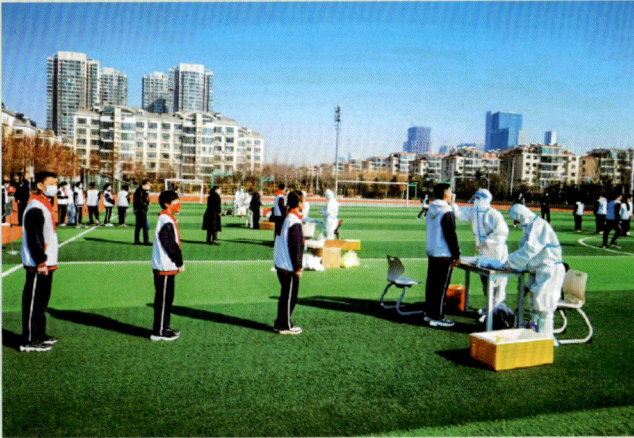

2022年3月8日，青岛西海岸新区妇幼保健院在文汇中学对全体师生进行核酸检测。

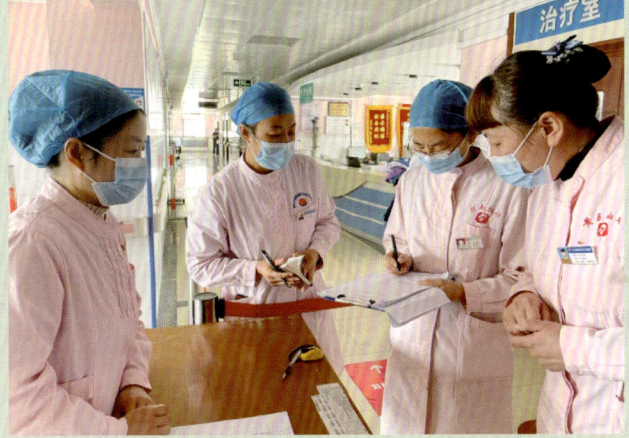

2022年3月24日，青岛西海岸新区妇幼保健院各科室联合开展院内督导检查。

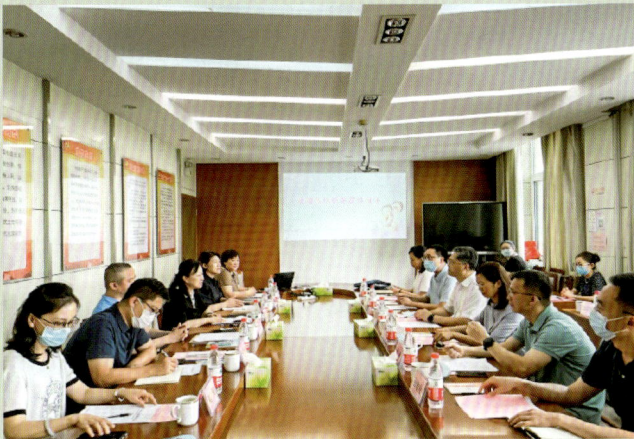

2022年7月26日，山东省卫生健康委专题调研青岛西海岸新区妇幼保健院高质量发展情况。

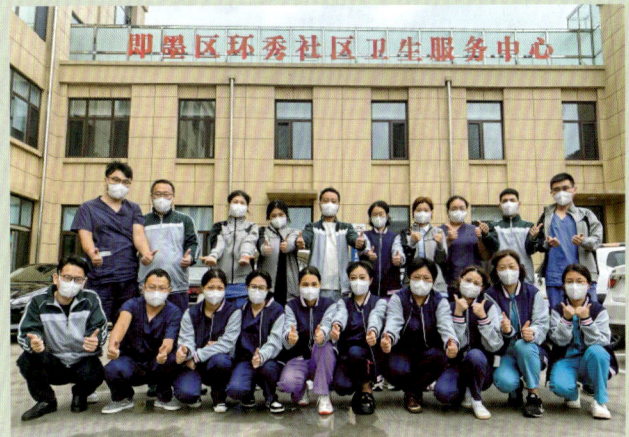

2022年9月19日，青岛西海岸新区妇幼保健院医务人员支援即墨区核酸检测。

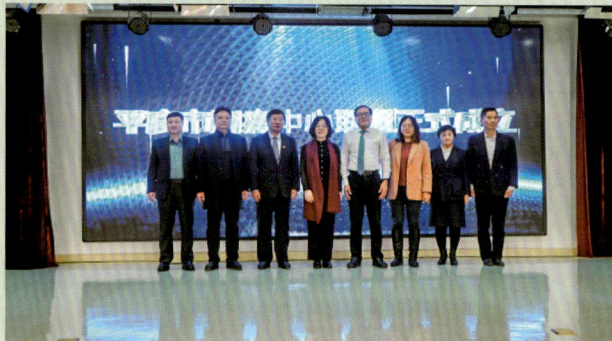

2022年1月14日，平度市胸痛中心联盟启动会暨平度市胸痛救治单元建设推进会在平度市人民医院举办。

平度市人民医院

　　平度市人民医院始建于1944年春，现发展成为一所集医疗、科研、教学、康复、预防保健于一体的综合性三级乙等医院，是国家级爱婴医院、省级文明单位、中国医师协会乡医培训基地。医院是国家级胸痛中心、山东省卒中中心、平度市危重孕产妇救治中心、创伤救治中心、泌尿系结石微创治疗中心，设有山东省癌症规范化诊疗病房。

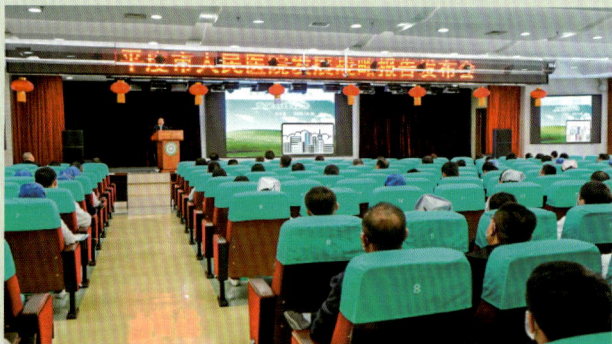

2022年10月28日，为进一步明确医院发展方向和重点工作，平度市人民医院举行医院发展战略报告发布会。

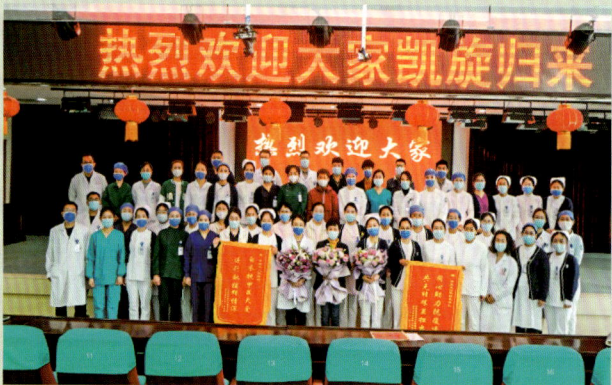

图为平度市人民医院手术室里忙碌的身影，这片没有硝烟的战场，战士们分秒必争，为生命护航。

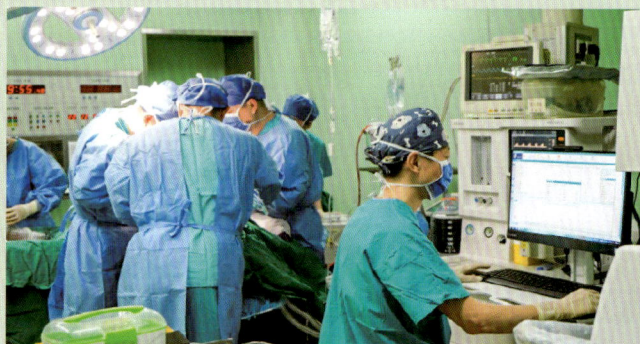

守望互助战疫情，平度市人民医院欢迎支援抗疫的医护人员凯旋。

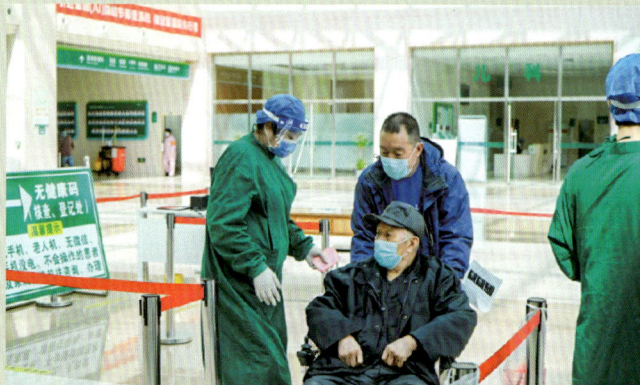

平度市人民医院实施预检分诊，保障就诊患者安全。

级优秀组织奖"。

4月25日,举办"4·25"全国儿童预防接种日宣传活动。

5月11日,在全省健康教育业务会议上就国家级健康促进区建设进行经验分享。

5月13日,全市首个搭载官方微信公众服务平台的"订单"式疏导"专家"——"心"动力栏目在城阳区阳光心理援助服务平台上线。

5月27日,中心获评"全省健康教育先进集体"。

7月28日,承接国家重点研发计划应急专项;区、市联合举办"7·28"世界肝炎日宣传活动。

7月29日,中心"阳光心灵"援助孵化行动——基层"心"动力提升服务活动志愿者团队到青岛益青生物科技股份有限公司开展心理志愿服务活动。

8月20日,在"2022年全国疫苗与健康大会"上交流分享智慧化预防接种门诊经验。

8月26日,中国疾病预防控制中心生物安全首席专家、病毒病所原党委书记武桂珍一行到城阳区现场调研指导工作。

11月15日,城阳区被市卫生健康委确定为青岛市首批"三减三健"特色区(市)。

12月2日,城阳区委研究决定任命孙开旬担任城阳区卫生健康局党组成员、区疾病预防控制中心主任(兼);任命柳维林担任青岛市红岛人民医院院长,不再担任中心主任。

荣誉称号 2022年,获评山东省卫生先进单位、山东省寄生虫病防治工作先进集体、山东省健康教育先进集体、山东省城市癌症早诊早治项目先进集体、青岛市"战疫先锋示范岗"、青岛市青年文明号、青岛市五四红旗团支部、城阳区阳光团支部。

主　　任:孙开旬

副 主 任:郭德茂、栾素英、江海英、张国信

办公电话:87868062

传真号码:87868225

电子邮箱:cdc0532@163.com

邮政编码:266109

地　　址:青岛市城阳区山城路201号

(撰稿人:董西智)

青岛市城阳区妇幼保健
计划生育服务中心

概况 2022年,占地面积2784平方米,建筑面积2106平方米。职工总数40人,其中,卫生技术人员30人,占职工总数的75%。卫生技术人员中,具有高级职称者8人,具有中级职称者14人,具有初级职称者8人,分别占26.7%、46.6%、26.7%。内设科室9个。

业务工作 2022年,门诊量34559人次,门诊量同比增长6%。落实各项疫情防控措施,开展院感疫情知识培训23次,培训人员538人次,开展预检分诊、核酸采集、医疗废物等相关应急预案演练8次,参加人员139人次。完成孕前检查3760人,产前筛查10194人,基因检测1206人,产前诊断343人,辖区助产机构分娩新生儿遗传代谢病筛查7368人、新生儿听力筛查7372人、新生儿先天性心脏病筛查7343人,0~6岁儿童健康管理91105人,发放叶酸14622瓶、避孕药具17.97万盒。

业务收入 2022年,业务收入193.5万元,同比减少37.6%。

固定资产 2022年,固定资产总值996万元,同比增长2.26%。

医疗特色 2022年,无孕产妇死亡。每季度召开危重孕产妇抢救成功病例评审和母婴安全会议,组织线上线下妇幼保健技能培训7次,培训覆盖包括产科医院和社区卫生服务中心720余人次。落实妊娠风险评估及五色管理,管理橙色以上风险孕产妇4515例,不宜继续妊娠17例,管理94例孕产妇危重病例,均进行个案报告和调查。组建辖区危重孕产妇急救团队。强化出生缺陷综合防治三级预防。强化优生知识惠民政策宣传、叶酸补服、婚前保健、孕前优生健康检查,加快推进婚孕检项目结合SMA免费筛查,通过城阳区婚姻登记处的妇幼健康宣传驿开展新婚夫妇妇幼健康知识宣传。加强产前筛查、基因检测、产前诊断。对新生儿进行疾病筛查,并跟踪追访及早诊断、治疗,避免潜在缺陷儿发生或严重致残、致死。加强托幼机构卫生保健管理。优化查体机构布局,新增1处入托体检点。开展注册托幼机构卫生评估评估13处,新建托幼(育)机构卫生评价10家,完成入托体检2171人,幼师体检11195人次,组织开展托幼(育)机构新上岗保健员培训86人,年度"三员"培训1850人。

精神文明建设 2022年,学习贯彻党的二十大精神,推动精神文明建设各项活动深入发展,加强思想道德建设,开展文明典范城市创建工作,加强公益宣传教育,开展文明城市联创共建活动,做好志愿服务活动,积极参与公共文明引导志愿服务活动,安排志愿者参与维护交通秩序引导。

大事记

6月28日,青岛市妇幼保健计划生育服务中心主任江威带队到城阳区进行妇幼健康服务工作半年督导。

8月18日,青岛市卫生健康委副局级干部吕富杰、妇幼健康处处长许万春对城阳区妇幼健康服务工作进行专项调研。

荣誉称号　2022年,获青岛市精神文明单位标兵、山东省婚前孕前保健工作质控管理优秀单位、山东省艾滋病筛查实验室考核优秀单位称号。

副主任:纪素春(主持日常工作)
副　主　任:王红霞
办公电话:87968561
电子信箱:cyqfybjjhsyfwzx@qd.shandong.cn
邮政编码:266109
地　　　址:青岛市城阳区安城路11号

(撰稿人:王桂亮)

青岛西海岸新区

青岛西海岸新区卫生健康局

概况　2022年,有医疗卫生机构1419家,其中,公立医疗机构738家,民营医疗机构681家。三级医院7家,其中公立4家,民营3家。三甲医院2家。二级综合医院4家,三级中医医院1家,二级中医医院1家,镇(街道)卫生院16家,社区卫生服务中心18家,社区卫生服务站17家,村卫生室675家;疾病控制、卫生计生综合监督、急救指挥机构各1家,妇幼保健院(所)2家,专科疾病防治站(所)2家;民营一级综合医院34家,民营专科及二级综合医院10家,诊所、医务室和门诊部609家。全区医疗卫生机构有床位12475张,其中,公立医疗机构床位8997张。医疗护理人员15932人(含乡村医生872人),其中,执业医师(含执业助理医师)5452人,注册护士8993人。婴儿死亡率1.42‰,5岁以下儿童死亡率2.68‰,孕产妇死亡率14.9/10万。

医疗卫生体制改革　2022年,推广"三明医改"经验,推进公立医院改革与高质量发展示范项目。调整西海岸新区深化医药卫生体制改革工作领导小组和区公立医院管理委员会成员,印发《青岛西海岸新区深化医药卫生体制改革2022年重点工作》;推进半岛区域医疗中心建设;推进分级诊疗,加速形成"步行15分钟就医圈",创建全市首个"山东省基层卫生健康综合试验区"。

医政管理　2022年,认证国家级胸痛中心医院3家、省级卒中防治中心5家、危重孕产妇救治中心3家、区级创伤中心4家、癌症规范化病房3家、区级危重新生儿救治中心1家;推进"互联网＋护理服务","互联网＋评估＋护理""网约护理员"和"电子陪护证"全流程服务模式形成较为完备的网络平台、人才培训、服务管理、风险防范等制度体系。获评"全市卫生健康系统2022年度深化医改创新举措和典型案例""2022年山东省'三贴近一关爱'优质护理服务优秀案例"等荣誉。

药政管理　新区作为青岛市县域医共体中心药房唯一试点县区,积极围绕用药目录、药学服务、使用监测、药品采购、药品储备"五统一"的工作任务,不断强化基本药物功能定位,推动分级诊疗,促进县域内上下级医疗机构用药衔接,完善基层药品供应保障体系。

中医药事业　2022年,西海岸新区成立中医适宜技术质控中心;在全国率先打造中医预约诊疗APP平台,开展"互联网＋26项中医适宜技术",累计上门服务3.8万余人次;在全省率先突破中医人才引进政策障碍,聘用中医医师下派基层,区级医院副高及以上专家设立基层工作室;全区中医类别执业医师占比30%,千人中医医师数达到0.7人,建成中医类别国家级特色专科2个、省市级重点学科12个、基层特色专科16个,培育省市级名中医18名、基层名中医22名。在全市率先建成基于物联网及互联网技术的"智慧中药房",配置180台煎药机,日煎煮能力达1.2万张处方。

人才队伍建设　2022年,在编卫生专业技术人员5828人,其中正高级卫生专业技术人员189人,副高级卫生专业技术人员743人,中级卫生专业技术人员2782人,初级卫生专业技术人员2114人。面向社会公开招聘446人,校园招聘203人,其中,副高级及以上专业技术职称高层次人才 9 人。通过区外调入方式引进肝胆外科、儿科、妇产科等方面卫生高层次人才 3 名。组织参加卫生系列正高级专业技术职务评审 100 人,评审通过 75 人;699 人参加卫生系列副高级专业技术职务评审,其中 502 人通过评审。5 人通过基层卫生系列正高级专业技术职务评审;14 人通过基层卫生系列副高级专业技术职务评审。修订印发《青岛西海岸新区卫生人才引进和培育办法》,西海岸医院路杰、王继纲、王从晓入选泰山学者青年专家。

基层卫生 2022 年,全区 774 名区级专家常态化下沉基层 4 万余人次,下派医护人员 135 名。健共体内建设"联合门诊、联合病房",成立健共体"中心药房",建立"总药师"制度,遴选 400 余种群众需求较大的药物品规形成健共体用药衔接目录。累计签约家庭医生 112.79 万人,制定个性化服务包 389 个,服务 13000 余人。落实慢性病免费服药、长处方制度,为签约的"三高"患者累计减免 200 余万元。建成"三高中心"5 家,"三高基地"33 家、"三高之家"330 家,规范管理"三高"患者 24176 人,"六病"筛查 74580 人。全区基层医疗卫生机构达到国家推荐标准 22 家,达到基本标准 8 家,创建成社区医院 6 家,建成县域医疗服务次中心 2 家,培育和打造完成区级特色专科 10 个;完成创建省级示范标准 27 处、市级示范标准卫生室 164 处。重点人群分级分类健康服务 28.98 万人次。"区招镇用"派遣制专技人员 198 人,财政补助每月 4048 元的基本工资;招录大学生乡医 196 人,由财政补助学杂费及基本工资;在岗乡医实现职业化 635 名,财政每人每年缴纳社会保险和公积金 1.2 万元;财政设立专项资金开展基层医疗及公共卫生服务能力培训,高质量培训业务骨干 300 余人。全区脱贫人群享受"先诊疗后付费"政策累计达 1743 人次,新增区内医疗机构救治的 30 种大病专项救治病种农村患者信息 1049 人次。

疾病预防控制 2022 年,参与山东省县级疾病预防控制改革试点。选派集中办公人员 233 名参与重大疾病和传染病防治工作领导小组工作。完成专业技术人才招聘 15 名。开展预防接种提升工程,累计接种 519.63 万剂次。开展 HIV 筛查 19 万余人次,开展 141 个历史高氟村水氟调查、8~12 周岁儿童氟斑牙患病监测及地方性氟中毒健康教育。参与各类重大活动卫生保障任务 22 项。细化食源性疾病应急处置三级联动模式,审核个案病例 2512 例。完成省、市、区样品采集及送检工作 265 份,检测城区 14 个市政供水点和 33 处农村供水点水质,分析项目≥5000

项;监测公共场所 32 家,检测样品点次≥3200 余份;开展区小、中、高级大学新生结核潜伏感染管理,筛查 39649 人并落实分级诊疗,转诊率同比增长 12.5%。

监督执法 2022 年,建设"1+4+9+N"卫生监管综合执法平台,加快推进信息化建设;集中开展医疗机构疫情防控消毒措施落实专项检查、医疗卫生机构传染病防控监督执法行动、医疗机构依法执业突出问题专项整治、打击非法医疗美容监督执法专项行动等 19 个专项执法行动,监督业户 15600 余户次,手持执法终端录入率 100%,卫生行政处罚案件立案 452 件,结案 445 件,人均办案率 21.19 件;落实查处并反馈投诉举报 854 件,同比增多 138 件;推进落实"双随机、一公开"督查任务,完成国家随机监督抽查任务 277 单、部门联合监督抽查任务 52 单;开展学校卫生监督检查和卫生培训,覆盖全区 181 家学校,全力协同做好中、高考卫生保障工作;做好直饮水经营单位的备案及档案更新工作,完成全区现制现供饮用水经营单位 27 家 591 台设备备案,对 598 家生活饮用水单位进行卫生安全监督检查;参与完成重大活动卫生监督保障。

卫生应急 2022 年,完成全区重大活动保障任务 102 次,出动车辆 206 车次、医护人员 737 人次;处置突发事件 7 次,救治 10 人,全区未发生重大突发事件;接报急救电话 20.41 万余个,出诊 3.67 万余车次;全区设置标准化急救站 29 个,配置监护急救车 38 辆,其中负压救护车 14 辆、越野救护车 1 辆,引入 AW139 专业医疗直升机、多功能远程智能妇婴急救移动 ICU 救护车,与驻区海军开展急诊急救、药材代储合作,城区、农村急救服务半径分别缩短至 2 千米、10 千米,3 分钟内出车率达 100%。修订印发《青岛西海岸新区(黄岛区)急性职业中毒事件应急预案》和《青岛西海岸新区(黄岛区)传染病疫情和群体性不明原因疾病处置应急预案》,组织桌面推演及应急演练 39 场次,开展青岛西海岸新区首届调度技能竞赛。

职业健康 2022 年,开展职业卫生分类分级监测和监督执法工作。实施职业健康免费体检,惠及用人单位 1600 余家;开展职业病防治法主题宣讲 21 次,印发宣传材料 15000 余份,受众 15 万余人次;开展职业健康权益保护、职业健康检查机构专项检查"蓝盾行动"等五大职业卫生专项整治工作,监督检查用人单位 371 家次,立案 101 起,罚款 8.6 万元;建设职业卫生 VR 实训基地及职业卫生智慧卫监平台,搭建"职业健康+云服务"体系,创新线上、线下相结合等培训模式;完成职业卫生分类分级监督执法试点,通过信息化手段实现236家用人单位职业卫生风险等级评定,并在全市职业卫生会议作经验交流。

老龄健康 2022年,开展老年健康宣传教育活动。以"弘扬中华敬老美德,建设老年宜居新区"为主题开展形式多样的"敬老月"系列活动。开展示范性老年友好型社区创建工作,隐珠街道隐珠山社区获"2022年全国示范性老年友好型社区",29处医疗机构被评为区级老年友善医疗机构,区人民医院、区中心医院被评为市级老年友善医疗机构,全区老年友善医疗机构建成比例达89%。开展老年健康素养提升行动,在灵珠山街道设立筛查点,对400名老年人进行认知障碍筛查,对120名老年人失智多模式干预。

妇幼健康 2022年,西海岸新区"两癌"免费检查项目扩面至新区35～64岁的农村户籍和城镇低保妇女,筛查38793人次,查出宫颈癌3例、乳腺癌51例。其中,宫颈癌早诊率97.45%,检出率10.19/10万;乳腺癌早诊率87.50%,检出率136.19/10万。借助婚育健康驿站平台启动SMA(脊髓性肌萎缩症)筛查项目,筛查2173例,查出33名女性携带者,进行一对一指导并召回其配偶进行免费筛查,其中32例阴性、1例阳性,项目筛查人数占同期婚检人群95.43%。妇女和新生儿基因检测共计7.5万人次,检出人乳头状瘤病毒(HPV)感染妇女3753例、遗传性耳聋患儿及耳聋基因突变携带新生儿750例、确诊患病胎儿和新生儿200例,确诊妇女宫颈癌癌前病变和宫颈癌患者89例。

爱国卫生 2022年,印发《青岛西海岸新区病媒生物防制工作方案》,指导全区开展"四害"防制和环境卫生整治,开展春季集中灭鼠、夏季集中灭蚊等工作。新区党政机关"青岛市无烟机关""无烟医院""无烟学校"创建率均达100%,评选"青岛市无烟家庭"1300余个,二级及以上医院均设立"戒烟门诊"。常态化巩固国家卫生城市创建成果,累计清理市容"十乱"44.8万处次,新增省级深度保洁示范路60条。国家卫生镇创建工作稳步推进,琅琊镇顺利通过国家复审,其他7个镇全部进入申报程序,完成省级卫生村创建145个,创建率100%,创建省级卫生单位28个。

家庭发展 2022年,举办首届托育服务行业职业技能大赛;2处妇幼保健机构建立"区婴幼儿养育照护服务指导中心"并挂牌运行;青岛职业技术学院成立省内首家托育服务产教联盟。全区备案托育机构46家,其中,省级示范机构1家,市级示范机构2家,区级示范机构13家,可提供3岁以下婴幼儿托位5503个,千人托位数达到2.8个。开展"帮办"和"代办"服务,在独生子女父母光荣证和生育服务登记事项中实现让群众"零跑腿、全满意"。对"全面两孩"政策调整前的独生子女家庭和农村计划生育家庭,继续实行现行各项奖励扶助制度和优惠政策。累计发放各项奖扶资金12451.6万余元,受益24.8万余人次,奖励政策落实率、及时率均达100%。落实城镇其他人员年老奖励政策5114人,发放资金3772.6万余元。健全计划生育特殊家庭全方位保障制度,巩固联系人制度、就医绿色通道和家庭医生签约服务"三个全覆盖",推动住院护理险和一次性扶助金制度全面落实。

心理健康 2022年,采用"线下＋线上"的方式开展7期培训,培训心理工作者1800名;结合世界精神卫生日等主题开展心理健康科普宣传活动13场,组织心理健康知识讲座、社区义诊,联合FM95.7交通广播电台开设"阳光正好之心灵会客厅""期中考试后学生、家长心理调适"等心理访谈活动。对6种严重精神障碍患者和危险性评估3级及以上的精神障碍患者继续实施免费救治工作,免费救治门诊患者34108人次,住院患者1938人次,累计减免费用总金额1194.84万元;规范心理健康类社会组织,组织协会心理专家审核验收心理健康类社会组织2家;启动应用第二代长效针剂治疗精神分裂症患者试点项目,印发《应用二代长效针剂治疗精神分裂症患者项目试点筛查工作方案》,组织各社区开展严重精神障碍患者线索摸排和在册管理患者随访评估,由区第六人民医院精防科牵头开展现场评估诊疗工作,对新筛查出的确诊患者纳入建档管理,对治疗依从性差、病情不稳定的、家庭监护能力弱或无监护的精神分裂症患者经评估后进行二代长效针剂治疗。

大事记

1月20日,青岛市紧密型县域医共体建设国家试点工作推进会在青岛西海岸新区召开。

5月12日,市卫生健康委主任薄涛,市委"作风能力提升年"活动第一巡回督导组副组长、市政府办公厅一级调研员王云龙带队到青岛西海岸新区调研医改工作。

5月,青岛西海岸新区被山东省深化医药卫生体制改革领导小组列为省级基层卫生健康综合试验区。该单位是青岛市唯一入选单位。

6月6日,青岛市妇女儿童医院西海岸园区项目主体封顶。

7月26日,山东省卫生健康委党组成员、副主任、一级巡视员秦成勇,山东省卫生健康委妇幼健康处处长盖英群和省政府办公厅有关处室负责同志组成联合调研组,到青岛西海岸新区对妇幼保健机构高质量发展进行专题调研。

8月6日,由山东省药学会主办,青岛西海岸新区中心医院承办的"山东省药学会基层医院药学第五专业委员会成立大会暨学术会议"在青岛西海岸新区举行。

8月9日,西海岸新区卫生健康局举行全区"三高共管 六病同防"医防融合慢性病管理现场推进会暨人民医院健共体"三高中心""三高基地"及"三高之家"揭牌仪式。

8月19日,青岛西海岸新区举行"云上"医师节活动庆祝第五个中国医师节,对30个卫生健康工作先进集体和462名最美健康卫士进行表彰。

10月11日,市卫生健康委到青岛职业技术学院实地调研青岛职业技术学院托育综合服务中心项目。

荣誉称号 2022年,获"山东省卫生健康工作(计生协系统)先进集体""青岛西海岸新区高质量发展先进集体""国家生态文明建设示范区创建工作先进单位""青岛西海岸新区卫生健康工作先进集体""2022东亚海洋合作平台青岛论坛服务保障工作先进单位""全省医务系统工会工作先进集体"称号。

党组书记、局长:薛立群

副 局 长:张秀山、杨学军、徐 刚、赵玉峰

办公电话:86169110

电子邮箱:hdqwjjbgs@qd.shandong.cn

邮政编码:266400

地 址:青岛西海岸新区双珠中路166号

青岛西海岸新区人民医院

概况 青岛西海岸新区人民医院始建于1950年7月,是集医疗、保健、教学、科研、急救于一体的三级综合性医院,青岛市涉外定点医院,潍坊医学院教学医院。2022年,占地面积8.1万平方米,建筑面积12.3万平方米,编制床位1098张。职工1999人,其中,卫生专技人员1611人。有正高级职称者79人,有副高级职称者204人,博士6人,硕士346人。有35个临床科室、16个医技科室、41个职能科室。

业务工作 2022年,门、急诊量为78.9万人次,同比下降8.25%;出院量3.8万人次,同比增长6.13%;手术量1.87万台,同比增长2.31%;全年床位使用率62.57%,同比下降2.93%;床位周转34.2天,同比增加1.3天;平均住院日6.74天,同比下降0.56

天;出院病人好转率为98.03%,同比增加1.33%;出院病人死亡率为0.86%,同比下降0.04%;门诊病人抢救成功率为97.75%,同比下降1.11%,住院病人抢救成功率为93.39%,同比增长0.83%;质控出院病历甲级率99.73%,同比上升0.1个百分点。

业务收入 2022年,总收入7.78亿元,同比增长5.24%。

固定资产 2022年,固定资产总值6.94亿元,同比增长8%。

医疗设备更新 2022年,医院将直线加速器、定位CT、256CT、DSA、康复机器人、多波长光电平台等新上或更新的大型设备陆续投入使用,宝石能谱螺旋CT、骨密度仪、DR等设备移至国旅院区。

基础建设 2022年,基建项目总投资3365万元,完成对皮肤诊疗中心、医疗美容中心以及健康精准管理中心、中医科、康复科的搬迁升级,西院区一期工程全部施工完毕;完成发热门诊、门诊楼三至四层、新生儿救治中心、产科病房、放疗室等改造;新建污水处理设施,引入专业第三方公司参与管理。

卫生改革 启动VTE防治项目,加入山东省VTE防治护理预警联盟,通过VTE防治能力建设项目评审;成为青岛市首家紧密型县域医共体医保按人头总额付费试点单位;成立健康指挥调度服务中心,开通"86190000"24小时健康服务热线,一站式解决群众就医难题;在新区率先启动"三高共管、六病同防"山东省医防融合试点工作。

医疗特色 骨科、普外科、心血管内科、呼吸与危重症医学科、中医康复科被评为青岛市C类重点学科,神经外科、医疗美容科、骨科、心血管内科、放射科被评为青岛市县域临床重点专科;呼吸与危重症医学科顺利通过国家二级医院PCCM规范化建设项目认证,并获新区首家PCCM建设优秀单位称号;打造集"美容皮肤、美容中医、美容口腔、美容外科"于一体的医疗美容与皮肤诊疗中心。修订新技术和新项目准入制度及申报评估程序,70项新技术和新项目通过准入。发挥国家级胸痛中心"救治窗口"前移作用,实现院前急救、院内救治无缝衔接;牵头完成健共体基层单位胸痛救治单元的创建。卒中中心全年静脉溶栓379例,总数位列全市单院区静脉溶栓数量第1名,DNT(急性脑卒中患者从进入医院到静脉溶栓开始的时间)中位数37分钟,完成醒后卒中静脉溶栓30例,4.5~9小时卒中静脉溶栓3例。危重新生儿救治中心通过区级救治中心认定,创伤中心、危重孕产妇和癌症规范化病房软硬件不断升级。

科研工作 修订《科研奖惩管理办法》,调动职工参与科研积极性。申报省、市科技奖及科研计划项目10项。院内科研立项29项,优选25项申报市医药卫生科研立项,通过立项10项;通过吴阶平基金项目1项。康复理疗科、泌尿外科完成青岛市卫健委科研立项的结题评价工作2项。全院QC小组参加青岛市群众性质量管理比赛,获一等奖4项、二等奖6项、三等奖2项。

继续教育 2022年,承担省级继续教育项目6项,市级继续教育项目21项。加入黄海学院教学医院,获批潍坊医学院校级教育教学改革与研究(实践教学研究专项)立项5项,组织2019年潍坊医学院教育教学改革科研5项结题。"青岛西海岸第二届普外高峰论坛暨西海岸普外质控中心2021年度培训会"被评为青岛市优秀市级继续医学教育项目;申报人事局继续教育学分项目3项,合计申报3962人次。

精神文明建设 2022年,组织参与"道德模范""文明市民""文明好事"推荐申报工作12次,走访3名区级道德模范,通过度省级文明单位复审。全面落实文明典范城市创建工作各项工作任务;推进新时代文明实践阵地建设。定期开展疾病预防、健康宣教、健康普及等活动,深化"我们的节日"主题活动,在青年节、护士节、医师节、建党节期间,举办表彰大会及精彩的文艺会演。

大事记

5月13日,市医改领导小组到医院调研医改有关工作。副区长张磊娜,区卫健局党组书记、局长薛立群陪同调研。

5月17日,召开全体党员大会,补选中国共产党青岛西海岸新区人民医院委员会委员。王其军、张本超、薛冰华当选为中共青岛西海岸新区人民医院委员会委员。

5月18日,医院健共体成员单位胸痛救治单元建设启动会在医院召开。

5月20日,市人大常委会委员、市人大教科文卫委员会主任委员刘鹏照一行到医院调研市医疗资源布局情况。

5月27日,于兆海、孔燕燕任院长助理。

6月7日,召开静脉血栓栓塞症(VTE)防治项目启动会议。

6月10日,省卫生健康委基层卫生健康处二级调研员王南南一行到西海岸新区调研基层卫生、"三高共管"及健共体建设等重点工作。

6月15日,山东省医务工会主席李景文、副主席周瑞一行到医院调研。

7月5日,举行青岛西海岸新区人民医院西院区门牌石落成仪式。

8月8日,国务院医改领导小组专家咨询委员会委员、中国人民大学医改研究中心主任王虎峰到西海岸新区人民医院对紧密型医共体建设进行现场调研指导。

8月9日,举行新区"三高共管 六病同防"医防融合慢性病管理现场推进会暨人民医院健共体"三高中心""三高基地"及"三高之家"揭牌授牌仪式。

8月29日,中共西海岸新区卫生健康局党组决定:李桂鹏任青岛西海岸新区人民医院副院长;王其军任青岛西海岸新区人民医院纪委书记。

荣誉称号 获全区档案工作先进单位、青岛市继续医学教育先进单位、年度文明城市创建工作先进单位、抗击新冠肺炎疫情山东省三八红旗集体、东西部协作帮扶先进单位、青岛市院前急救工作先进集体、新区卫生健康工作先进集体、新区首批"红旗党组织"、青岛市新时代十佳职工信赖的职工之家等称号。

党委书记、院长:许学兵
党委副书记、副院长:臧乃谅
副　院　长:刘春林、李桂鹏
纪委书记:王其军
院办电话:86114975
总机电话:86190000
传真号码:86162770
电子信箱:hdqrmyy@126.com
邮政编码:266400
地　　　址:青岛市黄岛区灵山湾路2877号
（撰稿人:徐菁华）

青岛西海岸新区中心医院

概况 2022年,占地面积3.7万平方米,建筑面积4.7万平方米。职工总数1546人,其中,卫生技术人员1369名,占职工总数的88.6%;行政工勤人员177名,占职工总数的11.4%。卫生技术人员中,具有高级职称者155人,具有中级职称者477人,具有初级职称者648人,分别占11.3%、34.8%、47.3%。医生与护士之比为1:1.29。开放床位1000张。有行政职能科室36个,临床医技科室50个。拥有口腔科1个山东省县域重点专科,口腔科、药学(健共体药学)、普通外科、消化内科、骨科、脑病中心、超声医学科7个青岛市县域重点专科,银屑病门诊为青岛市中医专病特色门诊。是滨州医学院、济宁医学院等多所高校的教学医院，是青岛市涉外定点医院。

业务工作　2022年，门、急诊量99.73万人次，比上年同期增长0.9%，其中急诊量105243人次，比上年同期下降11.0%；住院病人达到3.204万人次，比上年同期增长7.43%；完成手术9963例，比上年同期上升8.31%；床位使用率达63.1%，比上年同期下降5.9%；床位周转次数38.3次，比上年同期增长7.4%；入院与出院诊断符合率和手术前后诊断符合率均达100%，与上年同期持平；病死率0.1%，比上年同期上升0.1%；院内感染发病率达到0.7%，与上年同期持平；甲级病案符合率达到99.9%，比上年同期持平。

业务收入　2022年，医疗收入5.31亿元，比上年下降0.62%。

固定资产　2022年，固定资产总值4.65亿元，比上年增长7.6%。

医疗设备更新　2022年，投入4800余万元购置1万元以上设备30余台件，包括超高端X线计算机断层扫描成像系统、飞秒激光角膜屈光治疗机、电子胃肠镜系统、激光和脉冲光工作站等设备。

基础建设　2022年，完成门诊楼部分区域、院内设施改善、高端CT机房等修缮改造工作。

卫生改革　2022年，全面推进医联体建设，外聘专家24人，派出医师20名到医联体单位青岛大学附属医院进修。组织常规开展多学科联合例会及质量分析会等专题质量改进会议。启动VTE防治中心建设项目，实现VTE评估预防电子化，建设评估率、预防率、出血风险评估率、院内VTE发生率长效管理机制。构建"一站式"多学科诊疗模式（MDT）。开通网上发热门诊、儿科、神经内科、中医科等，拓展医院就诊服务方式，延伸服务范围。

医疗特色　全面推进"全院一张床"管理模式。实施医疗夜查房闭环管理，推进医师电子交接班信息化，持续推进日间病房、日间手术、日间化疗管理规范化。审核通过神经外科、普通外科、骨科等科室开展的基于神经内镜的"单人多器械操作技术"在神经外科手术中的应用、术中神经监护系统在甲状腺手术中的应用、下肢深静脉血栓的一站式微创治疗、椎间孔镜技术治疗极外侧腰椎间盘突出症等78个新技术、新项目。持续提优化胸痛中心绩效指标，将提高急性ST段抬高型心肌梗死再灌注治疗率、急性脑梗死再灌注率等中心建设指标，推进中国胸痛中心标准版、山东省高级卒中防治中心建设。

科研工作　学科建设保持1个省级县域重点专科、7个县域重点专科规模。选派口腔科博士王双进青岛大学博士后流动站开展科研工作，肿瘤科主治医师李鹏涛获评青岛市优秀青年医学人才。申报青岛市博士后资助项目1项、青岛市卫健委科研立项9项、山东省老年医学会科技攻关计划项目1项、青岛大学医疗集团科研专项立项4项。授权实用新型专利1项、发明专利3项；发表论文68篇，其中SCI论文8篇、北大核心期刊1篇、中华期刊论文1篇；参与制定专家共识1篇；出版著作69部。

继续教育　承担山东省继续教育项目2项，青岛市继教项目18项，外派进修学习52人，全院继续教育覆盖率100%。承办国家级、省级、市级学术会议12场次。

精神文明建设　2022年，推进"党建＋业务"深度融合。创建"红旗党组织"，规范支部建设，扩充支部至16个，并完成15个支部的换届选举工作；开通"党建之声""红色学堂""学习党的二十大"等公众号学习专栏；按程序发展党员3名、入党积极分子23名，预备党员转正40名；成立"红色尖兵"志愿服务队参与疫情防控，派出2611人次；突出"五个融合"，出台"四个一"举措，成功打造新区"清廉建设"样板单位，积极创建"温馨清廉医院"。

大事记

1月5日，营养咨询门诊开诊。

1月24日，经市卫生健康委批复，医院消化内科、重症医学科、普通外科、产科、微创骨科、脑病中心6个学科荣获2022—2023年青岛市C类重点学科。

3月25日，举行运营绩效管理项目启动仪式，全面启动运营绩效改革工作。

3月25日，召开"作风能力提升年"动员大会。

4月11日，举行VTE防治中心建设项目启动仪式。

4月18日，肛肠科成立。

4月19日，血管介入门诊开诊。

5月6日，颜晓波任党委书记，吴磊任院长，赵宏任副院长，周雷升调任黄岛区中医医院院长。

5月26日，举行健共体人员下派暨健共体联合门诊、联合病房授牌启动仪式。

6月2日，召开第八届工会会员代表大会暨第八届职工代表大会第一次会议，选举产生新一届工会委员会、工会经费审查委员会和女职工委员会。

6月13日，举行岷县卫生技术人才进修见面会。

7月14日，推拿门诊开诊。

8月5日，作为全市首批试点医院，开展跨省门诊慢特病联网结算业务。

8 月 10 日,承办山东省药学会基层医院药学第五专业委员会成立大会暨学术会议,医院成为该委员会挂靠单位。

9 月 3 日,启动重点病种第二批多学科 MDT 团队建设。

9 月 9 日,赵宏不再担任青岛西海岸新区(黄岛区)灵山卫中心卫生院(灵山卫防保所、灵山卫妇幼保健计划生育服务站)副院长(副所长、副站长)职务,董岳挂职医院副院长。

9 月 22 日,药学门诊/PCCM(呼吸与危重症医学科)咳喘药学服务门诊开诊。

10 月 20 日,开展"出入院床旁结算"服务。

11 月 5 日,经市卫生健康委批复,医院口腔科、药学(健共体药学)、普通外科、消化内科、骨科、脑病中心、超声医学科 7 个学科获评青岛市县域临床重点专科。

12 月 1 日,枣庄市职工医疗保险、威海市基本医保门诊共济保障纳入医院门诊医保报销范畴。

12 月 23 日,新区微创外科质控中心成立,医院成为该质控中心挂靠单位。

荣誉称号　2022 年,获山东省医保基金监管宣传工作先进定点医疗机构、山东省县域医共体中心药房试点牵头单位、青岛市"战疫先锋示范岗"、青岛市公共机构节水型单位、"真情协商 和谐共赢"三星级示范单位、东西协作帮扶先进单位、新区五四红旗团委等 20 余项荣誉称号。

党委书记:颜晓波

党委副书记、院长:吴　磊

副　院　长:李国华、王志余、赵　宏、董　岳

院办电话:86895767(总机)

传真号码:86894291

电子信箱:kfqdyrmyy@126.com

邮政编码:266555

地　　　址:青岛市黄岛区黄浦江路 9 号

（撰稿人:李相伯）

青岛西海岸新区中医医院

概况　青岛西海岸新区中医医院(青岛市黄岛区中医医院)是一所集医疗、预防、保健、教学、科研、康复与心理医学于一体的三级甲等中医医院。医院总建筑面积 5.19 万平方米,业务用房 4.89 万平方米。有职工 1194 人,其中,卫生技术人员 1058 人,占职工总数的 88.6%;行政工勤人员 136 人,占职工总数的

11.39%。卫生技术人员中,具有高级技术职称者 120 人,具有中级技术职称者 441 人,具有初级技术职称者 453 人,分别占 11.34%、41.68%、42.82%;护理人员 539 人,占卫生技术人员的 50.95%;医生与护士之比为 1:1.6。注册床位 820 张。设职能科室 29 个,临床科室 36 个,医技科室 12 个,综合门诊部 1 个。

业务工作　2022 年,门诊 133.62 万人次(含核酸检测 772833 人次),去除核酸检测人次比上年降低 1.83%;收住院 22936 人次,比上年增长 2.40%;手术 6507 台,比上年增长 7.25%;抢救急、危、重、疑难病人 5024 人次,成功 4900 人次,成功率 97.53%;抢救急诊患者 39071 人次,成功 38947 人次,成功率 99.70%。

业务收入　2022 年,总收入 5.05 亿元,比 2021 年增长 19.24%。

固定资产　2022 年,固定资产总值 31591 万元,比上年增长 2.86%。

医疗设备更新　2022 年,投入 1292 万元购置电子内窥镜、血液透析设备、彩色多普勒超声诊断仪、表面肌电反馈仪、经颅多普勒血流分析仪、呼吸机、便携式超声诊断仪等医疗设备;政府资金 2479 万元购置 3.0T 核磁共振仪。

基础建设　2022 年,自筹资金 360 万元,完成对门诊楼走廊及诊室的装修改造;自筹资金 226 万元新改建 PCR 实验室及隔离病房;自筹 12 万元对核酸采样点进行改造;自筹资金 50 万元改造健康管理科的 CT 机房。政府投资 800 万元的科教楼、康复楼装修改造工程全部完工并投入使用。

疫情防控　2022 年,构建疫情防控"四级督导机制",组建核酸采样队伍,承担黄岛、辛安、红石崖、灵珠山四个街道的全民核酸检测任务,累计派出 34778 人次,完成采样 3052.56 万余人次。做好民营医院、企业、大中小学、幼儿园及应检尽检、愿检尽检核酸检测工作,完成采样 517.18 万余人次。选派医护人员 453 人次承担 9 家隔离酒店、方舱医院、"一点两区"医院等医疗保障工作,采样 184788 人次。派出核酸采样、检测人员 438 人次赴外地支援核酸采样工作。完成区域核酸、应检尽检、愿检尽检等核酸检测量约 2982.74 万人次。规范发热门诊设置,改建流程布局,累计接诊成人发热患者 10213 例、儿童发热患者 13824 例。为集中隔离、居家隔离人员及各项保障任务提供中药汤剂 3.82 万余袋,推出新冠预防方(成人、儿童)、新冠治疗方。启用网上中药房"中草药配送"业务。累计完成接种新冠疫苗 29123 剂次。

卫生改革　2022 年,制订并实施《三级公立中医

医院绩效考核实施方案》。建立三级管理体系,创新实施"分片包干"制、例会制度,制定13项"中医药核心指标"管理办法。建立智慧化绩效考核信息系统。在2021年国家绩效考核评价结果排名中,医院列全国第101位、山东省第6位、区县级中医院首位,评价等级为A。加强临床路径管理,开展中医优势病种诊疗方案101个、中医优势病种临床路径102个,中医临床路径完成率由原来的55%提高到61%。重新修订《护理规章制度》,完善护理岗位职责21项、护理操作规程65项、护理应急预案62项、护理质量评价标准20项,运用PDCA质量管理工具,完成全院科室三级护理质量控制。执行七批国家集采及两批山东省集采,引进并使用中选药品240种,预约采购量完成率约85%,点评中药饮片处方5500张,点评住院医嘱单1200份。开展17种中医病种的中医日间病房结算工作,累计结算195例。开展DRG付费工作,成立DRG工作专班,实现DRG付费工作与临床业务系统深入融合。实施健共体建设同质化管理,协助推进成员单位胸痛单元建设,开展"三高共管、六病同防"工程,开展中心药房试点工作。

医疗特色　完善胸痛中心区域协同救治网络体系,缩短高危胸痛患者的诊断及救治时间,患者转危为安时间保持在60～90分钟。卒中中心静脉溶栓120余例,DNT中位数时间缩短至50分钟以内,成功开展大血管闭塞的急诊取栓治疗。康复科床位扩增至103张,成为医院中医康复全科化、中医外治全科化、"两专科一中心"牵头科室,牵头成立青岛西海岸新区中医适宜技术质控中心;骨伤二科成功开展医院首例胫骨横向骨搬运手术;心血管病科独立开展冠状动脉造影术、冠状动脉支架植入术等冠心病介入手术;妇科成功开展盆腔脏器脱垂新术式(宋氏手术)3例;针灸科开展艾灸治疗,形成温针灸、综合灸疗床、温酒器灸、督灸、脐灸全面发展的新局面。

科研工作　2022年,获科研立项项目11项,其中,山东省中医药科技项目2项,青岛市医药卫生科研计划项目3项,青岛市中医科研课题5项,青岛市科技惠民示范专项1项,合作科研课题2项,通过验收结题科研课题4项。

继续教育　2022年,获批省级中医药继续教育项目3项、青岛市级中医药继续教育项目3项。举办继续教育培训班6次。881人参加继续教育学习,合格率达100%,比上年参加人数增长20%,其中初、中级专业技术职务资格继续教育学分审验267人,高级专业技术职务资格继续教育学分审验73人。承担山东省第三批西医学习中医临床实践培训131人(医院参培12人)、山东省四批西医学习中医线上培训216人(医院参培10人)、第五批67人(医院参培6人)。

精神文明建设　常态化开展"我是党员我带头"主题活动,开展"我为群众办实事"实践活动,开展"作风能力提升年"活动,举办专题党课30次。加强"医路先锋"党建品牌建设,与黄岛街道刘公岛路社区和海坛岛街社区、前湾港中路社区、建设银行青岛西海岸新区分行结成共建单位。

大事记

2月22日,脑病科、肿瘤科、儿科、肛肠科、内分泌科、妇科、脾胃病科获批山东省第二批齐鲁中医药优势专科。

4月11日,召开"作风能力提升年"活动推进会。

5月6日,根据青岛西海岸新区管委、青岛市黄岛区人民政府《关于丁相龙等工作人员任免职务的通知》文件,周雷升任院长。

7月28日,召开第十次工会会员代表大会。大会通过差额选举的方式,选举产生工会第十次会员代表大会委员11名,经费审查委员3名和女职工委员3名。

8月3日,召开青岛西海岸新区中医适宜技术质控中心成立大会暨第一期中医适宜技术培训班,成立青岛西海岸新区中医适宜技术质控中心。

8月5日,举行第七批全国老中医药专家学术经验继承拜师仪式,成立"全国老中医专家学术经验继承工作室"。

8月6日,开展"中医日间病房"诊疗模式。

8月,成为山东中西医结合肾脏病联盟首批成员单位。

11月5日,举办西海岸新区第三届膏方文化节暨区中医医院第六届膏方文化节。

12月6日,经市卫生健康委认定,医院中医药文化健康教育基地为青岛市第四批市级健康教育基地。

荣誉称号　2022年,获山东省文明单位,青岛西海岸新区卫生健康系统2021年度感控工作先进集体,全区卫生健康系统新冠疫苗接种工作先进集体,第31届青岛国际啤酒节服务保障工作先进单位,第32届青岛国际啤酒节(云上啤酒节)疫情防控工作突出贡献单位,青岛西海岸新区卫生健康工作先进集体,首轮医疗机构法治建设工作市级评估优秀单位、区级评估优秀单位等称号。

党委书记:卢彦敏

党委副书记、院长:周雷升

副 院 长：袁　超、丁　刚
院办电话：86858887、86868333
总机电话：86852750
传真号码：86867238
电子信箱：zhyyadmin1@qd.shandong.cn
邮政编码：266500
地　　址：青岛市西海岸新区海南岛路 158 号

（撰稿人：逢世丽）

青岛西海岸新区第二中医医院

概况　2022 年，职工总数 784 人，其中，卫生技术人员 687 人，占职工总数的 87.62％；行政工勤人员 44 人，占职工总数的 5.61％。卫生技术人员中，具有高级职称者 86 人，具有中级职称者 222 人，具有初级职称者 333 人，分别占 12.52％、32.31％、48.47％。医生与护士之比为 1∶1.33。开放床位 650 张。设临床科室 22 个，医技科室 9 个，职能科室 31 个。

业务工作　2022 年，诊疗人数 177721 人次，比上年增长 3.26％，其中，急诊人数 34628，比上年增长 7.47％。收住院病人 13549 人次，比上年增长 7.23％。床位使用率 58.18％，与上年基本持平。床位周转次数 24.87 次，比上年增长 2.74％。入院与出院诊断符合率 90.73％，与上年基本持平。手术前后诊断符合率 100％；抢救危重病人 560 人，抢救成功率 83.21％；出院病人治愈率 3.10％，好转率 88.09％，病死率 0.7％；甲级病案符合率 97.60％，比上年下降 1.02％。

业务收入　2022 年，总收入 21892 万元，比上年增长 15％。

固定资产　2022 年，固定资产总值 13148.11 万元，比上年同期增加 63.1 万元，同比增长 0.48％。

医疗设备更新　2022 年，购入迈瑞高档彩色多普勒超声诊断系统、步态训练与评估系统、自动移动式过氧化氢消毒机（消毒机器人）、三目显微镜、生物安全柜、丙氨酸氨基转移酶干式分析仪、低速台式离心机、全功能体检仪医疗设备。

基础建设　2022 年，青岛西海岸新区第二中医医院迁建项目获评青岛市安全文明标准化示范工地，12 月 15 日主体封顶。

卫生改革　2022 年，与区慈善总会深入开展为期三年的"向阳花开"青少年心理健康援助活动，为患者提供具有中医特色的心理援助和实质性的资金援助，为 60 名青少年家庭提供累计 12 万元的资金援助。制发《进一步推进半岛区域医疗中心重点学科建设实施方案（2022—2024）》。持续推进医院卫生职称制度深化改革，将卫生专业岗位类别划分为医、护、药、技四类，按岗推评，按岗聘用。制订《2022 年重点指标和重点质量改进项目管控实施方案》，重点指标均达标。建立《临床路径奖励实施方案》，制定 49 个病种的临床路径，为 2700 名患者完成临床路径。深入实施"互联网＋中医＋AI"，搭建"互联网医院平台"，开展互联网"健康＋"智慧医疗服务，实现一站式"云"就医。试运行"中医日间病房"诊疗模式，纳入耳鸣、头痛、痛风、胃脘痛等 19 种病种。

医疗特色　2022 年，修订《齐鲁中医药优势专科集群建设工作方案》。妇产科、肿瘤科成为第二批山东省齐鲁中医药优势专科集群建设成员单位，肿瘤科成功申报青岛市 C 类重点专科、青岛市县域临床重点专科。康复科、脑病科、肿瘤科、骨科、肺病科、ICU 等 16 个临床、医技科室开展新技术、新项目 40 余项。广泛开展微创诊疗技术，泌尿外科开展腹腔镜下膀胱全切术，肺病科开展支气管镜及床旁肺功能测定，骨科采用肩关节镜治疗肩部疾患，并开展富血小板血浆治疗术及脊柱转移瘤并发压缩骨折椎体成形术，康复科引入马王堆导引术，心病肾病科开展医院首例急诊 PCI 冠状动脉介入术，妇产科、脑病科联合介入科开展首例 DSA 下子宫输卵管造影及再通术、首例脑血管介入造影术，手术室开展超声引导下神经阻滞术、ICU 开展肾脏替代治疗、血透室开展血液灌流技术、放射科开展 MR 灌注成像技术。成为山东中医药大学附属医院身心医学（神志病）专科联盟成员单位。成立"山东省立医院泌尿微创中心西海岸分中心""青岛西海岸新区第二中医医院马应龙肛肠诊疗中心""青岛西海岸新区青少年视力低下防治中心""山东省肿瘤医院肿瘤规范化诊疗基地"。

科研工作　2022 年，制订《青岛西海岸新区第二中医医院关于开展优势病种中医特色疗法疗效评价工作的实施方案》，在全院范围内开展优势病种的中医特色疗法疗效评价工作。新增立项青岛市中医药科技项目 3 项："中医传统功法运动处方结合 bobath 技术对脑卒中恢复期肢体功能障碍的改善""耳穴压丸治疗输尿管结石的临床疗效研究""基于 ANXA1/HDAC 通路的浙贝母—瓜蒌治疗慢性阻塞性肺病的组分配伍研究及雾化给药系统开发"。发表论文 8 篇，出版著作 2 部；授权实用新型专利 1 项。

继续教育　2022 年，主办专技人员继续教育项目 3 项："中医护理知识培训""抗感染药物合理应用"

"中医经典知识培训班",申请市级继续教育学分15学分75学时,申报学习公需科目10学分。主办青岛市继续教育项目5项:"肿瘤的中西医结合治疗""中风病防治新进展培训班""呼吸道慢病管理培训""康复技术的推广应用""针刺与浮针治疗颈腰椎疾病培训班",申请青岛市继续教育学分13分。申报2023年度青岛市继续教育学术项目7项,申请学分21分。申报2023年度省级继续教育项目1项。新增山东省中医临床优秀人才培养对象2名;外出进修8人;进修结业9人;接收进修人员22人;新增各类委员会社会任职62人次。

精神文明建设 2022年,启动"'向阳花开'——未成年人中医药文化传播项目",开展青少年健康义诊、普及心理健康教育并发放中医药香囊,推广"近视防控示范学校"建设。与胶南小学共建"中医药文化传播驿站""中医药文化研学基地"推进中医药。开展全院义诊、中医进乡村等公益活动,首次运用互联网医院平台邀请省级专家开展线上义诊。举办"中医药文创比赛""健共体中医药推广优秀单位""健康电台直播间优秀科普主播"等评选活动。开展"中药代茶饮方剂征集活动",遴选12味中药代茶饮方剂在临床应用推广。实施"五环关爱计划",该项目获中国医院EAP联盟"2022年度优秀示范案例奖"。

大事记

1月14日,召开"作风能力提升年"动员大会。

2月8日,新院迁建项目开工。

3月25日,加入青岛西海岸新区红十字会并参加授牌仪式。

4月22日,中医经验传承工作室、中医经典门诊开诊,并举行开诊仪式。

5月5日,束凯伟任党委书记,丁相龙任党委副书记、院长。

6月6日,走进胶南小学举行"向阳花开"中医药文化传播合作签约仪式。

6月14日,视光中心首个"近视防控示范学校"揭牌。

6月16日,互联网医院微信小程序开诊。

7月13日,重症医学科(ICU)开诊。

8月12日,召开第八届职工代表大会第十一次会议。

9月19日,成为山东中医药大学附属医院身心医学(神志病)专科联盟成员单位。

12月15日,新院迁建项目主体封顶。

荣誉称号 获评青岛市级文明单位标兵、青岛西海岸新区慈善工作先进单位、青岛西海岸新区档案工作先进单位、青岛西海岸新区老年友善医疗机构、巾帼建功先进集体、中国公立医院高质量发展论坛医院创新管理典型案例奖2项、青岛市健康科普短视频大赛二等奖、全省中医药文化节目会演优秀奖、全国医疗机构优秀吉祥物、中国医院EAP联盟优秀示范案例奖、青岛慈善创新奖等荣誉。是山东省中医五个全科化试点单位之一、青岛市体医融合试点推广单位。

党委书记:束凯伟

党委副书记、院长:丁相龙

党委副书记:刘京运

副　院　长:张腊梅、陈维东

院办电话:88192806

总机电话:88181110

电子信箱:hdqdezyyy@163.com

邮政编码:266400

地　　　址:青岛西海岸新区中原街333号

(撰稿人:王天昊)

青岛西海岸新区区立医院

概况 2022年,职工729人,其中,卫生技术人员584人,占职工总数的80.14%;行政工勤人员145人,占职工总数的19.86%。卫生技术人员中,具有高、中、初级职称者分别是85人、204人、260人,分别占14.6%、34.9%、44.5%,医生与护士之比为1:0.48。医院编制床位600张,设职能科室25个,临床科室26个,医技科室4个。

业务工作 2022年,门、急诊量383164人次,比上年增长3%;其中急诊121957人次,比上年下降4.15%;收住院11607人次,比上年上升0.02%;床位周转次数25.67次;治愈好转率63.80%;病死率0.78%。

业务收入 2022年,业务收入21489万元,比上年增长14.20%。

固定资产 2022年,固定资产总值14377万元,比上年增长0.12%。

医疗设备更新 2022年,新增大型医疗设备双板DR机1台、高端彩超仪3台。

基础建设 2022年,完成立体停车场工程并投入使用,完成DSA房屋的改造;加快推进二期病房楼建设进度,二期病房楼精装修、外电接入、配电室工程、信息化机房、室外硬化、绿化等项目基本完成。二期综合病房楼建设工程地上18层、地下1层、局部19

层,建筑面积48793.6平方米,地上建筑面积40909.6平方米,地下建筑面积6884平方米,连廊建筑面积1000平方米。

卫生改革　2022年,重新调整医疗质量委员会、医学伦理委员会等委员会成员。开通掌上医院,实现在线挂号,在线问诊,实施院内移动办公信息化与无纸化审批。启用急救绿道系统。拓展"互联网＋评估＋护理服务",完成老年护理评估近4000单,完成线下订单服务近600单,订单服务满意度100%。对接上级信息化平台建设,实现省、市、区信息化平台的互联互通。建立慢病三级组织管理体系,以健共体成员单位家庭医生团队为纽带,成立慢病管理团队,形成"1＋3＋N"组合(乡医＋基层全科医师＋基层护士＋基层公卫医师＋总院专家),服务辖区35122位"三高"患者及其他慢病患者;制定高血压、糖尿病、高血脂、脑卒中、慢阻肺三级协诊工作流程,并对家庭医生团队及乡医进行培训;搭建健共体内血糖在线监测系统,录入8337名糖尿病患者信息,实时监测管理。

医疗特色　2022年,眼科被北京白求恩公益基金会、国家眼部疾病临床医学研究中心授予"光明中心"称号,被青岛市卫健委评选为青岛市县域临床重点专科,并成为青岛西海岸新区眼科质控中心。开展"经颅多普勒超声发泡试验""超声引导下甲状腺细针穿刺细胞学检查""麻醉治疗慢性失眠障碍技术""磁共振弥散加权成像在骨转移瘤放疗近期疗效评估中的应用""胎粪吸引管气管内胎粪吸引术""STEMI院前抗凝、抗栓及溶栓治疗""枸橼酸抗凝在CRRT中的应用"等18项新技术。持续推进"六大中心"建设,不断推动中心建设提质升级。先后成立康复医学科、心内科,调整门诊布局,开设心内科门诊、康复医学科门诊、疼痛门诊,将消化内科门诊与内分泌科门诊分开。

科研工作　2022年,获国家级科研立项1项,获市级科研立项2项,获青岛市科技惠民示范专项立项1项。发表论文22篇(非核心期刊),出版论著13部,授权专利2项。

继续教育　2022年,顺利完成青岛市级继续医学教育项目8项,授予学分25分,专业技术人员继续教育项目计划备案1项,授予学分10分。申报2023年青岛市继续医学教育项目11项。派出9名临床医师到青岛市市立医院、青岛大学附属医院、山东大学齐鲁医院(青岛)等三级甲等医院进修学习。接收健共体成员单位来院进修7人,甘肃定西岷县医师来院进修7人,高等院校护理专业实习生70人。

疫情防控　2022年,修订完善疫情防控措施、院感防控手册和制度,督导检查常态化,组织线下培训33场,培训1158人次,线上培训8场,培训3393人次。常态化在隔离酒店、中心医院灵珠山院区、海湾驿站、机场出入境等处进行保障,承担起9处临时隔离酒店保障任务,以及莱西、即墨、市北、海南、枣庄等地疫情防控支援任务,累计派出医护人员工作7081天次。累计组织52665人次参加学校幼儿园、管控封控区、1520采样圈及全员核酸采样工作,完成胶南、隐珠街道区域核酸任务,累计采集检测核酸300余万人。组织1326人次全力做好新冠疫苗注射接种救治保障工作。

人才引进与帮扶工作　2022年,派出3名医生在甘肃定西岷县中医院继续进行东西部对口协作帮扶工作。完成区级公立医院校园招聘和公开招聘工作人员招录,累计招录35人,其中有硕士学历者5人、有本科学历者29人、有专科学历者1人。

精神文明建设　推广使用"学习强国"学习平台,根据"作风能力提升年"要求,开展各项活动,加强学习型党组织建设。完成2022年度全国文明城市创建及迎检工作。开展新时代文明实践、健康义诊、垃圾分类、普法宣传志愿活动。快板《人民心向党　发展高质量》参加区工委宣传部组织的"中国梦·新时代·新征程"百姓宣讲活动,获三等奖。

大事记

1月12日,青岛市卫生健康委员会组织专家对医院申报的医疗卫生C类重点学科进行现场评审。

3月25日,医院获区红十字会颁发的团体会员单位牌匾。

5月5日,青岛西海岸新区管委、青岛市黄岛区人民政府任命刘鹏为青岛西海岸新区(黄岛区)区立医院(第二人民医院)院长(试用期一年),免去丁海升青岛西海岸新区(黄岛区)区立医院(第二人民医院)院长、理事长职务。

5月17日,中共青岛西海岸新区卫生健康局机关委员会任命刘鹏同志为中共青岛西海岸新区区立医院党委副书记。

7月5日,心血管内科成立并开诊。

7月16日,康复医学科成立并开诊。

8月10日,召开医院第五次工会会员代表大会,大会选举邱兴邦为第五届工会主席。

9月22日,增加疼痛科诊疗科目。

荣誉称号　2022年,继续保持"省级文明单位"称号;获"青岛市三八红旗集体"称号;获青岛市高校文化单位先进集体三等奖;在青岛市第十届"健康杯"呼吸与危重症技能大赛中获团体二等奖;在青岛市慢病管理药学服务技能竞赛中获团体二等奖;青岛市医学验光与配镜技能大赛获团体二等奖。

党委书记:丁海升

党委副书记、院长:刘　鹏

党委副书记:孙建伟

副 院 长:丁　宁

党委委员、副院长:朱　钦

党委委员:刘思新

党委委员、院长助理:周庆亮

院办电话:85165110、85165306

电子信箱:qxxqqlyy@163.com

邮政编码:266400

地　　　址:青岛西海岸新区双珠路269号

(编撰人:李志娟)

青岛西海岸新区第三人民医院

概况　2022年,职工673人,其中,专业技术人员462人,具有副高及以上职称者43人,具有中级职称者167人。编制床位499张,实际开放床位364张。设临床医技科室26个。

业务收入　2022年,医疗收入8529万元,同比上升23.1%。

业务工作　2022年,收治住院病人7256人次,次均费用4959元,平均住院天数6.0日,药占比26.4%;门诊诊疗464355人次,同比上升90%,次均费用105元。

固定资产　2022年,固定资产总值8242万元,比上年增长1.35%。

疫情防控　2022年,承担全员核酸检测采集任务,累计派出医务人员13500余人次采集核酸600万余人次;累计派出186人次支援日喀则、枣庄、城阳、即墨、胶州等地的疫情防控工作;累计完成新冠疫苗接种27550剂次,其中加强针24213剂次;发热门诊接诊发热患者7502人次,留观人员6202人次,其中接诊阳性人员1225人次。

医疗特色　2022年,成功诊断第1例吉兰-巴雷综合征患者,填补医院腰椎穿刺检查与使用丙种球蛋白治疗的空白;成功完成1例"腹腔镜下乙状结肠癌根治术、腹腔镜下左肝外叶切除术"微创手术;完成首例经阴道及腹腔镜联合下全子宫切除及阴道前后壁修补手术;首次开展口腔种植新技术、小儿推拿新技

术;检验科先后开展病原体九项、甲状腺球蛋白(TG)测定、叶酸(FA)测定、糖尿病抗体三项、抗胰岛素抗体测定等项目。

科教研工作　2022年,临床科室卫生技术人员继续教育学分完成率100%,申报通过市级医学教育项目11项,市级继续医学教育项目申报18项、顺利通过11项;青岛大学附属医院进修神经病学1人,总院进修人员10人;全院发表论文14篇,授权专利3项,登记备案论著3篇。

公共卫生　2022年,新增居民健康档案157份,举办健康知识讲座13次、现场咨询宣传活动12次,更换宣传栏6期;为6700余名老年人开展健康体检工作,为8186名高血压患者、3254名糖尿病患者以及452名严重精神障碍患者完成45000余人次的随访工作;开展村卫生室季度公共卫生考核4次、培训会议4次,累计发放基本公共卫生资金157万余元;家庭医生服务团队定制个性化、符合地区、不同人群特点的签约服务包,签约28000余人次,其中疫苗个性化服务签约包签约2000余人。

大事记

12月2日,青岛市卫生健康委员会公布医院等级评审结果,确定医院为"二级甲等综合医院"。

院　　　长:李桂鹏

副 院 长:张智强、王晓东、黄　炜

院办电话:84181063

电子邮箱:plyybgs@163.com

邮政编码:266409

地　　　址:青岛西海岸新区泊里镇泊里一路522号

(撰稿人:张　雪)

青岛西海岸新区妇幼保健院

概况　2022年,职工320人,其中,卫生技术人员270人,占职工总数的84.38%;行政工勤人员50人,占职工总数的15.63%。卫生技术人员中,具有高级职称者27人,具有中级职称者82人,具有初级职称者161人,分别占10%、30.37%、59.63%,医生与护士之比为1∶1.68。床位140张。设孕产保健部、妇女保健部、儿童保健部三大部及中医科,职能科室18个,临床科室11个,医技科室8个。

业务工作　2022年,门、急诊量158291人次,比上年下降10.1%,其中急诊4051人次,比上年下降16.56%。住院人数2610人,比上年下降12.59%,床位使用率22.7%,比上年下降4.5%,床位周转次数

26.4 次，比上年下降 11.7％，治愈率 98.1％，好转率 1.9％，院内感染率 0，手术前后诊断符合率 100％，抢救危重病人 7 人，抢救成功率 100％，甲级病案符合率 97.2％，比上年上升 0.2％。

业务收入　2022 年，收入 9545.27 万元，同比增长 30.94％。

固定资产　2022 年，固定资产总值 4180.89 万元（净值），同比下降 9.43％。

医疗设备更新　2022 年，新增全自动血液细胞分析仪 1 台，光学电子一体阴道镜 1 台，粪便分析系统 1 套，妇科射频治疗仪 1 台，眼科光学生物测量仪 1 台，裂缝灯显微镜 1 台，视力筛查仪 1 台。

基础建设　2022 年，投资 50 万元更换门诊楼暖气、自来水、消防管道，投资 35 万元维修院内地面、墙面和楼顶，投资 10 万元改造大会议室并更换音响设备，投资 25 万元改造综合楼十楼康复训练、治未病中心，投资 30 万元改造泳疗中心、食堂维修，投资 30 万元更换病房楼电梯。

卫生改革　医院多措并举提升群众看病就医满意度；持续开展"互联网＋护理服务"；通过校园招聘吸引优质人才，补充人才队伍；第三方继续开展绩效管理改革，优化薪酬结构，助推实现精细化管理。

医疗特色　以妇幼健康需求为导向，健全完善妇幼健康服务体系，全力筑牢疫情防控防线，通过孕产保健、妇女保健、儿童保健的特色服务不断满足妇女儿童的健康需求。中医科融合妇幼临床服务，开展普通针刺、小儿推拿、针刺镇痛等技术。

科研工作　获省级立项 3 项、青岛市卫健委立项 1 项；出版论著 13 部，发表国家级论文 13 篇；授权发明、实用新型专利 6 个；科研获奖 5 个，其中国家卫生健康委"十三五"规划全国重点课题一等奖 1 个，中国管理科学研究院一等奖 2 个，山东省基层卫生科技创新计划项目一等奖 2 个；儿童保健科被评为青岛市县域临床重点专科。

继续教育　拥有区级拔尖人才 4 人，区级优秀青年人才 2 人，管理期均通过年度考核；完成对口支援工作医师 2 人，新增对口支援医师 1 人；完成 30 人初中级学分审验，12 人高级学分审验；组织继续教育培训班 3 个，完成继续教育学分 22 分，完成公需科目培训，派出医务人员参加学术会议、短期学习 23 人次，在新生儿复苏技能竞赛、新冠肺炎感染控制技能竞赛、健康科普短视频大赛、新媒体作品大赛图文类和视频类、征文比赛等活动中分别获得一等奖、三等奖。

精神文明建设　2022 年，学习贯彻党的二十大精神，采取"三会一课""主题党日""集中学习"等多种形式，依托"学习强国"等开展日常学习和交流研讨；开展"作风能力提升年"活动，成立"红色尖兵"志愿服务队，与团支部"向阳花"志愿服务队联合开展服务；增设母婴室饮水机，更新宣传栏海报，加强服务态度和仪容仪表管理；开展"我为创城加一分，新区机关在行动""我们的节日"等主题文化活动，组织"七夕"婚检孕检引导、"我为群众办实事"等群众性活动，弘扬中华民族传统文化。

大事记

1 月 12 日，青岛市卫生健康委专家组到医院开展 C 类重点学科现场评审。

2 月 16 日，获全市高校文化单位先进保卫集体嘉奖。

4 月 1 日，召开"作风能力提升年"活动动员部署大会。

7 月 26 日，山东省卫生健康委专题调研医院高质量发展情况。

8 月 11 日，召开第四次工会会员暨职工代表大会，投票选举新一届工会委员会委员和经费审查委员会委员。

11 月 16 日，中医科日间病房启用。

荣誉称号　获青岛市文明单位标兵、西海岸新区青年文明号、西海岸新区五四红旗团支部、西海岸新区卫生健康工作先进集体、西海岸新区卫生健康系统新冠疫苗接种工作先进集体、西海岸新区新生儿复苏技能竞赛三等奖等荣誉。

党总支书记、院长：贾　晓
党总支副书记、副院长：王立港
副　院　长：袁丽丽、陈伟伟
院办电话：86176363、86176333（传真）
总机电话：86163065
电子信箱：fbyzxadmin1@qd.shandong.cn
邮政编码：266400
地　　址：青岛西海岸新区东楼路 168 号
（撰稿人：张文炯）

青岛西海岸新区卫生健康综合行政执法大队

概况　青岛西海岸新区卫生健康综合行政执法大队是副处级全额拨款事业单位，人员编制 78 名，2022 年，在职职工 67 人，辖区监管单位约 9000 余家，获"青岛西海岸新区卫生健康工作先进集体"称号。

业务工作 2022年,完成新区"两会"、啤酒节、东亚海洋合作论坛等卫生保障活动6次;建设"1+4+9+N"卫生监管综合执法平台;集中开展19个专项执法行动,监督业户15600余户次,手持执法终端录入率100%,卫生行政处罚案件立案452件,结案445件,人均办案率21.19件。受理投诉举报854起,比上年增加138起。完成国家"双随机"任务277单,完成部门联合"双随机"52单;对全区181家学校进行监督检查,组织全区学校开展学校卫生培训,开展中考、高考卫生保障工作;对全区现制现供饮用水经营单位27家591台设备进行备案,对598家生活饮用水单位进行了卫生安全监督检查。

执法能力建设 2022年,推行"全员执法""全域执法"模式,非执法岗位人员每年参与办案不少于1件;各镇街卫生监督与疾病控制工作站持执法证人员每年参与办案不少于1件。实施现场执法带教、案例研讨和场景模拟实训等培训模式,成立专业学组,组织培训12次。组织开展行政执法案卷评查工作,抽查2020—2022年结案案卷,推送优秀案卷2份,报送抽查案卷6份。开展以案释法工作,在新区卫生健康局官微、网站等进行公开宣传。推行"双随机、一公开"制度。

信息化建设 2022年,统筹推进智慧监管信息系统建设。投资1122万元建设"1+4+9+N"(1个指挥中心、4个应用平台、9个监测监控模块、N个应用子系统)卫生监管综合执法平台,实现监测数据动态掌握、突发事件预警处置、监管业户信息互动、即时在线普法培训、数据分析预判监管等级等功能。

职业健康 2022年,开展职业健康权益保护"蓝盾行动"、职业健康检查机构专项监督检查"蓝盾行动"等5项专项整治工作,对100家用人单位进行职业病危害因素执法检测,处理职业卫生投诉举报44起,开展职业病诊断协查7起,监督检查用人单位371户次,立案101起,罚款8.6万元。开展职业病防治法主题宣讲21次、印发宣传材料1500余份,宣传受众3万余人。投资约100万元的职业卫生VR实训基地建成使用,迎接省、市、区参观学习3批,使用培训5期。采取"线上线下"相结合培训等方式开展工作,通过信息化手段确定236家用人单位职业卫生风险等级,圆满完成山东省职业卫生分类分级监督执法试点任务,并在青岛市职业卫生培训会上对新区经验做法进行交流。

疫情防控督导 2022年,开展常态化督导巡查,督导医疗机构3200余家次,开展疫情防控知识培训43次,参训人数达4200人次,督促张贴"青岛一码通·场所码"559家,约谈医疗机构233家,责令停业整顿医疗机构161家,立案处罚68件。对26家新冠疫苗接种单位、33家病原微生物实验室、18家新冠病毒核酸检测实验室进行了多轮执法检查,累计监督检查机构548户次,下达监督意见书536份,立案处罚15件。

党总支书记、大队长:杨 帆
党总支副书记、副大队长:张洪岩
党总支委员:张振双、李金星
党总支委员、副大队长:侯德梓
办公电话:86162830(传真)
电子信箱:hdqwsjsjwsjds@163.com
邮政编码:266400
地址:青岛西海岸新区灵山湾路567号

（撰稿人:郭彬文）

青岛西海岸新区疾病预防控制中心

概况 2022年,在职职工176人,设办公室、人事科、财务科、应急管理科、传染病防制科、性病艾滋病防制科、消毒与病媒防制科、慢性非传染病防制科、地方病与寄生虫病防制科、卫生监测科、免疫规划科、职业健康科(门诊部)、学校卫生科、健康教育科、质量管理科、公共卫生指导科、微生物检验科、理化检验科、生态健康科、生物制品科20个科室,是全区疾病预防控制工作的技术指导中心和技术服务中心。

业务收入 2022年,财政拨款7301.54万元,比上年增长7.43%。

固定资产 2022年,固定资产总值4071.63万元,比上年增长4.85%。

基础建设 公共卫生服务中心占地8400平方米,建筑面积11900平方米。

卫生改革 2022年,启动改革试点工作。扩增编制,引进优秀青年人才;选聘首席专家3名纳入区级高层次人才管理;实行"总额+浮动"绩效工资管理,建立以实绩实效为核心的岗位绩效评价机制。基础设施建设财政投入比2020年增长39.63%;搭建智慧化职业健康综合管理平台,为2000余家企业20余万人开展职业健康体检;开发核酸检测智慧管理平台等信息化系统。成立公共卫生指挥调度处置中心,与区委重大疾病和传染病工作领导小组办公室合署实体化运行;构建疾控中心—各健共体单位—基层社区卫生服务中心三级联动干预救治体系;编组由178人构成的三级应急处置队伍。深化医防融合公共卫生基础,搭建科研协作、业务培训、病原生物检验鉴定、信息互通共享的业务支撑平台,构建疾病"预警—诊疗—评估"三位一体的工作模式;启动山东省"三高共管、六病同防"医防融合慢性病管理试点;建立健全专群结合的基层公共卫生治理队伍,将公共卫生宣传、发动、服务功能延伸至城市基层治理末梢。

疫情防控　2022 年,根据疫情变化修订预案,保留 8 个工作小组,重组 6 支突发疫情应急处置队伍 24 小时待命,开展包括采样、消毒、流调、核酸检测、密接管理、后勤保障等疫情防控工作。中心实验室核酸检测能力达到日检 1.44 万单管。完成新冠病毒核酸检测 2831439 人份、血清抗体检测 10370 人份、冷链货物消毒效果检测 1000 余份。抽调 7 名专业人员到青岛市冷链监管仓、青岛市疫情督导组、新区冷链专班、新区非冷链专班、区疾病防控组等各专班参与日常工作。

传染病防制　2022 年,制定《2022 年青岛西海岸新区重点传染病防控业务工作意见》。在二级医疗机构设立流感、手足口病、恙虫病监测哨点,采集患者鼻咽拭子及血清样本进行病原学监测;开展鼠情监测及相关动物进行病毒学监测;重点控制流行性出血热、手足口病发病率在较低水平;全区 24 家狂犬病门诊完成信息化建设;加强重点场所、重点人群特色防控,强化学校、托幼机构、养老院等场所传染病知识宣传。

免疫规划　2022 年,持续规范全区预防接种规范化服务和疾控系统内生物制品管理体系,规范开展疫苗采购、存储、管理及冷链运输。印发《2022 年全区免疫预防管理工作意见》。承担 32 家预防接种门诊、14 家成人接种门诊、10 家产科接种室、38 家新冠病毒疫苗接种点疫苗的采购、收货验收、疫苗储存、疫苗配送工作。规范预防接种门诊建设,实现全区"智慧化"预防接种门诊全覆盖,开展疑似预防接种异常反应(AEFI)病例调查诊断和处置。

慢性病防制　2022 年,开展慢性病综合防控示范区创建效果评估调查;开展"一评二控三减四健"专项行动、肿瘤防治宣传周等健康主题日宣传活动;成功申报山东省首批"三减控三高"特色区,是全省首个"1＋7"全项目实施的特色区;成功申报国家慢性病综合防控示范区工作办公室第二轮支持推广平台项目——"三高健康管理项目";肿瘤登记监测数据近 5 年连续纳入《中国肿瘤登记年报》,被国家癌症中心授予肿瘤登记工作优秀奖。

健康教育　2022 年,利用讲座、"六进"宣传、新闻媒体等方式传播群众所需健康知识。跨部门联合开展大型现场宣传活动,与区广播电视台、中建八局、镇(街道)联合开展云上健步行、健骨操进社区、减重大赛等大型群众性活动。

职业健康　2022 年,新区职业健康工作继续快速发展。全年完成 2 家省级健康企业建设,5 家市级健康企业建设,8 家区级健康企业建设验收工作,在全区范围内形成良好的健康企业建设氛围,巩固建设成果,充分发挥健康企业示范引领作用,带动推动新区职业健康事业发展再上新台阶。通过完善"互联网＋职业健康"综合管理平台宣教板块功能和制作职业健康工作宣传片,让职业健康意识春风化雨般深入每一家企业、每一位劳动者的内心。

精神文明建设　2022 年,开展"作风能力提升年"活动;创建"夺旗争优""青年突击队"活动;将文明典范城市创建、文明单位创建等工作融入疾控标准化建设和日常业务工作中,开展省级精神文明单位创建。

大事记

3 月,西海岸新区发生本土疫情,全员出动参与疫情防控。

9 月,派出 12 名流调队骨干支援即墨区疫情防控。

荣誉称号　2022 年,获"第二届跨国公司领导人青岛峰会服务保障工作先进单位""第 31 届青岛国际啤酒节服务保障工作先进单位""青岛市文明单位标兵""2021 年度全省健康促进与教育工作先进集体""区疾病预防控制中心青年突击队""2022 年青岛西海岸新区卫生健康工作先进集体""第 32 届青岛国际啤酒节(云上啤酒节)疫情防控工作突出贡献单位""青岛自贸片区疫情防控特别贡献单位"称号。

主　　任:黄　华
党委书记:李凤芝
副　主　任:孟兆海、张振堂、蒋兴海、张　栋
办公电话:86163110
传真号码:86996601
电子邮箱:hdqcdc@qd.shandong.cn
邮政编码:266400
地　　址:青岛西海岸新区灵山湾路 567 号

(撰稿人:张惠雯)

青岛西海岸新区妇幼保健计划生育服务中心

概况　2022 年,职工 105 人,其中,卫生技术人

员 85 人,占职工总数的 80.95%,行政工勤人员 20 人,占职工总数的 19.05%,卫生技术人员中,具有高级职称者 6 人,具有中级职称者 34 人,具有初级职称者 45 人,分别占 7.06%、40% 和 52.94%。设有一级业务科室 4 个,其他辅助性科室 9 个。

业务工作 2022 年,门诊量 67111 人次,新区孕产妇住院分娩 8717 人,活产儿 8796 人,孕产妇系统管理率 96.27%,早孕建册率 97.58%,围产儿死亡率 3.0‰,新生儿疾病筛查率 99.8%,新生儿听力筛查率为 99.8%,新生儿访视率 92.5%,门诊工作量同比下降 9.21%。

业务收入 2022 年,业务收入 2896 万元,比上年下降 3.45%。

固定资产 2022 年,固定资产总值 3460.78 万元(含无形资产 103.23 万元),比上年下降 22.41%。

医疗设备更新 2022 年,新增冷冻外科装置、便携式生物刺激反馈仪、儿童牙椅。

基础建设 2022 年,建成立体化停车场。

疫情防控 2022 年,安排专人对辖区孕产妇进行摸排,并实施动态监测,全程为孕妇、儿童开辟"绿色通道";辖区孕产妇全面排查 6 次,排查孕产妇 5754 人次,重点涉疫孕产妇管理 192 例。对辖区妇幼保健机构疫情防控督导检查 35 次,医疗机构巡查检查 12 次,与妇保院疫情防控互查督导 40 次。加强三级预检分诊管理,持续开展疫情防控全要素实景综合演练,组织各科室进行疫情防控应急演练 11 次,培训 14 次,派出 2036 人次参与新区全员核酸采集,派出 36 人支援城阳、即墨、成都、市北、胶州累计 62 天,34 人支援隔离酒店、核酸实验室检测、方舱、入户累计 538 天。

医疗特色 开设中医特色服务,为妇女儿童提供针刺、灸法、拔罐、推拿、贴敷等中医特色的健康干预服务,接诊患者 200 名。增设儿童口腔新项目,引进龋齿活跃性检测设备、儿童牙椅等,口腔涂氟 3880 人次,龋齿易感值测定 71 人次。开拓生殖新业务,引进长效避孕针,开展卵泡成熟度激素测定、宫腔灌注诊疗等新特色项目,接诊患者 9963 人次,长效避孕针治疗 302 人次,597 对夫妇成功怀孕,网络接诊 5300 余人次,中医综合诊疗 772 人次。开展民生实事项目,全面启动婚检 SMA 免费筛查服务项目,为新婚夫妇进行免费婚检,为女方提供免费筛查,筛查 978 人,发现 SMA 基因携带者 13 人,婚检 6983 人,疾病检出率 10%,婚检率 88.26%。孕前优生健康查体 7076 人次,完成率 90.72%,高风险率 12.22%。加强无创产前基因检测和传统血清学筛查等工作,血清学产前筛查 7702 人,无创产前基因检测 8017 人,筛查高风险 760 人,其他染色体异常 46 人。开展宫颈冷冻治疗。加强 0～6 岁儿童、学龄期儿童、青春期青少年身高管理,开展线上直播讲座 26 场,26321 人次参加,对 269 名儿童进行身高管理,360 名儿童进行骨龄评估。

继续教育 2022 年,选派 3 人分批次到市级、区级医院进修,组织 50 余人次参加网上学习培训。

精神文明建设 开展走访慰问老党员、主题党日、专题党课、"双报到"、万名党员入万户等活动,成立红色尖兵志愿服务队,完善"妇幼丹心""护雏飞翔"品牌建设。召开集中学习、交流研讨专题会议,研究制订《关于开展"作风能力提升年"活动的实施方案》,通过"牢记嘱托 建功有我"大讨论、"学雷锋月"、"我们的节日——端午节"、护士节、医师节、"全民营养周"、"世界无烟日"、文明典范城市创建等活动,全力推进作风能力提升年活动扎实开展。

荣誉称号 2022 年,获区卫生健康局生活垃圾分类先进单位、青岛市文明单位标兵、区卫生健康工作先进集体、第 32 届啤酒节疫情防控先进单位、区老年友善医院、青岛市级健康促进医院称号。

党支部书记、主任:董晓静
党支部副书记、副主任:李　艳
宣传委员、副主任:隋媛媛
副　主　任:陈风芹
办公电话:86996639(传真)
电子信箱:fuyou@qd.shandong.cn
邮政编码:266555
地址:青岛市黄岛区富春江路 236 号
（撰稿人:董庆香）

青岛西海岸新区急救中心

概况 2022 年,职工总数 32 人,其中,行政人员 5 人,占职工总数的 15.63%;具有高级职称者 2 人,占职工总数的 6.25%;具有中级职称者 10 人,占职工总数的 31.25%;具有初级职称者 15 人,占职工总数的 46.88%;设指挥调度科、急救科、综合办 3 个科室,急救服务范围覆盖青岛西海岸新区面积约 2096 平方千米,服务人口 210 余万人,设 29 个急救站,36 个急救单元。为青岛西海岸新区提供医疗急救服务,负责全区急救资源的组织、协调、调度、院前急救行业管理、急救知识业务培训、学术交流,各类大型活动医疗急救保障。

业务工作 2022 年,受理急救电话 22 万余个,出车 4 万余车次,1 分钟内受理完成率达 100%,调度差错率、纠纷为 0。完善《青岛西海岸新区质控考核细则》,组织开展全区院前急救质控检查 4 次。参加重要会议及活动保障任务 66 次,保障车辆 206 车次,保障医护人员 632 人次,救治伤员 10 人次。对院前急救工作人员开展医疗业务技术、驾驶安全技术、突发事件应急处置等业务培训 39 期,培训人员 1534 人次。撰稿 235 篇推送至各级媒体。打造健康科普品牌,以救护车动漫的形象创建出健康科普大使"小安"品牌 LOGO,通过微信官方自媒体推出 8 篇品牌健康科普专题。

固定资产　2022 年,政府投资 100 万元,采购负压救护车 2 辆。

特色工作　优化调度流程。将电话线路由 30 路扩容至 120 路,调度座席由 3 个增加至 6 个。动态调整调度流程,创立"3＋N"调度模式。根据疫情防控形式的需求,适时优化接警流调的内容。构建疫情转运网。畅通绿色通道,抽调专人成立转运应急队,实行 24 小时轮流值班制度,开通救治绿色通道,采取"一诊一案"的对接模式,执行"首接负责"。

大事记

6 月 10 日,举办"提升五大中心类急危重症抢救效率"青岛市市办实事项目新区院前启动会暨培训会。

6 月 21 日,完成东亚海洋合作平台青岛论坛医疗卫生和疫情防控保障工作。

9 月 25 日,举办院前质控研讨会。

荣誉称号　获青岛市文明单位、2022 年青岛市院前急救先进集体等称号。

主　　任:陆蕾蕾

党支部书记:于建伟

副 主 任:丁立彬

办公电话:86701152

电子信箱:jjzxadmin1@qd.shandong.cn

邮政编码:266400

地　　址:青岛西海岸新区灵山湾路 567 号

（撰稿人:闫云霞）

即　墨　区

青岛市即墨区卫生健康局

概况　2022 年,各级各类医疗卫生机构 1030 家。公立医疗卫生机构 34 家,其中医疗机构 30 家(城区有:区人民医院系三级综合医院、区中医医院系三级甲等专科医院;镇街有:第二人民医院系二级综合医院,另有卫生院 20 家、社区卫生服务中心 3 家、妇幼保健计生服务中心 1 家,精神病、结核病、皮肤病等专科医院各 1 家)、卫生健康事业服务中心 1 家、监督执法机构 1 家、疾病预防控制机构 1 家、120 急救指挥机构 1 家;非公立医疗机构 366 家(含民营医院 33 家,门诊部、个体诊所及医务室 333 家);城区社区卫生服务站 20 家,村卫生室 610 家(规划内 573 家)。卫生系统人员总数 5519 人,其中编制内 4257 人,编外 1262 人。全区有执业(助理)医师 3337 人,执业护士 3378 人。全区医疗卫生机构总床位数(编制床位)5987 张。全区实有床位 5803 张,千人口床位数 4.26张。全区医疗机构完成门诊 596 万人次,住院 9.3 万人次,手术量 2.59 万台次。全区出生 7019 人,其中男孩 3639 人、女孩 3380 人,出生人口性别比 107.66。人口出生率 5.9‰,自然增长率－1.56‰,人口出生率和自然增长率分别比上年同期降低 0.58 个和 0.8 个千分点。

疫情防控　2022 年,做好各类突发事件应急处置准备。本土疫情防控期间,日均接打电话 200 余个,高峰期日接打电话 500 余个。与责任部组、镇街指挥部建立信息互通反馈制度,精准做好入境及重点人群管理,做好即墨区各类会议、活动的源头管控。针对疫情防控具体情况,通过流行病学调查、核酸检测和大数据等技术手段,精准、科学、动态做好疫情风险研判。制定即墨区"1＋N"工作手册,修订即墨区新冠肺炎本土疫情处置方案,做好即墨区每季度的全要素全链条实景应急演练。

2022 年,提升医疗机构防控救治能力,做好新冠患者健康救治与健康管理。全年健康复查 667 人次。

有序做好隔离人员就诊工作,启用人民医院龙泉院区和区中医医院作为"一点两区"救治医院,接诊居民就医4433人次;发热门诊接诊723人次。组织新冠血清抗体阳性人员的医疗排查工作,组织排查血清抗体阳性人员34例,均排除新冠肺炎的诊断。开通48部医疗咨询电话,接听咨询电话28344个。全区设置发热门诊13处,设诊室87间,隔离留观床位51张;发热诊室143处。区人民医院和区中医医院设置综合ICU床位72张,储备可转化ICU床位72张,配备医师188名、护理人员563名。新增救护车11辆、120线路由4路扩容至8路。各镇街医院、社区卫生服务中心均提供门诊吸氧服务,配置血氧仪2151台。向60岁及以上老年人、0~6岁儿童、低保残疾人等重点人群发放35800个"爱心药物健康包"。组织基层医务人员摸排全区65岁以上重点人群232054人,覆盖率100%。组织开展线上线下相关培训19次,培训人员6700余人次。

医改工作 2022年,调整完善由区长任组长、常务副区长及分管副区长任副组长、相关单位主要负责人为成员的深化医药卫生体制改革领导小组;研究制订改革方案及相关配套政策,指导全区医改工作全面推进,进一步理顺政府办医工作机制;推广三明医改经验,推动"三医联动"改革;出台《即墨区2022年深化医改重点工作任务责任分解通知》。稳步推进医保支付方式改革;做好公立医院绩效考核各项工作。推进公立医院综合改革示范区工作。

药政工作 2022年,开展各医疗机构对于新型冠状病毒感染重症患者对症治疗药物、抗新冠病毒小分子药物的调拨储备工作,科学合理测算药品的需求量和储备量,进行动态监管。协调市卫生健康委调拨布洛芬片、对乙酰氨基酚片等药品,调拨分配布洛芬片106.26万片、对乙酰氨基酚片30.84万片及口服液2550瓶、连花清瘟颗粒6760盒、连花清瘟胶囊4600盒、宣肺败毒颗粒8000盒,分发至乡镇卫生院、社区卫生服务机构、村卫生室。规范开展短缺药品报告工作,建立易短缺药品库存预警机制。组织开展基层医疗机构基本药物制度绩效考核工作。组织专家对青岛明亮手足外科医院等三家医疗机构开展麻醉药品和第一类精神药品现场勘验。举办全区药事管理暨麻醉药品和第一类精神药品使用管理人员培训班,并组织药事管理暨麻精药品考试。

妇幼管理 2022年,全区活产数8458个(户籍),住院分娩率、高危孕妇管理率100%,新生儿死亡率1.18‰,婴儿死亡率1.42‰,5岁以下儿童死亡率2.48‰。全年开展培训11次,培训600余人次;联合区总工会组织6家助产机构举办全区新生儿复苏技能竞赛,提高辖区母婴安全保障能力;启动安全产房建设,区人民医院和区中医医院安全产房建设达标;推进智慧妇幼健康信息系统应用,实现全区32家妇幼健康服务机构智慧妇幼信息系统上线使用率100%。全区首次签发出生证明6745份,实现出生医学证明线上办理2253张。落实国家妇幼基本公共卫生服务项目和妇幼健康项目。定点医疗机构为42140名适龄妇女进行"两癌"筛查;孕妇免费产前筛查5160人,新生儿听力免费筛查4088人,新生儿疾病免费筛查4095人,孕妇产前筛查高风险基因检测费用免费人数为1048人,产前诊断羊水穿刺免费人数299人;为8124名孕产妇进行免费艾滋病、梅毒和乙肝母婴阻断检测。启动实施新婚女性免费脊髓型肌肉萎缩症基因筛查项目。完善三级预防强化出生缺陷防治工作。婚检率85.30%;为2847人进行免费孕前优生健康检查,高风险随访率100%,早孕及妊娠结局随访率99%;服用叶酸人数为3146人,累计发放叶酸18426瓶,随访率100%。辖区助产机构孕妇产前筛查率100%;新生儿疾病筛查率99.90%;新生儿先天性心脏病筛查率99.90%。围产儿出生缺陷率63.09/万。

基层卫生发展 2022年,推进标准化建设,蓝村卫生院、移风店卫生院、普东卫生院、华山卫生院、丰城卫生院、鳌山卫卫生院达到优质服务基层行国家推荐标准,推荐标准机构占比由提高到25%,基层诊疗量占比达到67.8%,完成乡村振兴和分级诊疗考核任务,全区创建社区医院3家,青岛市基层特色科室16处,获岛城基层名医称号12人。充分发挥医共体联动作用,顺利做好新阶段农村地区新冠感染医疗救治工作。牵头医院下沉320人次到基层医疗机构开展巡诊、查房和培训工作;各基层医疗机构下沉262个家庭医生团队;优化流程,畅通双向转诊绿色通道。加强急危重症救治能力,指导基层医疗机构建立规范化的胸痛救治单元。做好乡村医生社会保障工作,加强乡医业务能力培训。

基本公共卫生服务 2022年,推进12项国家基本公共卫生服务项目工作,落实人均75元国家基本公共卫生服务项目经费,促进全区公共卫生服务均等化。采用移动信息化体检车为全区65岁及以上老年人进行健康体检,完成15.49万名老年人的免费健康体检,老年人健康管理率75.92%,比上年提高2.38%。全区家庭医生签约服务"扩面提质"。打造

"为患者提供顺畅转诊和连续诊疗服务,转换考核导向,引领签约服务工作可持续发展"的"三高共管、六病同防"新模式,初步建立以即墨区人民医院、即墨区中医医院2家"三高"中心为核心支撑,以25家卫生院和社区卫生服务中心"三高"基地为联系纽带,以64家村卫生室"三高"之家为基础网底的"三高共管、六病同防"医防融合慢性病管理服务模式。全区有60537名慢性病患者纳入管理,有10107名慢性病患者纳入规范管理。由区财政出资93.9万元,为25家卫生院(社区卫生服务中心)健康驿站配备与基层HIS、家庭医生签约服务系统对接的健康一体机,实现就诊居民通过身份识别后在健康驿站完成自助检测、数据上传和打印报告。全区成立基层医疗机构家庭医生团队227个,总签约人数72.58万人,签约率54.06%。享受家庭医生签约免费基本药物11448人次8.65万元。实施为60周岁以上低保无牙老人免费安装义齿项目和儿童口腔疾病预防控制项目。全区9家低保老年人免费安装义齿定点医疗机构,累计为低保老年人镶牙6副。全区10家儿童口腔项目定点医疗机构为二年级学生涂氟防龋9558人,窝沟封闭8005人,封闭牙25776颗,早期龋充填牙2578颗。

爱国卫生运动 2022年,制发《即墨区第34个爱国卫生月活动方案》。各镇街、各单位张贴海报5000余份,清理各类垃圾2.3万吨。开展集中灭鼠、灭蚊行动,投放鼠药12吨,布置毒饵站3万余个。参与中外外长会议活动保障,多措并举开展内外环境消杀。在墨河公园开展"5·31"世界无烟日集中宣传活动。开展各级各类卫生先进创建工作,移风店镇、段泊岚镇、金口镇、田横全面启动国家卫生镇创建。30个村庄被命名为省级卫生村,106个省级卫生村完成复审,省级卫生单位新增25家。针对不同场所的特点落实环境卫生整治、重点公共场所预防性消杀消毒。加大健康教育宣传,有针对性地宣传新冠肺炎防控知识。制发即墨区2022年健康细胞建设工作方案、健康青岛行动监测评估方案等文件。全区72个村(社区)完成健康村(社区)创建,组织相关业务人员50余人参加健康即墨行动培训。

中医药工作 2022年,中医药参与新冠疫情防控,为隔离点、封控区各类人员提供中医药预防汤剂11万剂,全区21家医疗机构向患者提供清肺排毒汤。区中医医院创建省、市中医药重点专科5个,青岛市级中医专病(专技)特色门诊12个,6个专业参与齐鲁中医药优势专科集群建设,开发中医药制剂26种,开展中医药非药物疗法70种,获评山东省中医药科技项目1项、青岛市中医药科技项目7项,推进中医五个全科化建设;全区综合医院、传染病医院、妇幼保健院实现中医临床科室全覆盖,区中医医院和区人民医院试点开设"日间病房",将19个门诊中医优势病种纳入"日间病房"管理;全区23家镇街卫生院全面建成国医馆、精品国医馆6家;南泉卫生院获评为第二批省级中医药健康文化知识角建设单位;加强人才培养,培养和引进国家名中医3人、省级名中医3人、省级基层名中医专家3人。

人口监测与家庭发展 2022年,协调区人民法院取消社会抚养费征收等制约措施,做好相关政策衔接,推动落实部门职责。利用信息共享数据和WIS信息系统数据对人口形势进行分析和监测预警。建立区级婴幼儿养育照护服务指导中心,开展照护评估、育儿指导、问题干预和早期学习示教等全面指导服务。协调教体局指导和鼓励幼儿园加收托班,推进托育服务一体化进程,督导各镇街加大对婴幼儿照护的宣传和指导。全区总托位数3958个,比上年增加1700个,千人口托位数2.86个。落实计划生育各项奖扶金1.148亿元,其中,农村部分计划生育家庭奖励扶助金7687.44万元,特扶金2806.85万元,城镇其他居民独生子女父母年老奖励资金250.7万元,独生子女父母一次性养老补助92.36万元,符合政策生育的育龄妇女住院分娩补助金356万元,独生子女父母奖励费253.05万元,计划生育特殊家庭住院医疗费用补助35.36万余元。

计生协会工作 2022年,中共青岛市即墨区第一届委员会第37次常委会会议通过《青岛市即墨区计划生育协会改革实施方案》,对计生协会改革任务明确要求和部署。完成全国计生协对地方计生协综合改革试点,完成"网上计生协"区县级、乡镇级30个类别46项功能测试。国家计生协中国婚育状况统计调查工作简报(第12期)专题通报表彰即墨区婚育调查工作情况。参加全国家庭健康促进行动工作研讨会暨能力建设培训班和全国家庭健康指导员首期师资培训班,完成辖区健康行动方案规划和师资队伍组建。经中国计生协评审通过实施青岛市唯一的即墨区古城"暖心家园"项目,获区委全面深化改革委员会《关于全区上半年全面深化改革工作推进落实情况的督察通报》表扬,区人民政府信息专报第9期《以需求为导向 以平台为媒介 区卫健局打造计生特殊家庭"暖心家园" 即墨区落户全市唯一"2022 中国计生协暖心家园"项目》专题刊发。全区31635人通过审核发放独生子女费,发放金额253.05万元。审核通过生育公益金3人,每人3000元标准;未成年独生子女死亡2人,村居计生主任重大伤残1人。开展"生育关怀—金秋助学"和公益保险赠送活动。办理计生家庭意外伤害保险和失独家庭综合保险。推进生殖健康服务,区人民医院、区中医医院、区妇保院申报"幸福工程—善佑母婴"项目,开展宫颈病科建设和导乐分娩公益活动。

基础设施建设 2022年,推动4个卫生健康类项目建设,即墨区中医医院北院区项目、即墨区第二人民医院新建项目于9月开工建设,基层卫生院后勤服务保障项目、蓝村卫生院提质增容工程竣工启用。投资8440余万元用于医疗机构的设备购置。其中,投资458万元为4处卫生院增添DR设备;投资200万元更新基层卫生院的医学影像系统;会同国际商贸城公司,投资3840万元,完成区第三人民医院搬迁所需的医疗设备的采购;投资942万元紧急采购11辆救护车和车载设备;投资约3000万元改善区二级医疗机构ICU病区的设备。

人才队伍建设 2022年,在基层单位提拔副科级干部8人,在全额事业单位提拔正科级干部5人、副科级干部22人。为公立医院面向全国高校选聘优秀人才54人,为公立医院及基层事业单位面向社会公开招聘300人,全部充实到区疾病预防控制中心、公立医院、社区卫生服务中心、乡镇卫生院。引进副高级职称1人、硕士36人;为在即就业创业的105名研究生申请生活补贴,总计301万元;设置支医岗位用于高校毕业生"三支一扶"招募计划,招募2名优秀高校毕业生;推荐中医医院张秀芹为山东省泰山学者特聘专家,并通过泰山系列人才工程资格审查;评聘正高级职称专业技术三级岗位4人;推荐卫生健康系统人才考试及评审专家9名。晋升正高级岗位36人,副高级岗位138人,中级岗位226人;推荐72人参加正高级职称评审,其中,卫生正高级70人,基层卫生正高级2人;推荐350人参加副高级职称评审,其中,卫生副高级347人,基层卫生副高级3人。

卫生应急 2022年,新增丰城、北安、龙泉3个急救站,达到18个急救站、22个急救单元。新增16台负压救护车及心肺复苏机、心电监护除颤仪、呼吸机等车载急救设备。有救护车44辆,其中负压救护车24辆,占54.5%。开展急救志愿者招募工作,有113名市民加入,培训6期。将全区公共场所配置的15台自动体外除颤器(AED)和18家急救站点位置在即墨区急救中心微信公众号发布。

老龄服务 2022年,落实"山东省老年人电子优待证"启用工作,推行以身份证替代老年人优待证,实现身份证和老年优待证的互通互认。实施60周岁以上老年人免费乘坐城乡公共交通工具政策。为60岁及以上老年人购买意外伤害保险,区级财政拨付意外伤害保险经费717.01万元。做好80~99周岁老年人高龄津贴的统计发放工作,发放高龄补贴款1547.14万元。做好全区百岁老人人口统计和长寿补贴的发放工作,全年发放百岁老人长寿补贴金63.34万元。为80岁及以上老人发放老年人体检补助638.12万元。构建共建共融共享的老年友好型社会,累计为老年人做好事、办实事,举办健康教育讲座144场次,免费提供测血压血糖、健康管理咨询、老年群体政策咨询3.6万余人次,发放老龄健康等相关宣传资料3万份。潮海街道古城社区被国家卫健委、全国老龄办联合表彰为全国示范性老年友好型社区。以"科技赋能乐享银龄"为主题,开展群众性、主题性、社会性科普活动,5个社区被市科协、市委宣传部、市卫健委认定为首批青岛市"银龄科普课堂",2个社区被确定为培养单位。持续开展老年友善医疗机构创建达标活动,全区86%的卫生医疗机构达到老年友善医疗机构创建标准。持续开展安宁疗护试点工作,以区人民医院、国金中医医院等机构为安宁疗护试点先行单位,开展安宁疗护分级诊疗服务。

医养结合 2022年,健全"居家医养,医护巡航"服务模式。以65岁及以上老年人为重点,拓展家庭医生签约和老年健康管理服务,成立基层医疗机构家庭医生团队227个,签约老年人18.2万人,签约率88.51%,完成15.9万名老年人健康体检工作,老年人健康管理率75.92%。推进"养医签约,养中有医"服务模式。有3家卫生院和养老机构开展紧密型"两院一体"医养结合服务。全区15家养老机构,其中"两证"齐全的医养结合机构8家,签约合作的养老机构7家。开展医养结合机构服务质量提升行动。推选2名医养结合医疗机构医学骨干,赴知名医疗机构脱产3个月参加全国老年医学人才集中培训项目。

卫生信息化 2022年,对全员核酸检测系统平台进行数据维护、培训答疑和现场指导。参与市、区两级"应检尽检"平台数据的全量录入与维护。为疾控中心开发电子报告微信发布系统,为通济街道社区卫生服务中心核酸实验室上线核酸检测实验室管理系统,为全区各采样点开发试管条码自动生成打印系统。完成基层医疗机构业务系统升级,组织开发最新版本医院信息管理系统和化验室信息管理系统,完成22处基层医疗机构的信息系统更换和影像存储与传输系统(PACS)升级。推进数字即墨建设,改造区级医院业务系统,实现预约挂号、就诊缴费、检查检验等环节的"青岛健康码"使用。建设对接青岛市全民健康平台"全市一家医院"场景,区域卫生信息平台、区级医疗机构信息管理系统均完成与对接。区级医疗机构接入青岛市级"一号通"平台,支持青岛区域内就诊"一号通行",医生号源"一网预约",预约诊疗时段精确到15分钟以内,并实现诊间结算。提升信息安全水平,按照网络安全三级等保标准对数据中心机房进行全面升级,对医院业务系统进行安全等保测评。

党建工作　2022年,组织召开区管干部专题学习、基层党组织书记及班子成员培训班。指导组织各医疗机构党组进行主题党日等系列教育活动80余次。走访慰问31名党员干部,向16名老党员颁发"光荣在党五十年"纪念章。推荐即墨区优秀共产党员、优秀党务工作者各1人,先进基层党支部1个。联审发展入党积极分子31名、预备党员2名,82名预备党员按时转正,完成党员组织关系转接37名,23个基层党组织完成选举和换届,更新完善全系统党支部党员管理台账。培树区中医医院、即墨济康医院为新的党建示范点。根据疫情需要成立4个临时党支部、2支党员突击队。党员干部与结对社区、村庄点对点联系,累计上报转办企业问题建议6条,整理医疗资源优化配置、健康知识宣传教育等意见建议50余条,提炼在疫情防控、就医诊疗等方面好经验、好典型20余个。深入开展廉政教育工作,组织观看专题片、学习上级纪委重要讲话精神、参观反腐倡廉警示教育馆等。开展述责述廉和政治(廉政)谈话工作,全面落实"第一责任人"和"一岗双责"职责,办理区纪委转交案件18起。

精神文明建设　2022年,通过山东新闻联播、《青岛日报》、即墨融媒体等渠道推介先进典型人物50余人次;向上级推送金高信、常虹、孙仕润、支援莱西核酸采样队等先进个人(团队)22个,其中金高信获"山东好医生"称号,常虹、张淑红、黄珊妮被评为"青岛好护士",朱秀红、孙仕润、纪华伟被评为"青岛好医生",即墨区支援莱西核酸采样团队被评为即墨区"月度好人",常虹入选"即墨区2022年度道德模范"候选人名单。开展党史学习教育,组织副处级以上干部开展"党的二十大精神专题学习班"、局机关中层干部"深入贯彻学习党的二十大精神"主题培训班。推广"学习强国",全系统在线学员3800多人,月平均学习参与度95%以上。组织开展护士节、医师节等主题宣传活动,全系统在国家级媒体发稿13篇,省级媒体发稿32篇,青岛市级媒体发稿130余篇。加强培训督导,推进文明典范城市创建工作,召开专题会议安排部署文明典范城市创建工作,组织成立工作专班。

大事记

1月5日,山东省卫生健康委员会公布青岛市即墨区等11个县(市、区)通过复审,确认为山东省慢性病综合防控示范区。

2月17日—20日,中共青岛市即墨区第一次代表大会召开,陆钧林、宋启京当选区委委员。

3月4日,召开全市疫情防控工作紧急会议,即墨区卫生健康局连夜部署支援莱西全员核酸检测300名采样人员和10名检验人员。

3月4日—25日,局长陆钧林组织相关人员在即墨宾馆集中办公处置莱西疫情。

4月13日,召开即墨区卫生健康系统"作风能力提升年"活动动员大会,局长陆钧林作重要讲话。

4月22日,启动65岁及以上老年人免费健康体检服务。

5月28日,在环秀街道社区卫生服务中心举行开业典礼,各医疗卫生单位主要负责人及环秀街道社区卫生服务中心全体工作人员参加典礼仪式。

9月5日,发生本土疫情,成立省、市、区疫情处置即墨现场指挥部,各工作组实行集中办公。

10月10日,国家胸痛中心专家组方唯一一行4人在即墨中医医院进行国家胸痛中心现场核查。

10月14日—15日,发现省外入青人员新冠病毒阳性感染者,启动应急机制,成立市、区两级疫情防控指挥部,设16个工作组,排查密切接触者380人、次密切接触者177人,处置得早,未造成社会面传播。

11月1日,即墨区卫生健康局联合金口镇政府开展"党群同心　共建家园"主题实践活动。

11月21日,即墨服装批发市场突发疫情,组织相关人员在即墨宾馆集中办公处置疫情,快速切断传播链条,实现数字赋能、科学精准防控,疫情得到有效处置。

11月27日,召开疫情防控工作专题调度会议,梳理分析当前疫情防控形势,传达中央、省、青岛市以及即墨区对疫情防控工作的指示精神,强调和部署卫生健康系统疫情防控工作。

12月21日,潮海街道社区卫生服务中心揭牌开业,潮海街道党工委书记王海涛、区医保局局长史修伟、区卫健局局长陆钧林、区卫生计生综合监督执法局局长邵红园以及各医疗卫生单位负责人参加揭牌仪式。

12月25日，央视新闻《朝闻天下》播出"即墨区优化分级诊疗救治体系　筑牢防护屏障"节目。

荣誉称号　2022年，获中国计生协会授予即墨区计划生育协会2021年中国老年健康和家庭幸福影响因素跟踪调查表现突出区县级（地市级）单位称号；山东省卫生健康委员会授予即墨区卫生健康局全省新冠疫情信息报告工作表现突出集体称号；青岛市卫生健康委员会授予即墨区卫生健康局青岛市健康科普短视频大赛优秀组织单位称号；青岛市爱国卫生运动委员会授予即墨区卫生健康局青岛市爱国卫生运动70周年表现突出集体称号；中共青岛市即墨区委、青岛市即墨区人民武装部授予即墨区卫生健康局兴武建功先进单位称号；中共青岛市即墨区委宣传部、青岛市即墨区融媒体中心授予即墨区卫生健康局"学习强国"知识竞赛二等奖；青岛市即墨区委区政府信访工作联席会议办公室授予即墨区卫生健康局全国"两会"期间信访维稳先进集体称号。

党组书记、局长：陆钧林

副　局　长：梅亦工、于朝晶、王　娟、李中珂

办公电话：88512617

传真号码：88539893

邮政编码：266200

地　　　址：青岛市即墨区盛兴路78号

青岛市即墨区人民医院

概况　2022年，职工总数1701人，其中，卫生技术人员1510人，占职工总数的89%；行政工勤人员191人，占职工总数的11%。卫生技术人员中，具有高、中、初级职称者分别为225人、810人、475人，分别占15%、54%、31%，医生与护士之比为1∶1.36。职能科室35个、临床科室43个、医技科室18个，床位总数1310张。

业务工作　2022年，门、急诊1335735人次，比上年同期下降3.6%，减少49640人次；其中急诊145198人次，同比下降20%。收住院人45003人次，比上年同期下降5.2%，减少2447人次；床位使用率63.7%，同比下降11%；床位周转次数34.3次，同比减少1.3次；入院与出院诊断符合率100%，手术前后诊断符合率100%，抢救危重病人13330人次，抢救成功率95.8%，同比增长0.1%；治愈率39.5%，同比增长0.8%；好转率58.5%，同比下降0.8%；病死率0.5%，与上年持平；感染发病率0.83%、例次率0.84%。甲级病案符合率96.1%。

业务收入　2022年，收入92592万元，同比减少1.48%。

固定资产　2022年，固定资产总值87747万元，同比增长1.48%。

医疗设备更新　2022年，购置内窥镜摄像系统2台，人工心肺机1台。

基础建设　2022年，实施院内道路和停车场的沥青罩油工程。启动区医院病房楼装修工程。在公共卫生间区域增加患者洗澡专用房间。内科楼8个病区、外科楼14个病区、特需楼的施工全部完成。维护医院门诊楼，每层加装中央空调6台。

卫生改革　2022年，推行"科教兴院，人才强院"的战略举措，建立人才培养和引进方案，优化人力资源配置。开辟多种招聘渠道，完善各类招聘的方式和流程，招聘82人；有序开展全院的岗位设置及竞聘工作。实施新的薪酬分配方案。完善病案首页规范填写，全面推进DRG管理。开展临床路径管理工作，提高临床路径入径率，路径总数为246个临床路径，入径率59.7%。调整实施《即墨区人民医院临床路径考核方案》。推进住院电子病历升级，规范电子病历书写。

医疗特色　2022年，神经外科、神经内科、妇科、普外科、骨科创建青岛市医疗卫生重点学科，妇科、神经外科、骨科、耳鼻咽喉头颈外科、普通外科、消化内科入选青岛市县域临床重点专科，获批中央财政资金专科建设经费500万元。科室开展学科建设工作，加强学科与上级医院的技术协作。组织肿瘤科参加省级临床重点专科建设情况总结评估。增设淋巴瘤、睡眠等专病门诊，胃肠外等科室增加诊室。

科研工作　2022年，在研科研项目66项，其中国自然基金项目1项，山东省自然科学基金项目3项，山东省医学会科研项目2项，青岛市卫生科技计划项目10项，青岛市中医药科技计划项目1项，本院科研项目49项。1项科研成果获得山东省医学科技奖三等奖。发表论文24篇，其中SCI论文2篇，中文核心期刊4篇。申请专利19项，其中发明专利2项、实用新型17项。出版著作3部。

疫情防控　2022年，将急诊楼抢救大厅地面重新铺设医用地胶，加装隔断。加强住院病人和陪护管理；门诊按照要求严格落实三级预检分诊，执行一看一测一查一问；落实场所码扫码查验管理，完善出入门诊人员包括工作人员的轨迹管理。5月7日，将社会核酸采集点搬迁至墨水河河畔。9月11日，发热门诊东预检分诊入口及出口迅速建成并启用。9月

15 日,发热门诊职工核酸采集室成立并启用。完成 7 次区政府组织的大型活动的临时核酸采集任务,受区委、区政府委托赴莱西、海南、滕州、市北区、李沧区等地完成外出支援核酸采集任务;承担着区全面核酸检测及学生核酸检测任务,执行隔离酒店、疫苗驻点、交通卡口保障等。

精神文明建设　2022 年,持续开展服务提升工程,定期开展服务理念的授课培训。购入移动结算车,做好移动收费程序配备、无线连接、医保预结算程序设置等工作,实现床边办理入出院业务。实行可视化健康宣教,各病区制作符合诊疗规范的健康教育视频,通过扫描二维码获取健康教育知识。全院制作健康教育视频 172 个,并在护士节期间举办健康教育视频大赛。加强门诊流程和健康知识宣传,全年拍摄各类宣传、科普视频 20 余期,优化一楼医师宣传品播放方式,设置外聘专家宣传栏,对预约方式进行多渠道可视化投放,增设电话预约便民卡。

荣誉称号　获 2021 年度山东省药品安全监测工作先进集体称号。

党委书记、院长:宋启京
党委副书记:孙吉书
副　院　长:王克明、丛　莉、潘延涌
纪委书记:邢强强
院办电话:88512122
传真号码:88513933
邮政编码:266200
地　　　址:青岛市即墨区健民街 4 号

（撰稿人:李　馨）

青岛市即墨区中医医院

概况　2022 年,占地面积 4.5 万平方米,建筑面积 6.34 万平方米。职工总数 1258 人,其中,卫生技术人员 1087 人,占职工总数的 86%;行政工勤人员 171 人,占职工总数的 14%。卫生技术人员中,具有高级职称者 87 人,具有中级职称者 339 人,具有初级职称者 410 人,分别占 8%、31%、38%。医生与护士之比为 1∶1.15。

业务工作　2022 年,门诊量 54.66 万人次,同比减少 11.02%;出院病人 1.86 万人次,同比减少 12.13%;手术量 4880 台次,同比减少 18.71%;药品(不含中药饮片)占医疗总收入比例为 26.72%,同比下降 2.9 个百分点;门诊次均费用 359.74 元,同比增长 17.15%;住院次均费用 7265.28 元,同比下降

4.53%;平均住院日 7.23 天,相比上年减少 1.12 天。

业务收入　2022 年,总收入约为 4.01 亿元,同比下降 1.27%。

固定资产　2022 年,固定资产总值 32846 万元,同比增长 7.33%。

基础建设　2022 年,推进医院扩建提升工程,新建感染性疾病门诊楼、健康管理中心楼、地下停车库,均完成主体建设,并进行装修施工。新建北部院区项目完成前期手续办理,开始进行钢管桩、土石方挖运等施工。

卫生改革　2022 年,成立"五个全科化"管理委员会,设办公室和五个领导小组,各小组围绕规划的总体目标制订工作方案,并组织实施,定期考核。成立中医经典研究室,设 38 个学习小组,组织中医经典专家团队,设立中医经典病房。将失眠特色门诊、健康查体中心纳入治未病科,并成立 3 个中医康复亚专科,建立骨关节康复门诊;创新钉钉"线上＋线下"相结合的培训模式,开展实习生中医经典大讲堂活动 10 次,完成中医经典系列讲座 6 次;培养省、市级中医护理骨干人才 20 余人,培养院内实用型中医护理专技人员 18 名。中医经典病房推出穴位贴敷治疗眩晕等新技术,月均开展 30 多例次;治未病与查体融合,累计进行中医查体(体质辨识)1000 余人次;新增 5 个中医康复诊疗方案,开展 17 项中医康复技术,累计开展床边康复近 400 人次;设立 2 个中医外治治疗区,开展针刺、推拿、针刀等 10 余种中医外治技术,下半年共开展 1500 余人次;全院中医护理技术项目 26 项,开展近 50 万例次,比上年同期增长 20.55%。

医疗特色　2022 年,在各个临床科室全面推广中医经典、中医治未病、中医外治、中医康复和中医护理全科化服务模式。以国家中医药领军人才岐黄学者连方名中医工作室、祝明浩全国名老中医药专家传承工作室、齐鲁中医药优势专科集群建设为平台,发挥中医药服务、特色技术、师承培养、人才队伍建设、技术推广等优势,带动医院学科建设、人才培养、科研教学。

科研工作　2022 年,申报国家级科研项目 1 项,省、市级中医药科技项目 8 项,开展新技术、新项目近 40 项。生殖医学科团队开展多项新技术新项目,获国家级、省级、市级科研立项各 1 项;外一科开展免气管插管椎旁肋间神经阻滞麻醉下行肋骨骨折术;妇科开展满意的卵巢癌肿瘤细胞减灭术(R0);外二科开展腹腔镜下全结肠切除术治疗结肠慢传输型便秘;耳

鼻喉科开展耳石复位联合"泥丸八阵"针刺法治疗;药剂科新增协定处方 7 个,新开展饮片质量、制剂用水检验;护理新开展脐部五行八卦灸治疗肾阳亏虚型老年人夜尿症的疗效观察、生理盐水推注冲洗静脉壶在无肝素透析的临床应用、改良标本袋在手术病理中的应用、标准化流程在手术室护理管理中的应用等新项目。

继续教育　2022 年,招聘录用 99 人,其中中医药类别 21 人;成功申报并顺利完成 23 项青岛市医学继续教育项目,培训 2200 余人次;李贵鑫、于进波、孙仕润入选山东省中医临床优秀人才培养对象,孙仕润入选青岛市医疗卫生优秀学科带头人培养项目。

党建与精神文明建设　2022 年,加强组织建设,理顺工作机制。规范支部建设,激发组织内动力;加强干部队伍建设,提升干部队伍素质;学习教育与业务工作相融合。组织全院学习贯彻党的二十大精神。印发《青岛市即墨区中医医院"作风能力提升年"活动实施方案》,召开动员大会,全面启动实施;各党支部、各科室建立相应的工作机制。

大事记

1 月 24 日,市卫生健康委公布 2022—2023 年青岛市医疗卫生 C 类重点学科名单,评选出青岛市医疗卫生 C 类重点学科 44 个,即墨区中医医院中药学、内分泌科入选。

1 月,山东省卫生健康委员会、山东省教育厅公布本科高校附属医院名单,青岛市即墨区中医医院成为山东中医药大学附属医院,是 96 所山东省本科高校附属医院之一。

2 月 22 日,妇科、肛肠科、内分泌科入选第二批齐鲁中医药优势专科。

3 月 4 日—20 日,由 70 名医务工作者组成的志愿服务队圆满完成莱西各项疫情处置工作,平安返回即墨。

7 月 10 日,市卫生健康委公布"青岛市中医专病(专技)特色门诊"名单,即墨区中医医院颈肩腰腿痛门诊、骨伤病手法门诊等 10 个建设项目入选。

9 月 8 日,启用区中医医院为"黄码医院",专门为即墨区划定的集中隔离点、高风险区、中风险区和居家隔离人员中核酸检测阴性但患有其他疾病人员提供诊疗服务。

荣誉称号　2022 年,获山东省文明单位、青岛市院前急救工作先进集体、青岛市三八红旗集体、青岛市卫生健康系统安全生产标准化三级达标单位等称号。

党委书记、院长:赵成欣
党委副书记:王存哲
副　院　长:李瑞生、张秀芹
纪委书记:王希强
工会主席:韩　珺
院办电话:88555086
传真号码:88515132
电子邮箱:jmqzyyyxck@qd.shandong.cn
邮政编码:266200
地　　　址:青岛市即墨区蓝鳌路 1281 号
（撰稿人:王圣先）

青岛市即墨区第二人民医院

概况　2022 年,有职工 290 人,其中,卫生技术人员占职工总数的 93.45%,行政工勤人员占职工总数的 6.55%,卫生技术人员中,具有高、中、初级职称者分别占 30.99%、18.82%、38.28%。设有临床科室 16 个,医技科室 5 个,职能科室 16 个,开设床位 300 张。拥有 64 排螺旋 CT 机、大型数字胃肠机、数字成像系统(DR)、三维彩超仪、四维彩超仪、电子胃肠镜、全自动生化分析仪、彩色经颅多普勒仪器、心电监护除颤仪、胎心监护仪、呼吸机等大型设备。

业务工作　2022 年,门诊 84501 人次,急诊 94192 人次,收住院 5493 人次,门诊人数比上年增长 503.14%,急诊人数比上年增长 2.7%。

业务收入　2022 年,业务收入 5059.22 万元,固定资产总值 9411.70 万元,业务收入比上年同期增长 6.39%,固定资产比上年同期增长 2.51%。

基础建设　2022 年,新建项目建设用地面积 30035 平方米,包括门诊医技综合楼、业务管理综合楼、发热门诊、停车楼等。规划住院病床 420 床,其中发热门诊 40 床。医院移址新建项目稳步推进,该项目是青岛市卫健系统重点项目,也是即墨区卫生三年行动计划区政府重点投资项目。

医疗特色　2022 年,医院先后成为山东大学齐鲁医院(青岛)、山东中医药大学第二附属医院、青岛大学附属医院、青岛市市立医院医联体合作单位,与中国人民解放军总医院(301 医院)建立常态化合作关系。三级医院专家每周来二院坐诊。医院根据当地老百姓常见病、多发病制定学科发展规划,形成和周边医院差异化发展格局。联合三级医院打造骨伤中心、急诊急救中心、胃肠镜中心、微创中心、远程会诊中心、神经康复中心、中医保健中心,形成鲜明区域特色和优势的学科集群。医院多次选派优秀医务人员到中国人民解放军总医院（301 医院）、山东大学齐鲁医院进修学习。

党总支书记、院长：姜　杰

副 院 长：于　坤

院办电话：85501012

电子信箱：jmsey@163.com

邮政编码：266213

地　　址：青岛市即墨区金口镇即东路 122 号

（撰稿人：乔　琳）

青岛市即墨区第三人民医院

概况　2022 年，占地面积 1.7 万平方米，业务用房面积 7763 平方米。职工总数 241 人，其中，卫生技术人员 208 人，占职工总数的 86.31%；行政工勤人员 14 人，占 5.81%。卫生技术人员中，具有高级职称者 31 人，占 14.9%，具有中级职称者 77 人，占 37.02%，具有初级职称者 25 人，占 12.02%，医生与护士之比为 1∶0.56。床位总数 80 张，设职能科室 17 个、临床科室 11 个和医技科室 6 个。

业务工作　2022 年，门、急诊 110086 人次，比上年下降 21.65%。因疫情原因病房未开放，未收治住院病人。

业务收入　2022 年，业务收入 1725 万元，比上年同期下降 19.16%。

固定资产　2022 年，固定资产总值为 2701 万元，比上年下降 10%；固定资产净值为 695 万元，比上年下降 22.34%。

卫生改革　2022 年，协调安排 2 万余人次参与即墨城区全员核酸采样工作，采样 16224358 人次；安排 60 余人支援莱西、崂山、枣庄、市北、胶州、西海岸等地核酸采样、检测工作；安排 100 多名医务人员参与 1100 余人次的阳性试管的复核任务。

医疗特色　消化内镜是特色诊疗项目，引进凯立 500 国产高清胃镜、爱尔波电刀，每年诊疗 1000 余人次，可进行胃肠镜常规检查、手术治疗，特邀请青岛医学院附属医院消化内科专家定期坐诊。

继续教育　有 30 余人在上级医院进修，涉及消化、呼吸、心内、神内、普外、骨科、中医康复、影像（放射、彩超）等专业；有 3 人分别在青岛海慈医疗集团、青岛市口腔医院、青岛市市立医院参加国家住院医师规范化培训；医务科副主任巩乃斌在青岛大学附属医院挂职研修。

大事记

5 月 28 日，环秀社区卫生服务中心成立，即墨区第三人民医院不再承担环秀辖区内公共卫生服务项目。

荣誉称号　2022 年，获得青岛市文明单位称号。

党委书记、院长：赵志坚

党委副书记、副院长：褚存超

副 院 长：王德帅、杨明喜、王亚东、于钦波

院办电话：88512156（总机）

电子信箱：jimoshisanyuan@126.com

邮政编码：266200

地　　址：即墨区店子山二路 129 号

（撰稿人：李华林）

青岛市即墨区卫生计生综合监督执法局

概况　2022 年，有职工 32 人，其中卫生技术人员 10 人，占职工总数的 31.3%。卫生技术人员中具有高级职称者 4 人，具有中级职称者 5 人，具有初级职称者 1 人，分别占 40%、50% 和 10%。设有综合科、监督稽查科、公共卫生监督科、医疗卫生监督科、学校卫生监督科、职业卫生监督科、计生监督科 7 个科室。

疫情防控　2022 年，开展地毯式、巡回式卫生监督检查，实现监督无死角、监管全覆盖。累计出动监督员 1800 人次，对全区 1000 家医疗机构拉网式检查；累计检查宾馆、商场等公共场所 400 余家，传达监督意见书 400 余份；检查中、小学 120 余所，传达卫生监督意见书 120 余份；检查生活饮用水单位 75 家，合格率 100%。

职业卫生监督　2022 年，《职业病防治法》宣传周开展线上会议培训、送法进企业，对 102 家企业进行职业卫生法律知识培训。开展国家职业病危害专项治理工作，制订专项治理方案，监督检查 52 家，80% 的企业整改完毕。

医疗卫生监督　2022 年，监督各类医疗单位 2400 余家次，行政处罚 117 起，罚没款 54.8 万元。制定《青岛市即墨区医疗机构依法执业突出问题专项整治工作方案》，监督检查一级以上医疗机构及个体诊所、门诊部 378 家，传达卫生监督意见书 378 份，并与各医疗机构签订依法执业承诺书。开展中医备案诊所专项检查，监督检查备案中医诊所 72 家，行政处罚 12 家，罚款 2.5 万元。对母婴保健技术服务医疗机构

进行专项检查,监督检查 10 家机构。委托第三方检测机构随机抽取 20 家社会办口腔诊所、门诊部,进行消毒效果监督抽检工作,行政处罚 13 家,罚款 1.3 万元。

公共场所卫生监督　2022 年,巩固国家卫生城市复审成果,提高"四小"行业持证率和整体卫生水平。开展洗浴场所专项检查 22 家,全部传达卫生监督意见书,委托第三方对全区 16 家游泳馆进行采样抽检,处罚不符合规定的单位。完成 10 家沐浴场所的沐浴用水和棉织品第三方委托抽检。专项监督检查 26 家公共场所集中空调使用单位,开展影剧院专项检查,对全区 6 家电影院的常态化疫情防控工作进行全面检查与指导。完成中韩、中尼外长会谈,中国—上合组织国家地方法院大法官论坛,党代会,中、高考卫生监督保障工作。

生活饮用水卫生监督　2022 年,加强业务培训,通过线上教学,对 10 家集中式供水单位、196 家学校饮用水卫生管理进行培训。加强对集中式供水单位监督检查。对全区城市集中式供水、农村规模化集中式供水等 10 家单位开展全覆盖卫生监督检查,对 65 家农村单村供水单位开展水质抽检工作,水质全部合格。

学校卫生监督　2022 年,对全区 120 所中、小学开展学校卫生监督检查和学生饮用水水质抽检工作,抽检 162 批次,对 6 家不合格单位立案查处,水质经复检全部合格。其中 1 所学校无卫生许可证经营游泳场所,依法对其立案查处,罚款人民币 5000 元。规范学校医务室开展诊疗活动,对辖区内 5 家学校医务室开展监督检查。

餐饮具集中消毒监督　2022 年,对 1 家餐饮具集中消毒单位出厂的餐具饮具未按规定检验合格进行立案处罚,罚款人民币 1 万元,多次到该餐饮具消毒单位开展指导和现场督导工作,10 月,该单位经青岛市专家复审验收,最终被评定为"A"级单位。

荣誉称号　获山东省卫生单位、青岛市国家卫生城市复审先进单位、青岛市文明单位标兵称号。

党支部书记:兰国新

局　　　长:邵红园

副 局 长:王凤越、杨军功、于　静

办公电话:88539526

传真号码:88515555

电子信箱:jmwsjds@126.com

邮政编码:266200

地　　　址:即墨区通济街 144 号

(撰稿人:闫晶鑫)

青岛市即墨区疾病预防控制中心

概况　2022 年,占地面积 5400 平方米,业务用房面积 2700 平方米。职工总数 116 人,其中,卫生技术人员 89 人,占职工总数 76.7%;行政工勤人员 16 人,占职工总数的 13.8%。卫生技术人员中,具有高级职称者 21 人,占 23.6%;具有中级职称者 27 人,占 30.3%;具有初级职称者 41 人,占 46.1%。设传染病防制科、慢性病地方病防制科、免疫规划科、消毒与病媒生物防制科、健康危害因素监测科、卫生检验科、结核病防制科、艾滋病性病防制科、综合科、健康教育与健康促进科、学校卫生科 11 个科室。

固定资产　2022 年,固定资产总值 1416.22 万元,比上年增长 4.16%。

基础建设　2022 年,在即墨区创智新区新建疾控中心大楼 8400 平方米,其中疾控中心面积 6000 平方米。

疫情防控　2022 年,新冠疫情防控期间与青岛公安局即墨分局民警合署办公。迅速组建市区联合流调队,处置多起本土疫情。增设疫苗临时接种点,针对老年人开通"绿色通道",组建流动接种队伍,为出行不便的老年人服务,累计接种新冠疫苗 360 万余剂次,60~79 岁人群接种率 95.14%,80 岁以上人群接种率 83.47%。

慢性病地方病防制　2022 年,开展"一二三四"专项活动。选取 5 个乡镇对 100 名孕妇和 200 名儿童及家长进行家中碘盐、个人尿碘的监测,对 200 名儿童开展触诊法检测甲状腺肿大。完成 160 个氟中毒病区村水样采集及当村出生的 8~12 岁儿童氟斑牙检测。对辖区 2 名氟骨症确诊病例做好随访管理。对 6 处城区生活饮用水末梢水和 33 处农村饮用水开展枯水期监测,并完成网络直报。

传染病防控　2022 年,新增艾滋病感染者及病人 40 例,其中本地新发现报告 27 例;定期开展病人随访及 CD4 检测,检测 330 余人次,病毒载量检测 270 余人次;扩大自愿咨询检测工作覆盖面,进行检测 1215 人次,初筛检出 HIV 阳性 12 人。报告各类结核病发病者 235 例。落实对所有结核病涂阳患者的"四见面",加强对学校肺结核病的监测,进行流行病学调查并进行健康教育宣传。做好手足口病病例流行病学调查,指导各工作站对学校和托幼机构进行督导检查,落实室内消毒措施。

免疫规划　2022 年,接种免疫规划疫苗 24.6 万剂次、非免疫规划疫苗 19.4 万剂次。全区相关 26 处预防接种门诊与当地教委相互配合,明确职责和分工,在大中专院校中开展宣传发动工作,利用学生暑假开展适龄儿童的查漏补种工作。

病媒生物消杀和食源性疾病处置 2022 年,开展鼠、蚊、蟑、蝇和蜱的监测、食品安全风险监测、医疗机构消毒与感染控制监测、公共场所危害因素监测任务。哨点医院上报 5329 例食源性疾病病例。有效处置 4 起疑似食源性疾病暴发事件。

重点职业病监测与评估 2022 年,完成 45 家重点企业的职业病危害因素现场调查和检测。

健康教育 2022 年,与区红十字会联合开展"守护健康公益行"活动,遴选 29 位疾控专家宣讲 40 个健康项目;与区融媒体中心联合举办"疾控专家在线"节目,传播饮食健康、慢病预防、各类传染病预防等相关内容。

健康宣传 2022 年,通过多种媒体不定期推送传染病及突出公共卫生事件的预防知识。制作《我和我的支部》短片。

大事记

2 月 22 日,召开健康教育工作业务培训会议。

3 月 4 日,莱西疫情暴发,全员进入应急状态。

3 月 5 日,即墨区公安局、疫情防控组到疾控中心合署办公。

3 月 14 日,全区暂停预防接种门诊服务。

4 月 28 日,即墨区设立第 6 处成人预防接种门诊——青岛昌德妇女儿童医院成人预防接种门诊。

5 月 16 日,组织召开即墨区新冠接种点业务培训会议。

6 月 7 日,青岛市疾控中心督导组一行 5 人到即墨区督导结核病防控工作。

6 月 15 日,召开青岛市健康素养调查工作会议。

6 月 29 日,临沂市河东区疾病预防控制中心一行 11 人到中心参观学习省级慢性病综合防范示范区复审工作。

8 月 17 日,东营市河口县、东营区、利津县卫生健康系统考察团一行到即墨参观考察慢病示范区建设情况。

10 月 26 日上午,青岛市疾病预防控制中心评估小组一行 5 人到中心开展区级疾病预防控制中心综合评价现场评估工作。

11 月 7 日—9 日,组织开展下半年国家基本公共卫生服务项目督导考核。

荣誉称号 2022 年,获评全省预防接种工作表现突出集体、山东省文明单位、山东省健康县区优秀案例。

主　　任:宋卫东
副 主 任:孙允义、刘刚廷
办公电话:86657816
电子邮箱:jbyfkzzx@qd.shandong.cn
邮政编码:266200
地　　址:即墨区通济街 144 号

（撰稿人:卢朝霞）

青岛市即墨区妇幼保健计划生育服务中心

概况 2022 年,医院面积 5867 平方米,职工总数 155 人,其中卫生技术人员 130 人,占职工总数的 83.9%;行政工勤人员 25 人,占职工总数的 16.1%。卫生技术人员中,具有高、中、初级职称者分别为 15 人、56 人、59 人,分别占职工总数的 9.7%、36.1%、38.1%,医生与护士之比为 1∶1.18。床位总数 40 张,设职能科室 7 个、临床科室 4 个、医技科室 5 个。

业务工作 2022 年,门诊量 120671 人次,比上年减少 12784 人次,无急诊。收住院患者 68 人,床位使用率 6.76%,入院与出院诊断符合率 100%,手术前后诊断符合率 100%,治愈率 100%,病死率为 0,院内感染率为 0。儿童保健方面,2022 年为 15225 名新入院儿童进行入院查体并建立档案,累计营养状况评价 11223 人次,电光源耳镜检查 15226 人次,视力检查 17632 人次,氟防龋治疗 11285 人次,骨密度检查 8361 人次,小儿推拿 546 人次。为全区 6240 名托幼机构职工健康查体。"两癌"筛查 2.2 万人,婚前医学检查 7458 人,孕前优生检查 2847 人,参加即墨区疫情防控学校和社区核酸采样工作。

业务收入 2022 年,业务收入 3502.34 万元,比上年下降 6.39%。

固定资产 2022 年,固定资产总值 4252.11 万元,比上年增长 13.77%。

医疗设备更新 2022 年,新增添数字 X 线摄影系统(DR)1 台、海信超声仪 2 台。

医疗特色 小儿推拿、哺乳期门诊、盆底康复、孕期营养门诊。

科研工作 2022 年,发表论文 62 篇,参编出版专著 12 本。

继续教育 2022 年,派出王樱蓓到北京协和医院进修;派出毕秀荣到青岛妇儿医院学习阴道镜技术;外派陈怡雨到青岛大学附属医院、孙裴裴到青岛妇儿医院参加医师规范化培训。

精神文明建设　2022年,开展医药购销领域不正当交易行为自查自纠工作。规范服务收费,建立收费咨询窗口,解答群众收费的疑惑。建立医务人员医德档案,抓好医德医风考核。开展创建"文明科室""巾帼文明岗""青年文明号"和评选"优秀党员"等活动。

荣誉称号　青岛市文明单位。

党委书记、院长:于可战

副　院　长:周少红、黄军岩、陈　欣

办公电话:88537368、88510766(传真)

电子邮箱:qdjmfby@qq.com

邮政编码:266200

地　　　址:即墨区通济街37号

（撰稿人:周少红）

青岛市即墨区急救中心

概况　中心于2004年11月19日正式成立,2021年3月更名为"青岛市即墨区急救中心",属于一类公益事业单位,二类管理。2022年,职工总数19人,卫生技术人员19人,占职工总数的100%;具有高级职称者4人,占职工总数的21.05%;具有中级职称者9人,占职工总数的47.37%;具有初级职称者6人,占职工总数的31.58%。

固定资产　2022年,固定资产总值130.28万元,固定资产净值92.67万元。

基础建设　2022年,新购14辆负压救护车及车载急救设备,接受捐赠负压救护车2辆,新增急救站1处。扩容120接警线路4条,对所有车辆实施分级分类调派。完成洗消中心建设选址1处,规划建设方案1个。

业务工作　2022年,接听电话84811次,派车29399车次,比上年分别增长14%和20%。处置突发事件329起,参加或组织演练7次,参加重大活动医疗保障47次,出动急救单元103个,人员309名。10月,绩优再认证评审顺利通过。

疫情防控　2022年,更新《即墨区院前急救新冠肺炎疫情防控方案》4版;修订《即墨区院前急救新冠肺炎相关病例调度转运工作方案》3次;制订《即墨区院前急救疫情期间保障就医工作方案》以及《工作日志》37期。制定《疫情期间调度原则》。拍摄《即墨区院前急救新型冠状病毒感染者转运流程》科教片1

部。采取专项督导、视频监控回看等方式开展院感专项督查125次;抽查调度员流病史问询记录1032个。对全区院前急救人员进行疫情防控、新冠病毒感染者转运流程及岗前培训6场次,培训人员320余人次。

社会化培训　2022年,开展2期急救导师授课技能展示,师资团队由3人扩充至10人。开展社会化急救培训17场,培训人员1421人次,发放急救宣传手册600余册。

体系建设　2022年,全力做好青岛市办实事"提升五大中心类急危重症抢救效率"项目的持续推进与质控。上传4447例,其中胸痛144例,卒中335例,严重创伤1900例,危重症患者2009例,孕产妇59例。

大事记

3月4日,在区第三人民医院进行新冠肺炎相关病人转运演练。

5月8日,在即墨区28中大门外进行防灾减灾宣传活动,中心工会志愿者参与此次活动。

6月9日,召开市办实事项目院前培训会。

6月24日,举办第三届调度员大赛。

荣誉称号　2022年,获青岛市文明单位标兵、青岛市院前急救先进集体、"青岛市战疫先锋示范岗"称号。

主　　　任:迟春兰

副　主　任:周珍萍

办公电话:88521120

传真号码:88518996

电子信箱:jimo120@126.com

邮政编码:266200

地　　　址:即墨区疾病预防控制中心四楼

青岛市即墨区北安卫生院

概况　2022年,有职工132人,设置床位190张,占地面积10227平方米,业务用房面积9947.86平方米。在编职工92人,执业医生43人,执业护士57人,医生与护士之比为1∶1.33;医护专业技术人员100人,其他专业技术人员28人。其中,具有正高级职称者4人,具有副高级职称者12人,具有中级职称者44人,具有初级职称者20人。

业务工作　2022年,门诊工作量46423人次,比上年增加2353人次;入院病人482人次,比上年减少281人次;病床使用率69%,比上年减少1%;床位周转次数 2.61 次,比上年增加 2.28 次。

业务收入 2022 年,医疗总收入 2359 万元,比上年增加 131 万元;其中药品收入 1490 万元,比上年增加 109 万元;药占比 63%,比上年增长 1%。

固定资产 2022 年,固定资产总值 2548 万元,比上年增加 2 万元。

基础建设 2022 年,新病房楼建设项目占地面积 1700 平方米,建设面积 17642 平方米,设置床位 500 张,总投资 1.306 亿元,主体大楼封顶。

医疗特色 以治疗精神心理疾病为主的"大专科,小综合"的一级综合医疗机构,承担着全区精神障碍患者的治疗、预防、康复和托养工作,同时承担着北安办事处辖区内居民的基本医疗和预防保健以及村卫生室的一体化管理和基本公共卫生服务工作。与省精神卫生中心、青岛市精神卫生中心签订医联体协议,派出专家来院坐诊、指导,实现管理、技术全面合作。

疫情防控 2022 年,做好常态化疫情防控工作,开展新冠疫苗接种、核酸检测工作,完成疫苗接种加强针 31548 人次,接种率 90%;60 岁以上老年人接种 11042 人次,接种率 92.84%,共完成疫苗接种 141851 人次,协助当地政府做好全民核酸检测、高速路口核酸检测工作,完成检测 969 万余人次。

大事记

4 月 29 日,到华山路小学开设青少年儿童心理健康和全面素质发展培训课。

6 月 28 日,青岛市医保局到北安卫生院进行为期 2 天的医保检查。

10 月 12 日,区人大调研北安卫生院新病房大楼建设项目。

12 月 12 日,即墨区医保局局长史修伟到北安卫生院调研医保工作。

荣誉称号 被青岛市人民政府授予青岛市文明标兵单位称号,被山东省爱国卫生运动委员会办公室授予山东省卫生单位称号。

党支部书记、院长:刘君昌

副 院 长:孙先广、孙吉序、于伟娜、张静文

院办电话:87502117

电子邮箱:jmssbyy@126.com

邮政编码:266200

地 址:山东省青岛市即墨区墨城路 1000 号

(撰稿人:李楚君)

青岛市即墨区环秀医院
(青岛市即墨区结核病防治中心)

概况 2022 年,占地面积 10000 平方米,业务用房 1515 平方米。职工总数 57 人,其中卫生技术人员 51 人,占职工总数的 89%。卫生技术人员中,具有高、中、初级职称者分别占 5%、15% 和 80%。床位总数 44 张,设职能科室 3 个、临床科室 3 个和医技科室 6 个。

业务工作 2022 年,年门诊 1928 人次,比上年下降 51%。收住院病人 171 人,比上年下降 68%。床位使用率 25.6%、床位周转次数 2.17 次。好转率 100%。

业务收入 2022 年,业务收入 46.96 万元,比上年下降 53%。

固定资产 2022 年,固定资产总值 678.79 万元,比上年下降 36.2%。

医疗特色 开展结核病诊疗服务。加强院感工作,从严从实抓好各项防控措施,确保责任到岗、责任到人、责任到位。实行院感日督导,院感领导小组每周检查的工作制度。加强对寄宿学校结核病管理,为全区寄宿学校 5000 多名学生进行结核病密切接触者筛查,筛查出 31 名强阳性学生。

精神文明建设 2022 年,开展文明典范城市创建工作,做好健康教育和健康促进、病媒生物预防控制、公共卫生与医疗服务等工作。通过"三八节""护士节""医师节""七一""春节"等组织相关庆祝活动。先后在《健康山东》《半岛新闻》《半岛都市报》《新即墨》和即墨融媒体等媒体累计宣传 20 多次。

大事记

6 月,完成整体搬迁,迁址至即墨区龙泉街道。

10 月 26 日,通过公开招聘接收工作人员 7 名。

荣誉称号 2022 年,获得青岛市精神文明单位标兵称号。

党支部书记、院长:王兆吉

副 院 长:杨 宁

院办电话:85582737

电子信箱:jhbfzzx@qd.shandong.cn

邮政编码:266200

地 址:即墨区龙泉街道青威路与龙泉路交叉路口东南角

(撰稿人:杨 宁)

胶 州 市

胶州市卫生健康局

概况　2022年,全市有医疗卫生机构1050家。医院33家,包括公立医疗机构5家(三级综合医院2家,二级综合医院1家,二级专科医院2家),民营、厂企医院28家(二级综合医院1家,二级专科医院5家,二级中医医院1家,一级中医医院2家,一级综合医院14家,血液透析中心1家,眼科医院1家,护理院2家,医学检验中心1家);专业公共卫生机构3家;基层医疗卫生机构1014家,包括镇街卫生院14家,社区卫生服务中心4家,村卫生室679家,门诊部28家,诊所257家,其他卫生室、卫生所32家。编制床位6041张,实际开放床位6630张,每千人口医疗床位数达到6.43张。编制床位中,公立医疗机构编制床位3856张,民营医疗机构编制床位2185张,民营床位数占总床位数的36%。全市执业医师3515人,执业护士4110人,每千人口拥有执业(助理)医师3.4人,每千人口拥有注册护士4.0人。

医政药政管理　2022年,组织开展专项质控检查,与胶州法院召开共建医疗纠纷案件多元化解和诉讼服务合作座谈会,签署《关于加强诉调对接共建医疗纠纷多元化解体系的实施意见》,推进全市医疗纠纷第三方调解机制的建立。处理医疗纠纷、投诉、举报、咨询200余件。规范实施国家基本药物制度,全市18家卫生院、社区卫生服务中心和规划内村卫生室严格药品集中采购工作,执行零差率销售,网上采购率达100%。二级以上公立医院基本药物和常用药品销售额占全部药品销售额的比例均达到50%以上。严格执行临床用药监测、评价和超常预警制度,开展处方点评。

公共卫生服务项目　2022年,建立规范化电子健康档案89.3万份,建档率90%。举办健康教育讲座2915次,受教人数达3.9万余人。新生儿建卡、建证率100%,"八苗"基础免疫接种率均在95%以上。管理高血压患者8.2万余人、糖尿病患者3.3万余人。免费为9.8万余名老年人进行了健康体检。系统管理7岁以下儿童6.3万人、孕产妇6400余人。累计9.8万名老年人接受中医体质辨识服务,2.4万名儿童接受中医调养指导。

疾病预防控制　2022年,加强市疾病预防控制中心实验室建设,采购移动PCR检测车1辆。完成28起本土疫情的应急处置,调查追踪管理新冠肺炎确诊病例及疑似病例密切接触者23000人、次密切接触者4206人,对重点地区、入境返胶人员约49.3万余条信息进行风险研判及管理。全市18岁以上人群加强针接种率达90%以上。60岁以上人群新冠病毒疫苗接种各项指标在青岛市十区(市)均名列前茅。传染病报告18种1684例,各类重点传染病调查处置及时率100%。报告HIV感染者和艾滋病(AIDS)37例,登记肺结核病人203例。免疫规划接种一类疫苗206395剂次、二类疫苗111680剂次,免疫规划疫苗报告接种率均在95%以上。

妇幼保健　2022年,完成2022年省妇幼保健机构能力建设项目,在2021年度妇幼机构绩效考核中位列青岛市第一。创新妇幼医联体建设,以卫生健康局为主导,妇幼保健计划生育服务中心为枢纽,搭建"四竖一横"网格化妇幼健康服务网络。建立健全母婴安全保障工作长效机制,孕产妇系统管理率94.33%,孕产妇免费产前筛查达100%,新生儿疾病筛查率99.9%,新生儿听力筛查率99.88%,住院分娩率100%,孕产妇死亡率为0,婴儿死亡率1.78‰,5岁以下儿童死亡率2.96‰,围产儿出生缺陷发生率5.86‰。强化区市纵向协作,完善无缝衔接转诊抢救机制。开展妇幼惠民项目,新增新婚女性脊髓性肌肉萎缩症(SMA)免费筛查项目,免费开展婚孕一体化服务,妇幼健康各项目核心指标位居青岛市前列。规范落实《出生医学证明》管理,完成同济大学附属东方医院胶州医院与原人民医院分娩直报系统变更、出生医学证明档案材料的移交与衔接工作。组织母婴保健技术暨妇幼健康项目培训,开展全市妇幼健康工作督导检查4次。

卫生应急管理　2022年,完善卫生应急管理体系,推进值班室标准化建设。健全突发事件处置体系,常态化培训值班值守人员,建立卫生应急人员联系制度。完成各类大型会议、运动会保障任务 270 多次;高效处置突发事件 604 起,救治病人 966 人;及时总结、分析、上报和反馈各类突发公共卫生事件监测信息,公共卫生事件报告率、及时率、完整率均达到 100%。

监督执法 2022 年,组织开展角膜塑形镜验配专项整治、医疗机构依法执业突出问题专项检查等各类专项监督检查,监督检查单位 1200 家次,立案处罚 86 起;受理各类投诉举报 127 起。监督存在职业病危害企业 120 余家。开展职业病危害企业申报工作,800 余家企业申报;实地了解全市职业病危害因素现状,抽检存在职业病危害单位 70 家,结果均合格;多措并举,广泛开展职业病防治宣传,培训各类企业管理人员 800 余人次,受众人数 1 万余人。检查理发店、美容院、洗浴场所等各类公共场所 1200 余家;加强生活饮用水卫生监管,对全市农村生活饮用水开展卫生监督安全巡查,覆盖率 100%。加强学校卫生监督,监督各类学校、托幼机构 460 余所;圆满完成中考、高考等各类大型考试保障任务;联合教体局开展学校饮用水专项行动。严格餐饮具集中消毒服务单位监管,在青岛市餐具饮具集中消毒服务单位量化分级评定中,1 家单位获评 A 级单位。开展消毒产品抗(抑)菌制剂专项检查,监督检查消毒产品生产、经营、使用单位 400 余家,立案处罚 10 起。实施卫生行政处罚立案 270 起,罚没款 30 余万元。严格计划生育监管,对 138 名党员、政协委员人选、民营经济代表等进行负面清单审查。

科教兴医 2022 年,加大专业技术人员招聘力度,招聘专业技术人员 140 名,其中全日制研究生 20 名。稳步推进卫生健康大讲堂培训。举办卫生健康大讲堂 10 期累计 6000 余人次,课堂活跃度达 95%。开展继续医学教育工作,14 个项目被确定为青岛市级继续医学教育项目,项目完成率 100%。推进重点学科建设,申请项目资金 230 万元,获批 B 类重点学科 1 个、县域临床重点专科 4 个。同济大学附属东方医院胶州医院成功开展全腹腔镜下全胃切除术;开展内痔硬化及套扎治疗 10 余例;逐渐独立开展色素内镜、放大内镜、超声内镜检查及内镜下黏膜剥离治疗(ESD);在上海市东方医院的协助下,开展肝胆胰疾病的内镜下治疗,内镜下胰胆管造影、取石、支架置入等治疗,成立幽门螺杆菌专病门诊,完成山东省胸痛中心认证。市中医医院成功加入山东省中医医院医疗联合体肺病学科专科联盟。

基础设施建设 2022 年,统筹推进市妇幼保健院等 8 个项目建设。市妇幼保健院项目顺利推进地上主体结构建设,完成总工程进度 20%;市公共卫生服务中心完成立项、招投标、围挡施工等,开展土地及规划手续办理工作;市中医医院项目完成门诊和外科病房楼竣工验收;胶莱街道胶莱中心卫生院、铺集镇中心卫生院 2 个项目完成主体结构封顶;李哥庄镇中心卫生院、洋河镇中心卫生院、里岔镇里岔卫生院 3 个项目有序推进主体结构施工。

卫生支农 2022 年,8 月启动城乡医院对口支援工作,11 家二级以上医疗卫生机构的 82 名医务人员支援 20 家基层医疗卫生机构。推动基层首诊、双向转诊、分级诊疗服务体系。

医共体建设 2022 年,学习"三明"经验,制订《胶州市党建引领创新发展推进紧密型县域医共体建设实施方案》,按照 1 个总医院、3 个嵌入式次中心、18 个骨干节点的基本架构,建立"1+3+18"的紧密型县域医共体"总医院"管理模式,组建同济大学附属东方医院胶州医院医共体,推动县域医共体内实行行政、人事、财务、业务、用药目录、信息系统等统筹管理。创新"互联网+医疗健康"服务,建设胶州市"健康云数据中心";搭建市、镇、村三级远程医学平台,实现"基层检查、上级诊断",累计开展远程影像诊断 5001 例、远程心电诊断 2962 例。推进优质资源下沉和医共体内人员双向流动,累计下派专家 1020 人次,举办讲座 4500 余人次,新技术新项目 29 项,医共体内上转患者 958 人次,下转患者 622 人次,基层诊疗率 69.45%,分级诊疗新格局初步形成。

乡村振兴 2022 年,做好享受政策人口、监测帮扶人口疾病救治工作;各定点医疗机构严格执行"先诊疗、后付费""三免两减半"的优惠政策,实现基本医疗保险、大病保险、医疗商业补充保险、医疗救助"一站式"即时结算。推进乡村医生定向培养工作,1 名定向培训医学生入职。选派 21 名具有中级及以上职称的卫生专业技术人员分赴甘肃省陇南市徽县、甘肃省定西市通渭县、山东省菏泽市曹县三地开展对口合作帮扶工作。建立乡村医生网上课堂,实施集乡村医生培训学习、考试考核、远程监督为一体的乡村医生岗位培训综合管理系统,累计开展在线培训 186 期,培训乡村医生 1.19 万余人次。执行在岗乡村医生社会保障补助政策,补助乡村医生 468 人,发放补助资金 564.83 万元。做好老年乡村生活补助工作,累计发放乡医补助 3348 人,发放补助资金 9654.21 万元。开展优质服务基层行工作,新创建"优质服务基层行"

推荐标准 5 家,"优质服务基层行"活动推荐标准机构占比达到 38.89%。健全农村三级医疗卫生服务体系,制发《胶州市关于进一步加强村卫生室建设的实施意见》。

人口监测与家庭发展　2022 年,实施三孩生育政策。落实生育登记制度,推进落实"放管服"改革,生育登记覆盖率 80% 以上。落实人口监测制度,完善市、镇、村三级监测网络,出生人口上报及时率 90% 以上,共享信息核查率 70% 以上。依托山东省人口监测与家庭发展服务管理信息系统,做好人口变动形势分析工作。为农村部分计划生育家庭奖励扶助对象 46782 人发放资金 4477.92 万元;为计划生育家庭特别扶助对象 1641 人发放资金 1685.95 万元;为 3630 名城镇失业无业独生子女父母发放年老计划生育奖励 347.95 万元。建立计生特殊困难家庭扶助关怀统筹协调机制,开展 45～59 周岁计划生育家庭意外伤害保险、失独家庭住院护理补贴保险两类险种,累计投入保费 390 余万元,惠及 4 万多个计生家庭。

普惠托育　2022 年,发展普惠托育服务,推动全市 3 岁以下婴幼儿照护服务工作高质量发展,有各类婴幼儿照护服务机构 68 家,其中,托育机构 28 家,幼儿园办托班 40 家,可提供托位 3029 个,千人托位数达到 2.9 个。3 家托育机构获评青岛市示范托育机构,1 家托育机构被评为山东省级示范性托育机构。建成市级婴幼养育照护指导中心,采取医育结合新服务模式,为全市婴幼儿家庭和托育机构提供优质可及的科学育儿指导服务。申报国家普惠托育中央预算内投资项目 1 个,新增普惠托位 120 个,争取项目资金 120 万元。

老龄工作　2022 年,开展老年友善医疗机构创建工作,建立老年友善管理运行机制,90% 以上医疗机构达标。开展打击整治养老诈骗专项整治活动,全面检查 18 家医养结合机构。开展以"守住钱袋子 护好幸福家"为主题的防范非法集资宣传教育活动、打击整治养老诈骗专项行动检查整治月活动;摸排、整治养老诈骗线索 6 条;发放打击整治养老诈骗宣传册 14000 余册。组织基层医疗卫生机构结合对辖区内 60 岁以上居家养老的老年人进行 2 次医养结合服务,对年满 60 周岁及以上部分失能、失智老人开展摸底调查,对符合条件的失能老年人及照护者年内提供至少 1 次健康服务工作。服务老年人 7 万余人。为疾病终末期患者提供疼痛及其他症状控制、舒适照护等服务。发挥中医药特色优势,把中医药养生保健、中医治未病、中医诊疗等融入健康养老全过程。

中医药管理　2022 年,推进中医药传承创新,提升中医药服务能力,推广中医药适宜技术,深化国医馆内涵建设,推进精品国医馆建设项目。建成中医适宜技术培训基地,举办中医药科普(养生)大讲堂 12 场,强化中药质量监督机制,累计为 1000 多人配送 10000 余剂次"清肺排毒汤"中药方剂,为 1000 多人配送中药香囊,充分发挥中医药在新冠肺炎疫情防控中的重要防治作用。

党建工作　2022 年,开展"健康服务新征程 满意献礼二十大"庆祝中国共产党成立 101 周年"七个一"系列活动,组织全系统广大干部职工认真学习贯彻党的二十大精神,举办卫生健康系统管理干部研修班及青年人才培训班。开展"作风能力提升年"活动,市疾控中心和铺集镇中心卫生院被青岛市委组织部授予"战疫先锋示范岗"称号,3 人获评胶州市"作风能力提升年"先进个人,10 个单位、40 人分别获评胶州市"卫生健康工作先进单位""卫生健康工作先进个人",30 人获评胶州市委组织部授予的"抗击疫情先锋战士"。落实"双带头""双培养"机制,推进"共产党员先锋岗"建设,组织医疗卫生单位开展"卫健先锋 医心医意"党员志愿服务等系列活动;建立"党代表有约"制度,持续发挥"阳光卫健 惠民医疗"党代表工作室作用,覆盖周边 46 个村,先后受理并办结群众诉求 54 件,办结率 100%,累计吸引入党积极分子、志愿者 1180 余人次,开展健康科普、健康义诊等活动 34 次,发放健康知识手册等宣传材料 5200 余份。

精神文明建设　2022 年,加大文明城市创建工作力度,成立由党组书记、局长赵建磊任组长的文明典范城市创建领导小组,将精神文明工作列入全市卫生健康系统高质量发展综合绩效考核指标,针对全市各医疗卫生单位在文明城市创建、文明行业等活动完成情况中的表现进行考核赋分,落实考核激励约束。完成各类服务对象电话回访 5.1 万余人次,办结市民诉求 27832 件,办结率 100%,收集意见建议 800 余条,门诊及住院患者总满意度均达 98% 以上。

大事记

3 月 7 日,召开胶州市卫生健康系统"作风能力提升年"动员大会。

5 月 11 日,举行纪念第 111 个国际护士节暨"办群众满意的卫生健康"最美护士颁奖仪式。

6 月 30 日,举行齐鲁医派·胶州中医"三子流派"师承工作拜师仪式。

7 月 15 日,举办全市卫生健康系统"提作风 比先进 走在前 开新局"擂台赛。

8月17日,胶州市代表青岛组织开展2022年第三季度新冠肺炎疫情应急处置全要素实景演练。

8月18日,举行庆祝2022年度"中国医师节"暨表彰"最美医生""最美乡村医生"颁奖仪式。

荣誉称号 2022年,获青岛市基层预防接种岗位技能竞赛优秀组织奖、青岛市寄生虫病防治工作岗位技能竞赛团体三等奖,获青岛市健康教育岗位技能竞赛优秀组织单位、山东省新冠肺炎疫情信息报告工作通报表扬集体、山东省卫生健康工作先进集体称号。

党组书记、局长:赵建磊
党组成员、副局长:卿 军
党组成员、副局长、工会主席:侯湘波
办公电话:82289077
传真号码:82289557
电子邮箱:jiaozhouweisheng@qd.shandong.cn
邮政编码:266300
地 址:胶州市行政服务中心东楼

同济大学附属东方医院胶州医院

概况 同济大学附属东方医院胶州医院是胶州市政府与上海市东方医院战略共建项目,也是青岛市建设长江以北一流医疗中心城市的重点项目。项目位于胶州市大沽河省级生态旅游度假区,尚德大道以东,滨湖路以南,占地6.61万平方米,总建筑面积16.9万平方米,规划床位1000张,医院门诊病房综合楼地上10层,地下1层,设置约2000个停车位,建成后将成为胶州市首家集预防、保健、医疗、急救、科研、教学、康复于一体的现代化、高品质三级综合医院。

该项目由胶州市政府出资建设,法国昂特国际建筑设计院与上海建工四建集团建筑设计研究院联合设计,上海市东方医院全权经营。2016年4月,胶州市政府确定项目建设方案,由市卫生健康局作为项目采购主体;2016年6月由胶州市新城投资有限公司筹资建设,2017年10月主体封顶,2019年3月由青岛少海投资发展有限公司复工建设,2021年12月28日启用。根据胶州市人民政府、上海东方医院《关于共建"上海市东方医院胶州医院"项目合作框架协议》及其补充协议,同济大学附属东方医院胶州医院全面托管胶州市人民医院,"胶州市人民医院"为第二名称。

2022年,职工总数1245人,其中,卫生技术人员1025人(具有正高级职称者26人,具有副高级职称者86人,具有中级职称者349人);行政后勤人员220人(具有正高级职称者4人,具有副高级职称者22人,具有中级职称者31人)。规划床位1000张,开放床位734张。有山东省县域临床重点专科1个(神经外科),青岛市县域临床重点专科3个(心内科、消化内科、胃肠外科)。神经外科获得国家卫生健康委能力建设与继续教育中心和国家神经介入建设中心2个继续教育中心。设置职能科室18个,临床、医技科室39个。上海市东方医院心胸外科、胃肠外科、肿瘤血液科、内镜中心、呼吸内科、肝胆胰外科等48位科室主任为兼职主任,每周来胶开展诊疗活动,满足患者就医需求。

业务工作 2022年,门诊总量405423人次。平均住院日6.9天。出院患者22619人次,同比下降8%。出院患者手术6128人次,同比增长14%。抢救危重病人322人次,同比下降91.83%。医疗收入39425.64万元,同比增加2990.52万元。总支出55220.26万元,同比增加5421.91万元。

固定资产 2022年,固定资产总值29972.33万元。

医疗设备 2022年,拥有1万元以上设备1833台,其中,10万元以上设备608台,100万元以上设备65台。

基础建设 2022年,占地面积12.35万平方米,总建筑面积18.68万平方米,临床医疗用房建筑面积16.10万平方米,办公用房建筑面积2.58万平方米。

疫情防控 2022年,开展疫苗接种2326人次(其中包含外籍人士182人次)。抽调全院400名工作人员组建40支采样队支援对口镇、街道(功能区)核酸采样工作。发热门诊接诊发热患者16313人次。加强定点医院及"一点一区"救治医院建设,可用于收治患者床位400张,其中重症床位80张。

卫生改革 2022年,医院为山东省级胸痛中心,山东省卒中防治中心(建设单位),通过胶州市危重孕产妇救治中心验收。加强合理用药,每月进行临床处方、医嘱点评工作,点评普通处方12918张、麻醉处方1200张,医嘱点评3600份。医院临床路径入径率82.00%,完成率98%。开展35个病种60多项的省内、市内及院内的新技术新项目。顺利通过电子病历等级应用四级评审。实行医用耗材的SPD(供给—分拆加工—配送)模式,基于"零库存""用后结算"原则建立现代化医院院内供应链管理模式。

对外交流与合作 2022年,上海医院总部委派专家213人次,门诊2749人次,查房164次,讲座105次,开展手术489例,四级手术219例。与胶莱街道胶莱中心卫生院、胶北街道胶北卫生院、胶西街道胶西卫生院、胶北街道北关卫生院、胶西街道杜村卫生院、胶莱街道马店卫生院、铺集镇中心卫生院、阜安社区卫生服务中心8家乡镇卫生院及社区卫生服务中心组建东方·胶州医院医共体。落实分级诊疗和双向转诊制度,上转患者290人次,下转恢复期稳定期慢性患者约370人次。

人才队伍建设 2022年,引进硕士17人,发表学术论文36篇,其中SCI收录2篇、核心期刊3篇。新增各级各类学会委员85人,其中副主委2人、理事4人。

科研工作 2022年,由普外科韩松牵头组织的"管状吻合器与手工缝合行结肠造瘘的对比研究"等25个项目列入青岛市医药卫生科研计划项目;组织完成"肾动脉去神经(RDN)后生物标志物对高血压影响机制探讨"等25项科研课题申报青岛市医药卫生科研指导项目。组织"早产儿乳糖不耐受与肠道菌群的关系——基于肠道微生物代谢活性分析"等5项科研课题申报山东省医药卫生科技发展计划项目。组织课题"自拟封髓丹治疗放射性口腔黏膜炎的临床研究"参加山东省中医药科技项目。组织课题"'活络益脑方'通过激活Sirt3通路防治慢性脑缺血的机制研究"申报省自然基金联合基金项目。组织"三氧自血疗法联合CGF治疗难愈性创面的临床观察"等4项科研课题申报省自然基金面上项目。组织山东省中医药新产品研发推广项目、山东省护理学会科研项目等申报工作。

继续教育工作 2022年,早期胃癌的诊治新进展等14项内容获批青岛市继续教育项目。承办胶州市医学会内分泌学分会成立大会暨胶州东方内分泌代谢论坛和胶州市"三高共管"培训会、胶州市东方肿瘤精准放疗高峰论坛等学术会议,特邀上海、省内、青岛市专家到会授课,胶州市同级医院、医共体医院及院内相关专业医师500余人参会。

医疗质量管理 2022年,制订《关于深入推进医院清廉建设的实施方案》,开展"法治卫健 每月学法"主题活动。督查首台手术300余台,接台择期手术150余台,急诊手术33台。质控输血申请单1820份,合格率不断提高,自体输血率33%。开展病案3日归档率管理,回收、整理病历21477份。通过HIS系统到各临床科室抽查运行病历,质控运行病历3536份,终末病历4286份。优化护理服务,落实健康教育和出院病人随访工作,举办健康指导和护理义诊,开展床旁结算。《半岛都市报》对医院护理团队进行《星夜兼程 抗击疫情》整版专题报道。

公共卫生服务 2022年,报告传染病304例,报表准确率达到100%。做好慢病防治和死亡病例监测,报告意外伤害病例5139例,脑卒中、冠心病病例630例,死亡病例391例,肿瘤病例135例。完成各类查体65622人次,其中包括预防性体检15821人次、在押人员体检1395人次、高考体检6128人次、入职体检3641人次、征兵体检785人次。做好妇幼健康工作,开展产前筛查898人次、糖尿病筛查838人次、胎心监护5776人次、无创DNA产前检测235人次。

精神文明建设 2022年,举办门诊健康讲座,以"党建引领 健康宣传""同心九三 健康行"等品牌为依托,通过线上、线下成功开展33期讲座,累计听众达6000余人。优化服务意识,推行一站式服务,设立"三筛报销""血费直报""荣军减免"等窗口。

大事记

1月,外科、创伤显微外科、消化内科被评为青岛市医疗卫生C类重点学科。

2月17日,医院出生医学证明中心顺利通过青岛市卫生健康委员会验收。

4月26日,青岛市"共筑医保防护线,管好用好群众治病钱"为主题的宣传活动在医院开展。

4月28日,青岛市医保中心党委书记、主任马青一行5人到医院开展医保"四进四问"专题调研活动。

7月21日,国际医学院开诊。

7月21日,静配中心顺利通过青岛市卫生健康委验收。

7月31日,山东省住房和城乡建设厅党组成员、副厅长周善东,胶州市委常委、副市长张宏业一行到医院调研BIM智慧运维管理平台。

8月17日,成为国家级神经介入建设中心。

9月24日,东院区体检中心开诊。

12月2日,顺利通过四级电子病历评审。

院　　长:刘中民
党委书记:李钦传
党委副书记、执行院长:于　泓
党委副书记、副院长:韩　松
党委委员、副院长:钱　正、王广金、吕希峰
党委委员:李虹霞(挂职)
院办电话:57700899
传真号码:57700019
电子信箱:dfjjyy@qd.shandong.cn
邮政编码:266300
地　　址:胶州市站前大道89号(东院区)、胶州市广州北路88号(西院区)

(撰稿人:刘盛盛)

胶州市中医医院

概况 胶州市中医医院于 2020 年 11 月正式挂牌开诊。根据胶州市十四届市委第 139 次常委会会议纪要、十七届市政府第 57 次和第 66 次常务会议纪要,2020 年将胶州市第三人民医院挂牌为胶州市中医医院,人、财、物全部归胶州市中医医院。

2022 年,医院分老院区和新院区,其中老院区占地 13861.93 平方米,建筑面积 10530.47 平方米,床位设置 200 张;新院区占地 9520.36 平方米,建筑面积 20774.46 平方米,床位设置 400 张。在编职工 190 人,其中,卫生技术人员 168 人,具有高级职称者 35 人,具有中级职称者 46 人,具有初级职称者 87 人;其他技术人员 13 人,具有高级职称者 2 人,具有中级职称者 5 人,具有初级职称者 6 人;管理岗人员 5 人;工勤人员 4 人。

业务工作 2022 年,门诊诊疗 10.54 万人次,收治住院病人 3860 人次,出院 3821 人次,床位使用率 43.55%,好转率 95.90%。

固定资产 2022 年,固定资产总值 15493.90 万元,同比增加 9866.19 万元,增长 175.31%。

基础建设 2022 年,新院区对门诊楼和发热门诊进行扩建,其余进行内部装修改造。

医疗设备更新 2022 年,投入 2000 多万元购入检验科流水线项目、高清电子胃肠镜及全自动洗消设备,成人认知能力测试与训练仪、智能上肢训练与评估系统、智能步态训练与评估系统等康复理疗设备,体质辨识仪、磁刺激仪、眼科光学相干断层扫描仪、神经外科动力系统、钬激光治疗仪等。

医疗特色 2022 年,推行 18 项医疗核心制度,做好医疗质控工作,开展督导检查。聘请胶州市知名专家常年坐诊,定期邀请北京中医药大学第三附属医院脾胃病科教授王彦刚、山东省中医医院针灸科教授杨佃会、心血管内科教授包培荣、生殖与遗传中心博士孙金龙等知名专家来院坐诊。派出专业骨干到青岛、济南、北京、上海等国内顶级医院进修学习。招聘各专业研究生、本科毕业生 21 人,充实医院医护力量。有序开展体检工作,办理健康证 49633 人次,职业病健康查体 1125 人次,其他健康体检 8873 人次。

中医药特色 2022 年,开展中医健康干预,推动中医药健康文化普及。选取中医经典科、肺病科、妇科、皮肤科、针灸推拿科 5 个优势学科,开展中医中药及中医非药物疗法治疗,为患者提供中医适宜技术服务近 10 万人次。妇科门诊以中医、中西医结合为特色,专长于治疗妇科常见疾病,门诊量达 5000 余人次。拓展中医日间病房业务。设立胶州市中医适宜技术推广中心,为全市乡镇卫生院进行中医适宜技术培训 6 次。提供防疫中药汤剂 20000 余剂,新冠治疗中药汤剂 16000 余剂,防疫中药香囊 500 余个。

卫生改革 2022 年,进行医保支付方式改革,本院自 12 月 1 日起作为第二批试点医院开始实行按疾病诊断相关分组(DRG)付费结算方式。选择 14 个专业 120 个病种实施临床路径管理,入径人数 3243 人,入径率 62.56%,完成率 91.71%。作为牵头单位联合胶州市心理康复医院、胶州市妇幼保健计划生育服务中心,与 5 家乡镇卫生院、社区卫生服务中心组建医共体,实施业务共管、人才互通、资源共享。借助胶州市卫生健康局搭建的远程医学中心平台,开展远程影像诊断 254 例。

疫情防控 2022 年,建立应急队伍,储备应急物资,不定期组织疫情防治知识、院感知识培训 20 余次。组织预检分诊新冠阳性病人就诊、发热门诊新冠阳性及阴性病人就诊、病区住院病人发热、医院出现新冠疫情、黄码医院应急救治等不同情景下的应急演练 10 余次。

院感管理 2022 年,明确医院感染管理委员会—院感科—科室感染管理小组的医院感染管理三级组织架构,调整医院感染管理委员会人员名单,督导、指导问题 500 余条。修订制度 25 项、流程 23 项。分批分层次组织院内培训 26 次,500 余人次。加强重点科室、重点环节、重点区域消毒效果及环境卫生学监测,取样 2286 份,合格 2257 份,通过整改追踪监测全部合格。监测紫外线灯管 2 次 706 根其中不合格 7 根,重新更换并对其进行强度监测均合格,监测到多重耐药菌病人 10 例,均落实管控措施。

传染病防治 2022 年,报告结核病 204 例,全部给予免费抗结核药物治疗,按时完成结核病随访信息的上报。随访慰问麻风病人,为麻风病患者送药品和生活物品。报告梅毒、乙肝、淋病 35 例,食源性疾病上报 144 例,发热患者上报 215 例,按时完成各项月报、季报及各种临时性报表。

科研工作 2022 年,编纂完成《胶州中医传承纪略》,肺病科评审通过为青岛市医疗卫生 C 类重点学科、青岛市县域临床重点专科;主任医师高振中被评为山东省名中医(药)专家,并开展省名中医师带徒工作。召开齐鲁医派胶州中医"三子流派"传承工作学术挖掘整理座谈会,举行师承工作拜师仪式;"三子流派"诊疗法项目申报通过胶州市非物质文化遗产。医院与省中医生殖与遗传科建立专科联盟,成为首批加入山东中西医结合肾脏病联盟的成员单位之一。开展"五个全科化"建设工作。高振中主任医师负责的"散寒舒筋散熨治肩周炎"入选山东省第二批临床优势技术入库项目。

继续教育　2022年,完成青岛市继续医学教育项目4项,包括"胃食管反流病的中西医结合诊疗""中西医结合治疗面神经麻痹""中医药对中晚期乳腺癌的特殊治疗""胶州中医三子流派名家经验分享"。

精神文明建设　2022年,印发《胶州市中医医院党委理论学习中心组2022年理论学习安排意见》,先后组织理论中心组集体学习11次;组织开展党史学习教育专题民主生活会、党史学习教育专题组织生活会、党的二十大精神专题学习班等。组织各党支部参与胶州市市直机关示范党支部评选活动,机关党支部获评"胶州市市直机关示范党支部"称号。成立"杏林先锋"临时党支部。组织"七一""医心向党"系列活动。作为全市清廉医院建设的示范点,开设"清清莲子心"讲堂,开展"以药喻廉"教育,打造党风清正、院风清朗、医风清新的温馨清廉医院。

大事记

1月24日,肺病科获评青岛市医疗卫生C类重点学科。

2月21日,山东省中医院医务处副处长、医疗集团办公室主任路士华带队到医院调研指导。

3月9日,中医经典科主任高振中获评"2021年度山东省名中医(药)专家"。

6月20日,成功开展首例气管镜下活检术。

6月30日,齐鲁医派·胶州中医"三子流派"师承工作拜师仪式在市中医医院举行。

7月20日,开通中医经典科门诊"延时服务"。

9月3日,胶州市中医医院成功加入山东中西医结合肾脏病联盟,成为首批加入该联盟的成员单位之一。

11月8日,胶州市中医医院肺病科获评青岛市县域临床重点专科。

12月10日,东院区发热门诊开诊。

荣誉称号　2022年,获评"医疗质量管理工作先进单位""疫情防控突出贡献单位""卫生健康工作先进单位""青岛市事业单位脱贫攻坚专项奖励嘉奖集体""青岛市爱国卫生运动70周年表现突出的集体"。医院急救站获评"青岛市院前急救工作站",胶州中医"三子流派"诊疗法获评"第六批胶州市级非物质文化遗产代表性项目名录",机关党支部获评"2021—2022

年胶州市市直机关示范党支部"。

党委书记:匡　如
党委副书记、院长:刘晓丽
党委专职副书记:赵成军
副　院　长:张晔华、况宝萍
院办电话:82238783
传真号码:82237812
公务信箱:jzszyyy2020@qd.shandong.cn
邮政编码:266300
地　　址:胶州市福州南路98号
（撰稿人:王　纯、于　玲）

胶州市心理康复医院

概况　2022年,占地面积2.3万平方米,建筑面积2.2万平方米。职工总数303人,其中,在编职工140人,编外用工163人。卫生专业技术人员248人,占职工总数的81.85%;行政工勤人员55人,占职工总数的18.15%。卫生专业技术人员中,具有正高级职称者11人,具有副高级职称者31人,具有中级职称者53人,具有初级职称者153人,分别占4.44%、12.50%、21.37%、61.69%。医生与护士之比为1:2.89。编制床位500张。编制科室50个,实有12个职能科室、13个临床科室和11个医技科室。

业务收入　2022年,业务总收入7268.30万元,同比增长6.53%。其中,门诊收治80735人次,同比增长2.86%,住院收治3808人次,同比下降10.40%。

基础建设　2022年,绿化中心花坛,改造功能检查科。投入89.8万元购置全自动剂量药品分包机。

医疗设备更新　2022年,投入159.8万元购置4台经颅磁刺激仪;投入94.9万元购置全自动血药浓度分析仪;投入17.9万元购置过氧化氢低温等离子灭菌器;投入38.6万元购置脉动真空清洗消毒器。

医疗特色　2022年,建立药物、心理、物理治疗、中医中药综合的精神疾病治疗模式。引进多导睡眠监测技术。组织分管负责人、重点科室负责人到省、青岛市精神卫生中心学习质控管理。邀请省专家不定期来院坐诊、授课以及进行教学查房。为高风险患者佩戴风险防范标识,提供更具体、更有针对性的护理措施。

卫生改革　2022年,实现医保电子凭证全流程应用、异地门诊慢特病及门诊统筹联网结算业务;内、外科住院病人12月开始实行DRG付费结算管理。

继续教育　2022年,派出医师、护士、检验师到青岛市胶州中心医院等医院进修学习 2 人,微生物实验室 1 人。开展医疗培训 12 次 1300 余人次。招聘精神科医疗、心理治疗、财务等岗位人员 6 名。

社会心理服务工作 2022 年,起草胶州市心理急救流程,配合全市做好心理疏导和危机干预工作;协助胶州市社会心理服务领导小组办公室起草《胶州市儿童青少年心理健康工作"五个全覆盖"工作实施方案》;参与社会心理服务标准化建设工作,起草 8 个标准和规范初稿等工作;参与卫生系统社会心理服务质控工作。完善并利用好社会心理服务云平台,开展网络心理测评和心理咨询。开展心理健康知识的宣传普及工作,编制印刷心理健康知识宣传册 8000 余份,累计宣传心理健康知识 1600 余次。安排 13 名心理咨询师点对点对接隔离酒店,春晖心理服务队定期对全市的隔离酒店进行心理巡诊,同市疫情防控救治组建立联动机制。进行心理干预或用药指导 42 人次。全年对集中隔离人员、冷链工作人员、应急门诊等一线工作人员发放测评任务 5300 余人次,实施心理危机干预 31 人次。组织家庭成长、正念、绘画、手工创作等各种团体小组活动 20 余场次。组织心理健康志愿活动走进社区、养老机构、特殊家庭等共计 15 场次。做好 EAP(员工帮助计划)服务,先后为胶州市胜利幼儿园教师、胶州市武装部职工等进行心理查体及后续心理服务。

精神疾病防治 2022 年,在册严重精神障碍患者 4607 人,规范管理 4575 人,规范管理率 97%;服药患者 4557 人,规律服药 4028 人,服药率 98.91%,规律服药率 94.27%,精神分裂症规律服药率 95.73%。对全市基层医疗卫生机构进行业务培训 2 次,进行技术指导和督导 4 次。推进严重精神障碍患者免费医疗,为患者提供规范的免费治疗。开展送医送药送服务上门、免费查体、健康宣教、定期随访等活动,协助患者办理门诊慢特病救治卡,为 100 名患者免费注射帕里哌酮长效针剂。2021 年 10 月—2022 年 9 月,免费救治危险评估三级及以上住院患者和严重精神障碍患者 1574 人次。

精神文明建设 2022 年,组织全院干部职工收听收看党的二十大开幕会直播。调整中层干部 26 人,4 名业务骨干发展为党员。制定全面从严治党主体责任清单、监督责任清单,严格落实"一岗双责"。完善政治监督事项;医院与全体党员和中层干部签订《廉洁自律个人承诺书》;定期开展反腐倡廉警示教育,组织收看"一把手"定制化警示教育宣讲;持续抓好医德医风建设,开展"红包回扣""小病大治"等群众

反映强烈问题专项整治,在门诊大厅、住院大厅公示投诉电话、院长热线、意见箱等。开展民主生活会、组织生活会。组织 4 个支部按期进行换届。开展清查整治突出问题规范党务工作。对支部"灯塔—党建在线"网络平台进行全面排查。开展争创"共产党员先锋岗"活动。

大事记

4 月 15 日,青岛市总工会授予医院心理健康服务中心"青岛市职工心理健康服务站"称号。

7 月 12 日,全市医保基金使用情况飞行检查城阳、胶州片区部署会议在医院召开。

11 月,开展精神类药物血药浓度院内检测。

荣誉称号 2022 年,获评省级精神卫生服务管理优质单位、全省基本医疗保险协议管理医疗机构先进医保科室、青岛市职工心理健康服务站、青岛市首轮医疗机构法治建设工作市级评估优秀单位,托养中心被评为"三八红旗集体",后勤支部获"十佳红旗党支部"、胶州市青年志愿服务先进集体、疫情防控优秀工会志愿组织,呵护心灵志愿服务队——胶州市阳光卫健"呵护心灵"心理咨询志愿服务项目获评最佳志愿服务项目。

党总支书记、院长:张道强
党总支专职副书记:叶　钝
副 院 长:白剑文、逄德堂
院办电话:58566619
电子信箱:jzsxlkfyy@qd.shangdong.cn
邮政编码:266308
地　　　址:胶州市扬州西路 93 号
（撰稿人:陆　梅）

胶州市卫生健康综合监督执法大队

概况 2022 年,在职职工 38 人,离岗待退及离退休人员 33 人。在职职工中,专业技术人员 13 人,占职工总数的 34.21%;管理岗位人员 24 人,占职工总数的 63.16%;工勤岗位人员 1 人,占职工总数的 2.63%。卫生技术人员中,具有高级职称者 4 人,占 30.77%;具有中级职称者 8 人,占 61.54%。设综合业务科、公共场所科、职业卫生科、医疗机构科、法制科和计划生育科 6 个科室。承担着全市公共场所卫生、生活饮用水卫生、学校卫生、医疗卫生、职业卫生、消毒产品经营单位、餐饮具集中消毒单位以及计生执法等监督执法工作任务。

业务工作 2022 年,实施卫生行政处罚立案 270

起,罚没款30余万元;监督覆盖率100%,国家"双随机"任务完成率100%,手持终端应用率100%,2人获评"青岛市卫生健康监督执法办案能手",获胶州市委、市政府授予"卫生健康工作先进单位"称号,在胶州市卫生健康系统高质量发展综合考核中获优秀等次。

全力应对新冠肺炎疫情,督导检查各级各类医疗机构、集中隔离酒店(服务点)和理发美容、洗浴游泳等重点公共场所等疫情防控措施落实情况。针对各组督导中发现的违法违规问题,及时跟进调查并予以立案处罚,实现闭环管理。

强化医疗卫生监管。查办某妇科中医诊所非法接种宫颈癌疫苗、某大药房无证行医等一批典型案件。相继开展角膜塑形镜验配专项整治、医疗机构依法执业突出问题专项检查等各类专项监督检查,监督检查单位1200家次,立案处罚86起;受理各类投诉举报127起。

强化公共卫生监督。开展公共场所、生活饮用水、消毒产品等专项监督行动。加强公共场所卫生监督,对美容美发、洗浴游泳、宾馆等公共场所督导检查1200余家;加强生活饮用水卫生监管,对全市农村生活饮用水开展卫生监督安全巡查,覆盖率100%。加强学校卫生监督,监督各类学校、托幼机构460余所;完成中考、高考等各类大型考试保障任务;联合教体局开展学校饮用水专项行动,保障师生饮水安全。严格餐饮具集中消毒服务单位监管,在青岛市2022年餐具饮具集中消毒服务单位量化分级评定中,1家单位获评A级单位。开展消毒产品抗(抑)菌制剂专项检查,监督检查消毒产品生产、经营、使用单位400余家,立案处罚10起。

强化职业卫生监管。监督存在职业病危害企业120余家。开展职业病危害企业申报,组织全市职业病危害企业申报800余家。开展职业卫生抽检行动,抽检存在职业病危害单位70家,结果均合格。开展培训宣传活动,培训各类企业管理人员800余人次,线上、线下受众1万余人。

严格计划生育监管。对138名党员、政协委员人选、民营经济代表等进行全方位负面清单审查。

推进卫生监督执法信息化建设。推进"互联网+监管"映射工作。完成国家卫健委和山东省"双随机、一公开"联席会下达的各类随机监督抽查任务,监督抽查任务完成率和完结率均达100%。贯彻落实"三项制度",借助"省行政处罚和强制平台"实现案件全过程记录,案件实现在"信用中国"端口的自动公示,通过胶州政务网公示"双随机"监督结果、行政执法动

态信息等各类执法信息500余条。

探索形成管理、执法和服务"三位一体"的新型卫生监督执法模式。定期邀请青岛专家开展联合执法,按时进行典型案例分析,强化全过程记录规范应用。定期开展内部执法文书书写质量稽查等专项稽查。开展"卫生健康送春风"活动,为广大理发、美容业户发放台账等各类物资1500余套;对4家职业健康查体机构和3家职业卫生技术服务机构进行全覆盖监督检查。利用自媒体平台广泛宣传工作动态;与融媒体中心联合制作《以案说法:教您如何鉴别医学美容与生活美容》等节目。

荣誉称号　获卫生健康工作先进单位称号。

党支部书记、大队长:郭　辉

副大队长:李新静、宋志磊、贤振平

党支部副书记:潘福刚

办公电话:82289028

电子邮箱:jzswsjkjdzfdd@qd.shangdong.cn

邮政编码:266300

地　　址:胶州市常州路13号

(撰稿人:张　博)

胶州市疾病预防控制中心

概况　2022年,总建筑面积3200平方米,其中实验室建筑面积1600平方米。设综合科、检验科、免疫规划科、疾病防制科、健康教育科、学校卫生科、健康危害因素监测科、健康指导科、慢性病防制科、药械科、中医防病科、职业卫生科、质量管理科13个职能科室。编制112人,在编职工111人,其中,专业技术人员96人,职工中具有本科及以上学历者82人,具有正高级职称者4人,具有副高级职称者12人,具有中级职称者27人。

标准化建设　2022年,在编人数达到标准化建设标准。人均建筑面积32平方米,未达标准。启动迁址新建工作,完成征地工作。建设成负压生物安全实验室2个,采购移动PCR实验室1辆。

新型冠状病毒防控　2022年,研判国内重点地区返胶人员信息49.3万余条。抽调6人参加省、市流调技能培训会,组成6人流调技术培训师资队伍开展相关培训。中心实验室承担胶州市应急检测任务,检测新型冠状病毒样本89.4万余份。对阳性冷链相关的物品进行2次效果评价,检测415份。参与协调安排全市18支镇街采样队的日常采样任务和集中培训工作。开展新冠病毒疫苗序贯加强免疫接种工作,

全市 18 岁以上人群加强针接种率达 90% 以上。成立胶州市老年人新冠病毒疫苗接种工作专班，设置老年人新冠病毒疫苗接种专场，为老年人开通绿色通道，为行动不便老年人提供上门接种服务。

传染病防制 2022 年，报告法定报告传染病 18 种 1684 例。其中，手足口病 198 例，肝炎 663 例，梅毒 186 例，肺结核 238 例，其他感染性腹泻 44 例，流行性腮腺炎 66 例，猩红热 9 例，淋病 23 例，出血热 12 例，艾滋病 11 例，布鲁氏菌病 22 例，流行性感冒 149 例，新冠肺炎 54 例，痢疾 2 例，百日咳 4 例，伤寒 1 例，斑疹伤寒 1 例，风疹 1 例。处理传染病自动预警信息系统信息 447 次。

艾滋病防制 2022 年，有艾滋病初筛实验室 5 个，艾滋病检测点 18 个。报告 HIV 感染者和艾滋病患者 37 例，其中艾滋病病人 11 例，男性 37 例，女性 0 例，35 例为男男同性传播，2 例为异性传播。新发现病例中男男同性传播占 94.6%，成为全市艾滋病主要感染途径，青年感染者比例明显上升。对本地全部 259 名（247 例治疗）艾滋病病毒感染者和病人进行随访和查体，治疗覆盖率达 95.4%，正在接受抗病毒治疗的病人每年 CD4 检测比例达 100%，病毒载量检测达到 100%，艾滋病病毒感染者和病人的配偶/固定性伴艾滋病抗体检测率达到 100%，新报告和既往报告的艾滋病病毒感染者、艾滋病病人的结核病筛查率达 100%。

结核病防制 2022 年，登记肺结核病人 203 例，病原学阳性病人 117 例，病原学阴性病人 69 例，未查痰 1 例，结核性胸膜炎 16 例，对所有病原学阳性患者的密切接触者进行筛查。发现耐药患者 7 人，全部纳入治疗并进行管理。登记师生病例 19 例，其中学校工作人员 3 例、学生 16 例。开展肺结核健康促进活动 6 次。

免疫规划 2022 年，接种免疫规划疫苗 206395 剂次，非免疫规划疫苗 111680 剂次，1～7 岁儿童免疫规划疫苗全程接种率达 95% 以上，以乡镇为单位，适龄儿童建证率、纳入信息系统管理率达到 100%，含麻疹成分疫苗、甲肝疫苗、乙肝疫苗全程接种率达 95% 以上，其他疫苗常规免疫接种率均达 95% 以上，乙肝疫苗首针及时接种率为 98.36%。监测 15 岁以下儿童风疹疑似病例 19 例，完成血清和早期咽拭子标本采集；监测急性松弛性瘫痪（AFP）病例 2 例，完成样品标本采集；监测水痘病例 58 例，完成血清和水疱液标本采集；监测流行性腮腺炎病例 62 例，完成血清和咽拭子标本采集。上报疑似预防接种异常反应（AEFI）报告 146 例，组织开展 25 例调查诊断。设立特殊健康状态儿童评估门诊和预防接种门诊，做好特殊健康状态儿童预防接种服务。

慢病防制 2022 年，全市死因登记报告卡审核 7935 份；肿瘤监测报告卡审核录入 2374 份；心脑血管监测报告卡审核录入 3634 份；意外伤害监测报告卡审核 17282 份，录入 3238 份。完成 2021 年死因、肿瘤、心脑血管、意外伤害监测报告。完成 4 家市级综合医疗机构和 18 家基层医疗卫生机构慢性病和意外伤害监测工作的督导 2 轮次、线上培训 1 次。

地方病和寄生虫病防制 2022 年，胶州市碘缺乏病监测覆盖胶西（杜村）、李哥庄、胶莱（马店）、铺集、九龙（云溪）5 个街道（镇）。采集家庭食用盐样 300 份：其中孕妇家中食用盐样 100 份、8～10 岁儿童家中食用盐样 200 份，通过检测，合格碘盐 137 份，不合格碘盐 42 份，碘盐合格率 76.54%，非碘盐 121 份，非碘盐率 40.33%，碘盐覆盖率 59.67%，合格碘盐食用率 45.67%；采集学校食堂食用盐样 5 份，通过检测，合格碘盐 5 份，合格碘盐食用率 100%。抽取 200 名 8～10 岁儿童采用触诊法进行甲状腺检查，195 名学生甲状腺正常，5 名学生甲状腺 I 度肿大，全市 8～10 岁儿童甲肿率为 2.50%，低于国家规定的碘缺乏病消除标准。完成"三热病人"血检 600 例；完成蚊虫种群监测任务；组织参加"2022 年青岛市寄生虫病防治工作岗位技能竞赛"，获得团体三等奖，个人二等奖 1 名，个人三等奖 3 名。

基本公共卫生服务项目 2022 年，作为青岛市医防融合试点区县，开展基层医防融合技术指导。核实居民健康档案、老年人健康管理和高血压与糖尿病患者管理档案，邀请家庭医生团队针对高血压和糖尿病患者管理的标准化治疗和规范化服务方面进行考核指导。

国家心血管病高危筛查与综合干预项目 2022 年，长期随访人数 3758 人，长期随访率 96.36%，长期随访面访率 79.85%。胶州市心血管病项目团队有 2 名从事高危人群综合干预的基层全科医生获国家基本公共卫生服务项目基层高血压管理"雄鹰计划"骨干培训班"最佳讲师"称号，其中 1 人在结业测试中取得满分的优异成绩。有 3 名临床研究生、3 名公卫研究生，其中 2 名临床主治医师通过公共卫生执业医师资格考试，3 人通过营养指导员考试。

病媒生物防制 2022 年，采用布雷图指数法对蚊危害情况进行四次调查监测，每次选取 4 个镇街，每个镇街调查 25 户居民。采用鼠夹法及鼠径法对鼠密度进行监测，布鼠夹 3600 个，有效夹 3580 个，捕获鼠 24 只,年平均鼠密度为 0.67%;其中城区居民区捕鼠 5 只,平均鼠密度为 0.41%;农村自然村捕鼠 12 只,平均鼠密度为 1.00%;特殊行业捕鼠 5 只,平均鼠密度为 0.58%,其中褐家鼠、小家鼠为优势种,农村自然村捕到黑线姬鼠,冬、春季节灭鼠后,鼠密度明显降低。对蝇、蟑螂均进行相应监测。

食品安全风险监测工作 2022 年,采样相关食品监测食品中主要污染物及有害因素的污染水平和趋势,确定危害因素的分布和可能来源。

食源性疾病审核及食源性疾病暴发处置 2022 年,9 家监测哨点医院及辖区内哨点医院上报食源性疾病病例 1139 例。成立胶州市食源性疾病应急处理分队,下辖 6 个流调小分队。调查处置各类疑似食源性疾病暴发事件 11 起,出动调查处置人员 70 余人次、车辆 20 车次,调查处置率达到 100%。

生活饮用水监测 2022 年,做好生活饮用水采样监测及信息系统录入,采水样 576 个瓶,按照不同项目添加固定剂,每份水样检测 37 个项目,检测录入结果 2664 条。

健康教育与促进 2022 年,统计胶州市健康促进场所(健康细胞)创建累计信息,总结胶州市开展健康细胞工程建设工作情况。组织铺集镇中心卫生院申报创建青岛市级健康促进医院,多次对其开展技术指导,铺集镇中心卫生院通过青岛市级健康促进医院评估。开展胶州市居民健康素养监测、成人烟草流行监测入户调查工作,调查 1650 户,回收有效问卷 1432 份,调查报告显示胶州市居民健康素养水平为 32.22%。

质量管理和实验室检测 2022 年,做好农村饮水安全项目,采水样检测 85 份;对全市 18 个艾滋病检测点组织进行盲样考核,随机抽查 6 家艾滋病检测点进行现场督导,参加省哨点项目检测艾滋、梅毒、丙肝 400 人份,盐碘、尿碘 300 份,水氟检测 120 份。参加省职业卫生组织的苯、氨、镉、游离二氧化硅的项目盲样考核;完成 55 家职业卫生工作场所苯、甲苯、粉尘、游离二氧化硅等有毒有害物质的检测;安排检验人员的内部业务培训和外出培训学习 30 人次。

重点职业病监测与风险评估 2022 年,新增职业病 3 例,全部为职业性噪声聋;疑似职业病 6 例;农药中毒病例报告信息 8 例,全部为非生产性自服或误服。核实尘肺病患者信息 44 人次。累计对 60 家企业进行职业卫生采样监测,其中符合监测项目要求企业 55 家。开展接尘危害作业工人职业健康监护主动监测项目,免费对 10 家企业的 450 人进行职业健康检查。开展职业病防治知识宣传教育,结合尘肺病患

者随访,工作场所职业危害监测和省市两级健康企业创建工作,开展宣传普法教育和现场指导,发放职业病防治宣传材料 2 万余份。

疫苗管理 2022 年,疫苗实施逐级订购和管理,建立健全疫苗接收、配送出入库台账,开展疫苗注射器出入库登记信息化管理。指导全市疫苗冷链系统正常运转,加强疫苗冷链设备的维护、保养和安全工作。开展向各预防接种门诊配送疫苗工作,每月全市所有门诊配送疫苗 1 次。

党建与精神文明建设 2022 年,围绕"主题党日+"活动及时开展党的组织生活,加大对非党员干部的培养力度,有 1 人成为预备党员,2 人提交入党申请书。开展作风能力提升年大学习、大调研、大讨论以及共产党员先锋岗等各类活动。

大事记

3 月 18 日,中心被青岛市委"作风能力提升年"活动办公室、青岛市委组织部授予"战疫先锋示范岗"称号。

6 月 29 日—30 日,青岛市 2022 年工作场所职业病危害因素现场监测工作现场会在胶州市召开。

6 月,组织胶州市机关企事业单位参加为期 100 天的全国第七届万步有约健走激励大赛精英赛,并获"全国优秀健走示范区"称号。

10 月,组织参加"2022 年青岛市寄生虫病防治工作岗位技能竞赛",获得团体三等奖、个人二等奖 1 名、个人三等奖 3 名。

12 月 7 日,成立老年人新冠病毒疫苗接种工作专班。

荣誉称号 获全国优秀健走组织单位奖、全省健康促进与健康教育工作先进集体、青岛市"战疫先锋示范岗"、青岛市五四红旗团支部、青岛市寄生虫病防治工作岗位技能竞赛团体三等奖。

党总支书记:张绍基

主　　任:李　严

党总支副书记:董建波

副 主 任:李中信、毛丛林

办公电话:86620839

电子信箱:jiaozhoucdpc@qd.shandong.cn

邮政编码:266300

地　　址:胶州市常州路 11 号

(撰稿人:魏克强)

胶州市妇幼保健计划生育服务中心

概况 2022 年,占地 7722 平方米,建筑面积

8000 平方米。在职职工 88 人,合同制职工 188 人,职工总数 276 人,其中,卫生技术人员 230 人,占职工总数的 83.33%;其他专业技术人员 46 人。卫生技术人员中,具有副高级以上职称者 28 人,占 12%;具有中级职称者 67 人,占 29%;医生与护士之比为 1∶1.6。设床位 98 张,设置孕产保健部、儿童保健部、妇女保健部 3 大部以及临床科室 8 个、保健科室 3 个、医技科室 5 个、行政后勤科室 11 个。

业务工作　2022 年,门诊量 16.05 万人次,收住院 3430 人次。

业务收入　2022 年,业务收入 9893 万元。

医疗设备更新　2022 年,引进精密注射泵、血气机、心电图机、彩超仪、无创呼吸机、有创呼吸机、DR 数字胃肠一体机、宫内刨削系统等设备。

卫生改革　2022 年,参与县域医共体建设,推进分级诊疗。开展即时结算报销服务。修订优化"一科一岗一策"、新冠防控制度规程 20 余个,进行培训考核 111 场、2000 余人次。开展每日自查巡检,发现问题 571 条并全部整改到位。进行预检分诊 22.6 万余人次,严格落实一患一陪护、病区 24 小时门禁管理、闭环管理等制度。

医疗特色　2022 年,聘请全国名院名医来院指导,轮派医师赴上级医院进修。开展院长查房、节假日查房。完善非计划二次手术管理流程及措施,加强危急值管理。儿童发热门诊全年无休,接诊治疗患儿 4886 人次。高标准、高质量完成核酸检测 78 万余管。新冠疫苗接种 5934 剂次。每日进行涉疫孕产妇和儿童动态摸排,做好高危孕产妇和新生儿转诊、会诊救治工作。强化高危孕产妇专案管理,开展 B 族链球菌检查,成功救治危重孕产妇 9 例。开设儿童心理门诊和生长发育门诊,130 余名患儿得到有效诊治。在全国名中医连方教授带教下治愈 125 例不孕不育患者,合作开展辅助生殖技术 8 例。引进妇科宫腔镜刨削系统。实施 91 例乳腺肿瘤微创旋切术。开展女性全生命周期服务,打造精细化亚健康调理中心和产后康复中心。开设中医日间病房,将中医药治疗逐步渗透到保健与临床。启动互联网+护理服务 58 人次,将专业护理从院内延伸到居家。引进先进设备,开设 ICU 病房。

妇幼保健　2022 年,举行妇幼卫生技术人员业务培训 12 期、妇幼例会 4 次、督导检查 10 次、新生儿死亡评审 2 次。将脊髓性肌肉萎缩症(简称 SMA)筛查纳入婚检,免费婚检 8114 人,婚检率 86.43%,开展 SMA 筛查 1075 例,检出 SMA 携带者 19 例;开展免

费孕前优生健康检查 6886 人,人群覆盖率 86.08%,检出高风险人群 1266 人;进行孕产妇 HIV、梅毒、乙肝检测 4236 人,对 303 例患儿进行干预;总围产儿出生缺陷发生率保持在 58/万的低水平上。加强孕产妇系统管理,对 1591 例橙色及以上高危孕产妇进行专案管理,孕产妇死亡率为 0。完成宫颈癌筛查 26174 人、乳腺癌筛查 26185 人,并对高风险患者加强转介治疗。加强 0～6 岁儿童健康管理,进行高危儿筛查和早期干预,对 230 余所托幼园所进行督导检查,对 4933 位保育员进行健康查体,进行保育员等业务培训 1700 余人次,实施新生儿疾病筛查 4640 人、听力筛查 4643 人、先心病筛查 4640 人;全市婴儿死亡率 1.78‰,新生儿死亡率 1.04‰、5 岁以下儿童死亡率 2.96‰。

科研工作　2022 年,申报青岛市科研课题 3 项。发表论文 15 篇,出版专著 1 部,申请专利 4 项。

继续教育　2022 年,立项继续项目 5 项。241 人次参加培训。年内派出进修人员 7 人,参加长、短期培训班、学术会议及学术交流 1100 余人次。

精神文明建设　2022 年,开展"法治卫健 每月学法"活动。党建特色案例《党旗领航 筑梦健康》,作为青岛唯一区(市)级代表在全国妇幼保健协会做交流。开展文明志愿服务。邀请专家进行服务礼仪专题培训,成立志愿服务队。制定《"作风能力提升年"活动的实施意见》《深入推进医院清廉建设的实施方案》《落实〈医疗机构工作人员廉洁从业九项准则〉实施方案》等文件,签订廉洁从业承诺书,建立"红包"治理台账,开展互联网满意度调查问卷。成立随访中心,进行门诊患者电话回访。持续强化信息化建设,完成国家电子病历三级、智慧服务二级、智慧管理一级评测;实施床旁扫码点餐、电子版核酸报告、诊间支付、微信客服等便民措施;推进全市一家医院、智慧妇幼信息系统、DRG 付费试点等工作,启动"出生一件事"全网联办。实施环境提升工程,进行全院"飞线"整理,打造具有妇幼特色的就诊环境。推进新院建设,完成地下车库和地上 6 层主体建设。

大事记

6 月 29 日,王强善赴甘肃省徽县中医院、赵静赴甘肃省通渭县妇幼保健院进行对口支援。

8 月 3 日,青岛市人社局批复设立青岛市连方名中医专家工作站。

8 月 25 日,中国妇幼保健协会副会长兼秘书长于小千、中国妇幼保健协会县级工作委员会主委胡辰生到院考察指导工作。

8月26日,举办中国妇幼保健协会县级妇幼保健机构工作委员会常委扩大会议暨高质量发展研讨会。

荣誉称号　获评青岛市健康促进医院、青岛市法治建设工作先进单、青岛市老年友善医疗机构、青岛市"三八"红旗集体、胶州市疫情防控突出贡献集体、胶州市医疗质量管理工作先进单位。

党总支书记、主任:祝丽萍

副　主　任:张林涛、逯　丽

业务主任助理:刘玉姣

党总支副书记:周　伟

院办电话:87292055

传真号码:58651501

电子信箱:jzsfybjy@qd.shandong.cn

邮政编码:266300

地　　　址:胶州市云溪河北路(原农场路)26号

（撰稿人:周　伟）

胶州市急救中心

概况　2022年,占地面积900平方米,业务用房面积600平方米。全额编制10人,其中,专业技术人员9人,工勤人员1人。专业技术人员中,具有高级职称者2人,具有中级职称者5人,具有初级职称者2人。

业务工作　2022年,接听急救电话79543个,有效电话26348个,有效派车26348次,救治患者23373人,抢救危重病人1686人,年内受理突发事件604起,突发事件中救治伤员966人。完成夏季高考、机场送医备勤保障等保障及各级各类应急演练任务267次。

固定资产　2022年,固定资产总值419.94万元,比上年增加22.98万元。

疫情防控　2022年,成立新冠病毒感染者转运专班,建立转运人员梯队,实施闭环管理。在全市建立院前急救人员梯队16个,储备巴士司机50名;拟定《关于紧急增设急救单元的通知》,组建11个急救单元,由中心统一调度,确保急救任务24小时有车派、出车响应时间较日常无延迟。

信息化建设　2022年,更新3台服务器,对120院前急救调度指挥系统完成网络等级保护三级测评;完成市民健康档案与急救调度系统对接,实现市民健康信息与院前救治信息共享。

院前急救体系建设　2022年,申请购置负压救护车20辆,新增2个急救单元,分别设在中医医院、胶北街道胶北卫生院。在西南三镇及杜村、胶西新建急救点10处,弥补救护车到达前的急救空窗期,进一步缩短急救半径。10处急救点全部建设完成并通过验收,进入试运行。

院前急救工作管理　2022年,开展质控检查。采用明察暗访形式对各急救站不定期进行质控督导,传达督查意见书,检查结果列入年终考核,并与院前急救运行经费挂钩;每季度至少召开一次质控例会,通报前期工作及质控检查情况;电话回访5040人,回访满意度为99.8%。定期举办专题培训,全年举办线上、线下培训20余期;制订《胶州市院前急救标准化建设实施方案》。

急救知识培训　2022年,开展急救知识培训。联合机关工委组织第二批急救知识进机关活动。全市40余个市直部门的100余名机关干部参加培训;联合电视台,录制防一氧化碳中毒、防溺水等10余期急救科普节目,定期在胶州电视台播出。累计开展各类急救知识培训40余场次。

市办实事项目　2022年,向全市13家急救站及3家医疗机构部署专业质控分析工具,搭建急救绿道平台,安装和测试院内预警大屏软件,初步实现院前院内急救数据互联互通。"五大中心类"急危重症抢救效率提高5%。

党建工作　2022年,中心党建工作与全市"作风能力提升年"活动及"共产党员先锋岗"创建同步推进。召开组织生活会和民主评议党员、开展春季党员集中教育专题学习、组织警示宣传及清廉教育6次、支部书记讲党课6次,"主题党日+"活动12次、党的二十大精神学习2次。获"胶州市2021年度十佳红旗党支部"荣誉称号。

大事记

1月20日,联合全市多家急救站组织开展"120"国家急救日公益宣传培训活动。

4月26日,青岛市急救中心副主任辛善栋带队深入基层一线开展"大调研"活动。

4月28日,胶州市卫生健康局、青岛市胶州中心医院、同济大学附属东方医院胶州医院、胶州市中医医院、胶州市急救中心联合签订《2022年"提升五大中心类急危重症抢救效率"市办实事项目协议书》。

12月15日,完成15辆负压救护车挂牌手续。

荣誉称号　获"青岛市院前急救工作先进集体""2021年度综合考核优秀单位""胶州市2021年度十佳红旗党支部"等荣誉称号。

主　　　任:陈　蕾

党支部书记:戴丰顺

副 主 任：王淑艳　　　　　　　　　　　邮政编码：266300

办公电话：87209120(传真)　　　　　　　地　　址：胶州市常州路 13 号

电子信箱：jzsjjzx@qd.shandong.cn

　　　　　　　　　　　　　　　　　　　　　　　　（撰稿人：王淑艳）

平 度 市

平度市卫生健康局

概况　2022 年,全市有各级各类医疗机构 1145 家,其中城区公立医疗机构 7 家,镇(街道)卫生院 29 家,村卫生室 799 家,民营医院 31 家,门诊部 28 家,个体诊所 250 家。各级各类医疗机构卫生专业技术人员 8746 人,其中医师 3215 人,护士 3273 人,乡村医生 1201 人,其他卫生专业人员 1057 人。各医疗机构有住院床位 7208 张,其中公立医院住院床位 5990 张,千人口床位数 5.22 张。

新冠疫情防治工作　2022 年,报告新型冠状病毒肺炎病例 318 例。累计检测新冠样本 538536 份,划定疫点 262 处,消杀处置 72630 平方米,预防性消毒 51700 平方米。精神科病区 2 次全封闭,保障患者零感染。参与重要交通卡口执勤、隔离酒店疫情防控等相关工作。成立突发公共卫生事件应急处置领导小组,建立应急处置队伍,完善应急处置预案;建立新冠疫情的预警预测制度、应急物资保障机制、应急演练机制,及时足额完成一线医务人员临时性工作补助和伙食补助发放工作,审核上报临时性工作补助 480450 元、伙食补助 171550 元,审核上报医务人员临时性工作补助 8428325 元。

卫生体制改革　2022 年,学习推广"三明医改"经验,加快推进医疗集团建设,构建医疗资源系统融合新格局。医疗集团牵头单位完成各成员单位的清产核资和财务管理移交,实现财务统一管理。深化公立医院人事薪酬制度改革,全市 29 家卫生院共核定编制 1875 人,优化编制管理模式,实行人员总量控制备案管理。逐步完善中医优势病种按病种收费政策和开展中医日间病房支付方式改革试点。通过调整不同级别医疗机构医保报销待遇,制订《平度市 DRG 支付方式改革三年行动方案》,推进医防融合慢性病管理试点工作。

信用体系建设　2022 年,加快国家工作人员领域信用体系建设,修订《平度市卫生健康局国家工作人员社会信用积分和信用评价管理办法》《平度市医疗卫生行业信用积分和信用评价管理办法》。实施"信易医"守信激励措施,免交住院押金 624 人,免押金 3066000 元;共享设备免押金 60 人,免押金 11500 元。加强诚信典型宣传推介,推选月度诚信典型 17 个。

法治建设工作　2022 年,有 2 起行政复议案件、1 起行政应诉案件。组织各科室、各医疗卫生机构参与"青岛法学普法讲堂"线上答题活动、青少年法治宣传教育专项答题活动、习近平法治思想线上答题活动;7 家医疗机构法治建设评估被评定为优秀等级,其中 5 家被青岛市卫生健康委评定为优秀等级。完善卫生健康领域政务服务事项服务指南等事项要素,完成卫生健康领域 241 事项目录、672 条实施清单发布工作。依申请政务服务事项 17 项全部实现网上办理,网上办理率达 100%。全面梳理卫生健康领域审批办理链条,22 个依申请服务和公共服务事项全部入驻平度市民服务中心大厅实行"一窗受理",推行"一次办好""容缺受理""零跑腿"等便民办理方式。

规划发展与信息化　2022 年,建成平度市全民健康信息平台,实现基层医疗信息系统一体化。开发应用多合一工作平台和基层医生服务 APP,提升基层医疗服务智慧化水平,实现医卫融合。为基层卫生院以及村卫生室配备智慧随访设备。规划建设"健康平度"微信公众号,打造升级面向群众提供线上医疗健康服务的公共服务平台。建设中医医院新院区、妇幼保健院改扩建、第七人民医院、旧店卫生院养老中心,完成 19 家卫生院改造,完成 78 家中心村卫生室改造和设备配备。

疾病预防控制　2022 年,报告乙、丙类法定传染病 17 种 2191 例,死亡 6 例。慢性病报告死亡 13026 例、伤害 8171 例、恶性肿瘤 3623 例、脑卒中与冠心病 5986 例。开展居民碘营养监测、碘缺乏病健康教育工作、水氟监测、氟中毒病情监测工作、氟中毒健康教育、氟骨症患者救治等工作。接种免疫规划疫苗215138人次,非免疫规划疫苗112072针次,免疫规划疫苗接种率达90%以上。报告活动性肺结核348例,辖区内学生病例57例,处置率100%,病人系统管理率达98%以上。完成主动HIV检测55075人,发放安全套7000余只,小册子和折页7000余份。举办重性精神病培训班2期,累计发现精神障碍患者6749例,报告患病率5.67‰,规范管理率99.57%,面访率99.66%。平度市被命名为山东省慢性病综合防控示范区。

医药管理工作 2022年,以高质量党建统领医疗集团改革,成立4个医疗集团党委,下辖48个党支部、940名党员,选优配强集团"一把手"、领导班子和管理团队。公开招聘267名专业技术人员,其中,有研究生学历者14人,有本科学历者212人。推行医疗集团自主化管理,4家医疗集团下派医师7700余人到卫生院(卫生室)坐诊服务,帮助基层卫生院建设特色专科25个,组织义诊300余次,举办学术交流、疑难病例讨论等活动77次,通过义诊、接诊、转诊等形式累计服务群众14.6万人。

基层卫生工作 2022年,全市居民电子健康档案覆盖率95.99%,动态使用率67.82%;65岁及以上老年人健康查体14.76万人,规范管理率达65.75%;高血压健康管理11.55万人,规范管理10.23万人,糖尿病健康管理4.72万人、规范管理4.19万人,均达到考核指标要求;全市经定点医疗机构确诊并通知管理的肺结核患者338人,管理331人,管理率97.93%,规则服药率98.65%;早孕建册5783人,产后访视人数5789人;0~6岁儿童管理6.6万人,0~6岁儿童健康管理率达到96.16%,全市新生儿访视率为96.23%,均达到目标要求;0~6岁儿童眼保健和视力检查覆盖率达到96.16%。累计发现严重精神障碍患者6749人,规范管理6720人,规范管理率99.57%;为16.39万65岁老年人做中医体质辨识,为2.4万0~36个月儿童做中医健康指导。

中医药工作 2022年,成立新冠肺炎中医药防控救治专家组,明确承担任务及职责;为新冠肺炎密切接触者及隔离点工作人员免费提供中药预防方剂,实行统一部署、统一熬制、统一配送。出台《平度市中医专科联盟实施方案》,推进规范化和优质化医疗服务,提升基层技术水平和服务能力,成立中医专科联盟。

科技教育与交流合作 2022年,各医疗集团与北京、上海、济南、青岛等地12家三甲医院通过专科联盟、远程协作、名医工作室等方式,广泛建立医联体协作关系,整合胸痛中心、卒中中心、新生儿救治中心、危重孕产妇救治中心等六大中心建设,通过集团方式向基层纵深延展,引导基层卫生院有侧重提升特色专科救治水平。由医疗集团牵头医院支持基层卫生院建设25个基层特色专科,有13家卫生院通过基层医疗机构胸痛单元验收。建立并完善继续医学教育制度,扩大继续医学教育工作覆盖面,覆盖率达100%。

综合监督与食品安全监测 2022年,以实施"蓝盾行动"专项整治为总抓手,由各牵头科室围绕整治重点,摸清监管底数,制定全年重点工作指标推进路线图和时间表,每月通报公示各项重点任务指标进展情况,形成闭环管理,稳步推进各项重点工作。监督2549户次,国家随机监督抽查任务完成率100%,各执法专业中,公共场所卫生、医疗卫生(含无证行医)、传染病防治专业等查处案件407件,罚没款80.8万元。

老年健康工作 2022年,协同有关部门推进积极应对人口老龄化工作,推动建设老年友好社会。协调推进老年人优待政策落实,组织开展老年节、"敬老月"、打击整治养老诈骗专项行动等活动。

妇幼健康工作 2022年,切实做好母婴安全管控工作,加强危重孕产妇(新生儿)救治中心能力建设,规范开展"两癌"筛查、增补叶酸、产筛、新筛、听筛、新婚女性脊髓性肌肉萎缩症(简称SMA)免费筛查等工作;加强"出生医学证明"、爱婴医院、托幼机构管理,提高规范化管理水平,继续推行"新婚一件事""出生一件事"。

职业健康工作 2022年,健全镇街监管队伍,联合15个部门印发《平度市"十四五"职业病防治规划》。开展《职业病防治法》宣传周系列活动,受众10万余人。评选省级和青岛市级职业健康达人,完成全市8602家涉及职业病危害因素用人单位和接害劳动者基本情况摸底调查。争取中央补助资金60万元建设旧店尘肺病康复站。开展医疗卫生机构和非医疗机构放射卫生工作专项行动,完成现场调查112家,审核6类表格上报61家。规范职业病危害项目申报管理,梳理出应申未申用人单位220家,完成申报76家。对5家职业健康体检机构现场技术指导,全部完成云平台对接,上传监测个案数据13004条。报告职业危害因素监测卡44条,农药中毒37例。完成尘肺病人随访199例。岗前、岗中、离岗职业健康体检分别为3028、11459、308人,查出职业禁忌证168人、疑似职业病19人。新诊断职业病14例,比2021年(20

例)少 6 例。

人口监测与家庭发展 2022 年,平度市全面推进计划生育服务事项"放管服"改革,建立"婚检一件事"和"结婚登记与生育登记"联办机制,全面落实"马上办、网上办、就近办、一次办"。办理《计划生育服务手册》7272 例,生育登记覆盖率达到 97.6%。发放独生子女父母奖励金 330 万元,发放农村部分计划生育家庭奖励扶助对象扶助金 7144 万元,发放城镇独生子女父母一次性年老补助 106 万元,发放城镇其他居民独生子女父母年老奖励扶助 247 万元。建立健全计划生育特殊家庭扶助关爱制度,帮助群众解决实际困难 102 件次。计划生育特殊家庭就医就诊绿色通道、家庭医生签约和联系人制度三项工作实现全覆盖。

健康教育与宣传 2022 年,开展健康促进行动,1 个青岛市级健康教育基地通过验收,二级及以上公立医疗机构实现青岛市健康促进医院全覆盖;开展健康素养监测工作,平度市居民健康素养水平为 26.82%;建立健康青岛科普资源库。在省级以上主流媒体发表稿件 5 篇,在"学习强国"发稿 14 余篇。在"两微一端"发布新闻稿件、科普作品 900 余条,"平度卫生健康"微信公众号关注人数达 7.4 万余人,多条信息阅读量破 10 万。进一步完善卫生健康领域突发热点舆情引导处置工作流程。

行业安全管理 2022 年,推进医院安全专项整治三年行动。以"除隐患、打非法、治顽疾"安全生产拉网式大排查大整治专项行动为主线,相继开展北京冬奥会、全国"两会"及春节期间安全整治,"开工第一课",燃气安全排查整治、房屋安全专项治理、危险化学品综合治理,联合市消防救援大队对全市医疗卫生机构进行消防安全专项整治、提升消防安全标准化管理达标、全国第 21 个安全月活动、夏季防汛防台风安全生产检查、特种设备规范化管理、道路交通安全综合整治、"决战保安全·护航二十大"、防范一氧化碳中毒、"119"消防宣传月活动、今冬明春火灾防控、安全知识培训、应急警示教育演练等活动。全年开展安全生产专项督查 17 次,出动督查人员 275 人次,检查单位 122 家次,责令整改各类安全隐患 371 项,整改验收,闭环管理。

爱国卫生工作 2022 年,印发《平度市创建国家卫生县实施方案》,成立创卫指挥部,组织开展日常工作,完成 10 项申报资料和 52 项数据评价指标佐证材料的提报。仁兆镇、云山镇、店子镇、田庄镇新申报创建国家卫生镇,申报创建率达 100%;88 个行政村被

命名为省级卫生村,省级卫生村实现全覆盖。组织戒烟能力建设培训班,开展"世界无烟日"等集中宣传,完成对 180 多个公共场所的控烟联合执法检查,增补 3 家单位为"青岛市无烟党政机关",388 个家庭被命名为"青岛市无烟家庭"。印发《2022 年平度市病媒生物防制工作方案》,召开病媒生物防制培训会和日常工作督导,有序开展冬春季灭鼠和夏秋季灭蚊蝇工作。持续推进健康平度行动 16 项行动落实。举办监测评估能力提升培训班,组织 2021—2022 年健康青岛行动落实情况督查和监测评估工作,完成 38 家健康社区、健康村申报。

人事管理 2022 年,成立 4 个医疗集团党委,将原隶属于镇(街道)党(工)委的 25 家基层卫生院党支部全部纳入医疗集团党委管理,实现医疗集团党委领导下的总院长负责制;加强干部队伍建设,调整干部 3 批次 373 人;推进基层党组织标准化、规范化建设。

财务管理 2022 年,推进"公立医疗机构经济管理年""经济管理年""会计履职能力提升月""行政事业单位财务人员履职能力提升培训班"等活动。4 家"健共体"医疗集团全部完成财务移交,并实行财务统一管理。推进规范和加强政府采购管理三年专项行动,开展政府采购廉洁谈话。加强卫生健康系统政府采购领域诚信廉洁体系建设,制定《招标采购项目诚信廉洁谈话制度》,对政府采购项目实行诚信廉洁谈话。加强内部审计监督。开展卫生健康高质量发展专项审计,发现 8 个方面问题,提出 33 条整改建议,收回违规资金 7.2 万元。

党组书记、局长:胡建光
党组成员、副局长:郭源圣
副 局 长:郭雅丽
党组成员、中医医院党总支书记:李成职
党组成员:姜 丽
办公电话:87362415
邮政编码:266700
地   址:平度市北京路 379 号

平度市人民医院

概况 2022 年,占地面积 11 万平方米,建筑面积 13.3 万平方米。职工总数 1637 人,其中,卫生技术人员 1471 人,占职工总数的 89.86%;行政工勤人员 166 人,占职工总数的 10.14%。卫生技术人员中具有高级职称者 265 人,具有中级职称者 514 人,具有初级职称者 615 人,分别占 18.01%、34.94%、

41.81%,医生与护士之比为1:1.55。床位总数1500张,设置职能科室34个、临床科室42个和医技科室12个。

业务工作 2022年,门诊总量85.92万人次,比上年增长18.69%,出院4.6万人次,比上年增长6.13%,床位使用率55.89%,比上年增长0.11%,住院手术1.58万例,比上年增长15.3%,平均住院日6.44天,比上年减少0.51天。

业务收入 2022年,业务收入7.54亿元,比上年增长14.48%。

固定资产 2022年,固定资产总值10.96亿元,比上年增长13.58%。

医疗设备更新 2022年,采购1.13亿元医疗设备,其中10万元以上设备95台(套),主要包括高端64排及以上CT机、正电子发射X射线断层计算机扫描装置、复合手术室项目、血管造影机、高端彩色多普勒超声系统、4K医用内窥镜摄像系统等。

基础建设 2022年,完成本部院区、同和分院、图书馆3处核酸采样点装修改造。装修改造重症监护室二区,增加38个重症监护床位。完成专家公寓、连廊改造工程。

卫生改革 2022年,推进医疗集团建设,成立中共平度市人民医院医疗集团委员会,完成集团成员单位的党组织关系整建制转接工作。12家成员单位全部完成法定代表人变更。统一财务管理,成立集团财务管理中心,设立集团资金专户,专人负责集团财务的出纳、核算、审核等工作。为集团成员单位提供远程影像、远程心电、病理诊断、集中消毒等服务,开展远程影像诊断2046例、病理诊断113例、远程心电图诊断9906例、动态心电图诊断263例、集中消毒产品5344份,核酸检测14929210例;成员单位上转患者1415人次,住院患者611人次,接受手术治疗159人次,推进"基层首诊、双向转诊、急慢分治、上下联动"的分级诊疗模式。选派妇科、外科、超声科、眼科、麻醉科等学科专家定期到明村坐诊,消化内科专家到四院开展胃肠镜新技术、查房、疑难病例讨论等。

医疗特色 2022年,开展26项新技术、新项目。成功开展"结肠息肉内镜黏膜下剥离术""经内镜痔上直肠黏膜套扎术""SPECT核素骨显像核医学新项目""腹腔镜下荧光导航胆囊切除术"等。推进门诊电子病历工作,电子病历完成率由上年的83%上升至98%。新增甲状腺外科、胃肠外科、内镜中心、老年病专家、保健科等亚专业门诊;完成骨科相关专业科室重组,成立急诊创伤骨科、骨关节外科、脊柱外科。

科研工作 2022年,申报青岛市医药卫生科研计划项目6项,通过山东省科技成果鉴定2项。发表各类学术论文198篇,其中核心期刊第一作者1篇,出版专著4部。

继续教育 2022年,举办省级继续教育项目2项,派出22人外出进修学习。

精神文明建设 2022年,开展"义诊进社区""高血压日义诊""世界血栓日义诊"等义诊活动32次,服务群众3200余人次。开通预住院服务,用自助叫号采血系统,扩增车位,推出"互联网+"护士上门服务,"中医日间病房"开诊。

大事记

3月8日,新增加东部院区核酸检测采样点。

4月1日,成立平度市人民医院医疗集团党委。

4月18日,原设置在平度市人民医院东门愿检尽检核酸检测点搬迁至同和分院。

5月12日,平度市人民医院图书馆核酸检测点投入使用。

7月7日,与潍坊科技学院举办实习教学医院签约仪式。

8月22日,姜兴茂、崔凤荣通过市委组织部考察考核,按期转正。

9月30日,成立智慧医疗办公室、大数据与信息统计办公室。

11月3日,内分泌科、麻醉科、医学影像中心被评为青岛市县域临床重点专科。

荣誉称号 2022年,获改善医疗服务行动全国县市医院擂台赛系列主题之绿色就医和谐医患关系系列全国总决赛铜奖,在青岛市第十届"健康杯"中医药膳食技能大赛中获团体二等奖,在基本药物合理使用技能大赛中获团体三等奖,在会计技能大赛中获团体三等奖,在青岛市卫生行业护理职业技能竞赛中获团体三等奖,在红十字初级救护知识竞赛中获团体组织奖,获青岛市院前急救工作先进集体称号。

党委书记、院长:李　鹏

党委专职副书记:刘金旭

副　院　长:姜兴茂

总会计师:崔凤荣

院办电话:58962778

总机电话:87362016(传真)

电子信箱:pdsrmyy@qd.shandong.cn

邮政编码:266700

地　　　址:平度市扬州路112号

(撰稿人:宋佳奇)

平度市中医医院

概况 2022年，占地面积19910.95平方米，建筑面积20563.41平方米。职工总数645人，其中，卫生技术人员506人，占职工总数的78%；行政工勤人员139人，占职工总数的22%。卫生技术人员中，高级职称127人，中级职称154人，初级职称225人，分别占25%、30%、45%；医生与护士之比为1：1.82。设20个职能科室、24个临床科室和9个医技科室。

业务工作 2022年，门、急诊量264379人次，比上年下降9.3%，其中，急诊30255人次，比上年增长3.8%。收住院病人10692人次，比上年增长3%；床位使用率91.39%，比上年下降7.5%；床位周转次数26.8次，比上年增长2.6%；入院与出院诊断符合率100%，手术前后诊断符合率100%，与上年一致；抢救危重病人1266人次，比上年增长49%，抢救成功率66.1%，比上年下降12%；治愈率11.5%，比上年下降19%；好转率84.2%，比上年增长3.5%；病死率0.62%，比上年上升55%；院内感染率为0.25%，比上年下降0.13%；甲级病案符合率98.6%。

业务收入 2022年，业务收入2.2124亿元，比上年增长5.7%。

固定资产 2022年，固定资产总值1.8987亿，比上年增长2.88%。

基础建设 2022年，完成东院区改建和搬迁，增加住院床位41张。新院区建筑工程顺利推进，门诊医技楼进行四层主体施工，住院楼及中医保健楼进行二层主体施工。

卫生改革 2022年，完善集团内人事制度改革，对院内81名中层干部进行选拔任命，对集团内10名干部进行任免。

医疗特色 2022年，有县域龙头专科2个、县域临床重点专科1个。针推康复科、儿科、肿瘤科顺利通过齐鲁中医药优势专科集群考核，中医儿科获"青岛市县域临床重点专科"称号。心内科顺利通过基层版心衰中心认证。"万清信劳模和工匠创新工作室"获平度市总工会命名成立，并申报"李佃贵国医大师工作室"。成立中医经典门诊，在全院推广实施5个全科化方案，开设日间病房。内科系统开展冠状动脉造影、冠状动脉支架植入术及心脏起搏器安装术、无痛胃肠镜等，中药足浴成为科室特色。脑病科开展阿替普酶静脉溶栓、动脉溶栓、脑血管造影、颈动脉支架等业务。外科、骨伤科、妇科等开展微创手术，儿科拓宽中医外治。护理部组织拓展中医适宜技术的临床应用，开启"互联网＋评估＋中医药护理服务"新模式。

卫生改革 2022年，邀请山东中医药大学附属医院、山东大学齐鲁医院、山东省省立医院、青岛市中医医院（市海慈医院）、青岛市中心医院的15位专家来院坐诊33次。推进医疗集团建设，所有成员单位全部完成法定代表人变更相关工作，医疗集团相关制度"六统一"。成立中共平度市中医医院医疗集团委员会，制定完善医疗集团有关制度。"东北部山区医养结合服务中心项目"启用，尘肺病康复站建设项目稳步推进。推进DRG支付方式改革，建立完善学习制度，开展业务培训。

疫情防控 2022年，落实疫情防控相关政策，核酸采样累计采集130多万人次。先后派出医师66人和护理人员108人次支援多地抗疫工作，圆满完成各项任务。完成平度市疫情防控中药汤剂的煎煮与配送4665人次25854剂。

科研工作 2022年，申报立项青岛市医药卫生科研计划项目2个，通过吴阶平医学基金会立项课题1个。申报并获批青岛市科普教育基地、国家基层西学中能力建设基地、平度市中医专科联盟、平度市卒中慢病管理专科联盟。

继续教育 2022年，组织参加各种形式的线上、线下专业培训、中医药学术交流大会及各种疾病推广项目。强化临床带教工作，免费接收成员单位医务人员20余人次到我院进修学习，选派17名骨干医师到医疗集团成员单位开展对口帮扶工作，接收15名新晋医师（技师、药师），并合理安排轮转工作；接收山东中医药高等专科学校等多所高等院校的45名实习医师（技师）、9名见习医师（技师）来医院进行临床实践。

精神文明建设 2022年，指导并完成所辖12个党支部根据《中国共产党章程》和《中国共产党基层组织选举工作条例》有关规定，召开党员大会进行换届选举。各党支部举办专题学习班开展党的二十大精神学习培训。推行党支部主题党日，严格落实"三会一课"、民主生活会、组织生活会、谈心谈话制度；开展清廉医院建设、廉洁从业专项行动、廉政谈话活动。开展作风能力提升年"义诊进基层、服务惠民生"志愿服务活动、"爱眼日"活动、"情系医师节、预防脑卒中"等形式的义诊活动近40次。组织专家组对成员单位老年人及儿童中医药健康管理服务等方面定期进行督导。

大事记

7月14日—15日，山东中医药大学针推学院院长、省中医外治中心主任杨继国教授一行到医院座谈交流和调研义诊。

9月22日,市人大常委会副主任、市人大教科文卫委员会主任委员窦利群一行来院调研医疗集团化发展情况。

10月13日,青岛市卫生健康委中医药管理指导处处长汪运富带队对医院中医"五个全科化"建设情况及绩效考核工作进行专项调研。

党总支书记:李成职

党总支副书记、院长:于燕平

党总支专职副书记:李宝山

副　院　长:崔仁刚、金丽红

院办电话:87362265、88322001

电子信箱:pdszyy2020@qd.shandong.cn

邮政编码:266700

地　　　址:平度市杭州路38号

（撰稿人:孙升军）

平度市第二人民医院

概况　2022年,占地3.50万平方米,业务用房面积2.07万平方米。在职职工165人,其中卫生技术人员158人,占职工总数的95.76%;后勤人员5人,占职工总数的3.03%;行政人员2人,占职工总数的1.21%。卫生技术人员中,具有高、中、初级职称者分别为64人、54人、40人,分别占40.51%、34.18%、25.31%。医生与护士之比为1:1.99,开放床位275张。设行政职能科室7个,临床科室12个,医技科室6个,后勤科室5个,其他科室4个。

业务工作　2022年,门、急诊10万余人次,其中急诊15395人次。收住院7084人次,床位使用率63.15%,床位周转24.44次,入院与出院诊断符合率98.7%,手术980例,手术前后诊断符合率99%,抢救危重病人432人次,抢救成功率94.44%。住院病人治愈率12.8%,好转率85.9%,病死率1.3%,院内感染率0.4%,甲级病案符合率100%。

业务收入　2022年,总收入1.2383亿元,其中业务收入7686万元,比上年增长10.43%。

固定资产　2022年,固定资产总值为9705.15万元,比上年增长13.12%。

医疗设备更新　2022年,购置核酸提取仪4台、核酸扩增仪8台;开发医院微信公众号核酸检测自主系统以及医疗集团核酸登记查询系统;更新牙科综合治疗椅3台,购置口腔负压吸引系统1套;引进可视喉镜、高频电刀各1台;购置1.43T核磁共振仪1台;更新多合一读卡器40台;升级医院网络防火墙和入侵防御系统;完成医保系统接口开发对接、临床药学系统和合理用药系统升级改造、平度健康平台对接、传染病上报系统对接。

卫生改革　2022年,成立中共平度市第二人民医院医疗集团委员会,增设中共平度市第二人民医院总支部委员会,设立中共平度市第二人民医院临床支部委员会、中共平度市第二人民医院后勤支部委员会、中共平度市南村镇兰底卫生院支部委员会、中共平度市蓼兰镇万家卫生院支部委员会、中共平度市崔家集镇中心卫生院支部委员会。

持续推动医疗资源下沉,定期派出专家到成员单位进行查房、坐诊及病例讨论等,派专家52人,累计下沉1026人次,顶岗进修1人。下沉到村卫生室20所,组织义诊57次,义诊医务人员128人次,服务群众1100余人次,发放宣传材料1500余份,发放药品200余盒,累计服务群众20万余人次。推行重点病人的精细化管理,实行转诊绿色通道,集团内接收转诊病人103人次,收入院65人次,下转病人7人次。推进医疗集团同质化管理,定期协助并指导成员单位进行优质服务基层行建设、专业技术提升,完善集团医疗质量管理中心、护理质量管理中心、院感质量管理中心。开展疫情防控督导、质控检查、优质服务基层行建设帮扶和技术指导等方面工作32次,下沉专家52人次,培训医疗集团成员单位相关人员100余人次。

运用妇幼健康查体车,在医疗集团内推行"一站式"服务模式。在乳腺癌筛查中,引进人工智能超声乳腺癌筛查机器人——"小济医生",每例受检者仅需3～5分钟即可完成扫查全流程,累计完成医疗集团辖区"两癌"筛查7900余人。制订《平度市第二人民医院医疗集团公共卫生一体化管理实施方案》,成立集团公共卫生管理中心,设项目质控组,划分片区,统一考核标准、质控标准,统一引进"公共卫生慢病随访包"规范慢病随访。

稳步推进卒中、胸痛、心衰中心和消化病诊疗中心建设,为患者提供医疗救治绿色通道和一体化综合救治服务。卒中中心成功开展急性缺血性脑血管病溶栓治疗41例;胸痛中心成功开展急性心肌梗死溶栓治疗6例,冠脉再通率100%,无溶栓死亡病例;消化病诊疗中心完成胃镜检查1322例,肠镜检查710例,胃肠镜下手术262例。

开展"互联网＋护理"服务,利用康鸿医护平台为患者提供护理服务。发展"两院一体"服务模式,推进长期护理发展。依托现有家庭医生工作团队,由老年病科专人管理,每星期上门为患者提供护理服务等。与德龙舟养老院、佑颐康养老院等养老机构签订合作协议,开展院护工作。

继续教育 2022 年,派遣 7 名医务人员到上级医院进修,引进高端技术人才和新技术。

精神文明建设 2022 年,医院启动"作风能力提升年"活动。开展"5·12"国际护士节慰问活动、安全生产警示教育培训活动、"浓浓端午情 义诊暖人心"医疗资源下沉志愿服务活动。组织党员代表志愿者到云山镇佑颐康养老中心开展"迎七一,送健康"健康志愿服务。开展"无偿献血,让爱为生命加油"无偿献血主题活动,63 名医务工作者奉献爱心血液 22700 毫升。医院庆祝中国医师节,院领导走访慰问临床科室并送上鲜花和蛋糕。开展"衣旧情深 爱心助老"庆祝医师节爱心捐赠活动。邀请"红色沂蒙"艺术党课开展主题党日活动。举办党的二十大精神专题学习班。

大事记

1 月 21 日,医院协助蓼兰镇政府开展新冠肺炎应急处置全要素实战演练。

3 月 2 日,成立老年病科并设立无陪护病房,组建内科、外科、中医、康复、重症医学科等多学科医生专家组。

4 月 8 日,开通微信公众号核酸检测线上申请查询功能。

4 月 14 日,设立"蓼兰镇临时核酸采样点"。

5 月 17 日,成立功能检查科。

8 月 22 日,新扩建的重症医学科投入使用。

9 月 21 日,与青岛市市立医院举行医联体签约授牌仪式。

10 月 26 日,平度市医疗集团医保基金打包付费推进会在医院召开。

11 月 30 日,完成平度市第二人民医院党总支成立选举。

12 月 13 日,完成平度市第二人民医院临床党支部和平度市第二人民医院后勤党支部的成立选举。

荣誉称号 2022 年,获青岛文明单位标兵称号。

党总支书记、院长:刘书君

党总支副书记:王玉敏

副 院 长:马祥平、王建磊

院办电话:58825255

电子信箱:pingdueryaun@qd.shandong.cn

邮政编码:266731

地　　址:平度市蓼兰镇高平路 22 号

（撰稿人:林岐峰）

平度市第三人民医院

概况 平度市第三人民医院位于平度市店子镇政府驻地,2014 年 12 月 6 日晋升为国家二级甲等医院,是潍坊医学院、潍坊职业护理学院、山东省莱阳卫生学校、青岛求实职业学院教学医院。2022 年,医院占地 4 万平方米,建筑面积 7.893 万平方米,固定资产总值 14689 万元,编制床位 380 张,设有职能、医技、临床科室 43 个,职工 387 人,其中,卫生技术人员 351 人,具有高级职称者 64 人,具有中级职称者 81 人。

业务工作 2022 年,门、急诊 144086 人次,比上年增加 1695 人次,其中,急诊 17391 人次,比上年增加 11863 人次。收住院病人 10601 人次,比上年增加 940 人次。床位使用率为 72.61%,比上年增加 1.55%。床位周转次数为 31.51 次,比上年增加 1.32 次。入院与出院诊断符合率为 99.41%,与上年持平。手术前后诊断符合率为 99.60%,与上年持平。抢救危重病人 338 人次,比上年增加 18 例,抢救成功率为 87%。院内感染率为 1.34%,比上年上升 28.8%。甲级病案符合率为 95.40%,比上年提高 0.1%。

业务收入 2022 年,业务收入 11397 万元,比上年增长 15.8%。

医疗设备更新 2022 年,购置四肢联动康复训练仪、深层肌肉刺激仪、手术动力系统、分子筛制氧机等大型医疗设备;政府投资 900 余万元购置血液净化机、彩超仪、吊塔、多功能电床、呼吸机、监护仪、除颤仪等设备。

基础建设 2022 年,改造医院南大门,硬化路面 300 余平方米。设置宣传栏、文化长廊。

亮点工作 2022 年,成立党总支部委员会。

疫情防控 2022 年,疫情防控工作进入常态化,派出 5 名医生到各接种点进行疫苗保障任务。安排护理人员在预检分诊工作 10 余人,发热门诊 6 人,市集中隔离点、高速路口等 40 余人,定期去高铁站、火车站、开发区卫生院 117 人次,辖区师生核酸采样派出 313 人次,支援其他省、市核酸采样 130 余人次,组建 7 人医疗队伍参与莱西方舱医院工作,参与全民核酸采样 3850 人次,参与中高考核酸采样 40 余人次。建设"黄码医院"人员梯队,启用隔离病区 5 次,涉及临床科室 12 个,医护人员 87 人次,收治病人 20 人。新冠病毒感染乙类乙管阶段,内科 5 个病区加床 110 张,外科两个病区合并,ICU 增加监护床 8 张。

临床教学与学科发展 2022 年,带教实习学生

80 余人。创建国家胸痛中心、山东省卒中中心、青岛市创伤中心,神经内科获评青岛市县域临床重点专科,独立完成脑血管经股、经桡脑血管造影,支架植入等手术 200 余例,急诊取血栓 10 例。举办青岛市级继续教育项目《高血压的筛查与诊治》。

人才梯队建设 2022 年,聘用 4 名临床医生、5 名护士;分 2 批招聘 51 名合同制及实习人员。派出 3 名医务人员到三甲医院进修学习,派出 40 余人次参加国家、省、市有关部门组织的学术活动和培训班。

集团化建设 2022 年,与青岛大学附属医院、青岛市市立医院、青岛市中心医院建立医联体关系,开展人才培养及胸痛中心、卒中中心、创伤中心等学科建设。医疗集团各成员单位设立专人负责双向转诊的接诊工作,建立绿色通道,实行转诊"五优先"。参与医疗资源下沉医师 57 人次,累计下沉 154 人次,组织义诊 22 次,参与疫苗保障点 5 个,义诊服务 15000 余人次、教学查房 48 次、接诊 356 人次、会诊 52 人次,累计服务群众 3400 余人次。

精神文明建设 2022 年,医院红手环志愿服务团及健康彩虹志愿者深入社区、村庄、公园进行脑卒中、高血压、糖尿病等义诊宣传。每天安排至少 2 名护士在门诊大厅从事志愿者服务。骨科及心内科医护人员多次深入农户为术后患者进行康复功能锻炼指导,义诊 22 次,服务 15000 余人次。逐步完善薪酬绩效制度。举办《天使展翅爱满人间》主题演讲比赛、技能大赛、征文比赛、微视频、摄影大赛等活动。

荣誉称号 2022 年,继续保持全国百姓放心示范医院、青岛市文明单位、平度市文明单位标兵、青岛市青年文明号、青岛市文明单位标兵、青岛市青年文明号、中国卒中学会优秀红手环志愿单位等荣誉;获首轮医疗机构法治建设工作市级评估优秀单位称号。

党总支书记、院长:闫忠诚

副 院 长:刘伟明、李 青、生磊磊

院办电话:85311079

电子邮箱:sdpdsy@qd.shandong.cn

邮政编码:266753

地 址:山东省平度市店子镇三城路 36 号

(撰稿人:刘爱莲)

平度市第四人民医院

概况 2022 年,职工总数 142 人,其中,卫生技术人员 140 人,占职工总数的 98.59%;行政工勤人员 2 人,占职工总数的 1.41%。卫生技术人员中,具有高、中、初级职称者分别为 38 人、61 人、41 人,分别占 27.14%、43.57%、29.29%。医生与护士之比为 1:1.58。开放床位总数 120 张。设职能科室 8 个、临床科室 10 个、医技科室 4 个。

业务工作 2022 年,门、急诊量 161752 人次,比上年下降 12.66%,其中急诊 8866 人次。收住院病人 2868 人,比上年下降 31.88%。床位使用率 29.45%,床位周转次数 21.09 次。入院与出院诊断符合率 95%,比上年增长 5%,手术前后诊断符合率 95%。抢救危重病人 243 人,比上年增长 318.97%,抢救成功率 98.4%,比上年增长 4.4%,治愈率 45%,好转率 95%,病死率 0.3%,院内感染率 0.17%。甲级病案符合率 90%。

业务收入 2022 年,业务总收入 3032.47 万元,比上年下降 17.45%。

固定资产 2022 年,固定资产总值 3176.16 万元,比上年增长 12.34%。

医疗设备更新 2022 年,购置 PCR 方舱实验室;购置二级生物安全柜 1 台,免疫检测仪 1 台,核酸扩增仪 2 台,为急诊室配备麻醉喉镜、除颤仪、监护仪、输液泵、注射泵、示教人、担架车等设备。

医疗特色 2022 年,医院成立内镜室和泌尿外科,开展经皮肾取石手术等业务,与金域检验合作病理诊断、微生物药敏试验培养等项目。胸痛中心实施检验项目增设夜间急诊项目,创新超声诊断项目,启动远程心电中心。

继续教育 2022 年,选派手术室、内科业务、公共卫生科、妇科业务骨干各 1 名分别到平度市人民医院、青岛大学附属医院、青岛市中医医院(市海慈医院)、青岛妇女儿童医院进修学习;选派医师 1 名、护士 3 名到平度市人民医院 ICU 进修学习。

精神文明建设 2022 年,在"三八"妇女节和"5·12"护士节开展送鲜花蛋糕、送祝福活动;在"8·19"医师节开展临床技能大赛活动;开展"佳节尚文明 志愿关爱行"新时代文明实践主题活动。

大事记

3 月 5 日,派出 6 名医务人员组成采样队支援莱西市核酸检测工作。

3 月 24 日,山东省"四进"督导组对医院全员核酸检测采样点进行督导。

4 月 3 日,医院核酸采样点全面升级,统一搬迁至医院对面的新世纪广场内。

5 月 11 日,青岛市综合督导组专家到医院督导检查疫情防控工作。

5月26日,开展幼儿健康查体工作。

8月2日,医院参与胸痛单元授牌仪式并挂牌。

8月4日,青岛市第三人民医院专家组到医院指导胃肠镜新技术。

9月18日,第八督导组到医院进行疫情防控检查。

9月23日,医院派出15名医务人员前往支援即墨区防疫工作。

11月1日,医院内镜室开诊。

11月2日,医院特邀莱矿医院主任医师郭振新专家团队到医院开展泌尿外科手术。

11月9日,青岛市驻平度督导组来医院督导药品储备及核酸检测等情况。

11月12日,医院开展多科室联动参与新冠肺炎疫情防控应急演练。

12月13日,青岛市驻平度督导组调研医院发热门诊的运营情况。

12月17日,医院首台经皮肾取石手术及前列腺增生手术顺利完成。

荣誉称号 2022年,继续保持"青岛市文明单位"称号。

党支部书记:陈　磊

院　　　长:陈　磊

党支部副书记:崔志军

副 院 长:范文星、韩秀文、李瑞兵

院办电话:83391009

电子信箱:pdsdsrmyy@qd.shandong.cn

邮政编码:266736

地　　　址:平度市南村镇双泉路97号

（撰稿人:李瑞兵）

平度市第五人民医院

概况 平度市第五人民医院是平度市卫生健康局直属全民差额拨款事业单位,二级综合医院。2022年,占地面积30437平方米,业务用房面积8196平方米。职工总数136人,其中卫生技术人员129人,占职工总数的95%;行政工勤人员7人,占职工总数的5%。卫生技术人员中,具有高级职称者占36.7%,具有中级职称者占36%,具有初级职称者占20.3%,其他人员占7%。医生62人,护士64人。核定床位180张,设医务科、护理部等13个职能科室,内科、外科、妇产科等20个临床、医技科室。拥有16排螺旋CT机、内窥镜、四维彩超仪等先进的医疗设备。

业务工作 2022年,门、急诊87022人次,其中,急诊3056人次,收住院病人5136人次,床位使用率63.2%,入院与出院诊断符合率90%,开展大型手术680多例,手术前后诊断符合率92%。抢救危重病人187人次,抢救成功率71%,好转率63%,病死率9.4%,院内感染率为0,甲级病案符合率99%。

固定资产 2022年,固定资产总值4776.6万元。

医疗设备更新 2022年,新增超声仪1台,重症医学科增加排痰机2台、升温毯1台、高流量湿化氧疗系统2台、支气管镜1台、全自动血滤系统1台、抗血栓压力治疗仪1台、康复训练车1台、转运监护仪1台、医用降温毯1台、病人监护仪(PICCO)1台、无创呼吸机1台。

医疗特色 2022年,与青岛市市立医院建立医联体合作关系。内科与山东大学齐鲁医院合作,开展24小时动态心电图;为溶栓患者开通绿色通道,开展溶栓治疗36例。普外科住院病人比上年增加108人,大手术增加6例,局麻手术增加19例,腹腔镜手术增加5例。骨科住院病人增加69人,完成骨科大手术121例,比上年增加7例,局部手术增加25例。妇产科高危妊娠抢救成功率在平度市名列前茅,新生儿接生数居青岛市同级医院前列。中医科继续开展中药、针刺推拿、艾灸、牵引、中药熏蒸等各项业务,收住院病人312人次,住院总天数2518天,中医非药物疗法2560人次。内镜室开展内镜下胃肠道息肉切除、异物取出术、碎石术、色素染色技术等。高标准组建重症医学科,并开展危重症患者收治工作,完成收治各类急危重症患者55人次,总床日数580余天,床位使用率为63%。收治患者涵盖病种包括急性心力衰竭,各类型呼吸衰竭,ARDS,肝、肾功能不全以及多脏器功能障碍、急性药物、农药中毒等各类危重疾病。

继续教育 2022年,派出6名医务人员到三级甲等医院进修学习,派出10余人次参加各类学术活动和培训班。

精神文明建设 2022年,举办"庆'七一'奋进新征程 建功新时代 喜迎二十大"唱红歌比赛,举办"迎接七一,建功有我"为主题的演讲比赛,举行"致敬英雄 欢迎回家"抗疫支援人员表彰大会。

大事记

9月20日,与青岛市立医院签约成为医联体合作单位。

荣誉称号 获山东省预防接种工作先进集体、山东省卫生先进单位、青岛市级健康促进医院等称号。

党支部书记、院长:刘洪海

党支部副书记:李培讯

副 院 长:代淑妍、吴真锴、王　丽

院办电话:83361085(总机)

电子信箱:pdsdwrmyy@qd.shandong.cn

邮政编码:266742

地　　　址:平度市古岘镇沽河路160号

（撰稿人:薛建宏）

平度市精神病防治院
（平度市第六人民医院）

概况　2022年,占地面积14572.5平方米,业务用房面积10327.1平方米。职工总数201人,其中,卫生技术人员183人,占职工总数的91%;行政工勤人员18人,占职工总数的9%。卫生技术人员中,具有高级职称者13人,具有中级职称者25人,具有初级职称者145人,分别占7.1%、13.7%、79.2%。医生与护士之比为1:4。编制床位299张,设职能科室6个、临床科室6个、医技科室10个。

业务工作　2022年,门诊量51497人次,比上年增长12.5%。收住院2137人次,比上年下降3.1%。床位使用率为91.23%,床位周转次数为4.42次,入院与出院诊断符合率为98%,治愈率78%,好转率22%。

业务收入　2022年,业务收入为5096.05万元,比上年下降9%。

固定资产　2022年,固定资产总值为4419.29万元,比上年增长2%。

基础建设　2022年,对北院区道路进行沥青铺设,花坛进行缺苗补种,停车场进行规划修缮,更换部分科室公共卫生间设施。

医疗特色　2022年,促进精神医学全面发展,发展儿童精神医学、睡眠障碍诊疗、中医精神医学和精神疾病康复。发挥中医药的特色,在精神疾病的诊断及治疗的基础上,按中药组方原则,对首发或复发的精神疾病患者、神经症患者、器质性疾病伴发精神障碍患者进行临床治疗,并根据抗精神病药产生的副作用,采用中医方法减轻甚至消除抗精神病药的副反应。

精神病防治　2022年,平度市累计发现精神障碍患者6749例,报告患病率5.67‰,规范管理率99.57%,面访率99.66%,精神分裂症患者规律服药率94.66%,体检率85.85%,均达指标要求;精神残疾人托养中心托养精神残疾人128名;完成困难精神病患者住院救助716人次,救助金额约32万元;为417名贫困精神病患者落实门诊免费服药救助,发放药品价值约33万元;686项目救助362人次,救助金额13

万元。举办重性精神病培训班2期,指导镇(街道)卫生院按照国家基本公共卫生项目规范开展重性精神病人管理。举办社会心理服务体系建设基层人员培训班2期。

精神文明建设　2022年,组织全院职工学习贯彻党的二十大精神。以"作风能力提升年"为主线,秉承"我为群众办实事"的理念,依托专业知识,利用助残日、世界卫生日、世界精神卫生日等,组织专家"走进社区、贴近群众",持续开展服务社会、服务大众的各类医学健康活动,为群众办实事16次,走进平度广播电台《走进心世界》栏目2次,青岛广播电台《健康大学堂》栏目2次,进学校3次,24小时心理援助热线累计接听约800人次。

大事记

2月23日,刘凌、杨敏当选为政协第十一届平度市委员会委员。

3月14日,召开"作风能力提升年"活动动员会议。

5月,通过青岛市医疗卫生机构安全生产标准化评审。

6月18日,引进中药免煎颗粒设备。

9月16日,与青岛农商银行平度支行党委签署党建共建协议。

11月20日,成立平度市精神障碍社区康复指导中心,负责指导平度市精神障碍社区康复工作,同和街道成为首批实施精神障碍社区康复试点工作乡镇。

荣誉称号　获青岛市精神(心理)卫生服务管理优质单位、山东省精神卫生优质服务管理单位、青岛市总工会安全生产标准化班组称号。

党支部书记、院长:赵金龙

党支部副书记:葛彩英

副 院 长:金海君、韩春芳

院办电话:88311268

电子信箱:pdjsby@qd.shandong.cn

邮政编码:266700

地　　　址:平度市太原路329号

（撰稿人:毛伟东）

平度市呼吸病防治所
（平度市第七人民医院）

概况　平度市呼吸病防治所(平度市第七人民医院)是一所设置齐全、医疗设备完善、以呼吸疾病诊治为优势,集医疗、预防、保健、康复于一体的专科医院,是平度市唯一的结核病定点医院。2022年,医院占地6856平方米,建筑面积10454.69平方米,其中业务用房9954.69平方米,开放床位70张。职工62人,其中在编22人,备案制管理15人,劳务派遣25人。专业技术人员50人,其中,具有正高级职称者2人,具有副高级职称者6人,具有中级职称者7人。设办公室、财务科、护理部、设备科、信息科、院感科、药剂科、总务科、保卫科等职能科室,设呼吸内科、中西医结合科、呼吸康复中心、呼吸睡眠中心、公共卫生科、药剂科、放射科、检验科、彩超室、心电图、肺功能检测、腔镜室等临床和医技科室。

业务收入　2022年,总收入2303万元,其中医疗收入1667万元,医疗收入比上年增长33.95%。

固定资产　2022年,固定资产总值1384万元,比2021年增加559万元。

基础建设　2022年,建设医院发热门诊楼,占地404.25平方米,总建筑面积1636.80平方米,是平度市乡村振兴重点项目之一。

医疗设备更新　购置日本奥林巴斯290系统、呼吸康复职能训练单车、FYS-01型肺活量计、遥测多参数监护仪RD-1000、低频体外膈肌起搏器、肢体康复运动训练器、JL-REX01F型呼吸训练器、JL-MST01A型多功能肌力测试仪、运动心肺试验系统(CPET)等先进设备。

卫生改革　2022年,成立肺结节筛查诊疗中心、腔镜诊疗中心、呼吸康复中心、呼吸睡眠监测中心、慢阻肺和哮喘诊疗中心。全面落实常态化疫情防控要求,实行"三级预检分诊",推进"场所码"的使用,确保疫情防控物资用量储备,病区实行24小时门禁管理,推广无陪护病房。加强消毒消杀工作,规范医疗废物管理。

党建与精神文明建设　2022年,组织开展大动员、大学习、大调研、大讨论、"三人行"能力大提升行动及党的二十大精神专题学习,将活动的开展与党支部"三会一课"制度、主题党日、志愿服务等活动相结合,医院、科室和职工对标先进找差距,查找存在的问题和不足,完善医院目标、问题和创新突破项目的"三张清单"。

党支部书记:李昕波

党支部副书记、院长:马顺志

副 院 长:董辰元、张云涛

院办电话:88328419

电子信箱:pdqy@qd.shandong.cn

邮政编码:266700

地　　址:平度市青岛东路123号

（撰稿人:张云涛）

平度市皮肤病防治站

概况　2022年,总建筑面积5568.02平方米,其中位于杭州路51号平度皮肤病防治站建筑面积2268.02平方米,位于天津路93号的康复医学科占地面积3500平方米。有职工68人,在职职工38人,其中,卫生专业技术人员31人,占在职职工总数的81.58%。

业务工作　2022年,门诊15482人次,收住院病人458人次,床位使用率73.82%,床位周转次数11.45次。门诊人次比上年上升5.45%。5种监测性病报告例数分别为:梅毒78例、尖锐湿疣105例、淋病13例、生殖器疱疹22例、生殖道沙眼衣原体感染5例。报病例数比上年上升46.80%。

业务收入　2022年,财政拨款426万元,医疗收入696万元,支出1320万元。

固定资产　2022年,固定资产总值782.61万元,比上年减少2.9%。

基础建设　2022年,购置、更新相关康复设施,重新安装、改造空调设备。改造、扩建物理治疗室、病房及部分空调设施。

卫生改革　2022年,进行公立医院改革,成立医院理事会、监事会。

医疗特色　负责平度市皮肤病、性病、麻风病的防治工作,开展性病、艾滋病、麻风病的咨询服务。新成立的康复专科为各类神经损伤和肢体损伤患者提供康复医疗和锻炼。

党建与精神文明建设　2022年,常态化开展"三会一课"及彩虹志愿服务活动,参加疫情防控工作,派出参加值守人员200余人次。把单位形象与个人素质紧密结合进行宣教,树立服务品牌。

大事记　12月,选举新一届支部委员会,吴中荣任党支部书记,刘正任副书记兼组织委员及宣传委员,王卫东任纪检委员。

荣誉称号　青岛市文明单位、平度市文明标兵。

党支部书记、站长:吴中荣

党支部专职副书记:刘　正

副 站 长:付云进、王卫东

办公电话:87362855

电子信箱:zjwchina@126.com

邮政编码:266700

地　　址:平度市杭州路51号

（撰稿人:王莉芳）

平度市卫生健康监督执法大队

概况　2022年,职工总数32人,其中,卫生技术人员16人,行政管理9人,其他工作人员7人,分别占职工总数的50%、28.8%、21.2%。卫生技术人员中,高、中、初级职称分别是5人、9人、2人,分别占职工总数的15.6%、28.1%、6.2%。设综合科、监督稽查科、医疗服务监督一科、医疗服务监督二科、医疗服务监督二科、公共卫生监督科、妇幼计生监督科7个职能科室。

业务工作　2022年,实施"蓝盾行动"专项整治,开展医疗机构疫情防控消毒措施落实专项检查、医疗机构依法执业突出问题专项整治、学校饮用水卫生专项检查、职业卫生专项执法检查。落实公共场所、生活饮用水、职业卫生、放射卫生、学校卫生、医疗卫生、消毒产品、传染病防治、餐饮具集中消毒、血液安全、妇幼健康等专业领域属地管理责任,开展日常监督检查和卫生监督协管巡查。监督检查单位2549家次,监督覆盖率为100%;手持执法终端应用率达100%;查办各类案件407件,其中普通程序案件319件,占比78.37%,人均办案25.4件。

业务收入　2022年,交罚没款80.8万元,比上年增加10.6%。

固定资产　2022年,固定资产总值131.3万元,比上年减少44%。

党建与精神文明建设　2022年,召开"作风能力提升年"活动动员大会,与各科室签订《党风廉政建设责任书》,严格"三会一课"制度,开展志愿服务活动10次,通过新闻媒体发表信息85篇。

党支部书记、大队长:姜建新

副大队长:丁玉珍、郭万和

办公电话:80818918

电子信箱:pdswsjds@126.com

邮政编码:266700

地　　址:平度市北京路379号

平度市疾病预防控制中心

概况　2022年,职工总数133人,其中,卫生专业人员117人,行政工勤人员16人;卫生技术人员中,具有高级职称者13人,具有中级职称者13人,具有初级职称者91人,分别占11%、11%、78%。

业务收入　2022年,收入总计6895.18万元,比上年增长67.12%。

固定资产　2022年,固定资产总值2474.26万元,比上年增长6.9%。

新冠肺炎疫情防控　2022年,报告新型冠状病毒肺炎病例168例,其中本土阳性病例84例、境外输入阳性病例84例、复阳病例1人,隔离管控密切接触者7657人,次密切接触者2670人,处置非冷链相关疫情0起。累计划定疫点262处,累计消杀处置72630平方米,累计进行预防性消毒51700平方米。检测新冠样本538536份。

传染病防控　2022年,报告乙、丙类法定传染病18种2199例,病毒性肝炎764例,其他感染性腹泻病413例,肺结核392例,手足口病203例,梅毒127例,新型冠状病毒感染151例,布病35例,出血热29例,淋病20例,猩红热17例,流行性感冒14例,流行性腮腺炎10例,艾滋病8例,痢疾7例,百日咳4例,风疹2例,麻疹3例。死亡7例(艾滋病5例、出血热1例,肺结核1例)。其他传染病有水痘57例,发热伴血小板减少综合征1例。报告30起聚集疫情,其中其他感染性腹泻病8起,手足口病12起,布病5起,发热伴2起,猩红热1起,出血热2起,均进行流调、采样工作。对200人次进行布鲁氏菌病主动监测和问卷调查。报告27起突发公共卫生事件相关信息,其中25起新型冠状病毒肺炎相关事件,2起出血热死亡病例相关事件。接到传染病预警信息13种437起,初步排除154起,初步确认疑似事件283起,其中肺结核87起,新型冠状病毒肺炎181起,其他感染性腹泻病5起,手足口病2起,麻疹4起,猩红热2起,人感染猪链球菌2起,未处理预警信息0起。报告麻疹风疹疑似病例33例,采集血标本33份;报告流行性腮腺炎9例,采集血标本6份;报告水痘54例;报告AFP 2例;百日咳、乙脑、流脑均无病例报告。

病媒生物监测　2022年,夹夜法监测总鼠密度为0.88%;路径法监测路径指数0.64。诱蚊灯法监测总蚊密度为7.49只/(灯·夜);双层叠帐法监测帐诱指数为1.98只/(顶·小时);布雷图指数4.52;勺捕法监测勺舀指数1条/勺。苍蝇密度2.26只/笼。蟑螂密度0.037只/张。游离蜱监测密度指数为0.67只/(布旗100 m·h)。

慢病示范区　2022年,平度市经评估达到省级慢性病综合防控示范区标准,命名为山东省慢性病综合防控示范区。

地方病防治　2022年,监测盐样312份,其中,合格碘盐202份,非碘盐34份,不合格碘盐80份。

居民户碘盐覆盖率为 89.10％，非碘盐率为 10.73％，合格碘盐食用率为 64.74％，其中全市碘盐监测中位数为 28.66 mg/kg。监测 8～10 岁儿童尿样 212 份，尿碘范围 30.56～1346.69 μg/L，中位数 222.05 μg/L。监测儿童家长尿样 212 份，尿碘范围 12.13～1392.30 μg/L，中位数 159.19 μg/L。监测孕妇尿样 100 份，尿碘范围 31.60～481.80 μg/L，中位数 116.39 μg/L。检测"三热"病人 957 例，无阳性病例。对辖区 594 个氟中毒病区村、8 个水氟超标村进行饮用水水氟监测、氟中毒病情监测及健康教育工作，共采集水样 516 份，累计调查病区村当地出生并居住的 8～12 周岁儿童 9945 名，查出 235 名 13～18 周岁患氟斑牙青少年。

免疫规划 2022 年，接种免疫规划疫苗 215138 人次。免疫规划疫苗接种率达 90％以上，其中含麻疹成分疫苗接种率达 95％以上。接种各种非免疫规划疫苗 112072 针次。

结核病防治 2022 年，报告活动性肺结核 348 例，辖区内学生病例 57 例，处置率 100％。指导乡镇卫生院做好基本公共卫生服务结核病健康管理项目工作，病人系统管理率达 98％以上。规范转诊并及时上报可疑肺结核病人。及时追踪病人，利用电话、现场追踪等形式，追踪到位率达 100％。

艾滋病防治 2022 年，对看守所羁押的 453 人进行 HIV 和梅毒检测，各艾滋病自愿咨询检测（VCT）点完成 VCT 人数 1392 人。全市各医疗卫生单位相继开展手术五项检测（包括 HIV）和孕产妇 HIV 筛查，完成主动检测 55075 人。干预暗娼 1881 人次，男同 1196 人次，发放安全套 7000 余只，小册子和折页 7000 余份。

职业卫生 2022 年，上报职业健康检查个案 13004 例，出具总结报告书 165 份，疑似职业病 18 例，职业性有害因素监测卡 44 张，农药中毒 33 例，职业病新增病例 13 例，随访尘肺病人 199 例。完成 45 家企业工作场所职业病危害因素监测。现场调查 60 名一线工人职业健康素养情况。调查 28 家公立医疗机构、18 家牙科诊所、9 家非医疗机构、3 家矿山的放射情况。

学校卫生 2022 年，中小学校因病缺课应报学校数为 115 所，实际参报的学校数为 115 所，报告率为 100％；全部中小学校应报告数据 30590 次，实际报告 15954 次，上报率平均为 52.15％。审核因病缺课登记明细 11302 例，累计发现 73 次疾病（症状）预警，预警处置率 100％。

环境卫生 2022 年，枯水期检测水样 60 份，合格率为 98.3％；城区水样 6 份，合格率 100％；农村乡镇水样 54 份，合格率为 98.1％。丰水期检测水样 60 份，合格率为 98.3％；城区水样 6 份，合格率 100％；农村乡镇水样 54 份，合格率为 98.1％。

食品卫生 2022 年，审核上报食源性疾病病例信息 2789 例，累计处置食品相关事件 10 起，采集食品样本 106 份，完成省级食品安全市迎检任务。

健康教育 2022 年，开展居民健康素养监测和烟草流行监测工作，样本量分别为 2475 份和 1100 份。平度市居民健康素养水平为 26.82％，比上年提高 5.88 个百分点；开展全市健康教育岗位技能竞赛 1 次；组织平度市健康素养知识普及行动，线上有奖答题 2 期，相关活动 100 余次；在平度电台开设专栏《疾控专家说说健康那些事》，制作节目 5 期，健康提示 600 余次；开展健康教育"六进"活动 18 次；加强全市无烟环境建设，技术指导 29 次，开展活动 3 次；推进健康促进场所建设，新增青岛市级健康促进医院和健康教育基地各 1 个；开展国家基本公共卫生服务项目健康教育培训 3 次，技术指导 116 次。

质量管理 2022 年，接收新冠病毒样本 3657285 管，51643927 人次，交接医疗废物 8 吨。接收城市饮用水样品 24 份，农村饮用水国家点 70 份、省点 41 份，主动检测水样 2 份，食品主动监测样品 101 份，医院养老托幼机构样品 171 份，并及时编制相应的检测报告；编制职业卫生监测与评价报告 45 份。参与新冠病毒核酸盲样室间比对 4 次，水氟、盐碘和尿碘盲样（各 2 个）考核 1 次，职业卫生盲样（4 份）考核 1 次，农水抽检 4 份，结果均为满意。通过职业卫生技术服务机构资质的评审和实验室资质认定评审工作。

卫生检验 2022 年，完成新冠病毒核酸检测样本 538536 份，山东省碘缺乏病防治监测项目盐碘检测 329 份、尿碘检测 554 份，青岛市饮水型地方性氟中毒防治项目水氟检测 610 份，农村饮用水和城市饮用水检测 135 份，托幼机构、养老机构和洗涤机构消毒质量检测 239 份。完成艾滋病样本 VCT 人群 765 人，男男性接触者（MSM）和暗娼 571 人，看守所羁押人员 378 人。对布病重点人群和疑似病例进行布病抗体检测 272 人次，检出布病抗体阳性者 104 人次，检测流感样本 70 份。食源性疾病现场调查处置采样 10 起，并对食品样本 69 份、环境样本 49 份及肛拭子 126 份进行沙门氏菌、金黄色葡萄球菌、副溶血性弧菌、诺如病毒等项目的检测。根据《2022 年青岛市食品安全风险监测方案》，对预包装冷藏食品、冷冻饮品、凉拌菜、贝类即食产品各 10 份样本进行微生物指标检测,对50份香肠、火腿样本进行亚硝酸盐检测。顺利通过实验室职业卫生资质认定,对职业卫生重点行业45家企业进行重点职业病危害因素检测。

党建与精神文明建设　2022年,落实班子成员"一岗双责"制度,推进支部标准化、规范化建设。

大事记

10月,通过事业单位考录9人。

11月,第二个PCR实验室建成,总投资560万元,购置提取仪2台,扩增仪3台,日检测量提升至3000管。

荣誉称号　2022年,获"平度青年榜样(集体)"称号。

党支部书记、主任:刘继鹏

副　主　任:崔成祥、张正军、代守杰

办公电话:88329430

电子信箱:pdcdcbgs001@qd.shandong.cn

邮政编码:266700

地　　　址:平度市常州路222号

（撰稿人:刘洪涛）

平度市妇幼保健计划生育服务中心
（平度市妇幼保健院）

概况　平度市妇幼保健计划生育服务中心(平度市妇幼保健院)系一所集保健、医疗、计划生育技术服务于一体的妇幼专科医院,国家一级甲等妇幼保健院。2022年,占地25181.1平方米,业务用房建筑面积10000平方米。在职人员220人,其中,卫生技术人员190人,占86.4%。行政后勤人员30人。卫生技术人员中,具有高级职称者37人,具有中级职称者48人,具有初级职称者105人。临床医生与护士之比为1:1.36。编制住院床位100张。设有职能科室10个,临床科室9个,医技科室3个。

业务工作　2022年,门诊143667人次,比上年增长5.73%,住院2394人次,比上年增长1%。病床使用率45.12%。开设孕产妇绿色通道,实施一站式服务。加强妇幼卫生工作管理,全市孕产妇系统化保健管理率达95.84%,孕产妇住院分娩率100%,0~3岁儿童系统化保健管理率94.74%,婴儿死亡率1.84‰,6个月内婴儿纯母乳喂养率85.26%。开展"两癌"筛查,宫颈癌检查48144人,查出宫颈癌及癌前病变患者8/295例,乳腺癌筛查48594人,确诊乳腺癌患者29例。完成婚检4961.5对,查出患病者744人,患病率为14.99%。完成新生儿疾病筛查采

血919例,采血率99.78%,可疑患者追访率100%。

业务收入　2022年,业务收入4086.95万元,比上年增长10.56%。

固定资产　2022年,固定资产总值7538.22万元,比上年减少173.03万元。

医疗设备更新　2022年,购置彩色多普勒超声诊断系统四维彩超仪2台、新生儿监护仪。

基础建设　2022年,平度市妇幼保健院扩建工程完成主体建设及精装修,总建筑面积20847.11平方米。

卫生改革　2022年,实施"三大战略"工程,发展中医适宜技术应用于儿科、妇产科、乳腺科、儿童保健科等。实施"引进来"战略,与青岛市妇女儿童医院完成对口帮扶协议;加入山东省中医妇科专科联盟;与济南市妇幼保健院完成二级助产机构合作协议;与平度市中医院完成多学科建设协议。实施"走出去"战略,选派5名骨干人才到青岛市妇女儿童医院进修学习、业务培训。实施"大提升"战略,组织DRG项目相关培训。推行医患之间"亲情式沟通",打造"温馨妇幼"服务品牌。

专科特色建设　2022年,拓展中医保健业务,开设儿科中西医外治室,推广小儿推拿和中药贴敷治疗等治疗方式。完善"三伏贴"贴敷配套服务。对盆底康复中心进行资源整合升级,形成独立特色科室,筛查、治疗、产康3703人次。引进麦默通真空辅助乳腺微创旋切系统。加强孕妇学校平台建设。

继续教育　2022年,举办业务培训班32次,外派短期培训5人次。

医疗新项目新技术　2022年,开展互联网+护理服务网约护士服务,上门服务15人次。

精神文明建设　2022年,开展"作风能力提升年"、科普知识公益宣教、"我为群众办实事"健康义诊、无偿献血、爱心捐款、网上答疑等志愿服务活动。

大事记　10月8日,高正刚任平度市妇幼保健计划生育服务中心专职副书记。孙华任平度市妇幼保健计划生育服务中心副主任。王丽芬任平度市妇幼保健计划生育服务中心副主任。

荣誉称号　继续保持"青岛市文明单位""爱婴医院""山东计划生育优秀服务站""青岛市妇幼卫生先进单位""青岛市优质服务文明单位"称号。2022年,被青岛市妇女联合会评为"青岛市三八红旗集体"。

主　　　任:姜义飞

党支部专职副书记:高正刚

副　主　任:孙　华、王丽芬

院办电话:88382900
传真号码:88382900
电子邮箱:pdfybgs@qd.shandong.cn
邮政编码:266700
地　　址:平度市青岛东路 17 号

（撰稿人:李　宁）

平度市急救中心

概况　2022 年,总建筑面积 1600 平方米,有职工 26 人,正式在编 20 人,劳务派遣 6 人。其中,专业技术人员 25 人,占职工总数的 96%;工勤技能人员 1 人,占职工总数的 4%;具有副高级职称者 3 人,占职工总数的 12%;具有中级职称者 9 人,占职工总数的 35%;具有初级职称者 7 人,占职工总数的 27%。

急救调度指挥工作　2022 年,接到呼救电话 64925 次;有效派车 23877 次;救治病人 18674 人。

重大活动医疗保障工作　2022 年,参与重大活动保障 28 次,保障 7 万余人。

院前急救体系建设　2022 年,平度市人民医院急救站增加 1 个急救单元;为母婴转运救护车申请购置 1 台车载进口新生儿高频呼吸机;购置 13 台负压救护车。

新冠肺炎疫情防控　2022 年,接阳性病人 328 人,参与疫情转运 150 次,转运人员 170 余人。3 月 5 日,人民医院急救站奔赴莱西市参加疫情转运接送阳性病人 25 人。9 月 12 日至 25 日,人民医院急救站和二院急救站 6 人奔赴即墨区参与支援,接送密接、次密接 73 人。10 月 30 日至 11 月 6 日,中医医院急救站和三院急救站 6 人参与青岛西海岸新区疫情防控工作,转运 11 人。

急救知识社会化培训　2022 年,多次组织培训师资深入学校、企业、社区、村庄、机关等地方开展救护技能培训工作,宣传普及急救知识和健康常识。

继续教育　2022 年,邀请青岛市急救中心讲师团到平度市对院前急救工作人员进行急救知识、操作技能的培训。

精神文明建设　2022 年,开展"作风能力提升年"活动,规范 120 调度指挥流程,加强医疗优先分级调度系统(MPDS)质控管理工作。

党支部书记、主任:金爱善
办公电话:80819120
电子信箱:pd120.120@163.com
邮政编码:266700
地　　址:平度市青岛路 123 号

（撰稿人:佟晓峰）

莱　西　市

莱西市卫生健康局

概况　2022 年,全市有各级各类医疗机构 814 家,其中二级综合医院 3 家(人民医院、中医医院、市立医院),二级中医医院 1 家,皮肤病医院 1 家,妇幼保健计划生育服务中心 1 家,镇街卫生院 16 家(中心卫生院 10 家),社区卫生服务机构 8 家,厂企医院 1 家,民营医院 25 家(二级专科医院 5 家,一级医院 20 家),村卫生室 613 家(实施镇村卫生服务一体化管理的 464 家),诊所 130 家(含门诊部 11 家、医务室 16 家)。在城区范围内,有医院 25 家(公立医院 5 家,民营医院 20 家);在乡镇范围内,有医院 22 家(卫生院 16 家,民营医院 5 家,厂企医院 1 家);在村级范围内,

全市设置达到规范化标准的规划内村卫生室 464 家。医疗机构有核定床位 4252 张,实际开放床位 5041 张,每千人口拥有床位数为 7.0 张。全市医疗卫生机构有卫生专业技术人员 5500 人。其中,公立医疗机构 4654 人(市直医疗机构 3072 人,基层卫生院 1582 人),民营医院 846 人,乡村医生 664 人(纳入镇村一体化管理 490 人)。执业(助理)医师 1683 人,每千人口拥有医师数为 2.3 人,执业护士 2175 人,每千人口拥有护士数为 3.02 人。

疫情防控　2022 年,开展疫情防控培训,举办疫情防控知识培训 39 批次,组织开展重要环节新冠肺炎防控应急演练 10 余次。承担全员核酸检测、卡点及隔离场所等重点站所医疗保障服务等工作,累计参与卡点保障医务人员 1.8 万余人次。设立集中隔离

场所,累计储备隔离点31处、隔离房间4320个,参与医务人员2658人,健康服务境外人员14052人、疫情重点地区来人24596人。处置即墨本土疫情,成立现场指挥部,启用姜山方舱隔离点处置即墨区疫情隔离人员4468人,参与保障人员822人,收到感谢信120余封、锦旗10余面。

2022年,科学开展救治服务保障工作,设置发热门诊5处,购置移动CT车和负压救护车,配备生化、血常规、尿常规等分析仪器。组建市级医疗救治救援队,对全市呼吸内科专业人员统计在册。选定救治备用医院,设置床位150张。处置本土疫情,组建医疗救治梯队30支750人、流调队3支36人,实行24小时轮值。加大督导检查力度,成立常态化监督检查专班,累计完成全覆盖督导17轮,检查医疗机构1.7万家次,发现问题5000条,均落实整改。累计约谈对疫情防控措施落实不力的医疗机构73家、药店10家,停业整顿31家,行政处罚53家,暂停或解除医保服务协议25家。

2022年,全力做好对外支援,先后组织医务人员800余人次圆满完成援助海南、四川、菏泽、枣庄等地疫情防控任务,组织医务人员1200余人次圆满完成"两会"、各类人事考试、大型赛事等近200项重大活动的防疫保障工作。新建核酸检测实验室7处,日核酸检测能力可达6.52万管,设置常态化核酸采样点43个,城区建成15分钟采样圈,累计采样检测7395.38万人次。27家医疗机构全部接入青岛市级传染病多点触发预警信息平台,完成率100%,累计上传传染病症状数据6.6万例。积极构建免疫屏障,累计接种新冠疫苗178.65万剂次,其中,第一针665476剂次,第二针637458剂次,第三针482274剂次,圆满完成省上考核指标任务。

医疗资源扩容　2022年,规划新建一所三级综合医院。莱西市人民医院达三级综合医院验收标准,入选国家首批"千县工程"能力提升工作医院。莱西市妇女儿童医院主体工程建设基本完成,南墅中心卫生院综合楼新建工程加快建设。16家卫生院及2家社区卫生服务中心均达到国家优质服务基层行基本标准,其中夏格庄、姜山、马连庄3家卫生院达到国家优质服务基层行推荐标准。

高质量发展　2022年,持续加大卫生资金投入,总投资6.6亿元实施莱西市人民医院"千县工程"、中医医院"提标扩能"综合工程、市立医院"旧楼改造"工程等在建项目建设,更新CT机、钼靶机等医疗设备。开展"全国心电一张网"区域监测中心建设,健全覆盖全域的心血管疾病防控市、镇、村三级联动体系。建立市、镇、村三级分级诊疗体系,组建18个市级"一对一"医师下沉团队到卫生院进行坐诊带教。在3家医共体牵头医院和18家基层医院建立远程超声诊疗平台,18家基层医院配备彩色超声设备并启用,实现诊疗7800人次。实施村卫生室标准化建设,新建、改建109家标准化村卫生室,为全市468家卫生室配备智慧随访系统。20家哨点医院、468家一体化卫生室完成食源性疾病监测信息化建设,完成率100%。

医疗卫生体制改革　2022年,以"提综合、强专科、夯网底"为改革方向,整合现有资源,打造综合医疗中心、公共卫生中心、特色专科中心、医共体远程影像诊断中心,持续扩大优质医疗资源服务供给。持续完善医疗卫生行业综合监管督察体系,深化公立医院综合改革,组建医疗集团,优化医共体内部运行机制,强化人事薪酬、绩效考核等重大改革。深化牵头医院"传帮带"建设,进一步推进分级诊疗,推动形成责任、管理、服务等共同体。

学科建设　2022年,全市神经病学、普外科、重症医学科、精神科、针推康复科5个学科获评2022—2023青岛市重点学科。完成莱西市皮肤病医院皮肤诊疗中心、中医医院康复能力提升、市立医院精神管理能力提升三大项目。成立肾内科、肿瘤等方面专家工作室,举办青岛市放射防护培训班、青岛市基层呼吸疾病规范化防治培训会等学术交流会议,启动胸痛中心、心衰中心"双心"联盟建设,建成全国首家镇级心衰中心,建成国家基层版心衰中心和胸痛救治单元。全面实施卫生院特色专科建设,特色专科比例达到68.75%,国医馆比例达到100%,精品国医馆比例达到37.5%,"一院一特色"格局逐步形成。

基本公共卫生服务　2022年,持续巩固省级慢性病综合防控示范区创建成果,在河头店镇启动高血压精准管理万名市民签约工程。累计建立居民健康档案64.84万人,"两癌"筛查2.22万人,新生儿疾病筛查2100人,管理高血压患者7.36万人、糖尿病患者3.31万人、孕产妇5562人、0~6岁儿童4.37万人,新增婴幼儿托育托位586个,举办健康教育讲座3100余场。持续开展"走百村进万家"健康义诊,组建义诊人员483人次,深入112个村庄,服务群众3.17万人次,开展健康大讲堂83次。代表青岛市参加的2021年度省基本公卫服务项目绩效评价,成绩位居全省第四,比2020年度提高10个位次。在2022年度青岛市群众满意度测评中获青岛市第一,该项工作自2019年起连续四年位居青岛十区(市)前列。着手实施国家卫生城创建,22 个行政村获省级卫生村称号,实现省级卫生镇街、村庄全覆盖。

党建工作 2022 年,成立"作风能力提升和教育整顿活动"领导小组,成立全系统信息宣传队,推送活动信息 500 余条。组织党员干部集中参观保驾山红色教育基地、反腐倡廉警示教育基地等,开展班子成员深入基层讲党课、下沉一线办实事,筑牢为民服务意识。持续开展基层卫生季度观摩评比,打造"医心向党、医路为民"党建品牌。

党组书记、局长:于建波

党组成员:徐鹏程

党组成员、副局长:孙明辉、徐玉华

党组成员:王磊磊

副 局 长:陈爱杰、黄海涛(挂职)

办公电话:88484209

传真号码:88408111

电子信箱:lxswsjkj@qd.shandong.cn

邮政编码:266600

地 址:莱西市烟台路 76 号

莱西市人民医院

概况 2022 年,占地面积 31913 平方米,建筑面积 83704 平方米。职工 1544 人,其中,卫生技术人员 1350 人,有正高级职称者 50 人,有副高级职称者 218 人,有硕士学历者 103 人,在读博士 2 人。开放床位 1065 张,设职能科室 23 个,临床科室 29 个,医技科室 16 个。

业务工作 2022 年,门、急诊 698096 人次,同比下降 4.8%;其中门诊 615317 人次,同比下降 4.97%;急诊 82779 人次,同比下降 3.5%;住院 32840 人次,同比下降 12.9%;出院 32810 人次,同期减少 4926 人次;平均住院日 7 天,同比下降 2.78%;手术室完成手术 5084 例,同比下降 10.7%。实际病床使用率 59.2%,同比下降 16.3%;床位周转率 30.7%,同比下降 13.3%。入院与出院诊断符合率 99.9%,同比增长 0.1%,手术前后诊断符合率 96.4%,同比下降 0.3%;门诊抢救危重病人 1147 人,同比下降 28.58%,抢救成功率 74.1%,同比下降 10.8%;住院抢救危重病人 1306 人,同比下降 9.87%,抢救成功率 74%,同比下降 9.3%。治愈率 9.9%,同比下降 36.9%;好转率 83%,同比增长 5.3%;病死率 1.3%,同比增长 62.5%。

业务收入 2022 年,医疗收入 5.45 亿元,降幅

0.26%。

固定资产 2022 年,固定资产总值 65586.89 万元,同比增长 2.56%。

医疗设备 2022 年,配置设备 283 台套,其中瓦里安医用直线加速器完成验收并投入使用,其他的大型医疗设备设备有 3.0T 核磁共振仪、神经外科手术显微镜、电子十二指肠镜系统、高清荧光内窥镜系统、4K 超高清内窥镜系统、体外冲击波碎石系统、62 排 CT 机、高端心脏彩超仪等。

基础建设 2022 年,放疗室、病案科进行改造;门诊楼公共卫生间内部改造;外科病房楼四、五、六层,内科楼东区一、二、四层,西区二、五层进行科室升级改造;科教楼整体改造装修;内科楼和康复楼外墙保温、窗户更换及配电室升级改造。

卫生改革 2022 年,促进胸痛、卒中、创伤、癌症、危重孕产妇及新生儿救治中心等六大中心建设;完善青岛市市办实事之一的院前急救网络体系。设立"一站式服务中心"、优化预约诊疗流程、做好信息公示等便民举措。普外科、重症医学科、神经病学被评为青岛市重点学科;骨科、呼吸与危重症医学科、医学影像科、肿瘤科获评青岛市县域临床重点专科;成立特色科室"名医工作室"10 个;强化医共体建设,通过 4 处胸痛救治单元验收;依托国家"千县工程"综合能力提升方案,参照三级医院标准提升医院综合能力。

医疗特色 临床、医技科室引进开展新技术、新项目 20 多项,开展四级手术 70 余种,三级手术 150 多项。骨科积极开展膝关节镜、肩关节镜等关节镜手术;普外科腹腔镜下直肠癌根治术、胰十二指肠根治术的手术效果达到省内医院领先水平;神经外科开展动脉瘤的夹闭手术、栓塞手术,三叉神经痛微创手术,颈内动脉狭窄剥脱术等三、四级手术;重症医学科开展"超声引导下 PICC 穿刺技术"项目、床旁枸橼酸抗凝血滤治疗。

继续教育 2022 年,参加省级以上学术年会 80 余人次;选拔 18 名医师到上级医院进修学习;12 名护师进行专项技术培训。完成继续教育项目 12 项,发表论文 80 余篇。

人才引进 有优秀人才 143 名,其中研究生及以上学历者 21 名,具有本科毕业生 27 名,考录聘任制护师 37 名,引进心电诊断类副高级职称人才 1 名,影像诊断类中级职称人才 1 名,医保 DRG 付费政策解读专家 1 人。

荣誉称号 获青岛大学医疗集团颁发的"科研组

织优胜奖",莱西市禁毒委员会办公室颁发的"全市三年禁毒人民战争先进单位",莱西市机关事务服务中心颁发的"抗击疫情,支援服务"奖,莱西市总工会颁发的"优秀工会志愿服务组织",中共莱西市委宣传部、莱西市卫生健康局联合颁发的"疫情防控特殊贡献集体",青岛市卫生健康委员会、青岛市总工会、青岛市教育局、青岛市红十字会联合颁发的"加入我们拯救生命"无偿献血知识竞赛优秀组织奖。

党总支书记、理事长、院长:张吉雷
党总支委员、副院长:慕卫东、张浩文、姜　茜
副　院　长:黄海涛
党总支委员、副院长:周国举
党总支委员、工会主席:毕晶晶
院办电话:81879222
传真号码:81879223
电子信箱:lxsrmyy001@126.com
地　　　址:莱西市烟台路69号

(撰稿人:许思洋)

莱西市中医医院

概况　莱西市中医医院始建于1985年7月,是莱西市唯一一所二级甲等中医医院。2022年,占地面积9513平方米,业务用房面积18000平方米,开设床位399张,床位使用率为55.9%;设职能科室13个、临床科室18个、医技科室12个;医院职工总数568人,其中,卫生技术人员493人,占职工总数的86.80%,行政工勤人员75人,占职工总数的13.20%。卫生技术人员中,具有高级职称者78人,占15.82%,具有中级职称者161人,占32.66%,具有初级职称者252人,占51.11%。医生190人,护士221人,医护比为1:1.16。

业务工作　2022年,门、急诊172853人次,比上年同期减少5.8%;出院8475人次,比上年同期减少6.9%;住院病人手术1205人次,比上年同期减少6.9%;院内感染率为0.07%,甲级病案符合率为99%。

业务收入　2022年,医院业务总收入10405万元,比上年同期减少2.9%;医疗收入6536万元(不含药品、耗材收入),比上年同期减少1%;药品、卫材收入3869万元,比上年同期减少12.4%。

固定资产　2022年,固定资产总值15000.8万元,同比增长1%。

医疗特色　2022年,继续聘请省中医药大学附属医院专家来院坐诊;聘请著名经方临床家与教育家、经典经方学术带头人、浙江中医药大学中医临床经典教研室特聘教授、北京中医医院顺义院区临床特聘专家、广东省中医院"许家栋名医工作室"学术指导老师许家栋来院坐诊;聘请山东省省立医院针推康复科专家来院坐诊;聘请青岛大学附属医院博士生导师、心内科主任安毅专家团队来院坐诊;聘请青岛妇女儿童医院超声科陈涛涛主任团队来院进行四维彩超筛查。将内科系统进行专业分科,分为脑病科、脾胃病、内分泌科、肺病科、心病科,聘请青岛市市立医院神经内科专家来院坐诊。成立小儿推拿诊疗中心,青岛市中医医院中医儿科主任杜君威医疗团队每周来院坐诊、带教。

专科建设　2022年,加强眼科、皮肤科建设工作,眼科聘请济南市中心医院眼科专家定期坐诊、手术,皮肤科增加诊疗设备,采取中西医结合的方法治疗各种皮肤病。针推康复科增加康复项目,细化康复业务与管理,增加心脏康复、卒中康复、体医融合等项。引进山东省中医医院、青岛市市立医院、青岛市中医医院(市海慈医院)等专家来院坐诊、手术。

卫生改革　与青岛市中医医院(市海慈医院)建立深度合作技术紧密型医联体。拓宽医疗护理业务,开通医院"互联网＋医护到家"项目平台。改善患者就医环境,开展医院提标扩能工程建设,对现有院区院容、院貌及消防电力进行提升,智慧医院信息化建设,科室诊疗设备综合配备。

人才队伍建设　2022年,选派9名医师、1名技师、3名护士外出进修学习。招录考试引进总量控制人员31人,校园招聘引进总量控制人员6人,其中研究生2名。

党总支副书记、院长:郏兴涛
党总支专职副书记:朱化儒
副　院　长:温艳艳、崔召红、臧延伟、王德刚
工会主席:于雪艳
院办电话:88483698
总机电话:55652001
地　　　址:莱西市文化路11号

(撰稿人:吴鹏程)

莱西市市立医院

概况　2022年,占地面积2.18万平方米,建筑面积2.76万平方米。在职职工898人(包括实有在编人员、总量聘用制人员、劳务派遣人员),其中,卫生技术人员661人,占职工总数的73.6%,行政工勤人员

237 人,占职工总数的 26.4%。卫生技术人员中,具有高级技术职称者 139 人,具有中级技术职称者 186 人,分别占 21.03%、28.14%,医生与护士之比为 1:1.60。开设床位 1003 张,设有职能科室 20 个、临床科室 36 个、医技科室 10 个、2 处社区诊所、2 处养老机构。

业务工作 2022 年,门、急诊量为 534620 人次,比上年下降 4.3%;其中急诊 16029 人次,比上年增长 21.05%;收住院 17493 人次,比上年下降 10.23%;床位使用率为 79.99%,床位周转次数为 17.44 次,入院与出院诊断符合率为 99.9%,手术前后诊断符合率为 100%,抢救成功率 89.20%,治愈率 32.30%,好转率为 82.10%,病死率为 0.28%,院内感染率为 0.047%。甲级病案符合率为 99.8%。

业务收入 2022 年,总收入 3.74 亿元,比上年增长 44.96%。医疗收入 2.43 亿元,比上年下降 5.51%。

固定资产 2022 年,固定资产总值 1.9 亿元,比上年增长 18.7%。

医疗设备更新 2022 年,投资 1678.7 万元更新超声诊断仪 1 台、十二导心电图机 4 台、方舱实验室 3 套、方舱实验室扩增仪 33 台、方舱实验室提取仪 12 台、方舱实验室辅助设施 3 套、核酸快检仪 8 台、核酸检测扩增仪 5 台等医疗设备。

基础建设 2022 年,投资 5913 万元启动旧楼改造工程,对医院进行整体装修;投资 16 万元建成占地 4000 平方米 100 个车位的职工停车场;投资 59 万元对精神科进行装修改造。

医疗特色 2022 年,脊柱外科与青岛市市立医院专家团队合作成功开展脊柱椎间孔镜手术;内镜室由省级上消化道癌症筛查中心升级为国家级上消化道癌症筛查中心;心血管内科牵头成立莱西市胸痛联盟,并通过国家心衰中心的现场核查;泌尿外科成功开展腹腔镜下右肾切除手术;关节创伤外科开展"双 Endobutton 带袢钛板复位固定手术"治疗肩锁关节脱位。医院在肿瘤微创治疗、椎间盘微创治疗、前列腺增生微创治疗、心脑血管介入治疗、超声介入治疗、断指(趾)再植、精神病治疗、白内障治疗、口腔诊疗、中医诊疗等多个学科形成专科特色。

科研工作 2022 年,发表论文 17 篇,参编专著 2 部,获实用新型专利 1 项。

继续教育 2022 年,医院先后派出 8 名医务人员至上级医院进修学习消化内镜、小儿推拿、重症医学、康复技术;开展青岛市级继续医学教育项目 3 项;申报通过 2023 年青岛市级继续医学教育项目 6 项。

党建与精神文明建设 2022 年,开展"作风能力提升年"活动,持续深入开展教育整顿工作。深入推进医疗卫生领域清廉建设,将行业作风建设与党风廉政建设、改善医疗服务行动一体推进,聚焦"七项重点"整治群众身边腐败和不正之风,开展不合理医疗检查行为专项整治。有 3 名预备党员转正。

大事记

1 月 1 日,新建血液净化科启用。

1 月 14 日,精神科被评为青岛市 C 类重点学科。

3 月 1 日,取得机动车驾驶证查体资质。

3 月 4 日—5 月,莱西发生本土疫情,派出参与疫苗接种保障约 300 人次,派出参与核酸采样、转运等人员 1.2 万人次,完成核酸检测约 276 万人次。

3 月 6 日,山东省委副书记、省长周乃翔,青岛市委书记陆治原到医院检查指导疫情防控工作。

5 月 10 日,通过国家心衰中心基层版心衰中心认证现场核查。

6 月 30 日,睡眠门诊开诊。

7 月 18 日,莱西市社会福利中心成为莱西市市立医院延伸点。

8 月 16 日,经莱西市医疗保障局批复开通中医日间病房试点工作。

8 月 30 日,医院旧楼改造工程启动。

10 月 9 日,精神科被评为县域临床重点专科。

11 月 11 日,呼吸内科成为青岛市唯一尘肺哨点门诊机构。

荣誉称号 2022 年,被青岛市院前急救质量控制中心评为"2022 年度青岛市院前急救工作先进集体";被莱西市总工会评为"优秀工会志愿服务组织";莱西市颐和花苑社区卫生服务站预防接种门诊被评为青岛市预防接种工作表现突出集体。

党总支书记、理事长、院长:徐玉华

党总支专职副书记:兰付胜

副 院 长:仇忠伟、耿英莲、臧远波、刘英杰、崔雪峰

工会主席:张东阳

院办电话:88438353(传真)

电子信箱:lxsslyy@qd.shandong.cn

邮政编码:266600

地   址:莱西市威海西路 8 号

(撰稿人:史文朝)

莱西市卫生计生综合监督执法局

概况 2022 年,建筑面积 2468 平方米,其中业

务用房面积 1485 平方米。职工总数 11 人,其中,卫生技术人员 6 人,占职工总数 54.55％;行政工勤人员 5 人,占职工总数 45.45％。卫生技术人员中,高级职称 2 人,中级职称 2 人,初级职称 2 人,分别占 33.33％、33.33％、33.33％。设医疗卫生科、公共卫生科、综合科、财务科 4 个职能科室,委托管理 8 处基层公共卫生与计划生育管理所。

业务工作 2022 年,完成"双随机"检查,监督覆盖率 100％。立案 233 起,其中普通程序 135 起,处罚没款 75.45 万元。

固定资产 2022 年,固定资产总值 596.029 万元,比上年增长 10.56％。

卫生改革 2022 年,实施"问题约谈＋行政处罚"机制,约谈问题单位负责人 55 家,停业 22 家,行政处罚立案 233 起,处罚款 75.45 万元,没收违法所得 1.9 万元。其中普通程序 135 起,简易程序 98 起。累计监督单位 3508 户次,监督覆盖率 100％。受理并办结群众投诉举报 248 起。申请法院强制执行 3 起,经行政复议案件 2 起,无行政诉讼案件。与司法部门形成联合打击态势,移送公安机关非法行医案件 3 起。

疫情防控 2022 年,组建追阳专班核酸采样队,核酸采样送检 2843 人次;组建消杀监督专班,对全市 150 处感染者住所和 205 处公共场所进行消杀全过程录像及效果评价;组建民营医疗机构核酸采样队,参与镇街全民核酸检测。派出 10 人服务队,支援临沂、日照、东营、烟台;安排 2 名业务骨干分别到市指挥部和消杀专班工作;派出 5 名人员带领 200 多名医务人员参与全民核酸检测管理协调工作,参加联合检查隔离酒店工作;派出 8 人参加全民核酸检测样本转运工作。

公共场所监管 2022 年,做好国家卫生健康监督信息底档梳理工作,公共场所卫生监督拓展为所有 7 类 21 种公共场所全部纳入监管。集中开展公共场所"信用＋智慧"监管专项整治活动、文化旅游市场整治活动、集中空调通风系统专项整治活动。组织游泳洗浴场所、美容美发场所做好场所码的信息核验及扫码查验工作,检测人数 34096 人次,应检尽检检测率达 100％。完成各类公共场所疫情防控督导 936 个单位次,传达卫生监督意见书 328 份,为理发、美容、游泳单位配备《新冠肺炎防控通风消毒记录表》《工作人员体温监测情况记录表》各 240 本。

职业卫生监督 2022 年,加强职业健康监管体系建设,构建市、镇(街道)两级职业健康监管体系。出台《莱西市人民政府办公室关于加强职业病防治实施意见的通知》。深入现场、精准指导,助力企业复工复产,对北汽新能源等 91 家规模以上企业进行现场指导。对重点引进大项目,邀请青岛市卫生健康委职业病防治专家深入企业开展现场职业安全隐患排查、辨析与讲解活动。在创建"健康企业"和"健康达人"工作中,培育 21 家用人单位开展健康企业活动,其中山东黄金矿业(莱西)有限公司获"山东省级健康企业"称号;青岛奥迪斯生物科技有限公司、青岛国轩电池有限公司获"青岛市级健康企业"称号;青岛科奈尔饲料有限公司、青岛凤凰东翔印染有限公司、青岛瀚生生物科技有限公司、青岛凯源祥化工有限公司、青岛万美高科制版有限公司获得"莱西市级健康企业"称号,有 2 名劳动者获"山东省级职业健康达人"称号。

执法监督 2022 年,通过国家卫生健康监督信息平台,调度完成国家"双随机"任务执行单数 115 个,监督完成率 100％,任务完结率 100％。运用省部门联合"双随机"监管平台自行发起任务 34 个;配合莱西市司法局完成联合"双随机"任务,联合市税务局、市医保局、市场监管局、市应急局"双随机"任务计 8 批次 36 个,运用信息化数据精准联合执法。

党建与精神文明建设 2022 年,开展党史学习教育和作风能力提升年活动,开展党员冬季、夏季集中培训,深入革命教育基地实地培训活动,召开主题党日活动 12 次,讲党课 6 次。

大事记 8 月 26 日,莱西市卫生计生综合监督执法局办公地址由石岛东路 10 号变更为北京东路 35 号(双子楼 Λ 座)。

荣誉称号 获"2021 年度维稳安保工作集体嘉奖",1 名同志被评选为 2021 年度"青岛市卫生健康监督执法十佳办案能手",1 名同志被评选为 2021 年度"青岛市卫生健康监督执法办案能手",1 名同志被评选为"青岛市爱国卫生运动 70 周年表现突出的个人"。

局长、党支部书记:王磊磊
副 局 长:赵树民、李 斌
办公电话:66031797(传真)
电子信箱:jdszhk@163.com
邮政编码:266600
地 址:莱西市北京东路 35 号
(撰稿人:宋理强)

莱西市疾病预防控制中心

概况 2022 年,占地面积 7803 平方米,建筑面积 6076 平方米,其中业务用房 3221 平方米。在职职工 98 人,其中,卫生技术人员 51 名,占职工总数的 52.04%;行政工勤人员 33 名,占职工总数的 33.67%。卫生技术人员中,具有正高级职称者 5 人,具有副高级职称者 11 名,具有中级职称者 15 名,具有初级职称者 20 名。领导职数 4 名,内设 19 个正股、6 个副股级岗位。设管理科室 3 个、业务科室 16 个,分别为办公室、财务科、设备与物资管理科、传染病防制科、性病艾滋病防制科、结核病防制科、慢性病防制科、地方病防制科、中医防病科、免疫规划科、业务应急管理办公室、健康危害因素监测科、健康教育与健康促进科、卫生检验科、质量管理科、消毒与病媒生物防制科、学校卫生科、食品卫生科、社区公共卫生服务指导科。

固定资产 2022 年,固定资产总值 3186.03 万元,比上年增长 7.37%。

基础建设 2022 年,改造房间布局、功能分区、配套设施和管路线路老化等,并增设部分办公设施,总费用 85 万元。

业务工作 2022 年,建立以疫情专家组为核心的疫情报告处置工作机制,成立专家组,实行组长负责制。累计学习文件 80 余个,参加开展讨论学习 20 多场,累计参加风险研判 110 多场,组织开展对全市重要活动、会议疫情防控方案、应急预案现场答辩 80 余场次,把关方案 90 余件。组建 6 支常态化疫情防控应急处置队伍,采取 24 小时轮流现场值班制度。参与新冠病毒疫苗序贯免疫临床研究工作。持续推进疾控标准化建设,坚持首席专家制度,办公用房人均面积达到标准化要求。拥有负压生物安全二级实验室 1 个,非负压生物安全二级实验室 1 个,方舱实验室 1 个,移动检测车 1 台,核酸日最大检测能力为 8400 管。有检测人员 15 名,具有检验检测及分析能力的人员 15 人,能够检测的项目为 65 项,定期安排实验人员进行业务培训。

传染病防制 2022 年,报告传染病卡片 1562 张,审卡及时率达 100%,重卡率为 0,接到并及时处置预警 2262 起,报告处置突发事件 62 起;处置新冠肺炎阳性病例 1931 例,其中入境 92 例。

免疫规划 2022 年,承担的高质量发展综合绩效考核 1~7 岁儿童全程接种率达 96.12% 以上。

公共卫生监测 2022 年,对市内 34 个农村饮用水和 7 个城区供水监测点开展饮用水安全监测,开展全民营养周及食品安全风险监测工作,采集检测各类样品 85 份,样品采集率 100%,检测率 100%;及时处置 10 起疑似食源性疾病事件;制订全市碘缺乏病防制方案,组织协调开展碘缺乏病监测、饮用水型地方性氟中毒监测工作、蚊媒种群、密度监测工作,开展疟疾防治培训督查工作。

职业病防制 2022 年审核职业病报告 14 例、疑似职业病报告 14 例,对 45 家企业的现场采集样本进行实验室检测,对 53 名尘肺病患者进行随访,并录入国家尘肺病随访系统。

健康教育宣传 2022 年,开展健康知识进机关、进学校、进社区,针对社区居民开展健康专题讲座 22 场,直接受益群众 6 万多人次,确定 30 处居民健康素养调查点,1600 余人参与问卷调查,全市健康素养水平 26.49%。

大事记

4 月,经莱西市卫生健康局机关委员会批准,成立中国共产党莱西市疾病预防控制中心总支委员会,下设两个党支部,分别是中国共产党莱西市疾病预防控制中心行政支部委员会和中国共产党莱西市疾病预防控制中心业务支部委员会。王庆玺为中国共产党莱西市疾病预防控制中心总支委员会书记。

10 月,考录 2 名预防医学专业毕业生和 1 名公共卫生管理专业硕士研究生。

荣誉称号 莱西市食品安全工作典型集体、青岛市预防接种工作表现突出集体、山东省新冠病毒疫苗接种工作表现突出集体。

党总支书记、副主任:王庆玺
主　　　任:张代波
副 主 任:崔文杰、韩德岗
办公电话:88499800
传　　真:88499120
电子信箱:lxsjkzx@qd.shandong.cn
邮政编码:266600
地　　址:莱西市石岛东路 10 号

(撰稿人:张丽艳)

莱西市妇幼保健计划生育服务中心

概况 2022 年,占地面积 10005 平方米,业务用房 7480 平方米。在编职工 91 人,其中,卫生技术人员 63 人,占职工总数 69%;行政工勤人员 29 人,占职工总数的 32%。卫生技术人员中,具有高级职称者 10 人,具有中级称职者 36 人,具有初级职称者 17 人,分别占 16%、57%、27%,医生与护士之比为 1:0.83。开设床位 60 张,设有职能科室 4 个、临床科室 6 个、医技科室 3 个、保健科室 2 个、社区卫生服务站

1个。

业务工作　2022年,门诊总量87642人次,比上年减少45.94%;收住院病人694人次,比上年减少46.98%;床位使用率13.6%,床位周转次数11.57次。

业务收入　2022年,总收入4947.54万元,比上年增长31.42%。

固定资产　2022年,固定资产总值4896.49万元,比上年增长3.39%。

医疗设备更新　2022年,新增儿童视力筛查仪、牙科设备。

医疗特色　本土疫情防控期间,妇产科作为莱西市唯一一家封管控区孕产妇接诊单位,设置病房三区两通道,有50名新生儿在隔离区顺利降生;创新"一体两翼"模式,以妇幼保健院为载体,打造妇幼保健加中医药、妇幼保健加心理康复的两翼服务模式,为26000名适龄妇女进行免费"两癌"筛查,阴道镜检查897例,确认乳腺癌22例、宫颈癌20例。

继续教育　2022年,2名医师参加危重孕产妇救治和出生缺陷防治学习3个月,邀请院外专家来院举办讲座4人次,院内举办业务讲座10次,组织心肺复苏演练1次,疫情防控演练4次,火灾演练1次。

大事记

4月22日,创建"真情暖妇儿 同心向未来"党建服务品牌。

6月9日,"赋能县域 强基妇幼""四进"攻坚在行动授牌——走进莱西(站)暨迈瑞5G远程超声医学中心授牌仪式在莱西市妇幼保健院举行。

12月28日,签署新院区第一批医疗设备8027万元。

荣誉称号　2022年,获青岛市预防接种工作表现突出集体、青岛市级健康促进医院、山东省卫生单位称号。

党支部书记、理事长、主任:赵　霞

党支部副书记:曲永安

副　主　任:孙敬明

院办电话:88495796

邮政编码:266600

地　　址:莱西市泰山路8号

(撰稿人:徐丰明、徐　麒)

莱西市皮肤病医院

概况　莱西市皮肤病防治所始建于1955年,2002年7月更名为莱西市皮肤病医院,是莱西市政府举办建设的一所集医疗、科研、预防、健康教育于一体的皮肤病、性病专科医院,是莱西市城镇职工医疗保险和城镇居民医疗保险(含原新农合)定点医院。

2022年,医院占地面积2755平方米,建筑面积2157平方米。有职工47人,其中,卫生技术人员42人,占职工总数的89%。卫生技术人员中,具有高级职称者3人,占7%;具有中级职称者12人,占29%;具有初级职称者20人,占48%。医生与护士之比为1∶0.82。设皮肤科、性病科、中医科、护理科、理疗科、医技科、药剂科、医疗美容科、患者服务中心、医保办、收款室、财务科、办公室13个职能科室。以公立医院延伸服务的形式举办泰安路社区卫生服务站,承担1万余名市民的全科医学和基本公共卫生服务。

业务工作　2022年,门诊1560人次,比上年下降27%,出院1217人次,同比增长3.22%,入院与出院诊断符合率99.84%、实际占用总床日数9429天,出院者占用总床日数6665天。

业务收入　2022年,总收入905.23万元,同比下降3.52%。医疗收入417.19万元,同比下降9.14%,其中门诊收入187.9万元,同比下降15.71%,住院收入229.29万元,同比下降2.94%。

固定资产　2022年,固定资产总值456.12万元,比上年增长4%。

医疗设备更新　2022年,新增超声炮、CC光治疗仪。

医疗特色　医院突出专科优势,擅长治疗银屑病(牛皮癣)、白癜风、带状疱疹(蛇盘疮)、神经性皮炎、湿疹、荨麻疹、手足癣等常见皮肤病以及梅毒、淋病、软下疳、腹股沟淋巴肉芽肿、尖锐湿疣、非淋菌性尿道炎、生殖器疱疹、前列腺炎、盆腔炎等泌尿生殖系统疾病。引进国内外先进设备和技术,开展嫩肤、脱毛、祛皱、祛斑增白、祛痣、祛疣、祛文身、皮肤CT检测、中药药浴等美容项目。实验室设备齐全,可迅速查找32种常见过敏原。引进超级平台、热玛吉、色素激光治疗系统、点阵激光、黄金微针、皮肤镜、微针精雕、308准光子治疗仪、激光脱毛系统、光波治疗仪、皮肤屏障修复系统等设备10余台。

党支部书记、院长:李　利

副　院　长:刘晓东、姜庆廷

院办电话:58097097

电子信箱:lxspfbyy@qd.shandong.cn

邮政编码:266600

地　　址:莱西市广州路6号

(撰稿人:栾可静)

莱西市水集中心卫生院

概况　2022年，占地面积2784平方米，建筑面积5378平方米，其中业务用房面积4778平方米，为集预防、医疗、保健于一体的一级甲等综合医院。职工总数96人，编制人员76人，其中卫生技术人员71人，占职工总数的73.96％；行政工勤人员20人，占职工总数的20.83％。卫生技术人员中，具有正高级职称者2人，具有副高级职称者19人，具有中级职称者24人，具有初级职称者26人，分别占2.82％、26.76％、30.80％、36.62％，临床科室医生与护士之比为1∶1。开放床位80张，设11个临床科室、8个医技科室和6个职能科室。

业务工作　2022年，门诊58556人次，比上年增长22.56％。收住院282人，比上年下降50.96％；床位使用率14.69％，比上年减少10.12％；平均日门诊160人，比上年增长22.14％；入院与出院诊断符合率100％，手术前后诊断符合率100％，抢救危重病人成功率100％。甲级病案符合率100％。

业务收入　2022年，业务收入836万元，比上年下降3.24％。

固定资产　2022年，固定资产总值1593万元，比上年增长2.77％。

医疗设备更新　2022年，新增添医疗设备彩超仪1台。

医疗特色　开展小儿推拿业务，主攻小儿呼吸道疾患、益智增高、视力矫正及消化系统疾病的预防与治疗。

卫生改革　2022年，成立优质服务基层行创建达标工作专班，优质服务基层行工作顺利通过省级专家组复核，达省级推荐标准，省级备案。扩容发热门诊，改建阳性病区，制定医疗救治方案，配备人员梯队，储备抗原药品，加强人员培训。

疫情防控　2022年，本土疫情防控期间，参加全民核酸采样35人，参与学校核酸检测16人，其他检测68人，先后派出7人支援即墨、枣庄、市北、胶州、济南等地区的疫情防控任务，派出48人参加酒店、方舱隔离保障工作。

基本公共卫生服务　2022年，累计建档39611人份，老年人管理6581人，老年人查体6495人，老年人中医体质辨识6495人，糖尿病患者管理2020人，随访12100人次，高血压患者管理4235人，随访23560人次，孕产妇管理507人，产前健康管理463人，产后访视345人，产后随访337人次，儿童管理3628人，新生儿访视327人，精神病人管理176人，查体114人、随访704人次。乡医签约20100人，基本公共卫生服务项目总体指标完成。

继续教育　2022年，参加青岛市组织的各类培训和继续教育。派出3人参加莱西市人民医院组织的为期半年的业务培训，1人参加青岛市口腔医院为期3个月的口腔业务培训，2人参加为期一年的山东省全科医生转岗培训。

精神文明建设　2022年，贯彻党的二十大精神，深入贯彻全国、全省、全市卫生健康工作会议精神，开展文明建设工作，努力提升医院员工文明素质和医院文明建设水平。

大事记

1月27日，解聘初晓水集中心卫生院副院长职务。

1月27日，张晓军任命为水集中心卫生院副院长。

10月9日，接收4名本科考录人员。

10月，通过莱西市第二批老年友善医疗机构评审。

荣誉称号　2022年，获青岛市首轮医疗机构法治建设工作市级评估优秀单位称号。

党支部书记、院长：张晓琳

副　院　长：赵人峰、赵少红、张晓军

院办电话：88472818

电子信箱：lxssjzxwsy@qd.shandong.cn

邮政编码：266600

地　　　址：莱西市石岛路69号

（撰稿人：苗钰萌）

莱西市姜山中心卫生院

概况　2022年，占地面积9057平方米，建筑面积8037平方米。职工总数116人，其中，卫生技术人员89人，占职工总数的76.72％；行政工勤人员27人，占职工总数的23.28％。卫生技术人员中，具有高级职称者13人，具有中级职称者35人，具有初级职称者41人，分别占14.6％、39.33％、46.07％。医生35人，护士36人，医生与护士之比为0.97∶1。开放床位99张。设有9个临床科室，6个医技科室，8个职能科室。

业务工作　2022年，门、急诊量43799人次，比上年增长3.5％，其中急诊1484人次。收住院病人1205人，比上年下降25.98％。床位使用率6.73％，比上年下降22.74％。床位周转次数12.18次，入院与出院诊断符合率100％，手术前后诊断符合率

100%,病死率和院内感染率均为 0。甲级病案符合率 100%。

业务收入 2022 年,业务收入 960.67 万元,比上年下降 3.76%。

固定资产 2022 年,固定资产总值 3700.13 万元,比上年增长 4.68%。

医疗设备更新 2022 年,配置彩超远程会诊设备、笔记本彩超工作台。为内科配置呼吸机、制氧机、除颤仪、心电监护仪。

基础建设 2022 年,投资 57 万元改造发热门诊;投资 2.7 万元新建健康驿站小屋。

卫生改革 2022 年,成立核酸采样预检分诊综合科。成立长期护理保险科。修订完善《医院考勤与请销假管理规定》《医院行风建设规定》等相关制度。

医疗特色 擅长治疗心脑血管系统、消化系统、呼吸系统等内科疾病,各种创伤骨科、骨病、普外科疾病,内痔、外痔、直肠脱垂、肛周脓肿、肛裂等肛肠科疾病,急慢性鼻炎,擅长各类牙齿矫正、牙齿修复、无痛微创拔牙、口腔溃疡一次治愈、吸附性全口义齿等口腔科手术,各类妇科、产科手术。

继续教育 2022 年,派出 16 名医生到二级综合医院进修。

党建与精神文明建设 2022 年,加强党的建设和党的领导,结合巩固深化"不忘初心、牢记使命"主题教育成果,组织开展党史学习教育。组织全体党员及中层干部开展反腐倡廉警示教育活动。

大事记

2 月,无偿献血约 4000 毫升。

3 月,作风能力提升年启动。

3 月,参与隔离酒店、放舱保障、全市核酸采样。

8 月,派出人员支援海南防疫 23 天。

11 月,支援滕州及市北、崂山、即墨区防疫工作。

12 月,新招录大中专毕业生 2 名。

荣誉称号 2022 年,获青岛市文明单位标兵称号。

党支部书记、院长:崔中林

副 院 长:徐高远、刘 磊、王盛琪

院办电话:82499333(传真)

电子信箱:lxsjswsybgs@qd.shandong.cn

邮政编码:266603

地 址:莱西市姜山镇杭州路 101 号

(撰稿人:姜淑丽)

莱西市李权庄中心卫生院

概况 2022 年,占地面积 1.2 万平方米,业务用房面积 5684 平方米,开放床位 40 张,设内科、外科、妇科、妇产科、预防保健科、中医科、放射科、公共卫生科等科室。有职工 41 人,其中,卫生技术人员 32 人,占职工总数 78%,行政工勤人员 4 人,占职工总数 9.7%。卫生技术人员中,具有高级职称者 3 人,具有中级职称者 8 人,具有初级职称者 12 人,分别占 9.4%、25%、37.5%,医生 14 人,护士 12 人,医生与护士之比为 1:0.86。

业务工作 2022 年,门诊诊疗 24296 人次;出院人数 166 人,占用床日 1136 天。病床使用率 8.61%。药占比 49.4%,比上年增长 4.8%。

业务收入 2022 年,总收入 1145.62 万元,比上年减少 3.2%;医疗纯收入 55.12 万元,比上年减少 33.3%。

固定资产 2022 年,固定资产总值 1043.53 万元,比上年增长 5%。

医疗设备更新 2022 年,新增指氧测试仪、制氧机、除颤仪、病人监护仪、肺功能仪、健康监测仪、测氧仪等设备。

基础建设 2022 年,完成医院门诊楼的消防感应、喷淋烟感系统建设;对门诊楼门诊科室进行维修升级。

卫生改革 2022 年,实施全员绩效工资发放方案,规范合同制职工管理办法,医院和村卫生室加大一体化管理力度,加强乡村医生规范化培训,进一步落实公共卫生服务水平。

医疗特色 2022 年,以内科为中心,开展中医特色专科建设,重点开展慢性病诊治,结合中医治疗手段,建立慢病患者管理中心,加强病后患者管理和康复。启用精品国医馆,结合公共卫生服务,开展慢性病的康复诊疗工作。

继续教育 2022 年,组织职工加强"两会"会议精神学习;加强安全生产、传染病培训等,鼓励职工参加自考或成人高考。

基本公共卫生服务 2022 年,加强内部管理全院参与,调整公共卫生科室人员及配置,实行科室人员包片划区,规划设置一体化卫生室,开展老年人规范化管理 6076 人,高血压患者管理 3398 人次,糖尿病患者管理 1715 人次,精神障碍患者管理 183 人。

大事记 10 月 18 日,接收大中专毕业生 2 名。

院 长:吕利华

副 院 长:刘雅丽

工会主席:赵爱英

院办电话:86491100(总机、传真)

电子信箱:596424972@qq.com
邮政编码:266604
地　　址:莱西市李权庄镇振兴路 101 号
（撰稿人:赵志文）

莱西市院上中心卫生院

概况　2022 年,占地面积 11333 平方米,建筑面积 6649.92 平方米,其中,业务用房 4663.35 平方米。职工总数 73 人,其中,卫生技术人员 57 人,占职工总数的 78%;行政工勤人员 16 人,占职工总数的 22%。卫生技术人员中,具有高级职称者 11 人,占 19%;具有中级职称者 15 人,占 26%;具有初级职称者 31 人,占 54%。医生 29 人,护士 15 人,医生与护士之比为 1:0.5。开放床位 60 张。设 8 个临床科室,5 个医技科室,7 个职能科室。

业务工作　2022 年,门诊 60504 人次,比上年增长 86%;收住院患者 376 人次,比上年减少 58%;床位利用率 9.8%,平均住院日 6 天。

业务收入　2022 年,总收入 488 万元,与上年基本持平。

固定资产　2022 年,固定资产总值 1826 万元,比上年增长 3%。

医疗设备更新　2022 年,新配备彩色多普勒超声诊断仪及其他医用超声仪器设备。

医疗特色　2022 年,居民规范化电子健康档案覆盖人数达 31171 人,实际的健康档案建档率达 80% 以上,国家一类疫苗接种率和合格率 99.06%。各项健康教育、咨询、讲座等活动有序开展,举办健康教育讲座 12 次,咨询活动 9 次,宣传栏更换 12 期,发放健康教育宣传册 20600 份。长期护理保险工作有条不紊,服务失能老人 180 人。

继续教育　2022 年,参加继续教育培训达标率 100%。2 名医师到青岛中心医院参加基层骨干培训,2 名医师到莱西市市立医院进修学习,4 名医师正在进行"西学中"学习。

大事记　10 月 9 日,接收大专毕业生 4 名。

荣誉称号　2022 年,获评"莱西市老年友善医疗机构"。被莱西市经济开发区管委会、莱西市龙水社区服务中心授予"白衣执甲显大爱,逆行驰援释深情"锦旗。

院　　长:尚　涛
副 院 长:张　健、曹英志
院办电话:58657869(传真)

电子信箱:1309310268@qq.com
邮政编码:266609
地　　址:莱西市院上镇永旺路 151 号

莱西市沽河中心卫生院

概况　2022 年,占地 6566 平方米,建筑面积 3394 平方米。有职工 65 人,其中,卫生技术人员 55 人,占职工总数 85%;行政工勤人员 10 人,占职工总数 15%。卫生技术人员中,具有副高级以上职称者 11 人,占 20%;具有中级职称者 16 人,占 29%;具有初级职称者 28 人,占 51%;医生与护士之比为 1:1。设床位 50 张,设职能科室 5 个、临床科室 8 个、医技科室 4 个,设开放式护士站。

业务工作　2022 年,门诊量 29597 人次,比上年增长 36.6%,收住院患者 346 人次,比上年下降 35.1%。

业务收入　2022 年,医疗收入 122.29 万元,比上年下降 34.8%。

固定资产　2022 年,固定资产总值 1370.91 万元,比上年增长 3.1%。

医疗设备更新　2022 年,新增 HD4OG 彩超机。

基础建设　2022 年,持续推进污水系统改造、病案室规划与布局信息系统改造、CT 机房升级改造、党员活动室、职工会议室改造等项目。

基本公共卫生服务　2022 年,完成对辖区居民进行建档并随访,总建档数 35802 人,累计完成签约 13608 人。登记高血压患者 4360 人,完成随访 23254 人次;登记糖尿病患者 2149 人,完成随访 11636 人次;登记 65 岁及以上老年人 6244 人,规范管理 6150 人,并对 65 岁及以上老年人进行了登记、体检;登记精神病患者 196 人,规范管理 189 人,完成随访 786 人次;完成计生查体 88 人次,学生查体 2873 人次;发放健康教育材料 27759 份;开展健康咨询活动及教育讲座 207 次。

继续教育　2022 年,选派 1 名医务人员到上级医院进修学习。

卫生改革　2022 年,探索"3+N"的医疗及生活照料的服务模式,定期组织医疗照护团队,为辖区内失能、半失能老人提供医疗、生活照料服务。有 82 人被列为"长护险"服务对象,累计提供服务 9000 余人次。

疫情防控　2022 年,派出 8 人次对辖区中小学提供医疗保障并圆满完成。派出 20 批次 40 余人到隔离点执勤,为 500 余名归国人员提供隔离保障服务。为辖区 35764 人进行核酸检测取样工作。在院内增设并启用发热哨点及核酸采样点,预检分诊进行合理化改造,规范患者及发热患者出入口通道。

精神文明建设　2022 年,开展精神文明建设工作,优质服务基层行工作顺利通过山东省专家审核,并通过莱西市精神文明单位复审。在创建文明单位的工作中,加强医患沟通,净化就医环境,推进老年友善医疗机构建设,并成为首批通过评审的医疗机构。

大事记

1 月 27 日,张大磊任莱西市沽河中心卫生院副院长。

10 月 10 日,接收卫生技术人员 4 名。

院　　长:何晓蕾

副 院 长:张大磊

工会主席:张云芝

院办电话:87461290(传真)

电子邮箱:guhezxwsy@163.com

邮政编码:266611

地　　址:莱西市沽河街道水牛路 11 号

（撰稿人:于蔚蔚）

莱西市南墅中心卫生院

概况　2022 年,职工总数 104 人,其中,卫生技术人员 87 人,占职工总数的 83.65%;行政工勤人员 17 人,占职工总数的 16.35%。卫生技术人员中,具有高级职称者 14 人,具有中级职称者 30 人,具有初级职称者 43 人,分别占 16.09%、34.48%、49.43%。医生与护士之比为 1:0.85。开放床位 99 张,设职能科室 12 个、临床科室 7 个、医技科室 10 个。

业务工作　2022 年,门、急诊 48371 人次,比上年增长 17.60%,其中,急诊 787 人次,比上年增长 59.31%。收住院 1074 人次,比上年下降 63.51%。床位使用率 18.57%,比上年下降 35.64%。床位周转次数 10.85 次,比上年减少 18.88 次。入院与出院诊断符合率 99%,治愈、好转率 98%,院内感染率为 0,甲级病案符合率 98%。

业务收入　2022 年,业务收入 677 万元,比上年下降 41.43%。

固定资产　2022 年,固定资产总值 2406 万元,比上年增长 4.78%。

医疗设备更新　2022 年,外科新增添 LOGIQ V3 彩超设备 1 台。

基础建设　2022 年,推动南墅中心卫生院综合楼新建项目。完成并通过国家优质服务基层行推荐标准和社区医院创建工作。重新规划门诊科室布局,新设 2 个专家门诊诊室和 1 个肺功能检测室。

卫生改革　2022 年,做好一体化卫生室管理工作,重新修订规章制度,定期开展督查考核。强化工作作风,修订相关制度措施,严格按制度、规范、流程办事。

医疗特色　2022 年,筹备开展中西医结合疼痛门诊,建立青岛市、莱西市、南墅镇之间上下联动、双向转诊的绿色通道。新建疼痛门诊诊室,派遣专业人员到青岛市市立医院进修学习,并引进肌骨超声设备,可开展超声引导下周围神经阻滞镇痛术、大关节粘连松解术、水针刀松解术、缩窄性腱鞘炎松解术、关节腔药物灌注治疗术等新项目。建立肺功能检测室,配置相应医疗设备,开展呼吸系统常见病、多发病的处理。

继续教育　2022 年,完成青岛卫生人才教育平台继续教育学习 87 人次。选派医师到上级医院进修,到青岛市市立医院 3 人,到莱西市市立医院 3 人。

精神文明建设　2022 年,与青岛市市立医院联合开展"为民服务办实事"活动,联合青岛市市立医院专家走村入户,推出"健康义诊"大篷车系列活动。开展"大篷车"义诊活动 22 次,累计行驶 320 余千米,遍及 23 个村庄,惠及群众 16000 余人次。组织开展庆祝护士节、医师节系列活动。组织无偿献血公益活动、爱心捐赠活动、妇科筛查和"两癌"筛查等活动。

大事记

6 月 10 日,对接青岛医学院附属医院安毅博士工作室,在卫生院设立青岛慢病管理专家工作站。

9 月 20 日,与青岛市市立医院签订医联体协议,在学科、人才、技术、管理等方面进行帮扶,搭建双向转诊平台。

荣誉称号　保持"山东省级文明单位"荣誉称号。

党支部书记、院长:刘希广

党支部副书记、副院长:吴文杰

副 院 长:吴巧辉

院办电话:83431051

电子信箱:lxsnszxwsy@163.com

邮政编码:266613

地　　址:莱西市南墅镇山秀路 9 号

（撰稿人:李明璐）

莱西市夏格庄中心卫生院

概况 2022 年,占地面积 1.7 万平方米,建筑面积 1.34 万平方米,其中,住宅、业务用房面积 1.2 万平方米。总资产 6560.95 万元,开放床位 180 张,设有临床科室 23 个、医技科室 13 个、职能科室 6 个。职工总数 289 人,其中,专业技术人员 253 人,占职工总数的 87.54%;行政后勤人员 36 人,占职工总数的 12.46%。卫生技术人员中,具有高级职称者 12 人,具有中级职称者 57 人,具有初级职称者 155 人,分别占专业技术人员的 4.7%、22.5%、61.3%,其他专业技术人员 29 人,占专业技术人员的 11.5%。

业务工作 2022 年,门、急诊量 17.7 万人次,比上年增长 7.3%,住院量 9303 人次,比上年增长 5.6%。床位使用率 92%,实际开放总床日数 59580 天。门诊手术 2975 人次,住院手术 773 人次,院内感染率 0.03%。甲级病案符合率 99.8%。

业务收入 2022 年,业务收入 7503.71 万元,比上年增长 26%,其中,医疗收入 5190.21 万元,比上年增长 21%。

固定资产 2022 年,固定资产总值 4912.67 万元,比上年增长 15%。

医疗设备更新 2022 年,新增麻醉机、海信彩超仪、口腔菲林云 CT 机、联影 60 排 CT 机、视频气管插管镜、无创呼吸机、心电监护仪、耳鼻喉诊治综合工作台、纤维鼻咽喉镜、电切镜、纤维胆道镜、菲林牙智宝扫面仪器、高压注射器、空气压力治疗仪、医用内窥镜清洗消毒设备、全自动内镜消毒机、牙科综合治疗仪、肺功能测试仪、12 道心电图机、麻醉视频喉镜、全自动验光仪、半自动体外除颤器、移动动态心电图工作站、动态血压监测仪、血液净化设备辅助装置、超声波治疗仪、医用吊塔、磁振热治疗仪、移动 X 光机、电切镜、多导睡眠检测仪、卡式灭菌器、啄木鸟种植机、艾捷斯牙椅、医用温控仪、数字心电图机、电动病床(溶栓床)等仪器设备。

基础建设 2022 年,完成中药库、煎药室、液体库的建设工作;完成口腔科的整体改建和搬迁工作;完成养老中心的内部装修工作。

医疗特色 2022 年,医院成功开展 24 个新技术、新项目:骨性埋藏阻生牙拔除术、恒牙期(替牙期)撮合固定矫治器正畸治疗术、带蒂皮瓣转移术、全膝关节置换术、十字灸、督灸、低温热塑板的骨科应用、经皮穿刺肝脓肿引流术、荧光免疫分析仪使用、经耳内镜鼓室置管术、髌骨骨折钛缆内固定术、床旁生化、喉罩麻醉、数字减影血管造影术、神经介入手术专科护理技术、静脉溶栓专科护理技术、经桡动脉血气分析穿刺技术、无创呼吸机使用专科护理技术、支气管镜检查专科护理技术、蛛网膜下腔出血腰椎穿刺术＋颅内压测定、负压封闭引流(VSD)护理、腹腔镜根治性全胃切除术、冠脉造影术术前术后护理、腹腔镜下胃远端切除术＋胃空肠吻合术＋淋巴结清扫术。

继续教育 2022 年,累计外派 16 人次先后到青岛市立医院、青岛市中医医院(市海慈医院)、山东大学齐鲁医院等医院进修学习。

精神文明建设 2022 年,举办"走百村、进万家""与家医相约,和健康相伴""肺系生命""心梗拨打 120,胸痛中心快救命""关注普遍眼健康,共筑'睛'彩大健康"等大型义诊活动。

大事记

5 月 8 日,接受中国心衰中心总部专家线上核查。

5 月 31 日,通过中国心衰中心(基层版)认证,成为全国首家通过认证的乡镇卫生院。

6 月 8 日,接受省胸痛中心联盟专家预检。

6 月 30 日,国医堂被青岛市卫生健康委员会和青岛市中医药管理局授予"青岛市中医专病(专技)特色门诊",并挂牌。

8 月 24 日,夏格庄镇丽馨居家社区养老服务中心开业。

11 月 25 日,通过中国胸痛中心(基层版)认证,成为全国首家通过认证的乡镇卫生院。

荣誉称号 2022 年,获"全省基本医疗保险协议管理医疗机构先进医保科室""首轮医疗机构法治建设工作市级评估优秀单位""全省预防接种工作表现突出集体""青岛市老年友善医疗机构""市级健康促进医院"等称号。

党支部书记、副院长:王光利
院　　　长:吴峰文
副 院 长:徐　涛、初　晓
院办电话:86433120
电子信箱:1033599141@qq.com
邮政编码:266606
地　　　址:莱西市青烟路 158 号

（撰稿人:张春霞）

莱西市日庄中心卫生院

概况 2022 年,占地面积 46400 平方米,建筑面积 6678 平方米,其中业务用房 2920 平方米。职工 75 人,其中,卫生技术人员 68 人,占职工总数的 90.6%;工勤人员 7 人,占职工总数的 9.3%。卫生技术人员中,具有高级职称者 15 人,具有中级职称者 25 人,具有初级职称者 28 人,分别占职工总数的 20%、33.3%、37.3%。医院开放床位 77 张,设职能科室 9 个、临床科室 7 个、医技科室 3 个、辖区内卫生室 32 处。

业务工作 2022 年,门诊 40136 人次,比上年增长 32%;收治住院 581 人次,比上年下降 47.8%。

业务收入 2022 年,医疗收入 357.22 万元,比上年下降 22%。

固定资产 2022 年,固定资产总值 1540.38 万元,比上年增加 36 万元,同比增长 2.3%。

设备更新 2022 年,新购彩超仪 1 台。

医疗特色 医院开展各项中医适宜技术,不断加强中医药人才队伍建设,开展针灸、推拿、理疗等中医适宜技术。重点建设口腔科、妇科等科室。

疫情防控 2022 年,累计完成全民核酸检测采样任务 232.8 万人次,接种新冠疫苗 7772 剂次,入驻隔离点 38 批次。对辖区内购买发热咳嗽药品人员进行回访,记录情况并上报,规范转诊发热病人。

继续教育 2022 年,派出 4 名临床医师到三甲医院进行全科医师培训。

大事记 10 月 20 日,医院接收大中专毕业生 5 人。

精神文明建设 2022 年,开展"群众满意的乡镇卫生院"活动。组织职工参加无偿献血、"慈善一日捐"等公益活动。扶贫消费协作消费 23008 元。开展"走百村进万家"义诊活动,走访村庄 59 个。开展教育整顿活动。

荣誉称号 被青岛卫生健康委员会评为"青岛市首轮医疗机构法治建设工作市级评估优秀单位",被山东省爱国卫生运动委员会评为 2022 年度"山东省卫生单位"。

院　　长:于继贞

副 院 长:韩吉作、赵丽丽

工会主席:王桂荣

院办电话:83481788

电子邮箱:531407772@qq.com

邮政编码:266614

地　　址:莱西市日庄镇政府驻地

　　　　　　　　　　　　　(撰稿人:程　宇)

莱西市河头店中心卫生院

概况 2022 年,占地 9307 平方米,建筑面积4500 平方米。职工 59 人,其中,卫生技术人员 49 人,占职工总数的 83%;行政工勤人员 10 人,占职工总数的 17%。卫生技术人员中,具有高级职称者占比 5%,具有中级职称者占比 35%,具有初级职称者占比 60%。临床医师占比 33%,护士占比 30%。床位设置 50 张,设内科、外科、妇科、中医科、妇女儿童保健科、理疗科、公共卫生科、计划免疫科、医技(彩超室、心电图室、检验室、透视室、心电图室)等科室。担负着全镇 70 个自然村 4.2 万余人的疾病治疗和健康保健的责任。

业务工作 2022 年,门、急诊 3.34 万人次,比上年增长 57%,其中,急诊 567 人次。抢救危重病人 51 人次,抢救成功率 91%、治愈率 95%、好转率 98%,未发生院内感染。

业务收入 2022 年,总收入 212.08 万元,比上年增长 0.1%。

固定资产 2022 年,固定资产总值 1106.49 万元,比上年增长 0.22%。

基础建设 2022 年,翻修重建医院外围墙。对医疗废物暂存间进行整改。整治医院环境,更新部分办公用具,完成标准化达标建设。

卫生改革 2022 年,深化收入分配制度改革,实施绩效工资制度。

医疗特色 擅长医学影像辅助诊断。发展中医特色,方剂采用成方投入临床使用,以中医科达标为契机,加强医院中医软硬件建设。与潍坊市寒亭区医院合作开展腰腿疼富血小板血浆(PRP)治疗项目,主要治疗腰椎间盘突出,肩周炎,膝关节骨性关节炎,足底筋膜炎等多种常见疼痛病种。

继续教育 定期选派 1 名临床医师到上级医院进修学习,提高医务人员的整体技术水平。

疫情防控 2022 年,党支部成立疫情防控领导小组,制订《疫情防控实施方案》和各项措施应对疫情。

精神文明建设 加强思想道德建设和医院文化传承,开展"三好一满意""走百村进万家"服务百姓大型义诊、创建"人民满意的医疗机构"等系列活动,深化医疗卫生体制机制改革,弘扬高尚医德,强化服务理念,规范医疗行为。

党支部书记、院长:王晓刚

党支部副书记:张杰政

副 院 长:孙绍江、张　越

院办电话:85483033

总机电话:85483369(传真)

电子信箱：lxshtdzxwsy@163.com
邮政编码：266621
地　　址：莱西市河头店镇政府驻地

（撰稿人：张杰政）

莱西市马连庄中心卫生院

概况　2022 年，占地面积 12698 平方米，建筑面积 9311 平方米。有职工 94 人，其中，卫生技术人员 81 人，占职工总数的 86%；行政工勤人员 13 人，占职工总数的 14%。具有高级职称者 16 人，占职工总数的 17%；具有中级职称者 29 人，占职工总数的 31%；具有初级职称者 36 人，占职工总数的 38%，医生与护士之比为 1∶0.71。设开放床位 80 张，设职能科室 7 个、临床科室 12 个、医技科室 3 个。卫生院辖区一体化村卫生室 26 处，非一体化村卫生室 3 处，企业医务室 1 处，口腔诊所 2 处，77 个行政村，人口 4.38 万人。

业务工作　2022 年，门诊总量达 81622 人次，同比增长 82.4%；入院总量 1512 人次，同比下降 33.9%；床位使用率 43%，同比下降 24%；入院与出院诊断符合率 95.2%，治愈率 69.2%，好转率 82%，甲级病案符合率 98%。

业务收入　2022 年，业务收入 846.71 万元，同比增长 0.1%；其中门诊收入 465.8 万元，同比增长 22%；住院业务收入 380.91 万元，同比下降 18%。

固定资产　2022 年，固定资产总值 1834.16 万元，同比增长 6.7%。

医疗设备更新　2022 年，引进全自动凝血分析仪、荧光免疫定量分析仪、HUBT-20P 幽门螺杆菌测试仪、中药颗粒设备、动态心电图仪、心电监护仪等设备。

基础建设　2022 年，完成 PCR 实验室建造工程。

卫生改革　2022 年，与唐家庄养老院开展两院一体"院护"工作，将长期居住在养老院内的失能失智人员纳入院护照顾范畴，并按照规定进行等级初筛，为符合条件的老人发起照护申请及等级评估，审批通过后按等级为其提供相应的服务。与紧密型医共体单位莱西市人民医院合作，成立"刘经森基层名医工作室"。

继续教育　2022 年，外派 5 名医师到三级以上医院进修。

精神文明建设　2022 年，开展"服务百姓健康行动"大型义诊活动，组织职工参加无偿献血、"慈善一日捐"等公益活动。

大事记
6 月 9 日，顺利通过国家胸痛单元。
10 月 11 日，接收编内职工 6 人。
10 月 21 日，成立刘经森名医基层工作室。
党支部书记、院长：曲志华
副 院 长：闫保成、史仲琳
工会主席：赵雪霞
院办电话：85431217（传真）
邮政编码：266617
地址：莱西市马连庄镇富安路 159 号

（撰稿人：张映雪）

莱西市望城卫生院
（莱西市精神残疾人托养服务中心）

概况　2022 年，职工 41 人，其中，卫生技术人员 34 人，占职工总数的 83%；行政工勤人员 7 人，占职工总数的 17%。卫生技术人员中，具有副高级职称者 7 人，具有中级职称者 12 人，具有初级职称者 15 人，分别占 20.59%、35.29%、44.12%。医生与护士之比为 1∶0.8。床位总数 19 张。设精神残疾人托养服务中心、办公室、财务科、医保科、医务科、内科、外科、儿科保健、中医科、公共卫生科、药剂科、检验科、放射科、护理等科室。

业务工作　2022 年，门诊量 7423 人次，比上年增长 4.28%；累计建立 41582 份居民健康档案，登记管理糖尿病患者 2258 人，规范管理 2188 人；登记管理高血压患者 4362 人，规范管理 4254 人；登记管理严重精神障碍患者 192 人，规范管理 187 人；为 65 岁以上老年人规范查体 5335 人；发放健康教育宣传材料 25771 份，举办健康教育讲座 168 场；接种一类疫苗 1414 人 3344 剂次，比上年增长 18%。

业务收入　2022 年，业务收入 44.79 万元，比上年增长 1%。

固定资产　2022 年，固定资产总值 628.79 万元，比上年增长 6%。

基础建设　改建住院病房、放射科、餐厅等。

继续教育　2022 年，继续教育完成率 100%，达标率 100%；选派 6 名医技人员到莱西市市立医院进修；1 人西医类全科医师转岗培训。

精神文明建设　2022 年，组织开展公益服务、健康宣传教育、党建学习、健康义诊等形式的文明实践活动；邀请医联体单位专家与科室骨干合作"走百村进万家健康义诊"活动；开展冬季送温暖、无偿献血、爱心捐赠等活动。

大事记 10月10日,接收莱西市卫生健康局公开招聘人员3名。

荣誉称号 获"青岛市卫生先进单位"称号。

院　　长:邵明磊

副 院 长:王大喜、王悦桦

工会主席:王寿芹

院办电话:58012178

电子信箱:15253287933@163.com

邮政编码:266601

地　　址:莱西市望城街道办事处驻地(民泰街12号)

(撰稿人:左敬滔)

莱西市孙受卫生院

概况 2022年,编制46人,职工53人,其中,卫生技术人员36人,占职工总数的67.92%;行政工勤人员17人,占职工总数的32%。拥有高级职称7人,中级职称16人,初级职称13人,分别占职工总数的13.2%、30.18%、24.52%。医生与护士之比为1∶0.63。编制床位19张。设内科、外科、中医科、护理、妇儿科、公共卫生科、药房、放射科、化验室、医保办、预防接种门诊等科室。

业务工作 2022年,门诊量30375人次,比上年增长57.13%;收治住院病人50人次,床位使用率12.8%,入院与出院诊断符合率100%,治愈率97%,好转率100%,抢救危重病人数为0,院内感染率小于3%,甲级病案符合率100%。

业务收入 2022年,业务收入296277元,同比下降4.8%。

固定资产 2022年,固定资产总值7014479.66元,同比增长5.2%。

基础建设 2022年,更换暖气管道和自来水管道,规范病案室,重新布置党员活动室,给病房安装空调。

卫生改革 2022年,与青岛市中心医院建立帮扶协作关系,与莱西市人民医院建立医共体协作关系。青岛市中心医院心脑血管专家、心内科专家、影像科专家,莱西人民医院中医科专家、彩超诊断专家,莱西市中医院内科专家定期来院坐诊。

疫情防控 2022年,累计院内预检分诊3.7万余人次;安排8批次29人的隔离点医疗保障梯队,完成297人次的隔离人员医学观察;各类核酸采样近200

万余人次;完成支援滕州市、支援市北区和即墨区的核酸采样保障任务;完成辖区8709人的追阳任务。辖区新冠疫苗接种新增5631针次。

基本公共卫生服务 2022年,建立活动档案28349人,血型复核23472人;为4669位65岁以上老年人完成体检;规范管理糖尿病患者1567人,高血压患者3500人,严重精神障碍患者151人;完成爱心包药品发放7890份。完成重点人群和次重点人群每周3次随访工作。完成60岁以上失能人员529人的健康管理与随访工作。管理辖区儿童1732人,孕产妇145人,计划生育特殊人群78人;一类疫苗接种598人次,1275针次;二类疫苗接种701人次,882针次;通过现场和网络完成全院职工和辖区乡医各种培训86场次,发放健康教育宣传资料2.6万余份。

继续教育 2022年,选派2名医技人员到上级医院进修学习,继续教育完成率100%。

精神文明建设 2022年,加强医患沟通,通过电话回访、调查问卷等形式进行满意度调查;组织干部职工进行理论学习,参加无偿献血、"慈善一日捐",提高全员职工素质;向社会公示药品医疗收费项目和标准,净化就医环境。

大事记 10月20日,接收卫生技术人员3人。

荣誉称号 卫生健康系统先进集体、莱西市老年友善医疗机构。

院　　长:韩　华

副 院 长:王乃福、高英娜

院办电话:87483981(总机)

邮政编码:266605

地　　址:莱西市沽河街道办事处孙受驻地(聚平路8号)

(撰稿人:胡仁纲)

莱西市店埠卫生院

概况 2022年,占地面积8700平方米,建筑面积4550平方米,是莱西市卫生健康局所属的一级甲等公立医院。卫生技术人员40人,管理岗1人。具有高级职称者5人,具有中级职称者9人,具有初级职称者26人,分别占卫生技术人员的12.5%、22.5%、65%,医生与护士之比为1∶0.64,工作人员拥有大专以上学历者达90%。设内科、外科、妇科、中医科、公共卫生科、妇幼保健计划生育服务站及多个医技科室。设病床19张,拥有彩色B超仪、心电图工作站、DR机、全自动生化分析仪、全自动尿液分析仪、全自动免疫发光分析仪、中药煎药机、中药熏蒸器、针灸治疗仪、除颤仪等先进医疗设备。

业务工作 2022年,完成医疗收入 253.01 万元,其中,门诊收入 216.55 万元,住院收入 36.46 万元。财政补助收入 1109.27 万元,比上年下降 2.8%。院内感染率为 0,甲级病案符合率 100%。基本公共卫生服务管理高血压患者 6303 人,完成随访 40325 人次;管理糖尿病患者 2619 人,完成随访 16903 人次;管理严重精神病障碍患者 269 人,完成随访 1071 人次;为 8992 位老年人完成查体。

业务收入 2022年,业务收入 253.01 万元,比上年增长 21.37%。

固定资产 2022年,固定资产总值 749.92 万元,比上年增长 15.43%。

基础建设 2022年,改造升级病房楼消防,完成配电室改造工程;改建检验科。

国医馆特色 2022年,开展多种形式的中医药诊疗服务,国医馆加大引进中医药人才及中医骨病四联疗法、中药穴位贴敷、中药治鼻炎、脐灸、督灸等中医新技术。结合基本公共卫生服务项目,开展中医体质辨识,实现辖区内中医服务全覆盖。

基本公共卫生服务 2022年,居民建立更新健康档案 48032 份,居民健康档案建档率 90.4%。举办各类知识讲座和健康咨询活动 364 次,发放各类宣传材料 4.6 万份,更换健康教育宣传栏 276 次。对辖区内 2893 名 0~6 岁儿童按照服务规范进行查体、随访,管理率达到 93.5%,其中 214 名新生儿访视 2 次,新生儿访视率达 97.3% 以上。辖区内 220 名孕妇建立《孕产妇保健手册》,管理率达 100%,孕产妇的孕期保健达到 5 次,产后访视达到 2 次。对 9288 名辖区内 65 岁以上常住居民实施健康管理,按照服务规范进行 1 次老年人健康查体,对 9014 名 65 岁以上老年人进行中医体质辨识和相应的健康指导。建立健全传染病报告制度,定期对本单位人员和乡村医生进行传染病知识的培训,采取多种形式对居民进行传染病防治知识教育。对辖区内 35 岁以上居民进行高血压和 II 型糖尿病筛查,对 6303 名高血压患者和 2619 名糖尿病患者按照服务规范提供面对面随访,对登记的病人进行免费健康体检。对辖区内诊断明确、在家居住的 273 名重性精神疾病患者建立健康档案,对纳入重性精神病管理的患者,完成全年随访任务。

继续教育 2022年,专业技术人员继续教育任务完成率达 100%。举办乡医培训班 30 余次,培训人员 1300 余人次。

疫情防控 2022年,开展"大讨论、大排查、大整改"活动,对辖区 44 个一体化卫生室进行包干分组,指导做好院感防控。构建防治一体、全程闭环的常态化疫情防控体系。加强对驻地的航空学校和东庄头蔬菜批发市场外来人员和从事冷链食品行业的重点人群的排查。新建符合标准的核酸采样点、发热哨点,并组织开展不同场所、不同情形的新冠肺炎防控培训演练。

其他 2022年,开展家庭医生签约服务工作,44 个村卫生室累计签约 45794 人,签约率 86%。创建"平安医院",完善卫生院各项规章制度,对全院职工进行消防安全教育,召开医疗安全专题会议 16 次。

院　　长:刘永杰
副 院 长:王晓力、刘吉帅
院办电话:82461090
邮政编码:266607
地　　址:莱西市店埠镇兴店路 63 号
（撰稿人:葛海滨）

莱西市武备卫生院

概况 2022年,占地面积 6747 平方米,建筑面积 2648.31 平方米,其中,业务用房面积 2285 平方米。职工总数 46 人,其中,卫生技术人员 39 人,占职工总数的 84.7%;行政工勤人员 7 人,占职工总数的 15.2%。卫生技术人员中,具有高级职称者 3 人,具有中级职称者 16 人,分别占职工总数的 6.5%、34.8%。医生与护士之比为 1∶0.71。开放床位 28 张,设办公室、财务科、医保科、医务科、内科、外科、儿童保健、妇科、中医科、检验、影像科、公共卫生科、药剂、医保科、护理等科室。

业务工作 2022年,门诊量 39980 人次,比上年增长 25%。收治住院病人 121 人,床位使用率 6%,住院实际占用 596 床日,入院与出院诊断符合率 96%,好转率 95%,病死率为 0,院内感染率为 0,甲级病案符合率 98%。

业务收入 2022年,业务收入 135.82 万元,比上年减少 44.05%。

固定资产 2022年,固定资产总值 785.03 万元,比上年增长 5.1%。

医疗设备更新 2022年,新增制氧机 3 台。

基础建设 2022年,完成卫生院消防设施改造工程,病房楼门窗更换。

医疗特色 设立国医馆,配备针灸治疗仪、疼痛治疗仪、牵引治疗床、药物导入治疗仪等相关设备。提供包括中医中药、预防保健、健康教育、慢性病中医药治疗康复、儿童中医保健等服务。建设胸痛救治单元,打通胸痛救治绿色通道。

院　　　长:李振福

副 院 长:李　伟、张　霞

院办电话:82411036

电子信箱:lxswbwsybgs@qd.shandong.com

邮政编码:266612

地　　　址:莱西市院上镇新华街

（撰稿人:孙国娟）

莱西市梅花山卫生院
（莱西市结核病防治所）

概况　2022 年,占地面积 5450 平方米,业务用房面积 3457 平方米。职工 52 人,其中,卫生技术人员 46 人,占职工总数的 88.5%;行政工勤人员 1 人,占职工总数的 1.9%。卫生技术人员中,具有正高职称者 1 人,具有副高职称者 11 人,具有中级职称者 15 人,具有初级职称者 19 人,分别占职工总数的 1.9%、21.2%、28.8%、36.5%。医师与护士之比为 1∶0.64。医院床位总数 40 张,拥有临床科室 5 个、医技科室 3 个。

业务工作　2022 年,完成重点人群 PPD 筛查 11782 人次。门诊量 14163 人次,比上年增长 65%;收治住院病人 96 人次,住院床日 2400 余日。入院与出院诊断符合率 100%,好转率 100%,病死率为 0,院内感染率为 0,甲级病案符合率 100%。

业务收入　2022 年,总收入 1272 万元,比上年减少 13%,其中,医疗收入为 70.21 万元,比上年减少 26.3%;药品收入 66.91 万元,比上年减少 1.3%。

固定资产　2022 年,固定资产总值 1794.53 万元,比上年减少 4.1%。

医疗设备更新　2022 年,新增 PCR 仪,价值 24.76 万元。

卫生改革　深入开展医药卫生体制改革,推动国家基本药物制度的开展,充分发挥中医药在卫生体制改革中的优势和作用,为广大群众提供以简、便、验、廉为特点的中医适宜技术。

医疗特色　发挥中医药、针灸推拿、神灯红外线、刮痧拔罐、药物贴敷、艾灸督灸脐灸在结核病治疗、康复中的作用,加强对结核病的全方位治疗。

继续教育　2022 年,46 名卫生专业技术人员参加青岛卫生继续教育平台学习,并取得相应积分。取得本科学历有 41 人,大专学历有 5 人。

精神文明建设　2022 年,开展"文明健康　绿色环保"主题教育,制作刊播公益广告。开展"文明餐桌""光盘行动""反对浪费、崇尚节约"等文明行动,建立制止餐饮浪费长效机制。开展全民社会科学素质提升行动。

大事记　10 月 31 日,加入青岛市防痨协会,王炳胜当选为第九届理事会常务理事。

荣誉称号　2022 年,结核科被评为卫生健康系统优秀集体;两部结核病科普宣传作品获山东结核病科普宣传优秀奖。

党支部书记、院长:王炳胜

副 院 长:崔成宝

工会主席:李永燕

院办电话:87431798

电子信箱:lxsmhswsy@qd.shandong.cn

邮政编码:266623

地　　　址:莱西市水集街道泉水路 7 号

（撰稿人:李言凯、于　敏）

莱西市经济开发区卫生院

概况　2022 年,职工总数 56 人,其中,卫生技术人员 46 人,占职工总数的 82%。卫生技术人员中,具有高级职称者 8 人,具有中级职称者 17 人,具有初级职称者 12 人,分别占 17.4%、37%、26%。医生与护士之比为 1∶0.8。床位总数 20 张,设职能科室 6 个、临床科室 4 个和医技科室 2 个。

业务工作　2022 年,门诊量 10463 人次,比上年增长 9.6%。全年业务收入 118 万元。

固定资产　2022 年,固定资产总值 896.3 万元,比上年增长 7%。

基础建设　2022 年,投入资金 230 余万元全面改造门诊楼、住院楼、办公楼。

医疗特色　2022 年,口腔科开诊,配备 3 名口腔医师。新增长护项目,为辖区失能人员提供便利的医疗护理服务。放射科 B 超室新增心脏血管彩超项目,并邀请人民医院专家定期坐诊。国医馆开展中医针灸、艾灸、拔罐等治疗项目。

继续教育　2022 年,外派上级医院进修学习 3 人。

精神文明建设　2022 年,贯彻落实"作风能力提升年"相关工作,开展"廉政教育"活动及教育整顿活动。

大事记　10 月 9 日,接收大专学历临床医师 2 名。

荣誉称号 2022年,获卫生健康系统先进集体、莱西市老年友善医疗机构荣誉称号。

院　　长:姜洪北

院办电话:87421022

电子信箱:lxsjjkfqwsy@qd.shandong.cn

邮政编码:266622

地　　址:莱西经济开发区平安路26号

(撰稿人:孙兆华)

莱西市卫生健康服务中心

概况 莱西市卫生健康服务中心于2021年根据中共莱西市委机构编制委员会印发的《莱西市卫生健康服务中心机构职能编制规定》设置成立。在职职工42人,其中,专业技术人员25人,占职工总数59.52%;管理人员14人,占职工总数33.33%;工勤人员3人,占职工总数7.14%。专业技术人员中,具有高级职称者4人,具有中级职称者18人,具有初级职称者3人。中心为正股级单位,设置综合科、"120"急救调度指挥室、老龄和计生服务科、职业安全健康科4个职能科室。中心设主任1名(副科级),副主任2名(正股级);内设机构设正股级领导职数4名,副股级领导职数7名。

固定资产 2022年,固定资产总额7.14万元。

院前急救 2022年,莱西市120急救调度指挥室接报警电话59188起,派车21676次,空车1228次,救治病人总数19618人,其中,车祸3853起,心脑血管1648起,一氧化碳中毒43起,分娩47起,处置突发事件132起;中心平均等待受理用时4秒,平均受理用时1分2秒,平均调度用时59秒;车组平均出诊速度15秒,平均院前到现场用时12分59秒。

开展莱西市医疗机构发生本土新冠肺炎聚集疫情处置实战演练,组织全市院前急救站负责人及业务骨干进行医疗机构发生本土新冠肺炎聚集疫情处置实战演练。处置突发事件132起,救治伤员191人次。推动胸痛救治体系建设,推广胸痛中心建设"全域覆盖、全员参与、全程管理"的模式,推动区域内的基层医疗机构建设胸痛救治单元。完成各类保障任务60次,其中参加救援演练15次,出动车辆85车次,医护人员625人次;完成疫苗接种保障221次,出动急救车1412车次,医务人员3103人次。

计划生育协会 2022年,指导基层开展计生保险工作,开展山东省人口关爱基金"暖心家园送清洁"活动。开展"5.29计生协会会员日"宣传服务活动。

救助计生困难家庭79户,发放救助金17.07万元。开展"生育关怀——金秋助学"活动,救助新入学大学生14人,按照至少1∶1的配套要求共发放救助金2.9万元。开展优生优育进万家活动,举办专家系列讲座12次,群众性宣教活动25场,义诊咨询活动44次,相关人员业务培训25次,参与培训人数2991人。推进计生家庭意外保险参保工作,计生家庭意外保险保额达到290万元,2万家庭参保,赔付265万元,赔付率达到91%;特殊计生家庭保费31万,1576人参保。开展"宝贝箱—山东99公益日"项目,筹款12780.11元,筹得400多个"宝贝箱"。推动姜山镇西大技工学校打造"青春健康俱乐部"。开展"阳光心灵绽放青春"等青春健康教育活动。

老龄健康工作 2022年,开展庆祝全国"敬老月"活动,9家医疗机构获批第二批老年友善医疗机构,莱西市有20家公立医疗机全部创建为"莱西市老年友善医疗机构"单位,市人民医院、市市立医院、夏格庄中心卫生院获"青岛市老年友善医疗机构"单位荣誉。开展老年人健康素养提升行动项目和心理关爱项目示范活动,将马连庄中心卫生院定为青岛市老年健康素养提升行动试点单位之一。开展"智慧助老"活动,在"爱山东"网上办理老年电子优待证。利用庆祝涉老重大节日开展老龄宣传和走访慰问活动。联合市人民医院卫生健康专家在月湖广场开展2次集中宣传和健康咨询活动。开展保健干部规范化管理,组织开展干部保健和体检工作。配合莱西市财政局做好资金使用监督检查,加快基层老年协会、老年文化社团、老年体育组织建设。

职业卫生工作 2022年,开展职业卫生"双随机、一公开"执法工作。在全市范围内抽取226家存在职业病危害因素企业进行职业卫生"双随机"监督检查,监督覆盖率达100%。加大宣传培训,开展"五进"活动,送法普法到企业,发放职业卫生法律法规宣传册650本,组织辖区内企业和机构参与"青岛电台"直播平台举办的"职业病防治专题培训与专家互动答疑"直播活动,开展"用人单位职业病防治法大讲堂"活动三期,13名一线工人被评为"2022年度青岛市职业健康达人"。发表职业卫生宣传信息稿件22篇,开展建设项目职业病防护设施"三同时"工作。督导47家新增建设项目职业病防护设施"三同时"事后监督工作,监督检查覆盖率达100%。开展"蓝盾行动"职业卫生专项执法,排查职业安全健康隐患627处,对14个单位予以立案,处罚金额12.6万元。处理市长热线职业卫生投诉案件15起,处结率100%。监督检查75家单位的放射卫生管理,下达卫生监督意见书,督促问题整改落实。开展职业病危害因素用人单位和接害劳动者基本情况的摸底调查及申报工作,建立纸质职业病危害项目申报569家。

大事记

4月,出台《莱西市十四五职业病防治规划(2021—2025)》。

5月,参与青岛市2022年洪涝灾害和超标洪水防御演练。

6月,参与青岛突发环境事件应急演练;参与2022年国家教育考试医疗保障。

8月,考录1名护理专业硕士研究生。

9月,派出莱西市人民医院两组院前急救人员支援即墨院前急救工作。

10月,派出中医医院两组院前急救人员支援西海岸前急救工作。

荣誉称号　2022年,120急救调度指挥室被青岛市院前急救质量控制中心授予"青岛市院前急救工作先进集体";120急救调度指挥室被中共莱西市委宣传部与莱西市卫生健康局授予"卫生健康系统先进集体"。

主　　任:崔榛羽
副 主 任:郝美仙、李伟立
办公电话:58562971
电子信箱:lxwjjzhzx@qd.shandong.cn
邮政编码:266600
地　　址:莱西市烟台路76号
（撰稿人:程伟利）

卫生健康界人物

2022 年青岛市卫生健康委员会工作人员名单

柳忠旭	党组书记、副主任	王晓艳	人事处四级主任科员
薄 涛	主任、市中医药管理局局长	李 想	二级主任科员
纪总纲	党组副书记、青岛市疾病预防控制中心党委书记	张 杰	四级主任科员
		徐 畅	四级主任科员
杜维平	党组成员,市计划生育协会常务副会长（正局级）	张 旭	四级主任科员
		刘湘琴	规划发展与信息化处处长
赵国磊	党组成员、副主任、市中医药管理局专职副局长	毕 磊	规划发展与信息化处副处长
		孙建军	规划发展与信息化处二级调研员
邢晓博	党组成员、副主任	韩传佳	规划发展与信息化处三级调研员
吕坤政	党组成员、副主任	徐 峰	规划发展与信息化处四级主任科员
隋振华	正局级领导干部	别清华	财务审计处处长
赵宝玲	一级巡视员	韩卫红	财务审计处副处长
董新春	二级巡视员	石向林	财务审计处二级调研员
吕富杰	副局级领导干部	于文雅	财务审计处二级主任科员
华烨平	办公室主任	刘正英	财务审计处三级主任科员
孙 坤	办公室二级调研员	张 忱	财务审计处三级主任科员
李 倩	办公室二级主任科员	邢朝涵	财务审计处四级主任科员
贾 珂	办公室二级主任科员	赵士振	政策法规处处长
包旭宇	办公室三级主任科员	陈 睿	政策法规处二级调研员
杨 超	办公室四级主任科员	宗成伟	政策法规处四级调研员
武迎春	人事处处长、一级调研员	李传荣	体制改革处处长、一级调研员
张 进	人事处副处长	纪红红	体制改革处副处长、三级调研员
贾杉杉	人事处副处长	刘梦龙	体制改革处二级调研员
孙 堃	人事处一级主任科员	吴炳君	体制改革处三级调研员
王广斌	人事处二级主任科员	王泽蛟	体制改革处四级调研员

谭　森	体制改革处二级主任科员	宋剑波	老龄健康处副处长
孙　森	疾病预防控制处处长、市委重大疾病和传染病（艾滋病）防治工作领导小组办公室综合协调组组长	刘大军	老龄健康处三级调研员
		万冬华	老龄健康处四级调研员
		冷亮世	老龄健康处一级主任科员
徐晓文	市委重大疾病和传染病（艾滋病）防治工作领导小组办公室综合协调组副组长	薛　刚	健康产业处副处长、三级调研员
		杨　琳	健康产业处二级调研员
王　浩	疾病预防控制处二级调研员	卢　阳	健康产业处三级主任科员
邹娅萍	疾病预防控制处二级调研员	许万春	妇幼健康处处长
于建政	疾病预防控制处三级调研员	刘习武	妇幼健康处二级调研员
高悦茗	疾病预防控制处一级主任科员	张　荔	妇幼健康处副处长、二级调研员
李　惠	疾病预防控制处一级主任科员	刘　珂	妇幼健康处副处长
李文咏	疾病预防控制处三级主任科员	张东辉	妇幼健康处四级调研员
徐继明	疾病预防控制处四级主任科员	刘宇峰	职业健康处处长
张充力	医政医管药政处处长	张廷雨	职业健康处二级调研员
郑德霞	医政医管药政处副处长	徐文艳	职业健康处二级调研员
郭尚林	医政医管药政处副处长	吴绍文	职业健康处三级调研员
薛松宝	医政医管药政处二级调研员	陶永刚	职业健康处四级主任科员
李静漪	医政医管药政处三级调研员	李红军	人口监测与家庭发展处处长、一级调研员
王常明	医政医管药政处三级调研员	徐　艺	人口监测与家庭发展处三级调研员
徐琳娜	医政医管药政处四级调研员	陈晓平	人口监测与家庭发展处四级调研员
姜兴祥	医政医管药政处一级主任科员	官　琳	人口监测与家庭发展处四级调研员
王扬阳	医政医管药政处三级主任科员	周子豪	人口监测与家庭发展处四级主任科员
赵玉腾	医政医管药政处三级主任科员	田　宇	一级调研员
尹桂林	试用期人员	王少梅	宣传处处长、一级调研员
孙健平	基层卫生健康处处长	王　静	宣传处副处长
吕素玲	基层卫生健康处二级调研员	王德顺	宣传处二级调研员
卢凤辉	基层卫生健康处副处长	夏　晶	宣传处三级调研员
张　东	基层卫生健康处二级调研员	张　妮	宣传处四级调研员
王宏宇	基层卫生健康处一级主任科员	王振合	中医药政策规划处处长
于　森	基层卫生健康处一级主任科员	陈娅宁	中医药政策规划处副处长、三级调研员
徐大韬	卫生应急办公室主任	汪运富	中医药管理指导处处长
罗耀钦	卫生应急办公室二级调研员	王璟珺	中医药管理指导处副处长
李　兵	科技教育与交流合作处处长	王文佳	中医药管理指导处一级主任科员
郑　俊	科技教育与交流合作处四级调研员	杨少梅	中医药发展处处长
徐　欢	科技教育与交流合作处一级主任科员	范存亮	中医药发展处四级调研员
王　玉	科技教育与交流合作处二级主任科员	王丽华	行业安全管理处处长
岳明宗	科技教育与交流合作处二级主任科员	李书强	行业安全管理处二级调研员
侯德志	综合监督与食品安全监测处处长	谢文升	行业安全管理处二级调研员
孙　铭	综合监督与食品安全监测处副处长、三级调研员	邴瑞光	行业安全管理处四级调研员
		刘卫毅	行业安全管理处一级主任科员
那　娜	综合监督与食品安全监测处副处长	王景宏	爱国卫生运动办公室主任
王贵凤	综合监督与食品安全监测处一级主任科员	刘　原	爱国卫生运动办公室一级调研员
徐加茂	综合监督与食品安全监测处三级主任科员	吕祖华	爱国卫生运动办公室二级调研员
卢成梁	老龄健康处处长	彭贺岭	爱国卫生运动办公室三级调研员

郭梦君	爱国卫生运动办公室三级主任科员	刘学峰	机关党委二级调研员
周 晓	保健办公室主任	钱 倩	机关党委一级主任科员
耿毅敏	保健办公室副主任、二级调研员	李双成	离退休工作处处长
赵 曜	保健办公室副主任、二级调研员	刘国强	离退休工作处二级调研员
孙寿祥	保健办公室四级调研员	孙艳青	离退休工作处一级主任科员
赵 璐	保健办公室四级主任科员	杨 军	市委重大疾病和传染病（艾滋病）防治工作领导小组办公室疫情研判组四级调研员
邢迎春	一级调研员		
程 毅	机关党委专职副书记	刘可夫	市委重大疾病和传染病（艾滋病）防治工作领导小组办公室监测预警和情报信息组组长、一级调研员
刘 茜	机关党委副处长、三级调研员		
叶 扬	机关党委机关纪委书记		
于 波	机关党委二级调研员	陈美文	市委重大疾病和传染病（艾滋病）防治工作领导小组办公室科技攻关组组长、一级调研员
安传京	机关党委二级调研员		
李学军	机关党委二级调研员		

2022 年青岛市卫生健康委员会
委机关和委属单位干部任免名单

2022 年 1 月 11 日青卫任〔2022〕1 号，市卫生健康委员会党组 2021 年 12 月 27 日研究决定：

温成泉同志正式任中共青岛市第八人民医院委员会委员、副书记，青岛市第八人民医院院长；

刘学东、王伟民、韩伟同志正式任中共青岛市市立医院委员会委员、青岛市市立医院副院长；

张栋同志正式任中共青岛市第八人民医院委员会委员、青岛市第八人民医院副院长；

高志棣同志正式任中共青岛市第六人民医院委员会委员、青岛市第六人民医院副院长。

2022 年 1 月 14 日青卫任〔2022〕2 号，市卫生健康委员会党组 2021 年 12 月 27 日研究决定：

于刚同志任青岛市卫生健康委员会综合监督执法局公共场所卫生监督执法大队二级主任科员；

王子跃同志任青岛市卫生健康委员会综合监督执法局公立医疗卫生监督执法大队一级科员。

以上同志任职时间自 2022 年 1 月起算。

2022 年 1 月 24 日青卫任〔2022〕3 号：

根据个人自愿申请，经 1 月 17 日委党组会议研究，同意张竹青同志提前退休。

2022 年 1 月 24 日青卫任〔2022〕4 号：

根据个人自愿申请，经 1 月 17 日委党组会议研究，同意杨嵘同志辞去公职。

2022 年 2 月 8 日青卫任〔2022〕5 号，市卫生健康委员会党组 1 月 25 日研究决定：

李倩同志晋升为青岛市卫生健康委员会办公室二级主任科员；

王广斌同志晋升为青岛市卫生健康委员会人事处二级主任科员；

于文雅同志晋升为青岛市卫生健康委员会财务审计处二级主任科员；

刘正英同志晋升为青岛市卫生健康委员会财务审计处三级主任科员；

高悦茗同志晋升为青岛市卫生健康委员会疾病预防控制处一级主任科员；

赵玉腾同志晋升为青岛市卫生健康委员会医政医管药政处三级主任科员；

谭淼同志晋升为青岛市卫生健康委员会卫生应急办公室二级主任科员；

徐加茂同志晋升为青岛市卫生健康委员会综合监督与食品安全监测处三级主任科员；

钱倩同志晋升为青岛市卫生健康委员会机关党

委一级主任科员；

李辉、刘洋同志晋升为青岛市卫生健康委员会综合监督执法局法制稽查处二级主任科员；

王子跃同志晋升为青岛市卫生健康委员会综合监督执法局公立医疗卫生监督执法大队四级主任科员；

亢培培同志晋升为青岛市卫生健康委员会综合监督执法局妇幼健康卫生监督执法大队一级主任科员；

于刚同志晋升为青岛市卫生健康委员会综合监督执法局公共场所卫生监督执法大队一级主任科员；

张磊、董建磊同志晋升为青岛市卫生健康委员会综合监督执法局公共场所卫生监督执法大队二级主任科员；

李清林同志晋升为青岛市卫生健康委员会综合监督执法局放射卫生监督执法大队二级主任科员；

张洪磊同志晋升为青岛市卫生健康委员会综合监督执法局中医药监督执法大队二级主任科员。

2022年2月8日青卫任〔2022〕6号，市卫生健康委员会党组1月17日研究决定：

赵军绩同志任青岛市海慈中医医疗集团党委书记；

池一凡同志任青岛市海慈中医医疗集团总院长、党委副书记；

郑心同志任青岛市海慈中医医疗集团副总院长；

朱维平、孙金芳同志任青岛市海慈中医医疗集团副总院长、党委委员；

张文理、刘庆涛、李志荣、张忠国、王莉、肖飞远、范传波、陆学超同志任青岛市海慈中医医疗集团党委委员。

2022年2月24日青卫任〔2022〕7号，市卫生健康委员会党组1月25日研究决定：

孙森同志正式任青岛市卫生健康委员会疾病预防控制处处长、市委重大疾病和传染病（艾滋病）防治工作领导小组办公室综合协调组组长；

孙健平同志正式任青岛市卫生健康委员会基层卫生健康处处长。

2022年2月24日青卫任〔2022〕8号，市卫生健康委员会党组1月17日研究决定：

池一凡同志任中共青岛市第五人民医院委员会委员、书记，青岛市第五人民医院院长；

辛善栋同志任中共青岛市急救中心支部委员会

委员、青岛市急救中心副主任（正处级），不再担任中共青岛市第五人民医院委员会书记、委员；

丁文龙同志任中共山东省青岛卫生学校委员会委员，不再担任中共青岛市第五人民医院委员会副书记、委员，青岛市第五人民医院院长。

2022年2月24日青卫任〔2022〕9号，市卫生健康委员会党组1月17日研究决定：

徐晟伟同志主持青岛市第三人民医院党委工作；

于华同志任青岛市第三人民医院副院长（主持行政工作），不再担任青岛市中心医疗集团副院长、青岛市中心（肿瘤）医院副院长；

郭娟娟、纪冰同志任中共青岛市第三人民医院委员会委员；

张春玲同志主持青岛市中心医疗集团、青岛市中心（肿瘤）医院、青岛市胸科医院行政工作；

邢晓博同志不再担任中共青岛市第三人民医院委员会书记、委员，青岛市第三人民医院院长；

吕坤政同志不再担任青岛市卫生健康委员会健康产业处处长。

2022年3月3日青卫任〔2022〕10号：

徐峰同志任青岛市卫生健康委员会规划发展与信息化处一级科员；

张忱同志任青岛市卫生健康委员会财务审计处四级主任科员；

宋茜茜同志任青岛市卫生健康委员会综合监督执法局综合处四级主任科员；

宋淑艳同志任青岛市卫生健康委员会综合监督执法局中医药监督执法大队一级主任科员。

2022年4月6日青卫任〔2022〕11号，市卫生健康委员会党组4月1日研究决定：

华烨平同志任青岛市卫生健康委员会办公室主任（试用期一年）；

刘湘琴同志任青岛市卫生健康委员会规划发展与信息化处处长，不再担任青岛市卫生健康委员会中医药发展处处长；

张充力同志任青岛市卫生健康委员会医政医管药政处处长，不再担任青岛市卫生健康委员会办公室主任；

徐大韬同志任青岛市卫生健康委员会卫生应急办公室主任（试用期一年），不再担任青岛市卫生健康委员会医政医管药政处副处长（主持工作）；

杨少梅同志任青岛市卫生健康委员会中医药发展处处长,不再担任青岛市卫生健康委员会规划发展与信息化处处长;

张科翼同志挂职任青岛市卫生健康委员会办公室主任助理。

2022 年 4 月 6 日青卫任〔2022〕12 号,市卫生健康委员会党组 2022 年 4 月 1 日研究决定:

张妮同志任青岛市卫生健康委员会基层卫生健康处四级调研员,不再担任青岛市卫生健康委员会宣传处四级调研员,不再挂职任中共青岛市口腔医院委员会委员、青岛市口腔医院副院长;

邴瑞光同志任青岛市卫生健康委员会行业安全管理处四级调研员,不再担任青岛市卫生健康委员会保健办公室四级调研员。

2022 年 4 月 27 日青卫任〔2022〕13 号,市卫生健康委员会党组 4 月 25 日研究决定:

贾杉杉同志任青岛市卫生健康委员会团委书记(按照《团章》有关规定办理)。

2022 年 4 月 29 日青卫任〔2022〕14 号,市卫生健康委员会党组 4 月 29 日研究决定:

秦敬柱同志挂职任青岛市卫生健康委员会办公室主任助理;

刘涛同志挂职任青岛市卫生健康委员会人事处处长助理;

郭鹏同志挂职任青岛市卫生健康委员会规划发展与信息化处处长助理;

初慧中同志挂职任青岛市卫生健康委员会财务审计处处长助理;

张燕华、王君业同志挂职任青岛市卫生健康委员会疾病预防控制处处长助理;

马广仁、王秀玲同志挂职任青岛市卫生健康委员会医政医管药政处处长助理;

孟祥军同志挂职任青岛市卫生健康委员会基层卫生健康处处长助理;

周永同志挂职任青岛市卫生健康委员会综合监督与食品安全监测处处长助理;

王俐滢同志挂职任青岛市卫生健康委员会妇幼健康处处长助理。

以上干部挂职时间为一年,根据工作需要全部充实到市疫情防控指挥部办公室工作。

2022 年 5 月 19 日青卫任〔2022〕15 号,市卫生健康委员会党组 4 月 25 日研究决定:

孙显军同志正式任青岛市卫生健康委员会综合监督执法局综合处处长;

管丽丽同志正式任青岛市卫生健康委员会综合监督执法局公立医疗卫生监督执法大队大队长;

姜敏同志正式任青岛市卫生健康委员会综合监督执法局社会办医卫生监督执法大队大队长;

刘桂斌同志正式任青岛市卫生健康委员会综合监督执法局基层医疗卫生监督执法大队大队长;

栾力同志正式任青岛市卫生健康委员会综合监督执法局妇幼健康卫生监督执法大队大队长;

杨洋同志正式任青岛市卫生健康委员会综合监督执法局传染病防控卫生监督执法大队大队长;

滕顺红同志正式任青岛市卫生健康委员会综合监督执法局公共场所卫生监督执法大队大队长;

王海新同志正式任青岛市卫生健康委员会综合监督执法局职业卫生监督执法大队大队长;

韩莹莹同志正式任青岛市卫生健康委员会综合监督执法局中医药监督执法大队大队长。

2022 年 5 月 19 日青卫任〔2022〕16 号,市卫生健康委员会党组 5 月 16 日研究决定:

岳明宗同志任青岛市卫生健康委员会科技教育与交流合作处二级主任科员;

徐继明同志任青岛市卫生健康委员会疾病预防控制处四级主任科员。

2022 年 6 月 2 日青卫任〔2022〕17 号,市卫生健康委员会党组 5 月 16 日研究决定:

郭尚林同志正式任青岛市卫生健康委员会医政医管药政处副处长。

2022 年 6 月 13 日青卫任〔2022〕18 号,市卫生健康委员会党组 6 月 2 日研究决定:

王静同志任青岛市卫生健康委员会宣传处副处长,不再担任中共青岛市急救中心支部委员会委员、青岛市急救中心副主任;

孟祥水同志任青岛山大齐鲁医院总会计师。

2022 年 6 月 21 日青卫任〔2022〕19 号,市卫生健康委员会党组 6 月 13 日研究决定:

王玉同志任青岛市卫生健康委员会科技教育与交流合作处二级主任科员。

2022 年 6 月 21 日青卫任〔2022〕20 号：

根据《共建北京大学人民医院青岛医院合作框架协议》及共建国家区域医疗中心有关要求,市卫生健康委员会党组 2022 年 6 月 21 日研究决定：

江倩同志任北京大学人民医院青岛医院执行院长；

孔祥燕同志任北京大学人民医院青岛医院护理部执行主任。

2022 年 6 月 30 日青卫任〔2022〕21 号,市卫生健康委员会党组 6 月 21 日研究决定：

李红军同志任青岛市卫生健康委员会人口监测与家庭发展处一级调研员；

王少梅同志任青岛市卫生健康委员会宣传处一级调研员；

陈捷同志任青岛市卫生健康委员会人事处一级调研员；

李维升同志任青岛市卫生健康委员会职业健康处一级调研员。

2022 年 8 月 8 日青卫任〔2022〕22 号,市卫生健康委员会党组 7 月 15 日研究决定：

张春玲同志任青岛市中心(肿瘤)医院党委副书记、院长；

徐晟伟同志任青岛市第三人民医院党委书记,不再担任青岛市第三人民医院副院长；

于华同志任青岛市第三人民医院院长；

刘振胜同志任青岛市第六人民医院(山东省公共卫生临床中心青岛分中心)党委书记、院长；

曹明建同志任青岛市卫生健康委员会医院发展中心主任,不再担任青岛市第八人民医院党委委员、副院长；

孙忠国同志任青岛市卫生健康人才发展中心主任,不再担任青岛市精神卫生中心党委委员、副主任；

刘焕芳同志任青岛市公立医院经济管理中心主任；

肖飞远、范传波、陆学超同志任青岛市中医医院(市海慈医院)党委委员、副院长；

赵自云同志任青岛市中心(肿瘤)医院副院长；

仇佩洁同志任青岛市中心(肿瘤)医院党委委员、副院长；

韩春山同志任青岛市妇女儿童医院副院长；

于桂玲同志任青岛市妇女儿童医院党委委员、副院长；

郭娟娟同志任青岛市第三人民医院副院长,挂职

任青岛市卫生健康大数据中心副主任；

纪冰同志任青岛市第三人民医院副院长；

朱卫洁、董智勇同志任青岛市胶州中心医院副院长；

王明臻同志任青岛市口腔医院党委委员、副院长；

马红同志任青岛市卫生健康委员会综合监督执法局法制稽查处处长(副处级)；

高峰、吴淑娟同志任山东省青岛第二卫生学校副校长；

谷元强同志任青岛市卫生健康人才发展中心副主任,不再担任青岛市卫生健康人才综合服务中心主任助理；

王鸿雁同志任青岛市干部保健服务中心副主任；

以上干部试用期一年。

池一凡同志任青岛市中医医院(市海慈医院)党委书记；

辛善栋同志主持青岛市急救中心行政工作；

姜瑞涛同志任山东省青岛卫生学校党委委员、校长,不再担任山东省青岛第二卫生学校党委委员、校长；

刘秀敏同志主持山东省青岛第二卫生学校行政工作；

袁新国同志任青岛市中医医院(市海慈医院)党委委员、副书记,不再担任山东省青岛卫生学校党委委员、副校长；

华裕忠同志任青岛市第三人民医院党委副书记；

张昔江同志任青岛市第八人民医院党委委员、纪委书记,不再担任山东省青岛第二卫生学校党委委员、副校长；

王玉俊同志任青岛市急救中心副主任,不再担任山东省青岛卫生学校党委委员、纪委书记；

王永成同志任青岛市卫生健康委员会医院发展中心副主任,不再担任青岛市卫生健康科技教育中心副主任；

王小艳、曲成明同志任青岛市中心(肿瘤)医院党委委员；

刘涛、袁涛同志任青岛市第八人民医院党委委员；

孔强、杨同光同志任山东省青岛卫生学校党委委员；

瞿新吉同志任山东省青岛第二卫生学校党委委员；

徐磊同志挂职任青岛市公立医院经济管理中心主任助理；

赵军绩同志不再担任青岛市中医医院(市海慈医院)党委书记、委员；

盛学岐同志不再担任青岛市急救中心党支部委员、主任,保留原职级待遇;

宋守正同志不再担任山东省青岛卫生学校党委委员、校长,保留原职级待遇;

王者令同志不再担任青岛市卫生健康科技教育中心党支部书记、委员,主任,保留原职级待遇;

徐建同志不再担任青岛市卫生健康人才综合服务中心党支部书记、委员,主任,保留原职级待遇;

唐明同志不再担任青岛市中医医院(市海慈医院)副院长,保留原职级待遇;

姜进水同志不再担任山东省青岛第二卫生学校党委委员、纪委书记、工会主席(按工会章程办理),保留原职级待遇;

张军同志不再担任青岛市妇幼保健计划生育服务中心主任助理。

2022 年 8 月 8 日青卫任〔2022〕23 号,市卫生健康委员会党组 7 月 15 日研究决定:

李善鹏同志任青岛市疾病预防控制中心纪委书记(正处级),不再担任青岛市疾病预防控制中心党委副书记;

张华强、于维森、姜法春同志任青岛市疾病预防控制中心副主任(正处级);

张科翼同志任青岛市疾病预防控制中心办公室(审计部)主任(副处级);

杨本付同志任青岛市疾病预防控制中心业务管理部(应急管理办公室)主任(副处级);

陈暕同志任青岛市疾病预防控制中心科教培训部主任(副处级);

庄桂丽同志任青岛市疾病预防控制中心财务部主任(副处级);

蒋欣同志任青岛市疾病预防控制中心设备与物资管理部(生物制品管理办公室)主任(副处级);

张泉同志任市委重大疾病和传染病(艾滋病)防治工作领导小组办公室疫情研判组副组长;

以上干部试用期一年。

宫晖、于立军、于云龙同志任青岛市疾病预防控制中心副处级领导干部(保留原职级待遇),原任职务因机构改革自然免除;

管勇原任职务因机构改革自然免除,另有任用。

2022 年 8 月 8 日青卫任〔2022〕24 号,市卫生健康委员会党组 7 月 15 日研究决定:

池一凡同志任青岛市海慈中医医疗集团党委书记;

袁新国同志任青岛市海慈中医医疗集团党委副书记;

赵自云同志任青岛市中心医疗集团副院长;

仇佩洁同志任青岛市中心医疗集团党委委员、副院长;

王小艳、曲成明同志任青岛市中心医疗集团党委委员;

赵军绩同志不再担任青岛市海慈中医医疗集团党委书记。

2022 年 8 月 8 日青卫任〔2022〕25 号:

经市卫生健康委员会党组 2022 年 7 月 28 日研究,同意陈捷、李维升、林京伟同志提前退休。

2022 年 8 月 8 日青卫任〔2022〕26 号,市卫生健康委员会党组 7 月 28 日研究决定:

贾珂同志晋升为青岛市卫生健康委员会办公室二级主任科员;

包旭宇同志晋升为青岛市卫生健康委员会办公室三级主任科员;

徐峰同志晋升为青岛市卫生健康委员会规划发展与信息化处四级主任科员;

张忱同志晋升为青岛市卫生健康委员会财务审计处三级主任科员;

李惠同志晋升为青岛市卫生健康委员会疾病预防控制处一级主任科员;

李文咏同志晋升为青岛市卫生健康委员会疾病预防控制处三级主任科员;

王贵凤同志晋升为青岛市卫生健康委员会综合监督与食品安全监测处一级主任科员;

杨春慧同志晋升为青岛市卫生健康委员会综合监督执法局综合处二级主任科员;

陈菲菲同志晋升为青岛市卫生健康委员会综合监督执法局法制稽查处二级主任科员;

刘文涛同志晋升为青岛市卫生健康委员会综合监督执法局妇幼健康卫生监督执法大队二级主任科员;

宋作娟同志晋升为青岛市卫生健康委员会综合监督执法局公共场所卫生监督执法大队二级主任科员。

2022 年 8 月 8 日青卫任〔2022〕27 号,市卫生健康委员会党组 7 月 28 日研究决定:

谭森同志任青岛市卫生健康委员会体制改革处二级主任科员,不再担任青岛市卫生健康委员会卫生应急办公室二级主任科员;

周子豪同志任青岛市卫生健康委员会人口监测与家庭发展处四级主任科员；

赵璐同志任青岛市卫生健康委员会保健办公室四级主任科员；

李想同志任青岛市卫生健康委员会二级主任科员；

张杰、徐畅、张旭同志任青岛市卫生健康委员会四级主任科员。

2022年8月29日青卫任〔2022〕28号，市卫生健康委员会党组8月22日研究决定：

杨超同志任青岛市卫生健康委员会办公室四级主任科员；

邢朝涵同志任青岛市卫生健康委员会财务审计处四级主任科员。

2022年9月21日青卫任〔2022〕29号，市卫生健康委员会党组8月22日研究决定：

徐晓文同志正式任市委重大疾病和传染病（艾滋病）防治工作领导小组办公室综合协调组副组长。

2022年9月21日青卫任〔2022〕30号，市卫生健康委员会党组9月3日研究决定：

付广聚同志主持青岛市计划生育协会机关综合部工作；

苏怡同志任青岛市计划生育协会机关业务部副部长（主持工作），不再担任青岛市卫生健康委员会财务审计处副处长。

2022年11月30日青卫任〔2022〕31号，市卫生健康委员会党组11月21日研究决定：

李慧凤同志不再担任青岛市干部保健服务中心主任。

2022年12月31日青卫任〔2022〕32号，市卫生健康委员会党组12月19日研究决定：

于腾波同志任青岛市市立医院党委委员、书记，院长（试用期一年），青岛市市立医院（集团）总院长；

杨九龙同志不再担任青岛市市立医院党委书记、委员，青岛市第九人民医院党委书记、委员职务，保留原职级待遇；

管军同志不再担任青岛市市立医院党委副书记、委员，院长，青岛市东部医院院长，青岛市第九人民医院党委副书记、委员，院长，青岛市市立医院（集团）总院长职务，保留原职级待遇。

2022年12月31日青卫任〔2022〕33号，市卫生健康委员会党组12月19日研究决定：

邹晓同志不再担任青岛市第六人民医院党委副书记、委员，纪委书记。

2022年度青岛市卫生技术职务资格高级评审委员会高级评审通过人员名单

正高级（409人）

丁建娥	丁翠红	于立刚	于永鹏	于竹芹
于　丽	于宗慧	于钦密	于　艳	于晓燕
于雪梅	于喜蓉	于敬国	于　静	于增照
于德洋	万文静	万修阳	万爱华	马汝平
马春玲	马素霞	马　湘	马　燕	王士忠
王子轩	王正锐	王　宁	王永奎	王刚玉
王伟滨	王红霞	王寿世	王克明	王秀娟
王秀萍	王怀杰	王君平	王叔衡	王泽佳

王宝岩	王春峰	王俊国	王美霞	王炳玲
王炳莲	王　艳	王莉莉	王桂敏	王爱玲
王海峰	王梅蓉	王常鸿	王鸿雁	王淑霞
王道正	王　颖	王新芝	王殿强	王　瑶
王　慧	王　蕾	牛兆霞	牛海青	牛　萍
毛英华	仇淑莉	仇翠霞	方　莉	方瑞峰
尹凤媛	尹　伟	尹桂萍	孔庆暖	古颖春
石法亮	龙日芹	卢英红	卢恕来	卢培东
申作青	田庆霞	田　英	田洪涛	田　涛
田　燕	史　明	史明旭	代守竹	代胜云

仝东霞　宁　锋　邢明青　邢爱云　巩凌燕　　胡家卿　柯家祥　相爱霞　柳晓东　战为平
毕建滨　毕春花　毕春霞　毕崇尧　曲东杰　　郜玉玲　修相成　修晓光　逄明杰　姜长青
曲延云　曲志娜　曲林林　曲京尧　吕明芹　　姜永杰　姜春雷　姜晓蕾　姜祥庆　姜祥智
朱　军　朱红飞　朱继兰　朱敬珍　乔均伟　　费晓棠　费朝霞　袁书亭　袁　帅　袁永春
任丽辉　庄美丽　刘之俊　刘之洋　刘子光　　袁民绍　袁春华　聂颖颖　贾培万　顾国岳
刘凤婷　刘文东　刘　玉　刘玉昌　刘永吉　　柴爱兰　晏万述　徐立明　徐永生　徐　伟
刘亚静　刘　华　刘向清　刘志胜　刘利昌　　徐华东　徐希印　徐金明　徐美玲　徐艳玲
刘伯晨　刘英光　刘　昕　刘忠岭　刘宗英　　徐艳艳　徐　浩　徐　梅　徐雪丽　徐　磊
刘显明　刘高利　刘海飞　刘常秀　刘新华　　高文勇　高祀龙　高　炬　郭大伟　郭发军
刘增义　衣　蕾　闫卫星　关金玲　江安世　　郭秀辉　郭晓慧　郭　涛　郭淑丽　郭淑梅
江志论　汤晓南　安　润　许传波　许洪涛　　郭道瑞　唐丽江　唐都勇　陶　璐　黄　煜
许晓清　孙凤兰　孙　平　孙吉超　孙　刚　　常　红　常健菲　崔江涛　崔　芹　崔　玲
孙旭卫　孙志红　孙秀杰　孙金芳　孙念峰　　矫环庆　梁文华　梁　敏　彭　波　葛淑芹
孙　炜　孙　勇　孙莉莉　孙爱民　孙海英　　葛　蓁　董彩英　董　辉　韩文超　韩佳南
孙培军　孙维凤　孙　越　孙蓉蓉　牟秀华　　韩　萍　韩　萍　韩　博　韩福森　程海玲
纪　冰　纪艳珍　纪德峰　杜振芝　杜翠娴　　路　巍　解思友　窦美芳　褚静萍　臧运花
李井柱　李化会　李玉凤　李玉艳　李玉峰　　管淑贞　翟凤莉　樊明红　滕亚娟　滕　军
李玉蕊　李永军　李发海　李成香　李伟红　　潘金栋　潘洪霞　潘德利　薛永欣　薛成江
李　红　李园美　李国宽　李国菊　李忠华　　薛红丽　薛玲玲　薛　峰　薛银玲　霍明昌
李俊英　李统龙　李　莉　李　莉　李桂臣　　戴世友　鞠　萍　魏仁东　魏本俊
李晓君　李　凌　李　浩　李　彬　李雪飞
李淑秀　李绪忠　李雅馨　李　锐　李　强　　**副高级（1892 人）**
李　蓓　李　颖　杨卫国　杨玉娥　杨忠思
杨依锋　杨绍文　杨雪伟　杨清云　肖向梅　　丁广智　丁　飞　丁元美　丁全菊　丁志强
肖德常　时咏梅　何香芹　余梦超　邹志亭　　丁学海　丁星梅　丁洪花　丁　艳　丁晓燕
邹金标　邹晓艳　邹健红　冷建欣　冷　发　　丁培远　丁　萌　丁焕花　丁焕新　丁　琪
汪　蕾　沈学飞　宋海平　宋　强　宋　蕾　　丁　静　丁　磊　刁玉超　刁建辉　刁晓敏
迟红梅　迟春梅　张丰乐　张文理　张立群　　刁殿琛　乜春艳　于　力　于大群　于广超
张伟红　张仲远　张军华　张　红　张均波　　于　飞　于丰洋　于云云　于少丽　于文霞
张克胜　张丽荣　张苗海　张国晖　张金太　　于东强　于　因　于伟娜　于伟萍　于　华
张　波　张　治　张建斌　张思浩　张振堂　　于安星　于运红　于志颖　于秀娟　于法江
张晔华　张海燕　张　萍　张雪辉　张晨辉　　于波涛　于　宗　于春刚　于春艳　于贻辉
张淑英　张媛媛　张瑞芝　张慧娟　张　磊　　于泉军　于　亮　于　奕　于　洋　于莉莉
陆晓云　阿　爽　陈　军　陈秀华　陈秀珍　　于晓斐　于晓燕　于爱梅　于高杰　于海平
陈作雷　陈明芬　陈　艳　陈　娴　陈铭村　　于海洋　于海涛　于　萍　于　焕　于淑环
陈　斌　邵守峰　范存慧　范　媛　林均武　　于　琳　于惠雯　于　晶　于婷婷　于瑞华
林　玲　林秋菊　尚红梅　尚海凤　季雪莉　　于　鹏　于新亭　于群德　于翠松　于　磊
金大龙　金凤霞　金爱善　周　刚　周宝琴　　于　震　于　蕾　万丽娜　万希伟　万金鹏
周美玲　周　洁　周海鹏　周景想　周　磊　　万春燕　万　梅　万瑞刚　马士良　马文帅
周燕燕　郑连臣　单文红　宗成光　屈铁男　　马文杰　马冉冉　马　民　马吉红　马在启
封会建　赵文玲　赵玉洁　赵东明　赵永生　　马兴媚　马克生　马丽敏　马迎梅　马宏君
赵成军　赵红梅　赵丽梅　赵贤慧　赵海军　　马炳坤　马艳辉　马晓云　马晓业　马海龙
赵雪芬　赵琪琴　赵敦旭　赵　霞　赵　霞　　马　敏　马敏阁　马景云　马　雷　马滢滢
胡玉蕾　胡克清　胡　波　胡　勇　胡晓莺　　马　静　王一功　王夕英　王广文　王广军
　　　　　　　　　　　　　　　　　　　　　王卫涛　王开先　王元非　王元善　王　云

王友君	王少华	王口光	王升华	王丹	王蕾	王璐	王馥旭	王耀霞	王鑫
王凤	王凤梅	王凤霞	王文成	王文华	井夫斐	尤敏	巨红青	牛永菡	牛明明
王文娟	王文彬	王文彩	王方圆	王方铎	牛昱光	牛蕾	毛天森	毛文芳	毛伟芳
王双	王双德	王玉华	王玉军	王玉芳	毛延迪	毛旭颖	毛丽君	毛丽松	毛茂
王玉秀	王玉玲	王玉俊	王玉慧	王巧云	仇永梅	仇吉霞	仇美玲	仇雪艳	仇静
王巧玲	王正山	王世专	王本涛	王龙龙	公文	公丕果	公媛媛	文姝	文鸿雁
王龙花	王占宇	王冬梅	王冬梅	王冬梅	方立铭	方海丽	尹亚童	尹宗艳	尹晓
王立坤	王立艳	王立霞	王宁	王永	尹鹏	尹霞	孔存广	孔祥维	孔鲁
王永欣	王永艳	王永海	王圣秀	王圣洁	孔瑶	孔燕燕	邓翠艳	左一宏	左芳
王吉昕	王亚宁	王亚梅	王光艳	王岁岁	左富山	厉华	厉福芹	石红	石灵绯
王刚	王刚	王刚	王延芝	王华君	石青山	石庚玉	石艳艳	石银菊	平静
王向荣	王会	王兆青	王旭光	王庆华	卢冬梅	卢伟	卢茂玲	卢娜	卢海燕
王庆花	王庆亮	王米胜	王军	王红	卢静	叶芊	叶青松	叶福苹	申红霞
王红	王志	王志芳	王芳	王芳	申苗苗	田文朋	田本超	田苗	田树升
王芳	王甫清	王丽	王丽丽	王丽娜	田洪森	田艳秀	田栽涛	田晓	田晓燕
王丽娟	王丽娟	王丽娟	王秀云	王秀花	田祥燕	田婕	田端亮	由晓颜	史玉彩
王秀娥	王秀霞	王沛	王纯	王纳	史淑平	史璞章	生霞	付小霞	付兆江
王玮	王玮	王茂彩	王苗苗	王松霞	付丽娜	付秀云	付国田	付欣萍	付帮林
王昊	王国华	王国海	王明华	王明明	付珍娅	付超	付静静	代玉龙	代秀
王岩	王凯迪	王岳	王侠	王欣	代晓平	代献科	代静	白世刚	白运来
王欣	王京鹏	王单峰	王炜华	王法红	白易欣	白彦红	白晓燕	丛伟	丛李圆
王泽先	王治梅	王学书	王学振	王学智	丛蓓蓓	冯文	冯亚妮	冯秀云	冯妍
王宗站	王建华	王建忠	王妮	王妮亚	冯艳梅	冯爱菊	冯慧	玄召军	兰红梅
王春杰	王珍	王玲香	王盼盼	王显财	兰春	兰雪梅	兰瑛瑛	宁晓英	司晓东
王昭波	王钦辉	王秋芬	王秋菊	王信信	台元名	匡宇宇	匡丽丽	邢学义	邢彦
王俊萍	王俊璧	王勇	王勇	王勇	邢素霞	邢晓燕	邢涛	巩建梅	朴贞华
王勇	王艳	王艳	王艳丽	王艳艳	毕宝泉	毕春蕾	毕艳梅	毕鹏飞	师惠华
王素花	王素梅	王桂美	王桥	王晓力	曲小璐	曲欣	曲莹璐	曲慧	吕成林
王晓伟	王晓宇	王晓丽	王晓妹	王晓娟	吕进岐	吕秀敏	吕佳	吕建秀	吕振梅
王晓菲	王晓燕	王峰	王倩	王倩	吕晓	吕晓朋	吕敏	吕婧	吕靖
王健	王健	王爱英	王海妮	王海艳	朱文静	朱平平	朱庆丽	朱庆玲	朱志伟
王海静	王海霞	王海霞	王海霞	王家玲	朱丽萍	朱园园	朱科	朱珠	朱晓艳
王宾	王祥翔	王娟	王娟	王骏	朱海燕	朱海燕	朱婷	朱婷婷	乔先达
王培叶	王培翠	王萍萍	王盛楠	王雪	仲云	任万雷	任永丽	任华成	任红
王雪梅	王彩云	王彩虹	王彩艳	王彩霞	任远航	任孝昌	任志国	任志浩	任秀英
王康	王焕娟	王清刚	王清华	王清芳	任金岩	任春荣	任海涛	任蓉	邬红霞
王清泉	王淑娟	王密周	王琴	王琛	庄树菡	庄桂花	庄桂明	庄淑芹	庄媛媛
王超	王博琛	王敬	王强	王媛媛	庄璇	刘一柱	刘丁维	刘小花	刘久美
王媛媛	王媛媛	王婷婷	王瑞中	王瑞红	刘太建	刘巨红	刘中华	刘文华	刘文卿
王瑞芳	王瑞春	王瑜	王雷	王锦	刘方波	刘玉娟	刘世峰	刘东平	刘冬梅
王颖	王新华	王群	王静	王静	刘立军	刘永全	刘永芳	刘永梅	刘召萍
王静远	王静静	王睿	王慧	王慧杰	刘亚军	刘亚雷	刘成涛	刘同运	刘廷兴
王璇	王增伟	王磊	王磊	王震	刘伟	刘传敏	刘仲春	刘旭忠	刘兴
王德军	王德亮	王滕	王毅	王燕	刘红叶	刘红艳	刘红梅	刘志同	刘志林

刘志鸿	刘芸	刘芷佐	刘芳	刘芳	牟阿美	牟凌飞	牟雪梅	纪卫青	纪玉松
刘丽丽	刘丽莉	刘园园	刘启华	刘青青	纪立	纪国华	纪金梅	纪洪艳	纪海玲
刘茂月	刘杰	刘杰	刘尚帮	刘国力	纪新丽	纪福刚	苏大禹	苏小芸	苏华伟
刘国明	刘迪	刘岩慧	刘欣	刘金波	苏丽	苏朋飞	杜伟朋	杜华晟	杜奉荣
刘京生	刘河	刘泳江	刘波	刘泽梅	杜杰	杜珊珊	杜美春	杜海芳	杜娟
刘怡	刘宗江	刘诚聪	刘建功	刘建科	杜崇民	杜淑玲	杜晶晶	李大玲	李小华
刘经纬	刘春芬	刘春英	刘珊珊	刘荣强	李卫红	李云	李友	李少妮	李长红
刘柱	刘奎	刘选成	刘秋霞	刘俊英	李文辉	李玉山	李玉耕	李玉萍	李正
刘彦伟	刘洪飞	刘洪晓	刘艳华	刘素娟	李本强	李本燕	李平	李田兰	李冬
刘振宇	刘振娟	刘莹	刘彧展	刘晓华	李宁	李永德	李吉和	李存业	李成寿
刘晓红	刘晓丽	刘晓波	刘晓莉	刘晓静	李先美	李竹青	李伟	李伟	李伟娜
刘晓燕	刘晓鑫	刘峰亭	刘徐峰	刘爱荣	李延奎	李延翠	李仲菊	李会	李旭梅
刘涛	刘海燕	刘海燕	刘娟	刘培	李如源	李好佳	李红玉	李红辉	李远
刘培培	刘彬	刘雪	刘雪花	刘雪征	李志	李志岩	李志学	李芳	李丽娜
刘雪玲	刘崇欣	刘甜甜	刘敏	刘敏	李利平	李秀梅	李灿	李玮	李坤
刘彩云	刘清	刘婧星	刘维克	刘维琳	李杰	李杰	李杰	李国军	李国栋
刘超	刘晶晶	刘敦胜	刘斌	刘媛	李明美	李明莉	李忠梅	李季	李佳霖
刘瑞华	刘瑞荣	刘勤松	刘鹏	刘鹏林	李金文	李金金	李金玲	李京俊	李学达
刘鹏辉	刘新刚	刘静	刘静	刘静	李建华	李建华	李建梅	李建蕾	李妮
刘锴	刘翠云	刘翠翠	刘磊芝	刘燕妮	李春辉	李珍	李玲玲	李珊	李赵江波
刘霞	齐浩山	齐雪姣	闫志团	闫法金	李威菁	李研芬	李奎	李秋云	李秋杰
闫峰	闫海龙	闫雪彦	闫霞	关振群	李秋菊	李俊垚	李俊新	李美杰	李洋
江伟华	江华	江娜	江晓红	江涛	李娜	李娜	李艳英	李晓华	李晓宇
江海涛	江娟娟	江梅	汤优优	汤海军	李晓燕	李晓燕	李倩	李倩	李爱华
安丰蔚	安丰霞	安贝贝	安明子	安美华	李海健	李海蓉	李娟娟	李培华	李营
安淑琴	许广艳	许义华	许卫强	许宁	李梅	李梅	李梅	李梅	李雪静
许宁	许宁	许红晓	许进升	许国栋	李常宇	李铭龙	李甜甜	李笛	李鸾
许建民	许洪军	许振东	许晓红	许彬	李淑峰	李淑媛	李情情	李婧	李婕
许婧华	那娜	孙乙超	孙九华	孙小华	李琳	李琼	李惠	李斐斐	李斌
孙小健	孙云飞	孙公旭	孙风波	孙凤香	李强	李媛	李婷	李静	李静
孙文娟	孙平	孙永国	孙亚男	孙伟	李静	李瑶	李翠艳	李慧	李慧芳
孙伟	孙伟华	孙伟娅	孙会亭	孙旭杰	李慧杰	李瑾	李燕	李霞	李霞
孙运彩	孙丽苹	孙迎春	孙贤华	孙明月	李馨	杨广华	杨升峰	杨文	杨玉秀
孙明鲁	孙忠惠	孙岩	孙和飞	孙诚	杨帅	杨立伟	杨宁	杨永丽	杨伟鸷
孙建涛	孙绍娜	孙春红	孙春艳	孙玲娜	杨延贤	杨华	杨向瑜	杨旭	杨红欣
孙美凤	孙美贞	孙美玲	孙美秋	孙美琳	杨红娟	杨志云	杨丽玲	杨肖军	杨启伟
孙洪喜	孙艳芳	孙振刚	孙晓云	孙晓丽	杨京华	杨学道	杨玲	杨栋	杨洪彬
孙晓晖	孙晓峰	孙晓辉	孙海英	孙祥恩	杨娜	杨莉莉	杨晓芳	杨晓亭	杨峰
孙娟	孙菲菲	孙萍	孙彬	孙梦竹	杨峰云	杨健	杨海军	杨海朋	杨银荣
孙梦绮	孙彩凤	孙淑红	孙维星	孙琛	杨翊	杨维民	杨晶	杨婷	杨瑞祥
孙超	孙朝红	孙智香	孙智辉	孙善见	杨靖	杨福梅	杨静	杨蕾	邝启爱
孙裕萍	孙媛	孙锡亮	孙静	孙静	连云玲	肖芳	肖喜梅	肖鹏	肖静
孙静远	孙静波	孙翠凤	孙慧	孙慧	时红梅	时爱春	吴小娜	吴天歌	吴本春
孙慧	孙慧	孙磊	孙燕	孙燕	吴迁	吴红梅	吴丽萍	吴秀云	吴林静

吴贤臻	吴金光	吴京嵩	吴学清	吴孟孟	张新丽	张殿春	张殿隆	张静	张静
吴洋	吴桂霞	吴晓冬	吴晓琪	吴婧	张静	张静文	张静芳	张翠	张慧卿
吴楠	吴增杰	吴翩	邱云龙	邱贝贝	张蕊	张磊	张德航	张德磊	张鹤
邱文生	邱若猛	邱林河	邱斐	何伟	张蕾	张蕾	张鑫	陆吉克	陆晓姿
何喜莹	余金艳	谷名晓	谷智明	邹子艳	陆梅	陈大鹏	陈小飞	陈卫	陈云荣
邹文杰	邹丽妍	邹炜	邹晓君	邹晓蕾	陈中杨	陈文文	陈文梅	陈玉平	陈玉华
邹竟飞	况成英	况磊	冷志莲	冷玲	陈可斌	陈东亮	陈冬	陈邦翠	陈刚
冷梅	冷辉芸	冷敦雁	辛江	辛秀霞	陈伟丽	陈全侠	陈安青	陈红	陈红帅
辛沂青	辛苗苗	辛雪琳	汪芳	汪娟	陈丽红	陈丽霞	陈苗	陈英	陈杰
汪娟	汪曙晖	沈国栋	宋云杰	宋月	陈欣欣	陈波	陈治蜀	陈妮娜	陈春
宋丹	宋凤娇	宋文娟	宋文超	宋玉霞	陈相红	陈艳	陈振娟	陈振梅	陈晓丽
宋召海	宋西菊	宋伟	宋传黎	宋红	陈晓英	陈峰	陈倩	陈萌	陈啸
宋红	宋孝辉	宋芸	宋芹	宋芳琳	陈惠霞	陈斐	陈婷	陈鹏	陈颖
宋丽娜	宋丽峰	宋岗	宋秀卫	宋其亮	陈静	陈静	陈德春	陈燕	陈燕
宋明霞	宋咏霞	宋凯辉	宋凯锋	宋金英	陈霞	邵长峰	邵文珊	邵玉霞	邵龙
宋妮娜	宋春平	宋玲玲	宋玲娟	宋修会	邵华明	邵守训	邵明鑫	武星	武莉娜
宋俊颖	宋振华	宋振霞	宋莹莹	宋晓东	武晓东	苗丽红	苗秀红	苗述顺	苗金波
宋晓英	宋晓鹏	宋倩倩	宋倩倩	宋涛	苗妮妮	苗艳	苑成美	范宁	范光文
宋涛	宋海宁	宋海涛	宋继旭	宋梅	范金鑫	范学伟	范美蓉	范雪梅	林玉霞
宋琳琳	宋鲁	宋瑞聪	宋磊	宋德文	林红丽	林丽	林丽丽	林艳	林涛
宋德顺	初铁楠	初德波	迟东德	迟萍	林森	林媛媛	林蕾	尚奎大	尚梦
迟雯雯	迟瑞玲	迟群	迟静	张广慧	尚蕾洁	国琇	罗玮	罗济喜	罗海燕
张丰铎	张云虎	张艺伟	张太娟	张月娟	和鉴	季香花	季福霞	岳英杰	岳璐茜
张文竹	张允旭	张玉	张玉军	张玉芳	金木法	金文刚	金丽燕	金栋栋	金福花
张玉英	张玉荣	张玉燕	张世宇	张可欣	周士英	周大鹏	周广蕊	周长凯	周文静
张东阳	张甲由	张代桥	张冬	张宁	周玉升	周世兵	周可进	周召海	周伟东
张召涛	张亚娜	张西亚	张伟红	张伟娜	周全	周兆廷	周兴鹏	周红梅	周丽娟
张传洲	张向辉	张庆平	张关磊	张宇	周丽萍	周国霞	周岩	周春秀	周美玲
张军	张军	张军萍	张羽	张欢	周娜	周晓	周海清	周萍	周瑞森
张红	张红艳	张红梅	张红滨	张志军	周磊	周霞	庞士伟	庞业光	庞雪莲
张志燕	张丽	张丽	张丽君	张丽峰	郑伟	郑旭	郑冰心	郑芳英	郑迎梅
张园	张秀晏	张秀萍	张迎俊	张辛华	郑萍	郑惠文	郑晶	单晓丽	宗绪山
张宏伟	张青梅	张杰	张明红	张明进	官蕾蕾	郎玉凤	房朋安	房俊娜	房海鹰
张明亮	张学勇	张宗杰	张建芝	张建国	房萌萌	孟向尚	孟志艳	孟林克	孟泉禄
张妮	张绍华	张春明	张春婷	张春燕	孟宪艳	孟雪	孟慧	孟麟	封硕
张珍业	张玲	张玲玲	张俊英	张彦	封彩云	赵一明	赵大鹏	赵文天	赵文霞
张娇	张娜	张娜	张艳	张艳春	赵玉强	赵圣宝	赵同艳	赵延胜	赵冰
张素英	张振华	张振梅	张致远	张晓	赵庆亮	赵丽	赵丽妍	赵希芹	赵玮
张晓梅	张晓燕	张海英	张海杰	张海涛	赵松美	赵国静	赵季隗	赵京德	赵宗毅
张海燕	张萌	张萍	张彬	张梅	赵春丽	赵春燕	赵钧钰	赵娜	赵娜
张敏	张敏	张彩凤	张焕华	张清英	赵耘	赵艳雪	赵晓	赵晓红	赵晓娟
张清梅	张鸿涛	张婧婧	张维开	张维娟	赵爱萍	赵海霞	赵娟	赵梅	赵彩妮
张琪	张琰	张辉	张景利	张敦香	赵猛	赵淑芬	赵婉君	赵婷	赵静
张斌	张瑞华	张瑜	张献忠	张颖颖	赵静	赵燕	赵燕辉	郝少波	郝守艳

郝连玉	郝海燕	郝猫	郝瑶瑶	荆立宝	郭延磊	郭红梅	郭丽丽	郭秀丽	郭秀梅
荆菁	荣山伟	胡乃刚	胡少杰	胡凤仙	郭建叶	郭春玉	郭珊珊	郭洁	郭娜
胡秀芳	胡何英	胡建清	胡建强	胡艳梅	郭常战	郭婷婷	郭照芹	郭磊	郭鑫
胡蒙蒙	柯建玲	相玉香	相红霞	柳云雷	唐百灵	唐兴武	唐坤宏	唐海霞	唐堂
柳江莲	柳河瑶	柳承业	柳春华	战怀兵	唐超	黄飞	黄玉燕	黄立丽	黄永文
战晶晶	战燕	钟玉梅	钟丽	钟蓓蓓	黄伟玲	黄聿明	黄芳	黄林峰	黄贤明
段义水	段玉莹	段妮	段颖	修长顺	黄春艳	黄俊蕾	黄洪君	黄恒	黄蓉蓉
修可鹏	修春蕾	修晓萍	侯云娇	侯军	曹文	曹光岩	曹丽娜	曹杰	曹佳伟
侯钦猛	侯素珍	侯桂青	侯鹏志	侯磊磊	曹辉	曹蕾	戚云	戚林献	盛永梅
律正严	俞东升	俞洵宗	俞鑫	逄丽娟	盛胜	常红梅	常金花	崔云	崔丛丛
逄雪	逄锦涵	逄锦燕	逄翠翠	逄增民	崔永凯	崔庆达	崔红花	崔秀香	崔君平
逄德堂	姜玉环	姜玉瑞	姜玉暇	姜正瑶	崔昕辉	崔金兴	崔艳欣	崔艳雷	崔莹
姜帅	姜吉明	姜芝红	姜伟	姜杰	崔根	崔晓	崔恩东	崔爱俊	崔海英
姜国萍	姜学娜	姜虹	姜洪霞	姜振涛	崔娟娟	崔鸿娟	崔超	崔雁	崔新景
姜桂花	姜晓建	姜晓辉	姜晓燕	姜倩	崔蕾	崔耀金	矫立红	矫岩	矫琰庆
姜海清	姜继欣	姜锐	姜楠	姜翠娟	矫喜峰	康闪	鹿瑞芸	商和振	阎丽华
姜德志	娄佳	宫卉	宫霞	祝伟	梁文娟	梁国刚	梁轶群	梁艳	梁绪霞
祝君峰	姚永新	姚斐	贺庆娟	贺秀艳	梁雁翎	梁晶	宿希	宿婧婧	隋玉平
秦玉蕾	秦军丽	秦媛媛	秦蕾	袁宁	隋秀娟	隋松涛	隋航	隋媛	彭旭波
袁江	袁红艳	袁进涛	袁明圆	袁香平	葛卫宁	葛玉梅	葛吉玉	葛学娟	葛维媛
袁爱华	耿秀丽	耿玲	耿美忠	聂玉娟	葛翠丽	葛翠翠	董文韬	董方	董延广
聂克克	晋晓丽	贾长新	贾文	贾文颖	董军华	董秀春	董英香	董春红	董春利
贾红	贾虹	贾真	夏文毅	夏华	董亮	董美	董振宇	董淑禹	董瑞凤
夏宝华	夏宝芳	夏钦婵	夏美华	夏晓明	董源媛	董德鹏	蒋嫣	韩大莉	韩仁栋
夏琳	夏超一	原晓勇	顾义海	顾晓峰	韩冬伟	韩军强	韩芳	韩丽	韩丽
柴寿金	柴春	柴强	钱峰	倪倍倍	韩丽芳	韩君	韩国章	韩明辉	韩珊珊
徐一溪	徐文婷	徐文静	徐立丽	徐立柱	韩荣昌	韩美丽	韩洪涌	韩娜娜	韩晓兰
徐汉猛	徐亚莉	徐光辉	徐冰	徐丽	韩晓宁	韩晓静	韩智杰	韩斌	韩婷婷
徐丽妃	徐丽艳	徐秀云	徐国豪	徐明秀	韩锡林	韩蔚伟	黑君华	程凤娟	程君
徐宝芳	徐宝鑫	徐宗涛	徐建军	徐织	程显茂	程亮	程晓宇	程晓磊	傅波
徐洪杰	徐洪娇	徐娜娜	徐晓辉	徐倩	焦建化	焦琳	舒晓	鲁强	童磊
徐涛	徐娟	徐雪莲	徐敏华	徐鸿涛	曾庆强	曾超	温燕	禄云波	谢小超
徐淑红	徐淑翠	徐敬芹	徐惠青	徐勤伟	谢宁	谢庆富	谢显功	谢洪波	靳凤彬
徐雷	徐筱晴	徐鹏	徐鹏	徐静	蓝霞	楚妍峰	路云晶	路杰	路洪波
徐静	徐静	徐祺祺	徐燕	徐蕾	锡洪敏	解明华	解秋兰	解维华	解靖敏
徐霞	殷项远	殷敏	凌吉红	栾英智	窦竹云	窦进芳	窦怀乾	窦林	窦朝霞
栾念朋	栾春霞	栾栋梁	栾晓玲	高义显	綦升信	綦立娟	綦光涛	綦鹏	蔡克
高卫华	高元超	高凤霞	高玉丽	高玉晓	蔡晓洁	蔺秀香	臧业峰	臧立群	臧洁
高正文	高立祥	高华	高向慧	高兴华	臧艳平	臧爱华	臧蕾	管晓娟	阚翠翠
高松	高明	高明波	高学强	高春香	谭卫卫	谭林	谭通	禚立梅	禚丽琴
高秋菊	高娜	高晓宾	高耸	高娟	翟丽	翟萍	樊沛进	樊建芬	樊荣
高萌	高萍	高萍	高淑萍	高琳琳	黎东	滕飞	滕伟	潘成霞	潘丽娟
高斌	高瑞梅	高翠	高髻云	高燕	潘秀慧	潘春红	潘荣芳	潘娜	潘峰
高薇	高霞	郭小伟	郭玉娟	郭民艳	潘霞	薛丹	薛东芳	薛红	薛志妮

薛宝玲	薛建东	薛　玲	薛振国	薛　娟
薛　矫	薛　童	薛　慧	薄士荣	霍雅文
戴秀丽	戴伲伲	戴娟娟	鞠海荣	魏见伟

魏文娟	魏现娟	魏　欣	魏俊伶	魏晓岑
魏　唯	魏　霞			

2022 年度青岛市基层卫生技术职务资格高级评审委员会高级评审通过人员名单

正高级(14 人)

王召丽	刘雪辉	许思力	孙彩霞	肖文杰
宋云岩	迟彩君	张方秀	张庆霞	张淑芬
金淑香	赵雪霞	隋树淼	韩登娟	

副高级(55 人)

丁　勇	于瑞梅	马小燕	马培华	王本勤
王龙凤	王秀凤	王晓艳	王彩云	王维红

邓桂华	田　华	曲志宏	刘玉花	刘术春
刘　明	刘宗凯	刘　艳	刘福娟	孙典考
孙建花	孙振香	李　华	李秀芬	李良辉
李洪亮	李祖爱	杨　涛	吴瑞梅	宋晓娜
张玉贞	张　健	张　雪	张淑娜	张　燕
陆叶强	陆钧栋	邵先超	林玉翠	封付胜
赵丽美	赵晓明	赵　燕	郝金凤	施立强
姜　军	姜爱萍	徐秀芳	殷玉芬	栾晟洁
栾　慧	展丽娜	崔连香	董玉荣	强　磊

2022 年全国卫生专业中、初级技术资格考试青岛市合格人员名单

中级(4159 人):

丁子琦	丁艺超	丁月雷	丁　文	丁玉爱
丁玉娥	丁玉森	丁　冉	丁召娜	丁成杰
丁兆东	丁佳丽	丁欣艳	丁金华	丁　怡
丁　姗	丁　妮	丁玲玲	丁顺新	丁　洁
丁洪池	丁　娜	丁　艳	丁艳春	丁晓晓
丁海妮	丁　萍	丁曼曼	丁雅洁	丁　辉
丁　晶	丁鲁鲁	丁　颖	丁　源	丁　慧
丁　毅	丁　霞	卜祥英	刁晓娜	于才艳
于广志	于　卫	于　云	于长沙	于月乔
于月娇	于　凤	于文静	于巧真	于帅帅
于代蕾	于亚男	于亚楠	于伟娜	于　杨
于丽丽	于丽君	于　坚	于　坤	于　杰
于　杰	于　杰	于国庆	于国兴	于佳慧

于欣欣	于显梅	于　科	于俪媛	于俊萍
于　洁	于　洁	于　洋	于　洋	于　洋
于娇丽	于　娜	于　娜	于贺腾	于艳飞
于艳红	于莉莉	于　莹	于党波	于晓云
于晓云	于晓芬	于晓彤	于晓波	于晓峰
于晓琳	于晓燕	于晓燕	于　峰	于　峰
于　准	于海英	于　娟	于雪君	于甜甜
于彩云	于彩红	于望舒	于　琰	于　超
于雯慧	于　晴	于媛媛	于媛媛	于婷婷
于婷婷	于婷婷	于婷婷	于　静	于静静
于蔚蔚	于潇丽	于　慧	于德尚	于　燕
于　蕾	于　蕾	于　璐	于　霞	于　瀚
于　耀	万乐文	万伟娟	万　珏	万相全
万盼盼	万　娜	万倩倩	万雯雯	万静静
万　鹤	万　璐	山昊正	门亚男	门建华

门春燕	马小兰	马小丽	马山娟	马飞燕	王学丽	王宗潇	王建华	王建波	王建霞
马云梅	马丹丹	马文玉	马文宇	马文红	王孟子	王孟东	王春红	王春莲	王春影
马文翠	马文燕	马方方	马玉	马汉成	王珍	王珍	王珍妮	王珍珍	王玲
马西顺	马先艳	马传武	马冲	马运跃	王玲玲	王珊	王珊	王珊	王珊珊
马丽娜	马丽娜	马昕	马岩	马佳	王珊珊	王荣玉	王盼盼	王昱静	王贵平
马金龙	马建飞	马春晓	马贵玲	马俊然	王虹	王秋枫	王重枚	王保剑	王俊
马美丽	马济	马恒慧	马娜	马盈盈	王俊	王俊	王俊凤	王俊伟	王胜男
马晓宁	马晓晴	马晓燕	马晓燕	马晓霞	王胜蓝	王亮杰	王彦苏	王美	王美
马高群	马海兰	马海艳	马海燕	马继娟	王前民	王总梅	王洁	王洁	王洪芳
马珺	马萌	马雪蕾	马跃腾	马淑梅	王洋	王冠英	王姝琨	王娇	王娇
马超	马景芹	马婷婷	马瑞华	马楚楚	王娇娇	王姣	王娜	王娜	王娜娜
马鹏	马靖雯	马滢滢	马静	马静	王娜娜	王勇	王勇	王勇	王艳
王一雷	王九元	王九龙	王大帅	王大妮	王艳	王艳	王艳芳	王艳坤	王艳枝
王万青	王小帆	王小杰	王凡荣	王卫	王艳艳	王艳梅	王艳敏	王素平	王素珍
王天昱	王天琪	王云	王云	王云	王振	王莹	王真真	王桂美	王桢
王艺霖	王贝贝	王仁栋	王月	王月新	王晓	王晓	王晓	王晓艺	王晓凤
王丹	王丹	王丹	王丹丹	王丹丹	王晓宁	王晓庆	王晓宇	王晓军	王晓丽
王丹丹	王凤琦	王文	王文钦	王文娴	王晓彤	王晓妮	王晓春	王晓娜	王晓艳
王文婷	王文静	王文豪	王文霄	王方	王晓莉	王晓晓	王晓晖	王晓倩	王晓倩
王允姣	王玉	王玉	王玉平	王玉阳	王晓娟	王晓菲	王晓萌	王晓晨	王晓敏
王玉红	王玉娇	王玉峰	王玉婵	王玉琳	王晓琳	王晓辉	王晓婷	王晓煦	王晓静
王巧巧	王巧玲	王世叶	王东旭	王东起	王晓慧	王晓慧	王晓慧	王晓黎	王晓蕾
王占勇	王田田	王丛丛	王乐	王冬华	王晔	王峰	王圆媛	王钰	王倩
王汉香	王宁	王宁	王宁	王永杰	王倩	王倩	王倩	王倩倩	王倩倩
王永颂	王永斌	王亚飞	王亚如	王亚丽	王倩倩	王徐妍	王爱东	王爱琳	王涛
王亚男	王亚男	王亚妮	王亚萍	王有花	王海龙	王海军	王海娃	王海燕	王海燕
王成明	王成健	王光雨	王光辉	王帆	王润稼	王悦	王祯宝	王祯祯	王勐
王竹琼	王伟	王伟	王伟东	王伟伟	王娟	王娟	王娟娟	王理飞	王捷
王伟芹	王传兰	王向荣	王兆秀	王兆娟	王萍	王萍	王萍	王萍萍	王彬
王冲	王冲	王冲	王冰	王庆	王彬	王彬	王盛渊	王雪	王雪
王庆辉	王庆源	王宇	王宇	王安琪	王雪华	王雪妮	王雪洁	王雪莲	王雪莲
王安雁	王安然	王欢	王红	王红红	王雪莹	王雪康	王雪婷	王晨	王晗
王进	王运芳	王孝飞	王志欣	王志欣	王晗	王跃	王甜华	王甜甜	王敏
王芳	王芳	王芳	王芳芳	王芳玲	王彩芳	王彩艳	王堃	王焕	王添
王严严	王杉珊	王李李	王杨	王丽	王淇	王淑芹	王淑梅	王绪琳	王巢圣
王丽	王丽朋	王丽娜	王丽娜	王丽雯	王琪	王琳	王琳	王琦	王琨
王丽颖	王丽燕	王连嘉	王园园	王秀丽	王琨	王越	王越	王超	王超
王秀丽	王秀梅	王沙沙	王宏	王启超	王超	王博	王博	王喜梅	王惠玲
王君凤	王阿衡	王青青	王玥	王玥	王雯雯	王雅芸	王雅彬	王雅琳	王雅斐
王茂伟	王英英	王英浩	王英楠	王杭	王雅楠	王斐	王斐彦	王晶晶	王程诚
王雨晗	王国秀	王国瑞	王昕凝	王明刚	王舜良	王翔	王愉飞	王富华	王谦
王明竹	王凯	王知泉	王佳	王佳	王媛	王媛媛	王媛媛	王媛媛	王婷
王佳玉	王佳丽	王佳佳	王佳佳	王佳佳	王婷婷	王瑞	王瑞昕	王瑞雪	王瑞缨
王佳祥	王侃宏	王金萍	王金薇	王泽华	王蓉	王蓉蓉	王楠	王楠楠	王雷静

王雷燕　王锦玲　王腾　王颖　王靖　史嘉蕊　生卫平　付小云　付广明　付之超
王靖　王新一　王新艳　王新起　王新钰　付双　付成菲　付红　付纪永　付志新
王歆雪　王煜　王慎成　王福刚　王群　付丽丽　付凯　付豪　代一佳　代小倩
王殿栋　王静　王静　王静　王静　代文君　代玉婷　代兰兰　代弟　代沨
王静　王静　王静　王静　王静　代若霖　代宗辉　代俊俊　代艳芬　代晓艳
王旑　王潇　王翠　王翠　王翠娇　代雪双　代婷婷　白力分　白妍　白晨怡
王慧　王慧　王慧　王慧云　王慧凤　白蕾　丛小飞　丛珊珊　印兆明　包卫东
王慧敏　王增辉　王聪兴　王磊　王德兴　包木素　包晓磊　冯飞　冯艺　冯文亚
王德赛　王澈　王燕　王燕　王燕　冯双双　冯玉娇　冯巧荣　冯立军　冯立宗
王燕飞　王蕾　王蕾　王薇薇　王赞　冯丽平　冯丽君　冯秀英　冯枫　冯怡
王璐　王璐　王璐　王璐璐　王璐璐　冯珍　冯茹荔　冯娜　冯婧舒　冯琴丽
王霞　王霞　王馨　王馨　王馨　冯敬一　玄焕勋　兰一蕾　兰天浩　兰亚良
王露香　王鑑萌　王鑫　亓国宝　亓晓菁　兰宝岩　兰晓冬　兰蓝　汉晴　宁桂新
井华　井彩虹　韦倩　韦懿　历建伟　宁淑艳　宁雅璐　司马萍　司华路　司嘉
尤艳　尤晓莉　车少路　车亚洲　车冰　边洪琳　台元秋　台晓丽　台祥青　匡绍勇
车玲艳　车俊毅　车璐璐　牛巧　牛肖　匡晓丽　匡晓敏　邢宇佳　邢红艳　邢其棋
牛余超　牛国粹　牛真真　牛晓慧　牛梦　邢金鑫　邢宝娟　邢倩倩　邢涛　邢菲
牛静　毛亚男　毛居正　毛娜娜　毛峰　邢雅丽　邢蓬蕊　吉秋霞　吉晓莉　巩迎雪
毛崇丹　毛敏　毛雯　仇丛丛　仇现晴　巩娜　巩跃跃　巩慧燃　朴东奎　朴美子
仇晓晨　仇晓燕　仇甜甜　仇斐然　仇义　成文超　毕向明　毕明君　毕经秀　毕秋晶
仉海燕　仉娟　仉霞　公吉朋　卞松涛　毕泉泉　毕瑞新　毕新阳　毕瑶　毕慧
卞春晖　文树萌　方文豪　方立竹　方立钊　师帅　曲元元　曲仁龙　曲文君　曲文静
方丽娜　方丽燕　方美金　方彩云　方辉　曲成洁　曲先朋　曲兆帅　曲安娜　曲杉
尹伊娜　尹利祥　尹迪　尹凯祥　尹佳　曲丽娇　曲丽娜　曲金凤　曲秋健　曲美玲
尹泽平　尹春岚　尹虹鑫　尹晓妮　尹崇艳　曲娜　曲艳　曲晓菲　曲倩　曲彬彬
尹淑红　尹婷婷　尹瑞华　尹翠玉　尹燕芹　曲淑先　曲雅慧　曲程程　曲歌　曲赛赛
尹馨爽　孔凡芳　孔双双　孔令凯　孔丽娜　曲蕾　吕卫卫　吕艺　吕文平　吕文成
孔玲玲　孔倩倩　孔祥云　孔祥娇　孔祥猛　吕文静　吕尼尼　吕仲冠　吕军　吕杨
孔猛　孔晴晴　孔瑾瑾　孔繁慧　邓文平　吕丽宁　吕丽娜　吕秀芹　吕苗苗　吕述静
邓文华　邓林　邓建美　邓贺　邓海燕　吕昊燃　吕金蔚　吕怿民　吕春谕　吕亭慧
邓菲　邓雪娟　邓楠　邓聪聪　艾希辉　吕炳科　吕艳　吕桂红　吕晓洁　吕晓梦
艾陈涵　艾金民　左旭林　左纯子　左艳芳　吕海夏　吕彩霞　吕渐峰　吕超　吕婷婷
左奥　石光　石伟丽　石宇平　石丽艳　吕翠竹　吕翠翠　吕磊娜　吕鑫　朱凤
石丽娟　石星　石晓艺　石康康　东维玲　朱文慧　朱孔华　朱双双　朱玉杰　朱平平
卢丽娜　卢凯　卢艳　卢海霞　卢婕　朱叶　朱亚男　朱存乐　朱成凤　朱光群
卢婷婷　帅文迪　叶文静　叶佳丽　叶春晖　朱先杰　朱红玉　朱孝坤　朱志刚　朱芙蓉
叶荃　叶栋　申玉婷　申菲菲　申新　朱丽莎　朱纯　朱凯丽　朱凯丽　朱佳妮
田平平　田汉侠　田光雷　田红丽　田芙荣　朱欣欣　朱孟宁　朱珊珊　朱荣坤　朱俊玮
田园　田苗　田雨霖　田茹锦　田艳丽　朱俊霞　朱炳霞　朱洁　朱艳　朱莉
田海燕　田敏　田琪　田晴　田强　朱晓风　朱晓华　朱晓辉　朱晓晴　朱容容
田婷婷　田勤英　田静　田禧　田璐　朱萌　朱淑庆　朱琳　朱琳　朱晴
田霜　由莉萍　由晓萌　史长艳　史可伟　朱晶晶　朱意超　朱磊　乔云华　乔玉灵
史志诚　史丽丽　史丽娜　史秀京　史晓伟　乔东　乔西伟　乔阳　乔芳芳　乔炜真
史倩倩　史海涛　史琳　史博　史颖轩　乔显萍　乔虹　乔娜　乔蕾　延皓

仲 敏	仲维兰	仲跻园	仲翠翠	仲臻臻	刘爱玲	刘 涛	刘 涛	刘 涛	刘海玉
任亚平	任成强	任 帆	任 伟	任秀珍	刘海燕	刘海霞	刘家宇	刘 娟	刘 萌
任 妍	任宪琳	任艳梅	任晓菲	任倩倩	刘 菊	刘萍萍	刘 彬	刘梦元	刘梦泽
任继业	任菲菲	任 雪	任 睿	任德霞	刘梦琴	刘梦雯	刘 梅	刘 梅	刘梅琳
任 璐	伦知晓	华凤凤	华平平	华秀丽	刘爽爽	刘 雪	刘雪杰	刘雪岩	刘雪妮
华婷婷	华 暖	后银银	庄欠秀	庄佩佩	刘雪锋	刘 晨	刘晨翔	刘 野	刘甜甜
庄金玲	庄 娜	庄绪宁	庄绪雨	庄琨鹏	刘甜甜	刘 敏	刘敏慧	刘彩莲	刘 康
庄新华	庄福涛	刘一鸣	刘小东	刘小艳	刘 康	刘淑慧	刘 婧	刘 婕	刘 琳
刘子萌	刘 飞	刘飞飞	刘飞飞	刘飞洋	刘 琦	刘 琼	刘 琰	刘 琛	刘琛琛
刘元华	刘 艺	刘艺琨	刘长青	刘风兰	刘越萌	刘 超	刘 博	刘 董	刘 森
刘丹丹	刘凤霞	刘 文	刘文文	刘文宁	刘雅飞	刘雅文	刘雅澜	刘 晶	刘景盼
刘文军	刘文君	刘文洁	刘文静	刘文潇	刘智伦	刘善善	刘普文	刘 婷	刘 婷
刘文霞	刘心航	刘 双	刘双双	刘双录	刘婷丽	刘瑞春	刘瑞梦	刘蒙娇	刘蒙蒙
刘 玉	刘 玉	刘玉桃	刘玉爽	刘玉燕	刘 鹏	刘鹏飞	刘腾飞	刘 颖	刘 溪
刘玉霞	刘巧梦	刘世涛	刘世强	刘东岳	刘媛妮	刘 静	刘 静	刘 静	刘静如
刘申芳	刘冬乐	刘立娜	刘 兰	刘永玉	刘静静	刘 瑶	刘瑶瑶	刘嘉琪	刘管萍
刘永娟	刘永磊	刘 民	刘召萍	刘亚飞	刘翠翠	刘 慧	刘慧敏	刘慧清	刘增利
刘亚平	刘亚楠	刘成飞	刘成菊	刘廷廷	刘 聪	刘 磊	刘颜颜	刘 燕	刘 燕
刘传鹏	刘华秀	刘会英	刘旭臣	刘兴俊	刘蕾蕾	刘 璐	刘璐璐	刘 霞	刘 霞
刘 宇	刘守华	刘好钟	刘 欢	刘进前	刘 露	刘 鑫	刘鑫颖	齐 云	齐庆东
刘志芳	刘志晔	刘 芸	刘芮宁	刘 芳	齐 芳	齐胜男	衣 静	闫丰娜	闫 艺
刘 芳	刘 丽	刘 丽	刘丽云	刘丽华	闫文文	闫玉兰	闫 欢	闫春美	闫柏霖
刘丽娜	刘丽娟	刘丽慧	刘利利	刘利娟	闫 顺	闫俐莉	闫 阁	闫炳霖	闫振震
刘秀峰	刘佐莹	刘伯芳	刘希龙	刘纯纯	闫 萌	闫晶鑫	闫 锦	闫雍钦	闫聪聪
刘 玮	刘 青	刘 苗	刘苗苗	刘松龄	闫 磊	闫 霄	闯 罗	关莹莹	米 燕
刘 杰	刘 雨	刘 奇	刘国香	刘昌乐	江 巧	江 田	江佳佳	江佩佩	江泽宇
刘 畅	刘 昕	刘明伟	刘明兴	刘明姣	江 茜	江 茜	江 南	江 娜	江 艳
刘忠蕾	刘凯丽	刘 佳	刘 佳	刘 佳	江 振	江晓兰	江晓惠	江 峰	江 健
刘佳慧	刘 佩	刘欣欣	刘京鲁	刘泽中	江娟娟	江彩林	江瑛瑛	江朝凤	江 阔
刘泽华	刘泽宝	刘治云	刘治海	刘怡心	江毓敏	江蕾娜	池俊芳	汤尚尚	汤淑敏
刘学雷	刘宗梅	刘建莉	刘孟延	刘姗姗	安丽萍	安丽婕	安怡斐	安 娜	安莉莉
刘春华	刘春红	刘春邑	刘春晓	刘珍珍	安 惠	安道剑	祁一凡	祁晓敏	祁媛媛
刘 珊	刘茜茜	刘柯彤	刘树苗	刘轶凡	许子玲	许开慧	许文梅	许玉萍	许冬雪
刘 盼	刘盼盼	刘盼盼	刘 星	刘虹利	许光丽	许秀梅	许 青	许 杰	许孟花
刘虹桥	刘 顺	刘俊传	刘俊杰	刘剑桥	许 艳	许桂红	许晓周	许钰梅	许倩文
刘彦君	刘炳玉	刘炳霞	刘炼双	刘 洁	许梦白	许梦迪	许 梅	许雪玲	许紫雯
刘 洋	刘 娇	刘 娜	刘 艳	刘 艳	许粤明	许鹏菊	许 静	许德荣	孙乃林
刘艳艳	刘艳菲	刘 振	刘 莹	刘 真	孙小梦	孙小琪	孙小博	孙广红	孙云磊
刘桂波	刘桂宾	刘配佩	刘 夏	刘夏清	孙云霞	孙艺娟	孙少苹	孙仁礼	孙文丽
刘晓云	刘晓丹	刘晓宁	刘晓丽	刘晓丽	孙文茜	孙允龙	孙双全	孙书辉	孙 玉
刘晓利	刘晓彤	刘晓妍	刘晓青	刘晓玲	孙玉娇	孙玉鹏	孙正鹏	孙世龙	孙丕亮
刘晓谊	刘晓菲	刘晓梅	刘晓梅	刘晓辉	孙 平	孙田田	孙冉日	孙印萍	孙 宁
刘晓蕊	刘晓燕	刘晓燕	刘晓露	刘 晔	孙 宁	孙 玎	孙 亚	孙亚南	孙亚莉
刘 倩	刘倩玉	刘倩倩	刘倍佳	刘爱忠	孙亚惠	孙亚楠	孙同温	孙延美	孙兆磊

孙冲	孙江丽	孙宇峰	孙阳磊	孙孝龙	李玉玲	李玉玲	李玉洁	李玉姣	李玉峰
孙孝芬	孙丽凤	孙丽丽	孙丽丽	孙丽英	李龙	李龙辉	李东川	李帅	李帅坤
孙连永	孙连花	孙利华	孙秀丹	孙秀涛	李冉	李丛丛	李宁	李宁月	李宁宁
孙作强	孙君艳	孙玮	孙青红	孙苗苗	李永成	李永环	李吉峰	李亚男	李亚娜
孙枫岚	孙枫林	孙杰	孙雨萌	孙卓琼	李亚梦	李西宁	李伟	李伟	李伟平
孙佳玉	孙佳莹	孙佳琳	孙佳婷	孙佳慧	李伟晨	李华	李会泽	李旭涛	李冰
孙佳磊	孙欣欣	孙金全	孙炜炜	孙建秀	李冰	李冰	李冰倩	李庆海	李宇
孙建明	孙孟慧	孙妮妮	孙始超	孙绍娜	李守娜	李军	李欢	李欢	李欢欢
孙绍铭	孙经超	孙玲	孙珊	孙珊珊	李红玉	李红红	李红福	李孝东	李志远
孙显飞	孙虹	孙科森	孙洁	孙姚	李志敏	李杨	李杨	李杨杨	李丽
孙娜	孙艳艳	孙艳艳	孙艳菲	孙艳梅	李丽丽	李丽美	李辰	李肖蓉	李园园
孙艳蕾	孙振	孙荻芳	孙莹	孙晓云	李秀	李秀红	李秀珍	李兵	李何欢
孙晓岩	孙晓娜	孙晓萌	孙晓辉	孙晓儒	李彤	李彤辉	李言鹏	李沛馨	李沙沙
孙倩聪	孙健	孙航	孙爱俭	孙高杰	李汶瑞	李启龙	李陆阳	李玮	李坤泰
孙海波	孙海峰	孙海燕	孙海燕	孙悦	李茂林	李苗	李英	李林亚	李林盛
孙宵倩	孙祥敏	孙娟	孙娟娟	孙娟娟	李松雪	李杰	李贤玉	李尚彦	李昊
孙培霞	孙菲	孙梦回	孙梦菲	孙雪	李昊艳	李国辉	李国强	李明	李明
孙雪安	孙雪莲	孙雪瑞	孙甜蜜	孙敏	李明	李明	李明义	李明明	李明娟
孙彩云	孙彩霞	孙清利	孙淑萍	孙密	李明慧	李忠学	李岭霞	李佳	李佳明
孙婉秋	孙维	孙维娟	孙琪	孙琪	李佳佳	李佳佳	李佳欣	李佳美	李佳睿
孙琳	孙琳琳	孙越	孙超	孙超群	李佩	李欣	李欣	李欣欣	李欣朋
孙朝阳	孙雅梦	孙辉	孙晶华	孙晶花	李金	李炎	李治洲	李宗怡	李宗遥
孙晶晶	孙鲁亚	孙鲁敏	孙翔	孙强	李建平	李建华	李建青	李建斌	李绍芹
孙媛媛	孙婷	孙瑞月	孙瑞芳	孙瑞聪	李春正	李春生	李珂	李玲	李玲
孙筱璇	孙腾	孙靖沅	孙福梅	孙静	李玲	李玲玉	李珊珊	李珊珊	李珊珊
孙瑶	孙榕雪	孙裴裴	孙聪	孙磊	李茹	李南	李树田	李厚攀	李晓玉
孙燕滨	孙燕燕	孙蕾	孙蕾蕾	孙蕾蕾	李钦伟	李秋凤	李秋怡	李修霞	李俭超
孙璐璐	孙麒	孙鑫	孙鑫鑫	牟丹丹	李禹彤	李俊	李俊侠	李俊婕	李胜男
牟丛	牟园园	牟艳	牟慧杰	纪云龙	李胜男	李胜男	李彦坤	李彦杰	李洁琼
纪玉雪	纪宁宁	纪明明	纪妮娅	纪桂峰	李洁琼	李洪亚	李洪亮	李洪垒	李宪法
纪晓朋	纪晓雯	纪婷婷	纪澄华	芦彦玉	李姝蓁	李娇	李娇娇	李娜	李娜
苏中豪	苏本月	苏宁	苏志磊	苏君	李娜	李娜	李娜	李娜	李娜
苏俊	苏娜	苏哲	苏莎莎	苏赛男	李娜娜	李娜娜	李盈	李勇	李艳芬
杜凤琳	杜文娟	杜立遥	杜亚男	杜亚辉	李艳洁	李素欣	李素真	李素霞	李振东
杜延艳	杜兴业	杜园园	杜青	杜若珊	李振秀	李振鲁	李哲	李换换	李莹
杜雨晴	杜欣	杜金香	杜洪彩	杜娜	李真	李晓	李晓云	李晓云	李晓彤
杜晓庆	杜倩	杜倩	杜悦	杜菲	李晓杰	李晓明	李晓艳	李晓峰	李晓晨
杜硕	杜雪	杜敏	杜新新	杜福琼	李晓涵	李晓琳	李晓慧	李晓燕	李晓霞
杜潇	杜慧焕	杜蕾	李一凡	李一笑	李晓霞	李圆圆	李钿钿	李倩	李倩文
李大略	李小令	李小芳	李凡	李子良	李健	李健	李唐	李海菲	李海燕
李子涵	李飞	李丰丰	李天姿	李元元	李浚	李祥云	李娟	李娟	李培帅
李云皎	李丹	李丹丹	李丹丹	李凤梅	李培银	李培德	李菁	李萌	李萌
李凤霞	李文文	李文君	李文杰	李文举	李萍	李乾	李梦妮	李梦婉	李梦瑾
李方超	李双玲	李玉凤	李玉兰	李玉杰	李梅敏	李硕	李爽	李雪	李雪华

李雪佳	李雪菲	李雪梅	李雪燕	李 铮	吴 娇	吴晓君	吴晓艳	吴晓晨	吴晓婷
李甜甜	李甜甜	李甜甜	李 敏	李 敏	吴 健	吴雪丽	吴雪梅	吴 琪	吴琳霞
李 敏	李彩霞	李 涵	李婵婵	李琪琪	吴 琦	吴 越	吴 翔	吴蒙蒙	吴磊华
李 琦	李 琰	李 超	李博兴	李棒棒	别桂敏	邱云飞	邱 华	邱若猛	邱 欣
李 惠	李惠云	李惠娟	李惠萍	李 雯	邱 娟	何飞飞	何 可	何建卫	何春妮
李雯雯	李雯雯	李 辉	李 晶	李 锋	何晓丽	何 骏	何程志	何鹏飞	何滟溃
李智慧	李程程	李 斌	李 斌	李竣蕾	佟晓峰	位南南	位晓莉	余文娟	余伟伟
李 禄	李 媛	李 婷	李 楠	李照坤	余海峰	谷元本	谷艳花	狄长燕	邹红梅
李 鹏	李 鹏	李 颖	李颖颖	李 靖	邹汶龙	邹佳辰	邹泽华	邹南南	邹雪青
李静杰	李静静	李静瑶	李静慧	李 赫	邹康康	邹 璐	况立业	况 燕	冷文秀
李 端	李 赛	李赛赛	李翠艳	李翠翠	冷姗姗	冷晓杰	冷晓菲	冷鲁佳	冷楠楠
李 慧	李 慧	李 慧	李慧明	李 璇	冷 翠	冷霄云	冷璐璐	辛月鹏	辛文东
李聪聪	李蕊欣	李 磊	李 黎	李德鹏	辛世晓	辛冬冬	辛立珊	辛 宁	辛华伟
李 燕	李 燕	李 燕	李 燕	李燕超	辛言明	辛君君	辛建坤	辛珊珊	辛要慧
李霜燕	李 霞	李耀辉	李鑫鑫	杨上巍	辛 雪	辛蓓蓓	辛 静	辛 蕊	汪 芳
杨小艳	杨小慧	杨 丹	杨丹丹	杨丹丹	汪孟真	汪 茜	汪 芴	沙敏玉	沙静静
杨文婷	杨方正	杨玉芳	杨永群	杨 帆	沈亚文	沈 娜	沈 莉	沈倩倩	沈 露
杨廷敏	杨竹心	杨伟伟	杨传印	杨会敏	宋之娟	宋云龙	宋 戈	宋丹丹	宋丹丹
杨壮壮	杨均兰	杨志昆	杨芸华	杨 杨	宋文芳	宋双双	宋正超	宋 田	宋 冉
杨 丽	杨丽丽	杨丽莎	杨丽萍	杨连柱	宋立玲	宋 伟	宋伟伟	宋兆圆	宋 欢
杨肖肖	杨 利	杨利平	杨秀仙	杨秀秀	宋 丽	宋丽娜	宋玮玮	宋坤鹏	宋其芬
杨 杰	杨 杰	杨 杰	杨佳蕊	杨金香	宋茂茂	宋苗苗	宋林芝	宋 杰	宋佳鑫
杨泽曦	杨宝霞	杨建英	杨春玲	杨春燕	宋 欣	宋欣波	宋荣荣	宋洪明	宋 洋
杨珊珊	杨茹菲	杨 柳	杨柳青	杨美俊	宋 姣	宋 艳	宋艳君	宋艳梅	宋桂松
杨 洁	杨 洋	杨 娜	杨艳艳	杨桂青	宋晓爱	宋晓萌	宋晓燕	宋海旭	宋润祺
杨 晓	杨 晓	杨 晓	杨晓红	杨晓丽	宋 娟	宋 娟	宋 培	宋鸾鸾	宋淑梅
杨晓杰	杨晓晓	杨 鸾	杨 峰	杨海艳	宋 琳	宋 辉	宋瑞雪	宋 鹏	宋福顺
杨 萍	杨 萍	杨 敏	杨 敏	杨 敏	宋静静	宋 睿	宋燕郡	宋 蕾	宋霏霏
杨彩霞	杨 涪	杨 琳	杨朝丽	杨 雯	宋 璐	宋 璐	宋露露	初 慧	迟 凤
杨雯茹	杨斐清	杨 辉	杨 晶	杨 婷	迟文迪	迟巧琳	迟光远	迟 昊	迟美娟
杨婷婷	杨颖杰	杨福润	杨 静	杨静新	迟洪辉	迟晓华	迟晓辉	迟倩倩	迟海燕
杨 慧	杨增鑫	杨 燕	杨 霞	杨 霞	迟菲菲	迟雯静	张大伟	张小娟	张广鑫
杨 霞	连 欢	连 婧	轩 君	肖二龙	张子轩	张子玲	张习娟	张云云	张云霞
肖 飞	肖 臣	肖伟伟	肖 华	肖连迪	张长凯	张 月	张 月	张凤娇	张文文
肖 杰	肖 佩	肖诗慧	肖珍珍	肖 星	张文丽	张文青	张文彦	张文娜	张文晓
肖思颖	肖晓杰	肖凌霄	肖萌萌	肖 菡	张文娟	张方辉	张书虎	张玉芝	张玉钰
肖 雪	肖常红	肖 超	肖 超	肖 寒	张玉涛	张玉娟	张玉梅	张正振	张 龙
肖颖朴	肖 翼	时凡凡	时会会	时金栗	张 冉	张乐乐	张立建	张立强	张 宁
时金霞	时洪文	时钰莹	吴书帆	吴玉秀	张 宁	张 宁	张永宏	张永迪	张永建
吴玉娟	吴龙龙	吴同超	吴华林	吴 红	张司敏	张亚男	张亚楠	张亚楠	张亚楠
吴红艳	吴 丽	吴丽华	吴 彤	吴阿敏	张 帆	张 帆	张廷龙	张 伟	张伟华
吴若男	吴卓珲	吴明升	吴明晖	吴 欣	张伟强	张传悦	张传腾	张向南	张全兵
吴金程	吴孟潞	吴绍东	吴春艳	吴相桥	张旭升	张 庆	张 宇	张 宇	张宇辰
吴显鹏	吴俊燕	吴彦彦	吴洪敏	吴 宪	张 军	张 阳	张 如	张如宏	张如垫

张 红	张红梅	张 驰	张 驰	张志军	张瑞芳	张瑞娟	张 瑜	张勤勤	张蓓蓓
张志磊	张 芬	张严文	张 杨	张 丽	张蓉芳	张 暖	张照龙	张锡征	张 鹏
张 丽	张 丽	张丽丽	张丽英	张丽玲	张 新	张新丽	张意南	张煜道	张 群
张丽辉	张丽霞	张利平	张秀莉	张秀静	张 静	张 静	张 静	张 静	张静静
张希尧	张含笑	张 宏	张 宏	张阿娟	张静静	张静静	张静静	张嘉璠	张 霁
张邵婕	张 纲	张 玮	张 青	张青青	张箫天	张翠惠	张翠霞	张 慧	张慧娟
张苗苗	张英智	张 林	张 杰	张雨晴	张慧琳	张 瑾	张 璇	张 蕴	张 磊
张 郁	张 奇	张转霞	张国龙	张 畅	张 磊	张 影	张德亮	张 毅	张 鹤
张 昕	张明秀	张 迪	张 迪	张忠欣	张 蕾	张 蕾	张 蕾	张 薛	张 璐
张咏梅	张 凯	张凯萍	张佳佳	张佳佳	张 璐	张馥麟	张馨午	张 懿	张 鑫
张佳佳	张佳楠	张佩佩	张 欣	张欣欣	张 鑫	陆 华	陆丽莎	陆勇璋	陆润泽
张金平	张金华	张金玲	张朋坌	张 波	陆 雷	陈 云	陈云峰	陈贝贝	陈文佳
张 泽	张宝峰	张诗萌	张 祎	张建朋	陈文彬	陈文静	陈双琴	陈东旭	陈东涛
张建彬	张 姗	张 姗	张姗姗	张绍君	陈吉彬	陈亚男	陈亚倩	陈光月	陈 伟
张春伟	张春晓	张春辉	张春霞	张 珂	陈军影	陈红妮	陈丽丽	陈丽娜	陈丽娜
张珍珍	张 珊	张 珊	张珊珊	张荣慧	陈灿辉	陈 玮	陈玫瑰	陈茂华	陈茂丽
张南南	张南楠	张树森	张盼飞	张盼盼	陈明红	陈佩燕	陈 诚	陈 珊	陈 革
张贵芝	张衍玉	张胜龙	张胜男	张彦梅	陈战阅	陈姿宇	陈娜娜	陈艳飞	陈艳杰
张炳艳	张 洁	张 洁	张 洁	张洪娟	陈晓阳	陈晓坤	陈晓雨	陈晓依	陈晓翠
张冠一	张 娇	张娇娇	张 姣	张 娜	陈晓璇	陈笑语	陈健辉	陈 浩	陈海宁
张 娜	张 娜	张 娜	张 娜	张艳蕾	陈海霞	陈培洁	陈 梦	陈 梦	陈 梅
张 珣	张振勇	张振梅	张振静	张 莉	陈 雪	陈 晨	陈 晨	陈 跃	陈清涓
张 莉	张 荷	张莎莎	张莎莎	张 莹	陈密密	陈 琳	陈琳琳	陈朝霞	陈 雯
张 真	张真真	张桂燕	张 晓	张 晓	陈奥龙	陈 婷	陈 婷	陈蓉蓉	陈暖暖
张晓乐	张晓伟	张晓红	张晓丽	张晓迪	陈颖超	陈 静	陈 静	陈翠翠	陈 聪
张晓迪	张晓茹	张晓娜	张晓梅	张晓敏	陈德红	陈蕾蕾	陈 儒	邵田田	邵伟杰
张晓辉	张晓楠	张晓磊	张晓露	张 钰	邵传锋	邵延琳	邵志伟	邵丽民	邵姝娣
张笑笑	张 倩	张 倩	张 倩	张 倩	邵艳艳	邵晓琼	邵 雪	邵琳琳	邵 琨
张 倩	张倩妮	张倩倩	张 健	张爱玲	邵 婷	邵 璐	武 一	武付强	武亚婷
张离军	张 涛	张海卫	张海丹	张海妹	武声震	武 芳	武丽华	武 青	武佳茵
张家宁	张家玮	张 娟	张 娟	张 娟	武 慧	苗文君	苗宁宁	苗佳佳	苗晓艳
张娟娟	张继涛	张珺婷	张培华	张培培	苗彩凤	苗 蕾	荀文娜	荀珊珊	荀炳爱
张基甜	张 萌	张 萌	张菊红	张梦园	荀晓慧	苑召娜	苑庆芳	范云翔	范方志
张梦玮	张梦阁	张梦醒	张梅魁	张 雪	范 刚	范伟冉	范延龙	范延玮	范红梅
张 雪	张 雪	张雪飞	张雪敏	张 晨	范丽萍	范海强	范 晨	范 琳	范 静
张晨旭	张甜甜	张 敏	张 彩	张彩云	范嘉欣	林丰英	林 玉	林世银	林 帅
张清宇	张 涵	张 婧	张婧菲	张婧婧	林志君	林 丽	林 玮	林泽慧	林 茜
张 琳	张 琳	张 琳	张 琨	张琰清	林树杰	林祖裕	林娜娜	林 艳	林 莎
张越男	张 超	张 超	张喜景	张敬怡	林桂花	林高阳	林海燕	林雪亮	林 超
张雯雯	张雯雯	张雅坤	张雅秋	张雅洁	林喜丰	林雅琪	贤 华	尚庆娟	尚宏伟
张 辉	张 晶	张 晶	张 晶	张晶晶	尚晓莹	尚晓晨	尚菲菲	尚 瑶	戾晓晨
张晶晶	张 峻	张 锋	张 锐	张智华	国书帅	国伟杰	国华智	国 虹	呼志宵
张智梦	张程程	张鲁叶	张 斌	张道荣	罗万宇	罗玉婷	罗晓青	罗 娟	季亚清
张媛媛	张 婷	张 婷	张 婷	张婷婷	季晓彤	季 梦	岳 林	岳宝霞	岳 娜

金小青	金丹凤	金 凤	金玉玮	金立荣	赵 晖	赵圆圆	赵 倩	赵 航	赵凌玉
金 地	金 彤	金灵薇	金国圣	金 佩	赵凌玉	赵海红	赵海玲	赵海静	赵 悦
金玲祎	金 亮	金 梦	金 蕾	周大伟	赵祥祥	赵 娟	赵 菁	赵梦雪	赵 爽
周少峰	周升光	周升好	周文芝	周文婷	赵 雪	赵 雪	赵雪梅	赵崇允	赵 甜
周 玉	周巧峰	周加波	周亚东	周 伟	赵 敏	赵 鸽	赵 焕	赵焕升	赵婉淞
周 伟	周 华	周兆全	周兆亮	周 安	赵琳琳	赵 琦	赵 越	赵超群	赵彭彭
周 杨	周丽莉	周丽萍	周丽雯	周启鑫	赵雅明	赵翘楚	赵 晶	赵瑞连	赵 鹏
周 武	周 坤	周雨萍	周国英	周明玉	赵 鹏	赵 鹏	赵新彦	赵 静	赵 静
周明艳	周 佳	周金金	周建国	周 姗	赵 静	赵 静	赵 静	赵 赫	赵 慧
周 革	周 茜	周昭红	周俊燕	周衍秋	赵慧霞	赵璀珩	赵 磊	赵 磊	赵磊杰
周洋洋	周 勇	周 艳	周艳红	周换换	赵 赞	赵 璐	赵璐璐	赵 霞	赵 霞
周晓英	周晓娜	周 健	周爱英	周栾玉	郝秀锋	郝纯萃	郝苑子	郝林涛	郝洪翠
周海英	周海翔	周海群	周海静	周 萌	郝甜甜	荆丹杨	荆玉斐	荆凯凯	荆欣欣
周 萍	周 雪	周雪慧	周 敏	周淑娟	荆 俐	荆彦凤	荆海莹	荆 潇	苟晓丽
周涵霄	周 晶	周鹏宇	周 颖	周 静	胡凡英	胡子玉	胡文帅	胡文君	胡文艳
周 静	周静涛	周静静	周韶楠	周慧芳	胡文翠	胡冬雪	胡永蕾	胡成媛	胡华华
周 瑾	周 霞	周 鑫	郇颜志	庞海洋	胡江婷	胡昌灿	胡欣杰	胡欣楠	胡金涛
庞雪婷	郑丹丹	郑文文	郑龙波	郑亚倩	胡春媛	胡娜娜	胡振秋	胡晓倩	胡雪莲
郑成然	郑成蕾	郑兆红	郑秀龙	郑秀丽	胡逸非	胡喜立	胡蒙蒙	胡新新	胡 滨
郑良亮	郑 佳	郑 妮	郑 栋	郑思梦	茹 铭	相明好	相 欣	相 雪	柳 旭
郑 娜	郑 峰	郑 雪	郑 博	郑 睿	柳 娟	柳婷婷	柳静静	柳 稳	柳 燕
郑 璇	单冬梅	单体茹	单晨静	法恭平	柳 霞	战元红	战文婧	战 冰	战勇霖
法晓坤	法雪飞	法 源	宗 朋	宗 娜	战斐斐	钟文成	钟 政	钟 原	钟晓航
官丙杰	官丕财	郎连群	房士芳	房文俊	钟锐鑫	钟蓓蓓	种丽强	段孝楠	段希庆
房 芳	房春华	房春燕	房珈慧	房 鑫	段法伟	段春艳	段 茜	段振慧	段晓晓
孟 凡	孟凡震	孟庆凯	孟 丽	孟 丽	段倩倩	段继升	段 雪	段善杰	段 婷
孟丽君	孟丽娜	孟 岩	孟 凯	孟宪论	段德良	修竹丽	修德健	信 娟	禹 雪
孟 娜	孟爱青	孟祥珍	孟祥钰	孟祥娟	侯艺伟	侯玉娟	侯丝文	侯丽雯	侯岐超
孟祥媛	孟 翠	孟 慧	孟繁竹	贯 丽	侯利萍	侯言言	侯佳欣	侯 欣	侯政瑶
封伟涛	封青利	封明霞	封佳臻	封 海	侯娜娜	侯贺健	侯晓敏	侯晓慧	侯 雪
封燕飞	封璐琦	赵一强	赵大勇	赵 弋	侯 越	侯燕妮	俞凤霞	俞博华	俞静琳
赵子茹	赵子强	赵 丹	赵丹丹	赵文苑	逄凤凤	逄成凤	逄丽华	逄莎莎	逄晓桐
赵文超	赵文婕	赵 玉	赵玉洁	赵 巧	逄 涛	逄海波	逄海玲	逄梦伟	逄雪岩
赵帅军	赵立明	赵宁霞	赵 成	赵 伟	逄雪洁	逄淑云	逄淑娴	逄淑婷	逄雅楠
赵 会	赵旭芳	赵旭艳	赵庆凯	赵庆娇	逄锦妍	逄锦翠	逄 霞	逄 麟	施 好
赵江宁	赵守霞	赵红霞	赵志成	赵志伟	施 喆	姜于乔	姜山山	姜飞宇	姜天生
赵 芳	赵 丽	赵丽平	赵丽茉	赵丽欣	姜艺文	姜丹妮	姜文蕾	姜龙如	姜田青
赵丽莉	赵宏斐	赵启彧	赵君红	赵改云	姜兰芳	姜亚利	姜如月	姜红岩	姜志慧
赵英秀	赵枫琳	赵 虎	赵明明	赵明鑫	姜苏珊	姜 秀	姜秀秀	姜 彤	姜彤彤
赵 凯	赵凯丽	赵金成	赵金碧	赵春娜	姜林艳	姜明辉	姜朋朋	姜建营	姜 妮
赵 柳	赵树展	赵盼盼	赵显杰	赵钟辉	姜绍玉	姜 珊	姜 珊	姜珊娜	姜盼盼
赵俊怡	赵胜超	赵 亮	赵洪梅	赵 洋	姜修杰	姜胜男	姜 彦	姜洋洋	姜 娜
赵莉莉	赵 莹	赵晓玉	赵晓龙	赵晓东	姜 娜	姜艳芳	姜艳艳	姜莹莹	姜校颖
赵晓庆	赵晓范	赵晓峰	赵晓清	赵晓婷	姜晓凤	姜晓艳	姜晓晗	姜晓雯	姜晓楠

姜晓蕊	姜晓燕	姜 海	姜萌萌	姜 雪	徐 缓	徐静文	徐静静	徐 瑶	徐瑶瑶
姜雪玲	姜雪莲	姜 晨	姜银燕	姜 敏	徐翠萍	徐 慧	徐德光	徐 毅	徐燕飞
姜 超	姜朝霞	姜 晶	姜晶晶	姜婷婷	徐燕蓉	徐 璐	殷玉秀	殷玉彦	殷茂鹏
姜瑞娇	姜鉴洪	姜 鹏	姜鹏玲	姜腾飞	殷 杰	殷昭亮	殷衍磊	殷晓童	殷祥鹏
姜 静	姜 燕	姜 蕾	娄 阳	宫小焱	殷 瑜	殷慧敏	栾华玮	栾红光	栾英俊
宫 乐	宫宁宁	宫成磊	宫阳阳	宫若晨	栾春平	栾蕙蕙	高小惠	高广艺	高 飞
宫英杰	宫莲莲	宫琳惠	宫 雯	宫 慧	高天丰	高云飞	高丹丹	高 文	高文龙
神绪礼	祝 伟	祝雯霞	姚卫英	姚可忻	高文佳	高文静	高玉磊	高 帅	高帅帅
姚亚赛	姚丽萍	姚明凯	姚 珍	姚荣荣	高 乐	高 宁	高永帅	高永亮	高亚南
姚桂林	姚晓楠	姚 琳	姚慧萍	姚 蕾	高光绪	高仲淳	高华阳	高华丽	高向晖
贺 迎	贺倩倩	贺 超	骆晓萍	秦囡囡	高会芳	高 旭	高旭芬	高 阳	高 红
秦兴伟	秦丽凤	秦青青	秦 虹	秦思梦	高志燕	高 丽	高 丽	高 丽	高丽萍
秦俊峰	秦晓彤	秦峰梅	秦笑笑	秦培燕	高呈飞	高 松	高雨薇	高雨薇	高 佳
秦雪萍	秦铭泽	秦 琴	秦 毅	敖德巴拉	高欣悦	高 金	高泗辉	高绍绍	高春燕
袁云竹	袁 凤	袁立勇	袁华财	袁 行	高 珊	高荣建	高思喜	高彦萃	高 洁
袁庆玲	袁秀秀	袁明月	袁佳欣	袁俊俊	高 洋	高恺婕	高 娜	高 艳	高艳丽
袁莎莎	袁晓雯	袁 倩	袁效良	袁 鸿	高晓川	高晓庆	高晓璟	高 晖	高 峰
袁鸿梅	袁皓珠	袁新萍	袁 馨	都兴隆	高圆圆	高 钰	高钰淘	高 竞	高海博
都晓帆	耿大璇	耿小璇	耿学睿	耿晓东	高海慧	高悦倩	高 娟	高萍萍	高 雪
耿晓建	耿 雪	耿鲁光	耿蔚灏	聂百智	高 雪	高 雪	高雪艳	高铭兴	高铭志
聂宗龙	桂 桥	贾广香	贾丹丹	贾会利	高甜甜	高淑惠	高绪梅	高绪鑫	高琛宇
贾茂霞	贾岢卿	贾玲玲	贾树立	贾俊英	高雅雯	高 辉	高 晶	高晶晶	高 焱
贾彦美	贾 唤	贾 萌	贾 雪	贾瑞颖	高蓓蓓	高 源	高 静	高 静	高 慧
贾 慧	贾耀辉	夏一函	夏丹珠	夏红云	高 聪	高 燕	高橦予	高 霞	高穗穗
夏 丽	夏 青	夏 迪	夏晓梅	夏晓静	郭小丽	郭友朋	郭文选	郭 玉	郭玉楠
夏培粉	夏 菁	夏楠楠	原子英	原 瑛	郭永平	郭 扬	郭 伟	郭 华	郭 丽
顾珊珊	顾璐超	柴 芳	柴 丽	柴秀慧	郭启敏	郭 枫	郭昌涛	郭忠义	郭 欣
柴青川	柴晓慧	柴雪洁	柴清华	柴靖靖	郭 欣	郭金兰	郭泓滟	郭春燕	郭秋红
党 沛	钱虎峰	钱 莉	钱 磊	倪 伟	郭信华	郭 娇	郭 娜	郭娜娜	郭 晓
倪晓龙	徐才棋	徐毛毛	徐 双	徐玉昕	郭晓东	郭晓东	郭晓珊	郭晓琳	郭祥宇
徐玉洁	徐巧丽	徐 平	徐立燕	徐 扬	郭 娟	郭焕然	郭 婧	郭 琛	郭戟辉
徐伟芝	徐伟华	徐伟佳	徐伟宗	徐华凤	郭雅琪	郭 静	郭翠玲	郭 聪	郭 薇
徐华昌	徐华晓	徐 庆	徐欢欢	徐寿松	席召燕	席召霞	唐一新	唐田田	唐丽丽
徐 进	徐 丽	徐希雅	徐坤坤	徐林林	唐春香	唐 俭	唐晓艳	唐晓颖	唐笑笑
徐林雨	徐 昆	徐 畅	徐明明	徐佳鑫	唐梦妮	唐 敏	唐 媛	唐 楠	唐 楠
徐佩佩	徐依强	徐泽瑜	徐建伟	徐春莉	唐潇竹	唐 慧	展宝健	展 朔	陶子龙
徐 品	徐修真	徐 俊	徐畑子	徐 洋	陶文文	陶法田	陶艳艳	陶晓龙	陶晓宁
徐 娜	徐 艳	徐莹莹	徐 晓	徐晓龙	陶 然	姬广伟	姬生超	姬晓旦	桑 姝
徐晓华	徐晓玮	徐晓波	徐晓波	徐晓辉	桑 晶	焉 妮	黄义玲	黄 平	黄永杰
徐晓燕	徐钰雯	徐倩倩	徐 涛	徐 浩	黄丽羽	黄丽霞	黄国娟	黄朋朋	黄性善
徐海燕	徐菁霞	徐菲菲	徐 萍	徐 萍	黄柳柳	黄树杰	黄 美	黄美玲	黄 娇
徐 梅	徐 爽	徐 雪	徐雪梅	徐婉君	黄 盈	黄艳丽	黄 莹	黄晓梦	黄海霞
徐 维	徐琨琨	徐 超	徐雅洁	徐 辉	黄 娟	黄 梅	黄彩娜	黄 婕	黄新锋
徐 辉	徐 然	徐富萍	徐婷婷	徐婷婷	黄 慧	黄 薇	黄鑫宇	梅兴起	梅明莲

梅瑞	曹亚静	曹先礼	曹军娜	曹丽	韩美玲	韩美雪	韩洪燕	韩娜	韩晓林
曹丽萍	曹丽颖	曹君扬	曹现省	曹欣欣	韩晓春	韩晓倩	韩晓梅	韩倩	韩浩
曹春晖	曹春燕	曹洁	曹艳艳	曹晓东	韩祯	韩菲	韩萌萌	韩雪	韩敏
曹悦花	曹悦悦	曹萍	曹梦雨	曹琳	韩超	韩雯菲	韩程程	韩翔	韩婷
曹雅梦	曹婷婷	曹福英	曹潇文	曹慧慧	韩婷婷	韩登科	韩源	韩滨	韩曙光
曹蕾	曹镱川	戚龙凤	龚汉妃	盛一菲	韩露	惠雅梦	秸雨馨	程世青	程龙
盛亚楠	盛洪竹	盛晓丽	盛骏	盛皎月	程冬冬	程英春	程春玲	程春歌	程荣荣
常肖	常园园	常杰	常凯敏	常佳佳	程显贵	程俊	程艳	程桂颖	程萌
常堃	常裕鑫	常璐	常鑫	崔飞燕	程雪芝	程敏	程超	程森	程翠平
崔艺伟	崔丹	崔丹华	崔文静	崔玉婷	程曦	傅杨雪	傅惠敏	傅静	焦亚男
崔宁宁	崔华	崔旭涛	崔芸芸	崔丽	焦迎	焦阿妮	焦坤	焦杰	焦媛媛
崔丽娜	崔丽萍	崔连波	崔沙沙	崔青磊	焦颖	鲁元元	鲁春辉	鲁海山	鲁楠楠
崔英	崔金伟	崔妮娜	崔珂芳	崔俊敏	曾小妹	曾丽	曾建信	曾玲	曾健
崔娈燕	崔美艳	崔洁	崔洋洋	崔艳	曾露	温裕惠	温慧莉	游录倩	谢文华
崔振泉	崔莹春	崔晓红	崔晓林	崔晓晶	谢兴旺	谢秀霞	谢爽	谢嘉琳	谢翠翠
崔倩	崔爱珍	崔海	崔悦	崔菲菲	蓝健	蓝臻	蒲建乐	楚丙慧	楚伟杰
崔雪	崔绯绯	崔雅琳	崔晶	崔晶	楚春	楚秋君	楚洪亮	甄文利	甄海业
崔晶晶	崔舜	崔婷婷	崔楠	崔翠	甄雪	甄媛媛	雷芳	雷学茹	路文清
崔蕊	崔霞	崔鑫	银爱青	矫欣欣	路佩	路洁	路瑶	鲍山	鲍艳鸽
矫培培	矫蕙	康传琐	康慧	康慧敏	解汝雪	解丽萍	解雨婷	解玲玲	解洁
商玉娟	商梓彦	阎伟	阎志程	阎作真	解洁	解桂清	解晓青	解琳琳	廉鹏
盖金燕	盖萌	粘文君	梁允霞	梁玉	靖学锋	窦芳	窦晓菲	窦倩	窦媛媛
梁玉媛	梁世杰	梁红	梁纪云	梁芳琴	窦鹏	窦颖	褚入臻	褚广庆	褚亚敏
梁育聪	梁莹	梁晓君	梁晓晗	梁倩倩	褚备	褚晓春	褚强	褚福行	褚慧
梁新萍	梁鹤	梁鎏明	梁馨月	梁鑫龙	赫伶俐	綦奕颖	綦振亮	綦晓梅	蔡叶
寇克剑	隋丽丽	隋炎炎	隋婧	隋婷婷	蔡佳良	蔡晓红	蔡菊	蔺荣丽	蔺雅静
隋静	续凯	彭万峰	彭予苏	彭亚楠	蔺翠	臧日静	臧凯凯	臧珂宁	臧雪丹
彭丽媛	彭启荣	彭彦红	彭洋	彭笑笑	臧雪芹	臧崇娟	臧朝霞	臧蓉蓉	臧新奥
彭瑞锦	彭翠	葛双煜	葛丽丽	葛南	裴园园	裴莹	管西超	管丽萍	管君
葛星辰	葛海蝶	葛娟	葛超	葛瑞芬	管英超	管泽芳	管振华	管晓璇	管晨阳
董天娇	董丹丹	董玉华	董玉娜	董乐童	管崇梅	管琪	管婷	管翠	管慧娟
董宁	董西凤	董延芳	董安华	董芳	管鑫	雒荣飞	廖家艳	谭小翠	谭文胜
董丽	董丽丽	董岚	董良然	董佳	谭巧文	谭周林	谭玲玉	谭婧	翟西花
董佩佩	董波	董洁	董洪静	董洋	翟国丽	翟彩芬	熊希芳	樊娜娜	樊艳平
董娜	董娜	董艳	董晓坤	董晓梅	樊雷	滕玉姣	滕乐琳	滕晓雨	滕晶晶
董晓慧	董竞	董海秀	董彬	董雪	滕舒慧	颜廷梅	颜秀红	颜征	颜艳艳
董雯雯	董晶晶	董静	董翠梅	董慧	潘月帅	潘文英	潘芝仪	潘竹开	潘丽丽
蒋文彬	蒋华	蒋宏博	蒋宗霖	蒋诗羽	潘尚	潘明晶	潘金鹏	潘珊	潘俊
蒋春花	蒋莹	蒋莹	蒋晨	韩飞飞	潘美静	潘洁	潘振瑞	潘晓	潘晓娜
韩丹丹	韩凤龙	韩文倩	韩文超	韩文婷	潘常春	潘超	潘颖超	潘嘉伟	潘慧
韩文静	韩双蔚	韩东冰	韩亚伟	韩亚男	燕超	薛丹	薛丹丹	薛玉巧	薛亚庆
韩旭	韩冰	韩丽莎	韩玫君	韩坤	薛亚萌	薛臣	薛欢	薛丽双	薛丽娜
韩英	韩杰	韩迪	韩欣	韩金辉	薛杰	薛诚	薛春蕾	薛荣华	薛美超
韩净菲	韩春萍	韩俊	韩俊俊	韩亮	薛洋	薛娇	薛娜	薛娜	薛晓

薛晓飞　薛晓菲　薛　倩　薛　梅　薛清凯　　王亚倩　王亚楠　王　伟　王　伟　王伟伟
薛淑一　薛淑月　薛维静　薛　超　薛超群　　王延芬　王　华　王自路　王全胜　王兆国
薛博心　薛　辉　薛　瑜　薛　雷　薛　腾　　王　冲　王　兴　王　宇　王宇晴　王安娜
薛　群　薛　翠　薛　燕　薛　霜　薛　霞　　王红蕾　王　志　王志芹　王李娜　王丽丽
薛鑫鑫　薄其凯　薄海静　霍　秀　霍雨佳　　王丽丽　王丽敏　王秀川　王秀冬　王秀秀
冀玉洁　冀肖廷　穆　青　戴云燕　戴文英　　王希杰　王　彤　王启风　王　纳　王　玮
戴玉秋　戴林霞　戴晓惠　戴海玲　戴露婵　　王　玥　王　玥　王　玥　王　坤　王茂雪
鞠　坤　鞠萃萍　鞠　婧　魏元臻　魏玉翠　　王　林　王雨莎　王国倩　王昕梓　王明珊
魏玉璟　魏世纪　魏丽丽　魏建霞　魏珍珠　　王明超　王旻霖　王凯月　王凯丽　王　佳
魏秋月　魏洪杰　魏晓楠　魏菲菲　魏菲菲　　王佳祺　王宝玉　王宝仪　王官谊　王承建
魏常猛　魏　琼　魏雅洁　魏　强　魏婷婷　　王春艳　王　珂　王珊珊　王　茜　王茜文
魏新秀　魏慧慧　魏　鑫　瞿　阳　　　　　　王茜茜　王荟艳　王荣荣　王昱欣　王　虹
　　　　　　　　　　　　　　　　　　　　　王　品　王俊鹏　王胜乙　王胜楠　王洪然

初级(师)(2454人)：

丁伟青　丁苇航　丁　杨　丁丽丽　丁丽晖　　王艳艳　王　哲　王　莉　王　莹　王　莹
丁　昊　丁昌琪　丁　铄　丁　笑　丁　萍　　王　莹　王莹莹　王莹莹　王　格　王晓飞
丁　晨　丁　敏　丁彩霞　丁　琦　丁颖慧　　王晓玉　王晓丽　王晓彤　王晓亮　王晓姣
卜　彤　刁旖旎　于小千　于小晴　于千程　　王晓倩　王晓娟　王晓涵　王晓琳　王晓惠
于文飞　于文浩　于双志　于　平　于亚楠　　王晓婷　王晓楠　王晓滕　王晓燕　王晓蕾
于旭阳　于如意　于丽杰　于丽静　于秀品　　王晓薇　王　峰　王圆圆　王　倩　王　倩
于林也　于　凯　于佼君　于欣颖　于金萍　　王　倩　王　倩　王倩倩　王倩倩　王　颂
于　波　于　波　于　怡　于建芝　于孟菲　　王浩宇　王浩男　王海涛　王　悦　王　悦
于珊珊　于珊珊　于星文　于　顺　于美玲　　王悦鑫　王　娟　王菲菲　王菲菲　王萌萌
于　洁　于洪洋　于晓菲　于晓燕　于倩倩　　王　萍　王萍萍　王梦玥　王梦琦　王梓怡
于海航　于海鹏　于菲菲　于盛斐　于银萍　　王　硕　王　硕　王　雪　王　雪　王　雪
于清清　于淑玲　于　琦　于　腾　于　错　　王　雪　王　雪　王雪娟　王雪萍　王雪霞
于翠英　于　慧　于　慧　于　慧　于澎声　　王　晨　王　铭　王铭鑫　王　敏　王彩荣
于　璠　于　璐　于馥萍　万　娜　万　娟　　王彩虹　王　康　王　涵　王涵乐　王　婧
万聪聪　山　泉　马中真　马文志　马文轩　　王婧茹　王琴琴　王　琪　王　瑛　王　琳
马文杰　马文琪　马玉洁　马　田　马　宁　　王　琳　王琳元　王琳琳　王琳琳　王　琼
马汝玉　马兴辉　马克慧　马佳宁　马建超　　王琛世　王　喆　王　萱　王　惠　王雅丽
马轶臻　马贵雨　马钧元　马真真　马晓菲　　王雅洁　王雅琴　王　辉　王景瑞　王　皓
马　健　马　悦　马梦银　马　雪　马　超　　王舒娴　王港华　王裕康　王媛媛　王　婷
马　超　马雅萍　马程程　马影影　马德鹏　　王　婷　王　婷　王　婷　王　婷　王　婷
马　鑫　王一清　王上上　王小丹　王小彤　　王婷婷　王婷婷　王婷婷　王瑞玥　王瑞杰
王卫华　王子璇　王　飞　王飞燕　王云晶　　王瑞玲　王　瑜　王　蓉　王　蓉　王　楠
王艺璇　王艺燕　王友龙　王中梅　王贝贝　　王　楠　王　鹏　王　靖　王煊欣　王福欣
王　月　王　月　王月华　王　丹　王　丹　　王　静　王　瑶　王翠玲　王　慧　王　慧
王　丹　王丹丹　王　凤　王文文　王文文　　王　慧　王　慧　王德欢　王德娟　王　燕
王文乐　王文洪　王文静　王文燕　王　方　　王　燕　王　蕾　王　赟　王璐瑶　王　霞
王玉玉　王玉洁　王玉莲　王玉霞　王巧丽　　王藤臻　王　瀚　王馨宁　王耀群　王　露
王正双　王　卉　王业荻　王归来　王仙军　　王　鑫　王鑫宇　王鑫萍　亓文静　井绪冉
王乐乐　王乐萍　王冬梅　王　立　王立源　　韦鹏飞　云晓姿　尤芳芳　尤晓楚　车文慧
王　兰　王永惠　王圣骍　王亚青　王亚玲　　车巧宁　车志伟　车君妍　车紫荆　巨馨萍

牛娅伦	毛旭凯	毛李岩	毛凯月	毛春静	任静静	华　欢	华艳晓	华雅琴	向　敏
毛淑宁	仇浩宇	仇慧鑫	卞亚男	方立莉	庄绍奉	庄　晓	庄　慧	刘一融	刘一凝
方伟欣	方珂洁	方　洁	方彩霞	户蕊蕊	刘上上	刘小静	刘小翠	刘川瑞	刘子钰
尹亚磊	尹国荣	尹居昊	尹　妮	尹美玲	刘子情	刘开凤	刘元武	刘　云	刘贝贝
尹　倩	尹浩伟	尹梦凡	尹　婕	尹豪晨	刘　文	刘文平	刘文君	刘文欣	刘文彬
孔欣欣	孔　玲	孔德凤	孔　鑫	邓荣荣	刘　双	刘　双	刘　玉	刘玉玉	刘正云
邓　喆	艾亚男	艾欣儒	艾　莲	艾　慧	刘世澎	刘帅寿	刘田园	刘仙花	刘汉文
左红蕾	厉彦芳	厉晓倩	石凤梅	石亚梦	刘　宁	刘　扬	刘亚娜	刘亚萍	刘　帆
石芳彬	石英杰	石雨彤	石俊星	石　彬	刘　伟	刘　伟	刘传奇	刘旭阳	刘旭红
石　晶	石鹏欣	龙思云	龙　倩	龙悦悦	刘　冰	刘　阳	刘　阳	刘　欢	刘　红
卢太康	卢玉倩	卢玉娥	卢启霞	卢　青	刘芸含	刘芮嘉	刘芬芬	刘　芳	刘芳芳
卢俊谚	卢　娜	卢　婧	叶　欢	申淑婷	刘　杨	刘丽华	刘丽丽	刘　秀	刘妍君
田玉寅	田伊珊	田佳璇	田诗雨	田　娇	刘　青	刘　青	刘　杰	刘雨阳	刘国贞
田　涛	田雅琴	田　新	史小梨	史召帅	刘　昕	刘　明	刘明双	刘典君	刘凯华
史彤彤	史汶平	史陈磊	史春盈	史俊杰	刘　佳	刘　佳	刘佳伟	刘佳宇	刘佳琪
史晓萌	史海磊	史培勤	史萌萍	史雪萍	刘　欣	刘金凤	刘　炜	刘宝英	刘宝锋
史嘉容	生洪超	生海陆	付文超	付效静	刘建新	刘姗姗	刘春凤	刘春束	刘珍妮
付润文	付媛媛	付　锦	付嘉靓	代一萍	刘柯漩	刘昱辰	刘　昭	刘顺梅	刘　俐
代　飞	代　风	代盼盼	代　颖	白宇君	刘俊言	刘俊卓	刘美玉	刘炳娟	刘　洁
白　科	丛心缘	丛红滋	丛　笑	丛梦雨	刘　洁	刘　洋	刘恺祺	刘冠缨	刘祖林
丛　雪	丛　瑞	丛　瑶	冯达海	冯姗姗	刘娇娇	刘姣姣	刘　娜	刘　娜	刘　娜
冯春晓	冯　娣	兰进辰	兰佳佳	兰妮娜	刘　娜	刘艳红	刘振辉	刘莎莎	刘　真
兰修武	兰晓彤	兰雅如	宁　秦	宁　超	刘桂馨	刘晓文	刘晓伟	刘晓旭	刘晓丽
宁雅梦	司金鹏	边君梅	台晓晓	匡　怡	刘晓丽	刘晓彤	刘晓玲	刘晓秋	刘晓洁
匡晓彤	邢红玉	邢爱霞	邢雪梅	邢晨晨	刘晓莹	刘晓晖	刘晓倩	刘晓菲	刘晓晨
邢甜甜	邢瀚文	巩晓静	巩家奇	权锦梅	刘晓婷	刘晓靖	刘晓燕	刘恩恩	刘　钰
毕　凡	毕笑菲	毕健帅	毕　雪	曲　玥	刘　笑	刘笑利	刘笑笑	刘　倩	刘　爱
曲泽新	曲莉静	曲　钰	曲　悦	曲　雪	刘爱香	刘爱婷	刘海涛	刘海涛	刘海娣
曲雅琳	曲瑶瑶	曲聪聪	吕小凤	吕文杰	刘　娟	刘　娟	刘娟娟	刘菁菁	刘　菲
吕文娟	吕文静	吕玉杰	吕亚军	吕　青	刘　萍	刘梦雯	刘　雪	刘　雪	刘　雪
吕欣菊	吕泽平	吕盼盼	吕俊琳	吕美娜	刘雪凤	刘铖铖	刘　敏	刘　敏	刘彩云
吕洪华	吕莲云	吕晓晓	吕晓萌	吕　娟	刘彩云	刘清娴	刘淑娟	刘　琦	刘　超
吕　娟	吕菁妍	吕　萍	吕梦宇	吕梦雪	刘　超	刘博雅	刘敬花	刘　朝	刘雅文
吕雅茹	吕　程	吕嘉昊	吕　薇	朱广杉	刘雅梦	刘雅慧	刘紫阳	刘　辉	刘晶晶
朱文华	朱玉玲	朱东美	朱礼清	朱红双	刘舜舜	刘鲁黔	刘　斌	刘焱铭	刘　媛
朱丽霞	朱明清	朱春艳	朱珂馨	朱　玲	刘媛媛	刘　婷	刘婷婷	刘瑞雪	刘　颖
朱　玲	朱映竹	朱昱昕	朱俊婷	朱昶羽	刘新田	刘瑶瑶	刘嘉囡	刘嘉勋	刘　赛
朱晓玉	朱晓萌	朱晓靖	朱卿锐	朱　萌	刘　璇	刘　璇	刘　聪	刘澄君	刘　蕾
朱　敏	朱淑超	朱　媛	朱媛媛	朱嘉琳	刘　蕾	刘燃铂	刘　璐	刘　璐	刘　璐
朱　慧	朱　璐	乔　巧	乔海迪	乔　媛	刘　霞	刘　露	刘　鑫	刘　鑫	齐百芹
乔路茜	乔筱涵	伍雪艳	伏兆霞	延云峰	齐晴晴	衣敏瑞	闫玉兰	闫玉芹	闫亚丽
仲美娜	仲　慧	任　帆	任丽君	任国朋	闫　昭	闫洪梅	闫婷婷	闫熙恩	闫　慧
任国琛	任　勇	任晓向	任晓丽	任晓彤	关媤雅	米士丽	米　娟	江飞飞	江永青
任晓赞	任高飞	任海玲	任淑君	任　超	江　丽	江　欣	江孟娜	江晓琼	江润意

江　萌	江雅辉	安　丽	安　妮	安　南	李凯旋	李凯鑫	李佳欣	李佩萍	李佩璇
安　萍	安雪喆	安馨之	祁　霞	许士新	李　欣	李　欣	李欣卉	李欣泇	李金洋
许　如	许丽燕	许春霞	许钦松	许　娜	李泽文	李治意	李宜轩	李　祎	李建红
许莎莎	许　诺	许　喆	许程绮	许婷婷	李姗花	李春蕾	李　玲	李昱辰	李　虹
阮　真	孙三敬	孙大双	孙小力	孙小双	李思序	李　钦	李秋磊	李俊瑶	李胜男
孙小钧	孙山山	孙天溢	孙元辉	孙文鑫	李美玲	李　洋	李　娜	李　娜	李　娜
孙　玉	孙　玉	孙帅帅	孙亚菲	孙伟刚	李　娜	李　娜	李艳芳	李振凤	李　哲
孙伟华	孙伟杰	孙伟佳	孙伟敏	孙延君	李　莎	李真真	李晓凤	李晓玉	李晓伟
孙　华	孙如心	孙欢欢	孙　红	孙红红	李晓丽	李晓岳	李晓妮	李晓健	李晓雪
孙志欣	孙丽娟	孙丽超	孙连娜	孙利钦	李晓琳	李晓琨	李晓雯	李晓婷	李晓蕾
孙　彤	孙启阳	孙君霞	孙秉喜	孙佳宁	李倩文	李倩倩	李　舰	李　航	李　涛
孙　欣	孙　欣	孙　珊	孙胜男	孙恬恬	李　涓	李海妃	李海燕	李　悦	李容瑾
孙　娜	孙娜娜	孙　艳	孙艳清	孙珞珈	李祥梅	李　娟	李　娟	李　萌	李　梦
孙晓宁	孙晓旭	孙晓林	孙晓倩	孙晓慧	李梦帆	李梦娇	李　梅	李　雪	李　雪
孙晓璐	孙　笑	孙　浩	孙　浩	孙海宁	李　雪	李　雪	李　雪	李雪莉	李雪莹
孙海霞	孙　悦	孙　悦	孙祥慧	孙培玉	李雪梅	李雪梅	李甜甜	李甜甜	李　敏
孙　菁	孙　菊	孙梦月	孙梦娜	孙雪艳	李　敏	李　敏	李清月	李淑媛	李淑静
孙淑芝	孙　婕	孙　琳	孙　超	孙晶晶	李淑静	李婉乔	李维业	李　琳	李　超
孙媛媛	孙婷婷	孙瑞浩	孙蓬蓬	孙鹏倩	李雯博	李晶晶	李　森	李舒雅	李鲁俊
孙　颖	孙新梅	孙源荟	孙福生	孙瑶瑶	李　斌	李道广	李　媛	李媛媛	李　蒙
孙翠芳	孙翠翠	孙　慧	孙　慧	孙慧雪	李腾飞	李　颖	李　颖	李群群	李　静
孙　磊	孙　磊	孙　燕	孙燕飞	孙燕妮	李　静	李　静	李瑶瑶	李　慧	李慧莲
孙　蕾	孙蕾娇	孙霓霞	孙鑫鑫	牟建超	李慧敏	李慧霞	李　聪	李　磊	李　震
牟隽媛	牟　爽	牟　强	牟　鑫	纪志芳	李　霄	李　霄	李　燕	李燕娟	李燕萍
纪　杰	纪雨辰	纪　顺	纪晓甜	纪　雪	李　赞	李　璐	李　霞	李翼飞	李露露
纪雪丽	纪　超	纪　程	纪媛媛	纪婷婷	李　鑫	杨子甄	杨　飞	杨开捷	杨丹琦
纪　璇	芦昕睿	芦婷婷	苏正凯	苏立霞	杨文晶	杨玉龙	杨光轩	杨　帆	杨　帆
苏现实	苏　艳	苏莹雪	苏　峰	苏彩玉	杨伟中	杨延铮	杨延喜	杨兴竹	杨　阳
苏　琦	苏　琛	苏雅欣	苏循炜	苏媛媛	杨　丽	杨丽娟	杨肖肖	杨彤彤	杨灵芝
苏瑞祺	杜仁杰	杜为娜	杜以娟	杜丽丽	杨陆娜	杨青松	杨明珠	杨岳峰	杨宗慧
杜　玥	杜英杰	杜明竹	杜佳倩	杜秋萱	杨春晓	杨春萌	杨　柳	杨思逸	杨香宁
杜　莹	杜　雪	杜蓓蓓	杜　颖	杜　群	杨　炯	杨　洁	杨　振	杨　哲	杨晓红
杜静静	杜　瑶	李一笑	李大凯	李小璠	杨晓娜	杨晓雪	杨　倩	杨　倩	杨健琨
李　凡	李　飞	李丰秀	李天敏	李　丹	杨　朔	杨　雪	杨雪娇	杨婵婵	杨　程
李　丹	李　丹	李　丹	李丹妮	李文平	杨遂遂	杨锡玲	杨新梅	杨　群	杨　潇
李文君	李文俊	李文娅	李文静	李文静	杨慧慧	杨　蕾	杨　璐	杨霞平	杨繁华
李双超	李　玉	李玉凤	李　平	李东昇	杨　瀛	杨　鑫	杨鑫源	邴　妮	邴莹莹
李东晓	李　业	李　帅	李　宁	李永琦	邴雪梅	邴慧梅	连甜甜	肖文杰	肖永超
李亚宁	李亚妮	李亚萌	李成民	李　帆	肖玲玉	肖　琳	肖　鹏	肖　潇	肖　蕊
李　乔	李伟凤	李　阳	李芳芳	李　杨	肖璐琪	时　韵	吴文丽	吴文洁	吴　冉
李园园	李　岑	李秀红	李秀娟	李秀梅	吴亚男	吴亚楠	吴伟丽	吴杨超	吴秀姬
李　含	李　宏	李　宏	李　君	李　妍	吴享群	吴春秀	吴思慧	吴　洁	吴晓呈
李　杰	李　雨	李　卓	李国云	李国静	吴倩倩	吴海燕	吴　彬	吴雪娇	吴淑恒
李　明	李明玉	李明纯	李　岩	李凯丽	吴　琪	吴　静	吴慧敏	吴增芳	吴　霞

邱子谊　何玉婷　何亚洲　何亚倩　何亚静　张爱敏　张浩　张海莹　张海燕　张涤权
何清兰　何婉冰　何晶晶　位越　位楠楠　张宽　张娣　张继霞　张培玲　张菲菲
余海瑞　谷春霞　谷晓彤　谷硕　邹水秀　张萌　张萌萌　张梦如　张梦茹　张梦娇
邹林容　邹艳伟　邹雪　邹德志　邹燕　张梦鸽　张硕　张雪　张雪芹　张晨
邹燕玲　库腾腾　冷晓英　冷瑜　冷楠楠　张晨光　张晨阳　张甜　张敏　张彩
辛文涛　辛丽洁　辛昊　辛顺艳　辛艳　张逸梅　张淋媛　张涵　张婧　张婕
辛晓　辛健　辛悦鹏　辛祥艳　辛雪　张婉茹　张琪　张琪　张琪　张琪
辛媛　辛璐　汪圣奇　汪茜　汪涛　张琳　张琳　张琮琮　张琛　张超
沙丹丹　沈子君　沈伟亮　宋广隆　宋丹丹　张敬慧　张雯凤　张雯玉　张雅丽　张雅男
宋心雨　宋帅帅　宋叶宁　宋亚琦　宋宇　张皓　张奥楠　张翔　张媛媛　张婷
宋阳　宋羽溪　宋芮　宋芳冰　宋丽红　张婷婷　张婷婷　张瑜菲　张鹏月　张腾
宋沅璐　宋启芳　宋环　宋杰　宋昆　张新发　张韵蕊　张静　张静茹　张聚琛
宋昕　宋怡　宋怡真　宋宜美　宋孟轩　张旗　张潇　张潇　张赛　张赛凤
宋荣翔　宋美尧　宋莉　宋晓彤　宋晓娟　张慧　张慧子　张璇　张磊　张影
宋晓敏　宋爱美　宋爱莉　宋海鑫　宋悦悦　张燕　张燕燕　张璐璐　张馨方　张露卿
宋梦月　宋琳琳　宋雯雯　宋雅茹　宋婷婷　张露露　张鑫　陆杨　陆晓丽　陆倩
宋瑞芳　宋颖　宋磊　宋巍巍　初琪慧　陆鸽　陆清芹　陆瑶　陆璐　陈小涵
初颖　迟玉宝　迟兰亭　迟明秀　迟晓菲　陈曰杰　陈风雪　陈丹　陈丹丹　陈凤
迟慧慧　张一霏　张天宇　张天琪　张元　陈兰兰　陈圣子　陈亚玲　陈臣　陈尧
张艺锋　张艺馨　张少云　张丹　张文文　陈乔丽　陈伊静　陈兆凤　陈兆娟　陈汝聪
张文丽　张文宝　张文艳　张文惠　张文静　陈安静　陈红　陈丽婷　陈旸　陈秀峰
张文霞　张心怡　张心茹　张玉菡　张巧慧　陈苗　陈佳佳　陈泽宇　陈玲　陈玲
张龙龙　张平　张平平　张甲川　张立娜　陈政君　陈显华　陈俏如　陈俊艳　陈美霖
张宁　张宁　张训钦　张永君　张永梅　陈洪倩　陈冠男　陈娜娜　陈晓兰　陈晓宁
张加怡　张扬　张亚楠　张亚楠　张成华　陈晓庆　陈笑言　陈倩　陈家乐　陈梅荣
张伟　张华　张华钰　张宇　张宇　陈雪剑　陈晨　陈甜甜　陈绿茵　陈琛
张宇　张欢欢　张红　张运一　张志敏　陈雯雯　陈雅男　陈粤悦　陈媚　陈新红
张芳　张连欣　张园园　张秀秀　张含兵　陈瑶瑶　陈慕白　陈璇　陈璇璇　陈橹冰
张宏　张宏娟　张宏瑜　张译匀　张译文　陈鑫　邵元媛　邵敏　邵琨　邵辉
张玮　张玥　张若楠　张林楠　张杰　邵婷　郜兴满　武岳兰　武春敏　武美云
张杰　张杰　张雨　张雨昕　张明芹　武洁　武常杰　武琳琳　招春玉　苗枫英
张明珠　张迪　张迪　张迪　张岩　苗洁　苗雯雯　苗璐月　苟清清　苑艳艳
张凯　张凯明　张佳惠　张佩佩　张佩瑜　范小恬　范广悦　范艺霏　范玉华　范卉
张金　张金慧　张金璐　张怡琳　张怡超　范闪闪　范宇　范苗苗　范明月　范明明
张宗帅　张建美　张孟玥　张函　张春凤　范明珠　范晓冬　林丹　林立群　林永青
张春红　张春燕　张珍　张珍妮　张玲　林红　林丽红　林珊珊　林真轩　林倩
张玲玲　张珊　张茜　张柳　张香倩　林雪　林晗　林婉君　林琳　林晶
张秋贝　张俊芳　张俞　张洁　张济国　林鑫　贤欣　尚明宇　尚建春　尚健
张洋　张娜　张娜　张娜　张艳平　尚海燕　尚越　尚雅欣　尚德荣　国江华
张艳萍　张素玲　张莉　张莉莉　张莘伟　国雯　国豪云　罗仉平　罗迪　罗朋朋
张格宁　张校嘉　张晓　张晓东　张晓东　罗雅琼　罗婷　罗遥　罗瑶　季欣欣
张晓芳　张晓丽　张晓艳　张晓娟　张晓萌　季莹莹　季慧　岳红　岳亮星　岳鹏程
张晓菌　张晓雪　张晓涵　张晓森　张晓燕　金冬冬　金玮　金玲　金晓宇　金铭
张钰梓　张倩　张倩倩　张倩倩　张倩倩　金琼　金祺　金路　金鑫　周子良

周玉萍	周永妮	周亚男	周迅	周欢欢	姜肖肖	姜利娟	姜沛琪	姜妍	姜玮
周轩	周彤	周杰	周迪	周岩	姜范范	姜林慧	姜昕	姜金宇	姜净萍
周佳	周佳慧	周金蕾	周政委	周树生	姜育梦	姜孟飞	姜春宇	姜珑欣	姜玲
周美含	周迷迷	周娜	周娜	周娜娜	姜顺	姜晓梅	姜峰	姜悦	姜梦军
周莎莎	周晓笛	周恩亮	周娟	周梦梦	姜梦姣	姜淑云	姜琳琳	姜舒羽	姜斌
周梅	周彩霞	周琳	周超	周敬璇	姜瑜	姜楠	姜瑶瑶	姜慧	姜蕾
周婷婷	周瑞秋	周蒙	周楠	周颖	娄苗苗	娄厦	洪敏	宫成菊	宫科
周新飞	周鞠萍	庞珊珊	庞盼盼	庞秋影	宫晓彤	宫静	宫璐瑶	胥蓓蓓	姚云宏
庞家佳	庞毅	郑文	郑文艺	郑文萱	姚佳伶	姚楠楠	姚瑶	贺习凯	贺炯雨
郑阿姣	郑国庭	郑晓	郑晓黎	郑璨	贺惠敏	贺聪	贺燕婷	骆冲	秦乙云
郑鑫	单玮	单晨	单瑶瑶	法友	秦驰	秦良波	秦玲	秦思杨	秦晓婷
法鸿鸽	宗方茹	宗辉	官佳慧	官璐	袁达	袁芮	袁苑	袁杰	袁昭晨
官璐佳	官鑫	郎学威	郎茜雅	房慧鑫	袁洪	袁洋洋	袁倩倩	袁萌	袁萧
孟月月	孟庆超	孟浩然	孟祥芳	孟奥	袁铭泽	袁琨	袁斌	袁德禄	袁璐
赵力霖	赵文文	赵文皓	赵玉华	赵玉红	袁璐	耿明秀	耿海宁	耿智辉	栗婕
赵巧	赵巧蕾	赵庆芝	赵军军	赵阳	贾若	贾晓敏	夏吉楠	夏明	夏配配
赵阳	赵志彤	赵辰昊	赵秀云	赵彤	夏晓玲	夏婕	夏景辉	夏德乐	原一峰
赵彤	赵彤彤	赵良良	赵良慧	赵君	原林峰	原鑫	顾冰逸	柴荣敏	柴菲菲
赵英宏	赵凯	赵凯丽	赵波	赵泽华	柴瑶	钱小坤	钱世芳	钱润姿	钱琛
赵怡	赵建	赵孟欣	赵春竹	赵玲玲	倪杰	徐艺珂	徐水芊	徐文瑶	徐巧慧
赵顺顺	赵洁	赵艳玮	赵振奇	赵莉莉	徐丛利	徐宁	徐永玮	徐红红	徐丽萍
赵莹莹	赵晓东	赵晓宁	赵圆圆	赵倩	徐苗	徐述文	徐忠雨	徐佳	徐妮
赵倩	赵海燕	赵海霞	赵悦	赵悦彤	徐珊	徐烁	徐恬恬	徐娇	徐娜
赵娟	赵菲	赵萍	赵雪	赵堂广	徐娜	徐艳	徐莺莺	徐真	徐桂莲
赵曼竹	赵甜甜	赵敏	赵敏	赵敏	徐钱蓓蕾	徐倩	徐健	徐海姣	徐娟
赵敏	赵琦琦	赵博欣	赵雯静	赵雅倩	徐梦洁	徐梅艳	徐雪萍	徐彩艳	徐涵
赵雅婷	赵舒静	赵婷	赵群	赵慧	徐琳	徐喆	徐雁	徐雅南	徐楠
赵璐	赵馨	郝玉娜	郝丽娜	郝青	徐静	徐嘉敏	徐嘉蔚	徐慧丽	徐增豪
郝晓慧	郝喜艳	郝鹤婷	荆盼盼	荆晓玲	殷曰婷	殷召凡	殷茜茜	殷晓婷	殷倩
荣桢	胡凤梅	胡永成	胡红燕	胡采蓉	殷梦芮	栾巧慧	栾建文	栾俊杰	栾婧
胡珊珊	胡科吉	胡晓倩	胡娟	胡梦麟	栾琳	栾琛	栾瑞叶	栾新	高小婷
胡雪菲	胡雪梅	胡铭	胡雯雯	胡雅晟	高云强	高友霜	高仁征	高丹丹	高凤
胡婷婷	胡燕妮	胡灏	南艳平	相文丽	高方圆	高玉川	高玉妹	高玉婷	高玉鑫
相美娟	相琛	相蓉	柏庆	柏雪静	高巧慧	高宁	高肖肖	高英	高明坤
柳风英	柳正虹	柳杨	柳秋燕	柳晓依	高凯丽	高玲玲	高珊	高思茳	高香雪
柳笛	柳童	柳瑞	柳静	咸丰云	高莉	高晓静	高晓璐	高圆圆	高悦
战孟娇	战春宇	战俐窈	战洁	战琪	高娟	高菲	高萌	高梦珂	高梦莹
战颖慧	战綦	钟晓文	钟楠	段宏运	高梓怡	高敏	高绪硕	高琪	高喆
段林清	段建东	段晓琦	修迎客	修倩倩	高雅慧	高瑜	高瑶	高歌声	高翠梅
修璟威	侯人源	侯金松	侯盼	侯钦伟	高慧敏	高鹤	高燕	高璐	高耀武
侯晓静	侯海风	侯雯霞	侯新怡	逢圣洁	郭小彤	郭龙娣	郭昊	郭明月	郭佳
逢海红	逢琳	逢锦月	逢翠云	施琳	郭佳志	郭珑艳	郭香桃	郭俊杰	郭晓宁
闻小慧	姜龚道	姜云岷	姜文君	姜巧萍	郭雪梅	郭敏	郭琳琳	郭媛媛	郭蓉
姜仔璇	姜延玲	姜安琪	姜芸娜	姜丽萍	郭新宁	郭蜜	郭翠	郭磊	席悦

唐艺鸣　唐文嘉　唐旭娟　唐玮琳　唐凯
唐晓冰　唐笑　唐萍　唐甜　唐甜甜
唐满议　唐僖　陶玉萍　陶亚坤　陶纹倩
陶建宏　陶晓倩　陶继芳　陶瑞鲁　陶慧
黄一飞　黄小溪　黄巧丽　黄巧玲　黄龙青
黄宁　黄竹　黄安娜　黄迎春　黄青
黄凯　黄建华　黄春玲　黄祖娟　黄容
黄梦雪　黄媛　黄潇　黄鑫　曹可心
曹红梅　曹珊珊　曹洪茜　曹倩倩　盛妮
盛茹　盛晓丽　盛祥茹　盛雪飞　盛霭薇
常丽　常佳慧　常越　崔小楠　崔艺腾
崔月莉　崔丹丹　崔业明　崔亚暖　崔志慧
崔丽君　崔英丽　崔明清　崔柠　崔艳丽
崔晓菲　崔萍萍　崔梦双　崔琪琪　崔越
崔傲　崔鲁庆　崔腾腾　崔颖慧　矫玉芳
矫祥玉　矫菲菲　矫梦迪　矫梦晓　矫惠惠
矫璐璐　鹿玲　盖瑛　盖琦鹏　梁双慧
梁珊　梁赛楠　寇文文　宿佳倩　隋妞妞
隋佳惠　隋宝森　隋媛媛　隋蒙歌　隋璐洋
提艳　彭艺　彭晓俊　彭煊　彭蔼玉
葛月　葛亚鑫　葛杭　葛俊英　葛晓莹
葛晓雯　葛釜均　葛潘　董才靖　董玉杰
董立萍　董宁　董延榕　董欣　董济晴
董艳云　董素素　董晓玮　董晓玲　董晓婧
董恩浩　董淑菲　董琦　董傲霜　董瑜
董微　董鹏　董静　董赫　蒋昕
蒋玲玲　韩小兰　韩小熠　韩文华　韩加香
韩宇　韩宇　韩欢欢　韩运　韩丽
韩林娜　韩奔　韩凯悦　韩佳瑞　韩宝舒
韩秋爽　韩莉　韩晓莉　韩笑　韩笑
韩倩　韩培培　韩萍　韩梦　韩雪
韩超男　韩董董　韩瑞雪　韩静　韩燕敏
朝文静　惠梓航　黑艳娣　黑晓孜　程帆
程纯　程珍妮　程恬　程梦真　程铭
程潇华　程震震　傅春蕾　傅炳强　傅莉
傅雅琪　焦冬梅　焦洁　焦娜　焦艳
焦甜甜　焦绪浩　鲁本俊　鲁诗雅　童千虔
曾俊　曾敏　曾港祺　曾睿　温海钰
温雅　温慧　谢玉娇　谢本鑫　谢芳
谢昊苒　谢孟超　谢晓萌　谢敏敏　谢景雪
谢媛　靳艳喆　靳晓亚　蓝俊　蓝格
楚彤　路迪　路璐　詹飞飞　解雪洁
解维莉　解馥荣　慈佳慧　满德凤　窦桂荣
窦镟青　褚晏　褚雯静　綦飞　綦亚丽

綦莎莎　綦腾腾　慕熙闻　蔡文茜　蔡加辉
蔡传珍　蔡冲　蔡晓倩　蔡钰杉　蔡慧
蔡蕊　蔺文文　蔺成英　蔺钰清　蔺淑红
臧巧丽　臧兆霞　臧明慧　臧欣　臧晓飞
臧倩倩　臧凌云　臧雪　裴欢欢　裴迪
管文杰　管玉磊　管胜男　管晓瑜　管梦睿
管敏君　管慧芳　雒方苹　阚宇　谭文生
谭旭东　谭阳　谭昊　谭莉彦　谭笑
谭雪慧　谭慧敏　翟云云　翟文正　翟文敬
翟茂成　翟瑞红　樊叶　樊宁　樊婷
樊鑫鑫　暴心宇　滕小金　滕文静　滕君
滕佳　滕蓓蓓　滕藤　潘仕颖　潘乐乐
潘永秀　潘亚惠　潘秀娥　潘家玉　潘梦琪
潘喜忠　潘群超　潘鑫　薛贝　薛丹阳
薛心雨　薛兰兰　薛光鑫　薛兆曈　薛宇
薛红　薛彤菲　薛金辉　薛洪美　薛晓艺
薛晓月　薛晓华　薛晓晖　薛浩成　薛家秀
薛菲　薛梦璐　薛淋匀　薛超博　薛雯雯
薛斐　薛鑫　穆永娟　鞠文政　魏丰英
魏本玲　魏冉　魏国栋　魏建迪　魏洁
魏倩　魏凌雪　魏婷婷　魏潇潇

初级（士）（525人）：

丁宁芳　丁浩　丁盛翠　丁惠敏　丁湘
于义杰　于巧巧　于周杰　于泽洋　于艳红
于晓凤　于晓蕾　于浩斌　于海艳　于晴雯
于鹏泉　于滨　于慧　万嘉蕾　门禹丞
马小彤　马玉萍　马琛　马超群　王子群
王艺薇　王月　王文玖　王文婷　王玉叶
王亚惠　王亚晶　王安昊　王红梅　王志琦
王杉　王丽慧　王肖竹　王彤　王陈炎
王贤达　王佳慧　王欣　王金州　王怡
王春燕　王珂　王娜　王艳茹　王艳姣
程纯　王振宇　王晓森　王钰　王烨萍　王浩
王海龙　王海如　王通　王萍萍　王彬
王梦　王雪　王雪茹　王鏊　王康
王婷　王楠　王颖　王源涛　王群
王静　王慧　王震　王毅　王蕾
王鑫　王鑫　王鑫　牛传蕙　毛祥宇
毛琪琪　毛媛媛　尹亚琦　尹彦青　尹振世
尹崇敬　尹新蕾　龙飞霏　龙佳博　卢双双
卢童　叶尔那尔·阿达力　田欣　田曼力
史晓虹　生璐　付炤瑜　兰巧瑜　兰贡明
兰威龙　兰博羽　兰媛媛　邢晓航　邢倩倩

邢展硕	巩俊彤	毕晓雨	毕钰莹	曲文静	陈逸飞	陈琪	陈鹏	陈德帅	陈璐瑶
曲世辉	曲永鑫	曲伟	曲郑璐	曲润	邵一明	邵立颂	邵佃轲	邵彤彤	武珊珊
曲啸	吕佳琳	吕晓君	朱彦洁	朱美琪	苟翠翠	范瑞梅	林鸣凤	林铭	明畅
朱银霞	朱靓鹏	朱慎彩	延羽依	任春燕	季月惠	岳芳苑	金甜丽	周帅帅	周庆宇
任雯慧	刘小璇	刘凤淇	刘为照	刘玉雪	周艳	周通	周琪	周雯	周遥柯
刘宁	刘帆	刘伟娜	刘华	刘旭晨	周潘婷	周璐瑶	郑丽娜	郑晓	郑德明
刘宇航	刘雨	刘佳琪	刘佳慧	刘岳峰	单宝欣	单振通	单晓倩	单钰洁	宗文康
刘金月	刘昱	刘昭军	刘俭英	刘彦秀	宗晓嫔	孟现玲	孟祥敏	赵小龙	赵伟渤
刘恒	刘梦	刘雪	刘甜甜	刘清洁	赵林	赵岩	赵玲玲	赵涵	赵婉婷
刘清鹏	刘鸿翔	刘锦萍	刘慧	刘慧洁	赵越	赵婷婷	赵薛延	郝守凯	胡月
刘璇	刘黎敏	刘毅	刘璐	刘璐	胡洋	相红宇	柳宇辰	柳彦彤	柳琴
刘璐	齐宁	齐圆	闫晓伟	关文琪	邰龙宇	段明明	侯晓梅	侯博文	俞田
关微	江欣欣	江晶	许晴	孙文先	逢佳莉	逢晓东	姜宁宁	姜冰倩	姜丽
孙文涛	孙乐	孙先一	孙丽明	孙希敏	姜卓羽	姜迪	姜佳君	姜怡雯	姜诗茹
孙彤洁	孙明洋	孙佳钰	孙思齐	孙前前	姜晓倩	姜浩岳	姜雪妍	宫小斐	宫晓庆
孙晓晖	孙悦	孙崇余	孙鸽	孙逸璇	祝玉涛	姚文秀	秦文婷	秦阳	秦佳怡
孙煜	孙福涛	孙璐璐	纪新娅	苏昱宾	袁鹏	聂雅婷	贾子慕	贾朋	贾美琦
苏振国	苏梦	杜小梅	杜嗣晓	杜蕊	顾庆儒	钱飞龙	徐长富	徐凤	徐玉荣
李小明	李广彦	李子安	李子璇	李文文	徐宁	徐帆	徐先港	徐兆玉	徐庆
李文君	李玉静	李宁	李芊芊	李杨	徐安琪	徐忠强	徐萌磊	徐敏	徐婧文
李肖波	李园园	李雨寒	李凯文	李欣洪	徐蕾	徐鑫	栾杰	栾奕晓	栾霞
李欣雅	李建鹏	李威志	李前前	李艳慧	高玉梅	高本善	高亚慧	高庆哲	高兴
李晓洁	李倩	李涛	李培远	李萌	高丽莎	高思佳	高海兴	高涵	高婷婷
李萍	李彬	李梦媛	李梓琳	李琳琳	郭世磊	郭佩东	郭春凰	郭栋	郭家秀
李媛媛	李慧莹	李德明	李赟赟	李鑫	郭婷婷	郭蓉	唐亚宁	唐家丽	陶桂花
杨令玲	杨冰洁	杨雨	杨雨昊	杨京	黄一帆	黄可	黄秉宇	黄思能	黄浩然
杨诗慧	杨柳	杨莎莎	杨晓宇	杨倩倩	曹凯震	曹瑞	曹静宜	崔心雨	崔仪洋
杨朔	杨敏	杨晶	杨蓉蓉	杨腾鑫	崔汀	崔红	崔佳滢	崔珍怡	崔峻川
杨瑶瑶	杨蕊	杨蕾	连浩天	吴圣云	鹿昊	商光栋	阎姝彤	阎舜	宿奎臻
吴帆	吴晓雪	吴晓婷	吴晓慧	何京昊	尉炎彬	隋雅飞	葛闯	葛呈志	葛益宇
何秋润	何勇	何新龙	邹卓娟	邹明慧	董宏琨	董笑	董雪洁	董琳琳	蒋金超
邹新娜	况子璇	宋文飞	宋伟迪	宋昌鑫	蒋瑞娟	韩丽飞	韩丽娟	韩相宇	韩萌慧
宋采琳	宋妮恬	宋晓丽	宋程程	宋慧聪	韩梦琪	韩甜甜	韩道鹏	韩锦铭	韩潇
迟功锐	张小苑	张小菊	张云鹏	张月	程永琳	程涌超	傅洪苃	傅崛	焦学浩
张月文	张东寅	张宁	张亚宁	张宇	焦璐	曾晓彤	曾浩	蒲晓培	雷永岩
张红玉	张君涵	张昊	张国庆	张明	路远	鲍文茹	解洪娟	蔡田田	蔡雅群
张泽月	张学敏	张春燕	张珂瑜	张俊田	臧传红	管立儒	管吉帅	管宝硕	阚光旭
张美娟	张洪玉	张晓雨	张笑涵	张悦	谭文浩	谭庆敏	谭洁	谭贺文	谭晴
张娟	张捷	张萍	张雪	张敏	翟劲扬	翟甜瑞	潘石杰	薛厉	薛立鹏
张鸿远	张雯慧	张椿雨	张楠	张静予	薛怡然	薛原	薛超	薛奥	薛福龙
张澳	张蕾	陈立欣	陈芊诺	陈红	薛睿	戴雪亭	戴媛媛	鞠长甫	鞠彩丽
陈芳	陈芳静	陈英豪	陈佳琦	陈思宇	魏静				
陈姿妍	陈晓璐	陈诺	陈崇洲	陈铨					

典型经验材料与调研报告

一图引航勠力攻坚
全面提升健康山东和职业健康工作水平

青岛市卫生健康委员会

（全省卫生健康工作会议发言）

青岛市以"健康中国""健康山东"谋划健康城市发展，坚持一张蓝图绘到底，做大做强"大健康"助企惠民"蛋糕"，全面提升健康山东建设和职业健康工作水平。在《清华城市健康指数2021》发布的90个城市评价中，青岛市位居前列，并作为省内唯一城市入选优质型城市名单。

一、一图引航，健康山东"青岛路径"增彩优质城市品质

一是坚持顶层设计顶格推动。成立由分管副市长为主任，市政府副秘书长及相关部门主要负责人为副主任的推进委员会，成立办公室、专家咨询委、专项行动工作组，设立专项工作经费，建立工作规则。出台落实健康山东建设实施方案和健康青岛建设三年行动计划，增加中医药传承创新发展行动，"15＋1"项行动领航"健康青岛"建设，58项市级、47项区（市）级指标强化监测评估。二是健康行动彰显青岛特色。优质医疗资源供给加大，北京大学人民医院青岛医院建成使用，山东省公共卫生临床中心青岛分中心等21个重点项目加快建设，有60个学科进入中国医院科技量值（STEM）学科百强榜单，入围数量居计划单列市榜首。在全国率先建立"健康青岛科普资源库"，

总浏览量超过378万人次，健康素养水平明显提高；率先开展"互联网＋中医药适宜技术""送汤药上门"服务，中医药服务模式不断创新。在全省推广"三高共管、六病同防"整合型健康管理体系，慢性病实现综合防治。三是健康环境加分城市品质。青岛市成功创建全省首批慢性病综合防控示范市，省级示范区实现全覆盖，国家级示范区4个。建成国家级健康促进区市2个、省级7个。创建全省首家国家级营养社区。无烟医疗机构、无烟机关实现全覆盖。省级卫生村达到72％。

二、勠力攻坚，职业健康融合提升厚积城市发展动力

一是推进职业健康治理机制建设。建立市级职业病防治工作联席会议制度，搭建部门沟通平台，推动职业健康融入国民经济发展政策。压实基层网底，省、市联动将职业病防治监管职责纳入镇（街道）职责清单，西海岸新区、胶州市政府出台配套意见，支持镇街依清单履职。二是提升职业健康治理能力。扎实开展职业病危害摸底调查，研发职业病危害现状调查信息管理平台在全省推广，摸底调查数量居全省第一。9部门联合推进健康企业建设，优化营商环境，

西海岸新区每年投入1000万元职业健康专项经费，助企惠企正向激励，引导企业自主创建，青岛市省级健康企业通过数量最多。三是强化职业健康监督管理。率先在职业健康检查机构开展市级质控全覆盖，职业健康监护个案数据上报在全省率先实现信息化贯通，上报数量全省第一；规范开展省委托下放许可事项技术评审，许可通过职业卫生技术服务机构15家，组织"蓝盾行动"＋异地协查强化监管；探索非现场监管新模式，开展互联网＋职业卫生分类分级监管试点，全省职业卫生分类分级现场会在我市召开。四是提升基层职业健康队伍业务能力。聚焦目标任务落实，统筹监督、疾控、职防院以及第三方机构合力，开展现场带教、专家培训、实战锻炼，基层职业健康队伍在重点职业病监测、新发职业病溯源、建设项目"三同时"、尘毒专项"回头看"等任务攻坚中积累实战经验，持续加强职业健康支撑体系建设，推动公共卫生体系建设目标任务在职业健康领域落地。

围绕中心　多措并举
青岛市共建共享健康城市

青岛市卫生健康委

近年来，青岛市坚持健康优先的发展理念，从机制建设、健康服务、健康生活、健康环境等方面入手，以天蓝、地绿、海净、水清荣获中国人居环境奖，入选中国最具生态竞争力城市，跻身中国美好生活城市、最具幸福感城市等。

一是良好的运行机制，提升城市建设能力。青岛市高度重视健康城市建设，两次成功举办博鳌亚洲论坛全球健康论坛大会，促进全球健康合作发展。将健康城市建设和健康中国行动有机结合，成立推进委员会，制订建设方案和三年推进计划，市卫生健康委不断加强推进办能力建设，设2个专班工作组和14个专项行动小组。组织健康青岛培训班，邀请国内知名专家进行授课，不断提高健康城市建设工作水平。委托第三方开展健康城市建设研究，全面贯彻党的二十大提出的推进健康中国建设要求，不断提高城市健康治理能力。

二是优质的资源设施，保障市民身体健康。2021年全市医疗卫生机构8574家，床位6.77万张，每千人口执业（助理）医师3.9人。优质医疗资源不断扩容，引进北京大学人民医院合作建成青岛医院。获批建设2个综合类别、4个专科类别和1个中医省级区域医疗中心。在上合示范区国际会客厅设立中医药展示厅，全国唯一的海洋中药重点实验室落户青岛。有63个学科入围中国医院五年总科技量值（ASTEM）学科百强榜单，入围数量居计划单列市首位。

三是良好的生活方式，促进健康行为养成。在全国、全省率先建立健康科普资源库，2021年全市居民健康素养水平达到27.8%；城阳区以全国第一名的好成绩通过国家级健康促进区评估。大力开展健康细胞建设，制定健康村、社区标准，打造健康细胞样板案例，筑牢健康城市基础。广泛开展全民健身运动，自2015年开始，每年投入约3000万元，建成828处以笼式多功能运动场为主的运动场地，全市基本建成了城区"8分钟健身圈"，农村基本实现了健身设施全覆盖。大力推进合理膳食，4家单位成功创建为国家级营养示范社区，30家食堂和餐饮单位开展营养健康食堂、营养健康餐厅创建试点工作。

四是有效的环境治理，打造碧水蓝天净土。作为国家46个生活垃圾分类重点城市，全市生活垃圾日产日清，全部无害化处置。全市66个重点地表水水质监测主要指标总体稳中向好，耕地土壤环境质量总体较好。2021年完成新改建口袋公园49个，实施绿道建设122.89千米，实施城市裸露土地绿化96.1万平方米，让绿色惠及百姓。持续构建以轨道交通为骨干、常规公交为主体的多层次公共交通出行网络，2021年底每万人拥有公交车数量为27标台。

共建共享创新创效
积极打造全市营养健康科普宣传工作新样板

青岛市卫生健康委

2022 年,青岛市卫生健康委认真贯彻落实省卫生健康委和市委市政府工作部署要求,始终坚持以人民健康为中心,全面实施健康青岛战略,聚力健康青岛科普资源库建设、创新营养健康科普宣传、提升营养指导能力,居民健康素养水平不断提升,全市营养健康工作取得显著成效。

一、广泛宣传发动,营养指导能力提升实现新突破

(一)培训机构备案总数全省前列。为切实加强全市营养人才队伍建设,加快推进营养健康指导能力提升,青岛市卫生健康委高度重视、主动作为,积极申报为省营养指导能力提升试点市,鼓励具有培训资格和能力的教培机构、学会协会组织、科研院所踊跃参与全省营养指导员培训机构遴选,最终我市 5 家营养指导员培训机构通过最终遴选并经国家培训管理机构备案,培训机构总数全省最多。

(二)每万人营养指导员配备数量全省前列。为切实加强全市营养人才队伍建设,加快推进营养健康指导能力提升,市卫生健康委联合市教育局组织各区(市)、各单位在医疗卫生机构、教育机构、养老机构、社区、体育健身机构、餐饮企业等广泛发动,印发通知、明确要求、层层传达,积极组织符合条件人员参与考试报名,同时,鼓励营养指导员培训机构积极组织师资人员参与考试报名,进一步提升营养健康培训指导能力,保障营养指导员培训质量。全市营养指导员考试报名人数 3000 余人,通过考试人数达 2800 余人。每万人营养指导员数量 2.78 人,居全省前列,提前完成健康中国合理膳食行动 2030 年营养指导员配备工作指标(每万人口配备 1 名营养指导员)。

二、实施"数字赋能",健康青岛科普资源库创出新高度

立足现阶段人民群众营养健康科普需求,市卫生健康委积极打造健康青岛科普资源库,采取线上＋线下的方式,以公众易于理解、参与的多样化形式,传播权威健康科普知识,助力形成健康生活方式。"建设健康青岛科普资源库"项目被市政府列入市办实事,作为社会性公益资源向公众开放,目前,平台已有近 190 家医疗机构、1400 余位健康科普专家进驻,发布健康科普作品 3700 余件,举办直播活动 50 余场,原创视频、音频、文图形式健康科普作品上传到资源平台,健康知识涵盖 12 个大类 66 个小类,包括健康素养知识、居民膳食指南、重点人群健康生活、中医养生等相关信息,总浏览量超过 2000 万人次。成立健康科普专家团队,充分利用各个营养健康主题系列活动宣传日,开展了多种多样的线上、线下科普宣传活动,切实提高居民的生活质量和健康水平。2022 年,青岛市居民健康素养水平达到 32.17%,比上年提升 4.37 个百分点,居民营养健康知识知晓率不断提升。

三、聚力宣传实效,营养健康宣教工作打造新样板

(一)启动仪式,造浓宣传氛围。为全面落实健康青岛行动,联合市教育局、市营养学会等部门、学会采取线上形式,举行青岛市 2022 年全民营养周和 5·20 中国学生营养日主题宣传活动启动仪式暨卫生健康讲堂授课辅导。行业协会代表发起合理膳食倡议,围绕新膳食指南进行专题讲座并全程网络直播,在线观看量达 19.4 万余人次,线上解答群众问题 300 余条;全民营养周、食品安全宣传周等活动期间,现场发放营养膳食相关宣传材料、限盐勺、限油壶等合理膳食宣传小工具及宣传材料 2.1 万余份,举办各类活动 30 余次,线上、线下 57 万人次参与,营造食品安全和营养健康的浓厚宣传氛围,同时,积极组织 1000 余人参加为期 100 天的第七届全国"万步有约"职业人群健步走激励大赛,倡导科学运动,宣传普及维持健康体重和健康骨骼的知识技能,促进职业人群树立良好的科学健身意识。

(二)科普丛书,集聚专家智慧。在国家、省卫生健康委与疾控中心的正确指导下,青岛市积极选派专家参与《国民营养科普丛书——健康体重管理指导》

一书的编写，针对健康体重管理、合理膳食、特殊人群营养改善、常见食物营养误区食品安全、常见慢性病健康管理、居民健康素养等专题凝练了近 2000 个营养食品相关热点问题，采用一问一答、图文并茂的方式给出有针对性和实用性的指导，引导人民群众形成真正健康科学的膳食习惯和生活方式。

（三）健康春晚，传播健康理念。市卫生健康委与市广播电视台联合创新举办首届以营养健康为主题的青岛市健康春节联欢晚会，晚会邀请饮食健康团、运动健康团、预防健康团、家庭心理健康团、中医健康团 5 组新春健康团，围绕疾病预防、营养膳食、运动健康、心理健康等话题讲述健康故事，传播健康知识，通过专家正面引导及经验分享，以群众喜闻乐见的话题聚焦、原创歌舞、曲艺、现场互动等文艺表演形式，营造积极健康节日氛围，传播合理膳食健康生活理念。

（四）电视广播，宣传同频共振。在青岛电视台 QTV-3《话健康》栏目、QTV-6《爱青岛》栏目、《幸福颐养健康青岛》栏目、《疾控专家说健康》栏目，参与录制《世界减盐周，改变高盐饮食习惯》《新版中国居民膳食指南发布》等 20 多期节目，生动形象得讲解食品营养知识、解答群众热线电话。每次节目的听众、观众达 5 万余人次，传播合理膳食理念，占领宣传主战场。

下一步，青岛市将认真学习贯彻省领导讲话要求和此次会议精神，学习兄弟地市的先进经验，创新实干、担当作为、凝心聚力、攻坚突破，奋力推进青岛市合理膳食与营养健康工作迈上新台阶，为健康青岛和现代化国际大都市建设作出积极贡献。

坚持创新重点突破
多措并举落实财政投入政策

青岛市卫生健康委

（2022 年 4 月 20 日全省卫生健康财务工作视频会上的交流发言）

2021 年是青岛市实施"十四五"规划开局之年，也是卫生健康事业高质量发展和新冠肺炎疫情防控关键一年，青岛市卫生健康财务审计工作在省卫生健康委指导帮助下，围绕全市卫生健康重点工作，坚持制度创新，建立重点突出、统筹兼顾的财政补助机制，多措并举落实财政补助政策，全力保障疫情防控和卫生健康事业改革发展，现将有关工作汇报如下。

一、财政补助持续增长，保障力度逐年加大

近年来，青岛市不断推进医疗卫生改革和卫生健康事业高质量发展，落实各项财政补助政策，建立长效保障机制。2016—2021 年期间，全市卫生健康年财政补助收入从 54.83 亿元增长到 98.06 亿元，增长 78.84%，年均增长 13.14%。其中，2021 年全市卫生健康财政补助收入占总收入 31.47%，人均财政补助收入 17 万元，位居全省前列。财政投入力度逐步增大，有力地保障全市卫生健康事业高质量发展。

二、坚持制度创新，财政补助政策实现新突破

青岛市将财政投入政策与卫生健康事业发展需求紧密结合，以青岛市卫生健康事业发展方向和重大政策举措为引领，创新补助方式，充分发挥财政资金引导作用，有力地促进全市卫生健康事业发展。

（一）对市疾控中心、市急救中心、市中心血站等公共卫生机构实施一类财政保障，二类绩效管理，走在全国前列。职工绩效工资人均增加 4 万元左右，所需经费由财政全额保障，有力激发了公共卫生机构发展活力。

（二）贯彻落实青岛市委市政府"双招双引"攻势和"人才支撑新旧动能转换五大工程"战略，印发《青岛市卫生健康人才引进和培养补贴暂行办法》，对于引进（含柔性引进）和自主新培养的卫生健康类紧缺急需专业技术人才予以补助，补助力度实现新突破。其中，对全职引进和自主新培养的顶尖人才给予 500 万元生活补贴；对新当选的顶尖人才培养单位，一次性拨付 300 万元奖励，用于人才培养、科技研发等事项。

（三）创新中医药事业发展投入保障机制，研究制定了《关于支持中医药高质量发展的若干措施》。一是完善中医药财政投入保障政策，健全中医药领域可持续的投入保障长效机制。二是支持中医药人才培养与引进，对基层名中医、中医药领军人才、中医药名家,分别给予每月 1500 元～2000 元经费资助。三是支持中医药高地建设,对区域中医医疗中心、齐鲁中医药优势专科集群,分别给予 1000 万元的经费资助。四是支持中医特色重点医院建设,每家给予 500 万元的经费资助。五是打造中西医协同"旗舰"医院,每家给予 300 万元的经费资助。六是提升基层中医药服务能力,支持国医馆、精品国医馆、国药坊、中医药适宜技术培训推广中心建设,分别给予 10 万元～100 万元的经费资助。七是支持中医药优势特色建设,打造中医专病(专技)特色门诊,分别给予 10 万元、100 万元的经费资助。八是加强中医药活态传承,建设齐鲁医派中医学术流派传承工作室和特色技术,分别给予 50 万元、20 万元的经费资助。九是支持县域中医医共体龙头建设,给予 100 万元的经费资助。

三、落实差别化补助政策,促进公立医院均衡发展

一是落实传染病医院财政投入倾斜政策,2021年落实财政补助 3813 万元,对承担公共卫生职能的市胸科医院、市传染病医院核定的政策性亏损实施全额补助,有效促进了传染病类医院持续健康发展。二是实施市属医院分类补助政策,对市属公立医院进行分类按比例补助,2021 年调剂财政补助资金 3391 万元对市第五人民医院、市第九人民医院等五家运营相对困难的医院实施分类补助,促进委属医院均衡发展。

四、突出保障重点,助推卫生健康重点工作落实

(一)积极争取财政补助,全力保障疫情防控。2021 年协调市级财政部门落实新冠疫情防控资金3.76 亿元,解决市级定点救治医院运行、物资设备购置、消杀工作资金需求,补齐公共卫生短板、核酸检测基地、公共检测实验室资金缺口,保障"应检尽检"核酸检测费用和一线医务人员补助等资金,保障青岛市疫情防控工作有序开展。

(二)落实财政投入政策,保障重点工作资金需求。2021 年落实财政投入 1682 万元,保障市急救中心紧急医学救援项目、全市在岗乡村医生社会保障项目、健康青岛科普资源库项目建设三大市办实事资金需求。设立公立医院学科建设和人才培养专项资金。自 2014 年起,连续 8 年每年市级财政投入 3000 万元用于市级重点学科建设;自 2021 年起,市级重点学科财政投入每年增加到 6000 万元,有力地促进了青岛市重点学科建设和发展。

(三)多方筹集资金,化解历史遗留问题。2021年,争取市财政部门支持,安排专项资金偿还由历史原因形成的 700 余万元信息化工程项目资金缺口,有效化解多年历史遗留问题。同时,筹措历年信访积案化解资金,专项化解下属单位职工意外伤害法院判决赔偿款,避免信访事件发生。

五、多渠道筹资,保障卫生健康重大项目建设

一是把握政府鼓励使用政府专项债加大政府投资政策机遇,通过市财力、政府专项债券等方式筹资60 亿元保障市公共卫生中心、市公共卫生临床中心等重大卫生健康项目资金需求。二是推动政府与社会资本合作(PPP)在卫生健康领域落地,利用社会资方融资 14.48 亿元,保障青岛市市民健康中心项目建设。目前,市民健康中心建设有序推进。利用 PPP 模式融资建设卫生建设项目,青岛市在全省走在前列。

下一步,青岛委将根据本次会议和于会长讲话精神,围绕 2022 年财务工作重点,结合青岛市工作实际,认真抓好各项工作落实,切实推动青岛市卫生健康事业高质量发展。

建设"健康青岛科普资源库"
打造"互联网十健康科普"规范化传播平台

(2022 年 3 月 9 日在山东省卫生健康宣传工作会议上的交流发言)

为加快健康青岛建设,推进健康知识普及,提升居民健康素养水平,青岛市政府将"建设健康青岛科普资源库"列入 2021 年为民办实事项目,着力打造专业权威、方便快捷的线上健康知识学习平台。2021年 12 月 8 日,"健康青岛科普资源库"正式投入使用,汇集健康科普专家 1060 名,发布健康科普作品 1680件,阅读量超过 260 万人次。

一、科学论证,统筹规划,全力推进项目落实

市卫生健康委将"建设健康青岛科普资源库"列

入重点工作,立足群众健康科普需求,科学制订建设方案,明确责任分工、时间表和进度图,全力以赴抓落实。2021年9月26日,"健康青岛科普资源库"互联网平台上线试运行,该平台部署在云端服务器,同步为移动端和电脑端用户提供服务。库内健康知识分为12个大类66个小类,包括新冠肺炎防护、健康素养、健康生活、疾病预防以及中医养生、妇幼保健、心理健康、口腔健康、康复护理、急救、献血等知识,涉及日常生活的方方面面。市民可以通过该库随时随地查询健康知识,收藏科普专家,进行健康自测,观看在线直播,参与有奖竞答,也可以把健康知识推荐给家人和朋友,让更多人受益。

二、精心组织,三级审核,确保健康科普资源库专家及作品专业性和权威性

市卫生健康委发动医疗卫生机构,组织专家围绕群众关注的心脑血管疾病、妇幼保健等专题,创作出一批文字、图片、动画、视频类的多媒体健康科普作品。建立入库专家和作品三级审核制度:一是严把组织审核关,要求各医疗卫生机构严格把关,参与专家须具备相应执业资格,科普作品须来源合法、表述准确;二是严把专业审核关,组织相关领域专家,对科普作品分门别类进行专业审核,确保内容科学、专业、权威;三是严把传播审核关,组织新闻传播专家,对科普作品进行传播力审核,确保语言通俗易懂,群众喜闻乐见,避免引发读者不适及泄密、侵权、侵犯隐私等问题发生。

三、丰富功能,一号一网,切实增强健康科普资源库使用的方便可及性

"健康青岛科普资源库"作为综合性健康科普公共服务平台,广泛运用互联网技术和社交软件运营推广手段,从技术、创意、视觉、内容、发布渠道等进行全方位建设。"一号一网"是资源库核心呈现形式,"一号"指微信公众号,适配各种移动终端,更加符合用户移动端浏览习惯,更有利于资源库知识分享与传播,"一网"指资源库网站平台,通过电脑端与微信公众号同步运行,免费向公众开放,让广大市民获取健康知识更加方便可及。资源库主页分别按类别、区(市)、机构、热度等分类呈现,并设置专题、竞答、直播、健康自测、健康基地等互动栏目,实现健康科普线上线下一体化。

四、广泛宣传,多维推介,不断提高健康科普资源库群众知晓率和使用率

一是通过新闻媒体普发宣传,在青岛新闻网网站、APP等平台设置按钮长期展示,宣传推介活动全媒体发布。二是制作动画片、海报、展架等广泛宣传,在地铁、公交、楼宇等1.5万余块电子屏播放宣传片653万余次,印发海报1万份。三是发动全市卫生健康系统干部职工,利用自有网站、新媒体、宣传栏、微信群、朋友圈等持续宣传推广。四是通过电子政务办公系统,将资源库推介给市直部门、企业等用户。五是开展"健康科普·天天读"活动,每天在市民"健康大学堂"3802个微信群推送一篇科普知识。六是结合健康教育"六进"活动,开展"健康青岛科普资源库"走进企业、学校、机关等活动,线下健康讲座同步进行网络直播,每场线上、线下参与超过10万人次,单场参与最高达30万余人次。

健康科普推动居民健康素养水平有效提升,2021年青岛市居民健康素养水平27.8%,比上年提升3.42个百分点。2022年,"健康青岛科普资源库"将进一步优化升级,继续为健康青岛建设助力。

统 计 资 料

2022 年青岛市卫生健康事业发展统计公报

2022 年,在市委、市政府的坚强领导下,市卫生健康委聚焦医疗卫生服务优质、均衡、普惠、共享,全面推进健康青岛建设,获批建设国家区域医疗中心,入选中央财政支持公立医院改革与高质量发展示范项目城市,全市卫生健康事业发展迈上新台阶。

一、卫生资源

(一)医疗卫生机构数。2022 年底,全市各级各类医疗卫生机构 8763 个。其中,医院 353 个,基层医疗卫生机构 8290 个,专业公共卫生机构 80 个,其他卫生机构 40 个。与 2021 年相比,全市各级各类医疗卫生机构增加 189 个。其中,医院增加 7 个,基层医疗卫生机构增加 195 个,专业公共卫生机构减少 15 个,其他卫生机构增加 2 个(图 1)。

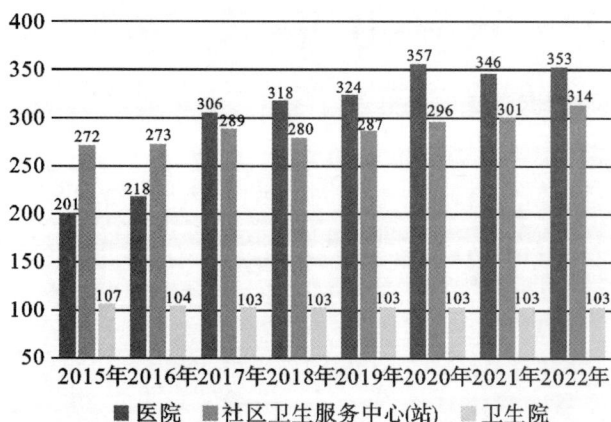

图 1　全市主要医疗卫生机构数量及变化情况(单位:个)

按经济类型分:公立医疗卫生机构 4142 个(占全市 47.27%)、民营医疗卫生机构 4621 个(占全市 52.73%)。

按医院等级分:三级医院 34 个、二级医院 126 个、一级医院 142 个、未定级医院 51 个。

(二)床位数。2022 年底,全市各级各类医疗卫生机构床位 67984 张。其中,医院床位 58455 张(占全市 85.98%),基层医疗卫生机构床位 8056 张(占全市 11.85%),专业公共卫生机构床位 587 张(占全市 0.86%),其他卫生机构床位 886 张(占全市 1.30%)。每千人口医疗卫生机构床位 6.57 张。与 2021 年相比,全市各级各类医疗卫生机构床位增加 236 张,增幅为 0.35%(图 2)。其中,医院增加 544 张,增幅为 0.94%;基层医疗卫生机构减少 302 张,减幅为 3.61%;专业公共卫生机构减少 35 张,减幅为 5.63%;其他卫生机构增加 29 张,增幅为 3.38%。每千人口医疗卫生机构床位减少 0.04 张,减幅为 0.55%。

按经济类型分:公立医疗卫生机构 48085 张(占全市 70.73%),民营医疗卫生机构 19899 张(占全市 29.27%)。

按医院等级分:三级医院 32259 张(占全市 47.45%),二级医院 18539 张(占全市 27.27%),一级医院 5643 张(占全市 8.30%),未定级医院 2014 张(占全市 2.96%)。

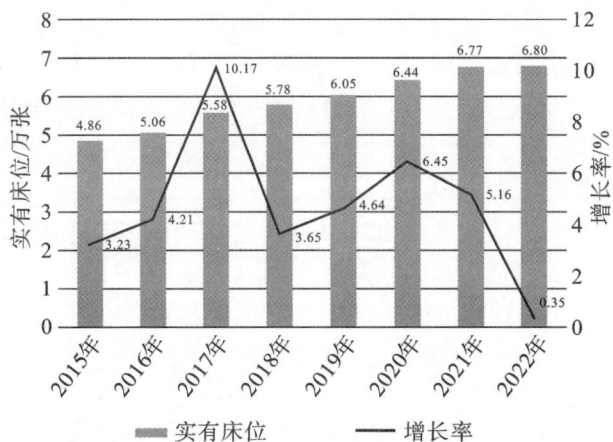

图 2　全市医疗卫生机构床位数及增长率

（三）卫生人员数。2022 年底，全市各级各类医疗卫生机构卫生人员总数 118110 人。其中，卫生技术人员 99121 人，其他技术人员 6072 人，管理人员 6950 人，工勤技能人员 6300 人，乡村医生和卫生员 2938 人。卫生技术人员构成情况如图 3 所示。每千人口卫生技术人员 9.58 人，每千人口执业（助理）医师 3.99 人，每千人口注册护士 4.30 人。与 2021 年相比，全市各级各类医疗卫生机构卫生人员增加 2230 人，增幅为 1.92%。其中，卫生技术人员增加 2078 人，增幅为 2.14%；其他技术人员增加 279 人，增幅为 4.82%；管理人员增加 786 人，增幅为 12.75%；工勤技能人员减少 123 人，减幅为 1.91%；乡村医生和卫生员减少 296 人，减幅为 9.15%。卫生技术人员及变化情况如图 4 所示。每千人口卫生技术人员增加 0.12 人，每千人口执业（助理）医师增加 0.09 人，每千人口注册护士增加 0 人。

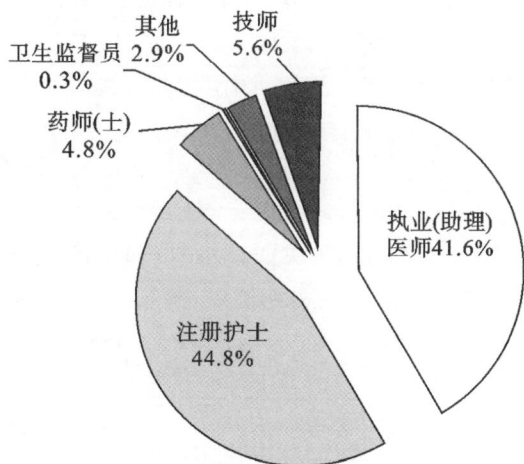

图 3　2022 年全市医疗卫生机构卫生技术人员构成情况

按机构类别分：医院卫生人员 73292 人（占全市 62.05%），基层医疗卫生机构 38792 人（占全市 32.84%），专业公共卫生机构 4342 人（占全市 3.68%），

其他卫生机构 1684 人（占全市 1.43%）（图 5）。

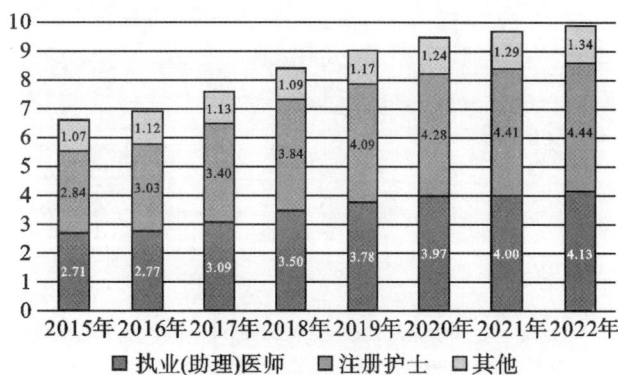

图 4　全市医疗卫生机构卫生技术人员
及变化情况（单位：万人）

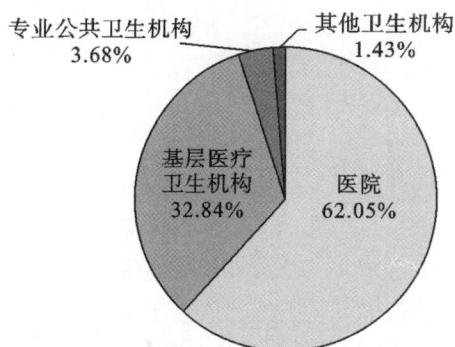

图 5　2022 年全市医疗卫生机构卫生人员分布情况

按经济类型分：公立医疗卫生机构卫生人员 77387 人（占全市 65.52%），民营医疗卫生机构卫生人员 40723 人（占全市 34.48%）。

按医院等级分：三级医院卫生人员 45007 人（占全市 38.11%），二级医院 20202 人（占全市 17.10%），一级医院 4396 人（占全市 3.72%），未定级医院 3687 人（占全市 3.12%）。

二、医疗服务

（一）门诊量。2022 年全市各级各类医疗卫生机构总诊疗 8651.06 万人次。其中，医院 3360.41 万人次（占全市 38.84%），基层医疗卫生机构 5165.39 万人次（占全市 59.71%），专业公共卫生机构 113.46 万人次（占全市 1.31%），其他卫生机构 11.80 万人次（占全市 0.14%）。与 2021 年相比，全市各级各类医疗卫生机构总诊疗增加 177.65 万人次，增幅为 2.10%。其中，医院减少 189.48 万人次，减幅为 5.34%；基层医疗卫生机构增加 372.16 万人次，增幅为 7.76%；专业公共卫生机构减少 6.08 万人次，减幅为 5.09%；其他机构增加 1.05 万人次，增幅为 9.73%。全市医疗卫生机构门诊服务量及增长率如图 6 所示。

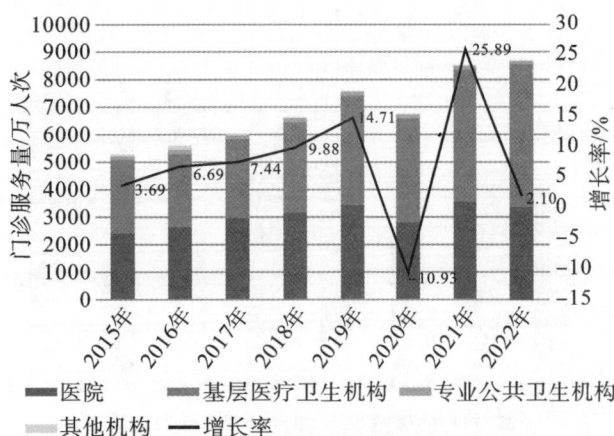

图6 全市医疗卫生机构门诊服务量及增长率

按经济类型分：公立医疗卫生机构总诊疗5445.36万人次（占全市62.94%），民营医疗卫生机构3205.70万人次（占全市37.06%）。

按医院等级分：三级医院总诊疗2476.76万人次（占全市28.63%），二级医院588.94万人次（占全市6.81%），一级医院220.35万人次（占全市2.55%），未定级医院74.36万人次（占全市0.86%）。

（二）住院量。2022年全市各级各类医疗卫生机构入院人数157.71万人。其中，医院145.35万人（占全市92.16%），基层医疗卫生机构11.21万人（占全市7.10%），专业公共卫生机构1.12万人（占全市0.71%），其他卫生机构0.04万人（占全市0.02%）。与2021年相比，全市各级各类医疗卫生机构入院人数减少1.28万人，减幅为0.81%。其中，医院增加0.70万人，增幅为0.48%；基层医疗卫生机构减少1.87万人，减幅为14.31%；专业公共卫生机构减少0.10万人，减幅为8.05%；其他机构减少0.007万人，减幅为16.44%。全市入院人数情况及增长率如图7所示。

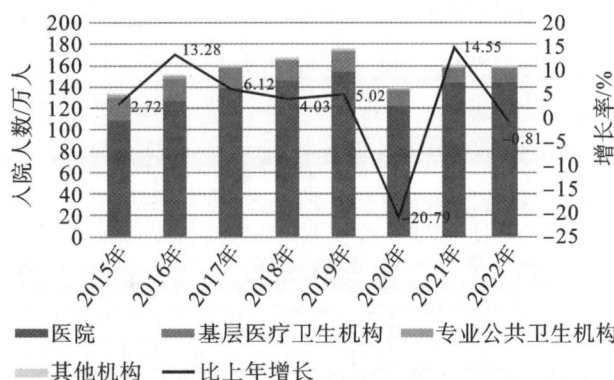

图7 全市入院人数情况及增长率

按经济类型分：公立医疗卫生机构入院人数136.88万人（占全市86.79%），民营医疗卫生机构

20.83万人（占全市13.21%）。

按医院等级分：三级医院入院人数112.17万人（占全市71.13%），二级医院24.09万人（占全市15.28%），一级医院6.31万人（占全市4.00%），未定级医院2.77万人（占全市1.76%）。

（三）医院医师工作负荷。2022年，全市医院医师日均担负诊疗6.1人次、住院1.6床日。其中，公立医院医师日均担负诊疗6.8人次、住院1.6床日（表1）。

表1 医院医师担负工作量

机构类别	医师人均全年担负		医师人均每日担负	
	诊疗人次	住院床日	诊疗人次	住院床日
医院	1520.5	569.3	6.1	1.6
按医院等级分：三级医院	1746.5	579.7	7.0	1.6
二级医院	1102.9	661.7	4.4	1.8
一级医院	1162.8	312.3	4.7	0.9
按经济类型分：公立医院	1689.1	578.6	6.8	1.6
民营医院	958.2	538.1	3.8	1.5

（四）床位使用。2022年，全市医疗卫生机构病床使用率为59.90%。其中，医院64.39%，基层医疗卫生机构32.01%；全市医疗卫生机构出院者平均住院日为8.2天，其中，医院8.3天，基层医疗卫生机构7.4天。与2021年相比，全市医疗卫生机构病床使用率降低3.87个百分点，其中，医院降低3.57个百分点，基层医疗卫生机构降低7.05个百分点；全市出院者平均住院日减少0.5天，其中，医院减少0.5天，基层医疗卫生机构减少0.6天。

按经济类型分：病床使用率，公立医疗卫生机构63.62%、民营医疗卫生机构48.70%；出院者平均住院日，公立医疗卫生机构7.8天、民营医疗卫生机构10.9天。

按医院等级分：病床使用率，三级医院72.94%、二级医院56.96%、一级医院38.86%；出院者平均住院日，三级医院7.4天、二级医院12.4天、一级医院8.9天。

三、病人医药费用

（一）医院病人医药费用。2022年，医院门诊人次均诊疗费365.1元，按当年价格，比2021年增长11.45%；住院病人人均住院费13395.6元，按当年价格，比2021年降低1.18%；出院者平均每日住院医疗费用 1617.4 元。

（二）基层医疗卫生机构病人医药费用。2022年,社区卫生服务中心门诊病人次均诊疗费 126.5元,按当年价格,比 2021 年降低 11.10%;住院病人人均住院费 4534.3 元,按当年价格,比 2021 年增长3.30%。卫生院门诊病人次均诊疗费 97.0 元,按当年价格,比 2021 年降低 7.97%;住院病人人均住院费 4048.8 元,按当年价格,比 2021 年增长 9.93%;出院者平均每日住院医疗费用 558.2 元。

四、中医药服务

（一）中医类医疗机构、床位及人员数。2022年底,全市中医类医疗卫生机构 807 个,比 2021 年增加73 个。其中,中医类医院 43 个(三级医院 3 个、二级医院 18 个、一级医院 18 个、未定级医院 4 个),中医类门诊部、诊所、卫生所、医务室 764 个。与 2021 年相比,中医类医院减少 4 个,中医类门诊部及诊所增加 77 个。

2022 年底,全市中医类医疗卫生机构床位 10250张,比 2021 年减少 51 张。

2022 年底,全市中医类医疗卫生机构卫生人员11588 人,比 2021 年增加 355 人(增长 3.16%)。其中,中医执业(助理)医师 2696 人,中药师(士)373 人。

（二）中医医疗服务。2022 年,全市中医类医院总诊疗 352.57 万人次,中医类门诊部及诊所总诊疗288.77 万人次。

2022 年,全市中医类医院出院人数 16.41 万人。

五、疾病控制与公共卫生

（一）免疫规划情况。2022 年,国家平台接种率监测系统显示,全市常规免疫卡介苗接种率 99.93%,乙型肝炎疫苗接种率 99.94%,脊髓灰质炎疫苗接种率 99.93%,麻疹类疫苗接种率 99.94%,百白破三联疫苗接种率 99.92%,流脑疫苗接种率 99.94%,乙脑疫苗接种率 99.94%,甲肝疫苗接种率 99.92%。

（二）地方病防治。2022 年全市 8～10 岁儿童尿碘中位数 176.75 $\mu g/L$,孕妇尿碘中位数 146.75 $\mu g/L$。碘缺乏县(市、区)10 个,监测率 100%;饮水型地方性氟中毒县(市、区)7 个,病区村 1146 个,监测率100%。

六、妇幼卫生

（一）妇幼保健。2022 年底,孕产妇系统管理率95.51%,3 岁以下儿童系统管理率 94.44%,7 岁以下儿童健康管理率 96.34%。

（二）孕产妇死亡率。据妇幼卫生监测,2022 年,孕产妇死亡率为 4.57/10 万,比 2021 年下降 0.28/10 万。

（三）5 岁以下儿童死亡率。据妇幼卫生监测,2022 年,全市婴儿死亡率 1.66‰、5 岁以下儿童死亡率 2.82‰,婴儿死亡率比 2021 年下降 0.09 个千分点,5岁以下儿童死亡率比 2021 年上升 0.21 个千分点。

（四）国家免费孕前优生项目。2022 年,全市为49281 人提供了孕前优生健康检查服务,国家免费孕前优生目标人群覆盖率达 92.55%。

（五）婚前检查保健。2022 年,全市婚前医学检查率为 86.23%。全市完成计划生育技术服务113915 例。

（六）妇女病查治。全市共进行宫颈癌检查286169 人,乳腺癌检查 293393 人。其中,全市适龄妇女"两癌"检查项目共进行宫颈癌检查 208254 人、乳腺癌检查 209432 人。

七、食品安全与卫生监督

（一）食品安全风险监测。2022 年,全市食源性疾病监测哨点医院达到 165 家,监测网络延伸至全部乡镇级行政区域,青岛市公共卫生平台(食源性疾病监测)正式启用,包括社区服务中心、村卫生室在内的1844 家医疗机构全部实现了食源性疾病病例上报信息化,报告食源性疾病病例 21520 例、调查处置食源性疾病暴发事件 71 起。食品污染物监测范围覆盖了全市所有县级行政区域,全年食品污染物及有害因素累计监测样品 2429 份。

（二）公共场所卫生监督。2022 年,全市公共场所卫生被监督单位 11936 个,专职从业人员 68963人,持健康合格证明人数占 98.4%。经常性卫生监督16197 户次,监督覆盖率为 99.11%,依法查处案件1432 件。

（三）生活饮用水卫生监督。2022 年,全市生活饮用水卫生(供水)被监督单位 186 个,供管水人员1507 人,持健康合格证明人数占 97.94%。经常性卫生监督 264 户次,监督覆盖率为 99.46%,依法查处案件 36 件。

（四）消毒产品生产企业及餐饮具集中消毒单位卫生监督。2022 年,全市消毒产品被监督单位 169家,专职从业人员 1735 人,持消毒产品卫生安全评价报告数 118 个。经常性卫生监督 593 户次,依法查处案件 101 件。2022 年全市餐饮具集中消毒单位 14家,监督覆盖率 100%,监督检查 51 户次,依法查处案件14件。

（五）医疗卫生、采供血和传染病防治监督。2022年，医疗卫生经常性卫生监督10087户次，监督覆盖率99.65%，依法查处案件690件。全市采供血专业经常性卫生监督2户次。传染病防治被监督单位7912家，经常性卫生监督10677户次，监督覆盖率99.65%，依法查处案件730件。

八、人口家庭

（一）落实生育政策，推动全市人口均衡发展。2022年出生人口5.15万人，出生率为6.12‰，二孩占比为40.84%，三孩占比为6.8%，出生人口性别比为108.6。每千人托位数2.7个。协调相关部门促进托育、就业、住房、税收等相关经济社会政策与生育政策配套衔接。

（二）计划生育家庭奖励和扶助政策。2022年计划生育家庭奖励和扶助"两项制度"共投入资金5.6亿元，比上年增加0.58亿元；农村部分计划生育家庭奖励扶助制度受益37.2万人；计划生育家庭特别扶助制度受益2.05万人。

九、老年人口信息

2022年，全市卫生健康系统认真贯彻落实新时代老龄工作重要任务，以老年人健康服务需求为导向，加快推进老年健康服务体系建设，老年人健康服务需求得到进一步满足。

（一）在10区（市）建立11个监测筛查点，实施老年失能失智筛查、干预以及健康宣教，市级和国家项目共完成失能失智筛查6000人。

（二）全市85%以上的综合医院、基层医疗卫生机构创建成为老年友善医疗机构。全市各级医疗机构开通老年人绿色通道，老年人享受挂号、就诊、化验、检查、交费、取药"六优先"服务。

（三）全市开展安宁疗护服务的医养结合机构、社区卫生服务中心（镇街卫生院）36家，开放床位392张，其中二级及以上医院开设临床关怀（安宁疗护）科或在肿瘤科等相关科室开展安宁疗护服务的机构14家，开放床位179张。

（四）全市两证齐全的"医办养""养办医"型医养结合机构168家。全市新增4家社区被国家卫健委等部门评为全国老年友好型社区。

注解：

（1）医疗卫生机构包括医院、基层医疗卫生机构、专业公共卫生机构、其他医疗卫生机构。

（2）公立医院指经济类型为国有和集体办的医院（含政府办医院）。

（3）民营医院指公立医院以外的其他医院，包括联营、股份合作、私营、台港澳投资和外国投资等医院。

（4）基层医疗卫生机构包括社区卫生服务中心（站）、街道卫生院、乡镇卫生院、村卫生室、门诊部、诊所（医务室）。

（5）专业公共卫生机构包括疾病预防控制中心、专科疾病防治机构、妇幼保健机构、健康教育机构、急救中心（站）、采供血机构、卫生监督机构、计划生育技术服务机构。

（6）政府办医疗卫生机构指卫生、教育、民政、公安、司法、兵团等行政部门举办的医疗卫生机构。

（7）中医类医疗卫生机构包括中医、中西医结合、民族医的医院、门诊部、诊所及科研机构。

（8）卫生人员包括卫生技术人员、乡村医生和卫生员、其他技术人员、管理人员、工勤技能人员。按在岗职工数统计，包括在编、合同制、返聘和临聘半年以上人员。

（9）卫生技术人员包括执业医师、执业助理医师、注册护士、药师（士）、检验及影像技师（士）、卫生监督员和见习医（药、护、技）师（士）等卫生专业人员，包括从事临床或监督工作并同时从事管理工作的人员（如院长、书记等）。

（10）每千人口卫生技术人员数、执业（助理）医师数、注册护士数、医疗卫生机构床位数均按常住人口计算。

2022 年青岛市医疗卫生机构、床位、人员数

机构分类	机构个数	编制床位数	实有床位数	编制人数	在岗职工合计	卫生技术人员小计	执业(助理)医师小计	执业医师	注册护士	药师(士)	技师(士)小计	检验师	影像师	康复师	卫生监督员	其他小计	见习医师	其他技术人员	管理人员小计	仅从事管理的人员	工勤技能人员
总计	8763	68948	67984	66086	118110	99121	41279	36754	44440	4750	5551	3149	1307	741	248	2853	416	6072	6950	3679	6300
一、医院	353	58438	58455	51027	73292	62903	22228	21298	32274	3079	3820	1978	890	648	0	1502	219	3704	4661	2422	4263
综合医院	176	32568	32431	33917	45417	39573	14370	13917	20011	1847	2360	1224	618	258	0	985	84	2130	2762	1366	2348
中医院	41	7315	7404	7541	9432	8083	3084	2927	3735	525	504	266	116	114	0	235	74	563	483	206	580
中西医结合医院	2	540	486	489	567	486	178	176	219	61	22	16	5	1	0	6	0	59	56	11	11
专科医院	127	17581	17700	9080	17739	14641	4561	4247	8232	643	929	472	150	271	0	276	61	952	1352	832	1314
护理院(中心)	7	14	434	0	137	120	35	31	77	3	5	0	1	4	0	0	0	0	8	7	10
二、基层医疗卫生机构	8290	8695	8056	10286	38792	32000	17582	14044	10945	1552	1118	632	379	66	0	803	154	1647	1658	791	1416
社区卫生服务中心(站)	314	1352	1002	2312	7626	6471	2943	2637	2466	610	294	187	81	19	0	158	30	574	458	228	353
社区卫生服务中心	99	1338	798	1997	4685	3941	1705	1522	1548	357	214	131	62	17	0	117	25	407	251	136	201
社区卫生服务站	215	14	204	315	2941	2530	1238	1115	918	253	80	56	19	2	0	41	5	167	207	92	152
卫生院	103	7343	6905	7558	9062	7654	3014	2589	2917	596	585	338	209	22	0	542	91	730	540	212	466
村卫生室	3906	—	0	—	5110	2177	2060	557	113	4	0	0	0	0	—	0	0	0	0	0	0
门诊部	407	0	108	365	6327	5309	2605	2276	2258	182	202	102	80	4	0	62	12	265	449	237	516
诊所、卫生所、医务室	3560	0	41	51	10667	10389	6960	5985	3191	160	37	5	9	21	0	41	21	78	211	114	81

（续表）

机构分类	机构个数	编制床位数	实有床位数	编制人数	在岗职工 合计	卫生技术人员 小计	执业(助理)医师 小计	执业医师	注册护士	药师(士)	技师(士) 小计	检验师	影像师	康复师	卫生监督员	其他 小计	见习医师	其他技术人员	管理人员 小计	仅从事管理的人员	工勤技能人员
三、专业公共卫生机构	80	730	587	3972	4342	3300	1251	1203	862	96	366	342	19	5	247	478	39	458	455	348	236
疾病预防控制中心	41	0	0	1672	1517	1091	560	554	68	15	157	150	7	0	0	291	19	217	222	184	25
专科疾病防治院(所、站)	6	264	224	280	260	196	76	69	73	13	19	13	2	4	0	15	3	17	27	10	37
妇幼保健机构	12	466	363	993	1571	1285	502	471	547	66	116	105	10	1	0	54	17	142	90	70	74
急救中心(站)	7	0	0	277	241	162	60	56	95	1	4	4	0	0	0	2	0	25	13	7	47
采供血机构	2	0	0	231	285	205	53	53	79	1	70	70	0	0	0	2	0	31	19	15	34
卫生监督所(中心)	12	0	0	519	468	361	0	0	0	0	0	0	0	0	247	114	0	26	84	62	19
四、其他卫生机构	40	1085	886	801	1684	918	218	209	359	23	247	197	19	22	1	70	4	263	176	118	385
康复医疗机构	8	1085	886	589	628	339	139	135	130	13	37	12	6	19	0	20	1	69	49	28	192
临床检验中心(所、站)	11	0	0	112	518	227	33	30	35	1	144	138	6	0	1	13	3	106	81	74	111
医疗辅助性机构	14	0	0	0	390	228	16	16	133	6	55	46	0	0	0	18	0	76	40	14	72
其他	7	0	0	100	148	124	30	28	61	3	11	1	7	3	0	19	0	12	6	2	10

注：1. 本表在岗职工口径为卫生技术人员＋其他技术人员＋管理人员＋工勤技能人员；卫生技术人员口径为执业医师＋执业助理医师＋注册护士＋药师(士)＋其他卫生技术人员；技师(士)口径为检验技师(士)＋影像技师(士)＋康复技师(士)。

2. 本表人员合计中包括乡村医生2918人，卫生员15人和诊所乡村医师5人，不含乡镇卫生院在村卫生室工作的执业(助理)医师、注册护士数。

2022 年青岛市医疗卫生机构收入与支出

机构分类	总收入/万元 总计	事业收入 小计	财政拨款收入	医疗收入 小计	医疗收入 药品收入	上级补助收入	总费用/万元 总计	业务活动费	单位管理费	财政基本拨款经费	财政项目拨款经费	科教经费	人员费用	药品费
总计	4915924.4	3754783.0	918935.0	3703053.0	1174787.3	30419.3	4704290.7	4018143.1	416440.5	281620.3	233271.2	8808.8	1934688.9	994593.8
一、医院	3736162.1	3208179.6	441438.8	3194667.4	878498.1	14021.4	3617140.1	3206235.8	358312.9	194214.6	137883.7	8795.6	1462522.5	817254.2
综合医院	2641481.7	2281677.8	294236.4	2271200.1	628310.2	13490.6	2568086.6	2329542.4	215149.3	142417.4	77314.6	5714.7	1009970.0	594538.5
中医医院	372800.2	315356.8	53980.3	314789.3	107074.3	0	372586.8	332986.8	36715.0	25001.5	15037.6	118.1	167075.8	95989.4
中西医结合医院	24763.6	21447.9	2173.1	21442.9	7927.7	500.0	24640.2	21597.2	2811.4	2325.5	648.2	0	12799.9	7136.0
专科医院	695718.2	588298.8	91049.0	585836.8	134802.8	30.8	649988.0	520650.5	103304.8	24470.2	44883.3	2962.8	272160.3	119369.6
护理院（中心）	1398.4	1398.3	0	1398.3	383.1	0	1838.5	1458.9	332.4	0	0	0	516.5	220.7
二、基层医疗卫生机构	829933.5	494749.6	265890.3	479510.7	290888.7	13597.6	772428.4	542044.0	26486.2	0	0	13.2	341025.0	172134.7
社区卫生服务中心（站）	278752.2	186262.3	81088.1	178050.2	149668.5	787.2	263291.7	240762.2	9852.4	0	0	13.2	84153.4	100301.4
社区卫生服务中心	184291.5	100837.0	72533.0	97657.5	77985.0	688.2	181181.5	168438.7	5657.8	0	0	6.2	63544.3	62222.8
社区卫生服务站	94460.7	85425.3	8555.1	80392.7	71683.5	99.0	82110.2	72323.5	4194.6	0	0	7.0	20609.1	38078.6
卫生院	317717.0	117136.6	184802.2	117133.0	60691.7	528.8	337652.4	301281.8	16633.8	0	0	0	172734.6	60075.9
村卫生室	36615.1	23305.8	—	12661.1	12661.1	12281.6	28094.1	—	—	—	—	—	14983.5	11757.4
门诊部	97537.2	87692.2	0	87692.2	25642.3	0	68836.6	0	0	0	0	0	32359.9	0
诊所、卫生所、医务室	99312.0	80352.7	0	80352.7	42225.1	0	74553.6	0	0	0	0	0	36793.6	0

（续表）

机构分类	总收入/万元						总费用/万元			业务活动费用和单位管理费用中				
	总计	财政拨款收入	事业收入			上级补助收入	总计	业务活动费	单位管理费	财政基本拨款经费	财政项目拨款经费	科教经费	人员费用	药品费
			小计	医疗收入										
				小计	药品收入									
三、专业公共卫生机构	224878.1	196156.6	24365.2	22361.7	5258.2	1148.5	226867.5	210497.8	15025.9	80906.8	93170.0	0	102959.0	4989.1
疾病预防控制中心	123760.6	120498.0	1994.3	0	0	101.5	122747.5	114079.5	8600.6	44007.8	58792.1	0	42440.1	0
专科疾病防治院（所、站）	6991.4	3346.0	3484.5	3484.5	1181.4	0	7657.2	6221.0	1434.5	2428.5	809.9	0	4665.4	1145.7
妇幼保健院（所、站）	49149.3	28244.0	18877.2	18877.2	4076.8	1047.0	49891.2	46142.1	3705.7	16979.9	8055.7	0	29416.0	3843.4
急救中心（站）	12589.4	12521.3	0	0	0	0	12589.1	12521.3	67.8	5144.5	7376.8	0	5132.1	0
采供血机构	17429.8	16724.8	9.2	0	0	0	17774.4	17130.5	606.5	442.4	16886.6	0	8249.4	0
卫生监督所（中心）	14957.6	14822.5	0	0	0	0	16208.1	14403.4	610.8	11903.7	1248.9	0	13056.0	0
四、其他卫生机构	124950.7	15449.3	27488.6	6513.2	142.3	1651.8	87854.7	59365.5	16615.5	6498.9	2217.5	0	28182.4	215.8
康复医疗机构	20588.1	8064.1	7725.8	6513.2	142.3	1650.8	22528.2	15273.6	5678.1	6498.9	2217.5	0	12525.6	215.8
临床检验中心（所、站）	64002.0	3889.9	13427.9	0	0	1.0	32331.0	20370.8	8267.2	0	0	0	7690.5	0
医疗辅助性机构	35519.4	1600.0	5507.4	0	0	0	27192.7	21158.7	2431.2	0	0	0	6195.4	0
其他	4841.2	1895.3	827.5	0	0	0	5802.8	2562.4	239.0	0	0	0	1770.9	0

2022年青岛市医疗卫生机构门诊服务情况

机构分类	总诊疗人次数 总计	门急诊人次 小计	门急诊人次 门诊人次	急诊人次 小计	急诊人次 死亡人数	家庭卫生服务人次数	预约诊疗人次数	外省患者就诊人次数	核酸检测人次数 小计	其中:挂号(或收费)的核酸检测人次数	互联网诊疗服务人次数 小计	远程医疗服务人次数	互联网诊察服务人次数 小计	其中:互联网+家庭医生签约服务人次数	观察室留观病例数 小计	观察室留观病例数 死亡人数	健康检查人数	总诊疗人次数中 上级医院向下转诊人次数	向上级医院转诊人次数	中医治未病服务人次数	急诊死亡率%	观察室病死率%	预约诊疗人次占总诊疗人次百分比%
总计	86510599	80108014	76107209	4000805	5131	2516376	11503063	35478	232370460	22535490	345447	82008	110117	19232	260472	3056	3819502	4741	23257	407919	0.13	1.17	13.30
一、医院	33604149	32234631	28898798	3435833	5019	63453	11406434	35477	96062985	21353498	192229	81984	104817	19232	226640	3056	1714333	0	23257	0	0.15	1.35	33.94
综合医院	23999254	23224551	20467190	2757361	4166	57932	8270851	31645	69470949	9993970	138431	52478	83799	15667	171710	2510	1064553	0	0	0	0.15	1.46	34.46
中医院	3422178	3052436	2749025	303411	830	3666	946279	159	18556898	9869483	29808	21612	8196	3365	36896	382	458915	0	0	0	0.27	1.04	27.65
中西医结合医院	103514	102769	87506	15263	0	0	36600	4	263090	263090	346	26	320	0	573	36	545	0	0	0	0	6.28	35.36
专科医院	6058801	5935633	5575835	359798	23	1855	2152669	3669	7772040	1226955	23644	7868	12502	0	17461	128	183320	0	0	0	0.01	0.73	35.53
护理院(中心)	20302	19242	19242	0	0	0	35	0	8	0	0	0	0	0	0	0	7000	0	0	0	—	—	0.17
二、基层医疗卫生机构	51653907	46634961	42698929	338032	112	2452923	0	0	132920895	939316	147894	0	0	0	31261	0	1867990	4741	23257	407919	0.03	—	0
社区卫生服务中心(站)	13816830	12238636	12150746	187890	0	1215406	0	0	32185973	53501	52473	0	0	0	6605	0	614050	1968	13108	346786	0	—	0
社区卫生服务中心	7463022	6495325	6427481	67844	0	809837	0	0	31643471	53501	43866	0	0	0	5845	0	346698	780	2916	183357	0	—	0
社区卫生服务站	6353808	5843311	5723265	120046	0	405569	0	0	542502	0	8607	0	0	0	760	0	267352	1188	10192	163429	0	—	0
卫生院	7644611	6419268	6269126	150142	112	1237517	0	0	100734922	885815	3531	0	0	0	24656	0	436104	2773	10149	61133	0.07	—	0
村卫生室	10733402	9993103	9993103	—	—	—	0	0	0	0	0	—	—	—	—	—	817830	0	0	0	—	—	—
门诊部	3142178	2452174	2452174	0	0	0	0	0	0	0	65419	0	0	0	0	0	6	0	0	0	—	—	0
诊所、卫生所、医务室	16316886	15433780	15433780	0	0	0	0	0	0	0	26471	0	0	0	0	0		0	0	0	—	—	0
三、专业公共卫生机构	1134588	1076696	849756	226940	0	0	88849	1	3386580	242676	5324	24	5300	0	2571	0	147560	0	0	0	0	—	0
专科疾病防治院(所、站)	48612	48612	48612	0	0	0	0	0	18465	401	24	24	0	0	0	0	6730	0	0	0	—	—	0
妇幼保健院(所、站)	863087	805195	801144	4051	0	0	88849	1	3368115	242275	5300	0	5300	0	2571	0	140830	0	0	0	0	—	0
急救中心机构(站)	222889	222889	0	222889	0	0	0	0	0	0	0	0	0	0	0	0	0	0	0	0	0	—	0
四、其他机构	117955	59726	59726	0	0	0	7780	0	0	0	0	0	0	0	0	0	89619	0	0	0	—	—	0
康复医疗机构	117955	59726	59726	0	0	0	7780	0	0	0	0	0	0	0	0	0	89619	0	0	0	—	—	0

2022 年青岛市医疗卫生机构住院服务情况

机构分类	入院人数	出院人数 小计	出院人数 死亡人数	转往基层医疗卫生机构人数	基层转入医院人数	外籍患者出院人数	其中：按病种付费出院人数	规范实施临床路径管理的出院人数	住院病人手术人次数	每百门急诊的入院人数	死亡率/%	医院向基层医疗卫生机构转诊率/%	基层医疗卫生机构转向医院转诊率/%
总计	1577105	1571802	9684	5038	2515	1113	230358	593684	622896	3.03	0.62	0.32	0.16
一、医院	1453464	1449554	9599	4478	0	1111	229205	589189	611627	4.50	0.66	0.31	0
综合医院	1029625	1025678	6594	2783	0	756	173730	476340	471905	4.43	0.64	0.27	0
中医医院	151187	153059	1722	1163	0	1	252	48473	30456	4.95	1.13	0.76	0
中西医结合医院	11651	10998	213	352	0	3	320	5059	686	11.34	1.94	3.20	0
专科医院	258751	257640	1068	180	0	351	54903	59317	108580	4.36	0.41	0.07	0
护理院(中心)	2250	2179	2	0	0	0	0	0	0	11.69	0.09	0	0
二、基层医疗卫生机构	112050	110573	85	0	2515	2515	0	2515	7325	0.59	0.08	0	2.27
社区卫生服务中心(站)	5754	5804	1	0	6	0	0	0	338	0.05	0.02	0	0.10
社区卫生服务中心	5458	5508	1	0	6	0	0	0	338	0.08	0.02	0	0.11
社区卫生服务站	296	296	0	0	0	0	0	0	0	0.01	0	0	0
卫生院	105265	103725	84	0	2509	0	0	0	6987	1.64	0.08	0	2.42
门诊部	1031	1031	0	0	0	0	0	0	0		0	0	0
诊所、卫生所、医务室	0	13	0	0	0	0	0	0	0	0	0	0	0
三、专业公共卫生机构	11220	11309	0	560	0	2	1153	4495	3944	1.31	0	4.95	0
专科疾病防治院(所、站)	2108	2184	0	0	0	0	56	0	390	4.34	0	0	0
妇幼保健院(所、站)	9112	9125	0	560	0	2	1097	4495	3554	1.13	0	6.14	0
四、其他机构	371	366	0	0	0	0	0	0	0	0.62	0	0	0
康复医疗机构	371	366	0	0	0	0	0	0	0	0.62	0	0	0

2022 年青岛市医疗卫生机构病床使用情况

机构分类	实际开放总床位/床日	平均开放病床数/张	实际占用床日总数/床日	出院者占用总床日数	观察床数/张	全年开设家庭病床总数/张	病床周转次数	病床工作日/日	病床使用率/%	出院者平均住院日
总计	22612506	61952	13545605	12905258	1990	4420	25.4	218.6	59.90	8.2
一、医院	19538595	53530	12581068	12004743	1294	1065	27.1	235.0	64.39	8.3
综合医院	11101921	30416	7110428	6987230	938	1001	33.7	233.8	64.05	6.8
中医院	2500059	6849	1549887	1491536	176	63	22.3	226.3	61.99	9.7
中西医结合医院	177430	486	132143	129276	9	0	22.6	271.8	74.48	11.8
专科医院	5652300	15486	3701456	3301805	171	1	16.6	239.0	65.49	12.8
护理院(中心)	106885	293	87154	94896	0	0	7.4	297.6	81.54	43.6
二、基层医疗卫生机构	2690700	7372	861209	813532	680	3355	15.0	116.8	32.01	7.4
社区卫生服务中心(站)	230586	632	72661	61160	379	2850	9.2	115.0	31.51	10.5
社区卫生服务中心	195858	537	54850	46659	246	1018	10.3	102.2	28.00	8.5
社区卫生服务站	34728	95	17811	14501	133	1832	3.1	187.2	51.29	49.0
卫生院	2460114	6740	788548	752372	301	505	15.4	117.0	32.05	7.3
三、专业公共卫生机构	209005	573	80624	77128	16	0	19.7	140.8	38.58	6.8
专科疾病防治院(所、站)	81760	224	46523	41618	10	0	9.8	207.7	56.90	19.1
妇幼保健院(所、站)	127245	349	34101	35510	6	0	26.2	97.8	26.80	3.9
四、其他机构	174206	477	22704	9855	0	0	0.8	47.6	13.03	26.9
康复医疗机构	174206	477	22704	9855	0	0	0.8	47.6	13.03	26.9

2022 年青岛市孕产妇保健和健康情况

行政区划	机构名称	产妇数	产妇早孕建册		产妇产前检查情况						孕产妇产前筛查				孕产妇产前诊断				产妇产后访视	
					产检		产检≥5次		早检		筛查		高危		诊断		确诊			
			人数	占比/%	人数	占比/%	人数	占比/%	人数	占比/%	人数	占比/%	人数	占比/%	人数	占比/%	人数	占比/%	人数	占比/%
	全市总计	65045	63266	97.26	64892	98.77	62973	95.85	63266	96.3	64679	99.44	7108	10.99	38886	59.78	5602	14.406	63405	96.51
市南区	青岛市市南区妇幼保健计划生育服务中心	1963	1915	97.55	1925	96.83	1913	96.23	1915	96.33	1913	97.45	339	17.72	1963	100	304	15.487	1954	98.29
市北区	青岛市市北区妇幼保健计划生育服务中心	5928	5868	98.99	5868	97.54	5759	95.73	5868	97.54	5928	100	763	12.87	5928	100	770	12.989	5759	95.73
李沧区	青岛市李沧区妇幼保健计划生育服务中心	6887	6715	97.5	6887	98.77	6715	96.3	6715	96.3	6887	100	584	8.48	5639	81.88	663	11.757	6715	96.3
崂山区	青岛市崂山区妇幼保健计划生育服务中心	2546	2506	98.43	2546	98.64	2503	96.98	2506	96.98	2545	99.96	341	13.40	2545	99.96	361	14.185	2535	98.22
西海岸新区	青岛市西海岸新区妇幼保健计划生育服务中心	7897	7706	97.58	7897	98.8	7695	96.27	7706	96.41	7702	97.53	760	9.87	3164	40.07	612	19.343	7701	96.35
西海岸新区	青岛市西海岸新区妇幼保健院	5422	5314	98.01	5422	99.85	5243	96.56	5314	97.86	5327	98.25	724	13.59	2735	50.44	410	14.991	5313	97.85
城阳区	青岛市城阳区妇幼保健计划生育服务中心	10079	9622	95.47	10075	98.64	9582	93.81	9622	94.2	10064	99.85	936	9.30	5006	49.67	665	13.284	9637	94.35
即墨区	青岛市即墨区妇幼保健计划生育服务中心	8421	8198	97.35	8421	99.56	8175	96.65	8198	96.93	8421	100	915	10.87	4836	57.43	544	11.249	8316	98.32
胶州市	胶州市妇幼保健计划生育服务中心	6667	6452	96.78	6618	98.02	6445	95.45	6452	95.56	6667	100	624	9.36	3450	51.75	571	16.551	6415	95.01
平度市	平度市妇幼保健院	5950	5783	97.19	5950	99.32	5768	96.28	5783	96.53	5948	99.97	727	12.22	1925	32.35	409	21.247	5789	96.63
莱西市	莱西市妇幼保健计划生育服务中心	3285	3187	97.02	3283	99.36	3175	96.1	3187	96.46	3277	99.76	395	12.05	1695	51.60	293	17.286	3271	99.00

2022 年青岛市 7 岁以下儿童保健和健康情况

行政区划	机构名称	儿童数		6个月内婴儿纯母乳喂养情况			7岁以下儿童保健服务						0~6岁儿童眼保健和视力检查				
		7岁以下	3岁以下	母乳喂养调查人数	6个月内纯母乳喂养 人数	占比/%	新生儿访视 人数	占比/%	7岁以下儿童健康管理 人数	占比/%	3岁以下儿童系统管理 人数	占比/%	0~6岁儿童眼保健和视力检查 人数	覆盖率/%	6岁儿童视力检查 检查人数	视力不良检出人数	视力不良检出率/%
	全市总计	682673	258309	48904	40020	81.83	63598	96.80	657667	96.34	243938	94.44	659126	96.55	118690	7636	6.43
市南区	青岛市市南区妇幼保健计划生育服务中心	19690	6006	1462	1133	77.50	1813	91.20	19405	98.55	5808	96.70	19405	98.55	5748	511	8.89
市北区	青岛市市北区妇幼保健计划生育服务中心	58362	22415	2232	1812	81.18	5740	95.41	55549	95.18	21310	95.07	57311	98.20	9624	481	5.00
李沧区	青岛市李沧区妇幼保健计划生育服务中心	63432	27278	8927	6525	73.09	6911	99.11	60678	95.66	26013	95.36	60678	95.66	9849	886	9.00
崂山区	青岛市崂山区妇幼保健计划生育服务中心	28174	14131	947	826	87.22	2535	98.22	27103	96.20	13396	94.80	27103	96.20	5036	656	13.03
西海岸新区	青岛市西海岸新区妇幼保健计划生育服务中心	76216	28378	7468	6184	82.81	7685	96.15	73756	96.77	26282	92.61	73756	96.77	11482	1264	11.01
西海岸新区	青岛市黄岛区妇幼保健院	65725	24871	2269	1995	87.92	5323	98.03	64647	98.36	23652	95.10	64647	98.36	12012	1297	10.80

(续表)

行政区划	机构名称	儿童数		6个月内婴儿纯母乳喂养情况			7岁以下儿童保健服务						0~6岁儿童眼保健和视力检查			
					6个月内纯母乳喂养		新生儿访视		7岁以下儿童健康管理		3岁以下儿童系统管理		0~6岁儿童眼保健和视力检查		6岁儿童视力检查	
		7岁以下	3岁以下	母乳喂养调查人数	人数	占比/%	人数	占比/%	人数	占比/%	人数	占比/%	人数	覆盖率/%	检查人数	视力不良检出人数	视力不良检出率/%
城阳区	青岛市城阳区妇幼保健计划生育服务中心	95218	34384	6355	5489	86.37	9761	95.56	88689	93.14	31809	92.51	87293	91.68	15195	796	5.24
即墨区	青岛市即墨区妇幼保健计划生育服务中心	90853	29154	8079	6092	75.41	8278	97.87	88471	97.38	28294	97.05	88471	97.38	18536	947	5.11
胶州市	胶州市妇幼保健计划生育服务中心	65797	28498	3911	3343	85.48	6483	96.02	63782	96.94	27387	96.10	64875	98.60	10488	214	2.04
平度市	平度市妇幼保健院	68827	20446	4010	3419	85.26	5765	96.23	66183	96.16	19371	94.74	66183	96.16	13078	390	2.98
莱西市	莱西市妇幼保健计划生育服务中心	50379	22748	3244	3202	98.71	3304	100.00	49404	98.06	20616	98.06	49404	90.63	7642	194	2.54

2022 年青岛市人口一般情况表

地区	人口总数		已婚育龄妇女人数	领取独生子女证	
	期初	期末		人数	其中18周岁以下人数
市南区	557212	550478	82939	20666	11550
市北区	922038	921353	140514	39116	23932
李沧区	444801	452527	76560	18641	9401
崂山区	325598	333248	48717	10454	5657
西海岸新区	1381483	1395296	214852	44650	17826
城阳区	604730	615273	96592	18297	7462
即墨区	1188626	1189665	172939	35182	12397
胶州市	876413	879825	134945	26612	9730
平度市	1393095	1320973	198305	44762	16472
莱西市	737534	735573	98760	21629	10203

附　录

2022 年度"青岛好医生"名单

（按姓氏笔画排序）

丁　宁　黄岛区区立医院主任医师

卜祥茂　青岛市妇女儿童医院副主任技师

万爱华　青岛市妇幼保健计划生育服务中心副主任医师

王　英　青岛市中心医院主治医师

王　岭　青岛市中心医院副主任医师

王　美　青岛大学附属医院主任医师

王　涛　青岛大学附属心血管病医院副主任医师

王永彬　青岛大学附属医院副主任医师

王亚男　青岛市胶州中心医院主治医师

王光军　黄岛区中心医院副主任医师

王伟民　青岛市市立医院主任医师

王华修　同济大学附属东方医院胶州医院主治医师

王忠东　青岛市疾病预防控制中心主任医师

王学山　市北区人民医院主治医师

王建超　城阳区城阳街道社区卫生服务中心主治医师

王玲珍　青岛大学附属医院副主任医师

王洪萍　青岛大学附属医院副主任医师

王维科　黄岛区灵珠山街道社区卫生服务中心主任医师

王瑞连　青岛湛山疗养院主任医师

申志萍　市南区香港中路街道闽江路社区卫生服务中心主治医师

白亭文　黄岛区中医医院主治医师

吕振乾　青岛阜外心血管病医院副主任医师

朱秀红　即墨区人民医院主任医师

任万雷　青岛市中心医院主治医师

许　茜　青岛市妇女儿童医院主任医师

孙　勇　青岛大学附属医院主任医师

孙　慧　山东大学齐鲁医院（青岛）主治医师

孙士营　山东大学齐鲁医院（青岛）副主任技师

孙仕润　即墨区中医医院副主任医师

孙绍洋　青岛大学附属医院主治医师

孙桂香　青岛市第三人民医院主任医师

孙培锋　海军第 971 医院副主任医师

纪华伟　即墨区人民医院主治医师

苏　莉　青岛市中医医院（市海慈医院）主任医师

李　严　胶州市疾病预防控制中心主管医师

李　杨　青岛市妇女儿童医院主治医师

李　丽　平度市第三人民医院副主任医师

李　君　山东第一医科大学附属青岛眼科医院副主任医师

李　娜　崂山区妇幼保健计划生育服务中心主治医师

李玉华　市北区疾病预防控制中心主管医师

李金金　青岛市第六人民医院主治医师

李宾公　青岛市市立医院主任医师

李雪丹　崂山区疾病预防控制中心主管医师

李淑敏　李沧区中心医院副主任医师
杨　栋　城阳区人民医院主治医师
杨　峰　青岛市疾病预防控制中心副主任医师
杨玉娥　青岛市口腔医院副主任医师
肖　军　青岛市中医医院（市海慈医院）主任医师
何向辉　青岛阜外心血管病医院副主任医师
辛　涛　海军第 971 医院主任医师
宋卫青　青岛市市立医院主任技师
宋富成　青岛市疾病预防控制中心主管医师
张　平　市南区疾病预防控制中心主管医师
张　萌　青岛市中心医院主治医师
张成森　青岛市中心医院副主任医师
张建锐　平度市人民医院主治医师
陆晓姿　青岛市精神卫生中心主治医师
武　晓　青岛市中心医院副主任医师
林　梅　青岛市胸科医院主治医师
林锡江　青岛市口腔医院主任医师
周　蕾　市北区延安路街道社区卫生服务中心
副主任医师
周少飞　青岛市市立医院主任医师
周亚东　青岛市第六人民医院副教授
单　玉　青岛市中心血站主治医师
孟祥军　青岛市精神卫生中心主任医师
赵　荣　莱西市市立医院副主任医师
赵丽华　青岛市红岛人民医院主治医师
赵丽娟　山东省慢性病医院主治医师
赵英英　青岛市中医医院（市海慈医院）副主任
医师
赵洪宝　莱西市中医医院主治医师
赵翠梅　胶州市中医医院副主任医师
郝　毕　青岛市疾病预防控制中心医师

郝月琴　青岛市市立医院主任医师
胡海波　青岛市中医医院（市海慈医院）副主任
医师
姜宏青　莱西市人民医院副主任医师
洪光晨　市南区人民医院主任医师
宫双双　李沧区湘潭路街道社区卫生服务中心
中医师
袁　涛　青岛市第八人民医院副主任医师
袁光海　青岛市第八人民医院主任医师
耿长新　青岛市妇女儿童医院主任医师
贾　静　青岛市疾病预防控制中心副主任医师
徐文刚　青岛市第五人民医院主任医师
徐同毅　海军第 971 医院副主任医师
徐艳玲　山东大学齐鲁医院（青岛）副主任医师
徐桂强　青岛大学附属医院主治医师
徐勤伟　山东大学齐鲁医院（青岛）主治医师
郭　勇　青岛市第三人民医院副主任医师
郭　强　李沧区李村街道社区卫生服务中心医师
郭加书　青岛市胶州中心医院副主任医师
郭继山　青岛市第五人民医院主任医师
郭瑞友　青岛市中医医院（市海慈医院）主任医师
曹金聚　平度市精神病防治院主治医师
阎　锟　青岛市急救中心主治医师
梁　卉　青岛市妇女儿童医院主任医师
梁庆宾　青岛市妇女儿童医院主治医师
蒋　伟　青岛大学附属医院主任医师
韩　伟　青岛市市立医院主任医师
韩锡林　崂山区沙子口卫生院主治医师
解品启　青岛市市立医院主任医师
魏　东　青岛市市立医院主任医师

2022 年度"青岛好护士"名单

（以姓氏笔画排序）

于秋丽　青岛市第八人民医院护师
于海英　莱西市人民医院主管护师
王　青　青岛阜外心血管病医院副主任护师
王　秋　青岛市第三人民医院副主任护师
王　姣　青岛市市立医院护师

王　敏　青岛市中心医院北部院区主管护师
王　韵　青岛市市立医院主管护师
王丽梦　青岛大学附属心血管病医院护师
王松翠　平度市中医医院主管护师
王宝玲　山东大学齐鲁医院（青岛）护师

王莉雪　青岛市中医医院(市海慈医院)主管护师

王晓花　平度市第二人民医院副主任护师

王淑娟　青岛市市立医院主管护师

毛玉芬　青岛和睦家医院主管护师

石银菊　青岛市第三人民医院主管护师

卢　婷　青岛市中医医院(市海慈医院)主管护师

叶福苹　青岛市胶州中心医院主管护师

邢琳琳　青岛市第八人民医院护师

吕　乔　李沧区永清路社区卫生服务中心主管护师

吕　超　青岛市第八人民医院护师

吕正梅　青岛市妇女儿童医院主管护师

朱庆丽　青岛大学附属医院主管护师

任蕾娜　青岛大学附属医院主管护师

刘　琨　山东省慢性病医院主管护师

刘　裴　李沧区李村街道社区卫生服务中心主管护师

刘沙沙　青岛市市立医院主管护师

刘盼盼　李沧区中心医院护师

刘俊花　崂山区王哥庄街道社区卫生服务中心主管护师

江　凯　青岛市中心医院护师

江　娜　城阳区城阳街道卫生服务中心主管护师

孙　昕　青岛市第三人民医院主管护师

孙　超　海军第 971 医院主管护师

孙　婷　市北区延安路街道丹东路社区卫生服务中心主管护师

孙洪巧　青岛市中心医院副主任护师

纪晓明　青岛大学附属医院主管护师

纪萌健　青岛市第八人民医院主管护师

苏秀芹　青岛大学附属医院主管护师

李　琳　青岛市第六人民医院护师

李卫华　莱西市妇幼保健计划生育服务中心主管护师

李文彦　市北区四方街道社区卫生服务中心主管护师

李宁宁　同济大学附属东方医院胶州医院主管护师

李存业　西海岸新区中心医院主管护师

李泽芳　西海岸新区妇幼保健院主管护师

李宗花　青岛市妇女儿童医院副主任护师

李峰峰　崂山区北宅卫生院副主任护师

李培军　西海岸新区第六人民医院主管护师

杨南南　山东第一医科大学附属青岛眼科医院

主管护师

杨雪伟　平度市人民医院副主任护师

吴玉娥　青岛市口腔医院护师

吴晓燕　莱西市人民医院主管护师

冷富华　青岛市妇女儿童医院副主任护师

宋　宁　青岛阜外心血管病医院副主任护师

宋　欣　市南区人民医院主管护师

宋海青　海军第 971 医院主管护师

张　娜　青岛市妇女儿童医院主管护师

张　锋　青岛市第五人民医院主管护师

张　静　市南区福清路社区卫生服务中心副主任护师

张伟红　即墨区中医医院副主任护师

张新莉　胶州市心理康复医院副主任护师

陈晓琳　山东大学齐鲁医院(青岛)护师

邵　卫　青岛市胶州中心医院主管护师

邵明鑫　青岛市市立医院主管护师

林爱进　青岛市急救中心副主任护师

尚蕾洁　青岛市第五人民医院主管护师

罗芳欣　城阳区红岛人民医院护师

金海燕　青岛市市立医院副主任护师

周　洁　青岛市中心医院副主任护师

周竹梅　莱西市市立医院副主任护师

周建蕊　青岛大学附属医院主管护师

庞爱菊　青岛市妇女儿童医院副主任护师

郑　岩　青岛大学附属医院主管护师

郑　鹃　青岛市市立医院副主任护师

荆　进　青岛市口腔医院主管护师

侯桂英　青岛大学附属医院副主任护师

逄梦丽　青岛大学医学院松山医院护师

袁宝强　市南区人民医院护士

袁春燕　城阳区人民医院主管护师

耿文萍　莱西市中医医院护师

耿的玉　青岛市中医医院(市海慈医院)主管护师

徐亚莉　青岛市精神卫生中心主管护师

高　茜　青岛市中医医院(市海慈医院)副主任护师

高　倩　山东大学齐鲁医院(青岛)主管护师

高　爽　市北区人民医院副主任护师

高美香　青岛市胶州中心医院副主任护师

黄伟丽　青岛大学附属医院副主任护师

黄珊妮　即墨区第二人民医院护师

黄美香　青岛市中心医院副主任护师

梅喜庆　青岛市中心医院副主任护师

常　虹　即墨区人民医院主管护师

梁海峰　山东大学齐鲁医院(青岛)副主任护师

葛玉虹　青岛市妇女儿童医院副主任护师

韩文静　山东大学齐鲁医院(青岛)护师

韩秀萍　胶州市三里河街道社区卫生服务中心主管护师

焦　洁　青岛市第六人民医院护师

臧玮娜　海军第 971 医院主管护师

谭玲玉　青岛市妇女儿童医院护师

潘　磊　青岛市第三人民医院主管护师

潘世香　青岛大学附属医院(平度)主管护师

戴梓宁　青岛市中心血站副主任护师

魏玉芬　山东第一医科大学附属青岛眼科医院主管护师

2022 年青岛市社会办医疗机构概况

市南区社会办医疗机构

概况　2022 年,市南区有社会办医疗机构 396 家,其中,一级医院 5 家,门诊部 44 家,诊所 299 家,社区卫生服务中心(站)39 家,其他 9 家,从业人员总数 4531 人,全年总收入 104341.1 万元。新增社会办医疗机构 46 家,注销社会办医疗机构 45 家。

市南区 2022 年新增社会办医疗机构

机构名称	地址	负责人
市南毕乃东口腔诊所	青岛市市南区福州南路 19 号三单元 104 户	毕乃东
青岛至善堂健康管理有限公司市南至善堂诊所	山东省青岛市市南区泰州路 16-1 号	叶瑞兰
青岛我爱优贝口腔医疗有限公司市南口腔门诊部	青岛市市南区香港中路 69 号	贾常青
青岛鹿晰眼科诊所有限公司市南眼科诊所	青岛市市南区香港中路 20 号北栋一层	臧　蕴
青岛市南金湖路街道江西路社区卫生服务中心	青岛市市南区江西路 28 号一、三层	马　瑞
青岛利维亚美业美容服务有限责任公司市南利维亚医疗美容诊所	青岛市市南区东海西路 48 号 5 号楼三单元 102 户	曾　劲
青岛爱华医疗管理有限公司市南顺金堂四川路诊所	青岛市市南区四川路 80 号	何必光
青岛中健尔康医疗管理有限公司市南树仁医院	青岛市市南区龙江路 22 号一至四层	张树仁
青岛圣德夕阳红医养服务有限公司市南嘉慈医院	青岛市市南区基隆二路 1 号一层	夏淑燕
山东美呀植联口腔有限公司市南口腔门诊部	青岛市市南区山东路 36 号一层	郭毅斌
青岛星美国际医疗健康产业有限公司市南柏丽医疗美容门诊部	青岛市市南区山东路 6 号丁 3 号楼 901-906	杜太生
青岛玛莎医疗美容有限责任公司市南玛莎医疗美容诊所	青岛市市南区闽江路 70 号二层	吕华杰
青岛芮莉蜜奢医学美容门诊有限公司市南医疗美容诊所	青岛市市南区东海西路 12 号甲 106	姜志刚
青岛美染时光医疗美容医院有限公司市南美染时光医疗美容诊所	青岛市市南区南京路 66 号中天恒商务大厦 201 室	程华龙
市南陈干诊所	青岛市市南区山东路 1 号 1 号楼 106 户	陈　干

（续表）

机构名称	地址	负责人
青岛爱卫医疗有限公司市南爱卫口腔诊所	青岛市市南区红岛路 51 号-3	邵明娟
青岛锦瑞康医疗管理有限公司市南卓瑞口腔诊所	青岛市市南区漳州一路 40 号 2 栋三单元	张 波
青岛市市南区湛山街道延安三路社区卫生服务中心	青岛市市南区延安三路 206 号	栾晟洁
青岛市市南区江苏路街道齐东路社区卫生服务站	青岛市市南区莱芜二路 12 号	方 姗
青岛忻红妆美容健康管理有限公司市南医疗美容诊所	青岛市市南区燕儿岛路 20 号 4 号楼 105 户	王卫东
青岛益海口腔医疗有限公司市南益海口腔门诊部	青岛市市南区燕儿岛路 23 号 9 号楼 102 户	李 然
青岛瑞杰医疗管理有限公司市南海杰诊所	青岛市市南区江苏路 8 号	颜世凯
青岛艺琪嘉医疗美容有限公司市南美容诊所	青岛市市南区香港中路 68 号 15 层 A 户	赵 佳
青岛上元康复医疗有限公司市南诊所	青岛市市南区东平路 50 号	张荣华
青岛亚泰格尔健康管理有限公司市南银海大世界口腔门诊部	青岛市市南区东海中路 30 号二楼	张 磊
山东增泰源医学科技有限公司市南青懿美医疗美容诊所	青岛市市南区东海西路 48 号 5 号楼三单元 102 户（二楼）	苏琦炜
青岛齐源晟德医疗管理有限公司市南江苏路诊所	青岛市市南区苏州路 2 号甲	徐宏伟
青岛医护百家生态康养有限公司市南观海一路诊所	青岛市市南区观海一路 21 号	温孚珍
市南卓越口腔诊所	青岛市市南区燕儿岛路 7 号甲-14 号	马 欣
青岛李氏康巴克医疗服务有限公司市南诊所	青岛市市南区闽江路 49 号一层	李忠杰
中锦联（青岛）医院有限公司中锦联医院	山东省青岛市市南区台湾路 1 号二楼	王好勇
青岛乐丰医疗管理有限公司乐丰口腔门诊部	青岛市市南区漳州二路 13 号	刘 珩
青岛市南福山老年公寓中医诊所	青岛市市南区福州北路 87 号	冯国文
泗海堂（青岛）医疗管理有限公司市南泗海堂中医诊所	山东省青岛市市南区漳州一路 12 号	高庆梅
青岛国风大药房连锁有限公司宏仁堂中医诊所	青岛市市南区中山路 196 号	宋兆亭
青岛国风大药房连锁有限公司宏仁堂南京路中医诊所	山东省青岛市市南区南京路 129 号	高祝先
青岛国风大药房连锁有限公司宏仁堂延安三路中医诊所	青岛市市南区延安三路 101 号丙二层	刘世勤
青岛济世堂生物科技有限公司市南中医诊所	青岛市市南区山东路 6 号乙 6-4 号	鞠庆丹
市南李春晓中医诊所	青岛市市南区海口路 14 号	李春晓
市南唐鸿泰中医诊所	青岛市市南区平原路 47 号	唐鸿泰
盈玉健康管理（青岛）有限责任公司市南中医诊所	山东省青岛市市南区仙居路 66 号	刘世琳
青岛首大医院管理有限公司市南首大中医诊所	青岛市市南区中山路 19-4 号	陈在威
青岛美辰生物科技有限公司市南中医诊所	青岛市市南区江西路 89 号四单元 102 室	王爱芹
青岛福茂堂医疗有限公司市南福茂堂中医诊所	青岛市市南区新湛一路 9 号三单元 103	王月学
市南逢博中医诊所	山东省青岛市市南区宁夏路 156 号田家花园小区 22 号楼一单元 101	逢 博
青岛生济健康管理有限公司市南钧生汉方中医诊所	山东省青岛市市南区东海中路 18 号海悦大厦 5 号楼一层网点	胡光海

市南区 2022 年注销社会办医疗机构

机构名称	地址	负责人
青岛英豪医疗管理有限公司市南爱和诊所	青岛市市南区福州南路 19 号 3 号楼 104 室	黄　强
青岛上医仁家中医诊所有限公司市南上医仁家中医诊所	青岛市市南区江西路 95 号甲	田　媛
中国平安人寿保险股份有限公司青岛分公司医务室	青岛市市南区香港中路 61 号甲远洋大厦 B 座 5 楼	孙忠华
北京同仁堂山东医药连锁有限公司南京路中医诊所	青岛市市南区南京路 80 号 1-2 层三户	钟家珍
青岛博厚慧慈医疗科技股份有限公司市南隆德路中医诊所	山东省青岛市市南区隆德路 8 号 2 栋二单元 401 户	杨丽雯
青岛博厚慧慈医疗科技股份有限公司市南辛家庄一小区中医诊所	山东省青岛市市南区香港中路 143 号辛家庄一小区 2 号楼四单元 201 户	王玉强
青岛医护百家生态康养有限公司市南观海一路诊所	青岛市市南区观海一路 21 号	温孚珍
市南曾昭汶中医诊所	青岛市市南区乐清路 3 号 101 户	曾昭汶
青岛乐丰医疗管理有限公司市南乐丰口腔诊所	青岛市市南区福州南路 19 号泛海名人广场 1 号楼 102 户	刘　珩
青岛心神通和医疗管理有限公司市南通和堂中医诊所	山东省青岛市市南区澄海路 8 号 5 栋三单元 101 负	赵　腾
青岛国风大药房连锁有限公司宏仁堂中医诊所	青岛市市南区中山路 196 号	宋兆亭
青岛国风大药房连锁有限公司宏仁堂南京路中医诊所	青岛市市南区南京路 129 号	高祝先
青岛国风大药房连锁有限公司宏仁堂延安三路中医诊所	青岛市市南区延安三路 101 号丙二层	刘世勤
青岛济世堂生物科技有限公司市南中医诊所	青岛市市南区山东路 6 号乙 6-4 号	周桂兰
市南阿玛施眼科门诊部	青岛市市南区宁夏路 139 号甲一层和二层东侧	周　杨
青岛期颐养老产业投资管理有限公司市南护理站	青岛市市南区西藏二路 3 号 101 户	牟善兰
市南李春晓中医诊所	青岛市市南区海口路 14 号	李春晓
青岛市南金口路社区卫生服务站	青岛市市南区金口三路 9 号丙楼	孙素芳
青岛信安盛泰医疗管理有限公司市南领康门诊部	青岛市市南区鄱阳湖路 4 号	闫洪恩
市南唐鸿泰中医诊所	青岛市市南区平原路 47 号	唐鸿泰
青岛聚积眼科诊所有限公司市南眼科诊所	青岛市市南区香港中路 20 号北栋一层	潘　峰
盈玉健康管理（青岛）有限责任公司市南中医诊所	山东省青岛市市南区仙居路 66 号	刘世琳
青岛美邦美联医疗美容管理有限公司市南美邦美联医疗美容门诊部	青岛市市南区太平角六路 3 号	段占增
青岛福寿康圣德医养服务有限公司市南康南护理站	青岛市市南区徐州路 2 号 1 号楼 102	于　婷
青岛泰源医疗管理有限公司市南江苏路诊所	青岛市市南区江苏路 2 号甲	徐宏伟
青岛润康源中医诊所有限公司市南榕树家青香源中医诊所	山东省青岛市市南区江西路 107 号乙	刘　明
青岛传灯堂中医医疗管理有限公司市南传灯堂中医诊所	青岛市市南区大尧三路 11 号 102 室	李香梅
青岛树仁康复医疗有限公司市南康复医疗中心	青岛市市南区龙江路 22 号一至四层	张树仁
市南姜宇亮中医诊所	市南区成武路 53 号四单元 101 户	姜宇亮
青岛善悦医疗投资有限公司市南慈悦诊所	青岛市市南区江西路 35 号 12 号楼 4# 网点	于永健
青岛嘉朗医疗管理有限公司市南康复医疗中心	青岛市市南区如东路 7 号 B 座东裙楼 2 楼负一楼东侧	王建忠
青岛上元康复医疗有限公司市南康复医疗中心	青岛市市南区东平路 50 号	张荣华

（续表）

机构名称	地址	负责人
青岛远洋船员职业学院医务室	青岛市市南区江西路 84 号	高 健
青岛博士医学美容医院管理有限公司市南博士医疗美容门诊部	青岛市市南区南京路 9 号	王建宇
青岛优康医疗有限责任公司银川西路诊所	青岛市市南区银川西路 7-6 号一层二层	吴 洁
市南崔玉汶中医诊所	青岛市市南区郓城北路 2 号一单元 103 户	崔玉汶
青岛市良子健身管理有限公司市南良子中医诊所	青岛市市南区闽江路 200 号院内二楼南部	闵惠荣
青岛市市南区人民医院齐东路门诊部	青岛市市南区莱芜二路 12 号	方 姗
青岛市市南区香港中路街道云霄路社区卫生服务站	青岛市市南区云霄路 110 号	刘爱荣
青岛市南湛山街道一家亲居家社区养老服务中心护理站	青岛市市南区华严二路 20 号	焦 辉
青岛金瑞婉芙健康管理有限公司市南健康美中医诊所	山东省青岛市市南区东海中路 4 号 1 栋一层网点	张 鹏
青岛金泰诺美容管理咨询有限公司市南海妙华美医疗美容诊所	青岛市市南区高邮湖路 26 号 1 号楼二层网点	王勇军
青岛生济健康管理有限公司市南钧生汉方中医诊所	青岛市市南区东海中路 18 号海悦中心大厦 5 号楼一层网点	李潇潇
青岛市市南区人民医院天山诊所	青岛市市南区宁国路 11 号	吕彦君
青岛美邦美联医疗美容管理有限公司市南润德堂中医诊所	青岛市市南区太平角六路 3 号-1	赵建森

市北区社会办医疗机构

概况 2022 年,市北区有社会办医疗机构 885 家,从业人员 9776 人。新增社会办医疗机构 62 家,注销社会办医疗机构 40 家。

市北区 2022 年新增社会办医疗机构

机构名称	地址	负责人
青岛正阳心理医院有限公司市北榉林山精神卫生诊所	市北区太清路 49 号甲楼	安培德
青岛净生堂中医诊所有限公司市北中医诊所	青岛市市北区延吉路 4 号	李旖旎
青岛佳家康医疗管理有限公司市北第四十二诊所	山东省青岛市市北区长沙路 106 号甲 2 号楼 01-07	刘新陆
青岛银海华泰医疗管理有限公司市北同力诊所	市北区金华路 68 号	敬 群
市北天宝仁生口腔诊所	市北区镇江路 16-19 号	丁仁生
青岛恒志岳泽医疗管理有限公司市北恒志口腔诊所	市北区敦化路 21 号甲	王炳一
青岛德贤糖尿病医院管理有限公司市北德贤医院	市北区利津路 20 号乙	张景友
青岛易泽健康科技管理有限公司市北骨仁堂中医诊所	市北区台柳路 229-32 号	赵 杰
青岛辰东口腔医疗有限公司市北辽阳西路口腔诊所	市北区辽阳西路 366 号-26 乙号铺	张晓燕
青岛青好健康管理有限公司市北利民口腔诊所	市北区长春路 1-1 号一楼	王孝斐
青岛英丽婍中医康养有限公司市北英丽婍中医诊所	青岛市市北区昌化路 17 号-10	周荣华
青岛亮笑晓港湾口腔诊所有限公司市北亮笑晓港湾口腔诊所	市北区朝阳路 16 号-1	张宗尚

（续表）

机构名称	地址	负责人
青岛全和堂康养医疗有限公司市北全和堂中医诊所	市北区长沙路 47-101 二层户	乔立平
青岛华海佳美医疗管理有限公司市北口腔门诊部	市北区山东路 136 号 C19	钱亚男
青岛我爱优贝口腔医院管理有限公司市北口腔门诊部	市北区菜市二路 1 号	王　龙
青岛中青大眼科医院有限公司市北威海路诊所	市北区威海路 362 号-5 户	孔庆兰
青岛安特健康管理有限公司市北康安特诊所	市北区嘉禾路 42-3A 户	姚丽丽
青岛德善升医疗管理有限公司市北第一诊所	市北区镇江北路 43 号	王新莲
青岛福来医疗服务有限公司市北海泊诊所	市北区镇江北路 32 号丙	李廷花
青岛笑尔口腔医疗有限公司市北笑尔口腔门诊部	市北区长沙路 18 号 A 号楼一楼 18A-05-06-07-08 号	汪　清
交运(青岛)医养健康产业发展有限公司市北诊所	市北区南昌路 137 号	崔　娜
青岛美年大健康综合门诊部有限公司市北门诊部	市北区龙城路 33 号 301-1	周玉燕
青岛萱乐康健康管理有限公司市北萱乐康中医诊所	青岛市市北区南京路 220 号 2-6	马　计
青岛市百味本草生物科技有限公司市北百味本草中医诊所	市北区人民一路 52 号三单元 201 户	高红梅
青岛恩赞医疗管理有限公司市北怡和永康口腔诊所	山东省青岛市市北区台柳路 218 号-69 户	姜承波
青岛小鲨鱼医疗技术有限公司市北小鲨鱼口腔诊所	市北区同安路 827 号一层二层	刘子纶
青岛九州福和嘉健康管理有限公司市北和嘉诊所	市北区顺昌路 21 号《常青藤》21-8 号	姜爱萍
市北翠微堂中医诊所	市北区吴兴路 157-26 号	王晓翠
青岛圣鹤堂医疗管理有限公司市北圣鹤堂诊所	市北区镇江北路 36 号丁	张卫清
山东贝凡医疗设备有限公司市北贝齿口腔诊所	市北区镇海路 7 号悦澜诚品商业街龙城路 10-1 号、10-2 号	尹成方
青岛光彩明天儿童眼科诊所有限公司市北眼科诊所	市北区辽阳西路 219-8 号	吴　红
青岛山海慧口腔医疗有限公司市北山东路口腔诊所	市北区山东路 171 号丁 1-1-103	吕　博
市北蕴佳康口腔诊所	市北区蚌埠路 15 号-75	韩　新
青岛牙之友口腔诊所有限公司市北欣美口腔诊所	市北区湖清路 11 号 1 号楼二单元 102 户	白新梅
青岛友大医疗管理有限公司市北格林口腔诊所	市北区长沙路 18-152	庄　婧
市北海众中医诊所	青岛市市北区福州北路 135-12 号	王　鸣
青岛善至中医诊所有限公司市北中医诊所	青岛市北区同安路 599-3 号一至三层	袁静云
青岛齿贝家医疗有限公司市北南京路口腔诊所	市北区南京路 448-2 号	李丽华
青岛吉安康中医诊所有限公司市北吉安康中医诊所	市北区九江路 22 号-24	于美云
青岛信安和医疗科技有限公司市北养和诊所	市北区郑州路 6 号丙	姚　丽
市北海皓口腔诊所	市北区劲松一路 200 号	屈　波
青岛祥医堂医疗服务有限公司市北庆余祥诊所	市北区长沙路 46 号-16 网点-1	曲连宝
青岛传汉堂医疗管理有限公司市北传汉堂中医诊所	市北区同乐三路 1 号 1-17 号	王元航
青岛耐思口腔医疗有限公司市北合益口腔诊所	市北区小港一路 61 号 201 户	胡苏平
青岛颂济堂医疗管理有限公司市北颂济堂中医诊所	市北区开平路 22-13 号	孙丽平
市北仁济堂中医诊所	市北区四流南路 66 号甲网店 30-2-7	石学宙

（续表）

机构名称	地址	负责人
市北老战士诊所	市北区庆安路 31 号甲 101、102	王运亮
青岛恒健达医疗管理有限公司市北臻美口腔诊所	市北区镇江路 13 号 2 号楼 4-2 户网点	苏继洪
新安方堂中医诊所(青岛)有限公司市北第一诊所	青岛市市北区龙城路 31 号 4 号楼 2309 户	周夏如
青岛山海慧医药连锁有限公司市北西仲一路中医诊所	山东省青岛市市北区西仲一路 3 号一层网点	张钰文
青岛瑞华幸达健康服务有限公司市北门诊部	市北区台东三路 128 号-9	贾 静
青岛祥德康医疗管理有限公司市北长兴路诊所	市北区长兴路 82 号	于照民
市北阿珥楠中医诊所	市北兴元一路九号 8 号楼 2-102	李艳红
青岛睿尔医疗管理有限公司市北睿尔口腔诊所	山东省青岛市市北区华阳路 77 号	刘 阳
青岛医护百家生态康养有限公司市北中海寰宇诊所	市北区长沙路 49-153 号	于文强
青岛孟三张健康管理有限公司市北孟三张骨科中医诊所	山东省青岛市市北区辽阳西路 210 号丙户,丁户	张新国
市北民复中医诊所	青岛市市北区台湛路 2-2 号台湛路一层户	王 见
市北衡安堂中医诊所	青岛市市北区海岸路 2 号 9 号楼三单元 104 户	于 洋
青岛笑研堂医疗管理有限公司市北口腔门诊部	市北区长沙路 31 号网点 2-27、2-28	夏 丽
青岛瑞阖医疗管理有限责任公司市北合沐口腔诊所	市北区清江路 157-6 号	车晓倩
青岛乐芙医疗管理有限公司市北印象山乐芙口腔诊所	市北区同安路 599 号	滕军伟
青岛医博源综合门诊有限公司市北辉睿口腔诊所	市北区蚌埠路 15 号 91-92	付春辉

市北区 2022 年注销社会办医疗机构

机构名称	地址	负责人
市北家和诊所	青岛市市北区常宁路 9-壬乙号	王俊萍
青岛圣德嘉康养老服务管理有限公司市北昌化路护理站	市北区昌化路 15-7	王婷婷
市北泰玉齿科诊所	青岛市市北区浮山后六小区 51 号楼二单元 101 户	闫建军
市北丽尔雅口腔诊所	青岛市市北区绍兴路 116 号 101 户	贾 丽
市北铭治泰山门诊部	青岛市市北区泰山路 118 号丁(1-2)网点	金培芳
市北春满杏林中西医结合诊所	青岛市市北区南宁路 51 号二单元 102 户	修树跃
青岛美辰生物科技有限公司市北王爱芹中医诊所	青岛市市北区铁山路 10 号甲	王爱芹
青岛丰硕堂医疗管理有限公司真情康诊所	青岛市市北区登州路 21 号丙号	崔文考
市北徐艳红口腔诊所	青岛市市北区人民路 401 号	徐艳红
青岛优诺壹号口腔门诊有限公司市北优诺壹号口腔门诊部	青岛市市北区辽宁路 94 号一至四层网点	黄征难
青岛丰硕堂医疗管理有限公司德源堂门诊部	青岛市市北区长春路 1 号-14	魏文惠
青岛御康堂医疗管理有限公司市北御康堂中医诊所	市北区延吉路 4 号	刘方玺
市北唐鸿泰中医诊所	市北区宣化路 80 号麦迪坤小区 10 号楼一楼	唐鸿泰
青岛嘉宝医疗服务有限公司市北敦化路诊所	青岛市市北区敦化路 553 号 B 座 3-010	于双玉
青岛丰硕堂医疗管理有限公司第七诊所	青岛市市北区敦化路 50 号	朱美兰
青岛丰硕堂医疗管理有限公司第二诊所	青岛市市北区瑞昌路 218-1 号	金润福
市北唐医生中医诊所	青岛市市北区重庆南路 25 号 6 号楼五单元 102 户	唐 帅

（续表）

机构名称	地址	负责人
青岛华澳春语医疗美容有限公司黑龙江南路医疗美容门诊部	青岛市市北区黑龙江路 166-3 号	侯开明
青岛善悦医疗投资有限公司市北紫台诊所	青岛市市北区宁乡路 266-02 号	李洪兰
青岛医保城医疗投资管理有限公司洛阳路门诊部	青岛市市北区洛阳路 22 号丙	张玉兰
市北山海慧口腔诊所	青岛市市北区山东路 171 号丁 1-1-103	陈尽欢
市北瑞升口腔诊所	青岛市市北区瑞昌路 214 号 1 号楼 101 户	王冬慧
市北区心和堂中医诊所	市北区台东三路 58 号二层 C 区	于翠香
青岛新永成医疗有限公司市北德瑞中医诊所	青岛市市北区人民路 27 号二楼 205 室	王　洪
市北鞠林牙科诊所	青岛市市北区连云港路 33 号万达广场商务 B 座 914-916 室	鞠　林
青岛智信医疗管理有限公司市北养和诊所	青岛市市北区郑州路 6 号丙	杜恒琛
青岛丰硕堂医疗管理有限公司和平社区卫生服务中心	青岛市市北区南九水路 4 号	邱　萍
青岛丰硕堂医疗管理有限公司台东街道社区卫生服务中心	青岛市市北区顺兴路 56 号	张洪福
市北玖正堂中医诊所	青岛市市北区姜沟路 60 号 104（道口路 26 号）	李志岗
市北和信康诊所	青岛市市北区昌化路 17-10 号	戴金磊
市北信望爱诊所	青岛市市北区兴元一路 9 号 8 号楼 2-102	李艳红
市北益平康门诊部	青岛市市北区长兴路 82 号	于照民
市北瑞泰康诊所	青岛市市北区兴隆路 5 号（A）	郭　蕾
青岛遇见揉腹慷医疗管理有限公司市北第一中医诊所	市北区山东路 117 号-13	王中现
市北乾仁堂中医诊所	青岛市市北区九江路 22 号-24	赵健康
市北老战士诊所	青岛市市北区庆安路 31 号甲 101、102、202	张辉耀
青岛森桐源医疗科技有限公司市北森桐源中医诊所	山东省青岛市市北区人民路 85 号甲	程　军
青岛海汇康众健康管理有限公司四流南路诊所	青岛市市北区四流南路 9 号	李永泰
青岛康瑞雅医疗科技有限公司市北新康瑞雅口腔诊所	山东省青岛市市北区绍兴路 66-7 号	于　丹
市北维尼口腔诊所	青岛市市北区冠县路 40 号	郭巧妮

李沧区社会办医疗机构

　　概况　2022 年,李沧区有社会办医疗机构 498 家,从业人员 4697 人,其中,14％为中专及以下学历,86％为大专及以上学历,全年业务总收入 895411 万元。新增社会办医疗机构 31 家,注销社会办医疗机构 27 家。

李沧区 2022 年新增社会办医疗机构

机构名称	地址	负责人
青岛圣德嘉悦养老服务管理有限公司医务室	李沧区黑龙江中路 392 号五楼	张　敏
青岛皙博士医疗美容有限公司李沧皙博士医疗美容门诊部	李沧区书院路 100-1 号一层、100-4 号一层二层、100-5 号一层二层、100-14 号一层、100-16 号一层、100-17 号一层、100-18 号一层	田永强

（续表）

机构名称	地址	负责人
青岛天衡医疗管理有限公司李沧天衡中医门诊部	李沧区青山路 624 号-7、8、9、10	郭凌云
青岛鑫浩铭医疗管理有限公司李沧鑫康源口腔门诊部	李沧区浮山路 121 乙号	李德文
青岛爱康逸健康信息咨询有限公司李沧蓝田医疗美容诊所	李沧区枣园路 14-1 号	沈师羽
青岛爱牙联合医院管理有限公司李沧爱牙联合口腔诊所	李沧区黑龙江中路 860 号-30	魏翠华
青岛一加一口腔医疗有限公司李沧一加一口腔诊所	李沧区虎山路 11 号-18	陶婷婷
李沧臻醫馨口腔诊所	李沧区书院路 98-45 号	张玉梅
青岛嘉轩医疗服务有限公司李沧洁尔口腔诊所	李沧区惠水路 620-5 号	朱兆伟
青岛顾康医疗管理有限公司李沧洁齿乐口腔诊所	李沧区书院路 37-14 号	刘 倪
青岛广博医疗管理有限公司李沧广博诊所	李沧区峰山路 32 楼底层西山二路 2 号网点	袁素玲
青岛瑞钧医养有限公司李沧瑞钧诊所	李沧区果园路 19 号	王海东
青岛福临家医疗有限公司李沧友好鑫诊所	李沧区升平路 6-3 号	于淑娟
青岛星语教育科技有限公司李沧星语康复医疗中心	李沧区九水东路 180 号 1 号楼一、二层	张星亮
青慕医疗管理(青岛)有限公司李沧青慕口腔门诊部	李沧区黑龙江中路 864 号-10	柴 丛
青岛康万家医疗管理有限公司李沧王家下河养老院医务室	李沧区衡水路 7 号 5 号楼 501 室	相 慧
青岛达嘉康医疗管理有限公司李沧印象湾诊所	李沧区文昌路 697 号乙-17	李长友
李沧区世园街道上流佳苑社区卫生服务站	李沧区金水路 77-20 号至 24 号	徐青峰
青岛佳家康医疗管理有限公司李沧君峰路诊所	李沧区君峰路 38 号甲	林荣成
李沧健雅口腔诊所	李沧区虎山路 7-14 号网点	姜 山
青岛爱可优视眼视光技术咨询有限公司李沧诊所	李沧区书院路 37-11 号	张秀凤
青岛百诚医养有限公司李沧康健诊所	李沧区京口路 133 号	鲍新莉
青岛优可馨医疗管理有限公司李沧铜川路优可馨口腔诊所	李沧区铜川路 79-17 号	张爱苹
青岛世文医疗管理有限公司李沧苏家文康诊所	李沧区合川路 7 号-15 号网点	谭 进
青岛海康清医疗管理有限公司李沧第三十九诊所	李沧区东山四路 36-32 号	郭文起
青岛仁康宁健康管理有限公司李沧德远诊所	李沧区东川路 8 号 8-21 号	张雯舒
李沧德馨口腔诊所	李沧区浏阳路 2 号甲 27-6 号	李桂体
青岛雅洁康医疗有限公司李沧雅洁康口腔诊所	李沧区九水东路 369-25 号	朱 慧
青岛奚美口腔医疗有限公司李沧奚美口腔诊所	李沧区汉川路 796-28 号商铺	韩雪芹
青岛丽丰堂科贸有限公司李沧丽丰堂诊所	李沧区黑龙江中路 482-42 号、43 号	张静静
李沧俊皓口腔诊所	李沧区浏阳路 2 号甲 20-14 号	胡宝羽

李沧区 2022 年注销社会办医疗机构

机构名称	地址	负责人
青岛友倍亲益本阁中医诊所有限公司李沧友倍亲益本阁中医诊所	李沧区金水路 762-2 号	黄荣伟
李沧广博诊所	李沧区峰山路 32-3 号	袁素玲
青岛达福康医疗管理有限公司李沧达福康口腔诊所	李沧区金岭路 35 号 105 室	杨丁肖

（续表）

机构名称	地址	负责人
青岛李沧青康润禾中医医院	李沧区大同北路 26-2 至 26-10	匡立田
青岛优诺叁号口腔门诊部有限公司李沧优诺叁号京口路口腔门诊部	李沧区京口路 60 号二至六楼	韦少锋
青岛优德天佑生命健康管理有限公司李沧四季无疾中医诊所	青岛市李沧区延川路 10-8 号	宋楠欣
李沧百草养元中医诊所	李沧区沧安路 12 号楼一单元 102 户	朱培桢
青岛仁心百草医疗管理有限公司李沧百草养元中医诊所	李沧区沧安路 12 号一单元 102 户	朱培训
青岛汇海医养管理有限公司李沧永安护理中心	青岛市李沧区永宁路 18 号二至五层	周晓娜
李沧康健诊所	李沧区京口路 133 号	鲍新莉
青岛美熙美茜医疗美容有限公司李沧沁美整形医疗美容诊所	李沧区京口路 28 号 1 号楼 706 户	刘春晓
李沧友好鑫诊所	李沧区兴山路 93 号	于淑娟
李沧吉尔康口腔诊所	李沧区虎山路 7-14 号网点	姚正志
青岛航韦医疗咨询有限公司李沧航韦口腔诊所	李沧区万年泉路 112 号、112 号甲、114 号、114 号甲	甄英伟
青岛晶睿口腔医疗有限公司李沧铂睿口腔门诊部	李沧区虎山路 27-122 号	韩永昌
青岛与卓健康管理有限公司李沧与齿同行口腔诊所	李沧区虎山路 27-35、36 号	崔海龙
青岛盛欣养老服务管理有限公司李沧盛欣护理院	李沧区文昌路 459 号-1	林自先
青岛铭妍艺美医疗美容有限公司李沧铭妍医疗美容诊所	李沧区夏庄路 159-丙	郭　强
青岛华杉健康管理有限公司李沧成德堂中医诊所	李沧区青山路 267 号 5 号楼二单元 101 户	张志平
青岛李沧阳光佳苑诊所	李沧区兴华路 38 号一层	王鸿业
李沧源康中西医诊所	李沧区临汾路 146-2、3 号	王淑建
李沧慕蕙口腔诊所	李沧区延寿宫路 20 号楼东起 9 号网点	赵金霞
李沧海华府诊所	李沧区浏阳路 2 号甲-8 号	马春芝
青岛丰硕堂医药连锁有限公司第十一大药房李沧中医坐堂医诊所	李沧区振华路 156 号 91 号网点	王爱华
李沧林俊诊所	李沧区少山二路 4 号 103 户	孙林俊
青岛颐佳医养医疗管理有限公司李沧颐佳诊所	李沧区京口路 66 号	孙学才
青岛牙博士医疗管理有限公司李沧牙博士口腔门诊部	李沧区浮山路 121-乙号	王　芸

崂山区社会办医疗机构

概况　2022 年，崂山区有社会办医疗机构 532 家，从业人员总数为 4092 人。新增社会办医疗机构 9 家，其中，门诊部 1 家，诊所 5 家，互联网医院 3 家。注销社会办医疗机构 27 家，其中，门诊部 3 家，诊所 23 家，护理中心 1 家。

崂山区 2022 年新增社会办医疗机构

机构名称	地址	负责人
北宅街道蓝家庄社区卫生室	青岛市崂山区北宅街道蓝家庄社区	王朝霞
青岛颜鉴安尔姿医疗科技有限公司崂山医疗美容门诊部	山东省青岛市崂山区文岭路 5-7 号、5-8 号	陈 程
青岛崂山锦云村老年公寓诊所	崂山区九水东路 608 号	许桂红
青岛市崂山区沙子口街道颐和星苑社区卫生服务站	青岛市崂山区崂山路 87 号乙 24 号楼三楼	陈俊涛
青岛市崂山区沙子口街道山海社区卫生服务站	青岛市崂山区九水东路 605-16 号网点	刘建功
崂山丽莎佳苑诊所	青岛市崂山区沙子口街道崂山路 117-9 号	秦利华
青岛贝佳医疗管理有限公司崂山贝佳口腔诊所	青岛市崂山区麦岛路 7 号嘉泰综合楼 1 层 2 号网点 2 户	张宗爱
青岛海云智康互联网医院	青岛市崂山区科苑纬一路 1 号创新园一期 B 座十一层 B1-1	陈灿华
青岛东汇慈医疗健康管理有限公司崂山香港中路综合门诊部	青岛市崂山区香港中路 160 号一层、二层	宋熙先
崂山梧峰综合诊所	青岛市崂山区金家岭街道松岭路 88 号鲁商蓝岸丽舍 16E 网点 7-31/7-32 号	张雪梅
沙子口街道沙子口中心社区卫生服务站	青岛市崂山区崂山路 105 号一层	焦相玲
崂山安美医疗美容诊所	青岛市崂山区东海东路 5 号-5 号网点	李世忠
崂山佳家康妇儿门诊部	青岛市崂山区合肥路 857 号北村新苑 12 号楼 26 号网点 2 楼	王珍玲
青岛瑞杰医疗管理有限公司崂山海杰诊所	青岛市崂山区海尔路 61 号天宝国际 2 号楼 108 户	周建英
青岛致美时空医疗美容科技有限公司崂山致美时空医疗美容诊所	青岛市崂山区同安路 906 号	曾庆义
青岛海尔学校医务室	青岛市崂山区海尔路 1 号戊	冷文泉
青岛济安颐和健康产业有限公司崂山君颐中医诊所	青岛市崂山区同安路 906 号 1 号楼 201 户	张宏伟
青岛瑞孚康德健康管理有限公司崂山康德诊所	山东省青岛市崂山区松岭路 60-41 号网点	陈 静
青岛惟一医疗科技美容有限公司崂山惟一医疗美容诊所	青岛市崂山区东海东路 5 号海信天悦 34 号网点	董 岩
中远海运船员管理有限公司青岛分公司门诊部	青岛市崂山区仙霞岭路 17-17 号金岭世家南区网点	王保才
格登特(青岛)医疗管理有限公司崂山舒克口腔诊所	青岛市崂山区海口路 33 号(麦岛家园 5 号楼东侧第三块网点)一、二层	马 辉
青岛澜姝美容有限公司崂山兰积医疗美容诊所	崂山区东海东路 58 号 2 号楼 112(复式)户	宋 倩
青岛金海健康管理有限公司崂山午山综合诊所	青岛市崂山区松岭路 88 号鲁商蓝岸丽舍 13C 网点 6-5 号	郭 华
青岛子午互联网医院	青岛市崂山区科苑纬一路 1 号国际创新园 1 期 B 座十一层 B2-1	贾文举
青岛崂山清和口腔诊所	青岛市崂山区同安路 908-1-405	刘 波
崂山君安合悦家庭医生诊所	崂山区香港东路 316 号弄海园二期 81 号楼五单元 202 室	谢君先

（续表）

机构名称	地址	负责人
君和齿科诊所	青岛市崂山区海尔路 29 号 4 号楼 7 号网点	李相飞
崂山医林苑诊所	青岛市崂山区北宅街道周哥庄社区网点	傅德胜
崂山健英诊所	青岛市崂山区中韩街道中韩社区 383 号	王希连
青岛越胜名皓医疗管理有限公司崂山名皓口腔诊所	青岛市崂山区松岭路 96-8 号	刘伦超
青岛联仁互联网医院	青岛市崂山区海尔路 182 号 2 号楼 1501	吴笑颖
青岛丽姿美整形美容咨询有限公司崂山卓雅医疗美容诊所	青岛市崂山区香港东路 227 号 29 号楼 4 户	陈　磊
青岛市中级人民法院医务室	青岛市崂山区东海东路 99 号	张维凯
青岛未来诊所有限公司崂山未来诊所	青岛市崂山区东海东路 58 号 3 号楼 101	欧阳奇琦
青岛博厚慧慈医疗科技股份有限公司崂山中韩医院	青岛市崂山区劲松七路 228-39 号	隋　强
金德诊所	青岛市崂山区金岭新村 23 号	马金兰
青岛百寿互联网医院	青岛市崂山区科苑纬一路 1 号国际创新园 1 期 B 座五层 B2-1-2	田清芝
青岛慧雨医疗管理有限公司崂山行道中诊所	青岛市崂山区王哥庄街道晓望商住楼 C 楼南 20 号一层、二层	刘桂馨
青岛益康安泰医疗管理有限公司崂山同康综合诊所	青岛市崂山区深圳路 88 号-78-1-2	辛明辉
香奈仕医疗健康崂山综合诊所	青岛市崂山区九水东路 615 号院内二层	张涵帝
青岛优加健保互联网医院	青岛市崂山区科苑纬一路 1 号国际创新园 B 座五层 B2-1-1	袁玉琴
青岛瑞和康泰医疗管理有限公司崂山瑞鑫诊所	青岛市崂山区王哥庄街道港西村西（幢号 6）	肖志坚
中韩街道悠然苑社区卫生服务站	青岛市崂山区合肥路 856 号-7 号一层西侧、一层 17 户网点	滕　青
崂山仲霜诊所	青岛市崂山区沙子口街道南窑社区幸福村	董仲霜
沙子口街道松山后社区卫生室	青岛市崂山区沙子口街道松山后社区居委会办公楼一楼西侧	张　润
青岛范广真健康管理有限公司崂山好地方口腔诊所	青岛市崂山区崂山路 115 号二楼办公室	于红焉
青岛瑞林医养产业有限公司崂山九水路诊所	青岛市崂山区沙子口街道九水东路 641 号宅科社区 9 号楼网点	孙　健
海信集团控股股份有限公司海信医院	青岛市崂山区松岭路 399 号	范中腾
青岛崂山颖逸医学美容诊所	青岛市崂山区海口路 33-8 号	张　颖
君乐口腔诊所	青岛市崂山区沙子口街道商业街	张庆华

崂山区 2022 年注销社会办医疗机构

机构名称	地址	负责人
崂山禾丽医疗美容诊所	青岛市崂山区同兴路 710 号 45 号网点	王素青
丽元口腔诊所	青岛市崂山区同安路 861 号-2 号	林海涛

（续表）

机构名称	地址	负责人
崂山思麦特口腔诊所	青岛市崂山区秦岭路 18 号国展财富中心写字楼 3 号楼 201 室	于晓汝
天宝仁生口腔诊所	青岛市崂山区海尔路 61 号天宝大厦 2 号楼 108	丁仁生
青岛喜悦美医疗美容门诊部	青岛市崂山区东海东路 58 号 2 号楼 110 复式	刘　顺
丽康诊所	青岛市崂山区中韩街道中韩社区	何庆宁
青岛朗讯科技通讯设备有限公司医务室	青岛市崂山区株洲路 159 号	李桂欣
青岛崂山百草医坊中医诊所	青岛市崂山区辽阳东路 16-22 号 2 层网点房	马培泽
香檬诊所	青岛市崂山区山东头路 58 号盛和大厦 2 号楼 1405 户	张施龙
青岛博城医疗有限公司惠仁诊所	崂山区王哥庄街道港西社区 680 号	修先伦
青岛博城医疗有限公司惠安诊所	青岛市崂山区北宅街道孙家村小区 102 户	李洪鹏
青岛市中级人民法院医务室	青岛市崂山区东海东路 99 号	张维凯
崂山天城综合诊所	青岛市崂山区松岭路 60 号 32 号网点	卢学军
青岛崂山福民桥综合门诊部	青岛市崂山区麦岛路 1 号锦园小区北区 1 号楼 3 号网点	李素金
青岛崂山新华锦长乐居护理中心	青岛市崂山区松岭路 127 号 1 号楼 1 层	李国玉
崂山丽莎护理中心	青岛市崂山区沙子口街道崂山路 117-9 号	冯继兵
崂山润安康诊所	青岛市崂山区海尔路 19 号天林家园 13 号楼网点	宋淑英
青岛富玉健康产业发展有限公司富玉堂综合诊所	青岛市崂山区山东头路 68 号海泰万丰酒店四层 402 室	曲立华
百草医坊(北京)医院管理有限公司青岛崂山圣水中医诊所	青岛市崂山区松岭路 333 号 2 号楼 3 楼	段肖予
青岛颐佳医养医疗管理有限公司崂山颐佳诊所	青岛市崂山区海尔路 61 号	董玉春
崂山张国口腔诊所	青岛市崂山区王哥庄晓望社区 2 号楼东单元	张　国
崂山栾大夫诊所	青岛市崂山区丰原路 2 号	栾永佳
崂山壹零捌医疗美容诊所	青岛市崂山区青大三路世茂拾贰府 10-00 网点二楼	李明阶
崂山千和家口腔诊所	崂山区麦岛路 9 号弘信花园 1 号楼一单元 G01	肖晓秋
崂山吉品齿科	青岛市崂山区劲松七路左岸风度 29 号三单元 102 室	尹继新
崂山泰瑞嘉诊所	青岛市崂山区沙子口街道董家埠社区	于　欣
青岛崂山刘大夫医学美容诊所	青岛市崂山区辽阳东路 22 号-6	刘学源
青岛颐和医疗管理有限公司崂山汉河综合诊所	青岛市崂山区九水东路 624 号汉河家园 C 区 15 号网点	吕健霞
青岛市崂山区中韩街道温哥华社区卫生服务站	青岛市崂山区海尔路 29 号温哥华花园小区第 10 号网点	王德青
山东省青岛第二中学医务室	青岛市崂山区松岭路 70 号	阚积荣
海信集团控股股份有限公司崂山门诊部	青岛市崂山区松岭路 399 号	范中腾
中韩街道张家下庄社区卫生室-A	青岛市崂山区中韩街道张家下庄社区	张亚婷
普惠堂诊所	青岛市崂山区仙霞岭路 14-5 号	李鸿义
崂山房华刚中医诊所	青岛市崂山区辽阳东路大埠东安置区 6 号楼二单元 101 户	房华刚

城阳区社会办医疗机构

概况　2022 年,城阳区有社会办医疗机构 678 家,其中,三级医院 1 家,二级医院 16 家,一级医院 10 家,社区卫生服务机构 15 家,门诊部 73 家,诊所 334 家,卫生室 204 家,医务室 16 家,医学检验中心 5 家,康复中心 2 家,护理院 1 家,血透中心 1 家。新增社会办医疗机构 49 家,注销社会办医疗机构 40 家。

城阳区 2022 年新增社会办医疗机构

机构名称	地址	负责人
青岛晟平医疗服务有限公司城阳杰然口腔诊所	青岛市城阳区田旺路 37 号网点	韩　超
青岛汉洲健康管理有限公司德福中医诊所	青岛市城阳区文阳路 209 号网点	冯珠光
城阳袁显文儿科诊所	青岛市城阳区国城路 82 号	袁显文
青岛海蔚医疗管理有限公司海蔚水榭花都口腔门诊部	青岛市城阳区兴阳路 247-27 号、28 号	宋丽玲
青岛鑫盛泽康口腔医疗有限公司泽康第一口腔门诊部	青岛市城阳区阜成路 398-84 号一层二层	娄国惠
流亭街道白沙湾社区卫生服务站	青岛市城阳区双元路 20-3 号 52 号楼 16 号网点一层二层	胡小海
高新区宝源路社区卫生服务中心	青岛市高新区宝源路与丰庆路交会处	张桂福
青岛国鸥塞恩医疗管理有限公司城阳塞恩口腔门诊部	青岛市城阳区棘洪滩街道锦宏东路 92 号	杨晓琳
青岛国鸥塞恩医疗管理有限公司上马塞恩口腔诊所	青岛市城阳区上马街道盐业小区 4 号楼商业 1-201、1-202	徐晓龙
青岛英君口腔医疗有限公司城阳青琳口腔诊所	青岛市城阳区长城路 89 号 29 号楼 10 号网点	黄英君
青岛雅瑞健康管理有限公司城阳雅瑞口腔诊所	青岛市城阳区民城路 475 号一层二层	曹佳伟
青岛大铎医疗管理有限公司城阳和安康内科诊所	青岛市城阳区城阳街道京口社区	孙燕燕
青岛爱代正禾口腔医疗有限公司城阳东张家庄社区正禾口腔诊所	青岛市城阳区夏庄街道东张家庄社区 49 号网点	张晓玲
青岛吉美诊所有限公司城阳吉美诊所	青岛市城阳区夏庄街道贾家营社区 3 号网点	秦素芝
青岛坤先口腔健康咨询有限公司坤先口腔诊所	青岛市高新区岙东中路 99 号 5 户、16 户、17 户	董丽民
青岛海龙医疗技术有限公司城阳惟一诊所	青岛市城阳区靖城路东圣乔维斯小区 20 号楼 6-7 号网点一层二层	马海龙
青岛法尔嘉生物科技有限公司城阳法尔嘉医疗美容诊所	青岛市城阳区靖城路 623 号 1 号楼 03.05 号	陈志勇
青岛惠众堂健康管理有限公司城阳立健诊所	青岛市城阳区春阳路 19 号青特小镇 A 区 19 号楼 23-18 号一层	刘　玉
青岛诺美德健康管理有限公司城阳诺美德医疗美容门诊部	青岛市城阳区正阳路 181 号	邵航燕
青岛佯和健康管理有限公司佯和诊所	青岛市城阳区明阳路 114-1 号一层二层	张波涛
青岛朱本章医疗管理有限公司华益口腔诊所	青岛市城阳区中城路 278 号一层二层	肖长余
青岛派康诊所有限公司城阳派康皮肤科诊所	青岛市城阳区长城路 89 号 21 号楼 17 号网点一层二层	赵旭传
青岛宪赞医疗健康发展有限公司元和诊所	青岛市高新区新业路 81 号-8 号	解思源
青岛大医精诚人力资源有限公司城阳瑞康泰内科诊所	青岛市城阳区德阳路 259 号、261 号	宋云辉
城阳朴慧英益朴口腔诊所	青岛市城阳区荟城路 506 号 5 号楼 03、04 网点	朴慧英

（续表）

机构名称	地址	负责人
青岛全心口腔医疗有限公司全心口腔诊所	青岛市城阳区中城路 521-19 号一层户	张 毅
青岛工程职业学院医务室	青岛市工程职业学院生活服务楼二楼	赵浩慧
青岛永顺晟健康服务有限公司大北曲后诊所	青岛市城阳区民城路 582 号、586 号一层二层	陈田博
青岛昱盛医疗有限公司城阳嘉乐口腔诊所	青岛市城阳区夏庄街道贾家营社区网点 28 号	于昆远
青岛吉峰鑫康医疗管理有限公司吉峰内科诊所	青岛市城阳区国城路东郭庄社区 18 号网点	纪 欣
青岛福康晟医疗有限公司城阳福康晟诊所	青岛市城阳区城阳街道后桃林社区 36 号	王长安
青岛轩谊医疗管理有限公司朱大夫口腔诊所	青岛市城阳区流亭街道仙家寨社区南流路 6 号仙家寨鑫苑 A 区 A-49 网点	朱 智
青岛英丽嫡中医康养有限公司英丽嫡中医诊所	青岛市城阳区正阳中路 3 号 3-5 号网点	刘 芳
青岛健清元医疗管理有限公司唯德诊所	青岛市城阳区田海路 28 号-1	晁 华
青岛铭泰达口腔医院有限公司城阳铭泰达口腔诊所	青岛市城阳区春城路 550 号一层二层	李治洲
青岛永惠康医疗管理有限公司新业路蓝岸内科诊所	青岛市高新区新业路 81 号-10 户	宋欣薇
青岛维正医疗管理有限公司唐堂口腔诊所	青岛市城阳区春阳路 280-47 号一层二层	杨 静
青岛黄家杏林健康管理有限公司城阳东方瑞康诊所	青岛市城阳区正阳东路 67 号 22 号楼 3 号、8 号网点	高树慧
城阳李军涛优乐口腔诊所	青岛市城阳区惜福镇街道王沙路 1373 号 109 号楼 13 号网点	李军涛
青岛铭润堂医疗管理有限公司城阳铭润堂诊所	青岛市城阳区黑龙江中路 789 号 52-1、3.4 号	谢英慧
青岛育泰健康管理有限公司城阳维松口腔诊所	青岛市城阳区上马街道龙游路 7 号-1 号网点	孙维送
青岛博纳口腔医疗有限公司博纳口腔诊所	青岛市城阳区民城路 425-3 号	张 雪
青岛爱齿尔医疗管理有限公司城阳爱齿尔口腔诊所	青岛市城阳区 209 省道西郭庄社区三号门头房	陈 萍
青岛和润堂健康科技有限公司康复医疗中心	青岛市城阳区文阳路新天地中区南音乐亭	郑吉芳
青岛皓贝德皓雅医疗服务有限公司口腔门诊部	青岛市城阳区正阳路 157-5 号一层二层、159-5 号一层二层	韩慧敏
青岛福柏医疗科技有限公司城阳福柏眼科诊所	青岛市城阳区崇阳路 478 号（甲）一楼	镡鲁滨
青岛远程医疗管理有限公司城阳悦康诊所	青岛市城阳区荟城路 677-106 号	赵 华
西山晴雪（青岛）生物科技有限公司城阳西山晴雪中医诊所	青岛市城阳区崇阳路 399 号	任春景
青岛优诺拾壹号口腔医疗有限公司城阳优诺口腔门诊部	青岛市城阳区正阳路 160-13 号一层二层	王文洁

城阳区 2022 年注销社会办医疗机构

机构名称	地址	负责人
杨鸿玉外科诊所	青岛市城阳区河套街道胶马路 567 号	杨鸿玉
青岛航韦医疗咨询有限公司航韦口腔诊所	青岛市城阳区湘潭路 16 号 12 号楼 02 号网点一层	梁跃福
盛壹中医馆（青岛）有限公司盛壹中医诊所	青岛市城阳区正阳路 183 号网点 306 户	吴立财
城阳区棘洪滩街道魏家庄卫生室 1	青岛市城阳区棘洪滩街道魏家庄社区	魏从邦
城阳尹海秋启元堂中医诊所	青岛市城阳区夏庄街道景安路 210 号	尹海秋

（续表）

机构名称	地址	负责人
青岛东林华脉医疗有限公司东林中医诊所	青岛市城阳区王沙路 771-9 号	赵东林
青岛黄家杏林健康管理公司城阳黄东方中医诊所	青岛市城阳区正阳东路 67 号 22 号楼 3 号网点	高树慧
城阳孙维送维松口腔诊所	青岛市城阳区上马街道上马社区 9 号楼 8 号网点	孙维送
城阳纪欣内科诊所	青岛市城阳区青威路 689 号龙湖悠山郡 75-02	纪　欣
青岛奥烨星空康复医疗科技股份有限公司康复医疗中心	城阳区兴阳路 778 号	傅会先
上马街道北张社区卫生室	青岛市城阳区上马街道北张社区	苟举训
青岛峰华医疗管理有限公司康德内科诊所	青岛市城阳区城阳街道德阳路与泰城路交叉路口北曲商圈停车场南 1 号商铺	李家祥
城阳陈田博综合门诊部	青岛市城阳区民城路 586 号	陈田博
城阳区城阳街道百埠庄卫生室 2	青岛市城阳区城阳街道百埠庄社区 221 号	郭思文
青岛慧慈晓医疗管理有限公司城阳康宁诊所	青岛市城阳区康城路 330 号	张晓国
城阳区流亭街道渤海湾花园卫生室 1	青岛市城阳区流亭街道渤海湾花园	于　晓
青岛信德堂医疗管理有限公司城阳信德堂中医诊所	城阳区惜福镇街道院后社区东 49 号网点	李承志
城阳朱本章华益口腔诊所	青岛市城阳区中城路 278 号	朱本章
青岛诺美德健康管理有限公司城阳诺美德医疗美容诊所	青岛市城阳区正阳路 181 号一层 1 户	邵航燕
城阳李健内科诊所	青岛市城阳区德阳路 261 号	李　健
城阳区城阳街道后田卫生室 6	青岛市城阳区城阳街道后田社区	刘秀英
城阳区城阳街道安泰居卫生室 1	青岛市城阳区中城路安泰居	孙菊青
城阳梁兰兰精彩口腔诊所	青岛市城阳区春城路 550 号	梁兰兰
青岛坤先口腔健康咨询有限公司城阳坤先口腔诊所	青岛市城阳区上马街道上里路 8 号楼 1 号网点	董丽民
城阳孙厅中医诊所	青岛市城阳区黑龙江中路 789 号鑫江桂花园 16 号楼 01 网点	孙　厅
城阳李学东民生综合门诊部	青岛市城阳区康城路 330 号	李学东
青岛盛和元健康管理咨询有限公司盛合济康中医诊所	青岛市城阳区春阳路 111 号	李　军
青岛新圣康医疗投资管理有限公司白沙湾综合门诊部	城阳区双元路 20-3 号正商.蓝海港湾 52 号楼 16 号网点	胡小海
城阳顾桂芹天泰综合门诊部	青岛市城阳区天泰城内镇长官邸网点	顾桂芹
城阳纪军帅中医诊所	青岛市城阳区正阳中路华鹏东城 13-2	纪军帅
城阳胡苏平真方口腔诊所	城阳区 204 国道 95 号 3 号楼网点 103	胡苏平
青岛亿嘉琏医疗服务有限公司城阳亿嘉琏医疗美容诊所	青岛市城阳区春城路 557 号	李倩倩
青岛金氏医疗科技有限公司金氏精益眼科诊所	青岛市城阳区靖城路 623 号 1 号楼 17 号、18 号网点	孙吉良
城阳李泽华志善堂中医诊所	青岛市城阳区流亭街道苇山村 1357 号	李泽华
城阳娄国惠泽康口腔诊所	青岛市城阳区阜成路 398-84 号一层二层	娄国惠
青岛福寿康圣德医养服务有限公司城阳福寿康圣德内科诊所	青岛市城阳区长城路 111-52 号	姜　利

（续表）

机构名称	地址	负责人
城阳牟宇筋骨康中医诊所	城阳区瑞阳路 107 号 10 号楼下 14 号网点	牟　宇
城阳李桂花儿科诊所	青岛市城阳区国城路 82 号	李桂花
青岛可丽安健康管理有限公司可丽安中医诊所	青岛市城阳区长城路 1 号 32 号楼 19 号网点	赵寿东
城阳区城阳街道栾家沟岔卫生室 2	青岛市城阳区城阳街道栾家沟岔社区	仇志栋

青岛西海岸新区社会办医疗机构

概况　2022 年,青岛西海岸新区有社会办医疗机构 681 家,从业人员总数 5025 人,其中,具有初级职称者 3289 人,具有中级职称者 1311 人,具有高级职称者 425 人,具有本科及以上学历者 2013 人,具有本科以下学历者 3012 人;业务收入 9921.6 万元。新增社会办医疗机构 79 家,注销社会办医疗机构 35 家。

青岛西海岸新区 2022 年新增社会办医疗机构

机构名称	地址	负责人
青岛市黄岛区珠海街道唐岛湾路社区卫生服务中心	青岛市黄岛区唐岛湾路 397 号	程永娟
黄岛平安好医医学影像诊断中心	黄岛区长街路街道珠江路 590 号-3 号 201-204 号、301-304 号、307 户、401-404 户	毛雨霄/安丰新
青岛远洋船员职业学院医务室	黄岛区海军路 1166 号	韩　超/高　健
黄岛康盛诊所	黄岛区薛家岛街道连江路 737 号	郭延全/董芝欣
黄岛本土草诊所	黄岛区紫金山路 394 栋 1-2 楼 16 号	杨洪斌/张　军
黄岛洁雅尔利诊所	黄岛区张家楼镇松云路 426 号	逄　杰/杜秋慧
黄岛美克口腔诊所	黄岛区琅琊路 206-14 号一层二层	张金鑫/傅　影
优德口腔门诊部	黄岛区开发区嘉陵江西路 216 甲 47 号	陈传武/陈菊萍
黄岛华康口腔诊所	黄岛区香江路 47 号	孟　颖/杜列平
黄岛远保康诊所	黄岛区黄河中路 107-54 号	陈丽丽/杨改英
黄岛荟林口腔诊所	黄岛区隐珠街道琅琊台南路 1860 号	刘树蕙/刘永德
青岛迪安信捷医学检验实验室	青岛市黄岛区峨眉山路 39 号 56 栋	陆修辉/王　健
黄岛顺源堂诊所	黄岛区江山北路 66 号（东盐滩社区）-20 号网点	薛　亮/薛增杰
青岛海杰诊所	黄岛区奋进路 455-21 号	陶慰然/马振亮
青岛欧唯视眼科诊所	黄岛区长江中路 519 号建国大厦 29 层 2919-2613、625-2627 室	陈莲凤/周　珉
黄岛幸之堂中医诊所	黄岛区灵山卫街道北门外社区承恩路 207 号网点	王建业
黄岛坤昊名嘉汇口腔诊所	黄岛区庐山路 36-16 号	韩　坤/杨　振
黄岛修脉堂中医诊所	黄岛区水灵山路 757 号	逄锦辉/孙　超
黄岛万青康健诊所	黄岛区喜鹊山路 128 号网点房	宋丽娜/王晓光
黄岛精诚口腔诊所	黄岛区人民东路 1092 号	陈晔堂/池　旺
黄岛中康爱邻里福莱中医诊所	中国(山东)自由贸易试验区青岛片区团结路 2879 号福莱社区 222 号	张彦琼/于培文

（续表）

机构名称	地址	负责人
黄岛派医诊所	青岛市黄岛区嘉陵江西路 216 号甲-33 号 100	吴　丹/燕　照
黄岛恩源诊所	青岛市黄岛区井冈山路 368 号一楼 101-107 室	张筱秋
黄岛区灵山卫街道隆和大溪谷社区卫生服务站	山东省青岛市黄岛区高山路 1797 号	徐乐泉/赵启章
西海岸供销集团慈云诊所	青岛市黄岛区珠海街道金桥大街路 215 号	邱茂本/茆凤娣
黄岛瑞旺诊所	青岛市黄岛区六汪镇网点房(北区)20 号网点	黄德志
黄岛兴泽口腔诊所	黄岛区琅琊镇海城路 32 号一层	陈　泽/陆　纯
黄岛赫伦美口腔诊所	山东省青岛市黄岛区泰山东路 68-6 号 00	蔡光娈/刘金娟
黄岛久真堂中医诊所	山东省黄岛区双珠路 905 号	单中太/王　超
黄岛优雅口腔诊所	山东省青岛市黄岛区泊里镇车站红绿灯北侧	董玉海/董多乐
青岛海康医院	青岛市黄岛区滨海大道路 2000 号	孙秉坤/刘丽娟
黄岛悬济堂中医诊所	黄岛区长江东路 200-3	郭　欣
黄岛芊指百媚医疗美容诊所	山东省青岛市黄岛区紫金山路 117 号华林广场一楼 102 室	王丽娅/张卫国
青岛泰和仁康医疗有限公司医务室	山东省青岛市黄岛区世纪大道 956 号	王海燕/姜维华
黄岛缘善堂诊所	山东省青岛市黄岛区长江路街道峨眉山路 380 号、97 幢 366 号商业 201 商铺	李　洁/程玉玲
青岛哈尔滨工程大学创新发展中心医务室	山东省青岛市黄岛区三沙路 1777 号	姚　郁/张爱国
黄岛青辉仁德诊所	山东省青岛市黄岛区珠海街道东岳中路 1548 号	张明强/宋香芹
黄岛同和堂诊所	山东省青岛市黄岛区长江路街道漓江西路 672 号商业 213 号网点	董敏敏/张学仁
黄岛领象瑞麟诊所	黄岛区薛家岛街道烟台前社区 1 号楼 101、101、103 网点	尹利杰/岳　涵
黄岛方魁口腔诊所	青岛市黄岛区黄河中路 174 号-4 号一层二层	柴方奎/陈正帅
黄岛天康达诊所	青岛市黄岛区薛家岛街道珠江路 26 号商业 103	周　园/曹富荣
黄岛王锡霞口腔诊所	山东省青岛市黄岛区滨海街道宅科村 41 号	王锡霞
黄岛代金帅诊所	山东省青岛市黄岛区泊里镇泊里三路港城新苑商业网点第 109 号	代金帅
青岛西海岸新区卫生健康综合行政执法大队医务室	山东省青岛市黄岛区隐珠街道灵山湾路 567 号	陈　刚
黄岛峰伟堂中医诊所	山东省青岛市黄岛区长江路街道长江东路 500 号 101 网点	张　伟
黄岛卓玉口腔诊所	青岛市黄岛区长江东路 361 号	李　红/林　茜
青岛马濠优诺口腔医院	青岛市黄岛区长江路街道黄浦江路 59 号	苏文池/刘金城
黄岛百康宁诊所	青岛市黄岛区灵山湾路 425 号	朱优栋/徐松柏
黄岛慧德康诊所	青岛市黄岛区长江路街道九华山路 19-19 号网点	孙　茹/张兴武
青岛西海岸新区康鑫养老院医务室	山东省青岛市黄岛区东风路 78 号	徐本彦/臧维纱
黄岛鲁康源诊所	山东省青岛市黄岛区隐珠街道凤凰山路 1229 号	卢风德/李创新
青岛天兴园医疗管理有限公司医务室	山东省青岛市黄岛区长江路街道井冈山路 347 号一层二层	郭春梅/岳哲元
黄岛春德堂中西医结合诊所	山东省青岛市黄岛区长江路街道北江支路 88 号楼 4 号网点	唐明邦/唐德春

（续表）

机构名称	地址	负责人
黄岛福海堂诊所	山东省青岛市黄岛区五台山路 1699-9 号一层二层	韦付海/孔繁玲
黄岛欧加妍肤医疗美容诊所	山东省青岛市黄岛区珠江路 590 号 3 号网点 211	宋姝宇/杨继风
黄岛珠江泉云口腔门诊部	山东省青岛市黄岛区珠江路 1329 号	刘泉云/李通通
黄岛凤凰山泉云口腔诊所	山东省青岛市黄岛区隐珠街道凤凰山路 1391 号	刘泉云/辛慧宇
黄岛笑齿口腔诊所	山东省青岛市黄岛区张家楼街道张家楼村松云路 75 号	张焕强/方　芳
黄岛惠馨堂诊所	山东省青岛市黄岛区泊里镇志翔路港城文苑沿街商铺 22、23 号网点	徐秀芬/许焕丽
黄岛聚善缘口腔诊所	青岛市黄岛区琅琊镇海城路 47 号乙	王　秋/池　旺
黄岛好一生中医诊所	青岛市黄岛区五台山路 1254 号	刘　永/王建业
中国海洋大学西海岸校区医务室	青岛市黄岛区古镇口军民融合创新示范区三沙路 1299 号	于志刚/张　英
黄岛程光智中医诊所	青岛市黄岛区团结路 1830-17 号	程光智
黄岛媞妃医疗美容门诊部	山东省青岛市黄岛区武夷山路 167 号 10 栋南侧商业-108 户 109 户	于海微/高智雍
黄岛上流汇美吉拉医疗美容诊所	青岛市黄岛区（原开发区）珠江路 1016 号-3	张露丹/孙世龙
青岛珠山老年病医院	青岛市黄岛区映山红路 1598 号	王永芬/李　艳
黄岛晟源口腔诊所	山东省青岛市黄岛区（原开发区）江山南路 403-2、403-3 号户	张春城/秦　超
黄岛椿龄诊所	青岛市黄岛区藏马大道 3778 号青岛佳诺华国际医养健康小镇一期 B1 地块 10 号楼	刘玲玲/张　悦
黄岛经方中医诊所	山东省青岛市黄岛区（原开发区）井冈山路 157 号北办公 1408 户	贺志伟/朱晓丹
黄岛天士元中医诊所	青岛市黄岛区富春江路 135 号	陈雪红/宋学洲
黄岛徐山医洺诊所	青岛市黄岛区松花江路 86 号创业中心项目 2 号楼 1 层 09/12 室	赵爱龙
黄岛瑞康堂中医诊所	青岛市黄岛区烟台路 226 号	赵福高
黄岛安百运内科诊所	青岛市黄岛区嘉宁路 1042 号	安百运
黄岛新华诊所	青岛市黄岛区隐珠街道双珠路 1627 号	呼延大明/赵丽娜
黄岛逸仁堂中医诊所	山东省青岛市黄岛区武夷山路 167 号 10 栋南侧商业-107 户	杨延国/陈洪灯
黄岛文彬安和中医诊所	青岛市黄岛区隐珠街道烟台东 276 号	杜文彬
黄岛澳医堂诊所	青岛市黄岛区紫金山路 394 栋 1-2 楼 16 号	杨洪斌
黄岛筱曼瑶医疗美容诊所	青岛市黄岛区三沙路 3099-72 号、73 号、74 号	杨明月/徐金梅
黄岛一诺口腔诊所	青岛市西海岸新区月牙河路 54 号	刘玉洁/王言萍

青岛西海岸新区 2022 年注销社会办医疗机构

机构名称	地址	负责人
黄岛姚颖口腔诊所	黄岛区琅琊镇海城路 58 号	姚　颖
黄岛刘艳君口腔诊所	青岛市黄岛区辛安街道黄河中路 107 号 19 号网点	刘艳君
黄岛澳医堂诊所	青岛市黄岛区长江路街道紫金山路 394 栋 1-2 楼 16 号	杨洪斌/张　军
青岛市黄岛区公安局卫生所	青岛市黄岛区灵山湾路 57 号	吴文进/王泽祖
黄岛王超中医诊所	青岛市黄岛区灵山湾路 134-甲	王　超
黄岛优康口腔门诊部	青岛市黄岛区庐山路 36-16 号名嘉汇小区网点	胡振峰
开发区李建香内科诊所	青岛经济技术开发区长江路街道钱塘江支路 12 号楼 4 号网点	李建香
开发区张筱秋内科诊所	中国(山东)自由贸易试验区青岛片区前湾保税港区曼谷路 55 号综合楼 C 楼 108C(B)	张筱秋
青岛中泽实业集团有限公司医务室	青岛经济技术开发区海南岛路 102 号一层	韩兴银/李洪英
黄岛惠德康诊所	山东省青岛市黄岛区长江路街道九华山路 19-19 号	杨连春/张兴武
青岛中康爱邻里智慧医养服务有限公司水城路医务室	山东省青岛市黄岛区胶南街道胶州湾西路 852 号	张彦琼/李创新
黄岛优雅口腔门诊部	青岛市黄岛区泊里镇车站北侧网点	董多乐/董多乐
青岛市黄岛区胶南街道郭家小庄村卫生室	青岛市黄岛区胶南街道郭家小庄村	藏金英
黄岛今康福老年护理院	青岛市黄岛区隐珠街道寨子山路 869 号	刘汝栋
青岛国风黄岛宏仁堂中医诊所	山东省青岛市黄岛区薛家岛街道山里小区金沙滩路 128 号 D 区 1 号二楼	张　聪/陈立荣
黄岛刘燕中医诊所	青岛市黄岛区双珠路 47 丁号户	刘　燕
黄彬儿科诊所	青岛经济技术开发区钱塘江路 302 号	黄　彬
黄岛优诺马濠口腔门诊部	山东省青岛市黄岛区长江路街道黄浦江路 59 号	苏文池/刘金城
黄岛青宝贝儿科诊所	青岛市黄岛区隐珠街道双珠路海棠湾四期 1154 号商铺	朱俊颖/牟晓梅
黄岛博爱口腔诊所	青岛市黄岛区隐珠街道凤凰山路 1391 号	李　科
黄岛杨楠内科诊所	青岛市黄岛区五台山路 1699-9 号一层二层	杨　楠
青岛中康爱邻里智慧医养服务有限公司营业部医务室	青岛市黄岛区红石崖街道团结路 2879 号 222 号楼	张彦琼/于培文
黄岛宋德胜口腔诊所	青岛市黄岛区五台山路 674 号网点	宋德胜
黄岛封锡升口腔诊所	青岛市黄岛区长江路街道钱塘江路 1、3 号连体楼 16 号网点	封锡升
青岛市黄岛区商业总公司卫生所	青岛西海岸新区文化路 67 号	程恩海
黄岛徐恭见内科诊所	青岛市黄岛区双珠路双珠家苑 2469 号	徐恭见
黄岛毛娟中医诊所	青岛市黄岛区灵山湾路 135 号	毛　娟
黄岛崔焕礼内科诊所	青岛市黄岛区东岳中路 757-7 号	崔焕礼
黄岛祯逸铭中医诊所	青岛市黄岛区武夷山路 167 号千禧龙花园 10 号楼南侧网点 106 户	赵凡均/王力文

(续表)

机构名称	地址	负责人
青岛西海岸一龄健康管理咨询有限公司黄岛张勇中医诊所	青岛市黄岛区朝阳山路 51 号	宋芯娟/张 勇
黄岛赵东康中医诊所	青岛市黄岛区云海路 109 号	赵东康
青岛西海岸新区第一高级中学卫生站	青岛经济技术开发区钱塘江路 366 号	安丰伦/苗增凤
青岛春天之星大药房医药连锁有限公司卫生室	青岛市黄岛区喜鹊山路 55 号	孙代勤/李 艳
黄岛冯传诗中医诊所	青岛市黄岛区山川路 82 号 1 栋	冯传诗
黄岛张坤琪内科诊所	青岛市黄岛区深圳路 27 号楼	张坤琪

即墨区社会办医疗机构

概况　2022 年,即墨区有社会办医疗机构 372 家。新增社会办医疗机构 57 家,其中,综合医院 1 家,口腔门诊部 4 家,口腔诊所 12 家,普通诊所 17 家,中医综合诊所 3 家,中医备案诊所 20 家;注销社会办医疗机构 17 家。

即墨区 2022 年新增社会办医疗机构

机构名称	地址	负责人
青岛胜仁医疗管理有限公司潮海石河头中医综合诊所	即墨潮海街道石河头村 268 号甲	刘炳武
青岛即墨九如城养老服务有限公司即墨九如城诊所	即墨区鳌山卫街道鳌角石村 623 号西门第一间	白红梅
青岛齐美口腔健康管理有限公司佳美口腔诊所	即墨区环秀街道西叫社区商业街 109 号	石美荣
青岛民意齿康口腔健康管理有限公司微笑口腔诊所	即墨区通济街道仇家沟岔村云海路网点房	郭晓磊
青岛缘康医疗管理有限公司信和居诊所	即墨区通济街道天山一路 19 号	李晓春
青岛华医医疗有限公司丽山中医诊所	即墨区龙山街道壮武路 801 号	朱江慧
青岛舒安医疗管理有限公司即墨安心口腔诊所	即墨区健民东街 80 号户	王海燕
青岛杏林惠风医疗管理有限公司学府诊所	即墨区潮海街道天井山一路 211-8 号	李延平
青岛三春柳医疗管理有限公司即墨孙海波第二诊所	即墨区临川路 207 号	孙海波
青岛青渝医疗管理有限公司青渝诊所	即墨区灵山街道敦盛苑 2 期 12 号	栾玉琪
即墨刘庆国诊所	即墨区湘江一路新民小区 5 号楼 4 户正楼一层二层	刘庆国
青岛即墨青岛万林到家健康管理服务有限公司万林到家诊所	即墨区安居小区 1 号楼戊三单元 102 户	王翠玲
青岛通济青鸟颐居养老服务有限公司世嘉诊所	即墨区孔雀河四路 30 号	李 辉
青岛鹏华瑞康医疗管理有限公司翰苑诊所	即墨区华山一路 157 号 A10 号楼 10 号、11 号	茆风珠
青岛昱丽医疗管理有限公司昱恩口腔诊所	即墨区天井山一路 211-2 号户	杨秀敏
青岛田诺医疗管理有限公司田诺第一口腔诊所	即墨区嵩山二路 217 号	孙文文
即墨顺康岘山路口腔门诊部	即墨区通济街道岘山路 210、212 号	刘力力
青岛博霖医疗管理有限公司博霖第二口腔门诊部	即墨区文峰路 634 号	阎瑞信
青岛康心毓口腔健康管理有限公司美牙牙口腔诊所	即墨区潮海街道天井山一路 366 号	刘方群
青岛欣照医疗管理有限公司欣照口腔诊所	即墨区新兴路 291-1 号	张必欣
青岛海和路医疗管理有限公司杏之林中医诊所	即墨区环秀街道办事处西窑上村	栾学伟

（续表）

机构名称	地址	负责人
青岛瑞斯莱医疗管理有限公司青岛圣皓口腔诊所	即墨区文峰路 50-39 号商业网点	甘洪蕾
青岛丝路医疗管理有限公司即墨丝路口腔门诊部	即墨通济街道墨城路 582 号	刘春野
青岛即墨润和医院	即墨蓝村街道青沙路 36 号	孙光辉
青岛康之德医疗管理有限公司德之康诊所	即墨区店子山三路 650 号商铺 2 号	崔瑞英
青岛医护百家利贞医疗有限公司即墨大同诊所	即墨区大同街 90 号户	陈建波
青岛程兵医疗有限公司百康诊所	即墨通济街道西北关村 547 号	刘元军
青岛鑫诺康医疗管理有限公司鑫诺康第一口腔诊所	即墨区龙泉街道龙泉路刘家街村 283 号	相　婧
青岛鑫雅康医疗管理有限公司即墨鑫雅口腔诊所	即墨区龙泉街道石门村商业街 88 号	孙明圆
青岛德元医疗管理有限公司德元口腔门诊部	即墨区古城南关街 6、8 号	袁　贝
青岛新圣德医养有限公司新圣德诊所	即墨潮海街道鹤山路 1 号	韦海顺
青岛安尔雅医疗服务有限公司即墨安尔雅口腔诊所	即墨区鳌山卫街道滨海路 81 号 32 号楼 4 号户	邵丽丽
青岛孙文灿医疗管理有限公司银座诊所	即墨潮海街道孟沙河二路 200-1 号	栾玉琪
青岛盛开诚养老服务有限公司盛开诚诊所	即墨挪城村西辛城网格 398 号	徐灵芝
青岛广聚德医疗有限公司第七诊所	即墨区适致路 69 号户	郭　银
青岛迈东医疗管理有限公司即墨吉东口腔诊所	即墨区环秀街道淮涉河一路 137 号	丁趁心
青岛仁康安医养有限公司君峰诊所	即墨通济街道云桥村平安三路 393 号	王洪美
青岛铭聚中医医疗管理有限公司德惠堂中医诊所	即墨区潮海街道古城区后汀巷 32 号	宋蕙杉
青岛维道中医医疗管理有限公司济德堂中医诊所	即墨区通济街道世纪花苑商住楼 354 号	姜平先
青岛玄元妙谷医疗管理有限公司东方福德泰中医诊所	即墨区文化路 228 号户	于恒太
青岛紫彤医疗管理有限公司紫彤第二中医诊所	即墨区嵩山二路 596 号	洪洁薇
即墨迟全德中医诊所	即墨区龙泉街道适致路 280 号户	迟全德
妙合普济（青岛）中医医疗管理有限公司会康普济中医诊所	即墨区环秀街道文峰村楼区 676 号	杨孝先
青岛周壹医疗管理有限公司周壹中医诊所	即墨区北安街道卢家庄原建制村 251 号楼房 3 间	武　瑞
即墨荀召帅中医诊所	即墨潮海街道蓝鳌路 126-6 号	荀召帅
青岛青山中草堂健康管理有限公司青山中草堂中医诊所	即墨区永合花园 37 号楼 7 号网点	史国斌
青岛敬康堂医疗管理有限公司仁爱中医诊所	即墨区环秀街道桃源河一路 40-3	钱海森
青岛锡云医疗管理有限公司高锡云中医诊所	即墨区移风店镇青中埠村 532 号	刘孟学
即墨蓝恭勋中医诊所	即墨区通济街道八里三东楼区 24 号	蓝恭勋
青岛文硕堂医药科技有限公司中医诊所	即墨区环秀街道淮涉河一路 170-7 号	杨海华
青岛晋军中医养生保健有限公司晋军中医诊所	即墨区田横镇王村岛里街 54 号	姜胜昌
青岛鸿聚德中医诊所有限公司鸿聚德中医诊所	即墨区通济街道惠众街 30 号	王洪海
青岛晋岗中医医疗管理有限公司即墨举京益山中医诊所	即墨区黄河三路 168 号—附 5	李承志
青岛泓鹏堂医疗管理有限公司中医诊所	即墨区营流路 2363 号户	曾昭亮
青岛清木医药科技有限公司即墨清木堂中医诊所	即墨区即墨古城新建街 21 号内 5 商铺 1 层	赵崇云
青岛启辰医疗管理有限公司启辰第五中医诊所	即墨区龙泉街道玉石头村玉石苑小区 7 号网点房	李庆军
青岛永福康中医医疗管理有限公司永福康中医诊所	即墨区蓝村街道肖家泊子村 82-1 号	杨　凯

即墨区 2022 年注销社会办医疗机构

机构名称	地址	负责人
青岛盛开诚养老服务有限公司医务室	山东省青岛市即墨区蓝村街道挪城村西辛城网格 398 号	徐灵芝
即墨王峰口腔诊所	即墨区公园街 5-2 号	王　峰
青岛维道中医医疗管理有限公司维道中医诊所	即墨区店子山一路 3-3、3-5 号	姜平先
即墨李建中医诊所	即墨区灵山镇东三泉庄村 296 号	李　建
青岛海医医疗有限公司营东诊所	即墨区烟青路 1129 号	李治明
青岛祥如善喜堂健康管理有限公司善禧堂中医诊所	即墨区店子社区南侧 100 号网点一楼	刘力源
即墨德元口腔门诊部	即墨区潮海街道古城 D4 区东关街 11 号	袁　贝
即墨李永钢诊所	即墨区龙山街道办事处开发公司 1 号楼 1 户	李永钢
即墨康齿馨口腔门诊部	即墨区环秀街道办事处信义街 62 号	杨　阳
即墨姜胜昌中医诊所	即墨区王村镇岛里街 54 号	姜胜昌
即墨蓝恭勋骨科诊所	即墨区通济街道办事处八里三东楼区 24 号	蓝恭勋
即墨周祖浩诊所	即墨区马山新城小区 A10 附 11 网点	周祖浩
青岛永福康中医医疗管理有限公司永福康中医诊所	山东省青岛市即墨区蓝村街道肖家泊子村 82-1 号	杨　凯
青岛蓝博医疗管理有限公司蓝博诊所	即墨区移风店镇七级西南村府前街 42-42 号	李东董
青岛鼻渊堂医疗管理有限公司第二诊所	即墨区通济街道办事处流浩河二路 46 号	刘元军
青岛坤昊口腔医疗有限公司即墨坤昊口腔诊所	即墨区嵩山二路 657 附 6 号	杨　振
青岛祥源医疗管理有限公司盛德堂中医诊所	即墨区环秀街道办事处壹品华庭 225-20	徐关冰

胶州市社会办医疗机构

　　概况　2022 年,胶州市有社会办医疗机构 317 家,其中,门诊部 28 家,诊所 257 家,其他卫生室、卫生所 32 家。新增社会办医疗机构 26 家,注销社会办医疗机构 30 家。

胶州市 2022 年新增社会办医疗机构

机构名称	地址	负责人
青岛塞恩博正口腔医疗有限公司胶州塞恩口腔门诊部	山东省青岛市胶州市福州南路 97 号宝龙城市广场 1 号楼商业二单元 103MALL 区 M1-L3-032-1	张爱丽
青岛金碧源医疗管理有限公司胶州惠泽康诊所	山东省青岛市胶州市扬州东路 220 号 3 号楼商业 110	刘　芳
青岛三卫医疗器械有限公司胶州三卫口腔诊所	山东省青岛市胶州市李哥庄镇石拉子村 292 号	刘遂芳
青岛青湖颐康医养有限公司胶州青湖颐康诊所	山东省青岛市胶州市三里河街道香港东路池子崖社区 568 号	张　莉
青岛致美口腔门诊有限公司胶州致美口腔诊所	山东省青岛市胶州市泰州路 1088 号煜鼎吉祥苑小区 17 号楼商业 131 户、132 户	范淑娟

（续表）

机构名称	地址	负责人
青岛大卫威尔森美容科技有限公司胶州大卫威尔森医疗美容诊所	山东省青岛市胶州市阜安街道常州路 399 号	王　维
青岛元伦医疗管理有限公司胶州皓邦口腔诊所	山东省青岛市胶州市李哥庄镇黄家屯村西航天路北侧 10 号网点	曹晓欢
青岛元伦医疗管理有限公司胶州众惠康诊所	山东省青岛市胶州市李哥庄镇黄家屯村西航天路北侧 11 号网点	和志红
青岛润百佳健康管理有限公司胶州润百佳诊所	山东省青岛市胶州市九龙街道周家村经济合作社三层办公楼	寇焕清
青岛万林到家健康管理服务有限公司胶州万林到家诊所	山东省青岛市胶州市泸州西路 77 号 14 号楼商业 115 户	孙学才
胶州市胶莱街道办事处曹戈庄村卫生室	胶州市胶莱街道曹戈庄村	于从政
青岛瀚博医疗管理有限公司胶州李哥庄瀚博口腔诊所	山东省青岛市胶州市李哥庄镇广场大街 88 号	李婷嚣
青岛五心口腔健康管理有限公司胶州五心口腔门诊部	山东省青岛市胶州市三里河街道福州南路 97 号宝龙城市广场小区 5 号楼商业 101 户 102 户	杨景鹏
青岛顺和安康医药有限公司胶州安康综合门诊部	山东省青岛市胶州市胶西街道苑家会村	陈士宗
青岛西凯生物技术有限公司胶州西凯综合门诊部	山东省青岛市胶州市云溪景光商城网点	孙桂芬
青岛丹活恩泽健康管理有限公司胶州恩泽志远口腔诊所	山东省青岛市胶州市三里河街道北京路正北名苑 108 号网点	代　忠
青岛生元堂健康管理有限公司胶州生元堂中医诊所	山东省青岛市胶州市胶莱街道陆家村东大街 6 号	王立忠
青岛鸿德和一中医健康管理有限公司胶州鸿德和一中医诊所	山东省青岛市胶州市北京东路 177 号 45 号楼商业 1164	张玉杰
青岛洁美医疗服务有限公司胶州洁美口腔诊所	山东省青岛市胶州市广州南路 319 号胜利花园 9 号网点	史绍英
青岛瑞栋中康口腔咨询管理有限公司胶州中康口腔诊所	山东省青岛市胶州市扬州东路凯旋花园小区 2 号楼 7 号网点	李婷婷
胶州润泽护理院	胶州市九龙街道科苑路 67 号 3 号楼	范　涛
山东省海洋仪器仪表科技中心有限公司医务室	山东省青岛市胶州市经济技术开发区汇英街 2 号实验楼 B 楼一楼西 B138 号	仇伯琳
青岛修明中医医疗管理有限公司胶州修明中医诊所	山东省青岛市胶州市泉州南路枫情小镇小区 31 号网点	张建论
青岛医宫堂中医药科技有限公司胶州李哥庄医宫堂妇科诊所	山东省青岛市胶州市李哥庄镇广场大街中段	刘艳玲
青岛玮轩医疗管理有限公司胶州澳门路诊所	山东省青岛市胶州市三里河街道澳门路 717 号东苑新天第小区 16 号楼商业单元一层 110 户	杨志军
青岛合家乐医养服务有限公司胶州合家乐诊所	山东省青岛市胶州市市南小区 63 号楼 174 号网点	赵新建

胶州市 2022 年注销社会办医疗机构

机构名称	地址	负责人
胶州市胶北街道郭家湾村第二卫生室	胶州市胶北街道郭家湾村	杨　蕾
胶州市胶北街道律家庄第二卫生室	胶州市胶北街道律家庄村	战玉香
胶州韩建光牙科诊所	胶州市泸州路	韩建光
胶州贤述温中医诊所	胶州市兖州路 21 号	贤述温
胶州市胶西镇尹家店一村卫生室	胶州市胶西镇尹家店一村	张立成
胶州孙伟峰中医诊所	胶州市中云晋州路 21 号-05 号网点	孙伟峰
胶州市中医医院兰州西路皮肤诊所	胶州市兰州西路 280 号	王宝刚
胶州市九龙街道大户村卫生室	胶州市九龙街道大户村	李克录
胶州市胶莱镇耕乐庄村卫生室	胶州市胶莱镇耕乐庄村	于从政
青岛艾臻医疗美容有限公司胶州艾臻医疗美容诊所	胶州市龙州路 677 号兴源巴黎城 9 区 126 号一层	程　伟
胶州安康医院	胶州市胶西镇苑家会村	秦兆功
青岛丹活恩泽健康管理有限公司胶州志远诊所	胶州市北京路正北名苑小区 108 号网点	毛安邦
胶州市胶东街道贾庄村卫生室	胶州市胶东街道胶东首府	马秀香
青岛互生中医有限公司胶州互生中医诊所	胶州市九龙街道周家村网点一层	刘世琳
胶州李永政牙科诊所	胶州市北京西路 320 号	李永政
青岛福生食品有限公司卫生室	胶州市兰州东路公司内	武　青
胶州市胶莱镇楼子埠村卫生室	胶州市胶莱镇楼子埠村	贾佩佩
青岛春墨宣健康管理有限公司胶州春墨宣口腔诊所	胶州市兰州东路 439 号阳光雅居小区 1 号楼商业 104	李尚伯
胶州市中云街道捎门里居委会第三卫生室	胶州市惠州路 68 号惠锦小区 14 号楼	赵国姬
胶州市中云街道中宋戈庄村第三卫生室	胶州市东苑绿世界网点 541 号	马金山
胶州市胶西镇小刘家疃村第三卫生室	胶州市胶西镇小刘家疃村 292 号	高　仑
胶州市胶西镇石家河崖村卫生室	胶州市胶西镇石家河崖村	石禄先
胶州市三里河街道东店子村第三卫生室	胶州市三里河街道东店子村	胡绪爱
胶州姜爱华内科诊所	胶州市杭州南路南华苑小区网点房	姜爱华
胶州市里岔镇龙王庙村卫生室	胶州市里岔镇龙王庙村	邓佩华
山东祈睦眼科诊所有限公司胶州祈睦眼科诊所	胶州市三里河街道澳门花园小区 20 号楼 2 号网点二楼	金星烂
胶州市胶北街道岳头屯村卫生室	胶州市胶北街道岳头屯村	蔡秀杰
胶州市洋河镇裴家村卫生室	胶州市洋河镇裴家村	杨誉荣
青岛韩之尚医疗管理有限公司胶州韩之尚医疗美容门诊部	胶州市阜安街道胶州东路 46 号	曹遂安
青岛西凯健康管理有限公司胶州西凯医院	胶州市阜安街道扬州支路 205 号	李淑慧

平度市社会办医疗机构

概况　2022年,平度市有社会办医疗机构312家,其中,口腔诊所103家、中医医疗机构42家。新增社会办医疗机构48家,注销社会办医疗机构29家。

平度市 2022 年新增社会办医疗机构

机构名称	地址	负责人
平度笑合口腔门诊部	平度市凤台街道苏州南路 17-27、28、29 号	李明东
平度海泉口腔诊所	平度市李园街道人民路 138 号 17 栋 138-13 号 1-213	张先玉
平度老韩口腔诊所	平度市新河镇灰埠文化路 10 号	陈丽丽
平度韩守涛口腔诊所	平度市凤台街道海洲路 99 号	于国英
平度戴家诊所	平度市仁兆镇文化路与顺达街交叉路口西 20 米路北	张　瑾
平度雅荷口腔诊所	平度市东阁街道常州路 101-1 号	谭方平
平度平心心理医院	平度市凤台街道广州路 16-1 号	曲秀颖
平度安健仲达诊所	平度市李园街道兰州路 416 号 115 户	王玉芬
平度凯梦诊所	平度市东阁街道天津路 95 号	于　杰
平度东真诊所	平度市东阁街道南京路 15-2 号 103 户	阎洪琴
平度兴医堂诊所	平度市南村镇西北街村 52-11 号	张　英
平度贝儿小虎牙儿童口腔门诊	平度市李园街道红旗路 318 号 13 号楼 325 户	蒲勇明
平度盛康堂诊所	平度市古岘镇沽河路 271 号	游春英
平度百草诊所	平度市李园街道人民路 167 号一层 107 户	王德信
平度市田庄镇胶河社区卫生室	平度市田庄镇窑头孙家	孙福涛
平度市田庄镇祝家铺卫生室	平度市田庄镇祝家铺村	祝新忠
平度市田庄镇宫西卫生室	平度市田庄镇宫西村	张　丽
平度市许明三口腔诊所	平度市李园街道徐州路财富新天地 6 号楼 21 号网点房	许明三
青岛鑫聚幸和美容管理咨询有限公司平度第一诊所	平度市东阁街道人民路 26 号原环卫园林中心 1 号办公楼 302 室	王勇军
青岛海瑞盛网具有限公司平度妇科诊所	平度市经济开发区长江路 6-2 号 102 户	陈淑霞
平度桦医诊所	平度市东阁街道常州路龙腾誉城 60-5 号	张洪勤
平度博菲口腔诊所	平度市李园街道红旗路 598、600 号	贾晶晶
平度添福医院	平度市凤台街道广州路 16 号	张春河
平度康馨诊所	平度市白沙河街道店后路 90 号	冯卫平
平度昱辰益齿口腔诊所	平度市大泽山镇徐王村 345 号	吕晓伟
平度国平口腔诊所	平度市凤台街道朝阳路 10 号中央华府小区商铺 10-1 号 101	刘增强
平度靖弘诊所	平度市大泽山镇长乐路 27 号内 11 户 111	范广义
青岛瑞杰医疗管理有限公司平度诊所	平度市凤台街道经四路 199-50 号二层	马艳红
平度新瑞堂诊所	平度市李园街道人民路中段北侧地税局二层住宅楼 1 号	吴新艳

（续表）

机构名称	地址	负责人
平度信康永诊所	平度市李园街道唐田兴华街	满晓丽
平度东启康兴诊所	平度市经济开发区福州路南段西侧	袁学勇
平度魏玉非诊所	平度市明村镇前楼社区西瓜大道 20 号	朱 宇
青岛国医康健医药有限公司凤台诊所	平度市凤台街道海洲路 88-8 号二层	杨 波
平度市蓼兰镇河北崔家村卫生室	平度市蓼兰镇河北崔家村	王亚飞
青岛盛民康医疗管理有限公司半岛物流诊所	平度市同和街道胶平路 288-101 号	刘正德
平度有才口腔诊所	平度市东阁街道文丰小区福宁花苑 1 号楼门市房 44 号	杨 丽
平度韩鸿志诊所	平度市李园街道人民路 130-3 号 103	韩鸿志
平度好德心理医院	平度市广州路 16-1 号	罗艳芳
平度彤宇口腔诊所	平度市白沙河街道张戈庄南村育英路 1 号	李小平
平度健峰医学检验实验室	平度市凤台街道厦门路南侧、规划潮州路东侧平古路 298 号 2 号厂房	胡 超
平度保元堂中医诊所	平度市旧店镇土门杨家村 12 号	张松卿
平度市东阁街道崔召新村卫生室	平度市东阁街道崔召村	张可君
青岛瑞和康泰医疗管理有限公司平度第二诊所	平度市蓼兰镇葛家村村东	于 虹
平度崔凯口腔诊所	平度市李园街道荷香新天地 4 号楼网点 B 栋 5-1 号房	崔 凯
平度润贺医学检验实验室	平度市李园街道青岛路 752 号 10 栋、12 栋、14 栋	郭占山
平度于敦政中医诊所	平度市李园街道常州路 136 号 102	于敦政
平度玉楸堂诊所	平度市李园街道马家店子村 278 号	于瑞芝
平度栾成霞诊所	平度市凤台街道太原路 27 号 8 号楼一单元 118 户	栾成霞

平度市 2022 年注销社会办医疗机构

机构名称	地址	负责人
平度市田庄镇张东村卫生室	田庄镇张东村	王新生
平度市南村镇凤凰屯村卫生室	南村镇郭庄凤凰屯村	石 欣
平度市南村镇钟楼埠村卫生室	南村镇郭庄钟楼埠村	史美花
平度春萍和平诊所	平度市田庄镇张舍张友路 87 号	张培仁
平度鼻灵通生物科技有限公司中医诊所	平度市南京路 18 号 8-2	邹云勇
平度陈洁诊所	平度市胜利路 57-2 号	陈 洁
平度奇鳌医疗美容诊所	平度市苏州南路 18 号 29 号楼 106 号	冯日升
平度市云山镇沙窝村卫生室	平度市云山镇沙窝村	刘 建
平度贝儿小虎牙儿童口腔门诊	平度市红旗路 318 号 13 号楼 325 户	崔 凯
平度代成浦诊所	平度市仁兆镇仁祥市场 B21 号	代成浦
平度康宁心理医院	平度市广州路 16-1 号	董俊杰

（续表）

机构名称	地址	负责人
平度鸿瑞堂综合门诊部	平度市李园街道人民路 193 号	吴新艳
平度广仁惠民诊所	平度市新河镇灰埠村 39-1 号	王翠玲
平度袁学勇精神卫生诊所	平度市福州路 8-6 号	袁学勇
平度市新河镇顺河卫生室	平度市新河镇新泰路 117 号	杨　雷
平度满晓丽内科诊所	平度市李园街道段家疃村兴华街	满晓丽
平度市南村镇范家屯卫生室	南村镇范家屯 73 号	陈尧庆
平度平心心理医院	平度市凤台街道广州路 16-1 号	曲秀颖
平度孙佳召内科诊所	平度市李园街道马家店子村 278 号	孙佳召
平度市白沙河街道柳家村卫生室	平度市白沙河街道柳家村	赵凤庆
平度市白沙河街道张戈庄矫家疃卫生室	平度市张戈庄镇矫家疃 222 号	张秀敏
平度市白沙河街道张戈庄张西村卫生室	平度市白沙河街道张戈庄张西村	解进启
平度市朝阳中学卫生室	平度市杭州路 37 号	钟发敏
平度市新河镇宁家村卫生室	平度市新河镇宁家村 8 号	孙朋君
平度薛克功口腔诊所	平度市胜利路 004 号	薛克功
平度市同和街道南王庄卫生室	平度市同和街道南王庄	马丰福
平度市同和街道东小区卫生室	平度市同和街道东小区	刘　倩
平度市同和北大街卫生室	平度市同和北大街 319-3 号	郝忠贤
平度市同和沟崖村卫生室	平度市同和沟崖村	刘海燕

莱西市社会办医疗机构

　　概况　2022 年,莱西市有社会办医疗机构 121 家,从业人员 326 人,其中,19％为中专学历,81％为大专以上学历。全年业务收入约为 731 万元。新增社会办医疗机构 27 家,注销社会办医疗机构 10 家。

莱西市 2022 年新增社会办医疗机构

机构名称	地址	负责人
青岛瑞和康泰医疗有限公司莱西瑞鑫内科诊所	莱西市姜山镇泰光路柴岚村 159 号	黄启民
青岛合医盛医疗管理有限公司莱西合医盛综合门诊部	莱西市黄海西路 3 号 17 栋网点 1-201 户,202 户	张成功
青岛佳家康医疗管理有限公司莱西梅山路综合门诊部	莱西市水集街道办事处梅山路 9 号西网点 2 栋 1 单元 103,104,105	王丽丽
莱西日新壹百诊所	莱西市南京路龙翔二苑东向网点 3♯	管杰杰
青岛瑞呗口腔医疗有限公司莱西中辉口腔诊所	莱西市沽河街道办事处孙受镇驻地聚安路 19 号-19	赵东文
青岛康乃馨医疗有限公司莱西龙水为民诊所	莱西市经济开发区苏州路 21 号 26 栋网点 103	封培花
青岛市莱西鑫医诺达医疗器械有限公司莱西爱华口腔诊所	莱西市沽河街道西周村 473 号	李国平

（续表）

机构名称	地址	负责人
青岛源盛瑞峰医疗有限公司莱西源盛瑞峰口腔门诊部	莱西市青岛路 41 号	郑谋政
莱西唐立政中医诊所	莱西市夏格庄镇五四农场南数第一门面	唐立政
莱西萱滢康健医疗管理有限公司萱滢康中医诊所	莱西市姜山镇振兴路 151 号南侧二层	武兴太
青岛翔瑞口腔医疗有限公司莱西成江口腔诊所	莱西市日庄镇院里村 461 号	王阳阳
青岛皓程口腔医疗有限公司莱西杭州路口腔诊所	莱西市水集街道办事处杭州路 228 号	王晓丽
青岛日新壹百医疗管理有限公司莱西星辰壹百中西医结合诊所	莱西市水集街道办事处重庆中路 12 号嘉禾苑三期 20 号楼 110 室	李玉娟
莱西德佳口腔诊所	莱西市水集街道办事处梅山路 9 号西网点 2 栋 1 单元 128 户	李 谦
青岛山海谭静中医康养有限公司莱西谭静中医诊所	莱西市店埠镇兴店路后埠社区 108 号	于舟民
莱西康齿佳口腔诊所	莱西市店埠镇店埠村老小学东路北西数第三家	王双丽
青岛艺霖医疗有限公司莱西王琪口腔诊所	莱西市经济开发区前周格庄平安路邮政银行北邻	刘 玥
青岛家俊口腔健康管理有限公司莱西烟台路口腔诊所	莱西市烟台南路 88 号 22 栋网点 104,105,106	张 清
青岛家俊口腔健康管理有限公司莱西威海路口腔诊所	莱西市水集街道办事处建华街 11 号 1 栋（法院商住楼）网点 11	曲 亮
青岛卓悦佳口腔医疗有限责任公司莱西团岛路口腔诊所	莱西市团岛东路 97 号 A1 栋（澳门花园）别墅 1-阁楼层 5	金晓婷
青岛佑邻医院管理有限公司莱西夏格庄佑邻诊所	莱西市夏格庄镇青烟路 154-25 号	刘志祥
青岛瑞和康泰医疗有限公司莱西瑞鑫内科诊所	莱西市姜山镇泰光路柴岚村 159 号	黄启民
青岛正合口腔医疗有限公司莱西正合口腔门诊部	山东青岛市莱西市水集街道办事处上海东路 152 号华商金地住宅小区 29♯-1-221.222.224 网点	王 琪
莱西旭华门诊部	莱西市水集街道威海东路月湖停车场南	李旭升
青岛莱西泰丰口腔医疗有限公司泰丰口腔诊所	莱西市店埠镇兴店路与中心大街交叉路口路东北 50 米	康志花
青岛嘉洁口腔医疗有限公司莱西非凡口腔诊所	莱西市沽河街道办事处沙埠社区网点 31、32 号	赵东文
青岛如是美美容有限公司莱西重庆路医疗美容诊所	莱西市水集街道办事处重庆中路 6 号 1 栋 10 单元 132-34	费立魁

莱西市 2022 年注销社会办医疗机构

机构名称	地址	负责人
莱西沈文芝中医诊所	莱西市龙口中路 10 号甲 14 栋网点 11	沈文芝
青岛好牙医医疗管理有限公司莱西牙牙乐口腔诊所	莱西市马连庄镇富安路 126 号	吴忠广
莱西战德慧内科诊所	莱西市泰山路 39-2 号	战德慧
莱西康寿中西医结合门诊有限公司石岛路诊所	莱西市水集街道办事处石岛东路 118 号	徐 强
青岛艺霖医疗有限公司莱西王琪口腔门诊部	莱西市经济开发区前周格庄村平安路邮政银行北邻	王 琪

（续表）

机构名称	地址	负责人
莱西济世中西医结合医院	莱西市烟台路 88 号 22 栋网点 104,105,106；莱西市威海东路 53-13 号	李京仁
青岛红云医疗管理有限公司莱西红云口腔诊所	莱西市水集街道办事处昌隆市场南数第五户 1-2 层网点	焦　阳
青岛洪杰健康管理有限公司莱西德善堂中医诊所	莱西市经济开发区滨河路 12-11 号（华东掘运网点）	刘洪杰
青岛成林口腔诊所有限公司莱西成林口腔诊所	莱西市姜山镇阳安路 715 号	张代林
青岛丽齿康口腔医疗有限公司莱西团岛路口腔诊所	莱西市团岛东路 89 号 2 号楼 2 单元 101	李媛媛

2022 年中等医学教育情况一览表

	青岛卫生学校	青岛第二卫生学校
在校生数	2743	3507
招生数	577	688
毕业生数	658	781
教职工数	153	113
专职教师数	126	95
高级讲师数	43	23
中级讲师数	62	42

2022 年度国家级媒体宣传报道条目

标题	媒体名称	发稿日期
山东故事｜青岛市市立医院与奥运结下了一段深厚情缘	学习强国	2022.2.7
开学第一课	健康报	2022.2.17
动静结合 因人而动 崂山区新冠疫苗接种服务精准细实	人口健康报	2022.2.28
胶州：家医如"约"而至	中国人口报	2022.3.1
将"家人式"健康服务送到家	光明日报	2022.3.1
"无陪护病房"双重考核确保高质量护理	中工网	2022.3.7
青岛市立医院检验人全力"疫"赴驻扎气膜实验室 助力核酸检测"青岛速度"	中国报道	2022.3.10
胶州市：信息化驱动健共体弯道超车	中国人口报	2022.3.12

（续表）

标题	媒体名称	发稿日期
市北区打出组合拳守护群众健康	中国人口报	2022.3.21
为你而"莱"无问东"西"|青岛市中心医疗集团莱西核酸采样医疗队被授予"战疫先锋示范岗"	学习强国	2022.3.26
短短 4 小时，救命药送到了	健康报	2022.3.31
青岛 101 岁老人"折"后重生	学习强国	2022.4.7
青岛市中心医院提高肿瘤诊疗水平	健康报	2022.4.16
青岛即墨：致敬逆风留守，为生命站岗的医护人员！	人民网	2022.4.21
青岛即墨：全国基层名老中医微信群里"把脉"问诊，1600 余名群众受益	人民网	2022.4.21
为环卫工免费体检	工人日报	2022.4.27
关于做好"五一"假期疫情防控工作的通告	人民日报	2022.4.28
青岛部署"五一"疫情防控工作	腾讯新闻	2022.4.28
速看！事关青岛人"五一"假期出游	网易新闻	2022.4.28
新冠确诊产妇和孩子团聚了	健康报	2022.4.28
以人民为中心，推动高质量发展——青岛大学附属医院创新发展纪	健康报	2022.4.28
青岛发布关于限制"亮黄牌""带星码"人员进入有关场所的通告	华人频道	2022.4.30
是白衣战士 更是冲锋在前的"热血英雄"	人民日报客户端	2022.5.6
@青岛人，速收藏！全部免费，全市 188 处核酸检测"愿检尽检"采样点公布	今日头条	2022.5.7
带你看乡镇卫生院的"中医馆"	央视新闻	2022.5.10
市北妇幼中心跑出发展"加速度"	中国人口报	2022.5.11
这就是天使的样子	凤凰新闻	2022.5.12
2022 年度"青岛好护士"名单公布	华人频道	2022.5.12
致敬白衣天使！关爱护士队伍，护佑人民健康	今日头条	2022.5.12
山东故事|青岛 5.1 万名护士：争当新时代"提灯女神"	学习强国	2022.5.13
青岛市市立医院探索房颤多学科协作诊疗模式	健康报	2022.5.20
庆祝中韩建交 30 年，新华社重点选题，青岛市立医院韩籍医生三十年扎根中国的中医情缘	新华网	2022.5.24
青岛用扎实的成绩纪念爱国卫生运动 70 周年	中国报道	2022.5.25
青岛连续 26 年保持国家卫生城市荣誉	华人频道	2022.5.25
山东首批帮扶医疗队出征 青岛 5 家医院对口帮扶协作地	中国报道	2022.5.28
【辟谣】核酸采样拭子含致癌物？吃橙子会致抗原检测阳性？这些"新冠谣言"不要信	人民网	2022.5.30
青岛送上这份"爱眼日"礼物	中国报道	2022.6.6
一场青岛地铁站里的"生命接力赛"	中国报道	2022.6.7
新华社韩文专线发稿：青岛推进中韩医疗合作解决在华韩国人"后顾之忧"	新华网	2022.6.8
新华全媒＋|母婴安全，他们始终全力以赴	新华社	2022.6.11
中韩建交 30 年，新华社播发市立医院国际门诊韩籍医生的英文报道	新华社	2022.6.15
街边救人"美小护" 又是最美"市立人"	人民日报	2022.6.17

（续表）

标题	媒体名称	发稿日期
"美小护"街边跪地施救　老人痊愈后登"院"致谢	凤凰网	2022.6.17
青岛"健康小屋"落户超市社区	健康报	2022.6.20
新华健康｜我在中国的三十载"中医情结"	经济参考报	2022.6.22
聚焦"快准稳"青岛即墨区全力做好"考试季"核酸检测保障工作	大众网	2022.6.22
即日起青岛所有采样点的阴性证明与报告等效　可作全市范围内查验凭证	网易新闻	2022.6.23
体检老人心脏骤停最美"市立人"伸援手　医生跪地抢救，体检中心变急救室	人民日报网	2022.6.29
奋进新征程，建功新时代｜山东大学齐鲁医院(青岛)二期封顶仪式举行	凤凰网	2022.7.1
山东大学齐鲁医院(青岛)二期封顶	中国报道	2022.7.1
青岛9075名高校师生无偿献血	健康报	2022.7.5
新华全媒＋｜守护每一位"小天使"安全来到世界上	新华社每日电讯	2022.7.11
三伏养生节　冬病夏治正当时	青岛早报	2022.7.12
想减肥，先做心理建设	健康报	2022.7.19
新华医声｜防治肝炎　从全面了解肝炎开始	新华网	2022.7.28
青岛市在全省医防融合暨传染病多点触发预警信息平台部署应用视频推进会上作典型发言	大众网	2022.7.29
青岛市中心医院社区"青年健康哨兵志愿服务"启动多学科专家进社区	中国民生新闻网	2022.7.31
十大举措聚焦就医"急难愁盼"，处长院长"打擂"赛出火热干劲——2022年青岛市卫生健康半年工作推进会议召开	工人日报	2022.8.2
坚持一院一策一清单　青岛建医防融合的公共卫生服务体系	中国民生新闻网	2022.8.2
聚焦主业　精细化管理提质增效	健康中国	2022.8.17
化身"能量站"，配备AED，青岛市中心血站10个爱心献血点公益新升级	人民日报客户端	2022.8.26
"青岛好医生"吕振乾：和死神"抢人"不许生命从指尖"滑走"	人民日报客户端	2022.9.5
将外卖后厨和餐饮具消毒晒在"阳光下"——山东省青岛市崂山区打造"阳光餐饮"示范街区侧记	中国食品报	2022.9.15
青岛市卫生健康委员会综合监督执法局　强化能力建设提升办案质效	中国日报网	2022.10.27
[第一时间]关注秋季儿童哮喘　专家：哮喘暂不能根治　积极防治是关键	CCTV2-财经频道	2022.11.11
[第一时间]关注秋季儿童哮喘　秋季天气骤凉　儿童哮喘进入高发期	CCTV2-财经频道	2022.11.11
新模式　新举措　打造医美监管新标杆！	凤凰网	2022.12.6
青大附院一站式全场景智慧自助入院服务2.0版上线	新华网	2022.12.8
青岛市SMA免费筛查项目交出年终成绩单！	凤凰网	2022.12.9
把好事办实办好　让民生项目贴心暖心	凤凰网	2022.12.9
"爱心药物包"来了　李沧区首批发放3600个	人民日报客户端	2022.12.22
疫线党旗红	人口健康报	2022.12.27
青大附院开辟综合病房为患者救治提供绿色通道	凤凰网	2022.12.29

索　　引

图书在版编目(CIP)数据

青岛卫生健康年鉴. 2023 / 青岛市卫生健康委员会
医院发展中心编. —青岛:中国海洋大学出版社,
2023.12

    ISBN 978-7-5670-3695-6

    Ⅰ.①青…   Ⅱ.①青…   Ⅲ.①卫生工作-青岛-
2023-年鉴   Ⅳ.①R199.2-54

    中国国家版本馆 CIP 数据核字(2023)第 208505 号

出版发行	中国海洋大学出版社		
社　　址	青岛市香港东路 23 号	**邮政编码**	266071
出 版 人	刘文菁		
网　　址	http://pub.ouc.edu.cn		
电子信箱	coupljz@126.com		
订购电话	0532—82032573(传真)		
责任编辑	王　慧　李建筑	**电　　话**	0532—85902505
印　　制	青岛国彩印刷股份有限公司		
版　　次	2023 年 12 月第 1 版		
印　　次	2023 年 12 月第 1 次印刷		
成品尺寸	210 mm×285 mm		
印　　张	20.5		
插　　页	56		
字　　数	649 千		
印　　数	1—1000		
定　　价	198.00 元		

发现印装质量问题,请致电 0532—58700166,由印刷厂负责调换。

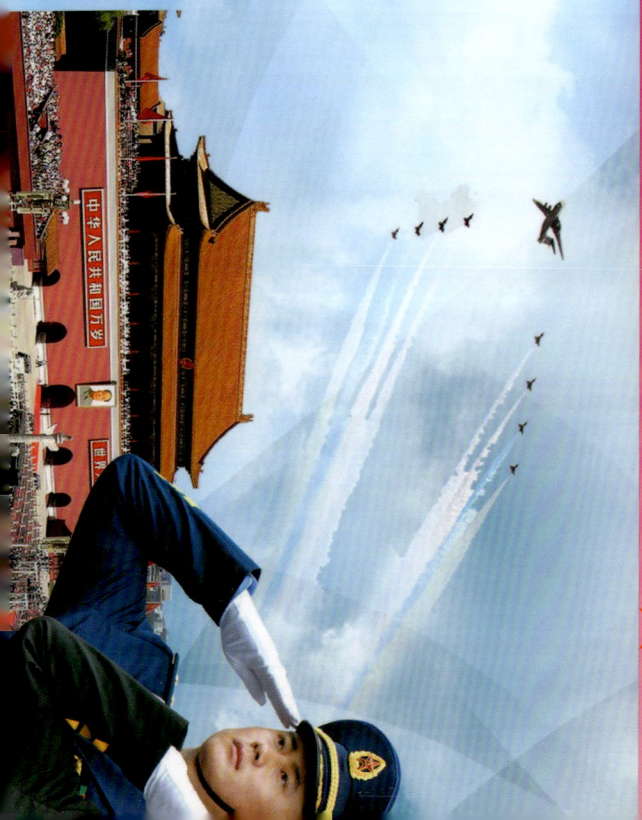

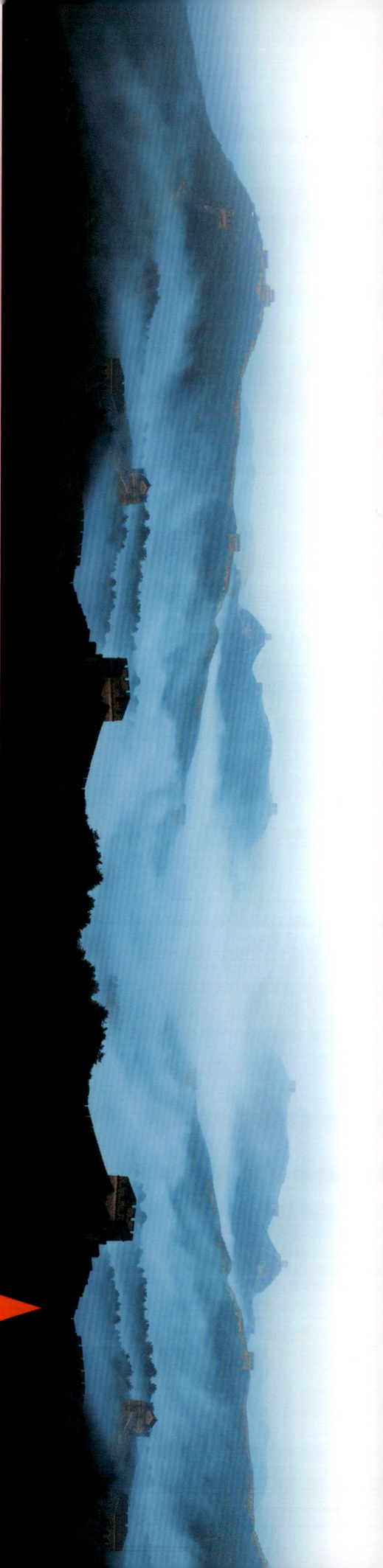

国防教育
GUOFANG JIAOYU

7 年级

中华人民共和国万岁

世界

本书编写组